初次鼻整形

Primary Rhinoplasty

逻辑与技术的重新界定 Redefining the Logic and Techniques

第2版

原　著 John B. Tebbetts
主　译 牛永敢　王　阳　斯楼斌　孔　晓
副主译 刘　柳　李战强

人民卫生出版社

图书在版编目（CIP）数据

初次鼻整形：逻辑与技术的重新界定 /（美）约翰逊·B. 特贝茨（John B. Tebbetts）原著；牛永敢等主译 . —北京：人民卫生出版社，2019
ISBN 978-7-117-27950-5

Ⅰ. ①初… Ⅱ. ①约…②牛… Ⅲ. ①鼻成形术 Ⅳ. ①R765.9

中国版本图书馆 CIP 数据核字（2019）第 016563 号

图字号:01-2018-0670

ISBN 978-7-117-27950-5

初次鼻整形:逻辑与技术的重新界定

主　　译：牛永敢　王　阳　斯楼斌　孔　晓
出版发行：人民卫生出版社（中继线 010-59780011）
地　　址：北京市朝阳区潘家园南里 19 号
邮　　编：100021
E - mail：pmph @ pmph.com
购书热线：010-59787592　010-59787584　010-65264830
印　　刷：北京顶佳世纪印刷有限公司
经　　销：新华书店
开　　本：889 × 1194　1/16
印　　张：34
字　　数：1044 千字
版　　次：2019 年 3 月第 1 版　　2019 年 3 月第 1 版第 1 次印刷
标准书号：ISBN 978-7-117-27950-5
定价（含光盘）：498.00 元

译者名单

主　译

牛永敢　郑州人民医院整形外科

王　阳　北京协和医院整形美容中心

斯楼斌　北京协和医院整形美容中心

孔　晓　郑州人民医院整形外科

副主译

刘　柳　河北医科大学第三医院烧伤整形外科

李战强　中国医学科学院整形外科医院

译　者（按姓氏笔画排序）

龙　飞　北京协和医院整形美容中心

田永华　重庆江北区精美医疗美容门诊部

包　奎　原云南省第一人民医院

刘　凯　长沙凯莱医疗美容门诊部

杜铁男　武汉达拉斯美容门诊部

李劲良　北京柏丽医疗美容门诊部

宋仁刚　佛山曙光金子医疗美容医院

张明子　北京协和医院整形美容中心

陈　杰　上海美立方医疗美容医院

欧国升　广东中山市尼姬医疗美容门诊部

孟　湉　北京协和医院整形美容中心

钟德成　厦门思明区臻医整形外科门诊部

谭宏涛　陕西汉中谭宏涛美容整形外科诊所

袁进东　上海伊尔美港华医疗美容医院

郭　华　上海德欣达医疗美容门诊部

戚　征　北京协和医院整形美容中心

韩兴斌　浙江绍兴维美美容医院

译 者 序

《初次鼻整形：逻辑与技术的重新界定》是由美国著名鼻整形专家 John B. Tebbetts 独立撰写完成的著作。纵览全书，其涉及面相当全面，既有鼻整形术前的系统诊断、鼻整形常用技术的使用原则，又有每种操作的具体细节和使用范畴，还建设性地提出了分析和制定决策的合理性、有序性及其推理模式。将个人理念、鼻部美学的特征性分析、针对性治疗方案、个性化手术操作细节和术前术后资料管理等融为一体，建立了系统、科学的鼻整形体系。对于从事鼻整形专业的临床医生而言，本书中很多内容可以直接借鉴使用。

与其他鼻整形医生不同，Tebbetts 医生主张非破坏性鼻整形技术，讲求手术操作的可逆性，反对对鼻支架结构进行大范围且不可逆的破坏。在整本书的内容里，这个原则贯彻始终。他在书中反复强调渐进性缝合技术和隐型移植物的使用，强调减少破坏原始支撑力，强调如何稳定每项操作的效果，强调手术顺序对生物力学的影响等内容。这些都是目前国内鼻整形相关书籍所不具备的。

鼻整形手术操作繁琐而复杂，每一个切口、每一针缝线、每一个移植物都有其使用的原因、使用的原则、使用的细节和使用范畴。Tebbetts 医生在书中都进行了“操作指南”式地详尽描述，使读者能够“知其然，知其所以然”。对各种操作理解更透彻，使用更得心应手。

在附录中，作者对自己常用的器械、针线进行了详细的讲解。“工欲善其事，必先利其器”，使用舒心的器械，会使医生心情愉悦，便于手术中的艺术创作，获得满意的效果。而附录中案例分析和资料记录表格的格式则为我们提供了病历记录典范，值得我们深入学习。

当然，作为西方人的著作，本书中所涉及的患者多数是西方人，他们鼻整形手术的目的和东方人有很大不同，西方人鼻整形的目的主要是把鼻子做小，因而他们术后皮肤软组织的张力是减小的，东方人是要把鼻子做大，术后软组织张力是变大的；西方人的支架结构强而有力，缝合技术在很多情况下即可达到手术目的，并可对软组织原因导致的支撑力下降进行补偿；而东方人的支架结构相对薄弱，需要更多地使用移植物进行加强，而软组织张力的存在，更要求额外的支撑力补偿；书中所述的手术顺序是针对西方人鼻整形手术过程中生物力学变化而设定，而东方人的手术顺序则需根据东方人手术中生物力学变化来制定。书中的手术理念是以鼻尖“三脚架”概念为基础，增加了新的思想，与译者所主张鼻尖“弹性连拱结构”既有所不同，又在很多细节上可以相互补充，相互受益。

译者在接触这本书时，就被该书的内容深深吸引，仔细研读后，更是感觉受益匪浅，但学习过程就是一个“扬弃”的过程，“取其精华，去其糟粕”，借鉴他人经验，建立适合国人的鼻整形体系才是我们的必由之路。

相信本书的翻译出版可以为中国鼻整形医师提供更多的技术参考和开拓更广的思路！作为鼻整形医生案头一本必备的专业参考书，为我国鼻整形外科作出贡献，所以为序。

牛永敢

2019 年 3 月

前　言

在 7 年住院医生及 26 年整形外科医生的职业生涯中，初次鼻整形是我接触到的最具有智力与技术挑战性的外科手术。曾经恐惧、费解，时而困惑、沮丧，鼻整形手术一直激励我建立自己的手术逻辑、决策流程及技术体系。我所亲身经历的手术中，没有任何一项手术能像鼻整形一样，回报予我清晰的创造性思维、细致的规划，以及无可替代的手术技术。

卓越的鼻整形效果非比寻常。术者必须深刻理解这一棘手手术的内在逻辑及其动态变化，并形成能够呈现一流的效果所需的思维层面及手术层面的良好观念，才能辨识和欣赏真正的优良效果。一流的鼻整形效果不会显现“手术过”的痕迹。手术操作要保留鼻部正常的解剖特征和正常的鼻 - 面关系。鼻部与面部呈现美学平衡。即便随着年龄增长，鼻部仍保持美丽的外观以及与面部的平衡。更为重要的是，顶级的鼻整形不需要再次手术。

若都开诚布公讲的话，大多数训练有素的整形外科医生都会承认：鼻整形手术的结果难以掌控及预测。鼻整形手术是美容外科最具挑战性的手术，需要辨识、分析以及结构化决策，以处理 200 余项解剖变量。

一个训练有素的鼻整形外科医生，不会草率地选择一项技术去矫正畸形。详尽系统地分析解剖变量、结构化及定义决策制定流程，以及精细地手术操作，才能获得出类拔萃的鼻整形效果，针对特定畸形或联合畸形选择方案时，术者必须铭记，限于本身的理论和技能水准，每一种手术技术均有其适用范畴，亦有其固有的弊端及局限性，因此，选择技术及设计手术时，应仔细权衡利弊。术中每一手术操作对其他操作的效果都会产生互动与影响，其相互作用错综复杂。

术者在分析变量、辨识畸形以及选择矫正畸形的相应技术后，须合理安排术中的技术操作流程，使对手术的掌控及手术效率增至最大限度。术中所应用的技术流程很关键——但却常被忽视。

一个优秀的鼻整形外科医生永远是手术及个人手术效果矢忠不二的学生。长期效果是鼻整形外科医生技能的最终检验，因为时间及软组织的变化最终将彰显术者的判断力、技能或其不足。

术者实施鼻整形时,必须高度重视其挑战性;有责任探讨合理的结构化措施,以处理复杂情况;当挑战超出个人能力范围时,应乐于将患者推荐至更有经验的同行;有责任为患者呈现最佳效果。外科医生应当把患者利益置于首位,若不愿或不能从手术中持续学习、手术台上坚持不懈地追求完美以获得鼻整形的丰富经验,应将患者介绍至具备上述特点的同行。

第1版的《初次鼻整形:逻辑与技术的新方法》已经出版并被翻译8年了,世界各地的外科医生已经使用、验证、拓展了第1版的概念、决策制订流程及手术技术。第2版包含了同行的评论与建议、崭新的内容及更好的信息传播方法。

本书的常规纸质界面用于阅读正文,并联合电子资源,传播附加的视频内容及格式化的电子文档,使外科医生在实践中,能够更好地接受信息,并能更为灵活地贯彻执行。

历史性回顾

19 世纪后叶始,鼻整形由开始的重建手术,逐渐发展为鼻缩小手术。通过划刻、划碎、切除或切断进行鼻尖塑形。随着鼻整形术数量的增多,继发畸形亦开始出现。

作为自省的外科医生,我们绝大多数的所学常常源自于我们自己手术的效果。骨软骨拱过度降低、鼻尖过度降低、鼻尖支撑力及突度丧失、鼻尖不对称及呼吸道不畅等均需要新的矫正技术。

20 世纪 70~80 年代,继发畸形的治疗演绎出许多新的鼻整形技术。例如:鼻背移植矫正过度降低;鼻尖移植增强支撑,改善轮廓及气道通气;撑开移植物可改善气道通气。开发上述技术并将之合理应用的最大贡献者无疑是 Jack Sheen。Sheen 丰富的经验及专业技能在现代鼻整形领域无与伦比。他在著作中所清晰传授的原则,是现代鼻整形理论与实践的基石。

由于 Sheen 及其他医生在矫正继发畸形方面获得了引人瞩目的成功,治疗继发畸形所发展出来的许多技术亦随之被应用于初次鼻整形术中。鼻尖移植物即为范例——初次鼻整形使用中隔或耳软骨增加鼻尖支撑力、增加鼻尖突度或增强鼻尖轮廓。初次手术中,鼻尖移植物能够广泛应用的理由很多。其一,它能够解决初次鼻整形最常见的问题——鼻尖突度丧失。其二,对许多术者而言,鼻尖移植似乎简单而快捷,使他们能够创造既往技术所无法比拟的术中效果。然而,所有技术都有其弊端与不足。

回顾我在 20 世纪 80 年代所做的初次鼻尖移植,其继发畸形提示下述问题。鼻尖移植继发畸形的原因是什么?有多少是技术错误?技术本身固有的不可控变量的比例是多少?

在修复手术中,结构已经被破坏,常常需要鼻尖移植,不可控变量增多似乎也在情理之中。但初次手术时,不可控变量的可接受标准是什么?为什么所有初次手术病例都必须进行鼻尖移植?有其他方法能够获得更确切的满意效果吗?

在初次鼻整形术中,我使用鼻尖移植最常见的理由是获得满意的鼻尖突度。但是,为什么我总是需要更高的鼻尖突度呢?是所有鼻子的突度都不足吗?抑或是因为我所采用的特殊技术造成突度不足？为了探寻答案，我仅仅塑形了一侧鼻翼软骨，而未塑形另一侧，随后对比双侧穹窿突度。我沮丧地发现，我所掌握的每一种鼻尖塑形或鼻尖轮廓成形技术，都会导致突度不足。有导致突度降低的共同要素吗？所有技术都是通过划刻、划碎、切除或切断鼻翼软骨，以获得满意外形，即存在一个共性——对鼻翼软骨结构完整性的破坏。因此，合乎常理的问题是，其他方法能否获得满意的鼻尖外形及位置？能否在不损失结构完整性的前提下进行鼻尖的塑形及定位，并由此保护其支撑力度吗？能够持久吗？自出版第 1 版《初次鼻整形》8 年以来，上述问题已有了明确而肯定的答案，外科医生们采用非破坏性技术获得了大量、长期、满意的效果。

某日清晨，我在修复单侧唇裂鼻畸形时，采用了 McIndoe 和 Rees 数十年前描述的技术，即采用不可吸收线缝合复位唇裂发育不良的畸形鼻翼软骨。当外侧脚形态改变时，穹窿突度形成，整个鼻翼软骨得以复位。灵光一闪而过。若是本身固有畸形的鼻翼软骨都可获得如此效果，为什么不把同样的原则应用于初次鼻整形，以防止结构性损害呢？为什么之前不这样做呢？事实上，缝合技术在某种程度上已应用于初次鼻整形，但更多是作为鼻尖轮廓塑形的独立技术，而不是作为保护结构完整性的一种综合体系，对鼻尖进行精细的塑形和定位。

我的鼻整形观念已经多次改变，而且无疑将持续改变下去。作为初始的重建方法，鼻整形已发展成为初次美容缩减手术。随后是对处理继发畸形的技术的探讨，其中许多技术已应用于初次鼻整形术中。希望未来我们能达到下一水平——更为细致、合理、可靠的初次手术，消除再次修复的可能性。

识别并尊重解剖结构完整性的重要性，对初次鼻整形术而言至为关键。只要我们在塑形鼻部时更为细致，同时保护正常解剖结构，能够达到我们的美学目的，那么我们的美学和功能效果都将得到改善。

鼻整形是整形美容外科最复杂苛刻的手术，也是我最喜爱与期盼的手术。最高水准的鼻整形术远不是选择一项技术去矫正畸形。首先要仔细分析，制定结构化决策，随之认真进行术前规划，手术技术流程的重要性至少不低于技术本身。术中对动态变化的持续观察极为重要。亘古不变的确切效果殊为难得，要求坚持不懈地关注细节，以及不达目的誓不罢休的责任心。

本书的目的是介绍初次鼻整形原则及技术的一种模式——在过去的 8 年时间，世界各地的外科医生已证实了该原则及技术确切有效。这些特定的技术虽然重要，但是随着同行们对这些原则、技术的应用和发展，必然会持续的改变和发展。这些原则最为重要。若这些原则真实有效，它将比任何技术都更持久。这些原则和技术的某些部分可应用于再次手术病例，但只有解剖结构未被既往手术或创伤所破坏，才有可能获得确切效果。

第2版内容仍是有意识的冗余重复，使读者能够无须阅读全文，即可领悟内容。我希望执业外科医生在初次接触本书的任何内容时，都会受益。决策决定效果。领悟鼻整形最为重要之处在于，制定决策及流程的合理性，因此本书着重于分析和制定决策的合理性、有序性及其推理运算模式。部分章节有意识的强调技术。技术决定效果，并会伴随患者终生。真正技术精湛的鼻整形医生与仅能完成鼻整形术的外科医生的区别在于：前者采取最佳的分析和制定决策技能，并具备熟练的技术。在所有已出版的初次鼻整形相关著作中，本书最像一本“操作指南”。作为在职的临床外科医生，我每天都需要“操作指南”的信息。第2版还配有两张DVD，包含附加的视频与电子文档，开辟了一种鼻整形信息传播崭新的方式。

随着从事鼻整形外科医生数量的井喷，任何一位外科医生都不太可能，像Jack Sheen或Howard Diamond医学博士那样拥有众多的病例和丰富的经验。在此版中，我的目的是讨论原则与技术，以容许不同临床经验水平的外科医生都有机会获得确切可控的效果；并呈现多种形式的内容，使外科医生能够更为快速有效地获取及利用信息。

一本书，无论其如何图文并茂，也不足以完善地传授技术。每一种技术的动态变化都过于错综复杂，以至于不可能由任何静态媒介领会掌握。技术的集成视频与计算机导向程序大幅度缩短了学习曲线，提高了技术水准。然而，最重要的学习工具仍是术中全神贯注地观察每一技术的动态变化。

本书中的技术，若正确操作的话，均真实有效。当然，也并非是唯一能够获得满意效果的措施。书中的逻辑与技术会源源不断地增加入我的医疗储备中，并已对我初次鼻整形的效果和确切性产生了巨大改善。希望对患者也不无裨益。

对两位良师益友致以最真挚的感谢：感谢Ray Broadbent医生，激励我致力于整形外科，向我展示了锲而不舍地关注细节的行为规范，以及追求完美的意愿；感谢Jack Sheen医生，激发了我对鼻整形的兴致，传授我鼻外科的基本原则，并鼓励我寻求新的理念。

对两位业内好友致以更多的谢意：感谢H. Steve Byrd医生，在我们整个培训及职业生涯中的敏锐地思索、启迪及支持，以及其诚实审慎地探讨整形外科所有领域的热情；感谢Jack Gunter医生，分享其理念，激发我的思索，为理念和观念提供了丰沃的土壤。

致　　谢

Kim Hoggart Kmmwiede 是一位极具天分的同事、朋友及医学咨询师，她历经了长期的奉献以及对我个性的容忍，完成了本书的插图、页面布局以及许多照片。衷心感谢 Kim 的付出，并为有机会与她合作此项目而倍感荣幸。

献　　给

Terrye，Kas，Elizabeth，以及 Beryl。

目　　录

DVD 简介

DVD 1

■ 第 1 部分　器械和手术技术

1. 介绍
2. 设计原则及人体工程学
3. 手术应用
4. 鼻部准备
5. 支架显露
6. 初次鼻翼整形
7. 鼻背整形
8. 鼻中隔及犁骨
9. 鼻甲
10. 截骨术
11. 鼻中隔尾端和鼻棘
12. 关闭切口
13. 翼底整形

■ 第 2 部分　初次鼻整形中的鼻尖无损伤塑形

1. 介绍
2. 四个关键步骤
3. 内侧脚缝合固定
4. 张角控制缝合
5. 控制型鼻小柱支撑移植物
6. 外侧脚跨越缝合
7. 鼻顶跨越缝合
8. 凸度控制缝合
9. 可逆性无损伤技术概述

DVD 中四部分及 DVD2 资源文件夹所涉及内容均包含在本书中，使用标准的图标和编号标注。

2:3:6　本书包含两张 DVD。DVD1 包含两部分内容（第 1 部分和第 2 部分）；DVD2 包含两部分内容（第 3 部分和第 4 部分）。各部分包含不同章节。每个图标的编号规则如下：光盘号：所在部分：所在章节。例如，2:3:6 代表 DVD2，第 3 部分，第 6 章。

2:RF　此图标表示相关材料和内容在 DVD2 的资源文件夹中。

DVD 2

■ 第 3 部分　尸体解剖与手术技术的整合

1. 介绍
2. 目标与手术——与尸体解剖的整合
3. 技术的排序
4. 开放鼻整形切口——外科手术
5. 开放鼻整形切口——尸体解剖
6. 软骨间贯穿切口——外科手术
7. 软骨间贯穿切口——尸体解剖
8. 鼻尖支架显露——外科手术
9. 鼻尖支架显露——尸体解剖
10. 鼻尖向鼻背过渡——外科手术
11. 鼻尖向鼻背过渡——尸体解剖
12. 评估鼻尖解剖
13. 鼻背的切除
14. 鼻中隔显露和获取
15. 经皮截骨术
16. 无损伤鼻尖塑形

第1章 非破坏性鼻尖塑形术的原则

深刻地理解基本原则之后,因地制宜地矫正鼻部畸形,才能获得一流的鼻整形效果。忽视、误解及误用这些原则会导致决策失误,造成短期及长期的不良效果。初次鼻整形术与鼻修复术的处理原则不同,然而外科医生却常常在初次鼻整形及鼻修复病例运用同一套原则。了解初次和修复手术原则的演变历程,有助于外科医生理解两者的重要差异。

与初次鼻整形相比,修复病例总是更加变化莫测。对于初次鼻整形病例,术者可以凭借手术技术对关键结构——例如鼻翼——塑形或者复位,而不损伤鼻翼弓的结构完整性。一旦危及或破坏其完整性,该损害将不可避免地导致一系列固有变化,即便是技术娴熟的外科医生亦无法掌控。若初次手术时术者破坏了结构的完整性,其后的术者必须在随后的修复病例中重建此结构和支撑。采用组织移植或者组织移位重建结构,必然会更为困难,且可能导致更多的不可控变量,结果也更难预料。

本书的章节安排,依照在绝大多数初次鼻整形手术中,外科医生使用非破坏性技术的顺序。但是,在介绍手术技术之前,重温鼻整形技术的演变史,有助于提高洞察力和更好地理解初次和修复手术原则的重要差异,以确定甄选正确的技术。

■ 破坏性鼻尖塑形技术——变量和代价

通过划刻、划碎、切除或切断鼻翼软骨进行鼻尖塑形,会破坏鼻翼软骨弓的结构完整性,减弱支撑力,出现外科医生无法控制的变量。

通过划刻、划碎,切除或切断鼻翼软骨进行鼻尖塑形,会破坏鼻翼软骨弓的结构完整性,减弱支撑力,出现外科医生无法控制的变量。软骨弓结构完整性的中断,使鼻尖的内在支持力减弱,鼻尖突度降低,条带状软骨变弱。当术后伤口的收缩力作用于被削弱的条带状软骨,结构完整性受损的区域可产生继发畸形。伤口收缩力作用于薄弱的鼻翼弓可导致鼻尖不对称、扭转或弯折、突起、鼻翼缘切迹及内鼻瓣受累。

软骨划刻、划碎、切除和切断是不可逆技术，均为“全或无”的操作，难以精确把控。鼻翼弓完整性的中断，破坏了正常的解剖结构和支撑力。

软骨划刻、划碎、切除和切断是不可逆技术，均为“全或无”的操作，难以精确把控。鼻翼弓完整性的中断，破坏了正常的解剖结构和支撑力。软骨划刻和划碎的容错空间很小，难以界定何为“足够”与何为“过度”。有时，仅仅一次多余的“切割”或“粉碎”都会在试图形成弯曲时造成断裂。不可逆技术引起的结构破坏和支撑力丧失不可能被精确掌控，从而引起不可控的变化，造成更多的继发畸形。若替代性的非破坏性技术可行且同样有效，此时，仍决定采用破坏性技术并非明智之举，因其引起的额外不可控变化会增加继发畸形的风险。

鼻尖移植物——控制和长期隐患的问题

本书首次将移植物分为显形移植物(接触被覆软组织者)和隐形移植物(未直接接触被覆软组织者)。

外科医生必须恢复其支撑结构并且修复或掩饰鼻尖畸形，才能矫正鼻尖继发畸形。许多修复病例需要鼻尖移植物来替代原有结构、增加支撑力或修复初次手术破坏的鼻尖突度。在初次鼻成形术中，外科医生可能不是塑形现有的解剖结构，而是选用鼻尖移植物来增加鼻尖突度(增加鼻尖突度的最低效方法之一)或者塑造出定制的鼻尖“外观”。鼻尖移植物替代破损结构是矫正继发畸形合理的首选方案。但在初次手术中，如果对正常解剖结构进行非破坏性的塑形和定位即可获得理想的效果时，有长期隐患的鼻尖移植物就不是合理的选择。本书首次将移植物分为显形移植物(接触被覆软组织者)和隐形移植物(未直接接触被覆软组织者)。

表 1-1　**显形、隐形移植物的变化**

变化	显形移植物	隐形移植物
1. 异位	■	■
2. 移位	■	
3. 卷曲	■	■
4. 吸收	■	■
5. 不规则外观	■	
6. 感染	■	
7. 外露	■	
8. 软组织变形	■	
9. 软组织萎缩	■	

直接接触被覆软组织的显形移植物有以下作用：

1. 对被覆组织施压，形成特定外观或轮廓。
2. 若固定于内侧脚或中间脚，可增加支持力和鼻尖突出度。
3. 掩饰畸形或不规则外形。
4. 替代鼻翼软骨弓的受损部分。

显形移植物与被覆软组织相连，每种都至少会有九种潜在变化：异位、移位、卷曲、吸收、不规则外观、感染、外露、软组织变形以及软组织萎缩(表 1-1)。

每种与被覆软组织相连的移植物都至少会有 9 种潜在变化：异位、移位、卷曲、吸收、不规则外观、感染、外露、软组织变形以及软组织萎缩。

如果移植物是通过对被覆软组织施加充足的压力来产生形变或者实现预期外观，将会有三种可能的后果：移植物与皮肤间的皮下脂肪组织一定程度的萎缩；移植物一定程度的吸收；以及移植物移除或吸收后，某些残余软组织畸形（真皮关于移植物形状的“记忆”有可能恢复，也有可能无法恢复）。

隐形移植物（不直接与被覆组织接触）的作用：

1. 能够增加支撑力，且不使被覆软组织扭曲变形。
2. 可加强鼻翼软骨受损或削弱的节段，定位及稳定鼻尖复合体与骨软骨拱的相对位置。
3. 可以作为支架对抗薄弱结构的坍塌和术后伤口的挛缩。

隐形移植物通常只产生前文九种变化中的三种：卷曲、吸收和异位。

隐形移植物通常只产生前文九种变化中的三种：异位、卷曲和吸收（见表 1-1）。

继发畸形必须重建受损或者缺失的结构，移植物在大多数病例不可或缺，其变异尚可接受。鼻修复术专家的返修率高达 10%~18%[1]，凸显了控制移植物变异的难度。若是在初次鼻整形，塑造及定位鼻尖时，不破坏正常结构或使用移植物，可增加对手术的把控性，降低继发畸形的风险。

非破坏性鼻尖塑形和定位的原则

系统化术式

非破坏性鼻尖塑形和定位的原则远比技巧本身重要得多。本书第 1 版中所介绍的手术原则已被世界各地的外科医生们证实并使用，进而改进优化了更多的新技术。

这种鼻尖塑形和位置调整的术式通过以下三种方式减少初次鼻整形术中的不可控性变化：

1. 保留鼻翼弓的结构完整性（内侧脚、中侧脚、外侧脚）。
2. 始终坚持先尝试利用正常的解剖结构结合渐进、完全可逆的技术，再考虑采取更具破坏性的技术或显形移植物。
3. 避免结构破坏，或者利用正常解剖结构支撑及定位鼻尖，以保持鼻尖支撑力和突度。仅在所有其他方法失败的情况下，才使用显形移植物。

初次鼻整形中塑造及定位鼻尖时，不破坏正常结构或使用移植物，可增加对手术的把控性，降低继发畸形的风险。

本书所展现的并非孤立技术，而是自成系统，相互补充，扬长避短。

在鼻裂畸形修复手术中，使用缝合技术修复畸形和错位的软骨已有数十年的历史[2-4]。严重的鼻翼软骨裂畸形常常难以复位，若缝合技术能够塑形及定位此类畸形，那么对于含有更多正常解剖结构的初次鼻整形病例，前述改良技术应该确切有效。

在初次鼻整形中，缝合塑形鼻尖复合体的局部确有成效[5,6]。本书所展现的并非孤立技术，而是自成系统，相互补充，扬长避短。

这套初次鼻尖整形术式，能够全面系统地塑形、定位鼻尖，而不破坏其结构完整性，并优先利用正常的解剖结构，破坏性技术或显形移植物则退而求其次。

这套初次鼻尖整形术式，能够全面系统地塑形、定位鼻尖，而不破坏其结构完整性，并优先利用正常的解剖结构，破坏性技术或显形移植物则退而求其次。这些技术的应用次序非常重要，往往比技术本身更加重要。此外，鼻尖手术在鼻整形整体手术次序中的排序亦非常重要（见第 2 章）。

手术技术

很多种技术是运用缝合给鼻翼软骨施加特定大小和方向的力，以改变其外形和（或）位置。缝合技术的独特性在于，其可施加细微的力度，使外形或位置产生精细可控的变化。塑形定位缝合并非拉拢两个结构（缝合的传统概念），而是逐渐收紧缝合线并适时停止，给予鼻翼软骨特定可控的外力，以改变其形状和位置。术后在缝合界面迅速生成的纤维组织（在所有修复手术中，暴露鼻尖时均可见到），形成一层生物膜，维持了缝合后鼻翼软骨的形状改变。

每一特定术式运用缝合施力以改变软骨形态时，都有一个合理区间，即不破坏原有正常解剖关系且能获得理想效果。一旦医生逾越此区间（有意或者无意），就会改变正常的解剖关系。

术者必须时刻关注鼻翼软骨的正常解剖关系。每一特定术式运用缝合施力以改变软骨形态时，都有一个合理区间，即不破坏原有正常解剖关系且能获得理想效果（图 1-3）。一旦医生逾越此区间（有意或者无意），就会改变正常的解剖关系。缝合技术通常联合运用，按照特定的顺序运用特定缝合技术，即可在不破坏原有解剖的基础上达到预期效果。

掌控缝合塑形及定位技术，需要制定详细的计划，选用恰当的技术并且合理联合其他技术，以矫正特定的畸形。收紧任一塑形缝线时，都要认真观察塑形区域及邻近结构的实时动态改变。达到预期效果或者出现不良效果时，一定要停止。永远使用可靠的缝合针以确保对缝合力度的精确调控。如有必要，追加缝合或者联合其他缝合技术以达到预期效果，使解剖结构扭曲和破坏最小化。

避免一成不变地将某种技术或某种缝合方法对应某种畸形。

相对于单一缝合而言，沿着同一弧线的多位点小力度（多点缝合，每点收紧力度较小）缝合的可控性更强。

避免一成不变地将某种技术或某种缝合方法对应某种畸形。每个鼻子的鼻翼软骨的弧度和内在结构特征都是复杂且不对称的。单纯一两种缝合技术往往不可能达到理想的塑形效果。相对于单一缝合而言，沿着同一弧线的多位点小力度（多点缝合，每点收紧力度较小）缝合的可控性更强（图 1-1）。因为与单点相比，多个位点要对抗的形变阻力更小，每一缝合处的张力更小（Lilliputian 原则）。

软骨特点和形态维持

二十多年前，首次采用这些技术时，我最初的担心是软骨对抗缝合的“弹性”会使缝线割透或撕裂软骨，导致畸形复发。在耳成形术患者，我曾见到过采用水平褥式缝合塑造对

图 1-1　A. 单点缝合施力更大 = 可控性差。B. 多点缝合，每点施力较小 = 可控性好

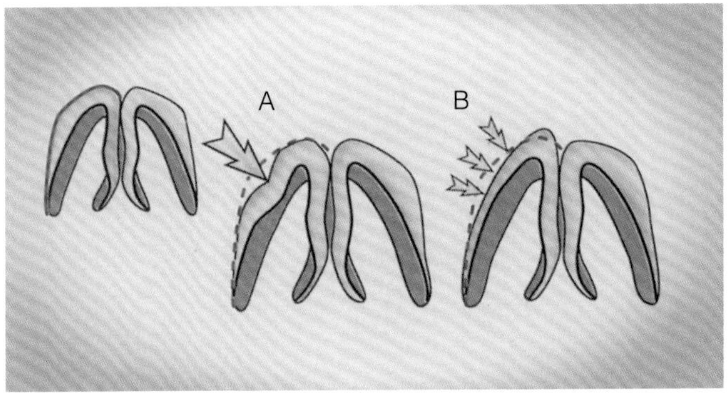

耳轮，即便划刻软骨，仍有畸形复发。因此，我们若尝试用缝合技术来塑形和定位鼻翼软骨，尤其不划刻或切碎软骨缝合时，为什么不能发生相同的事情？

鼻翼软骨不同于耳软骨、鼻中隔软骨和肋软骨。它更加菲薄柔韧，因此缝合后形变的弹力不像其他类型的软骨那么强（图 1-1、图 1-2）。如果选择恰当的缝合方式，操作准确无误，打结确切，就几乎不会有畸形复发。不仅塑形和定位鼻翼软骨所需的外力远小于耳软骨，而且鼻部的被覆软组织也与外耳有很大的不同。一旦鼻尖软骨被塑形及定位，被覆软组织环绕"安置"于塑形后的形态。鼻部的"死腔"大于耳部，这些死腔充斥着血浆和血清，凝固后迅速被纤维组织替代。这种生物铸型可以很好地对抗术后两周内的形变。每一位外科医生在术后任何时期行鼻尖修复手术时，都很容易发现围绕鼻翼软骨的生物铸型。

图 1-2　软骨弹性

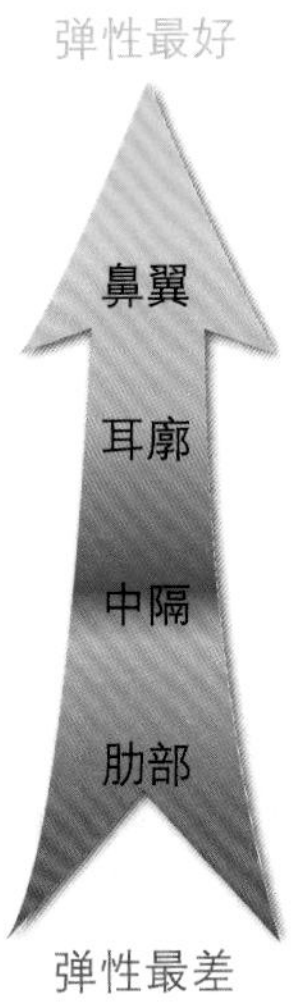

塑形鼻尖的缝线大多可在手术后两周左右去除而不影响塑形，定位整个鼻尖复合体的缝线大概可在术后 4~6 周去除。220 例初次鼻整形患者，随访 1~9 年，仅有两个患者因为鼻尖畸形再次手术——其中一例在术后两周时鼻部遭到钝性创伤，导致缝线断裂，另一例则为了矫正初次手术时牵拉过紧的缝合线。

220 例初次鼻整形患者，随访 1~9 年，仅有两个患者因为鼻尖畸形再次手术。

长期大量的临床经验证明，没有必要将缝合塑形技术与鼻翼软骨划刻或者划碎技术联合使用。划刻或者划碎软骨都会引发额外的变化并削弱支撑力，且对大多数初次鼻整形手术无益。

长期大量的临床经验证明，没有必要将缝合塑形技术与鼻翼软骨划刻或者划碎技术联合使用。

进行初次鼻整形时，外科医生有可能会碰到一些无法单纯通过非破坏性技术矫正的畸形。例如鼻翼脚极度致密或扭曲、软骨发育不良，此时可能需要结构重建。但即使在这些病例中，先尝试非破坏性技术，再实施其他会削弱支撑力（破坏性塑形技术）和引发多种变化（显形鼻尖移植物）的方案，并不会造成任何损失，因为所有的非破坏性技术都是可逆的。

非破坏性技术和手术计划

初次鼻整形后鼻尖突度不足的最常见原因是，使用破坏支撑力和鼻尖突度的技术（如软骨划刻、划碎、切除、切断），塑造穹窿和外侧脚。

初次鼻整形后鼻尖突度不足的最常见原因是，使用破坏支撑力和鼻尖突度的技术（如软骨划刻、划碎、切除、切断），塑造穹窿和外侧脚。非破坏性技术不需要牺牲鼻翼软骨对鼻尖的内在支持作用来达到塑形的目的。非破坏性鼻尖塑形及定位技术直接将初次鼻整形术最常见难题之一——鼻尖突度丧失或者鼻尖突度不足——转化为最少见的问题之一。

非破坏性鼻尖塑形及定位技术直接将初次鼻整形术最常见难题之一——鼻尖突度丧失或者鼻尖突度不足——转化为最少见的问题之一。

使用非破坏性技术进行鼻尖塑形和定位时，外科医生更愿意适度增加一点鼻尖突度。与传统破坏性技术相反，使用非破坏性技术时，手术规划必须考虑适当过度矫正鼻尖突度的可能性。

既往一直强调软组织对鼻尖的支持作用，宣称贯穿切口不可避免地减少了鼻尖突度。但是，我们必须铭记，不制造软组织切口以保留支持力度的这些信条，是与削弱支撑力的鼻尖塑形术同时出现的。

毁坏鼻翼弓完整性的破坏性鼻尖塑形技术才是真凶，软组织切口不过是它的替罪羊。

鼻尖最重要的支持力（远重要于任何软组织支撑力）源自于完整的鼻翼弓。

保全鼻翼软骨完整性所获得的支持力，远远可以弥补任何联合切口造成的软组织支撑力的丧失。仅利用正常支撑解剖结构，即可使每一例初次鼻整形的鼻尖突出度增高 2~3mm。

鼻尖最重要的支持力（远重要于任何软组织支撑力）源自于完整的鼻翼弓——没有被划刻、划碎或者切断的内侧脚、中间脚、外侧脚。虽然软组织切口对支持力有微小的破坏，只要它能够增加术野或提高准确性，就可将其与非破坏性性鼻尖塑形技术联合使用。保全鼻翼软骨完整性所获得的支持力，远远可以弥补任何联合切口造成的软组织支撑力的丧失。此外，运用本书中讲述的常规塑形及定位技术，每一例初次鼻整形的鼻尖突出度至少能够增高 2~3mm。因此，若术者在每一例病例避免破坏性鼻尖塑形损失的 1~3mm，加之可增加的 2~3mm，那么意味着几乎每一例初次手术的患者，即使不采用显形移植物，也能有效增加 3-6mm 额外的鼻尖突出度。这几乎可以满足所有病例的要求。

非破坏性技术对于医生和患者的意义

随着外科医生对非破坏性技术的运用更为娴熟，该技术可独自矫正的畸形种类大幅度增加。技术娴熟者，无须使用破坏性技术或一期显形移植物，就能够矫正 95% 以上的初次鼻尖畸形。凭借可控性的增强和变量的减少，降低了继发畸形的几率。

技术娴熟者，无须使用破坏性技术或一期显形移植物，就能够矫正 95% 以上的初次鼻尖畸形。

非破坏性技术为鼻整形外科医生增添了一个独特的技术支持空间——能够有机会塑形、复原、再次塑形。医生可以从每一病例中获取经验，对患者而言没有短期或者长期风险。每一位医生的结果和所有患者的效果都得以改善。完成较少的病例即可提高手术技能。继发畸形的发生率降低，修复手术的需求减少，患者的不满和诉讼减少。鼻整形术的可控性和可靠性增加。

非破坏性技术为鼻整形外科医生增添了一个独特的技术支持空间——能够有机会塑形、复原、再次塑形。

■ 开放式还是闭合式鼻整形术——不成问题的问题

我们外科医生总是偏爱辩论手术技术而非手术原则，这种倾向使“开放式还是闭合式鼻整形术”成为文献和专题讨论的最热门的话题之一。开放式对闭合式鼻整形之争，一定是

图 1-3　缝合力度区间及效果

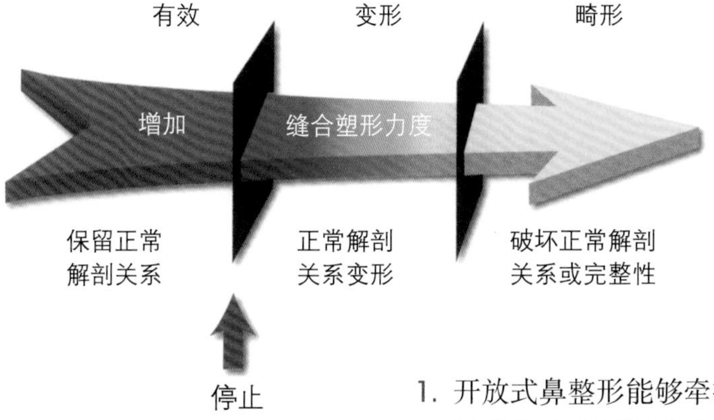

外科史上最经典的舍本逐末的实例之一。

开放式[7]与闭合式鼻整形只有两个显著的解剖学差异：

1. 开放式的瘢痕短于单侧鼻翼楔形切除瘢痕，并且比常规面部提升术瘢痕的五十分之一还要短
2. 游离鼻尖下小叶（小于 $1cm^2$ 的区域）的软组织，为中间脚和内侧脚等在闭合式鼻整形中难以掌控的区域，提供充足的视野和入路。

从评估、术式选择、技术可控性等角度看，开放式鼻整形有以下特点：

1. 开放式鼻整形能够牵拉开被覆组织，鼻翼软骨位于正常静止位（图 1-4A 和 B），没有因牵拉或者翻转造成的变形（图 1-5A 和 B），容许术者同时评估双侧鼻翼软骨及其相互关系。至于闭合术式，则不可能在双侧鼻翼软骨静止位，细致观察其相互解剖关系。无须透过厚厚的被覆组织进行判断与调整；反而，可以发现和处理小于 0.5mm 的差异。
2. 开放式鼻整形，使外科医生第一次能够评估和矫正内侧脚和中间脚之间错综复杂的

开放式对闭合式鼻整形之争，一定是外科史上最经典的舍本逐末的实例之一。

图 1-4　A

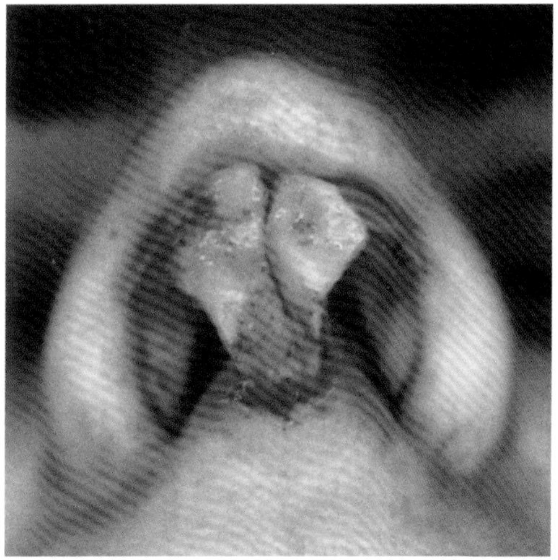

B

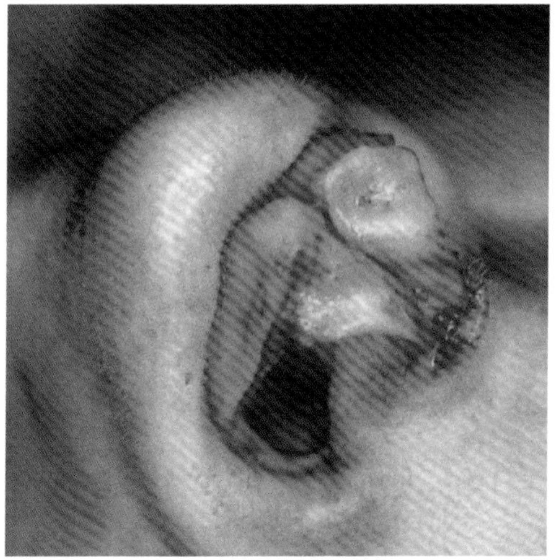

图1-5　A　　B

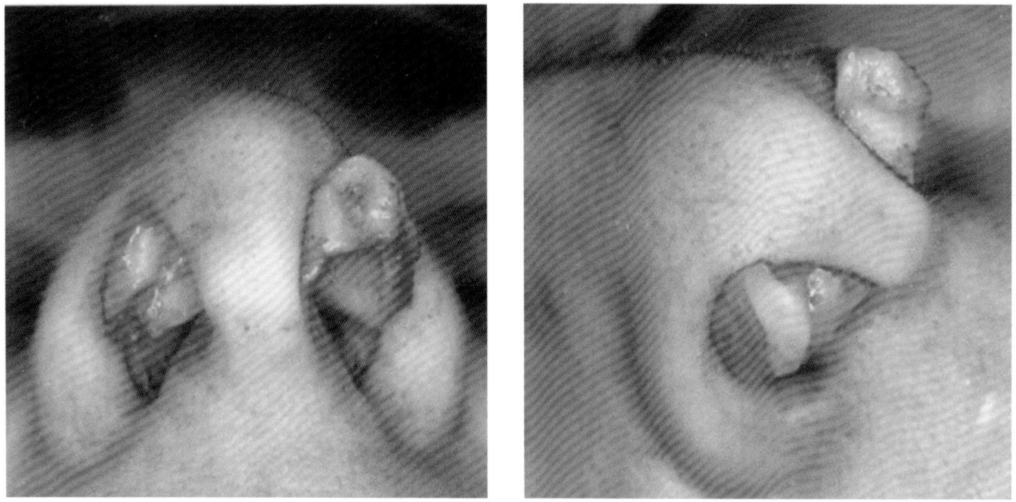

关系，容许其无需显形移植物即可调控内侧脚与中间脚的形态，且比闭合术所能调控的范围大得多。

3. 开放术式可以使用许多附加的技术及手段。若鼻整形是一场高尔夫锦标赛，是宁愿用发球杆和沙杆打球还是一整包球杆打球？即使某项技术适用于开放术式或闭合术式，绝大多数情况下，开放术式可以更好地掌控该技术。
4. 学习鼻整形的外科医生对其直观所见，能够更迅速地理解。可逆技术对医患双方均有裨益，因而大幅度缩短了学习曲线。

选择开放术式还是闭合术式，目前考虑的方面是评估的完整性、手术技术的种类以及掌控的程度。不论是初次还是修复手术，对每一方面的需求越高，术者就越可能采用开放式鼻整形。

只有较为“棘手”的病例才使用开放式鼻整形有悖常理。所有初次鼻整形都是“棘手的”，而且最大限度地掌控及利用技术能够将二次手术的风险降至最低。开放式鼻整形主要的适应证是：可控、可靠以及最广泛的技术选项。这些适应证对初次病例而言，至少与修复手术同样重要(若非更重要)。若在初始阶段即采用，基本不会需要再次修复。

手术技术呈螺旋式上升并不断优化。下一步或许是将闭合术式或内窥镜技术的精准性和可控性，达到开放术式的现有水准。

第2章 鼻整形术的流程:高效整合技术

鼻整形中的循序效应

外科医生在鼻整形术中实施特定的技术流程将直接影响手术的效果。技术流程:

1. 改变解剖结构彼此之间复杂的关系,进而影响之后的决策。
2. 影响术者的显露以及对手术的掌控程度。
3. 会造成破坏或改变手术前期已塑形结构的风险。

安排技术流程应合乎逻辑:确认特定目标,优化目标次序,依次手术,达到目标。

每一例鼻整形术的流程应合乎逻辑:确认特定目标,优化目标次序,依次手术达到目标。

咨询期间,医患双方应共同确认及优化目标。手术规划期间,术者根据自己对技术选项和设备的了解,选择实现每一目标的手术选项。最终合理排序——排列所选技术在鼻整形手术中的次序。

更换技术时,技术流程亦应随之改变。同一手术中,每种技术都与其他所选技术有一系列特定的相关性。在既往闭合式鼻整形术中,确定先后次序的关键常常是首先处理鼻尖还是鼻背,术者大多在手术末期实施截骨。而在开放式鼻整形术中,随着技术精确度和可控度的提高,技术选项较前增加了更多选择,决策也更为复杂。

倘若术者采用结构合理的方法确定技术流程,选项的排序会使术者更好地掌控手术及其效果。

充分暴露,渐进性调整解剖结构及其相互关系,后续的调整或技术要保全前序技术的塑形效果,才能获得鼻整形术中的最佳掌控。循序渐进地调整塑形程度有以下优点:提高精确度;减少矫枉过正的风险;减少某一技术对前序塑形区不良影响的风险;按需适度调整,更能保护结构的完整性。因此,循序原则对鼻整形术中的掌控及预估而言至关重要。

循序对鼻整形术中的掌控及预估而言至关重要。

2:3:3

■ 基本流程和变异

在初次鼻整形中，某些畸形（例如，球状鼻尖，鼻尖轮廓欠佳，鼻背隆起，鼻骨基底宽大等）及其组合较为常见。常见畸形需要一套常用技术给予矫正。基本流程适用于绝大多数的初次鼻整形，合理的方式是先完成基本流程，随后再处理偏离其外的特殊情况。

下述初次鼻整形的基本流程与传统鼻整形概念（表 2-1）大相径庭：①术中对鼻尖、鼻背两次塑形，前者进行初始基本塑形，后者则为最终调整；②在鼻尖、鼻背最终塑形前完成鼻内手术；③在鼻尖、鼻背最终塑形前实施截骨。本章的主题即是此种排序的原因。为便于在电脑或掌上设备的转播、使用，DVD 含有表 2-1 的 PDF 格式。 2:RF

根据初次鼻整形各步骤之间的逻辑关系将之排序。本章的边距插图强调了基本流程的每一步骤，以及其与其他步骤之间的相互关系（表 2-2）。

表 2-1 **大多数初次鼻整形的基本流程**

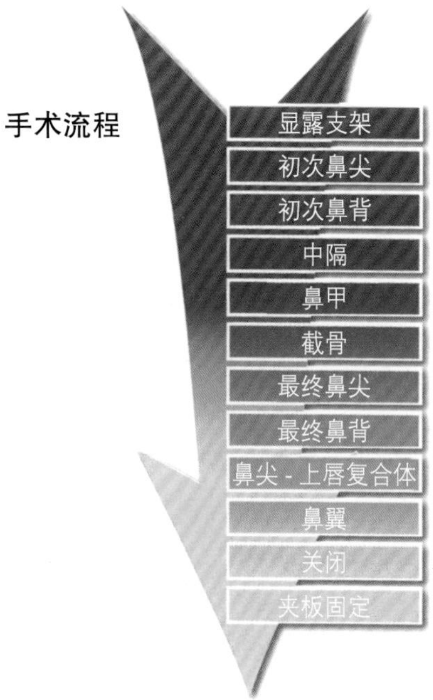

表 2-2 **边距图表的功能**

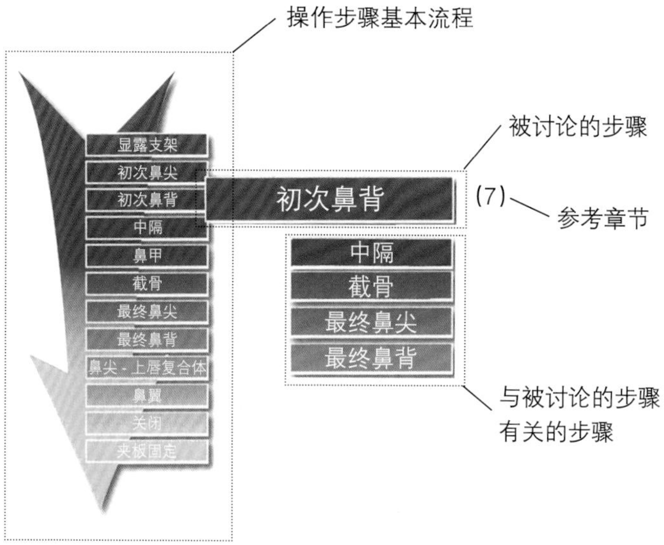

手术入路必需有切口和组织分离。手术解剖分离会引起相应变化。切口定位需准确。

某些初次鼻整形术必然有偏离基本流程之外的变异。首先要理解基本流程的逻辑性，才能理解基本流程之外的例外及变异。

基本流程的每一步骤均有其理论基础，并涉及与其相关的特定解剖结构。

■ 切口及支架显露——分离被覆软组织

流程的理论依据

手术入路必须有切口，分离被覆软组织则是显露鼻部解剖的关键。

切口：
1:1:5,12
2:3:4-7
2:4:3,4

显露支架：
1:1:5
2:3:8-11
2:4:5

手术解剖分离会引起变化。既然必须分离，那么合理的方法是在做其他塑形前，先引入变量，并评估其所影响的结构及其相互关系。只是为了达到特定的目标时，才逐渐扩展分离，以限制及掌控变量。

切口要定位准确，其稳定性及能见度至关重要。出血会影响术野。为避免出血遮掩后续切口，以及为每一切口提供最佳的组织稳定度，应循序制作切口。

基于上述原则，图 2-1 绘制了初次鼻整形切口的基本流程。每一切口的特定适应证及其技术详见后续章节。

上述任一或所有切口均适用于所有的鼻整形术。“由内向外”（由鼻腔深处向浅处）的循序切开，可避免出血遮盖后续切口。

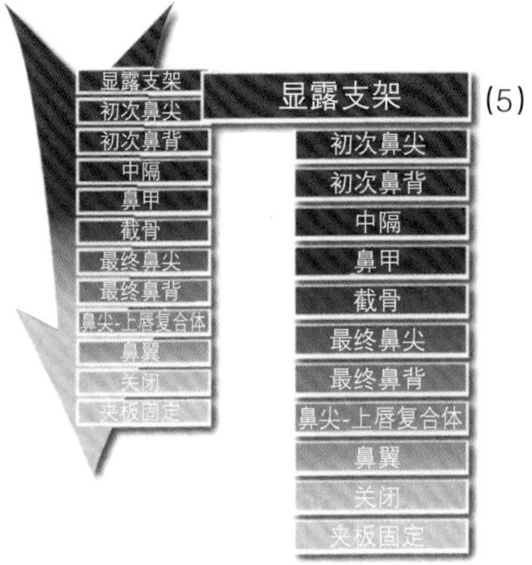

相关原则

- 软骨间切口（图 2-1A）位于上外侧软骨尾侧缘与鼻翼软骨外侧脚头侧缘交界区，即内鼻瓣对应的黏膜折射区。倘若在软骨间切口之前做其他切口，出血进入内鼻瓣区域，会遮盖解剖细节。倘若在软骨间切口之前做贯穿或软骨下切口，其切口衬里处张力减弱，上外侧软骨尾侧缘浅面衬里的折射轮廓则模糊不清。
- 贯穿切口（图 2-1B）恰恰位于由中隔角至鼻棘的中隔软骨尾侧缘，将中隔膜部及鼻小柱由中隔尾端分离。可分为完全（双侧中隔角至鼻棘）、单侧（仅一侧）或部分贯穿（由中隔角至鼻棘仅部分切开）。由于贯穿切口常与软骨间切口相延续，后者切开后随即延伸为贯穿切口（若无软骨间切口指征，则先做）。中隔尾端置于中央，显示中隔尾侧缘浅面的衬里，完全按照尾侧缘在衬里的折射轮廓制作切口，可最为准确地定位贯穿切口。

- 软骨内切口（图 2-1C）沿鼻翼软骨外侧脚纵轴切开软骨。切口位于外侧脚尾侧缘头侧 4~6mm 处。该切口可替代软骨间或软骨下切口，作为进入外侧脚头侧的入路，但其固有缺点是，无法准确保留精确等量的外侧脚。
- 软骨下切口（图 2-1D）（亦称边缘或边沿切口）走行于鼻翼软骨外侧脚尾侧缘（并非平行于鼻翼软组织边缘）。在鼻顶处，应位于“软三角”的头侧，随之沿着鼻小柱外侧

图 2-1 切口次序。仅使用指示切口序列如由“内”至“外”排列

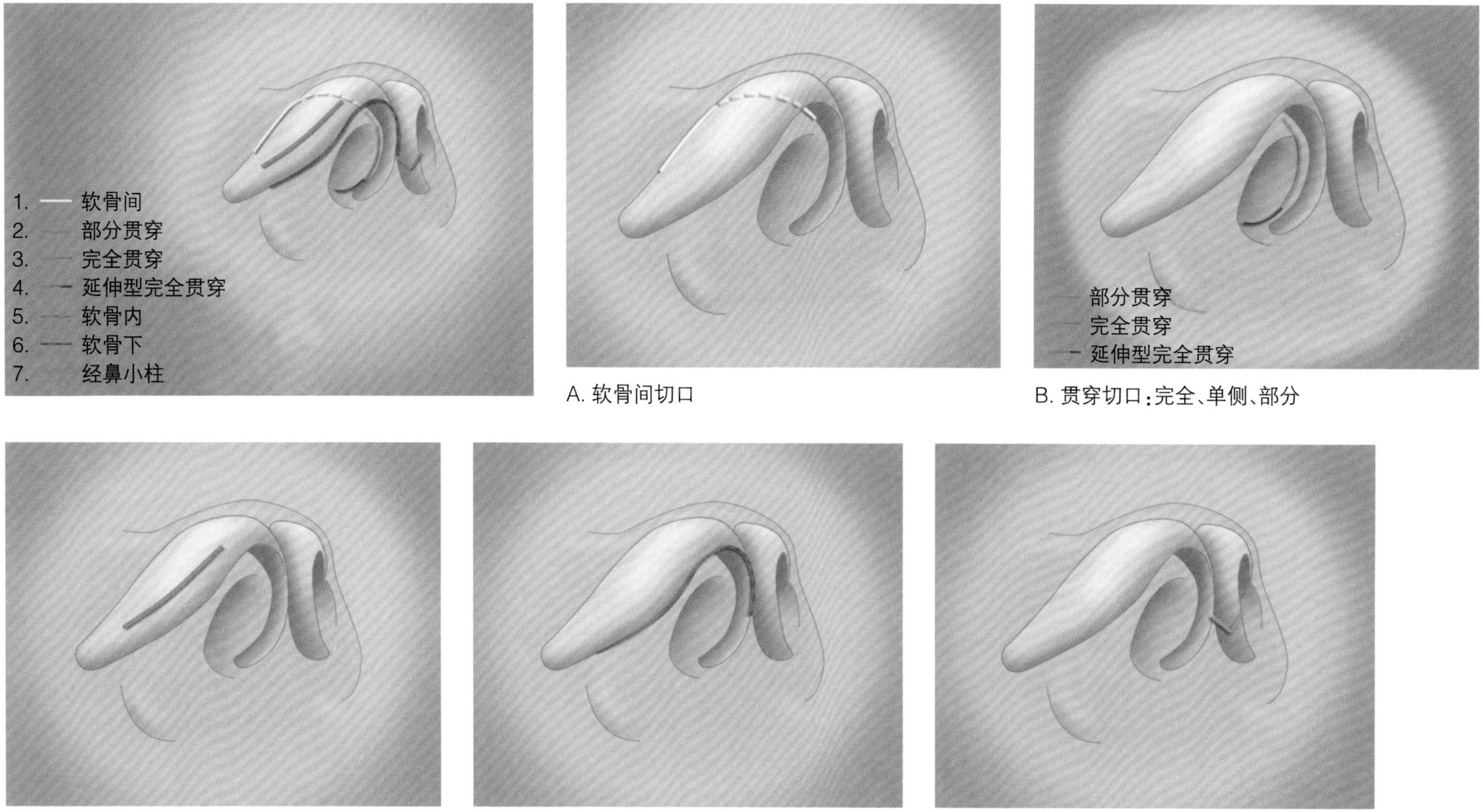

A. 软骨间切口

B. 贯穿切口：完全、单侧、部分

C. 软骨内切口

D. 软骨下切口

E. 经鼻小柱切口

缘软组织棱向后延伸。

- 经鼻小柱切口（图 2-1E）（与两侧软骨下切口相连，适用于开放式鼻整形）穿经小柱 - 小叶折角（已有或拟建）后方的小柱皮肤表面。应覆于内侧脚踏板表面，使内侧脚起到切口下支架的作用，以减少瘢痕收缩引起的切迹或波浪畸形。该切口常运用某些改良的 Z 改型原则，以减少直线挛缩。经鼻小柱切口不存在其他切口出血遮盖和组织稳定性等问题，可在任一适宜的时间切开。

鼻尖初次塑形术

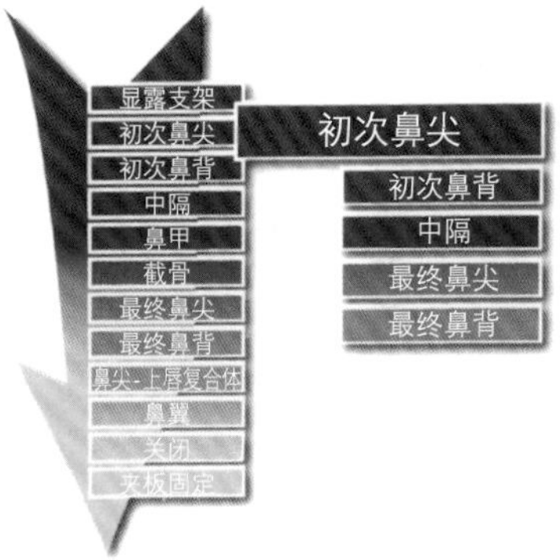

(6)

流程的理论依据

切口为评估提供通路。软组织的位置变化影响了鼻尖 - 鼻背的相互关系。

- 进入鼻尖需分离鼻翼软骨，影响了软组织支撑力及鼻尖突度。既然该分离是必需的，将之排列于鼻背塑形之前。解剖分离导致了鼻尖 - 鼻背相互关系的改变，将影响后续流程的判定。
- 此阶段进入鼻翼软骨，有机会评估软骨的特性及其对鼻尖形态和支撑力度的影响。

鼻尖皮肤厚、薄差异引起鼻翼复合体支撑力和形态的不同，影响鼻尖与其他鼻部结构的相互关系，也可导致皮肤远期萎缩。

- 由于切除鼻翼软骨头端，将改变鼻翼复合体的支撑力与形态，且将影响鼻尖与鼻部其他结构的相互关系，因此，若有鼻翼软骨头端塑形或切除的指征，宜于此阶段完成。鼻背完善塑形或其他步骤，可能会干扰纤弱变形或缝合塑形的外侧脚，因此，残留鼻翼外侧脚的最终塑形应列于其后。

大尺寸的下外侧软骨头侧端会影响鼻尖 - 鼻背相互关系。

- 切除鼻翼软骨头端可减少鼻尖的肥大，亦可能降低鼻尖突度。鼻尖突度降低的程度决定了鼻背高度的适宜范围。应最小程度地去除鼻翼软骨头端，保留足够宽度的外侧脚支撑鼻翼及鼻尖突度，以获得满意的形态。

1:1:6
1:2:2
2:3:17
2:4:7

基于可利用的解剖结构和可实现的目标评估移植材料的需求量。

- 若使用原有软骨成分无法获得满意的鼻尖突度或形态，在开始降低鼻背或中隔手术之前，评估移植材料的需求量，因为这些部位是移植材料的潜在来源。

相关原则

保护鼻尖软组织，维持支撑和突出度，以及最大程度的减少死腔。

- 紧邻软骨膜浅面的层次分离软组织，以保护鼻尖区软组织。过度“去脂修薄”以力图改善轮廓的方式，会损害鼻尖皮肤的血运。修薄鼻尖皮肤，增加了真皮与深层支架粘连的区域，从而导致继发畸形及远期的皮肤萎缩。

- 保守切除鼻翼外侧脚头端，保留至少 5~6mm 的外侧脚尾端，保留结构支撑力及鼻尖突度，避免过大的死腔，以免造成术后积液、瘢痕机化及挛缩。
- 鼻尖初次手术要保留完整的鼻翼软骨外侧脚（未划刻、切碎、横断或其他结构损害）。在后续的鼻整形或中隔手术中的牵引拉伸，可损害或损毁已经缝合塑形或受伤脆弱的鼻翼软骨外侧脚。

鼻背初次塑形术

流程的理论依据

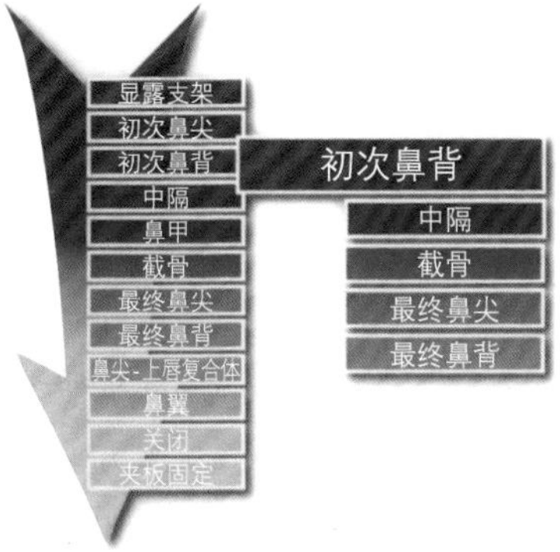

(7)

1:1:7
2:3:13
2:4:8,9

- 由于鼻背紧邻鼻尖且易分离进入，因此，如有指征，鼻背初次手术应紧接着鼻尖初次手术。
- 将鼻背上外侧软骨由中隔软骨背侧分离（最好在黏膜外），移除了上外侧的力量，可能会影响中隔背部的位置。因为中隔背部偏曲会影响后续鼻背及鼻尖的视觉位置，此时应予以观察并识别。此阶段，若漏诊了中隔偏曲，以及分离中隔与上外侧软骨造成了偏曲，会导致中隔及鼻尖复合体手术的决策失误。

首次对鼻背偏斜实施鼻背手术时，术中需将上外侧软骨从鼻中隔软骨分离。

- 若需要大量切除鼻背，应在基本结构（鼻骨及鼻中隔）保持稳定时实施。截骨内推鼻骨后再修整鼻背，可能出现鼻骨撕脱，上外侧软骨由鼻骨撕脱，中隔背部支撑软骨由筛骨垂直板脱位，误判最佳切除量等风险。
- 鼻背形成流畅的美学线条，调整其高度，建立鼻背—鼻尖新的相互关系，作为新轮廓的基础。随后实施的鼻尖与鼻背后续塑形手术，以此调整塑形后的鼻尖位置，最终使两者美观和谐。

鼻背形成流畅的美学线条，调整其高度，建立鼻背-鼻尖新的相互关系。

相关原则

保留上外侧软骨背部，随后可能用于背部解剖性重建。

- 鼻背拟切除少于 3mm 时：①充分剥离相关黏膜后，切除下方的整个软骨复合体；或者②剥离黏膜，将上外侧软骨与中隔分离，单独切除中隔的限定区域，保留上外侧软骨，随后用于背部功能性重建。切除中隔背部及与之相连的鼻背上外侧软骨复合体，能够提供大量的移植材料，但是牺牲了能够用于背部功能性重建的鼻背侧上外侧软骨。
- 鼻背拟切除大于 3mm 时，切除的鼻骨及其相连的上外侧软骨复合体有新的用途，若有需要，可做为移植物使用。大于 3mm 的鼻背切除，剥离黏膜时，应对前庭背部松垂

在确定了可达到的鼻尖突出度后，通常首先轻微降低鼻背高度，并调整到最终期望的高度。

多余的黏膜有所计划。切除背部多余黏膜，并缝合恢复背部黏膜的完整性，可防止前庭背部的潜在阻塞，黏膜囊肿或粘连。抑或把背部多余的黏膜作为黏膜“撑开移植物”，以形成更合乎解剖形态的鼻背。

- 鼻背初次手术时，背部所有凸起区域应稍微矫正不足。后续中隔手术可能会“下降”或丧失部分鼻背高度。在后续鼻背二次塑形术时，再完成鼻背的最终调整。

> 鼻背初次手术时，即便是过分突起的鼻背，亦应稍微矫正不足。

■ 鼻中隔手术

流程的理论依据

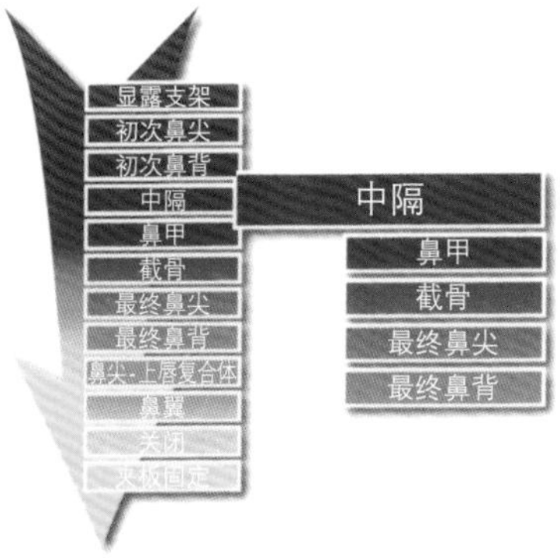

(8)

1:1:7
2:3:13
2:4:8,9

- 采用单纯解剖调整（无修饰性移植物），鼻中隔必须笔直，才能取得鼻梁直挺的效果。中隔是鼻框架中重要的居中结构，鼻整形术的后续步骤是处理中隔，使之位于中线位置。
- 中隔成形术或中隔黏膜下切除术可能会影响鼻背的最终高度，因此，一定要在确定背部最终高度及鼻尖—鼻背关系之前，完成中隔的塑形。获得直挺的中隔背部及尾端软骨支撑条，需要结构塑形，塑形范围越大，背部高度“下垂”或丧失的程度可能就越多。
- 由于位置居中、背部高度及中隔尾端的突度 - 角度等参数将影响中隔—鼻尖关系，因此，应在上述参数建立后，再确定鼻尖复合体的位置。
- 鼻中隔手术会对鼻翼软骨，尤其是外侧脚尾端残留的软骨条，产生牵引拉伸的作用力。为避免损伤或毁坏外侧脚残留的软骨条，应在鼻尖二次塑形前完成中隔手术，避免损伤塑形后脆弱易碎的外侧脚及穹窿部的风险。
- 中隔居中后，评判鼻甲切除的必要性。鼻中隔偏曲的话，难以准确评判鼻甲手术的必要性及切除范围。
- 完成中隔及鼻甲手术，并评估气道最终形态后，再实施鼻骨截骨术。鼻骨基底所有的内移都可能缩窄气道。

> 中隔成形术或中隔黏膜下切除术可能会影响鼻背的最终高度，因此，一定要在确定背部最终高度及鼻尖—鼻背关系之前，完成中隔的塑形。获得直挺的中隔背部及尾端软骨支撑条，需要结构塑形，塑形范围越大，背部高度“下垂”或丧失的程度可能就越多。

相关原则

- 鼻中隔的手术入路包括开放式鼻整形的贯穿切口、背部入路，或者 Killian 切口（恰好位于前庭皮肤与中隔黏膜交界处的头侧，平行于中隔尾侧缘）。根据中隔畸形的位置、

> 完成中隔及鼻甲手术，并评估气道最终形态后，再实施鼻骨截骨术。

严重程度，以及鼻整形术中拟行的其他切口及方法，选择切口入路（见第8章）。

保护黏软骨膜的贴附及完整性，仅剥离中隔手术入路处的黏软骨膜，以支撑稳定中隔部分。

- 保护黏软骨膜的贴附及完整性，仅剥离中隔手术入路处的黏软骨膜，以支撑稳定中隔部分。严重的中隔畸形和偏曲是例外，因其需要最大限度地分离才能够松动和显露。应最大限度地保留黏软骨膜瓣的完整性，并修复所有手术损伤的衬里。
- 若有鼻中隔中央部分切除的指征，如解除阻塞或提供入路等，将之列为下一步骤。将中隔背部由上外侧软骨松解分离后，若犁骨和筛骨区域存在畸形，后续合理的步骤是松解分离上述区域的中隔中央部。松解上述区域后，再次评判背侧及尾侧支撑软骨条（有无）残留的偏曲。
- 接下来，若有偏曲的话，松动移位中隔尾端。自鼻嵴、上颌骨或犁骨松解偏曲的中隔尾端，并将之置于中线位置。最后，评估及处理背侧或尾侧支撑软骨条的所有残留偏曲。

设计重建背侧及尾侧支撑软骨条的支撑规划后，再实施可能损害其结构完整性的措施。

- 设计重建背侧及尾侧支撑软骨条的支撑规划后，再实施可能损害其结构完整性的措施（划刻、划碎、横断）。可能横断的切口尽可能设计成斜向切开的模式，以便在重建连续性时，提供额外的支撑力。移动度较大的节段，应设计覆以更为稳定的片段，并使用板条移植加固脆弱或横断的区域。

矫正偏曲时，采用渐进的模式，根据所有方法对解剖结构的破坏性，由小到大循序进行。

- 矫正偏曲时，采用渐进的模式，根据所有方法对解剖结构的破坏性，由小到大循序进行（完全矫正偏曲的同时，最大限度地保留支撑力度）。

矫正所有偏曲后，再放置板条或撑开移植物。

- 若有板条（给予支撑或加固）或撑开移植物的指征，在矫正所有偏曲后再放置移植物。采用不吸收的单丝缝合线，将板条或撑开移植物固定于中隔背部支撑软骨条，以达到最佳的支撑和最小的移位。

将黏软骨膜瓣重新覆盖固定于正常解剖位置。

- 将黏软骨膜瓣重新覆盖固定于正常解剖位置，采用褥式缝合以支撑固定和消除皮瓣之间的死腔。皮瓣之间置入引流，以最大限度地恢复其完整性。

仔细固定夹板，以免夹板造成上外侧软骨或鼻尖的移位。

- 使用鼻中隔夹板时，准确放置可预防粘连，减少皮瓣之间的“死腔”，维持中隔的居中位置，而且位置放置正确时，可使气道保持通畅。仔细固定夹板，以免夹板造成上外侧软骨或鼻尖的移位。可吸收线褥式缝合将夹板固定于黏软骨膜瓣，可避免中隔夹板相关的潜在并发症以及鼻腔阻塞。

鼻甲手术

流程的理论依据

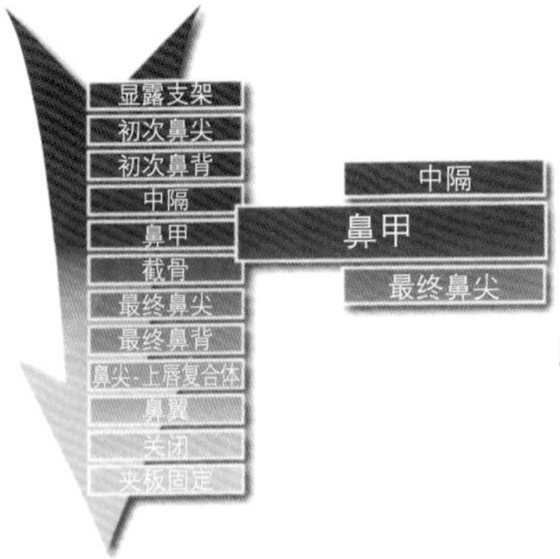

(8)

1:1:9

- 中隔居中后，再确定鼻甲肥大或畸形所引起的阻塞程度。鼻腔入路建立后实施鼻甲手术。
- 完成鼻甲手术及腔内夹板固定后，再进行鼻尖的二次塑形，该策略可避免牵拉的力量毁坏塑形后脆弱的鼻尖。

相关原则

- 造成气道阻塞最常见的鼻甲畸形是下鼻甲肥厚。在矫正鼻中隔偏曲之后、缩窄鼻骨基底之前，确定其切除的必要性。
- 鼻甲切除的范围仅限于导致阻塞的部分（通常是下鼻甲的前下部）。根据导致肥大的部分修剪鼻甲骨或（和）黏膜。气道的前部最容易受鼻骨基部缩窄所影响。
- 尽可能保持或复原鼻甲黏膜的完整性，以减少出血或鼻腔内阻塞性粘连的风险。

鼻甲切除的范围仅限于导致阻塞的部分。

尽可能保持或复原鼻甲黏膜的完整性，以减少出血或鼻腔内阻塞性粘连的风险。

截骨术

流程的理论依据

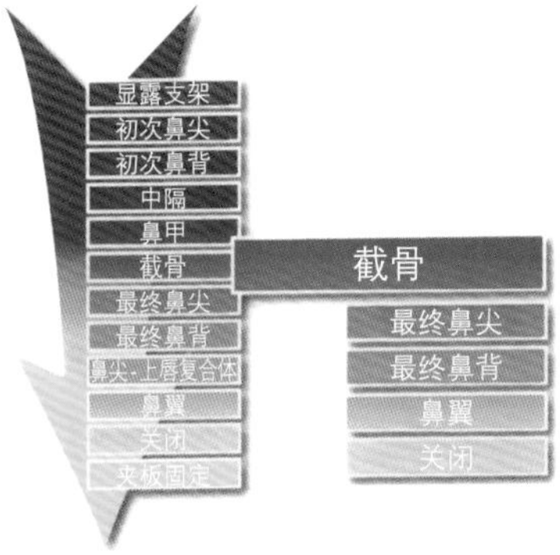

(9)

1:1:10
2:3:15
2:4:10

- 组成骨性及软骨性鼻背的解剖结构，通常在鼻骨截骨重新定位后，改变其相互之间的关系。由于截骨可影响鼻背的高度，因此，在完成所有截骨后，再进行鼻背和鼻尖的最终塑形。根据截骨的类型、松解移动的程度以及软组织和黏膜的支撑力度，鼻骨及上外侧软骨的背侧可向前（上）或后（下）方移动。
- 截骨会影响鼻骨基底的宽度。由于该宽度与鼻翼宽度应协调美观，在鼻骨截骨重新定位后，再决定（是否）楔形切除鼻翼，以调整鼻翼基底宽度。
- 在绝大多数病例，应在关闭鼻整形切口前实施鼻骨截骨术。关闭切口前截骨，容许术者更为精确地观察及调整截骨后的鼻背结构以及鼻骨的重新定位。截骨为手术的最终步骤时，出血可能会影响视野，限制了检查及矫正鼻背变化的能力，牺牲了关闭切

鼻骨截骨重新定位后，通常会影响鼻背高度，以及鼻尖-鼻背之间的相互关系。

截骨定位之后，再评估其与鼻翼基底宽度的相对关系。

“无出血”截骨术在鼻整形中的更早阶段实施，有利于稍后的重新评估和调整，或者增加鼻背结构塑形的准确性。

口时操作的精确度及可控度。

- 截骨术后，鼻骨若向后方过度移动或移位，可移至鼻前庭，因此，截骨术后必须目测观察鼻背部，以便在术中确诊鼻骨后方移位。若在术中漏诊，术后会有倒 V 形畸形或者背侧鼻中隔“刀刃”畸形，需要手术修复。手术早期完成截骨，并在截骨后反复检查鼻背，可预防上述问题。

相关原则

- 手术流程早期完成截骨，虽然对术者的技术提出了更高的要求，但却具有上述诸多优点。采用特定技术精确截骨，出血很少，而且避免了损伤截骨线深面的黏膜。该技术详见第 9 章。

能够在截骨术后检查及调整鼻背，可减少诸多风险，例如鼻背外形不平整，或者其他需要手术修复的继发畸形。

- 能够在截骨术后检查及调整鼻背，可减少诸多风险，例如鼻背外形不平整，或者其他需要手术修复的继发畸形。降低上述风险，需要具备一定的截骨手术技能，以减少出血，容许在截骨后充分检查鼻背。
- 鼻骨基底的调整会影响鼻锥体基底各部分之间的美学关系—尤其是鼻骨及上外侧软骨后侧的宽度，以及骨性基底宽度与鼻翼基底宽度的关系。除评估鼻翼基底宽度与内眦间距的相对比例之外，尚应评估其与鼻骨及上外侧软骨基底宽度的关系，以此判定缩窄鼻翼基底的必要性。

鼻骨基底的调整会影响鼻上三分之一的骨性鼻锥与鼻翼基底之间的比例关系。

- 鼻骨基底内推，缩窄鼻部，肯定会造成鼻前庭一定程度的狭窄，并影响气流。截骨术可能会以牺牲气道功能为代价，完善美观，在此之前应先矫正中隔及鼻甲畸形，以评估气道的通畅率。

鼻骨基底内推缩窄鼻部，会造成鼻前庭一定程度的狭窄，并影响气流。

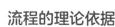

鼻尖最终塑形术

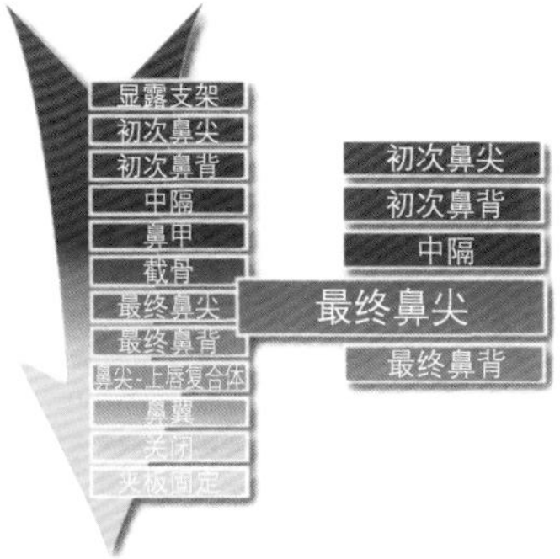

(10)

流程的理论依据

- 当所有需要牵拉及暴露鼻腔的操作结束后，再进行鼻翼软骨的精确缝合塑形，以及鼻尖复合体与鼻背的相对定位。鼻尖最终塑形、或定位缝合、或隐形移植物形成的精细改变，能够被显露鼻腔施加的力所变形或损毁。
- 鼻尖初次塑形时，完成鼻尖塑形的初期步骤（形成结构对称的外侧脚），其后再行鼻尖最终塑形及定位。

当所有需要牵拉及暴露鼻腔的操作结束后，再进行鼻翼软骨的精确缝合塑形及鼻尖复合体定位。

1:2:1-9
2:3:16-20
2:4:13,14

- 鼻背初次塑形、中隔手术、截骨等均可能影响鼻背高度。受鼻尖—鼻背最佳关系所限，鼻背高度决定着鼻尖的理想突度，因此上述所有步骤应列于鼻尖二次塑形及定位之前。

> 鼻背初次塑形、中隔手术、截骨等均可能影响鼻背高度。

- 实施鼻尖二次塑形及定位的三个基本步骤：
  1. 内侧脚连为一体，使穹窿基本对称。
  2. 塑形外侧脚和穹窿部。
  3. 对照骨 - 软骨拱及面部平面，整体定位鼻尖复合体。

此流程的理论依据详见第 10 章。

> 完成鼻背塑形之前，需要确定鼻尖最终所能达到的突度。

- 完成鼻背塑形之前，需要确定鼻尖最终所能达到的突度。在某些病例，在鼻背最终塑形之前，完成鼻尖最终塑形的第一步骤（内侧脚连为一体，无论是否植入支撑移植物），有助于获得轮廓更佳的鼻尖突度（见初次鼻尖的评估及塑形，第 6 章）。鼻尖最终塑形的第二、三步骤（见上）涉及精确纤弱的缝合，在绝大多数病例，应在鼻背塑形后进行。

> 鼻尖移植的指征仅有：解剖结构匮乏，或非破坏性鼻尖塑形技术不能实现手术目的。

- 鼻尖移植的指征仅有：解剖结构匮乏，或非破坏性鼻尖塑形技术不能实现手术目的。由于中隔软骨常用为鼻背移植物，在中隔手术后再行鼻背二次塑形较为合理。

相关原则

> 在塑形穹窿及外侧脚之前，完成内侧脚的塑形。

- 在塑形穹窿及外侧脚之前，完成内侧脚的塑形（例如，前推、后移、缝合塑形、放置支撑移植物、切断及切除等）。重塑内侧脚及中间脚，使之连为一体，在鼻翼弓内侧臂创建一个稳定对称的复合体。其后，在缝合塑形外侧脚及穹窿时，此前所创建的内侧脚及中间脚未定的关系，可对抗缝线施加的力量。

> 若鼻翼软骨本身的组成不足以形成理想的鼻尖突度、鼻尖下小叶长度、或鼻尖轮廓，势必采用鼻尖或鼻小柱 - 鼻尖软骨盖板移植物。

- 鼻尖塑形有两个基本目的：塑造轮廓清晰的鼻尖，调整鼻尖的突度与旋转度。破坏性塑形技术（划刻、划碎、切断及切除）逐渐损坏了鼻翼软骨残留软骨条的完整性，损害了其潜在的支撑力与突度。应始终把鼻尖的突度及支撑力的重要性置于塑形之上，以及始终在采取破坏性技术或移植物等方法前，尝试非破坏性技术。
- 中间脚与外侧脚交界处的鼻翼软骨穹窿是鼻尖的视觉表现点，形成鼻尖宽度（穹窿间距）及其轮廓。内侧脚、中间脚及外侧脚的手术操作，能够影响鼻尖的突度，以及鼻小柱或鼻翼缘的稳定性，应在其后进行穹窿的最终轮廓塑形。最后进行穹窿的轮廓塑形——在内、外侧脚之后。反之，则有下述风险：内侧脚及外侧脚的移动或移位，可使穹窿变形；穹窿与内、外侧脚节段的相对位置不准确；或双侧穹窿突度的关系欠佳。

- 若鼻翼软骨本身的组成不足以形成理想的鼻尖突度、鼻尖下小叶长度、或穹窿 / 鼻尖轮廓（在尝试用非破坏性技术与隐形移植物后），势必采用鼻尖或鼻小柱—鼻尖软骨盖板移植物。所有与被覆软组织直接接触的移植物（显形移植物），与非接触移植物相比，可增加六项可变因素。

■ 鼻背最终塑形术

先界定鼻尖的适宜突度，再进行鼻背最终塑形。

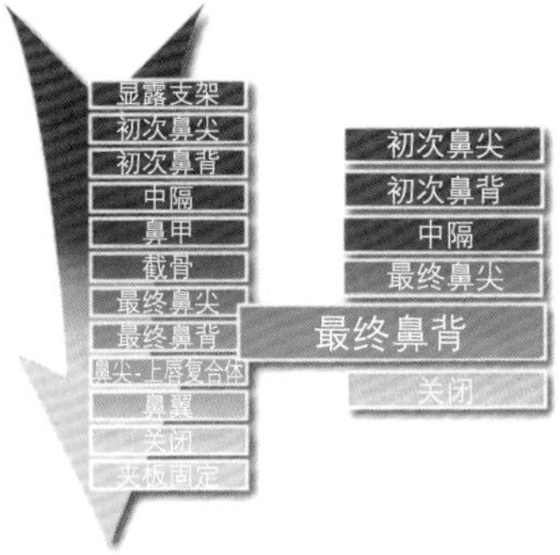

(11)

根据某些因素，可调换鼻背与鼻尖最终塑形的顺序。关键原则是，先界定鼻尖的适宜突度，再进行鼻背最终塑形。

1:2:11

用平镊模拟缝合塑形的力量夹持鼻尖，并模拟缝合定位的力量向前后移动整个鼻尖复合体，以判定鼻尖适宜的突度（参见第 6 及 10 章）。倘若鼻尖突度明显不足，且难以获得适宜高度，合乎常理的次序是，在最终确定鼻背的理想高度之前，缝合塑形或者模拟其效果，提高鼻尖的突度（记住所有缝合技术都是可逆的）。确定鼻尖的适宜突度后，调整鼻背至恰当的高度。完成鼻背塑形后，再进行鼻尖精细地缝合塑形，降低了缝线断裂的风险。

若鼻尖突度是主要问题，在鼻背二次塑形前实施鼻尖的二次塑形；若鼻尖有足够的突度，鼻背的高度是主要问题，次序相反。

反之，若鼻尖突度显然足够，而鼻背高度不足，合理次序是，植入并固定鼻背移植物，或重建合乎解剖形态的鼻背后，再塑形鼻尖。鼻尖塑形的方法会改变鼻尖突度（缝合技术提高鼻尖突度，破坏性技术则降低）。若鼻尖有足够突度，且已处置鼻背高度，采用突度控制（中隔 - 小柱）缝合（参见第 10 章），退缩整个鼻尖复合体，可轻而易举地解决鼻尖塑形所增加的额外突度。

若鼻尖突度是主要问题，在鼻背二次塑形前实施鼻尖的二次塑形；若鼻尖有足够的突度，鼻背的高度是主要问题，次序相反。

流程的理论依据

依照鼻尖的预期突度调整鼻背的最终高度。

- 依照鼻尖的预期突度调整鼻背高度。鼻背初次塑形时有意识地略微矫正不足，预留双向的安全限度。鼻背二次塑形时稍稍切除多余的背部，常常好于鼻背初次塑形时切除过度，再用盖板移植物予以矫正。
- 随后，用最小的力量向上牵拉背部被覆皮肤，最终确定背部上外侧软骨相对于鼻中隔背部的高度。用 Aufricht 拉钩向上过度牵拉被覆皮肤及与之相连的上外侧软骨，会使软骨背侧缘貌似高于中隔软骨高度。若在过度牵拉时修剪鼻中隔，撤除拉钩后，上外侧软骨向后陷落，可能遗留凸出的“刀刃”状鼻中隔背部，形成“倒 V”畸形，而非期望的正常拱形的鼻背。预先保留背部上外侧软骨，需要时可将之向内折叠，形成更合乎解剖的正常鼻背。

关闭切口前，对鼻骨背侧 - 垂直板 - 中隔背侧交界部位的键石区进行评估。

- 关闭切口前，评估键石区（鼻骨背侧—垂直板—中隔背侧交界区）轮廓的平整度，及其融入鼻背其他区域的流畅程度。预先剪除鼻背上外侧软骨后，再磨除鼻骨，随着键石区鼻骨被磨除，其先前遮盖的软骨会凸出。若在关闭切口前漏诊，且未准确修剪键石区凸出的软骨，会产生明显的不规则畸形，该畸形可能在术后数月水肿消后退才显现。

骨挫安全磨除适当骨性鼻背后，再行截骨塑形鼻骨。

- 完成鼻骨背侧所有必需的磨除后，再行截骨塑形鼻骨，以避免其撕脱和（或）塌陷。截骨后，可用电动磨骨机塑形鼻骨背侧，其撕脱鼻骨或上外侧软骨的风险降低。

将鼻背移植物准确的、永久的固定，使得出现移植物移位的可能性减少到最低。

- 若有鼻背移植的指征，列为鼻背二次塑形术的下一合理步骤。若鼻中隔有足够的软骨，精细设计后，在鼻中隔手术时采集移植材料。塑形背部移植物，形成合乎解剖的正常鼻背轮廓，并“修饰”其外周，以免术后显现移植物边缘。将所有移植物准确定位及妥善固定于深面支架的稳定区域，减少因软组织收缩，导致移植物移位的可能。

将鼻背上外侧软骨与鼻中隔背侧连为一体，重建背部正常的拱形轮廓，增加已松动的鼻骨的稳定性。

- 将鼻背上外侧软骨与鼻中隔背侧连为一体（无论是否植入背部移植物），重建背部正常的拱形轮廓，并通过上外侧软骨与鼻骨的连接，增加已松动的鼻骨的稳定性。鼻骨过度松动后，可向后陷落至鼻腔前庭，将鼻背上外侧软骨与中隔背侧重新连接，可几乎杜绝上述风险。

相关原则

- 上外侧软骨与中隔背侧头端相连，在内、外表面被软骨膜共同包绕。接近尾端处，上外侧软骨偏离中隔，其背部尾侧以至少 10°~15° 的角度与中隔相连。只有在某些特殊目的，例如矫正鼻中隔背侧偏曲或畸形，或者背部切除时，才需要分离两者之间的连接。其正常形态时的连接组织提供支撑力，有助于维持前庭背侧的通畅，维护正常的解剖结构及美观。

鼻骨磨除术后，应修剪键石区所有残留的软骨，以预防鼻背不规则畸形。

- 鼻骨在键石区（鼻骨背侧、垂直板及中隔软骨背侧融合处）覆盖中隔软骨背侧。覆盖范围一般为 4~6mm。侧面，鼻骨尾侧缘覆盖上外侧软骨头端。磨除鼻骨的背侧或背外侧可降低骨性鼻背，但无法预料鼻背软骨部分（鼻骨遮盖的上外侧软骨及中隔软骨）的去除程度，因此，鼻骨磨除术后，应修剪键石区所有残留的软骨，以避免鼻背不规则畸形。

侧面观，鼻尖突度高于鼻背线，符合绝大多数鼻子的审美标准。

- 侧面观，鼻尖突度高于鼻背线，符合绝大多数鼻子的审美标准。紧邻鼻尖头侧的鼻背侧面曲线（鼻尖上区），是鼻整形术最难掌控的区域之一。因为术后的收缩力将鼻尖复合体向后移位，当创面的挛缩力向后牵拉鼻尖复合体时，术中貌似高于鼻背线的鼻尖突度常常会降低。被覆软组织的顺应性使之可适应降低的高度，当背部支架的切除量超过其限度，或侧面软组织松动不足时，被覆软组织将堆积于鼻背曲线之上，形成鼻尖上区畸形。中隔软骨残留高度过高亦会形成类似畸形，即鼻背曲线之上的鼻尖突度不足，鼻尖上区折角缺失。

鼻背移植物应尽可能接近鼻背正常解剖结构轮廓。

- 鼻背移植物应尽可能接近鼻背正常解剖结构轮廓。中间较宽、两端渐窄的梭形最类似正常鼻背外形。边缘精细塑形以及稳妥固定，可减少术后显形畸形和移位。采用相似的自体组织，与深层支架及浅面被覆软组织良好贴合，利于血运恢复，减少了移植物的吸收与畸形。

鼻 - 唇复合体

流程的理论依据

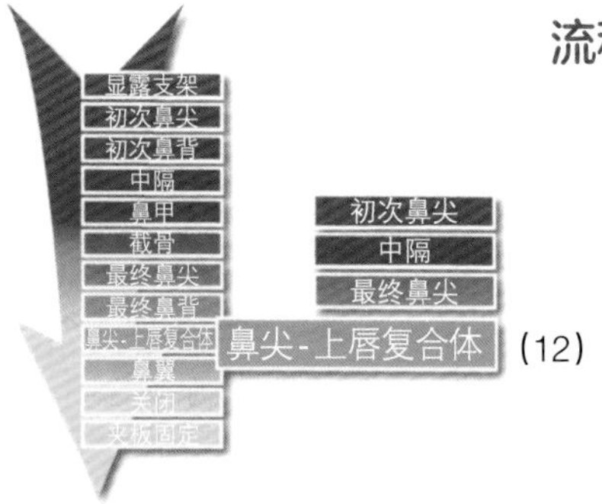

1:1:11

- 完成鼻中隔和鼻尖手术后，再评估鼻小柱 - 上唇角及其相互关系，以减少影响鼻 - 唇复合体的变量。
- 由于鼻翼弓与鼻小柱侧面观的美学关系十分重要，因此，在完成鼻尖塑形（影响鼻翼弓位置）及中隔塑形后，再进行鼻小柱最终定位（涉及鼻中隔或中隔膜部）。
- 由于中隔尾端的内—外位置影响前凸的程度，因此需在中隔尾端定位后，再评估其前凸程度（中隔手术时）。

完成鼻中隔和鼻尖手术后，再评估鼻小柱 - 上唇角及其相互关系。

在完成鼻尖及中隔塑形后，再进行鼻小柱最终定位，因其会影响鼻尖 - 上唇关系。

相关原则

- 中隔膜部在上 - 下方向影响鼻小柱位置。中隔膜部垂直高度过多或冗长，可使鼻小柱复合体向下悬垂。在最终定位内侧脚及中间脚与中隔尾端的相对位置后（鼻尖二次塑形中），随之进行中隔膜部的最终塑形（例如，判断及切除松垂）。
- 鼻中隔的下极范围（中隔长度）影响鼻小柱的位置及尾端凸出程度，鼻小柱 - 上唇角的中隔后端影响鼻尖 - 上唇关系。若有中隔尾端切除的指征，在最终评估鼻小柱外形前切除之。

在最终定位内侧脚及中间脚与中隔尾端的相对位置后，进行膜性鼻中隔的最终塑形。

若有中隔尾端切除的指征，在最终评估鼻小柱外形前切除之。

- 内侧脚垂直高度过多亦可引起鼻小柱悬垂，而且其尾侧缘的形态及角度影响鼻小柱 - 小叶角。塑形中隔膜部或中隔黏膜，需牵拉移动内侧脚，可能改变鼻小柱 - 鼻尖的相互关系。在内侧脚塑形、定位及固定后，再修剪的鼻中隔膜部，保守限量剪除不会破坏内侧脚的结构关系。

> 内侧脚塑形、定位及固定后，再修剪膜性鼻中隔。

- 鼻棘位于鼻小柱 - 上唇的交界区域，若过大或过于前突会影响鼻小柱 - 上唇角。该区域的突出的主要原因是鼻中隔尾端过于突出，有时伴有鼻棘的过度突起。鼻中隔尾端的所有塑形或复位会影响其突出，因此，鼻棘的所有塑形应延缓至鼻中隔尾端塑形全部完成后。

> 鼻棘的所有塑形应延缓至鼻中隔尾端塑形全部完成后。

鼻翼基底手术

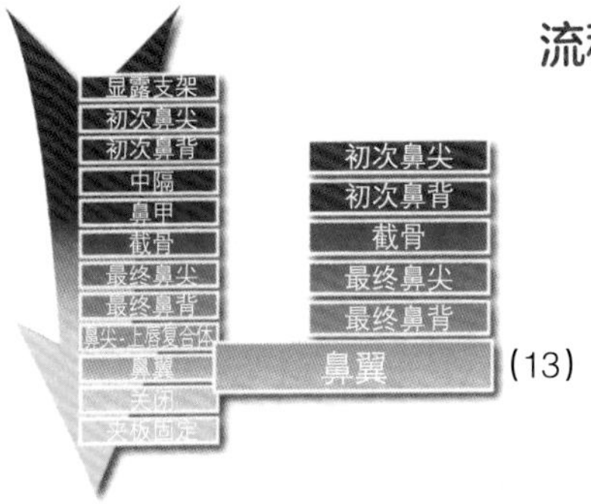

1:1:13

流程的理论依据

- 根据鼻背、鼻尖的现有形态，骨性鼻锥体宽度（这些其他区域塑形后），鼻翼基底本身的畸形，确定鼻翼基底塑形的必要性。降低鼻尖突度一般会引起鼻孔张大和 / 或鼻翼基底增宽。
- 在评判决定塑形鼻翼基底（尤其是缩窄）前，评估气道的最终管径及通畅度。
- 为了避免拉钩或鼻窥镜施力损害鼻翼基底的塑形，应在鼻腔操作完成后，再进行鼻翼基底的塑形（例如，鼻翼楔形切除，鼻翼束带缝合 alar cinch）。

> 根据鼻背、鼻尖的现有形态，骨性鼻锥体宽度，鼻翼基底本身的畸形，确定鼻翼基底塑形的必要性。

相关原则

- 鼻翼宽度应与内眦间距大致相当（应考虑个体及种族的差异），也应与骨 - 软骨锥体的基底宽度保持协调美观。
- 正面观上，鼻翼基底高度的不对称极少需要调整。但侧面观，鼻翼基底的高度会影响鼻翼缘与鼻小柱的位置关系。调整鼻翼基底高度之前，需先完成鼻小柱的位置调整。

> 鼻翼宽度应与内眦间距大致相当，也应与鼻部骨性锥体的基底宽度保持协调美观。

关闭切口

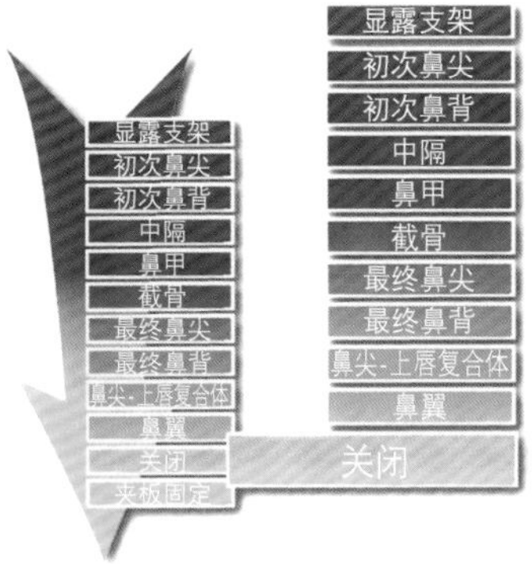

(13)

流程依据

- 常理上，应在鼻内所有塑形术之后关闭切口。
- 对鼻尖软骨的最终定位而言，切口关闭的次序非常重要。缝合鼻腔切口可将鼻翼软骨及衬里向头侧牵拉。因此，操作的次序非常重要，应在缝合贯穿和软骨下切口之后，再评估内鼻瓣处的松垂程度及缝合软骨间切口。
- 因为缝合切口会影响鼻尖软骨节段的位置及鼻腔衬里的分布，所以，鼻整形中的缝合技术要灵活多变。

鼻整形术中切口闭合是直接影响结果的一个动态部分

相关原则

1:1:12
2:4:15

- 瘢痕后期的挛缩会影响鼻尖结构的位置和形态，准确地缝合切口即是控制因素之一。
- 缝合贯穿切口，确定了中隔尾端与鼻小柱的关系，并可影响鼻尖的位置和旋转。对齐该切口的关键点是中隔角处贯穿与软骨下切口的交界点。此点未对齐或未精确缝合，会缩窄鼻前庭背部及内鼻瓣。
- 缝合软骨下切口，确立鼻翼缘皮肤 - 软骨的关系以及鼻孔顶端的轮廓，之后再缝合经鼻小柱切口。该切口的缝合会牵拉衬里，使内鼻瓣处沿软骨间切口线的组织重叠，继而增加鼻翼软骨向上移位的程度。
- 若有软骨下切口，应先于经鼻小柱切口缝合，可确保鼻孔顶端等困难区域视野清晰，对合准确。经鼻小柱切口实际上是软骨下切口的延续，精确地缝合对恢复鼻小柱正常轮廓、减少瘢痕十分重要。
- 若有软骨间切口，应最后缝合。其他某些切口可将衬里向头端移位，只有将其缝合后，才能准确评估内鼻瓣处衬里的松垂程度。缝合时精确修建软骨及黏膜，以减少畸形、功能障碍或内鼻瓣阻塞。

切口闭合影响中隔 - 小柱和软骨 - 皮肤的相互关系。

缝合贯穿切口，确定了中隔尾端与鼻小柱的关系，并可影响鼻尖的位置和旋转。

软骨下切口缝合后，再行鼻小柱切口缝合，可确保鼻孔顶端等困难区域视野清晰，对合准确。

软骨间切口闭合后，可确定鼻翼缘的皮肤 - 软骨关系和鼻孔顶端形态。

软骨间切口应最后缝合。

夹板固定

流程的理论依据

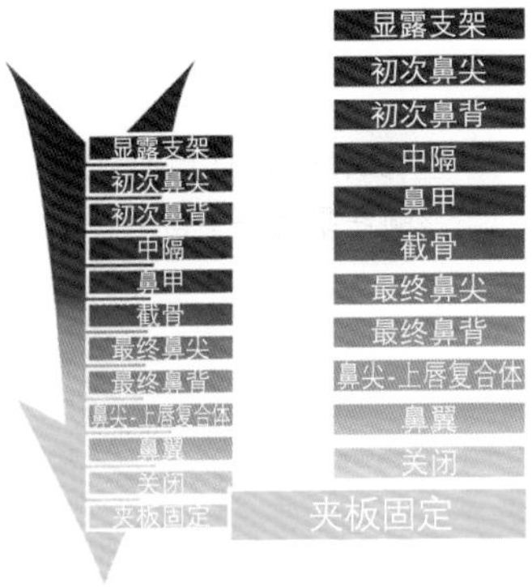

(14)

2:4:16

- 胶带及夹板固定鼻部是鼻整形的最后步骤,以重建被覆软组织与深层支架的贴合,以及术后早期保持新结构的稳定。

相关原则

- 胶带固定时,皮肤重新铺展,使被覆软组织重新覆盖于塑形的鼻部支架,并减少死腔。
- 胶带的压力有利于减少死腔。
- 通过塑形及定位解剖结构才能获得的形态,不可能通过胶带及夹板固定获得或维持。
- 夹板固定在术后早期稳定鼻骨的位置(倘若夹板使用妥当),向鼻骨准确施加压力,使软组织与深层结构贴附,直至移除夹板。
- 保持气道的通畅及适宜的形态(夹板稳妥固定时),可降低患者术后发病率。

胶带固定时,皮肤重新铺展,使被覆软组织重新覆盖于支架上。

通过塑形及定位解剖结构才能获得的形态,不可能通过胶带及夹板固定获得或维持。

基本流程变异的案例

- 本章所描述的手术步骤基本流程,可应用于绝大多数初次鼻整形术。在某些特殊病例,基于全面的分析及合理的理论依据,改变基本流程的次序,可能使术者更好地处理联合畸形。

歪鼻及创伤性歪鼻

鼻中隔背部偏曲时(无论外伤后继发、先天性或发育性),可能需要在中隔手术之前或同时,实施截骨术,以使中隔矫直。当中隔背部或筛骨垂直板偏离中线,与其相连的鼻骨背侧将之固定于此,在矫直鼻中隔之前,常需要松解及移动鼻骨。骨性鼻锥体基底的外侧截骨联合内侧或内倾式截骨,加之将上外侧软骨由鼻中隔背侧分离,可将鼻骨自鼻中隔背侧及筛骨垂直板游离。有时需要此种程度的分离,以利于有效处理垂直板和(或)中隔背侧的偏曲。

鼻中隔背部偏曲时,可能需要在中隔手术之前或同时实施截骨术,以使中隔矫直。

鼻部突度过高

当冠状面的鼻尖突度过高时，若获取协调美观的效果，其瓶颈因素常常是，在皮肤仍能良好塑形的前提下，鼻尖突起点能够降低的程度。

当冠状面的鼻尖突度过高时，若获取协调美观的效果，其瓶颈因素常常是，在皮肤仍能良好塑形的前提下，鼻尖突起点能够降低的程度。过突的鼻尖，在降低鼻背之前，先进行降低鼻尖的步骤（参见第 10 章）有时更为方便。反之，则有遗留的鼻尖突度过度高于鼻背，或进一步降低鼻尖，以匹配较低的鼻背等风险。同时过度降低鼻背及鼻尖的结构，常常会超过皮肤的再塑形能力，舍弃了鼻尖轮廓形态，并导致鼻尖上区畸形。

一种高效的方法是，在鼻背初次手术时，将鼻背上外侧软骨由中隔背侧分离（靠前的步骤），但不切除两者。降低鼻尖后，保留足够的鼻尖突度，以确保轮廓形态，修剪中隔背侧及上外侧软骨，或者折叠后者，以重建更合乎解剖形态的鼻背，使之与塑形后的鼻尖突度关系适宜。

穹窿轮廓及突度明显不对称的鼻尖

该畸形少见，其一侧穹窿较宽，轮廓不清晰，范围较大，突度高于对侧 2mm 以上，对侧穹窿轮廓较为清晰，中间脚与外侧脚之间的角度较窄，且突度低于对侧 2mm 至 1mm 以上。更为常见的是较宽的穹窿，伴有较低而非较高的突度。

罕见或严重鼻尖软骨不对称畸形的手术流程与基本操作程序有所不同。

该畸形鼻尖手术的操作流程有所不同。先塑形外侧脚及穹窿（通常为第三步骤），随后再将穹窿调至等高，内侧脚连为一体，不再将其列为鼻尖手术的第二步骤。理论依据如下：缝合塑形宽大且轮廓不清的穹窿时，其突度的增加幅度，甚至会超过原有高于对侧穹窿的 2mm。两侧内侧脚及中间脚能够在前后方向相对“滑动”，以将穹窿突度调至等高（通常在第二步骤内侧脚连为一体时进行），上述程度的穹窿突度不对称可能超越了其所能调整的范畴。事实上，一侧鼻翼软骨的绝对整体长度会大于对侧。矫正长度轻度差异的常规方法包括，将穹窿更多移向内侧，使外侧相对多余的长度分散至外侧脚；或者将之外移，使多余的长度分散至内侧脚及中间脚。在少见的严重病例，可能需要调整内侧脚（节段性切除，采用鼻小柱可控支撑移植进行重建）或外侧脚（切除远侧，采用重叠缝合或板条移植进行重建）的长度。

其他需要改变基本流程的少见畸形将在其他章节阐述。

临床评估及手术规划 第3章

手术规划的集成数据——临床及图像证据

外科医生面诊前的患者宣教

外科医生面诊前，患者接受的宣教越多，面诊时就越富有成效。

外科医生面诊前，患者接受的宣教越多，面诊时就越富有成效。我们所有患者都通过邮件收到详尽的个性化（而非通用性的）鼻整形信息资料，随后，在外科医生面诊之前，有一个免费的咨询师咨询。患者整套宣教流程、所有宣教文件内容及知情同意书详见附录D。

宣教师与患者一起回顾所有资料信息及知情同意书，回答患者的问题（要求术者回答的除外）。患者在信息文件及医患咨询总结表上签名，表明对所有信息有全面彻底的理解，并确保有机会提问问题。此外，患者阅读与签署初期知情同意文件，以证明患者理解并接受术者无法掌控的某些选项和元素。这一流程既能确保患者知晓信息，也能确保有效地使用医患双方的面诊时间。患者的详尽信息以及宣教师对患者目标的独立评估，为术者提供了不可或缺的帮助。这些文件的复制件参见附录D。

初期咨询期间，咨询师详细记录既往史、既往鼻部手术史或鼻部既往病史的相关要点，并设法了解并解决患者的特殊关注点。除此之外，咨询师应标注对患者期望值、特殊关注点的具体印象，以及面诊患者前应该审视的潜在问题。患者常会与我的咨询师分享一些信息，但又认为没有必要分享给我——但这些信息，对我为其手术制定最合理的决策而言，却常常十分重要。

进行面诊

关于如何进行面诊，每位外科医生都有其观点及偏好，有许多令人满意的方式。由于我已由咨询表获知患者的基本诉求，我喜欢让患者面对镜子(手持或三面镜)，专注于全面评估。依照本章稍后在图 3-3~ 图 3-6 中所述的流程，系统评估外部解剖(分析鼻部及鼻面部参数)，向患者指出每一异常之处，并同时记录于我的临床评估表中(图 3-1)。DVD 中含有图 3-3~ 图 3-6 的 pdf 格式，利于在计算机和手持设备上传播使用。当我们发现每一处异常，我询问患者(a)以前发现过吗？以及(b)对明显吗？想要改善它吗？每一个肯定答复都列表登记为手术目标，在规划鼻整形方案时以备考虑。若处理某一畸形涉及利弊取舍的问题，我在将其记录于临床评估表的同时将之向患者指出，并帮助患者做出选择及接受代价，同时将其选择记录于同一表中。此外，我会评估每一项矫正的可靠程度，记录患者能够接受的所有不可靠性或代价。对于手术目标及其能够达到的可能性，一场诚恳率直的讨论无可取代。若患者不接受现实，鼻整形术中不可避免的代价和不可靠的程度，我将拒绝为其手术。最后，我会给患者强调医患双方都无法掌控的特殊因素，并记录患者理解并接受的信息。 2:RF

> 对于手术目标及其能够达到的可能性，一场诚恳率直的讨论无可取代。若患者不接受现实，鼻整形术中不可避免的代价和不可靠的程度，我将拒绝为其手术。

咨询期间，我明智而谨慎地使用患者的照片或图像，标示出我认为有助于患者理解我们的目标或局限性的一些特殊要点。我并非对每一位患者都常规使用图像或者照片，因为她们可能会清楚明白，亦可能会更加困惑，特别在过度使用时。为了与常规患者充分交流，一般需要进行口头描述，并在我的临床评估表绘制草图。

鼻内检查

> 鼻整形时矫正所有术前已明确的鼻腔气道解剖性阻塞因素。若不予以矫正，术后气道阻塞几乎不会改善。

任何考虑行鼻整形的患者务必全面检查鼻腔。鼻整形的每一种措施几乎都对气道功能有潜在影响。若术前存在气道的解剖性阻塞，即使无症状，也要评估鼻整形术中规划的塑形导致该畸形术后出现症状的可能性或概率。鼻整形时矫正所有术前已明确的鼻腔气道解剖性阻塞因素。若不予以矫正，术后气道阻塞几乎不会改善。

鼻腔的检查未在本书详细描述。患者一进入检查室，护士即在其吸气时向两侧鼻孔喷盐酸羟甲唑啉(Afrin)。鼻腔检查时，我常规使用光源折射镜，若病史或前期发现有指征，则采用内窥镜进行评估。

大多数导致阻塞的、明显的气道异常，常常发生于患者通过镜子能够看到的区域。首先定位手持光源折射镜，随后当患者指示畸形时，让患者举起手持的镜子看到鼻内，以向患者显示拟行矫正的鼻内的病理或阻塞。这种简单的方法结合临床评估表，向患者绘图显示畸

图 3-1　鼻整形临床评估表

医疗及鼻部既往史

年龄：	❑ 过敏史＿＿＿＿＿	❑ 可卡因使用	私人医生：
❑ 呼吸困难	❑ 治疗过敏方法＿＿＿＿＿	❑ 高血压	＿＿＿＿＿
❑ 左　❑ 右	用药＿＿＿＿＿	❑ 出血或血凝块	上次会见：＿＿＿＿＿
❑ 间断性　❑ 持续性	❑ 已解释且患者知晓过敏及其他鼻黏膜刺激症状不能通过手术缓解	药物过敏：❑NKA	结果：❑ 健康
❑ 既往鼻部外伤史		❑＿＿＿＿＿	❑＿＿＿＿＿
❑ 既往鼻部手术史		近期患病：❑ 无	陪同人员：＿＿＿＿＿
❑ 其他＿＿＿＿＿	❑ 长期鼻喷剂使用	❑＿＿＿＿＿	关系：＿＿＿＿＿

John B. Tebbetts 博士的鼻整形临床评估

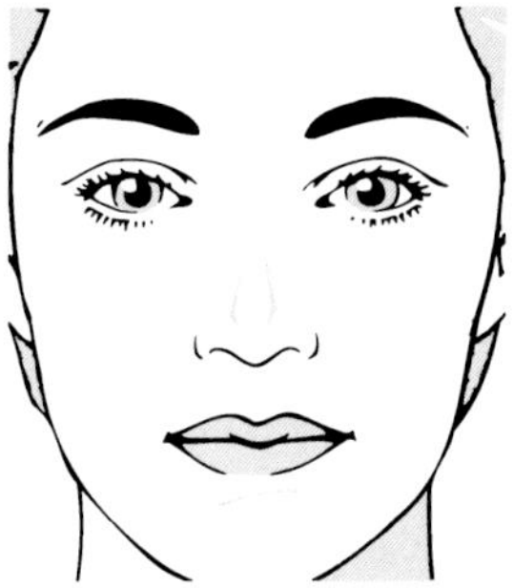

MFH=＿＿＿＿

LFH=＿＿＿＿

SMe_s=＿＿＿＿

RT=＿＿＿＿

ACJ-TP=＿＿＿＿

CP-RP=＿＿＿＿

ChP-NLCP=＿＿＿＿

RT_1=❑ SMe_s 或 ❑ 0.67MFH=＿＿

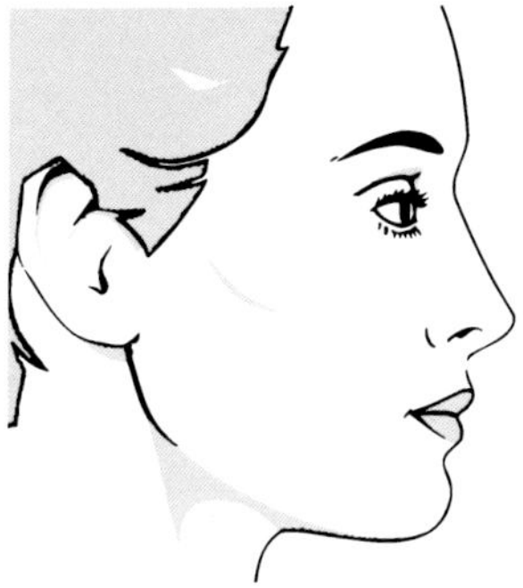

改善的目标

鼻上部
- ❑ 鼻根起点过高
- ❑ 鼻根起点过低
- ❑ 侧方突起
- ❑ 鼻背驼峰畸形
- ❑ 鼻骨过宽
- ❑ 弯曲 / 偏曲
- ❑ 鼻过高
- ❑ 鼻过低
- ❑ 其他＿＿＿＿＿

鼻尖
- ❑ 球状鼻尖畸形
- ❑ 鼻尖不对称
- ❑ 盒状（方形）鼻尖
- ❑ 鼻高
  - ❑ 相对面平面过高
  - ❑ 鼻背线上高度不足
- ❑ 鼻小柱“显露”❑？　❑？
- ❑ 鼻小柱 - 小叶角
  - ❑ 过小　❑ 过大
- ❑ 鼻翼基底过宽 / 张角过大
- ❑ 其他＿＿＿＿＿

鼻：上唇结合处
- ❑ 鼻唇角
  - ❑ 过大
  - ❑ 过小
  - ❑ 突出
  - ❑ 其他＿＿＿＿＿

下颌及侧貌平衡
- ❑ 下颌前突
  - ❑ 突出＿mm
- ❑ 下颌垂直高度
  - ❑ 过高＿mm
  - ❑ 不足＿mm
- ❑ 其他＿＿＿＿＿

鼻内及气道
- ❑ 气道阻塞
  - ❑ 左＿%　❑ 右＿%
- ❑ 鼻中隔偏曲
  - ❑ 内侧　❑ 左　❑ 右
  - ❑ 尾侧　❑ 左　❑ 右
  - ❑ 鼻背　❑ 左　❑ 右
- ❑ 筛骨突起　❑ 左　❑ 右
- ❑ 鼻甲肥大　❑ 左　❑ 右
- ❑ 其他＿＿＿＿＿

与患者交代手术特定的局限性
- ❑ 目标是改善，不是追求完美
- ❑ 不完全对称是不可避免的
- ❑ 所有风险 / 局限性都在手术同意书中写明
- ❑ 其他＿＿＿＿＿
- ❑ 与患者交代外部切口及遗留瘢痕，患者知晓
- ❑ 患者在手术同意书上声明对所有风险 / 局限性知情并接受

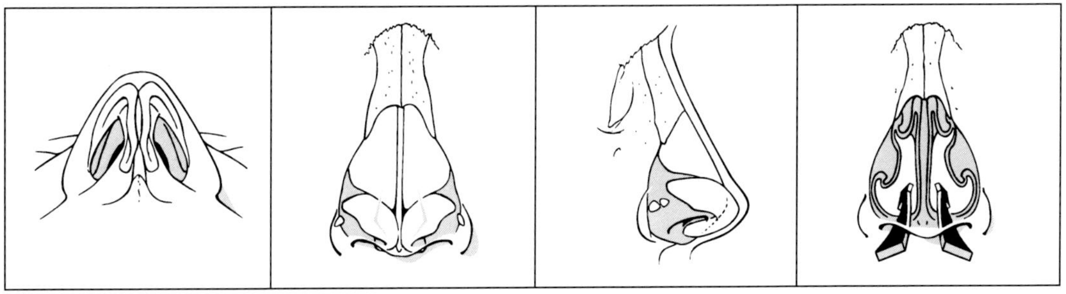

推荐手术　❑ 鼻整形　❑ ENR　❑ SMR　❑ 鼻中隔成形术　❑ 其他＿＿＿＿＿

形，有助于她们更为彻底的理解问题。患者通过观看内窥镜监视器及图像文件了解鼻内病理状况也有所裨益。

临床摄像

在首次或第二次咨询拍摄术前照片。以前为了节省时间，是其他受过特定培训的人员帮我拍摄患者的照片，但现在我已恢复由自己拍摄所有鼻整形的照片。无论其他摄像者受过多好的培训，我确信我最知道什么是我想要看到的，总是能够最好地呈交出精确的照片。在合理的统筹安排下，鼻部术前术后照片仅需要花费我不足5分钟的时间，代表着分析与规划最重要的方面之一。正确使用的话，电子数码图像的捕捉及操纵非常便利，但是，目前为止，在透明度、精确度、清晰度及重现性等方面，尚无法与传统摄像匹敌。

拍摄至少10个常规的视位：全面部正位（anteroposterior AP），全面部底位，正位特写，底位特写，双侧位，双斜位（图3-2）。包括一张正位及侧位，将尺子举至鼻部平面，以标度照片或电子影像，作为尺寸测量的参考。

图3-2　10个常规的视位

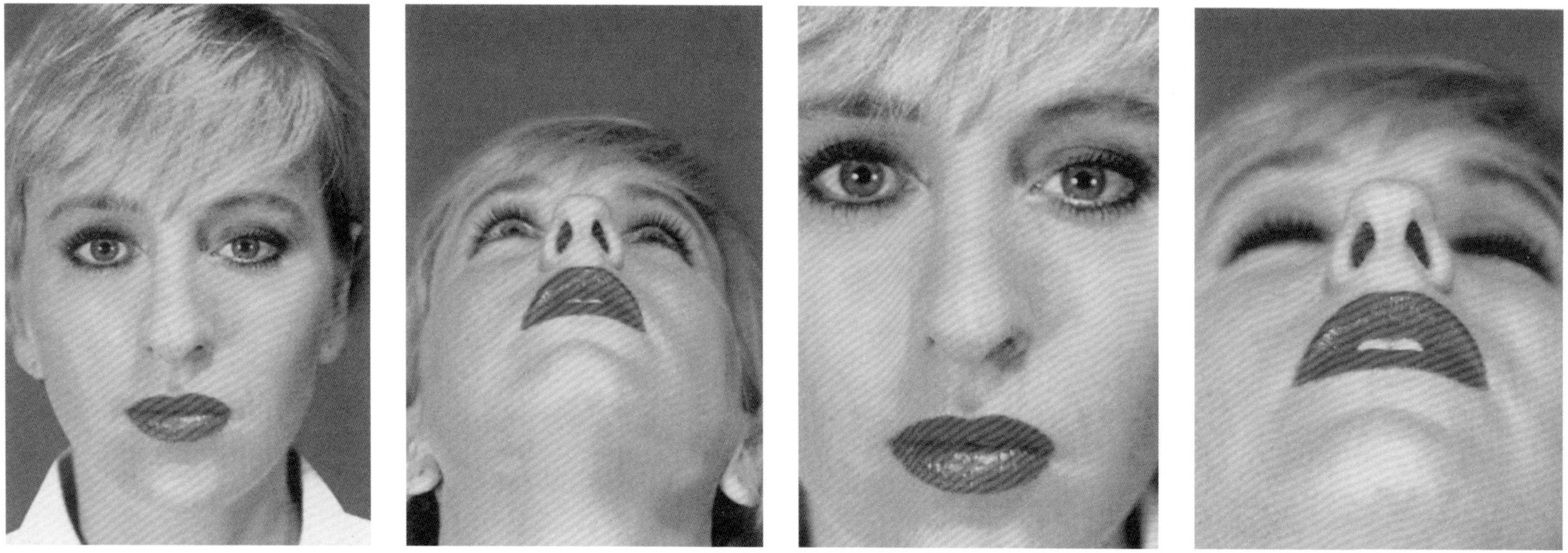

A. 全面部正位　B. 全面部底位　C. 正位特写　D. 底位特写

图 3-2 （续）

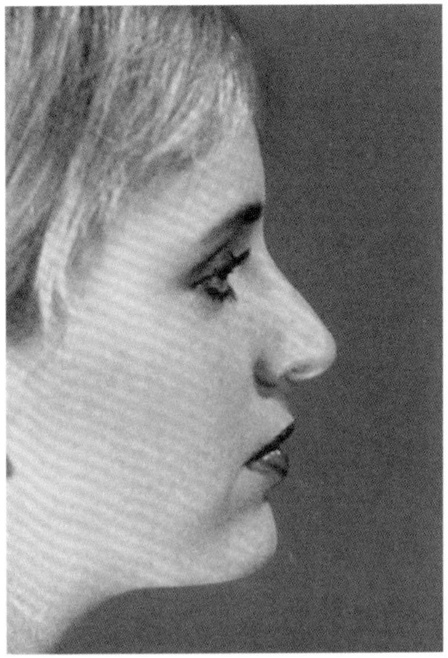

E. 右侧位

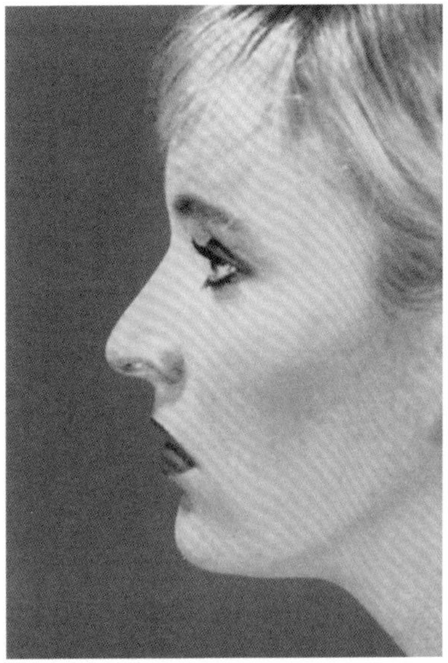

F. 左侧位

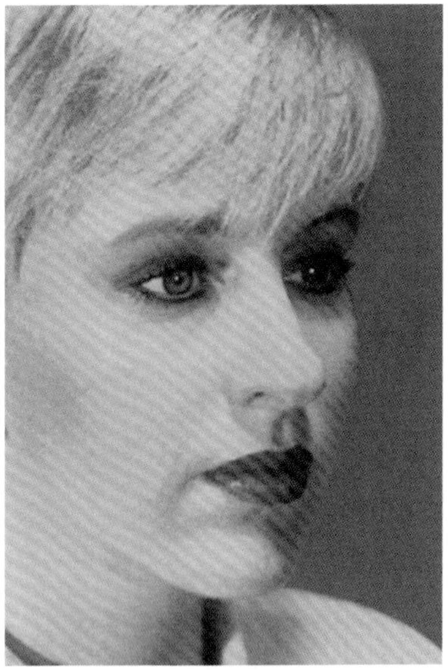

G. 右斜位

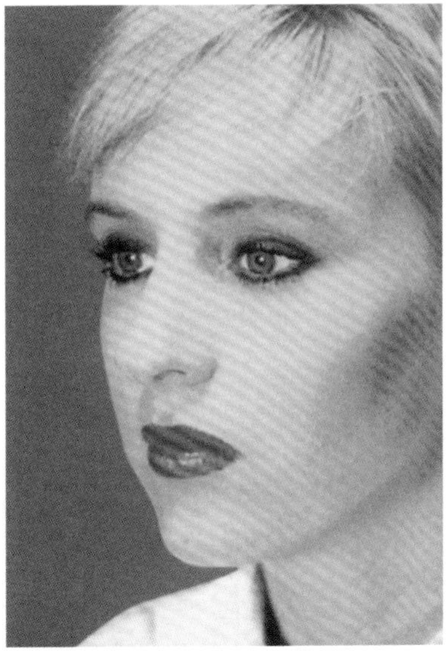

H. 左斜位

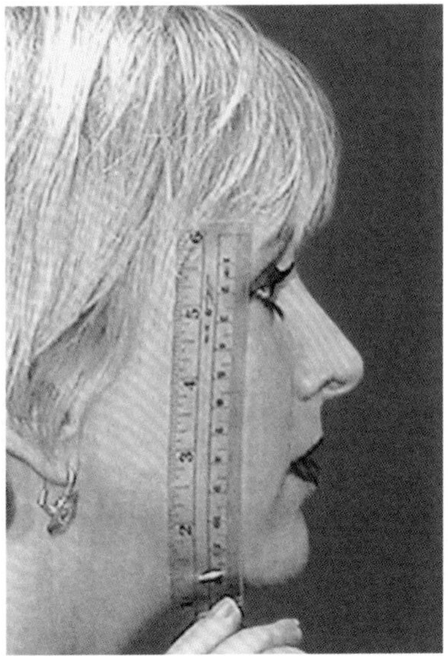

I. 正位(直尺)

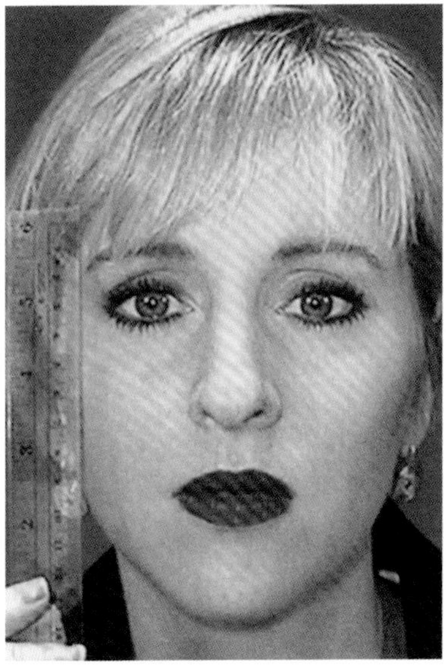

J. 底位(直尺)

患者的标准体位十分重要，以避免因摄像失真对手术规划及结果的不利影响。镜头及患者头部必须处于同一水平面。患者的头部必须处于中立位，不能向上或向下倾斜。侧位观，头部必须处于绝对水平位。摄像者可以简单地指导患者处于正确的体位，或指导患者凝视面前与眼睛同一水平的物体。真正的侧位观，上唇人中嵴应呈直线，仅有一侧可见，检查眼眉确保仅有一侧可见，且真正的侧位不会存在转位。斜位观，鼻背线能够恰好位于同一斜位对侧的内眦处。

图 3-3

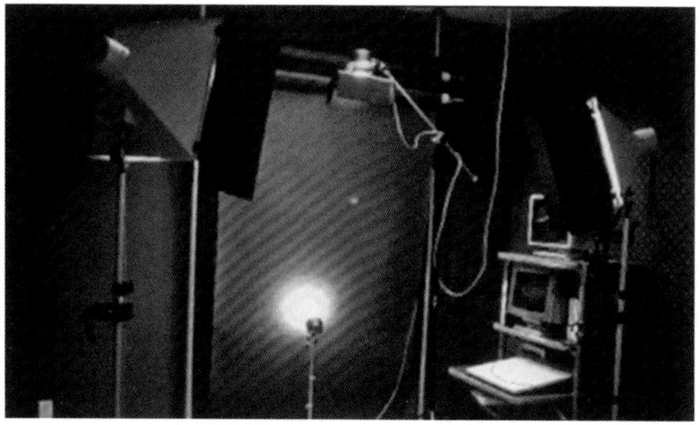

适宜的光线对摄影成像十分重要，无论是使用传统胶片还是数码成像。自本书第 1 版起，我已转用一套全数码成像系统，但是为了更好地匹配更长期患者的胶片图像，同时保留了第 1 版曾描述的双光源系统和传统胶片镜头，以拍摄长期随访照片。传统胶片成像的光源系统采用四组光源：两个软箱，一个背景光以及一个提供垂直光线的头顶光源（图 3-3）。为了简化系统，消除重置光线的需求，使图像的色泽及光线更为一致，数码成像时，我采用三个固定位置的电视演播大光源（图 B-9，附录 B），置于患者前方及头顶处。

诊所工作人员将患者领入摄像室，将其数据输入摄像室的电脑终端。患者舒适地坐于旋转凳上，依序系统拍摄照片，首先为侧位，依次为斜位、两张正位及侧位。

打印出真实尺寸的侧位及正位图像（有尺子作为准确测量的参考）用于规划手术。每页纸多幅打印整个系列照片，以节省储备空间。附录 B 详述了摄影与成像的要点以及技术细节，并罗列出在诊所建立摄影或成像室所推荐及备选的仪器设备。

作为外科医生面诊的最终的步骤，患者坐于我身旁，浏览显示器上的照片，我强调局限性以及鼻整形所无法企及的改变，将这些条款记录于名为成像分析表的文件上，病情患者签名。使用本文本的细节参见附录 D。

图 3-4　鼻整形手术规划流程图

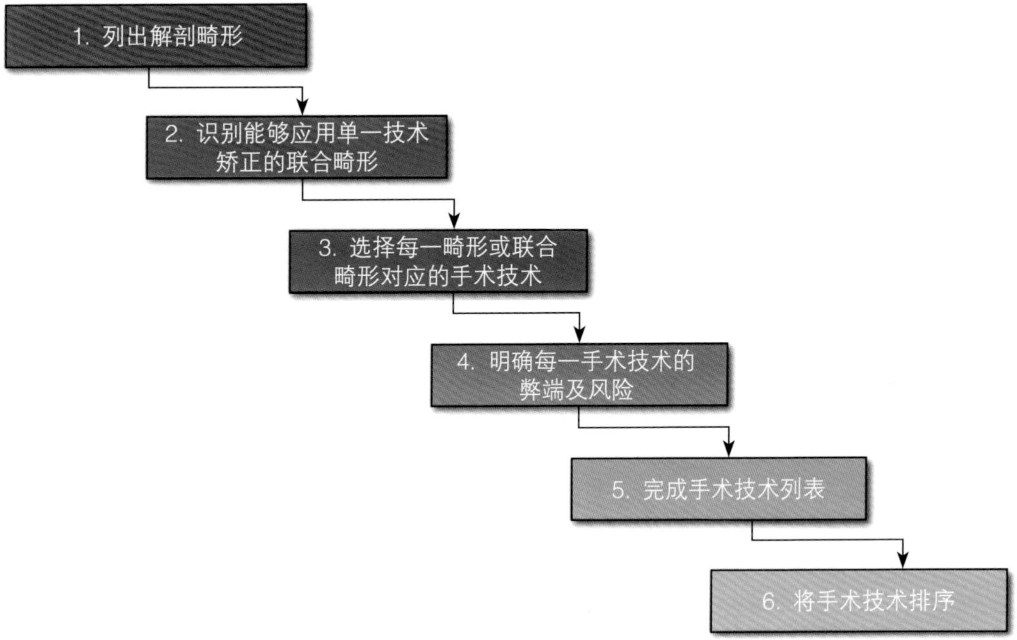
1. 列出解剖畸形
2. 识别能够应用单一技术矫正的联合畸形
3. 选择每一畸形或联合畸形对应的手术技术
4. 明确每一手术技术的弊端及风险
5. 完成手术技术列表
6. 将手术技术排序

系统性评估及手术规划的重要性

系统性规划是鼻整形获取优异效果的关键，然而全面评估及规划却是现代鼻整形最被忽视的方面之一。

鼻整形是一个错综复杂的手术。对于逐渐进步的鼻整形外科医生而言，挑战性在于熟知所有的变量，进行清醒决策，并学习运用合理的流程应用这些决策。因为存在大量的变量，不可能在仅手术室内彻底处理变量，并制定所有必要的决策。

在鼻部的 6 个视位，大约有超过 350 个参数可能需要手术决策。任何医生都不可能记住所有的参数，除非有备忘录和系统性的方法。任何被忽视的畸形都难以矫正。备忘录和体系越全面，术者就越有可能获得最佳效果。

在鼻部的 6 个视位，大约有超过 350 个参数可能需要手术决策。

手术规划的步骤

规划手术时，有三份文件可以确保全面性及最佳的准确性。这些文件应按下述流程使用：

任何被忽视的畸形都难以矫正。备忘录和体系越全面，术者就越有可能获得最佳效果。

1. 临床评估表（图 3-1）——记录患者的医学信息，患者对手术的预期目标，以及临床评估结果。
2. 鼻部及鼻面部异常参数备忘录（图 3-6）——回顾术前照片时使用，以确定所有可能需要手术决策的参数，随后用于罗列出需要手术矫正的特定畸形的列表，以及
3. 手术规划表（图 3-5）——用于选择并列出具体的手术技术，按序对应矫正先前列表的畸形；并于手术结束时图示记录所实施的具体手术塑形。

DVD 中含有上述每一份文件的 pdf 格式，利于在计算机和手持设备上传播使用。 2：RF

系统的评估及规划对每一例鼻整形都十分关键。

系统的评估及规划对每一例鼻整形都十分关键。下述步骤流程确保了手术规划的全面评估及合理的方法：

a. 首先临床检查确定所有畸形，拍摄照片，并将畸形列表登记，随后；
b. 确定单一技术可以矫正的具体联合畸形；
c. 为每一畸形或联合畸形选择手术技术；
d. 确定某些具体技术或联合技术不尽如人意的弊端或风险，并将之从表中剔除；
e. 最终确定鼻整形应用的所有技术的一览表；
f. 将所有技术排序，确保其最为精确有效。

解剖畸形的检查表对外科医生提高鼻整形的经验极具帮助，也减少了外科医生疏漏的错误。

任何未被检查出的畸形均很难矫正。检查表和系统越详细，外科医生就越有可能创造最佳的手术效果。

解剖畸形的检查表对外科医生提高鼻整形的经验极具帮助，也减少了经验丰富的外科医生疏漏的错误。检查表的格式并不重要，外科医生可以制作自己个性化的临床评估格式。总之，医生的经验越多，检查表就越精简集中。在临床检查时以及手术规划期评估照片或数码图像时，该检查表都会有所帮助。检查患者时，或分析术前照片时，使用类似于图 3-6 的检查表作为指南或备忘录。DVD 中含有图 3-6 的 pdf 格式，利于在计算机和手持设备上传播使用。 2：RF

影像分析

在鼻部的 6 个视位，大约有超过 350 个参数可能需要手术决策。

使用影像软件在数码图像上进行恰当的描摹、测量及标记，或使用描摹图纸（Vidalon 维达隆）覆于侧位及 AP 的打印件上。描摹侧面轮廓。确定并标记冠状面上现有的及预期的

图 3-5　鼻整形手术规划表

鼻整形手术计划患者：________________________　**手术日期：**________________

入路
❑ 开放　❑ 闭合
切口
❑ 软骨下　❑ 经软骨　❑ 内　❑ 内侧
❑ 贯穿　❑ 完全　❑ 扩展　❑ 部分
初次鼻尖
❑ 外侧脚头端切除___mm × ___mm，保留尾侧端___mm
❑ 软骨完整　❑ 软骨中断
❑ 其他：________________
初次鼻背
软骨
❑ 减低___mm　❑ 背侧鼻中隔　❑ 上外侧软骨
■■ 增加___mm　供区：________________
❑ 切除 / 回植___mm：___mm
❑ 其他：________________
骨性部分
❑ 降低___mm 键石区
❑ 增加___mm　供区：________________
❑ 外侧横突降低　❑ 左侧　❑ 右侧
❑ 其他：________________
鼻中隔
入路　❑ 背侧　❑ 贯穿　❑ Killian　❑ 左　❑ 右
组织瓣分离 右　❑ 彻底　❑ 非彻底
组织瓣分离 左　❑ 彻底　❑ 非彻底
SMR　❑ 中心　❑ 棱状凸起　❑ 左　❑ 右　❑ 基底　❑ 头侧端
　残留___mm 背侧___mm 尾侧支撑软骨条
鼻中隔成形术　❑ 背侧支撑软骨条　❑ 尾侧支撑软骨条
　❑ 切除部分　❑ 基底
　❑ 中段　❑ 其他：________
筛骨　❑ 中间的切除　❑ 其他：________
犁骨　❑ 棱状凸起切除　❑ 左侧　❑ 右侧
鼻中隔尾侧　■■ 重新定位鼻中隔尾侧支撑软骨条　❑ 切除___mm 尾侧支撑软骨条基底
其他：❑________________
鼻甲
❑ 部分切除　❑ 左侧　❑ 右侧
❑ 黏膜下　❑ 切除 / 电灼
❑ 电灼　❑ 注射
截骨术
❑ 鼻外　❑ 鼻内
❑ 低到高　❑ 低到低
❑ 内侧　❑ 中段水平
❑ 青枝骨折　❑ 完全离断
❑ 内侧移位　❑ 左侧_　❑ 右侧_
鼻尖二次塑形
■ MCFS- 内侧脚固定缝合
■ CCS- 鼻小柱支撑移植物控制缝合___mm × ___mm × ___mm
❑ 合并___度　鼻小柱 - 小叶角
■ LCSS- 外侧脚跨越缝合 ❑ 联合鼻中隔背侧
■ LCSG- 外侧脚跨越移植物___mm × ___mm
■ DSS- 穹窿跨越缝合　❑ 左侧___　❑ 右侧___
■ PCS- 突出度控制缝合　❑ 鼻尖抬高___mm　❑ 鼻尖降低___mm
■ TRS- 鼻尖旋转缝合
■ RCG- 旋转控制移植物___mm × ___mm
■ FCS- 外展度控制缝合________
❑ 内侧脚尾侧端修剪
❑ 鼻翼缘软骨带离断___mm 穹窿外侧　❑ 重叠，缝合
■ 鼻翼缘软骨带切除___mm；___mm 穹窿外侧；___形状
❑ 划碎___mm；___穹窿外侧
❑ 穹窿：❑ 划刻　❑ 划碎　■ 切除位置：
❑ 鼻尖抬高　■■ 鼻尖盖板移植物　■■ 鼻小柱 - 鼻尖移植物尺寸：___ × ___mm
❑ 内侧脚：❑ 划碎　❑ 横断　■ 切除位置：
鼻背二次塑形
❑ 骨性鼻背修剪　❑ 检查鼻背键石区软骨突出
❑ 调整鼻背上外侧软骨　❑ 修复背侧黏膜和上外侧软骨
■ 重建解剖形鼻背
■ 撑开移植物　❑ 水平位　❑ 垂直位
■■■ 鼻背移植物　大小：___ × ___ × ___mm
来源：____________　■■■ 缝合固定
❑ 其他：________________
鼻尖 - 上唇复合体
❑ 鼻中隔尾侧端突出部分切除
■■ 鼻中隔尾侧端加强　大小：___ × ___mm 供区：________
❑ 鼻棘切除
❑ 其他：________________

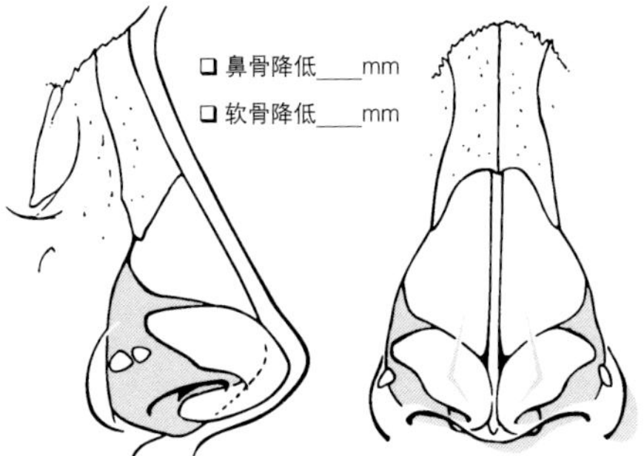

❑ 鼻尖旋转缝合___
❑ 突出度控制缝合___
　❑ 鼻翼软骨尾侧节段___mm 垂直，___mm 水平至穹窿
　❑ 鼻翼缘残留软骨带垂直高度___mm

❑ 内侧脚固定缝合
❑ 外展度控制缝合___

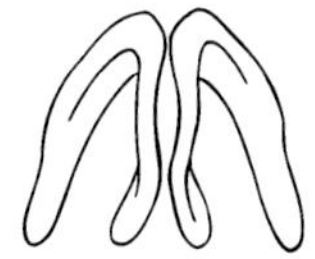

❑ 外侧脚跨越缝合___

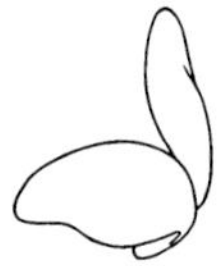

❑ 穹窿跨越缝合___

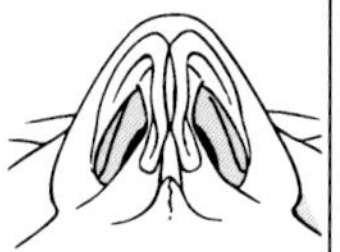

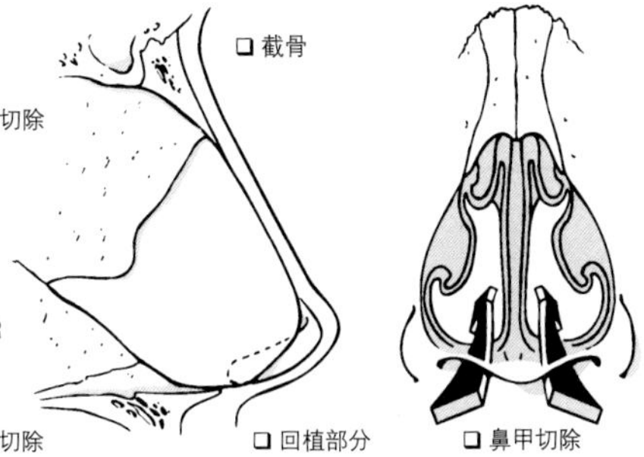

前庭黏膜
❑ 修整内鼻瓣区多余黏膜 / 卷曲
❑ 修整中隔角背侧黏膜
❑ 修整膜性鼻中隔
❑ 其他：________________
鼻翼基底
❑ 鼻翼基底皮肤切除___mm；前庭___mm
■ 鼻翼基底紧缩
❑ 鼻翼基底填充___mm；供区：________
❑ 其他：________________
关闭
❑ 顺序：❑ 贯穿　❑ 横跨　❑ 下方　❑ 内
❑ 其他：________________
夹板
❑ 鼻内夹板　❑ 鼻中隔褥式缝合　❑ Doyle 夹板
❑ 鼻外夹板　❑ 铝板夹板　❑ 无

图 3-6　鼻部及鼻面部异常参数检查表

患者：______________________　　日期：________

前后观

脸形：❑ 宽　❑ 窄　❑ 对称

鼻 - 面比例：

鼻长：❑ 长　❑ 短

鼻宽（整体）：❑ 宽　❑ 窄

鼻上三分之二与下三分之一比例不协调　❑ 是　❑ 否

上三分之一鼻：

鼻骨：

鼻背：❑ 宽　❑ 窄　❑ 偏曲 向左 / 向右　❑ 不对称

基底：❑ 宽　❑ 窄　❑ 偏曲 向左 / 向右　❑ 不对称

鼻背 / 侧方突起：❑ 骨　❑ 软骨　❑ 不对称

鼻中隔：❑ 偏曲 向左 / 向右

中三分之一鼻：

鼻背 / 侧方突起：❑ 骨　❑ 软骨

上外侧：

鼻背：❑ 宽　❑ 窄　❑ 不对称

基底：❑ 宽　❑ 窄　❑ 不对称　❑ 撕脱的 / 压低的

下三分之一鼻：

鼻尖形态：❑ 宽　❑ 窄　❑ 不对称　❑ 偏曲 向左 / 向右

鼻尖轮廓清晰度：❑ 减低　❑ 增高　❑ 不对称

鼻尖皮肤：❑ 厚　❑ 薄

鼻翼软骨：

鼻顶：❑ 宽　❑ 窄　❑ 向上 / 向下 倾斜　❑ 不对称

外侧脚凸度：❑ 有　❑ 不对称

外侧脚：❑ 向头侧超出__mm，外侧至鼻顶__mm

内侧脚：❑ 超出长度（鼻尖下小叶长度）__mm

位置：❑ 错位 内侧 / 外侧脚 左 / 右

鼻小柱：❑ 移位 左 / 右　❑ 宽　❑ 鼻小柱 - 小叶角消失

鼻孔显露：❑ 扩大　❑ 缩小　❑ 不对称 左 / 右

鼻尖下小叶显露：❑ 增大　❑ 减小

翼底宽：❑ 增大　❑ 减小

上唇：❑ 长　❑ 短

切牙显露：❑ 增多　❑ 减少

下颌：❑ 宽　❑ 窄　❑ 垂直高度 增大 / 减小

基底观

鼻底外形：❑ 三角形　❑ 四边形（盒状）

❑ 不规则

鼻尖高度：❑ 不足　❑ 过高

鼻翼软骨：

鼻顶：❑ 宽　❑ 窄　❑ 向上 / 向下 倾斜　❑ 不对称

外侧凸度：❑ 有　❑ 不对称

外侧脚：❑ 短　❑ 长

内侧脚：❑ 短　❑ 长　❑ 尾侧张角过大（宽）

❑ 脚部突出 左 / 右

翼底宽：❑ 宽　❑ 窄

翼底小叶组成：

❑ 前庭过长__mm，皮肤冗余__mm

鼻孔：

方向：❑ 垂直　❑ 水平

大小：❑ 扩大　❑ 减小

形状：❑ 不对称

鼻翼边缘：❑ 厚　❑ 薄　❑ 塌陷　❑ 不对称

鼻小柱：

位置：❑ 左　❑ 右

轮廓：❑ 宽　❑ 内侧脚错位

长度：❑ 长　❑ 短

鼻中隔：偏曲 向左 / 向右

鼻尖下小叶：

基底 - 小叶比：❑ 增大　❑ 减小

侧面观

鼻 - 面比例

鼻长：❑ 长　❑ 短

上颌骨：❑ 前位　❑ 后位　❑ 垂直长度 短 / 长

梨状孔（翼底平面上颌骨）：❑ 后位　❑ 前位

颧骨突出：❑ 下降

鼻比例：

相对面平面的鼻高与鼻长比：❑ 增大　❑ 减小

长度：❑ 长　❑ 短

相对面平面的鼻高：❑ 增高　❑ 降低

鼻背高：❑ 过高　❑ 不足

上三分之一鼻：

鼻根点（软组织标记）：❑ 偏高　❑ 偏低

❑ 靠前　❑ 靠后

鼻骨：❑ 高　❑ 低　❑ 长

❑ 短　❑ 边界不规整

中三分之一鼻：

上外侧软骨：❑ 高　❑ 低　❑ 长　❑ 短

❑ 边界不规整

下三分之一鼻：

鼻背线以上的鼻尖高度：❑ 高于　❑ 低于

相对面平面的鼻尖高度（鼻翼沟至鼻尖）：

❑ 高于　❑ 低于

鼻尖轮廓：❑ 升高　❑ 下降

内侧脚：❑ 长　❑ 短

中间脚：❑ 长　❑ 短

外侧脚：

大小：❑ 大　❑ 小　❑ 全垂直长__mm

位置：❑ 近头侧　❑ 近尾侧

外形：❑ 向头侧突出　❑ 退缩

❑ 扭曲的　❑ 消失

外侧薄弱处（凹陷）：❑ 存在

皮肤：❑ 厚　❑ 薄

翼底 - 鼻尖下小叶比：❑ 增大　❑ 减小

鼻小柱 - 小叶夹角：❑ 增大　❑ 减小

❑ 向前　❑ 向后

鼻小柱：

显露：❑ 增多　❑ 减少

长度：❑ 长　❑ 短

鼻翼边缘范围 / 拱度：❑ 高　❑ 低

鼻中隔尾段：❑ 长　❑ 短

鼻中隔尾段 - 鼻棘复合体：❑ 前突　❑ 退缩

上唇：❑ 长　❑ 短　❑ 前位　❑ 后位

下唇：❑ 前位　❑ 后位　❑ 前突

下颌：❑ 前位　❑ 后位　❑ 垂直长度过长 / 不足

斜位观

上三分之一鼻：

鼻根点：❑ 偏高　❑ 偏低　❑ 靠前　❑ 靠后

鼻骨：❑ 高　❑ 低　❑ 侧方突起 左 / 右

❑ 不对称　❑ 轮廓不规整

中三分之一鼻：

上外侧软骨：

❑ 高　❑ 低　❑ 轮廓不规整　❑ 撕脱的（压低的）

下三分之一鼻：

鼻背线以上的鼻尖高度：❑ 高于　❑ 低于　❑ 不对称

相对面平面的鼻尖高度：❑ 高于　❑ 低于　❑ 不对称

鼻尖轮廓：❑ 增高　❑ 减低　❑ 不对称

外侧脚：

位置：❑ 近头侧　❑ 近尾侧

长度：❑ 过长　❑ 不足

外形：❑ 向头侧突出　❑ 退缩

❑ 薄弱 左 / 右

鼻顶：❑ 宽　❑ 窄　❑ 轮廓清晰度 增高 / 减低

❑ 不对称

内侧脚：❑ 长的　❑ 短的　❑ 张角大的　❑ 直的

中间脚：❑ 长的　❑ 短的　❑ 张角大的　❑ 直的

鼻尖最高突出点。确定鼻根、鼻背、鼻尖、鼻小柱及鼻小柱 - 上唇交界等轮廓塑形的预期视觉效果，并绘制预期的轮廓改变。依照畸形，在正位照片上进行附加的描摹或测量（非常规）。当描摹修正呈现明显矫正效果时，准确测量，并使用 Byrd 的方法完成鼻面分析。

鼻部的测量及分析系统必须在临床上切实可行。

鼻部的测量及分析系统必须在临床上切实可行。我已经试用了所有已发表的分析及测量体系，有些赞同，有些并不赞同，迄今仅发现一种体系在临床上较为准确实用，且不过于耗时。我确信，作为改变规划的最终决定因素，目前没有任何一种测量或计算机分析体系，能够匹敌经验丰富的鼻整形外科医生的审美眼光。不过，Byrd 鼻部分析体系对新手而言是不可或缺的，对于经验丰富的外科医生则是检视印象的极好方法。面部深部的复杂畸形或比例失调，都会影响鼻部外观，若未能识别，会导致设计错误；Byrd 鼻部分析体系通过评估鼻 - 面关系，有助于避免上述错误。

规划手术

采用手术规划表设计鼻整形术（图 3-5）。此表的构成及使用如下：

1. 整张表依照次序构成，超过 90% 的采用非损伤技术的初次鼻整形，可以极为合理有效地使用该次序。
2. 根据其对结构完整性损害的程度，列出鼻整形每一阶段的手术选项；保护结构完整性的列于前，随后按损害程度的增加逐次罗列。
3. 手术的每一阶段选择选项时，选择能够矫正畸形的第一选项，即使表中后面的其他选项可能更为有效，尤其是后面的选项损害性更大时。若第一选项不能胜任，也并无大碍，因为大多数技术是可逆的，下一（大多数情况下损害更大）选项可在术中采用，以保证做出了所有努力去保护结构，并避免不必要的变量产生。
4. 表中为手术的每一阶段罗列出众多的选项，作为选择前要考虑所有可能的提醒。
5. 适当的区域提供了留白，以供列出更为复杂的情况或罕见畸形可能需要的其他技术。
6. 在手术的每一阶段，查阅临床评估表，了解每一解剖区域待处理的具体畸形，随后查阅临床照片，以获取拟行矫正的具体测量值。
7. 将具体的、精确的矫正方案记录于计划表。若术中有所变动，请巡回护士用不同颜色的墨水，在拟行矫正方案之旁合适的地方，记录下不同之处。同样，在术中或术后即刻，用不同颜色的墨水，在手术计划表的适宜之处，记录其他与最初手术计划偏离之处。

8. 标注正常次序的偏离时,将次序号置于毗邻每一步骤的左侧页边空白,以标明修改的次序。
9. 鼻整形术完成后与口述手术之前,用手术计划表右侧的图形模版,记录手术修正的精确变化,并在合适的地方追加记录,以备将来参考。

图 3-7

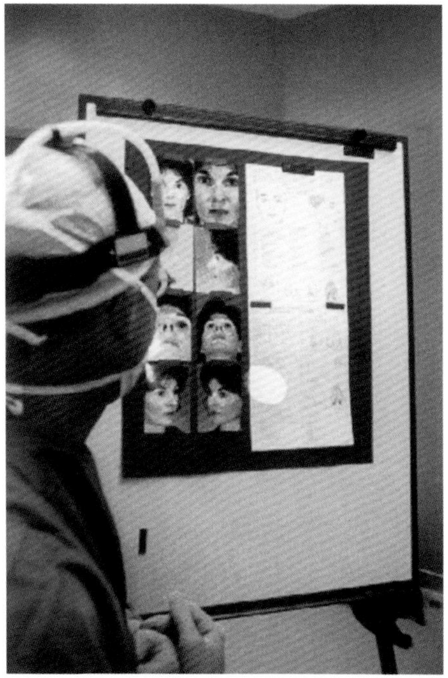

手术室内手术规划的资料

将临床评估表、术前照片、手术计划表等置于手术室内的磁性黑板上,紧邻术者,以备术中参考(图 3-7)。手术室内,若离开这些参考资料,不可能完成一流的鼻整形术。

为了理解鼻整形术,外科医生必须通过记录术中具体的测量数值来分析和评估每一项手术操作,然后根据术后图像对术中所做的尺寸修改进行远期、实测的尺寸变化说明。

手术规划与术中记录作为参考教材

手术规划表含有术中实际技术的注释、测量数值以及术后即刻完成的图解,是唯一最准确的信息来源,可用于术后回顾及参考。如果愿意,此表的复印件可以脱离病历单独保存,以使外科医生专用于自我教育时回顾病例。拍摄术后照片后,外科医生详细回顾、分析术中记录,并对照术前术后照片,以评估所采用的每一技术的效果。若没有记录术中对鼻部每一项矫正的准确测量数值,那么,对照片或数字图像的术前术后测量数值就相对没有价值。为了领悟鼻整形,外科医生必须通过术中记录的具体测量数值,分析评估每一项手术措施,随后解读术中所做的形态矫正,与术后所测得的长期形态改变的相关性。

当外科医生讨论或报告鼻整形病例时,上述数据必须有效可用,否则,讨论没有实际意义。上面列出的鼻部所有角度的照片——而非选择术者可能喜用的角度——都必须有效可用。在鼻部不同角度的模板上,用图像形式绘制手术矫正方案,记录准确的测量值,对描述所做的手术也非常重要。上述术前术中的资料中所有数据都必须真实有效。

没有完整高质量的资料,外科医生绝不应该在专业论坛报告或讨论鼻整形病例。高质量的照片、手术规划、术中资料显示组织能力及专业能力——可以有效帮助所有外科医生尝试完成一流的鼻整形手术。即使有最好的资料,分析鼻整形也有难度——若没有,就不可能解读效果及提高手术技术。

即使有最好的资料,分析鼻整形也有难度——若没有,就不可能解读效果及提高手术技术。

鼻整形的切口

第4章

1:1:5,12
2:3:4-7
2:4:3,4

原则的分析及反思

每一例鼻整形均需要切口进入。鼻整形如同其他手术一样，术中的充分显露非常重要，否则，更易出现判断失误，降低手术技术的精确度、可控性及效率。但凡切口，均有弊端，例如瘢痕及其挛缩效应，软组织支撑力度的丧失以及导致继发畸形的可能。因此，应根据具体情况选择切口。

以往，有些外科医生依据个人经验提出了许多“原则”，但某些原则的合理性有待商榷。许多既往的原则对现代鼻整形所采用的技术而言，并不必要或者根本无效。例如：“鼻内切口无需缝合，贯穿切口常会降低鼻尖突度，”或者“切开切口之前做对位标记，关闭时根据标记依次对位缝合。”这些原则或规定源自某些医生使用传统鼻整形技术时的特定经验，并不适用于本书所描述的现代鼻整形技术。

现代鼻整形的首要目的是一期愈合，要求精准的切开与关闭，以恢复正常的解剖关系，预防伤口二期愈合及继发畸形发生的风险。

在闭合式鼻整形术中，有些外科医生倡议开放或不缝合鼻内切口，其理由是可以充分引流、节省时间以及根本不必要（缝合）。但任何区域的延期愈合均会涉及肉芽组织形成和继发的瘢痕挛缩。鼻部的延期愈合可导致鼻尖的过度旋转，鼻翼退缩或切迹以及内鼻瓣或鼻前庭的阻塞等继发畸形。现代鼻整形的首要目的是一期愈合，要求精准的切开与关闭，以恢复正常的解剖关系，预防伤口二期愈合及继发畸形发生的风险。

切口损害软组织的支撑以及贯穿切口难免造成鼻尖突度的降低等信条又如何呢？软组织对鼻尖的支撑确实存在，但其作用过度被强调了。大多数强调软组织支撑作用的外科医生，却又自相矛盾地通过划开、划碎、切除、横断等方式重塑鼻翼软骨。破坏性鼻尖塑形技术对鼻尖支撑力以及鼻尖突度的损害，远大于任何手术切口所导致的软组织支撑力下降。

破坏性鼻尖塑形技术对鼻尖支撑力以及鼻尖突度的损害，远大于任何手术切口所导致的软组织支撑力下降。

贯穿切口确实稍微降低了软组织的支撑力，但保持鼻翼软骨弓的完整性，足以弥补 3 至 4 倍的软组织支撑力的降低。当需要前推或后移鼻尖复合体来改变鼻尖突度时，支撑鼻尖的软组织连接会限制突度的改变，因此，鼻尖联合复合体前移或后移时，需打断此连接。

术前精确的切口对合标记，忽视了黏膜的术中移位，某些结构的位置改变却又将其缝合至原位显然有悖常理。

鼻部含有三层基本组织结构：皮肤、支架及黏膜。支架切除后，皮肤重新覆盖时会有轻度移位。鼻翼软骨的重新定位改变了软骨与皮肤以及软骨与黏膜之间的相互关系。当鼻尖突度增高或降低，亦或鼻尖显著旋转时，鼻翼软骨的重新塑形更为显著，软骨 - 黏膜的关系改变也更为明显。例如，鼻尖大幅度头侧旋转后，内鼻瓣处多余的黏膜可能需要切除，以免松垂阻塞。鼻整形手术中，黏膜与软骨、对侧鼻前庭或黏膜切口的位置关系常有改变。术前精确的切口对合标记，忽视了黏膜的术中移位，某些结构的位置改变却又将其缝合至原位显然有悖常理。

切口切开的精准性会明显影响切口闭合和后续瘢痕的质量。

切口切开的精准性会明显影响切口闭合和后续瘢痕的质量。精准的切口有赖于组织的稳定性，显露、设计及精密操作。切口一般要求对称。术前存在结构不对称的病例，可能需要设计不对称切口，以达到最佳矫正效果。切开皮肤或黏膜切口时，要时刻注意保护深层的软骨。

总之，鼻部切口的设计原则，应该在合理严格地检验手术动力学和创伤愈合机制过程中逐步形成。

无论使用何种切口，都需确保最佳的显露和可控性。使用精选特制的器械，以利于精确有效地手术操作。

无论使用何种切口，都需确保最佳的显露和可控性。只有存在切口适用的特定适应证，例如，为了充分显露，为了提高手术技术的精确度和可控性，以及为了重新定位而移动组织结构时，才选择相应的切口。

使用精选特制的器械，以利于精确有效地手术操作。

非破坏性鼻尖塑形与定位技术，其保持和产生的对鼻尖的支撑作用远大于软组织。

非破坏性鼻尖塑形与定位技术——尽可能避免划开、划碎、切除及横断（软骨），其保持和产生的对鼻尖的支撑作用远大于软组织。本章所描述的任何切口所造成的支撑力的损害，均可通过保留鼻翼软骨弓结构的完整性、采用最先进的缝合技术以及正确的切口关闭，得到更多的补偿。

如同鼻整形术中其他结构的修整，切口的设计和关闭亦要关注力学和细节。设计的切口应“匹配”现有的解剖。

精确关闭切口，使创伤可以更快速顺利的一期愈合。消除创面，减少肉芽组织形成、组织粘连或瘢痕挛缩的风险，减少导致鼻前庭阻塞或继发畸形的诱因。必要时应调整对侧切口的切缘，恢复自然顺畅的前庭解剖，只有在必要的情况下，例如，为形成平滑通畅的前庭衬里和重建正常的解剖关系，才对黏膜进行修剪。

切口及其适应证

因为切口可以引发外科医生难以掌控的变量，所以，只有存在每一切口的特定适应证时才能制作切口。随着鼻整形技术的改变，特定切口的适应证亦随之改变。表 4-1 列出了常用的切口，并总结了每一种切口的位置和主要适应证。

表 4-1　鼻整形切口及其适应证

切口	位置	主要适应证
经鼻小柱 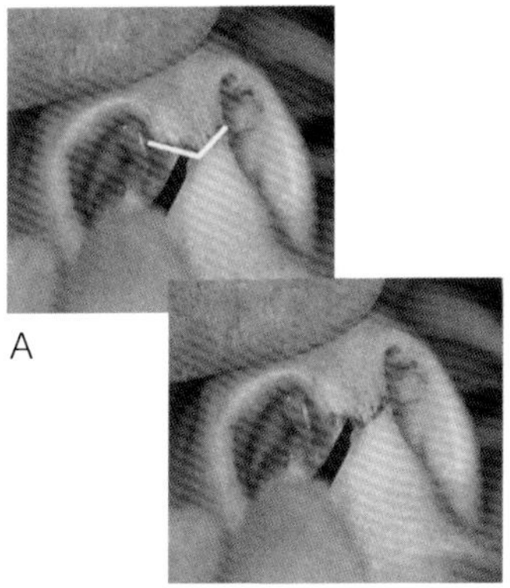 A B	位于鼻小柱 - 小叶角后方，以避免正位观时，可在鼻尖小叶视及；位于内侧脚表面，软骨支架可支撑切口，预防切迹。	1. 开放式入路 2. 进入内侧脚行内侧脚塑形
软骨间 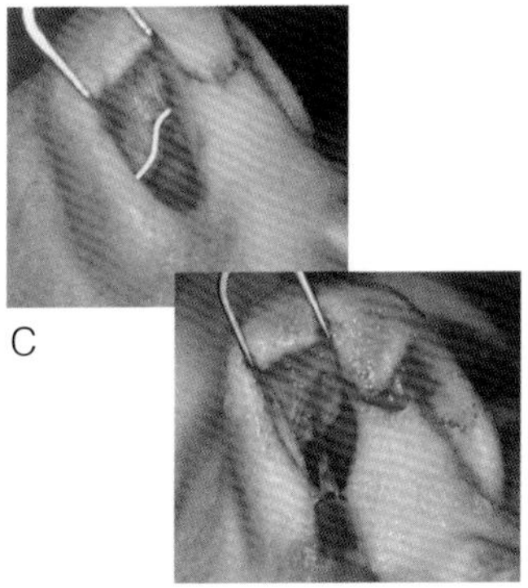 C D	沿上鼻侧软骨的尾侧缘走行，在其与鼻翼软骨外侧脚头侧缘之间；可在鼻中隔角的鼻中隔尾端与贯穿切口相连。走行于上外侧软骨尾侧缘和鼻翼软骨头侧缘之间，可在鼻中隔前角处与贯穿切口相连	1. 鼻尖向头侧显著旋转者（必须修剪内鼻阈处形成的松垂黏膜） 2. 鼻中隔背侧及尾侧复杂性偏曲，鼻尖小叶复合体尾端整体回缩，需要充分暴露者 3. 闭合式鼻整形，鼻翼软骨头端切开反转技术 4. 闭合式鼻整形，显露鼻翼软骨的递出技术 5. 单独显露鼻骨软骨拱顶，以矫正继发畸形或植入移植物

表 4-1　鼻整形切口及其适应证(续)

切口	位置	主要适应证
软骨下 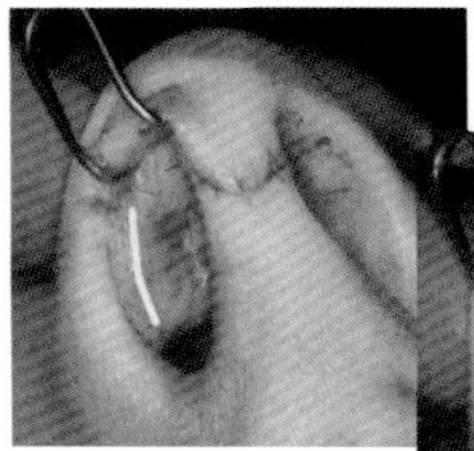 E 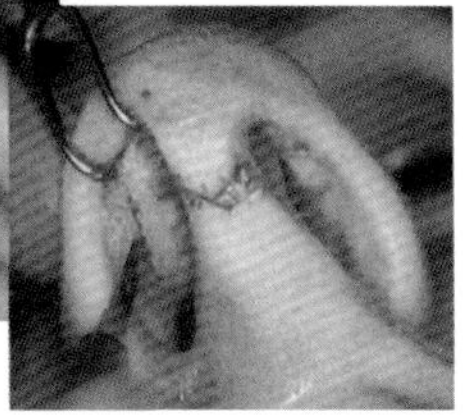 F 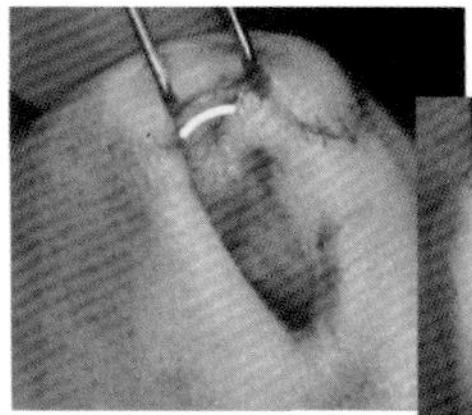 G 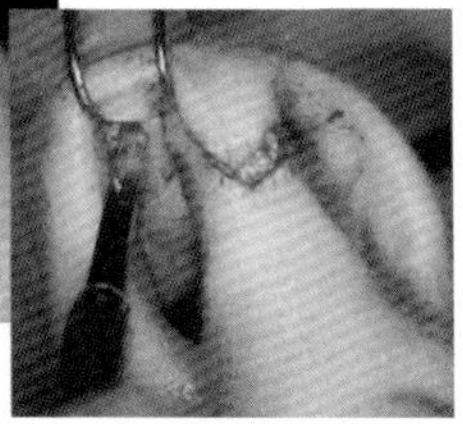 H 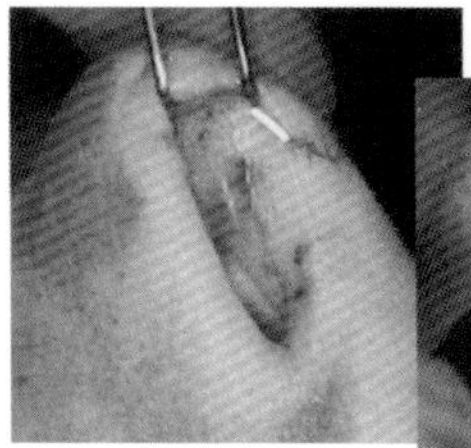 I 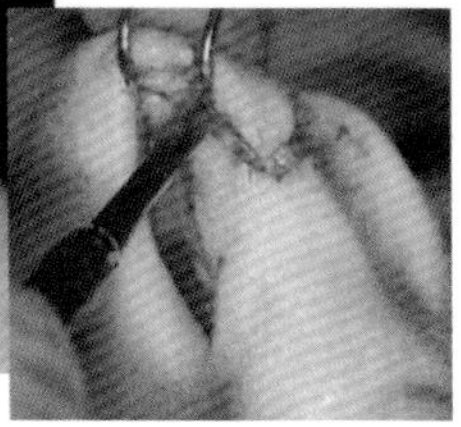 J	沿鼻翼软骨外侧脚尾侧缘走行,由头侧至鼻孔顶点软三角区,随即沿鼻小柱边缘转向内侧脚和中间脚尾侧缘。开放式鼻整形则与经鼻小柱切口相连	1. 开放入路 2. 闭合式鼻整形,显露鼻翼软骨的递出技术 3. 单独显露外侧脚,矫正孤立性或继发畸形,或植入移植物

表 4-1　鼻整形切口及其适应证（续）

切口	位置	主要适应证
软骨内 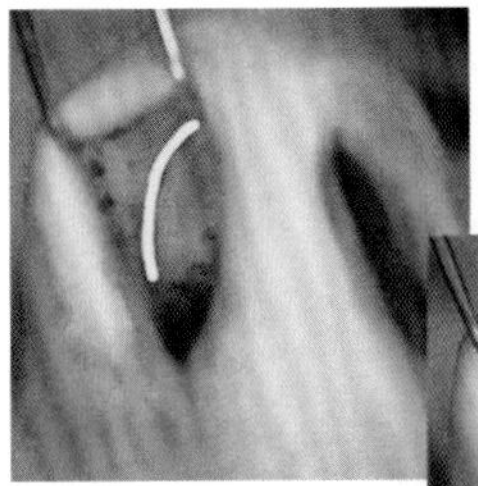 K 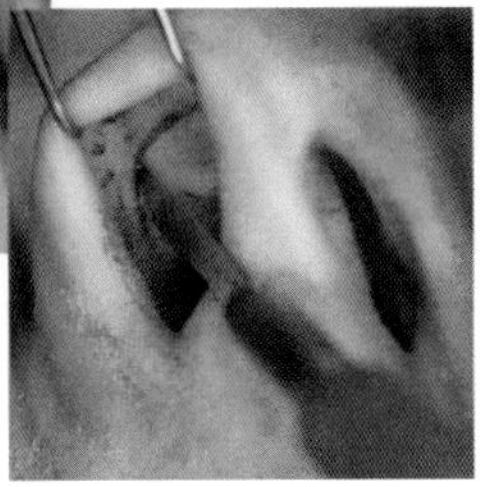 L	位于鼻翼软骨外侧脚头侧和尾侧之间，切透黏膜和软骨	1. 闭合式鼻整形，鼻翼软骨外侧脚尾侧部分无畸形，拟切除头侧部分 2. 进入骨 - 软骨拱顶的软骨间切口的备选方案
完全贯穿 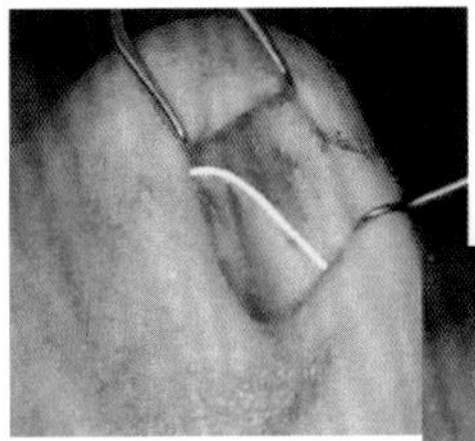 M 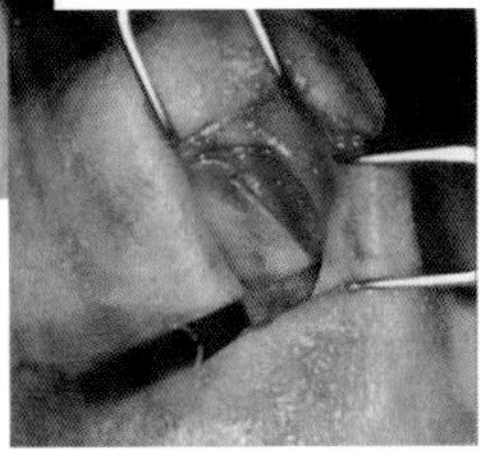 N	由鼻中隔角至鼻嵴，沿鼻中隔尾端走行	1. 进入鼻中隔区域，矫正鼻中隔偏曲或畸形 2. 进入鼻中隔尾端或鼻嵴，矫正偏曲或畸形 3. 鼻尖复合体前推或后移超过 2mm 时（容许更为精确地定位突度控制缝合，以及裁剪移位过多导致的松垂黏膜）

表 4-1 鼻整形切口及其适应证(续)

切口	位置	主要适应证
部分贯穿 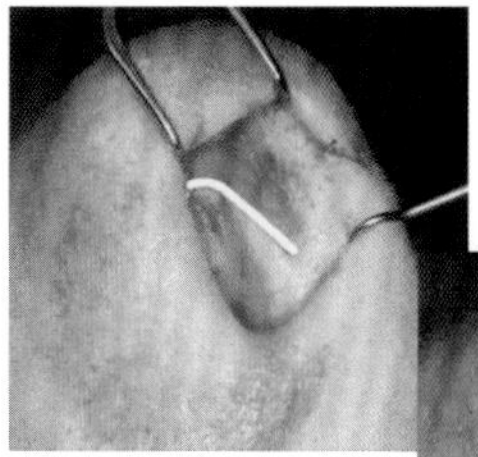 O 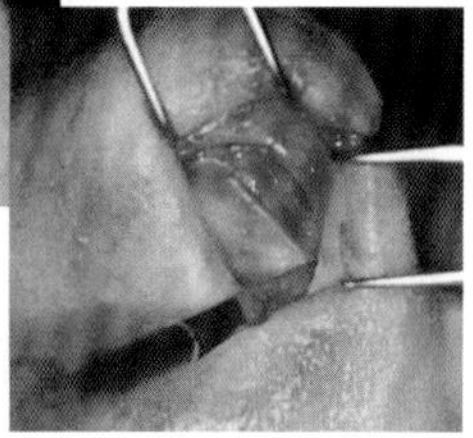 P	类似贯穿切口，但只行单侧切口或者切口未由鼻中隔前角全程切开至鼻棘	1. 单侧切口适用于进入鼻中隔尾端或内侧脚头侧的局部区域，(无需切除鼻中隔尾端以缩短鼻中隔者) 2. 双侧切口适用于切除鼻中隔尾端及与之等量的被覆黏膜(例如，为了达到缩短的目的或获得更大程度的鼻尖头侧旋转)
延伸型贯穿切口 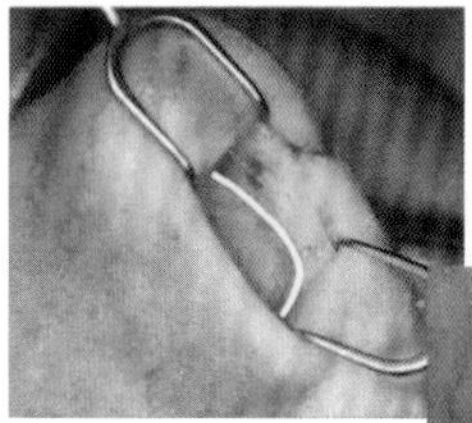 Q 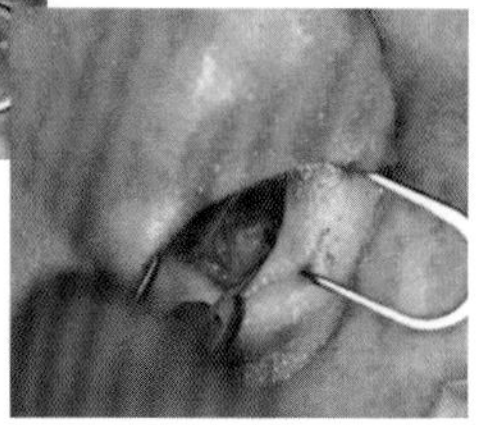 R	类似于贯穿切口，但向后延伸(超过鼻棘)达鼻前庭底部	1. 需最大程度的暴露鼻棘和犁骨前部 2. 鼻中隔尾端的大部分重建或移植物使用，提供额外的黏膜移动度 3. 大量切除鼻尖组织，降低鼻尖突出度时，获得更大的黏膜移动度和黏膜的重新覆盖 4. 进入鼻 - 唇角软组织和肌肉组织内

局部麻醉和止血

鼻整形的精确性要求止血充分。术野清晰对鼻整形而言至关重要，出血则使解剖细节模糊不清。手术伊始若不能充分止血，会导致一连串的损害——难以辨认支架显露的最佳层次，损伤鼻小柱及鼻尖的软组织，持续受术野不清晰的干扰，显露支架时可能误伤鼻翼软骨，以及鼻整形术中全程的技术操作难以精确。不良的止血影响手术的早期并发症和远期效果。

良好的止血始于局麻药物的注射。下述原则可增加鼻部局麻的优点，并减少其不足：

2:4:2

1. 使用足量的血管收缩剂充分止血，但避免过量注射遮盖局部解剖细节。局麻所需的注射量很少超过 5-7cc。
2. (注射至)有利于解剖的位置，如血管走行平面和支架与软组织间的最佳解剖层，便于支架显露时的分离。
3. 注射后至少等待 10 分钟，达到最佳止血效果后，再开始鼻整形手术。
4. 若计划在鼻中隔手术前分离软组织，应在填塞鼻腔之前注射局麻药，使局部获得更长时间的止血效果。

鼻部的术前准备方案因术者个人偏好而各异。在大多数的初次鼻整形患者中，我个人注射麻药和术前准备的方法如下：图 4-1 的托盘中，显示了所有鼻部准备所需物品。注射药品，我用 1% 的利多卡因(塞洛卡因)混合 1∶1000 的肾上腺素，肾上腺素的浓度为 1∶100 000。虽然预先配制亦可奏效，但我偏好于自己配制，以确保新鲜的肾上腺素有最佳的止血效应。两支 5ml 注射器抽满麻药，一支配接 30G 针头，另一支配接 27G 针头。

图 4-1

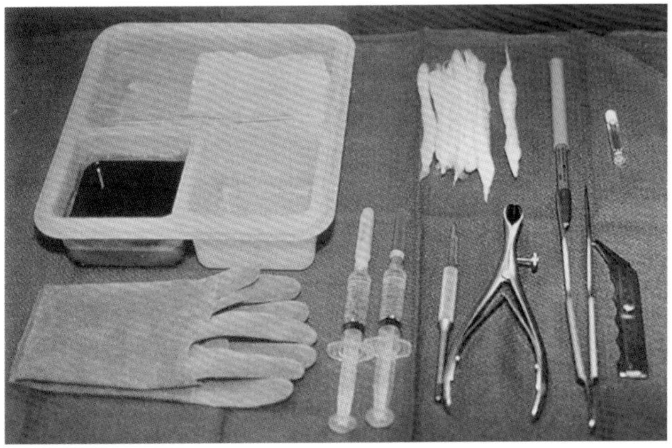

大多数浸润注射采用较细的针头，其组织内出血较少，鼻背则采用较长的针头，其可从鼻腔内轻松抵达鼻根，且不易弯曲。鼻腔内，我采用长条的羟甲唑啉(Afrin)纱条，首先浸润填塞纱条，拧压出多余液体后，填塞入鼻腔。游标卡尺可以测量局部数据，例如穹窿部间距，外侧脚的垂直高度以及其他术前拟检查的参数。尽管不太可能让鼻部无菌，我仍会用碘伏(Betadine 聚烯吡酮碘)涂抹皮肤，清洁鼻前庭，擦拭去皮肤表面所有的附着物。

在每一区域注射小剂量局麻药物。小剂量的止血效果与大剂量相同,但不会使鼻部肿胀,遮盖解剖细节。鼻翼基底及鼻槛处皮下线状注射局麻药物(图 4-2),随之沿鼻骨与上颌额突交界区线状注射局麻药物(图 4-3),收缩角动脉和鼻侧动脉的分支。无论是否采用贯穿切口,每侧鼻中隔黏膜均注射少量局麻药(图 4-4)。其后,将 30G 针头由内侧脚尾端刺入(图 4-5),仅刺穿软骨,在鼻小柱注入少量局麻药物。尝试将之注入紧邻软骨的区域,而非软组织内,以利于鼻小柱的支架显露。在每侧的内侧脚及中间脚范围内向上、下反复注射,每一位置注入微量局麻药物。

图 4-2

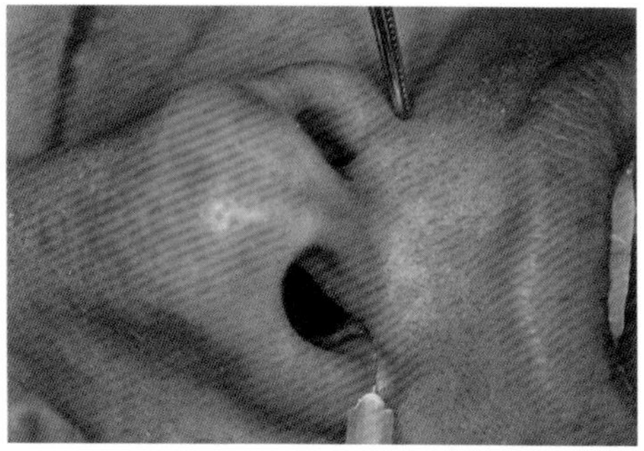

图 4-3

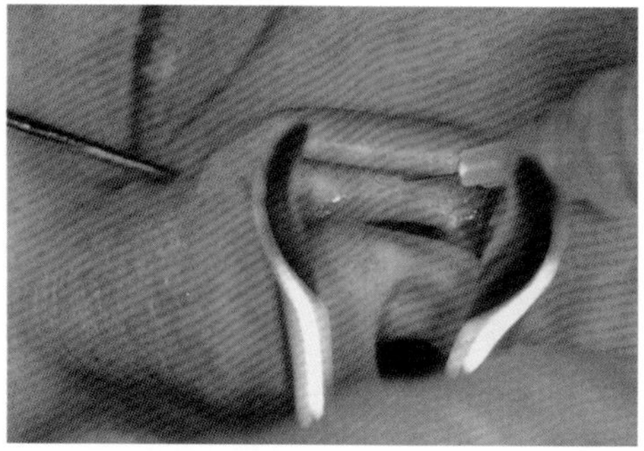

图 4-4

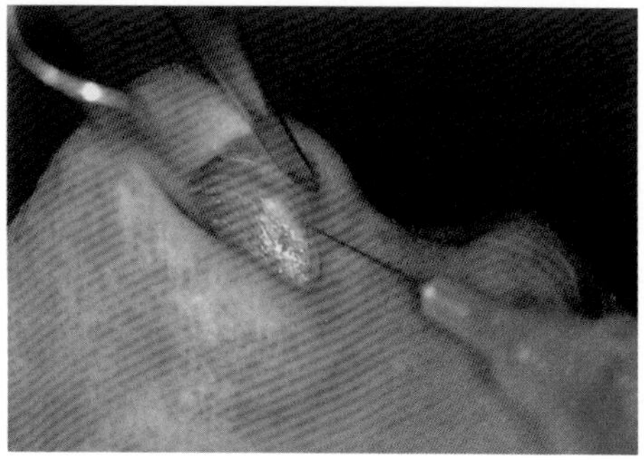

图 4-5

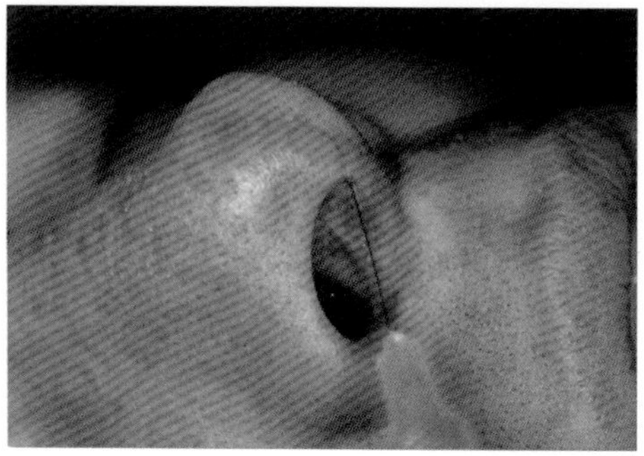

倘若采用软骨下切口，上推鼻尖，显现外侧脚的下缘（图 4-6），将针头在软骨与被覆软组织之间，紧贴软骨浅面刺入。针头边回退边注射，将之注射于整个外侧脚的浅面。穹窿区域，将 30G 针头由前庭内紧邻穹窿下刺入，稍稍刺穿软骨，在穹窿软骨与被覆软组织之间注入（图 4-7）。鼻腔内塞入湿纱布，首先置于前庭顶部及基底，随后塞入中间，用鼻窥镜的翼端依次向上、下压塞纱布（图 4-8）。注射完成后，等待至少 10 分钟，检查确保皮肤呈现止血良好的苍白色（图 4-9）。

图 4-6

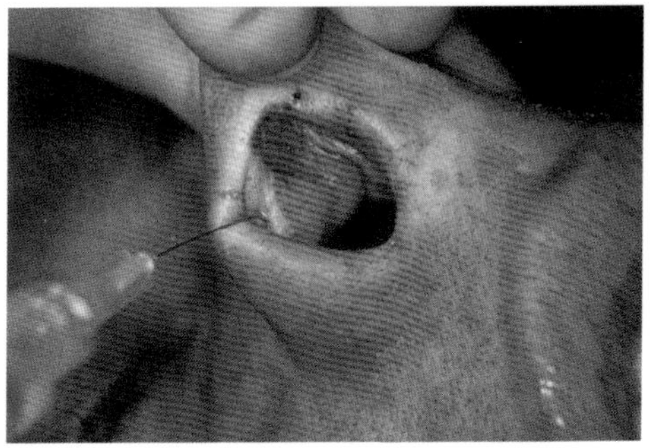

图 4-7

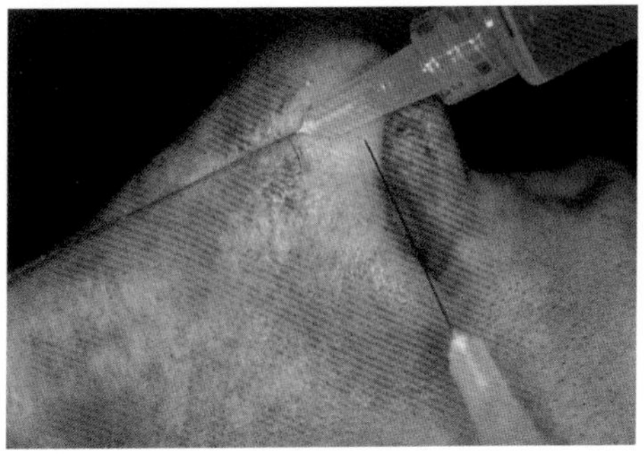

图 4-8

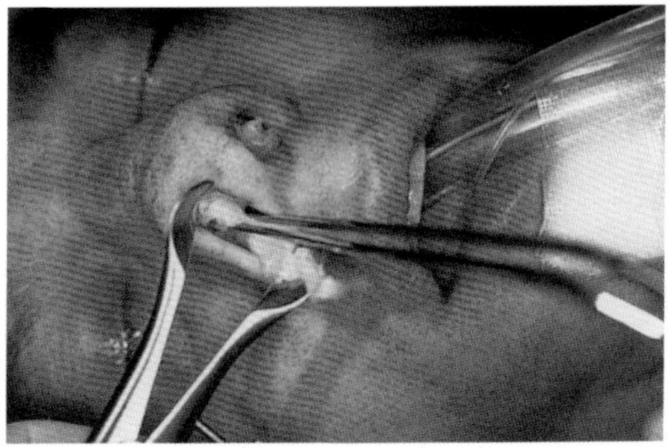

图 4-9

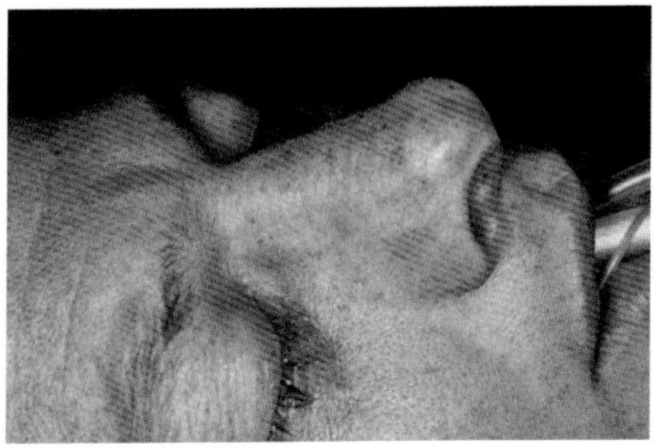

切口技术

经鼻小柱

A　B

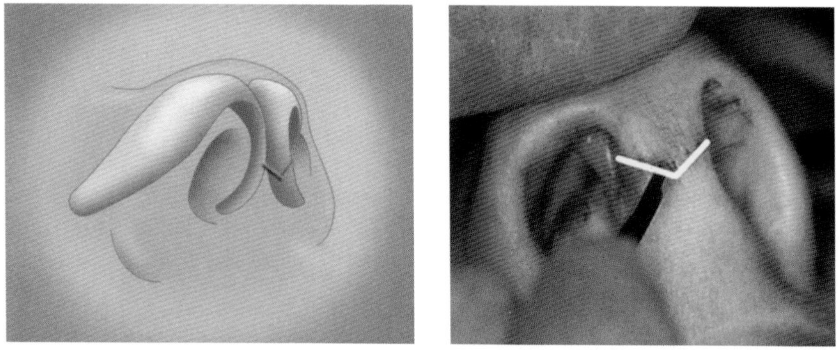

经鼻小柱切口的定位：①鼻小柱 - 小叶交界后方；②尽可能在鼻小柱最狭窄处；③软骨浅面(内侧脚的踏板)。

1:1:5,12
2:3:4-7
2:4:3,4

理论上，某些改良的 Z 改型切口被纳入经鼻小柱切口的设计，可以减少直线挛缩和切迹的风险。实际上，更为重要的是精细的切开技术以及仔细缝合鼻小柱深层软组织。绝大多数的初次鼻整形，我采用“V”切口——V 尖向后。重度短鼻病例，V 尖向前，以便需要延长鼻小柱时，合并两个叉状瓣。阶梯状切口效果亦佳。

经鼻小柱切口的定位：①鼻小柱 - 小叶交界后方；②尽可能在鼻小柱最狭窄处；③软骨浅面(内侧脚的踏板)。切口位于小柱 - 小叶角前，术后在前后观位，鼻尖下小叶有视及瘢痕的风险。切口处的鼻小柱越窄，瘢痕越短。切口深层的软骨可以支撑拮抗挛缩及切口切迹。偶尔，内侧脚的踏板极短，且切口位置过于偏后，位于鼻小柱向鼻孔基底延伸变宽处，其深层无软骨。

用 65 号或 67 号 Beaver 刀的刀背做浅浅的划痕线，有助于缝合时的精确复位(图 4-10)，但标记线必须非常表浅，防止其上皮化，形成与缝线瘢痕类似的网线痕迹，并持续较长时间。我喜用 65 号或 67 号 Beaver 刀制作经鼻小柱切口，其更为小巧，接触到深层的内侧脚软骨时触觉反馈更为敏感(防止割裂软骨)。依据术前标记线仅切开皮肤，随后用精细直剪刀在每一内侧脚的内面撑开掀起鼻小柱全部软组织，显露鼻小柱动静脉，电凝后离断(图 4-11)。

图 4-10

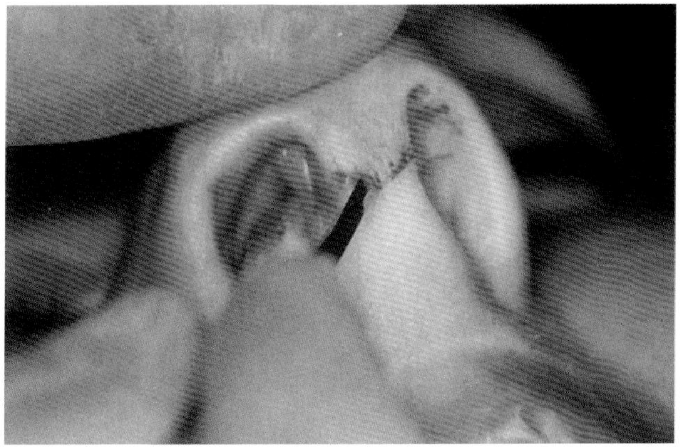

图 4-11

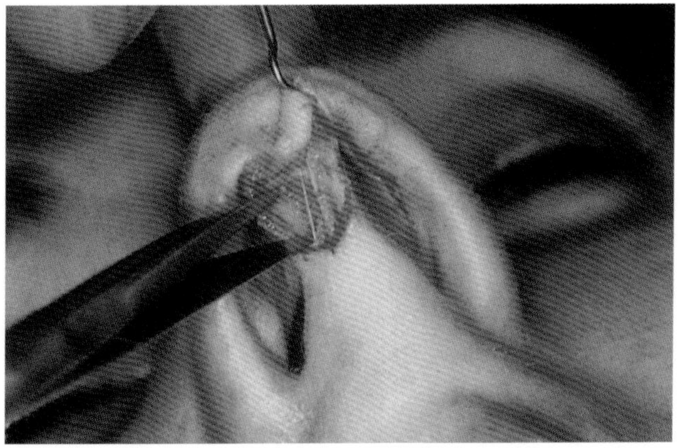

软骨间

采用 11~13mm 宽的双爪钩显露软骨间切口，一个钩齿置于鼻孔内壁顶端，另一齿偏外侧，向上提拉(图 4-12)。此宽度的拉钩可以充分扩展开前庭，显露内鼻阈区域以及显示出上鼻外侧软骨尾端与鼻翼软骨头端交界区浅面的黏膜。切开软骨间切口前，有意识停顿一下，默记拉钩提拉和未提拉时内鼻瓣的解剖构型。这是功能正常的初次鼻，在鼻翼软骨复位后关闭时应呈现的构型。

切开软骨间切口前，有意识停顿一下，默记拉钩提拉和未提拉时内鼻瓣的解剖构型。这是功能正常的初次鼻，在鼻翼软骨复位后关闭时应呈现的构型。

A

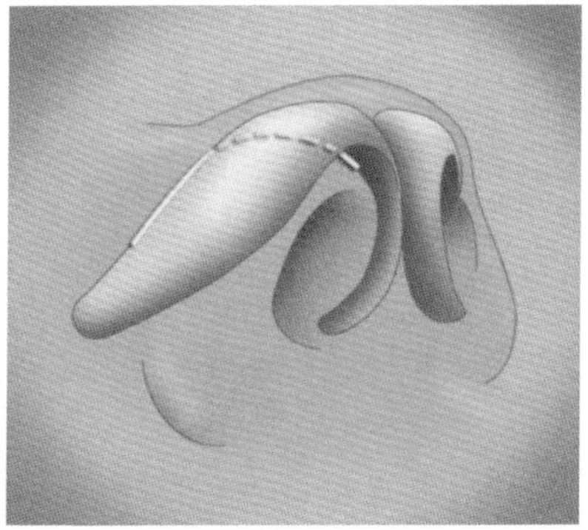

B

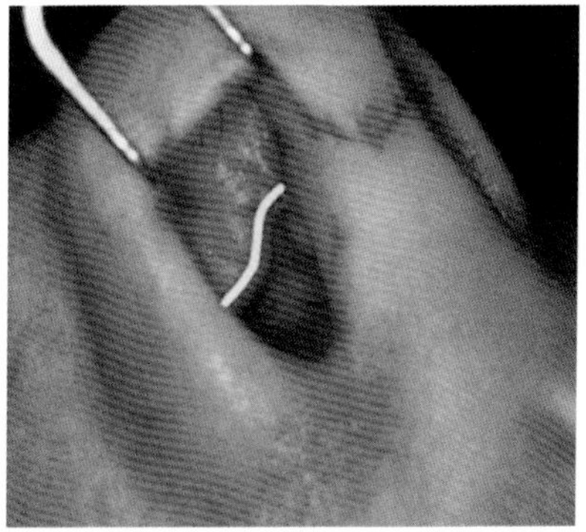

图 4-12

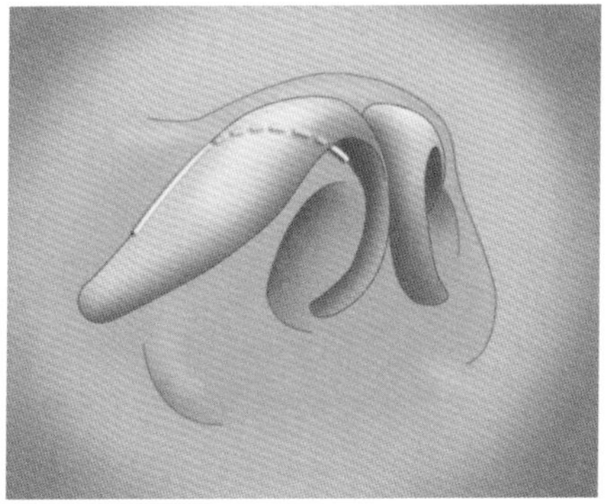

在内鼻瓣中点附近，紧贴上外侧软骨尾端与鼻翼软骨头端之间，刺入 67 号 Beaver 或 15 号 Bard-Parker 刀，尽可能向外侧远端切开(通常仅有 6~8mm)(图 4-13A)。旋转圆形手术刀柄，顺着同样走行向前切开，延伸至鼻中隔前角与上外侧软骨尾端浅面的黏膜投影区。

图 4-13　A　B

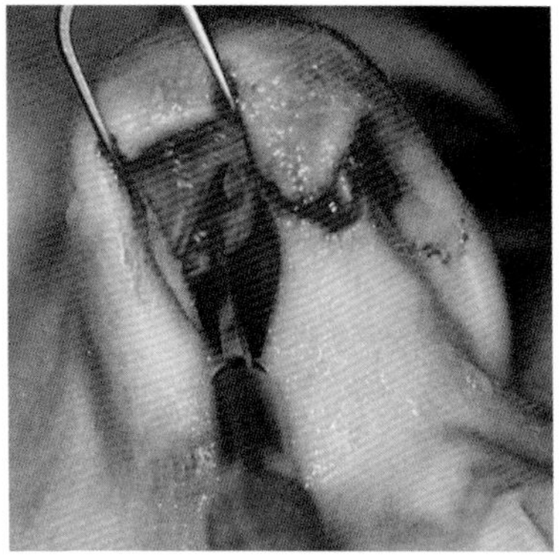

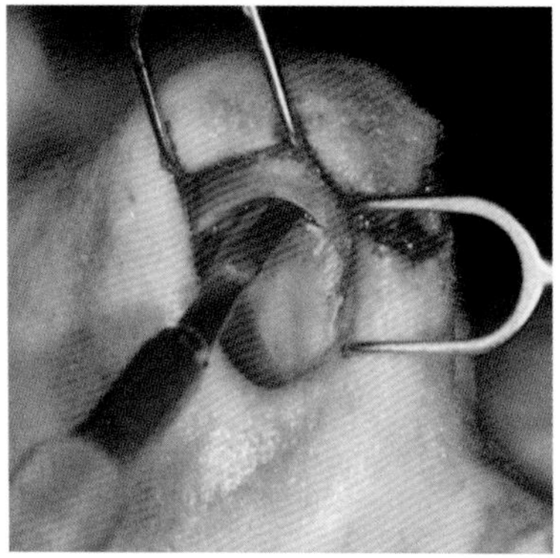

软骨间与贯穿联合切口有益于某些特殊病例，例如，(a)拟行鼻尖突度过高和(或)鼻中隔尾端偏曲联合矫正，鼻尖大幅度头端旋转时，或(b)为矫正严重畸形或者获取较大移植物，向下牵拉整个鼻尖小叶复合体，最大限度显露鼻中隔时。采用软骨间及贯穿联合切口时，置入 12mm 拉钩向头端提拉，然后稍稍放松。在鼻小柱缘中点置入单钩或双钩，向对侧牵拉鼻小柱及膜部鼻中隔。该手法凸显了覆盖于鼻中隔尾缘之上的膜部鼻中隔，在外表上精确勾勒出鼻中隔尾缘。贯穿切口由鼻中隔角恰好沿着鼻中隔尾缘走行，将膜部鼻中隔的黏膜与鼻翼软骨内侧脚相连。采用此技术制作切口，可使膜部鼻中隔双侧黏膜尽可能保持对称，因此，在关闭切口时，不会因黏膜差异，产生双侧张力不等，导致内侧脚或鼻小柱的移位或旋转。

软骨间切口过度偏向头侧会增加无谓的风险，例如无意中切除上外侧软骨尾端；遗留多余的死腔，充满渗液，随后被纤维组织替代，导致失控的瘢痕挛缩；鼻尖过度头端旋转的风险；上外侧区域凹陷；鼻翼缘变形等。上外侧软骨尾端的一小部分，即所谓卷轴区，常覆盖外侧脚头端，切开软骨间切口时仍与外侧脚头端相连。仅切除覆盖外侧脚外上区域的卷轴区，不会形成明显的死腔。软骨间切口过度偏向尾侧，可能遗留鼻翼软骨头侧与上外侧软骨相连，若未发现并矫正，会导致术后鼻尖明显不对称。

软骨下

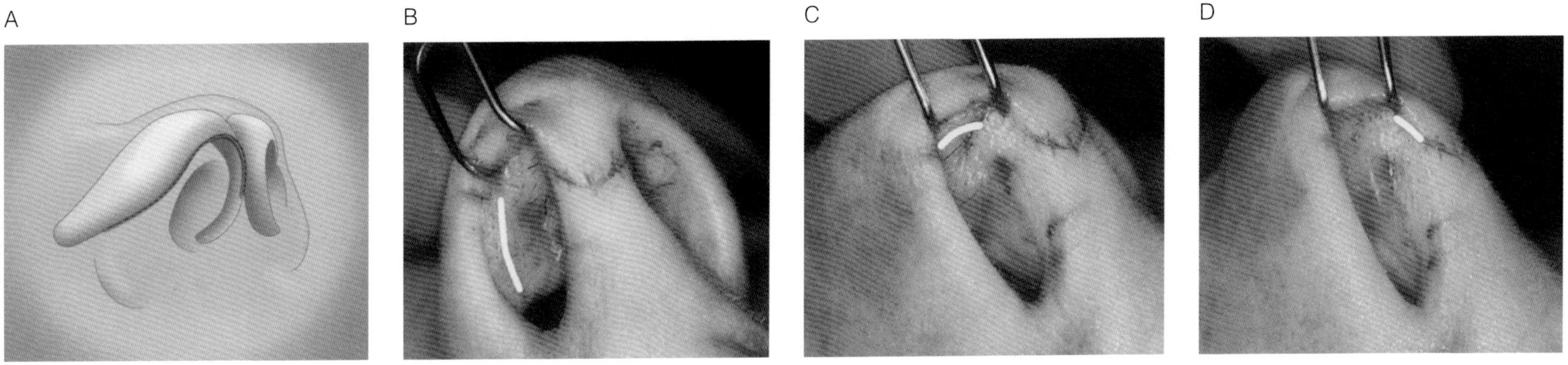

在鼻整形手术中，软骨下切口是最重要、用途最广，也是最不被理解、最常错位的切口之一。用 7~8mm 双爪钩显露，钩齿对称置于鼻孔顶点两侧（图 4-14A）。在此位置，拉钩尖端跨越软三角。保持切口位于钩齿在前庭表面刺入点的头侧（图 4-14B），确保切口不要损伤软三角，导致鼻孔顶点的变形或畸形（假设正确缝合的话）。

在鼻整形手术中，软骨下切口是最重要、用途最广，也是最不被理解、最常错位的切口之一。

采用 67 号 Beaver 刀，切口始于鼻翼软骨外侧脚尾缘的外侧（刀尖可以感知，切口切开时可见），通常位于鼻前庭皮肤与黏膜的交界处（图 4-15）。上提拉钩，无名指同时反向压迫皮肤表面，促使外侧脚尾缘突向前庭，使之更加清晰显露。切口向内延伸时，准确沿着外侧脚尾缘（紧贴边缘），直接走行于鼻孔顶点处钩齿的尾侧［保护软三角（图 4-16）］，随后偏向尾侧，走行于鼻小柱缘 1mm 之内，延伸至鼻小柱中点（适用于联合软骨间切口双

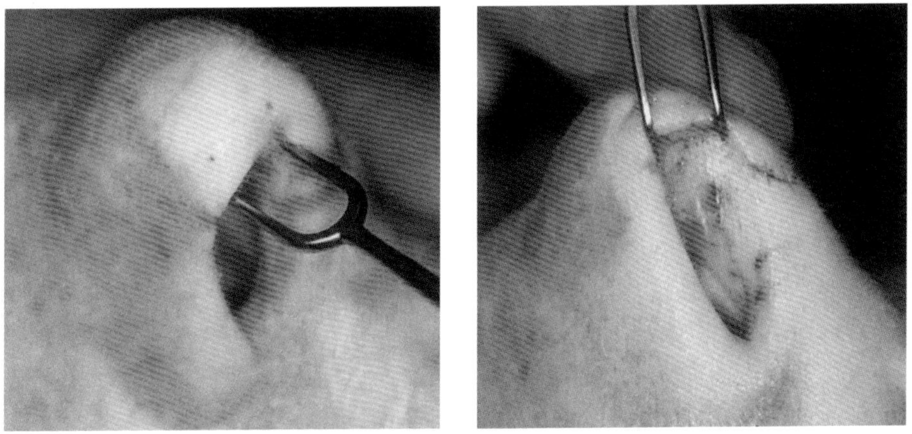

图 4-14　A　B

图 4-15

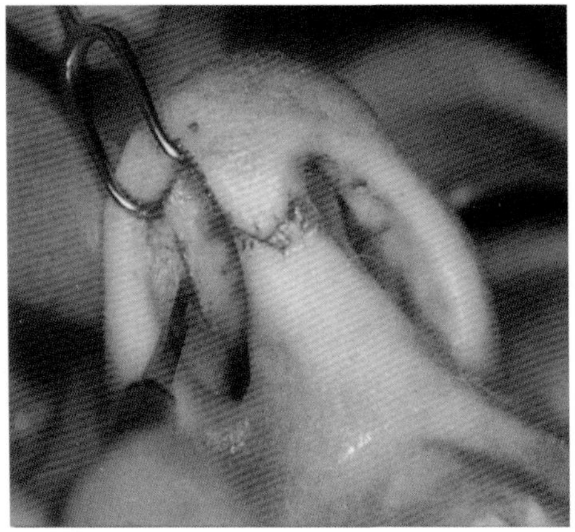

图 4-16

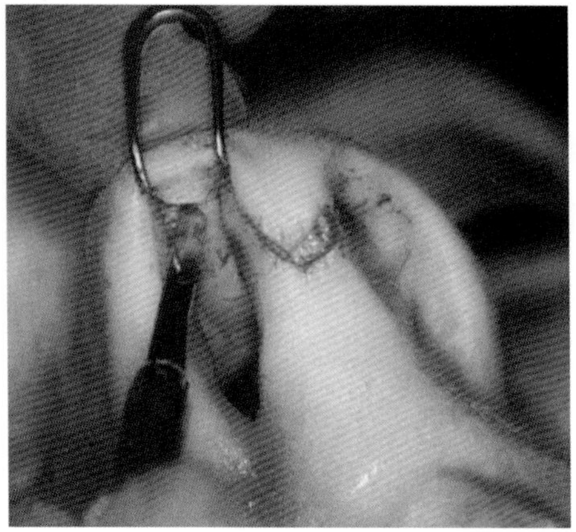

图 4-17

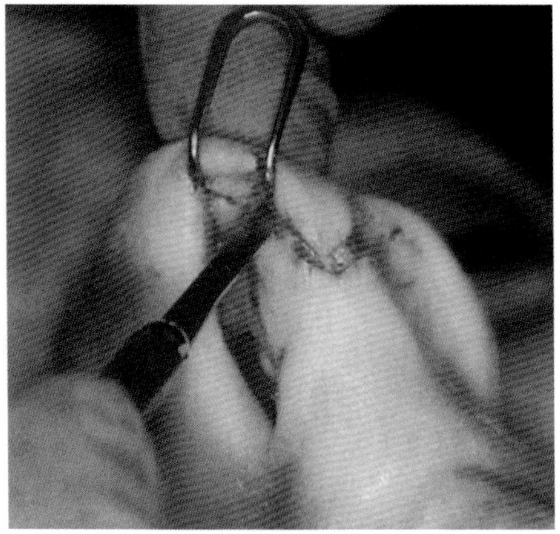

蒂软骨递出)，或连接经鼻小柱切口用于开放术式(图 4-17)。切口向内延伸时，无名指对应手术刀在皮肤表面移动，翻转显露。圆形刀柄能够在切口延伸时持续旋转刀刃，无需移动保护软三角的拉钩，利于快速准确地切开。

软骨下切口位置过于靠近头端，则会在切口尾缘遗留一条外侧脚尾端软骨，可与鼻翼缘软组织一同掀起。术中制作对称的外侧脚软骨条后，缝合时，若残留于鼻翼缘软组织内的一侧外侧脚软骨条向上移位，同侧的外侧脚可能比对侧更向头端突起。若切口过于靠近尾端，外侧脚软组织的分离更为困难，创伤更多，缝合更为困难，鼻翼缘变形的可能更大。

软骨内

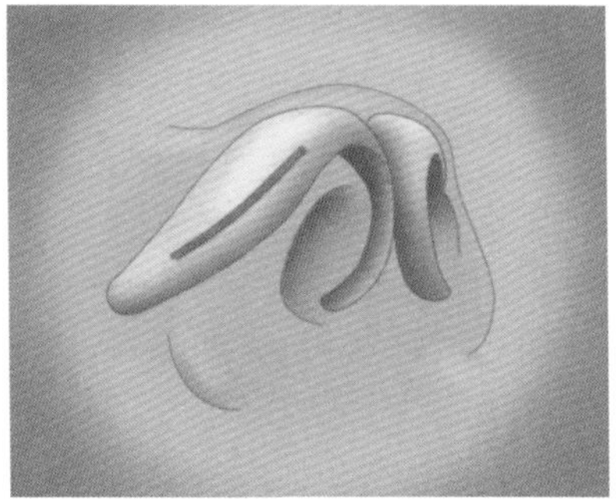

从准确性和可控性的角度来看，在鼻尖精确地遗留对称性软骨，准确切开软骨内切口的难度最高。若目的是需要残留的外侧脚的对称(为了鼻尖的对称性)，软骨内切口对于鼻尖塑形而言，是最不精确的切口。即使在穹窿点皮肤标记，并将针头穿刺皮肤至前庭，以确定切口的关键点，两侧仍常出现 1~2mm 的对称度差别。

> 若目的是需要残留的外侧脚的对称(为了鼻尖的对称性)，软骨内切口对于鼻尖塑形而言，是最不精确的切口。

想验证此类切口误差的人，可在下一例开放式鼻整形做一简单的测试(为了证明此论点,我已在许多场合做了)。首先,采用每一种能够确保精确度的措施标记软骨内切口(但应将精心设计的鼻翼软骨头端切除线偏向头端 2mm,以便能够在矫正不对称的同时,不会造成遗留的外侧脚过窄)。随之切开鼻部,查看及卡尺测量残存外侧脚衬条的长宽度。若对称度误差在 1mm 之内,恭喜你!但不要期盼每次均是如此。鼻尖皮肤菲薄者,外侧脚及穹窿部形态有 1~2mm 的差异都可显示出来。更为重要的是,有确保鼻尖对称的更好更精确的方法,包括切开鼻部,卡尺测量,直视下塑形外侧脚。

软骨内切口唯一可标榜的优点是,切开时外侧脚尾部的残端附着于皮肤。问题是该优点(号称减少并发症和处理时间)是否抵消了鼻尖继发不对称的可能性。我发现,现有的全部术式的并发症发生率和处理时间并无差异。在现代鼻整形,开放术式(或次选,双蒂软骨递出的闭合术式)比经软骨术式更为准确、可控及可预测。

贯穿切口

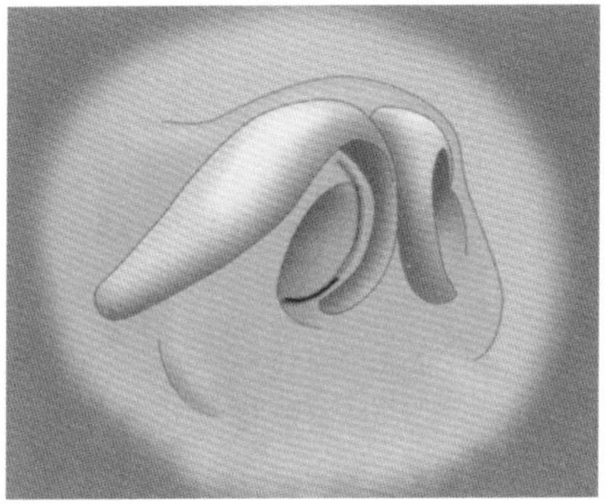

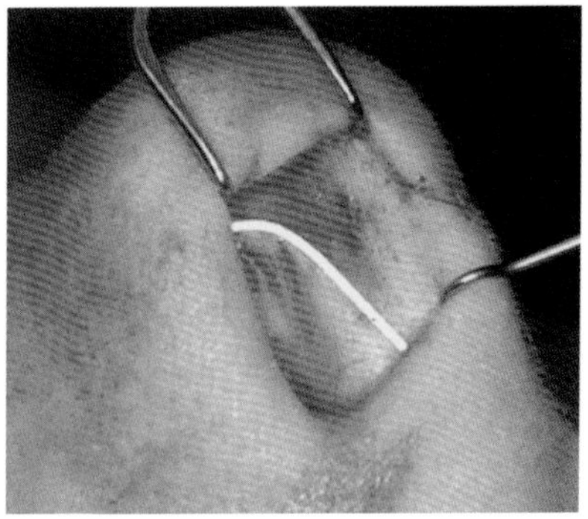

贯穿切口沿鼻中隔尾端缘,由鼻中隔前角至鼻嵴,切开膜部鼻中隔,分离附着于鼻中隔尾端至内侧脚头端的软组织(图 4-18)。完全贯穿切口延伸至由鼻中隔角至鼻嵴的整个长度。部分贯穿切口仅延伸至部分长度。贯穿切口通常为双侧,但在单独鼻中隔尾端或鼻嵴突起或偏曲,或者单独黏膜切除时,可为单侧入路(半贯穿切口)。切口延伸至鼻腔基底时,为延伸型完全贯穿切口(图 4-19)。

为了制作贯穿切口,置入 12mm 双爪钩横跨于鼻孔顶,向头端牵拉,显露鼻中隔前角,在鼻小柱缘置入单爪钩或另一双爪钩,向外侧适当牵拉,恰好折现出被覆鼻中隔尾缘的膜部鼻中隔。切口准确走行于鼻中隔尾端缘(图 4-20)。该种显露方法亦适用于贯穿切口与软骨间切口在鼻中隔角的连接(见图 4-13B)。若无需显露连接软骨间切口,将 12mm 双爪钩置入双侧鼻孔顶端,上提并向左右的外方牵拉,无需移动拉钩即可制作双侧切口(图 4-21)。

单钩或双钩置于鼻小柱缘,以延伸贯穿切口。12mm 双爪钩由鼻孔顶移至鼻槛,显露鼻基底,贯穿切口延伸至鼻基底,紧邻鼻槛后方(图 4-22)。

图 4-18

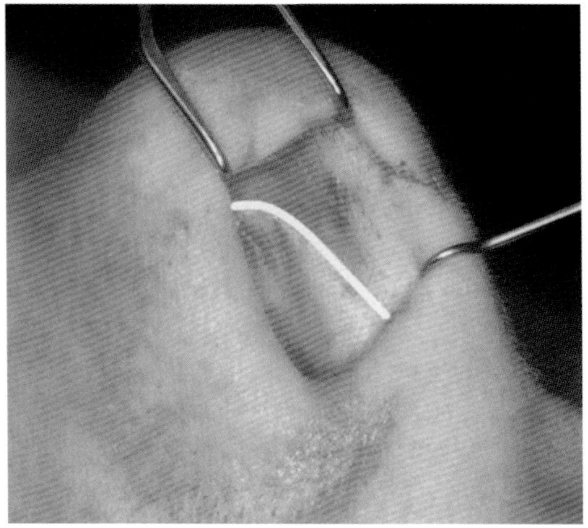

图 4-19

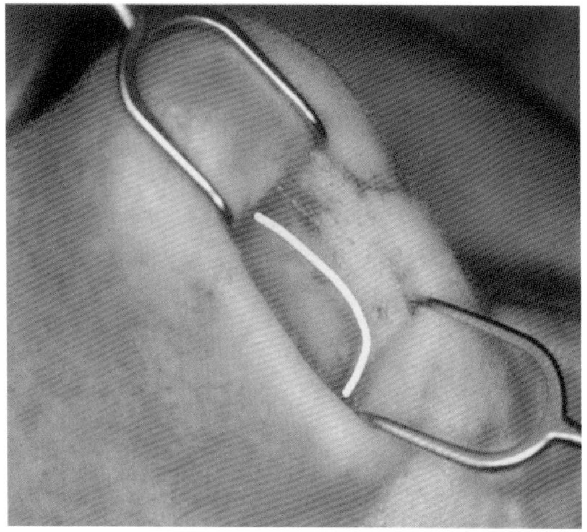

图 4-20

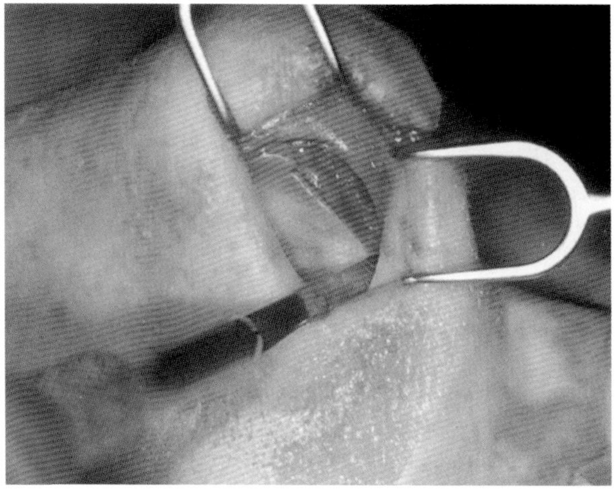

图 4-21 左右移动 12mm 双爪钩，显露鼻中隔尾端轮廓

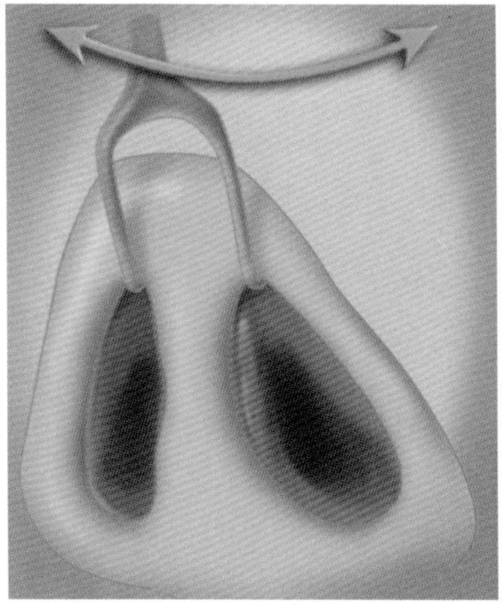

图 4-22

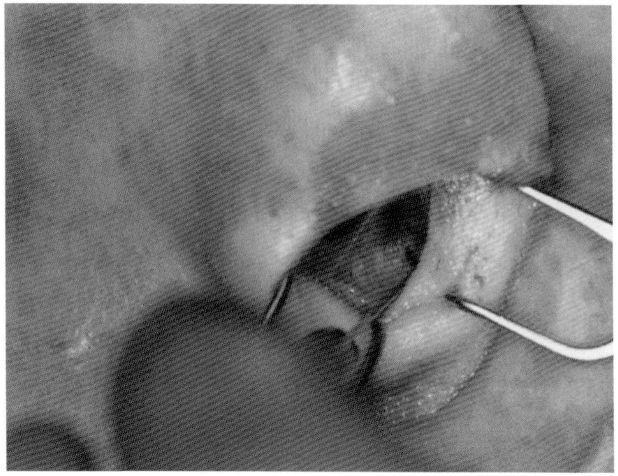

图 4-23　切开前，侧方“推压”偏曲的鼻中隔，将之牵拉居中。该方法使每侧切口有相同长度的黏膜

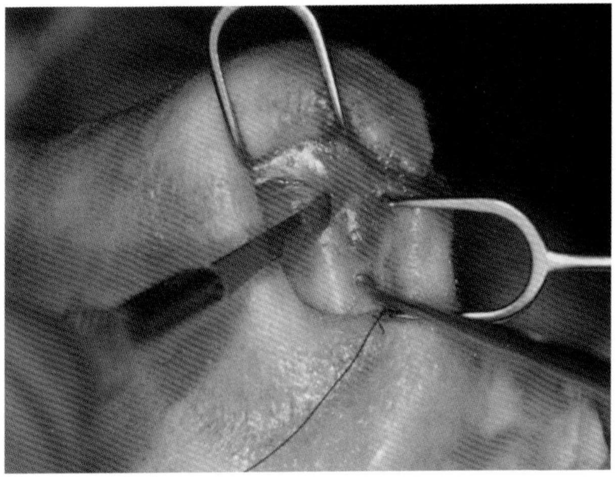

若鼻中隔尾端偏曲，切开贯穿切口前将鼻中隔居中，位于鼻嵴之上。若在鼻中隔偏曲时切口，偏曲矫正后，偏曲对侧会遗留较多的膜部鼻中隔，偏曲侧的黏膜则会相对不足。若未修剪膜部鼻中隔，且黏膜有足够的移动性，这种差异可自行矫正。两侧黏膜长度的任何差异，会在缝合时产生不对等的张力，易于旋转或扭曲鼻小柱，导致鼻小柱或鼻孔畸形。鼻中隔偏曲时，采用同样的显露方式，但在切开前，于鼻中隔尾端中点置入第二个单钩牵拉鼻中隔至中线（图 4-23）。需要缩短鼻中隔时（极少），完整切除等量软骨及其被覆的鼻中隔黏膜，保持双侧对称度。对称性切除（在每侧膜部鼻中隔遗留对称等量的黏膜）减低了缝合时内侧脚或鼻小柱扭力或扭曲的风险。

若鼻中隔尾端偏曲，切开贯穿切口前将鼻中隔居中，位于鼻嵴之上。

需要缩短鼻中隔时（极少），完整切除等量软骨及其被覆的鼻中隔黏膜，保持双侧对称度。

避免任何破坏鼻翼脚结构完整性的技术，保护鼻翼弓的支撑力能够更多地弥补贯穿切口对软组织支撑力的损害。

避免任何破坏鼻翼脚结构完整性的技术，保护鼻翼弓的支撑力能够更多地弥补贯穿切口对软组织支撑力的损害。

适应证及其应用

表 4-2 是设计切口处理特定畸形的系统方法。为特定原因设计切口，在需要显露或增加结构移动性的区域制作切口。DVD 含有 PDF 格式的切口选择和设计演算程序，以便传播和应用于电脑或掌上设备。使用该表，列出你在鼻整形中拟处理特定畸形。

2：RF

若鼻部存在任一前四位畸形，先采用软骨下加经鼻小柱切口。继续查阅左侧栏的畸形列表，若有畸形匹配列表中的畸形，增加右侧栏所提示的切口。最终，依序连续切开所有切口，使之获得最佳显露，避免某一切口的出血掩盖后续切口的位置。

表 4-2 **选择鼻整形切口以处理特定复合畸形**

闭合式鼻整形

待处理的畸形	切口设计

轻度鼻背畸形，无鼻尖畸形？

是 → 单独软骨间

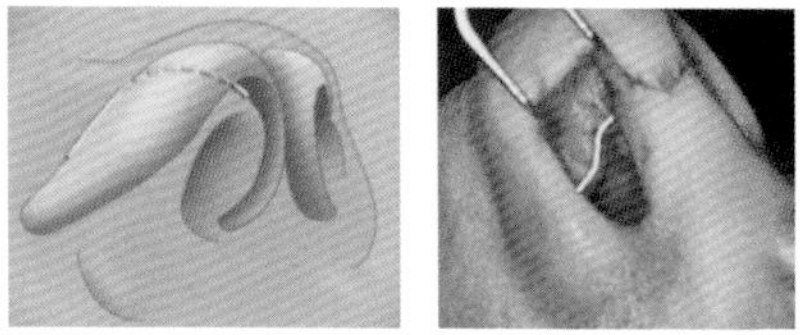

无鼻尖塑形计划 ↓

鼻尖皮肤厚，轻度塑形？

是 → 软骨间 + 软骨下

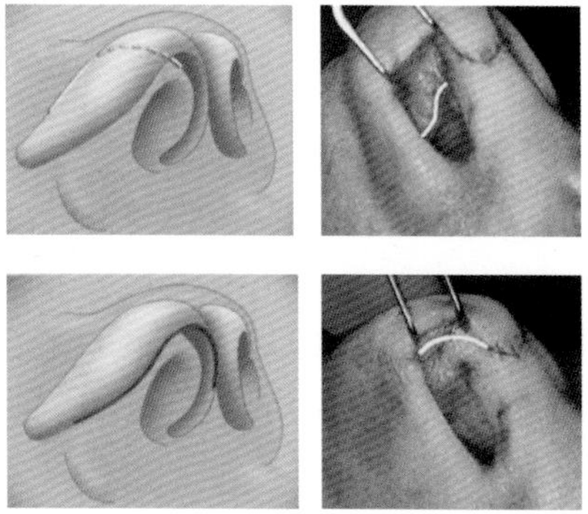

稍微修剪外侧脚头端，皮肤较厚或者术者确信术后无不对称时

表 4-2　**选择鼻整形切口以处理特定复合畸形(续)**

开放式鼻整形

待处理的畸形	切口设计(后面的为附加切口)

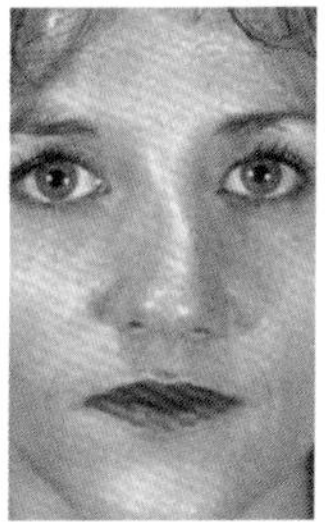

骨软骨拱复杂畸形?

是 → 软骨下 + 经鼻小柱

为了最准确的矫正,要求显露充分

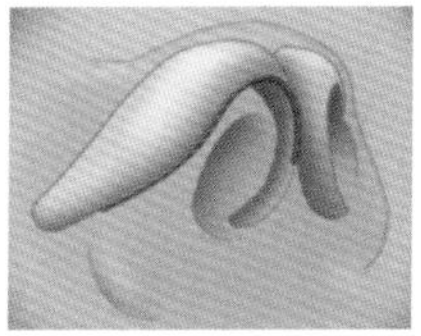

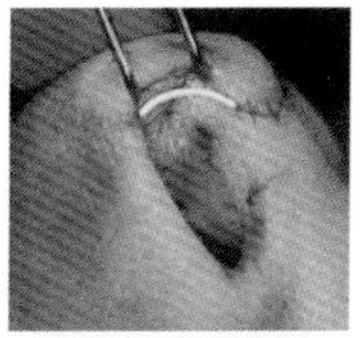

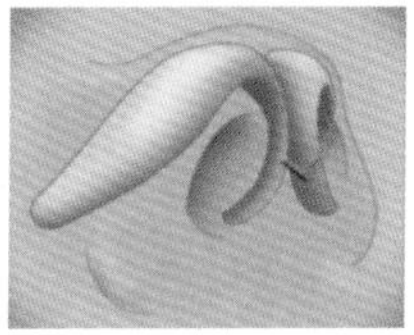

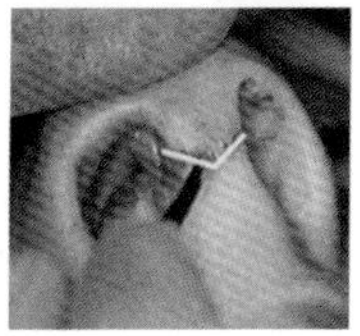

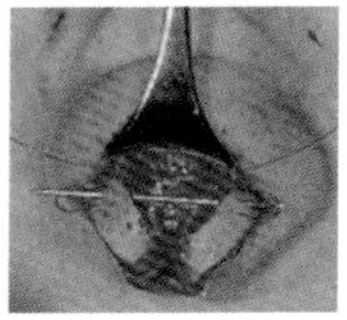

球形或方形(外侧脚外凸)鼻尖?

是 → 软骨下 + 经鼻小柱

需要充分显露,以视及无外力牵拉静止位的双侧鼻翼软骨。开放术式容许采用非损伤技术进行矫正

鼻尖不对称?

是 → 软骨下 + 经鼻小柱

需要充分显露,以视及无外力牵拉静止位的双侧鼻翼软骨。开放术式容许采用非损伤技术进行矫正

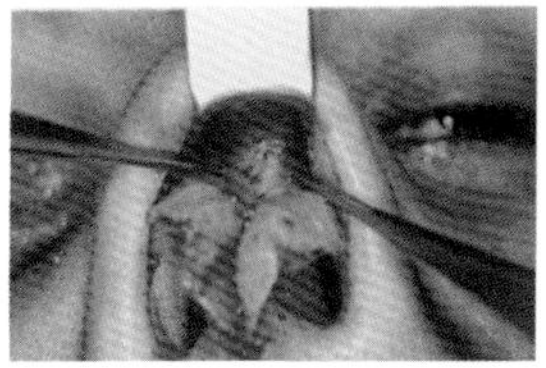

鼻中隔背部及尾端联合偏曲?

是 → 软骨下 + 经鼻小柱

鼻中隔背-外侧入径提供最佳显露,以矫正鼻中隔背部及尾端联合偏曲

拟行鼻尖大幅度头端旋转?

→ + 软骨间

鼻尖大幅度头端旋转,导致内鼻阈黏膜松垂,关闭切口前需要修剪,因此在一开始制作切口

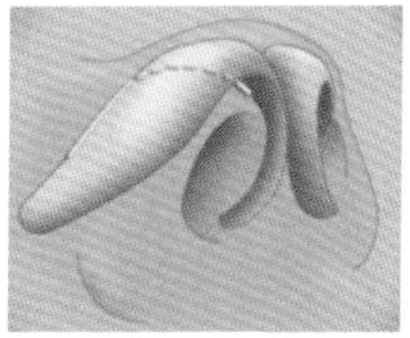

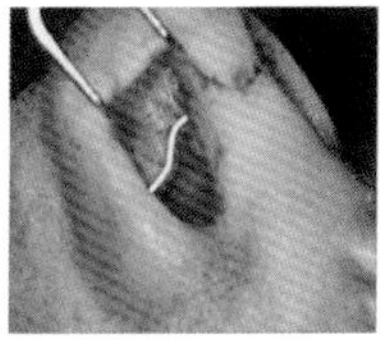

表 4-2　**选择鼻整形切口以处理特定复合畸形(续)**

待处理的畸形	**切口设计**(后面的为附加切口)

鼻中隔严重或复杂畸形,要求同时充分显露鼻中隔背部及尾端? → + 软骨间

附加软骨间切口,以容许同时充分显露鼻中隔背部、尾端及鼻嵴复合体

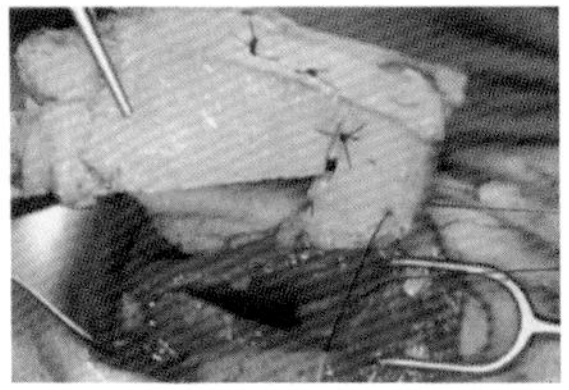

需要完整取出大片鼻中隔与犁骨? → + 软骨间

鼻中隔背侧入径,向下牵拉整个鼻尖复合体,为获取大片的中隔 - 犁骨片,提供宽阔的术野

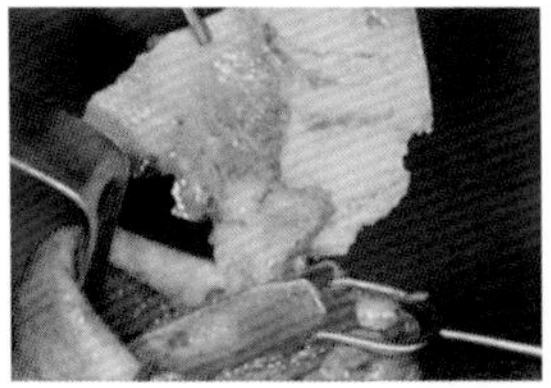

需要抬高鼻尖突度超过 2mm? → + 完全贯穿

抬高突度超过 2mm 最可靠的技术是突度控制缝合,推进整个鼻尖复合体。少于 2mm 可采用穹窿及外侧脚的非破坏性塑形

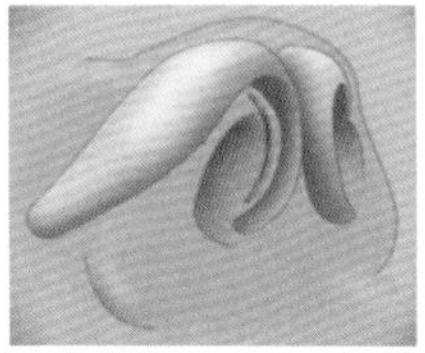

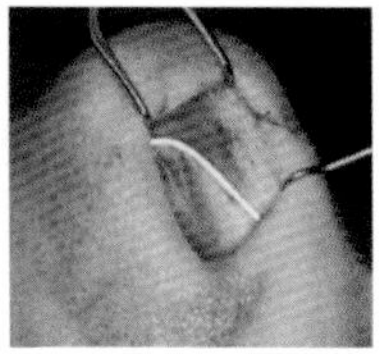

表 4-2　**选择鼻整形切口以处理特定复合畸形（续）**

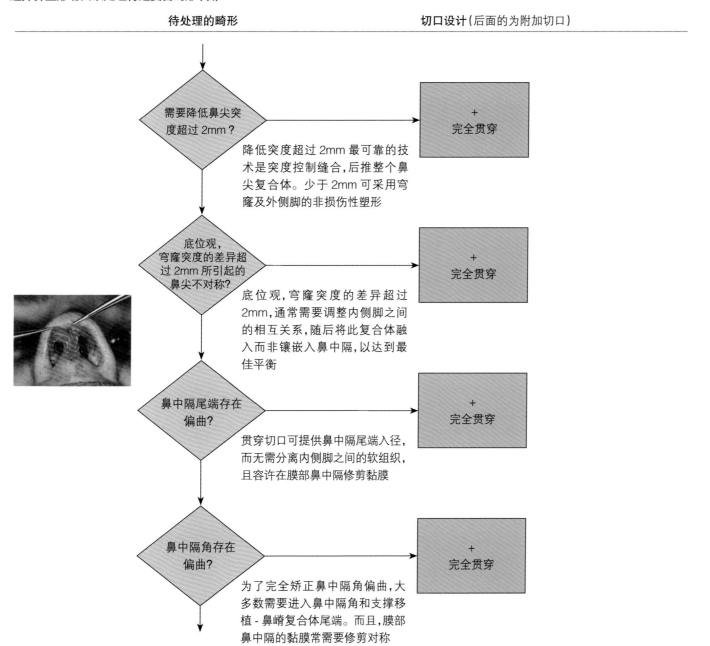

待处理的畸形	切口设计（后面的为附加切口）	说明
需要降低鼻尖突度超过 2mm？	+ 完全贯穿	降低突度超过 2mm 最可靠的技术是突度控制缝合，后推整个鼻尖复合体。少于 2mm 可采用穹窿及外侧脚的非损伤性塑形
底位观，穹窿突度的差异超过 2mm 所引起的鼻尖不对称？	+ 完全贯穿	底位观，穹窿突度的差异超过 2mm，通常需要调整内侧脚之间的相互关系，随后将此复合体融入而非镶嵌入鼻中隔，以达到最佳平衡
鼻中隔尾端存在偏曲？	+ 完全贯穿	贯穿切口可提供鼻中隔尾端入径，而无需分离内侧脚之间的软组织，且容许在膜部鼻中隔修剪黏膜
鼻中隔角存在偏曲？	+ 完全贯穿	为了完全矫正鼻中隔角偏曲，大多数需要进入鼻中隔角和支撑移植 - 鼻嵴复合体尾端。而且，膜部鼻中隔的黏膜常需要修剪对称

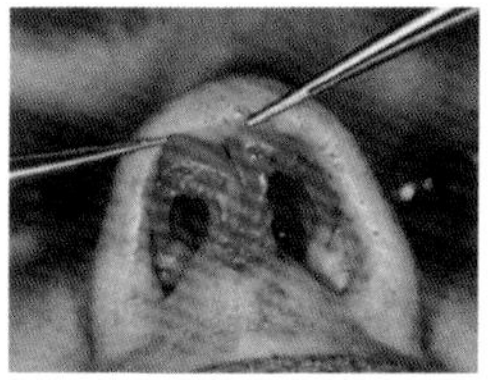

表 4-2 **选择鼻整形切口以处理特定复合畸形（续）**

待处理的畸形	切口设计（后面的为附加切口）
存在鼻中隔背侧及尾端联合偏曲？ 存在鼻中隔背侧及尾端联合偏曲时，贯穿切口背侧入径进入鼻中隔，可提供最好的可控性	+ 完全贯穿
鼻中隔尾端过长，长鼻？ 切除鼻中隔以缩短鼻部，要求切除软骨及膜部鼻中隔黏膜，以免复发	+ 完全贯穿
鼻小柱 - 上唇角过大或不足？ 修剪鼻中隔尾端以改变鼻小柱 - 上唇角，需要修剪膜部鼻中隔黏膜，以免复发	+ 完全贯穿
鼻中隔尾端或鼻嵴突起？ 修剪鼻中隔尾端或鼻嵴的突起，减轻鼻小柱上唇突起	+ 完全贯穿

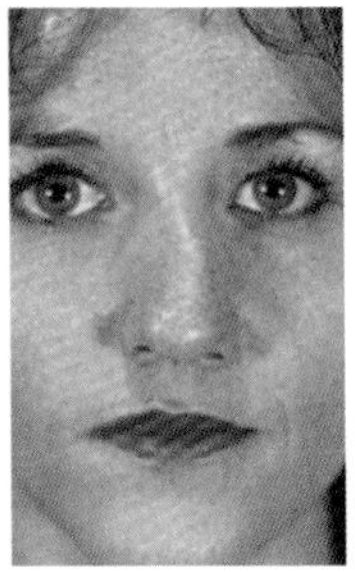

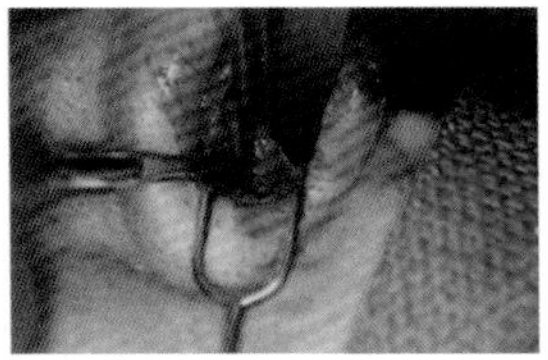

表 4-2　**选择鼻整形切口以处理特定复合畸形（续）**

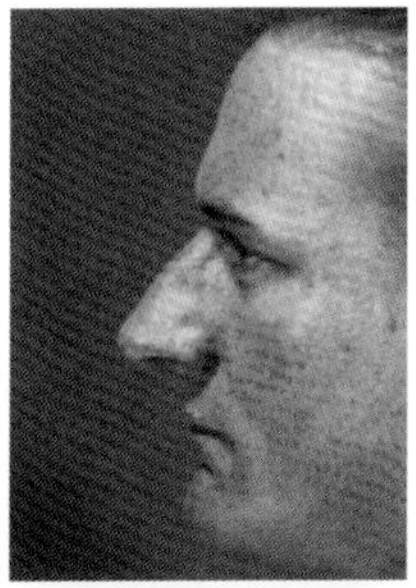

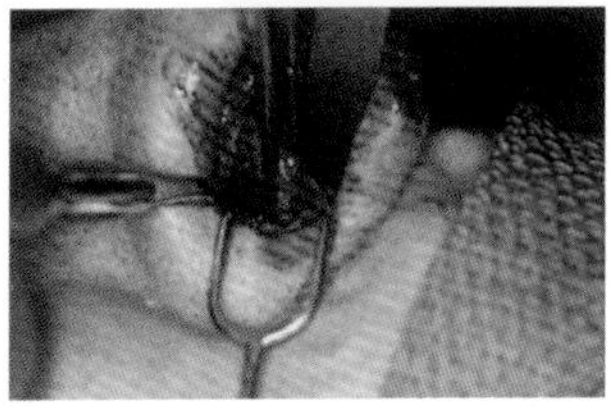

待处理的畸形	切口设计（后面的为附加切口）
鼻中隔尾端或鼻嵴小而孤立的突起？ 无鼻中隔尾端偏曲者，削剪掉小的突起就已足够，无需鼻中隔尾端支撑移植复位或鼻嵴做大的修整	＋ 单侧或双侧部分贯穿（半贯穿） 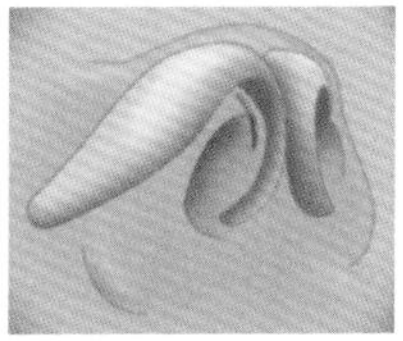 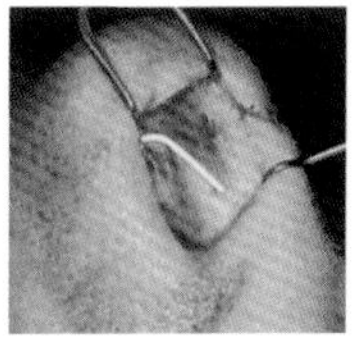
进行单独突度控制缝合或旋转控制缝合？ 若无其他适应证需要完全贯穿，且鼻尖突度或旋转需要突度控制缝合或旋转控制缝合	＋ 单侧或双侧部分贯穿（半贯穿）
鼻尖重度突起，> 4mm？ 为了鼻尖大幅度后退，容许黏膜重新分布于鼻基底，并且容许内侧脚的足踏板无限制的后移	＋ 延伸的完全贯穿 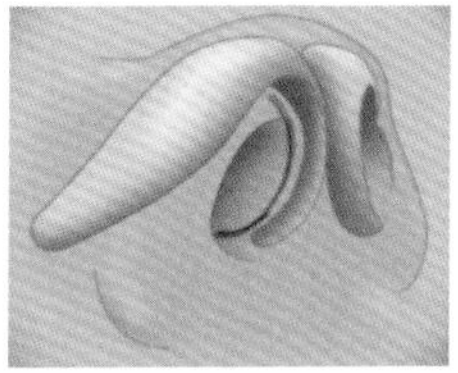 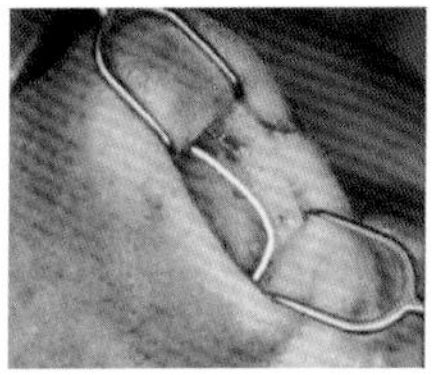
中隔 - 犁骨交界前端畸形，位置邻近鼻槛？	＋ 延伸的完全贯穿

切口次序

为了最佳的显露和精确性，先制作软骨间及贯穿切口(需要时)，随后为软骨下切口。该次序可防止切口出血遮盖后续切口。

便于显露的切口基本次序(仅用于特定的适应证，处理独特的系列畸形)是(图 4-24)：软骨间、贯穿、软骨内、软骨下及经鼻小柱。

几乎从不会在一例鼻整形中使用所有的切口。无论需要哪一组切口，以优化显露后续切口及优化精确度为原则，依次排序(切口次序合理性的更多细节见第 2 章)。

图 4-24

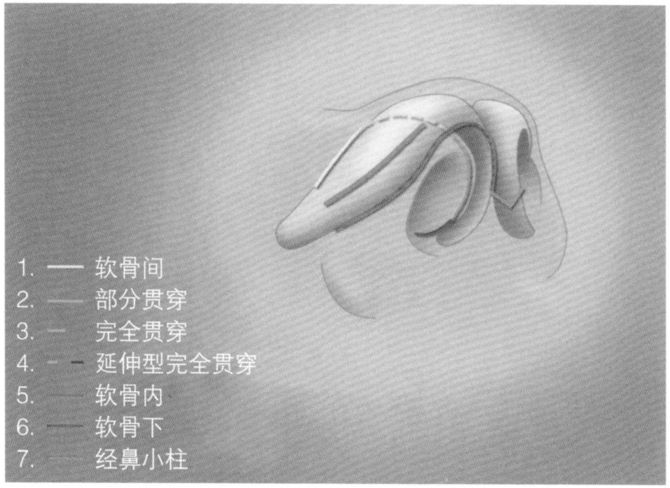

支架显露

第5章

■ 原则

支架显露(骨骼化),或将软组织由其下的鼻支架剥离掀起,是显露术野以完成规划的鼻整形塑形所必需的。但支架显露不仅仅是获得进入鼻部术区的路径,实际上,它是鼻整形最重要(常常也是最不被重视)的方面之一。手术开始时剥离提升被覆软组织的方式,深刻影响着决定效果的诸多关键变量:

1:1:5
2:3:8-11
2:4:5

1. 每一手术方法所能显露的程度。
2. 出血,术野遮盖,削弱可控性和精确度。
3. 剥离范围及软组织重新被覆的能力。
4. 被覆软组织的长期血供。
5. 组织损伤程度及软组织瘢痕形成,限制回覆或导致可见的畸形。
6. 术后并发症的严重程度及持续时间。
7. 重塑或复位的缝合力度对软骨结构的作用。

> 鼻部被覆软组织的损伤,会影响鼻整形的远期效果。

鼻部被覆软组织的损伤,会影响鼻整形的远期效果。创伤引起的出血,会模糊术野(常导致更多的损伤),降低解剖分离及后续每一手术操作的精确度。手术创伤及出血越严重,炎性反应和瘢痕形成越严重。瘢痕的不规则挛缩效应,是鼻继发畸形最常见的原因之一,这些变量大多是可以预防的。鼻尖或鼻背被覆软组织的损伤、移动及破坏,可损伤血运,所引起的畸形可能在鼻整形术后数月乃至数年才会出现。

> 鼻尖或鼻背被覆软组织的损伤、移动及破坏,可损伤血运,所引起的畸形可能在鼻整形术后数月乃至数年才会出现。

剥离的范围影响软组织的移动性,以及支架塑形后软组织的回覆能力。在闭合式鼻整形术中,原则是在鼻背适度剥离,足够完成规划的鼻背塑形即可,保持软组织与鼻骨相连,以恰当的软组织剥离技术，应容许其自由的移动，且剥离创伤最小。

防止截骨后向鼻前庭塌陷。不幸的是，虽然有限的支架显露保持了对鼻骨的“支撑力”，但有限的剥离限制了被覆皮肤的移动性，难以获得最佳的回覆，尤其在鼻尖及鼻尖上区域。若被覆组织覆盖不充分，支架与被覆组织之间存在死腔（即使采用胶带或敷料压迫技术）。死腔充满血液及血清，随后被纤维组织替代，妨碍妥善的回覆，难以显露鼻尖及鼻尖上区的轮廓。软组织剥离掀起的最佳技术，应容许其自由的移动，且剥离创伤最小。采用开放术式，鼻骨的支撑力并不成问题——必要时，鼻骨可以完整移动和复位，鼻中隔背部及鼻锥对其的支撑力，使之不会悬浮塌陷。

修薄或切除鼻尖的软组织以增加鼻尖结构的视觉轮廓，是一个危险的操作。

白种人患者切除鼻尖软组织（绝大多数情况下）是用长期潜在的损失来换取短期收益的操作。

修薄或切除鼻尖的软组织以增加鼻尖结构的视觉轮廓，是一个危险的操作，且可能导致严重后果。采用修薄鼻尖皮肤以增加轮廓感，在白色人种患者非常罕见。虽然，某些种族群体（例如，拉丁混血儿、中东及某些非洲裔美国人）鼻尖有过厚的纤维脂肪组织，可能遮盖穹窿的轮廓；白种患者则无此状况。白种人患者切除鼻尖软组织（绝大多数情况下）是用长期潜在的损失来换取短期收益的操作。虽然短期内可以获得更好的轮廓，但增加了后期畸形的可能性，例如，真皮与软骨粘连，修薄的区域形成可见的不对称，修薄的被覆组织的挛缩增加了鼻尖畸形的发生率。切除鼻尖任何组织，均会损伤真皮下血管网，导致出血增加，增加瘢痕形成，降低可控性，并增加继发畸形的风险。

软组织更大范围的剥离并不一定导致更大的创伤。软组织掀起的层次比剥离的范围对损伤程度的影响更大。紧邻软骨的层次（即使并非真正的软骨膜下），比任何更表浅的或更靠近真皮的层次出血更少。在紧邻软骨及骨浅面的层次提升被覆组织，无论剥离的范围如何，出血及损伤都是最小的。

在紧邻软骨及骨浅面的层次提升被覆组织，无论剥离的范围如何，出血及损伤都是最小的。

鼻部在鼻整形后不久就能看出来的好转，表明软组织创伤小，更有可能长期维持该效果。

创伤越小，引起的水肿及瘀血越少，减少了术后并发症及其处理时间。一期愈合会更多，二期愈合会更少。一期愈合意味着更为可控的术后效果，创伤延迟愈合影响支架塑形的不可控变量更多。鼻部在鼻整形后不久就能看出来的好转，表明软组织创伤小，更有可能长期维持该效果。即使在剥离最为广泛的鼻整形，细致、无创地处置软组织，亦可将并发症减至最少。

软组织掀起的越对称，缝线或移植物的施力效果越对称。

支架显露时，剥离范围的对称极为重要，尤其用缝合的力量重塑软骨结构时。当缝线或移植物施力改变软骨部分的形态和位置时，任何与软骨相连的软组织均可影响力量的分布及效果。软组织掀起的越对称，缝线或移植物的施力效果越对称。

技术

支架显露流程

开放式鼻整形特定的支架显露流程可最大限度地提高效率，同时保护并保存被覆的软组织(表 5-1 及图 5-1)。DVD 含有 PDF 格式的表 5-1，以便于传播和应用于电脑或掌上设备。技术及仪器联合使用的流程本章稍后描述：

2:RF

1. 辨认并确立最佳剥离层次，使软组织损伤减至最小。
2. 将模糊术野、降低操作精确度的出血减至最少。
3. 首先在最容易的地方确定层次，随后向剥离困难区域延伸，避免损伤鼻尖皮肤的血供。

鼻尖的支架显露

在鼻小柱，辨认并进入紧邻软骨的层次，在此层次完整显露支架。

开放式鼻整形首先显露鼻小柱支架。仅切开经鼻小柱切口皮肤(先避开鼻小柱动静脉)，用精细解剖剪分离鼻尖处的血管，电凝后离断(图 5-2A 和 B)。

紧贴内侧脚及中间脚完整掀起所有软组织，出血最少，确保缝合时将鼻小柱软组织整体复位。

在鼻小柱，辨认并进入紧邻软骨的层次，在此层次完整显露支架。用剪刀尖端感触内侧脚尾缘，将剪刀尖端紧贴软骨，水平撑开内侧脚的内表面(图 5-3)。对侧实施同样操作，将内侧脚喇叭形尾缘之间，与鼻小柱相连的软组织完整掀起。紧贴内侧脚及中间脚完整掀起所有软组织，出血最少，确保缝合时将鼻小柱软组织整体复位(图 5-4)。在鼻小柱软组织内分离(未紧贴软骨)，出血较多，且在鼻小柱软组织内形成瘢痕界面，会导致鼻小柱轮廓不规则或增加经鼻小柱瘢痕切迹等风险。

采用单钩提拉鼻小柱皮瓣(图 5-4)，在此步骤避免用齿尖牵拉鼻小柱皮瓣尖端。

采用单钩提拉鼻小柱皮瓣(图 5-4)，在此步骤避免用齿尖牵拉鼻小柱皮瓣尖端。对皮瓣及切缘的反复损伤，可损害形态及瘢痕质量。继续轻柔撑开剪刀，分离中间脚浅面。为便于分离，置入 7mm 双爪钩，钩齿向上置于穹窿下，在单钩提拉鼻小柱皮瓣的同时，向尾端反向牵拉(图 5-5)。

分离接近穹窿时，有两种同样有效的可选技术。当撑开分离沿着紧贴软骨的正确层次进行顺利时，可在穹窿浅面继续分离至外侧脚浅面(图 5-5)。在另一些分离困难的病例，例如穹窿扭曲或弯曲，软组织粘连紧密等，终止分离，随之在外侧脚浅面的外侧开始分离。同样用剪刀尖端辨认紧贴外侧脚的层次，撑开分离，确保外侧脚软骨上无遗留的软组织

表 5-1　**支架显露的基本流程——开放术式**

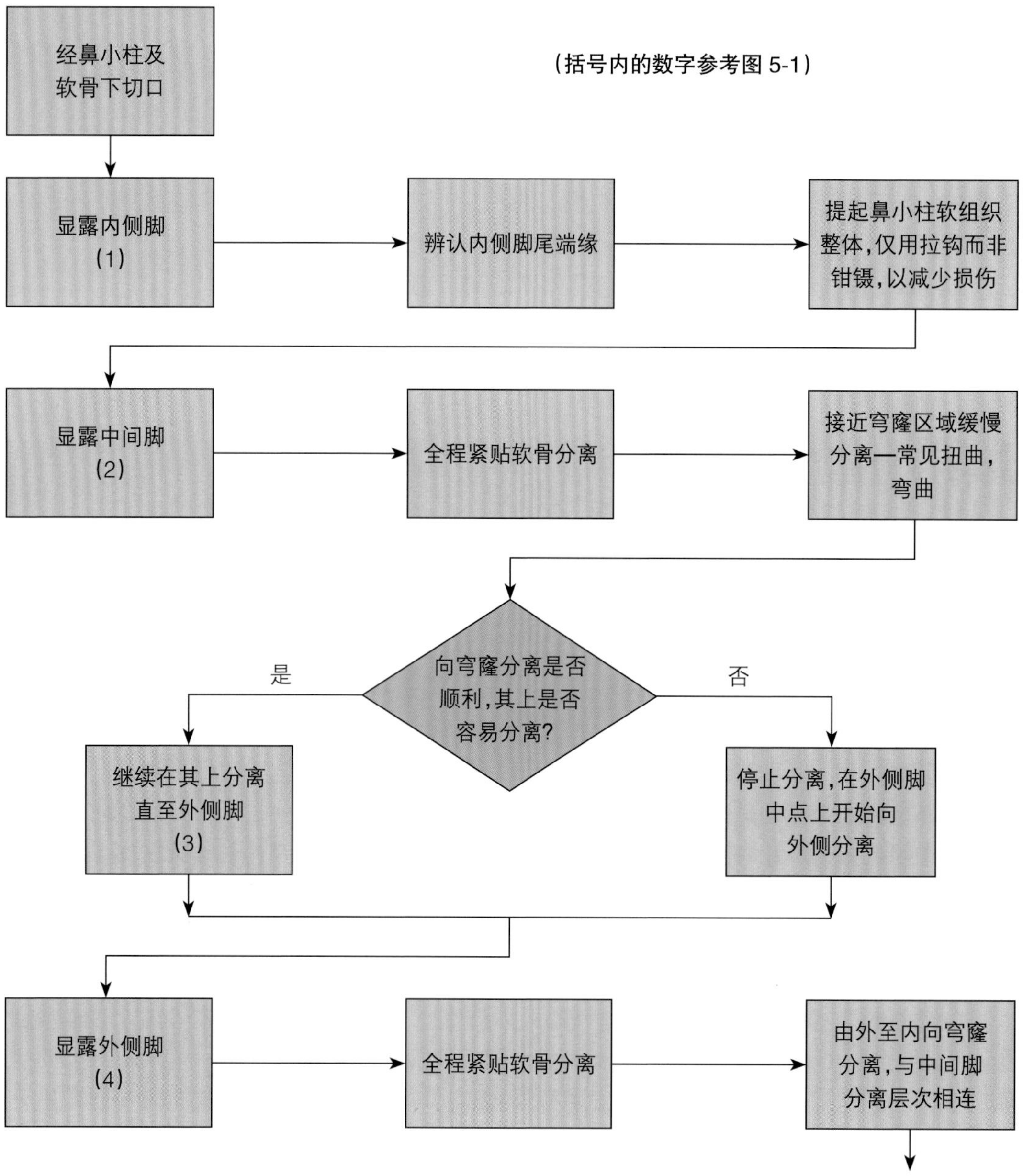
（括号内的数字参考图 5-1）
经鼻小柱及软骨下切口
显露内侧脚（1）
辨认内侧脚尾端缘
提起鼻小柱软组织整体，仅用拉钩而非钳镊，以减少损伤
显露中间脚（2）
全程紧贴软骨分离
接近穹窿区域缓慢分离—常见扭曲，弯曲
向穹窿分离是否顺利，其上是否容易分离？
是
否
继续在其上分离直至外侧脚（3）
停止分离，在外侧脚中点上开始向外侧分离
显露外侧脚（4）
全程紧贴软骨分离
由外至内向穹窿分离，与中间脚分离层次相连

表 5-1　**支架显露的基本流程——开放术式(续)**

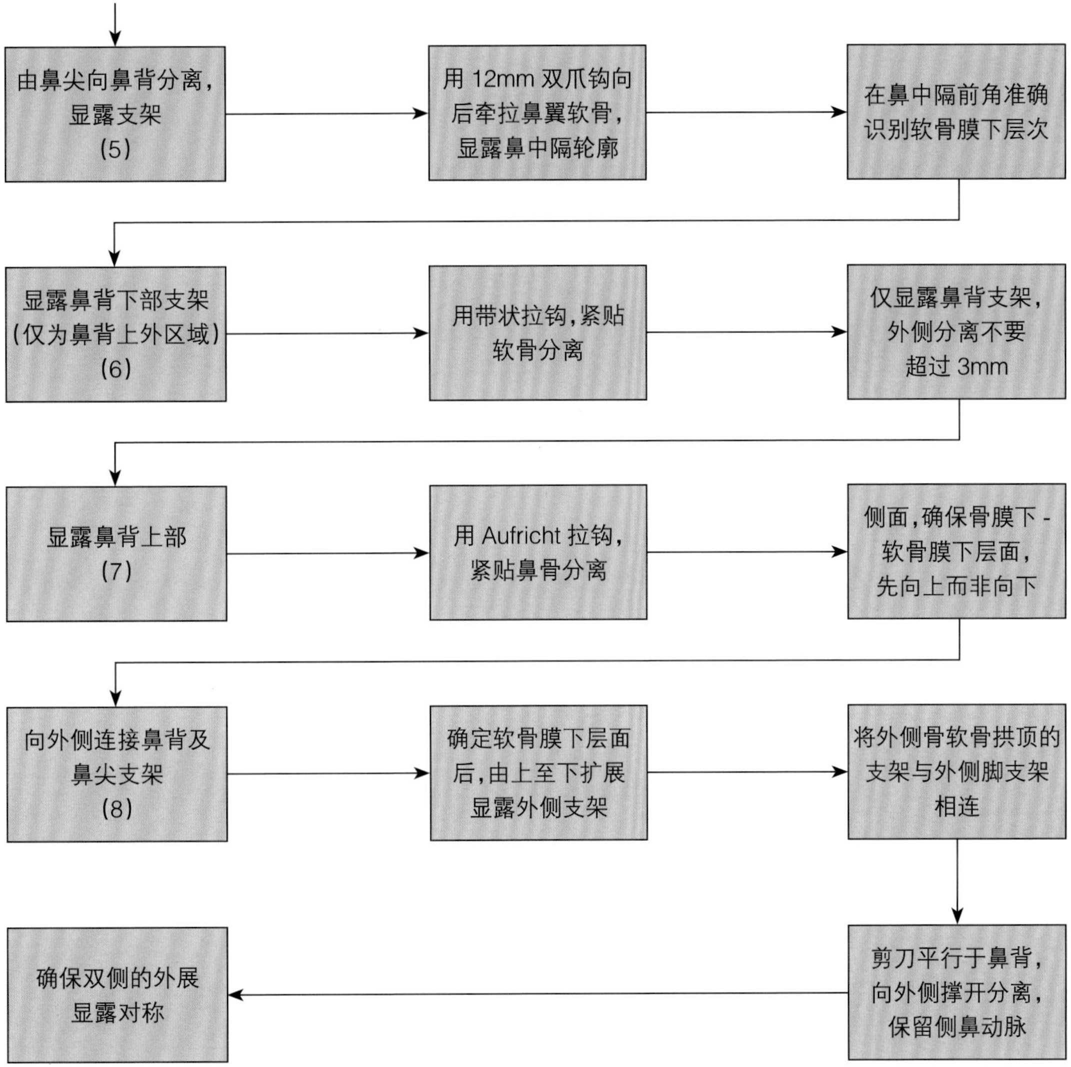

图 5-1　支架显露的次序

1. 内侧脚	5. 由鼻尖向鼻背的过渡区
2. 中间脚	6. 鼻背下部
3. 穹窿部	7. 鼻背上部
4. 外侧脚	8. 从侧面显露由鼻背至鼻尖的支架

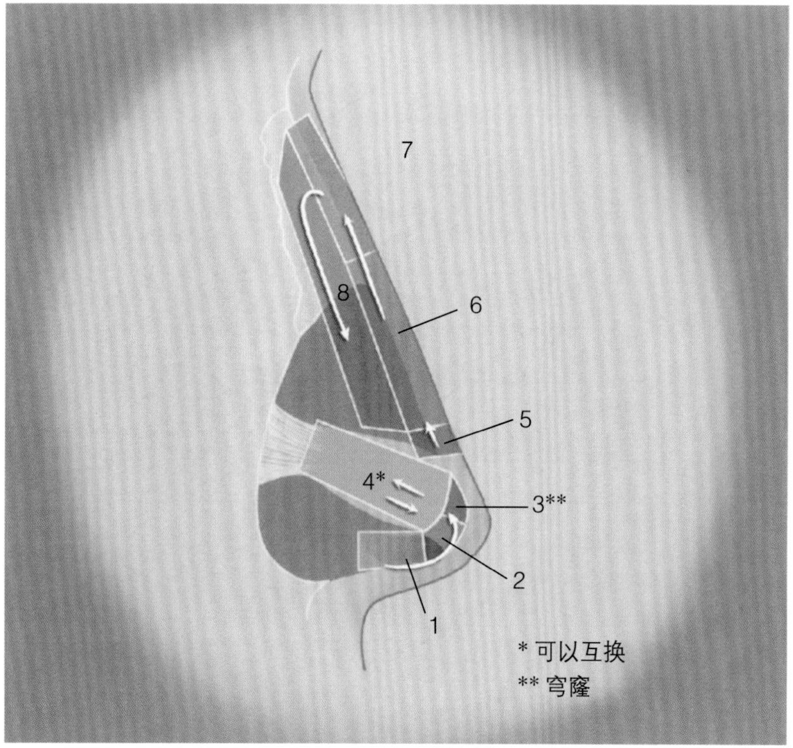

图 5-2　A　紧贴软骨提升，显露鼻小柱动静脉　　B

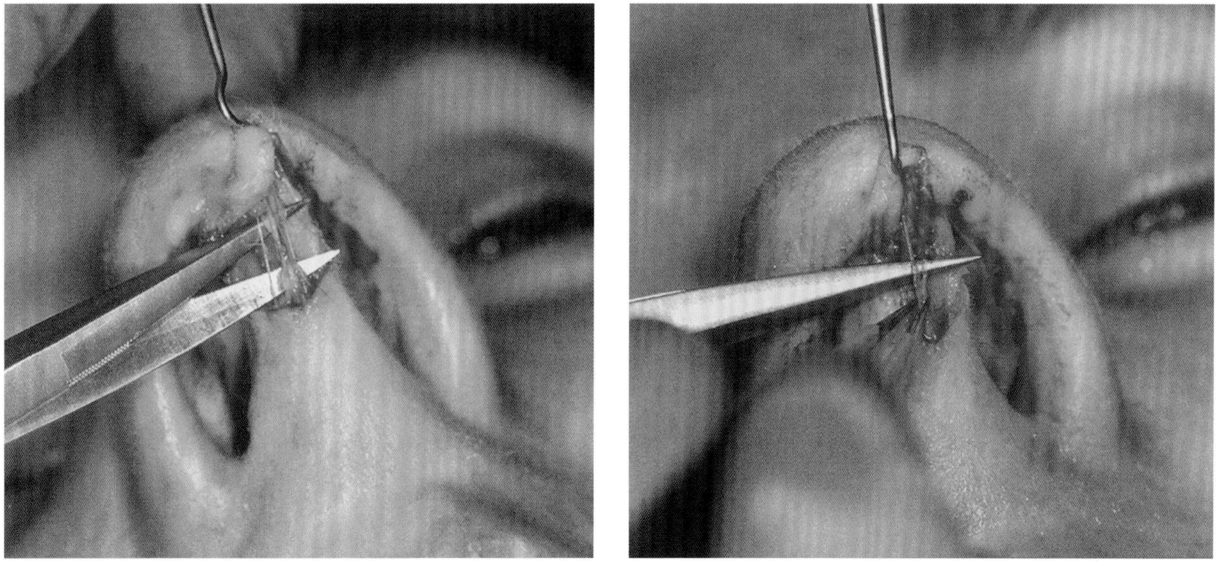

1:1:5
2:3:8,9
2:4:5

图 5-3　剪刀尖端紧贴内侧脚软骨膜撑开

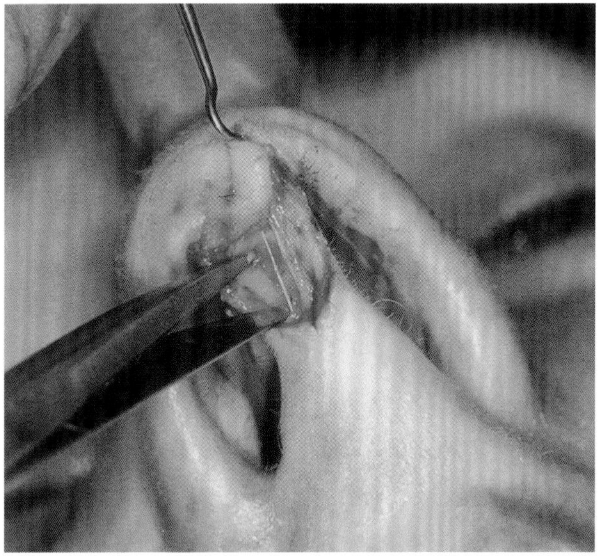

图 5-4　保持贴近中间脚软骨膜，完整掀起软组织整体，以减少出血

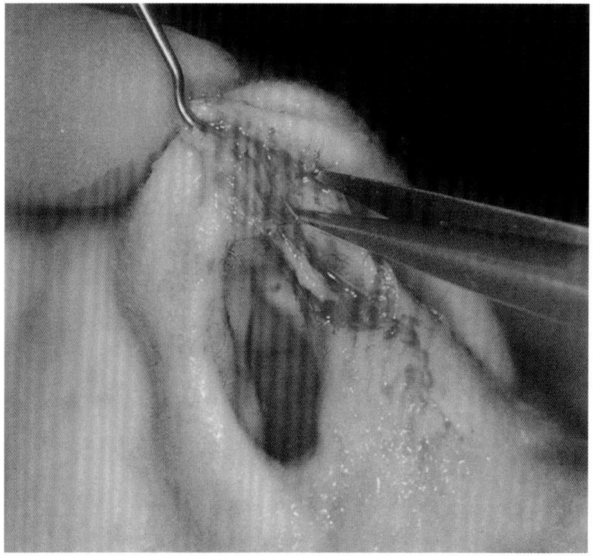

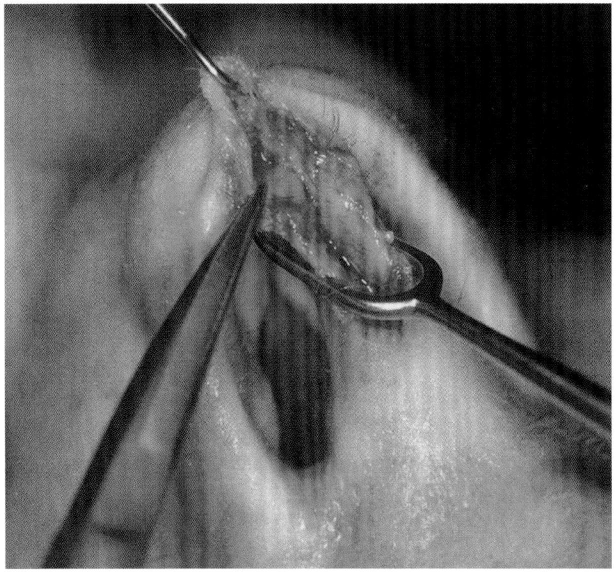

图 5-5　在准确的层次分离，软骨穹窿处不遗留软组织

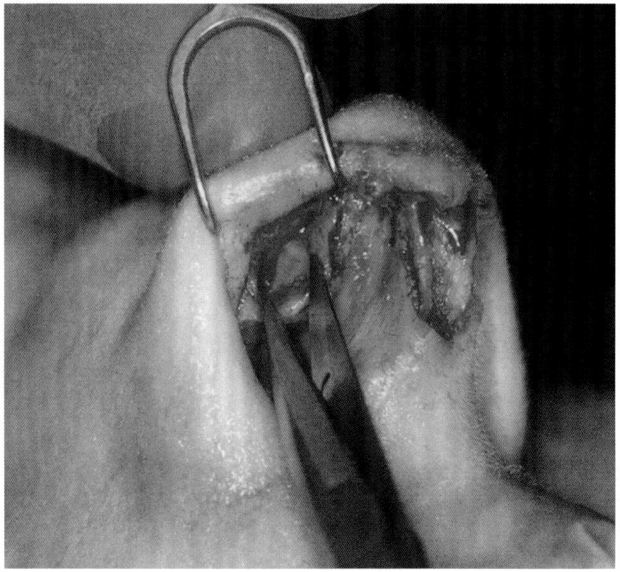

图 5-6　若穹窿区分离困难，术者可先在外侧脚表面外侧辨认软骨膜层次，随之向内侧分离

（图 5-6）。继续朝穹窿方向向内分离，与鼻小柱分离层次相连（图 5-7）。为了便于外侧分离，沿鼻翼缘置入 12mm 双爪钩，向头端牵拉，使鼻翼缘轻度外翻。前庭黏膜处置入单钩，尾端反向牵拉，以更好的明确分离层次（图 5-7）。垂直于外侧脚平面，撑开剪刀尖端，掀起被覆软组织。分离接近穹窿时，双爪钩遗留于原位，撤去前庭黏膜处的单钩，双侧穹窿上置入 7-mm 双爪钩，向下方或尾端反向牵拉，显露穹窿层次（图 5-8）。由外侧脚外侧，距穹窿起点大约 15mm 处，掀起软组织。此时，不要由外侧脚向头端分离至上外侧软骨浅面。首先显露鼻背支架，随后显露鼻背外侧支架，逐渐延伸至外侧脚支架，以保护鼻背动脉分支。

鼻背支架显露

为了辨认鼻背支架显露的正确层次，置入 12-mm 双爪钩，钩齿位于双侧穹窿上方，下外侧软骨头端缘与上外侧软骨尾端缘之间。直接向后方牵引拉钩，迫使鼻中隔角突向前方，随后，紧贴中隔角，置入剪刀尖端，垂直于鼻中隔平面撑开（图 5-9A 和 B）。撤去鼻小柱皮瓣的单钩，在鼻中隔角软骨与被覆软组织之间，紧贴软骨的层次，置入鼻背带状拉钩（图 5-10A）。

图5-7　持续对比两侧外侧脚及穹窿，完整掀起所有被覆软组织，减少出血、组织损伤及瘢痕挛缩

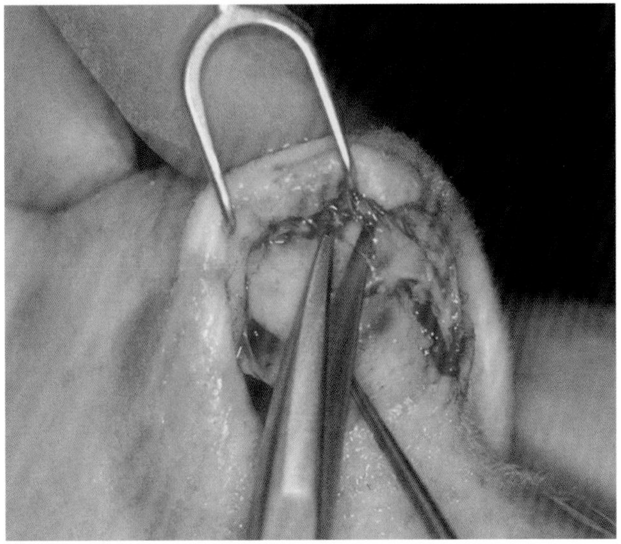

图5-8　由鼻尖支架显露转向鼻背支架显露。双爪钩向后牵拉鼻尖复合体

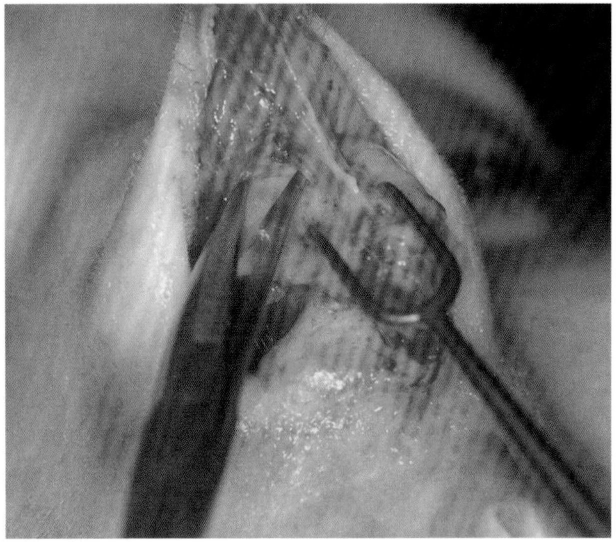

图5-9　A

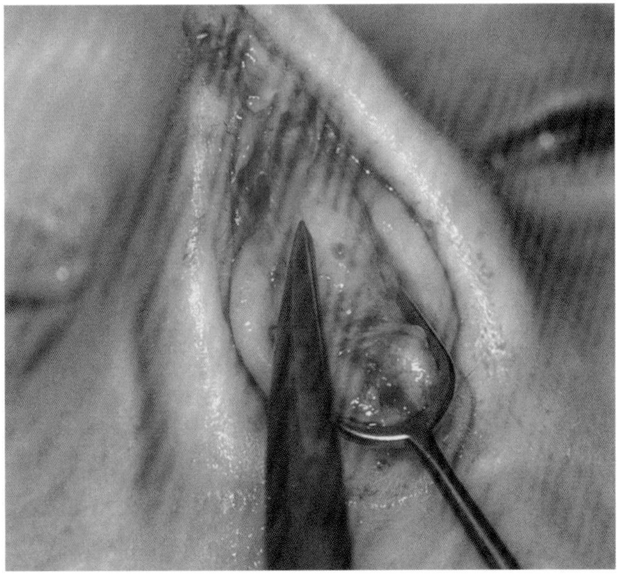

B

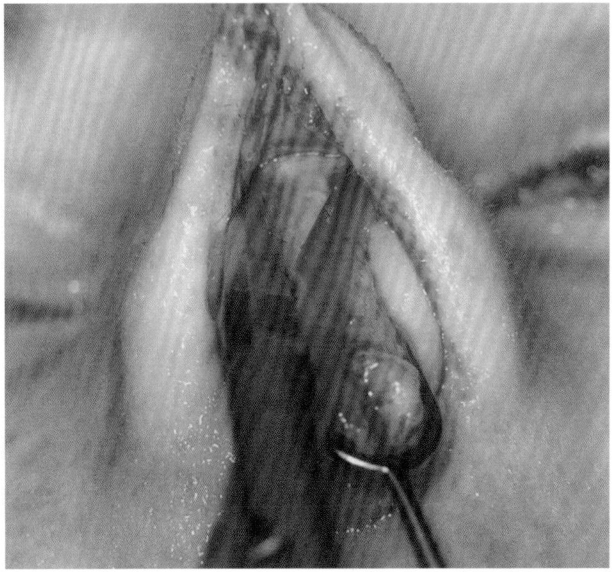

1:1:5
2:3:10,11
2:4:5

图 5-10 A

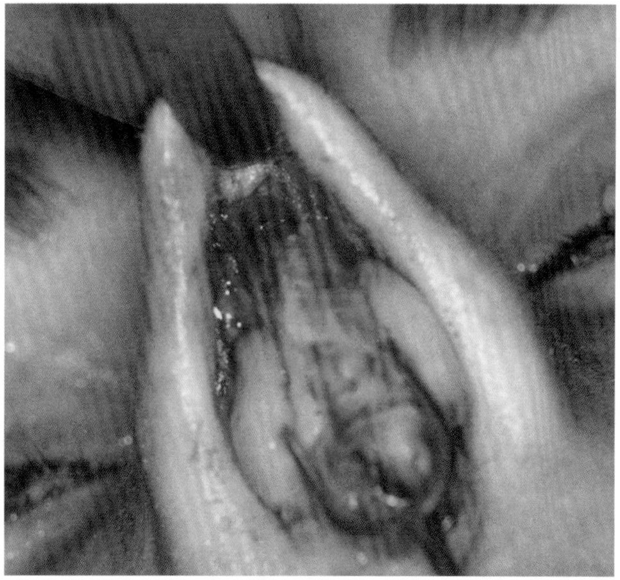

B

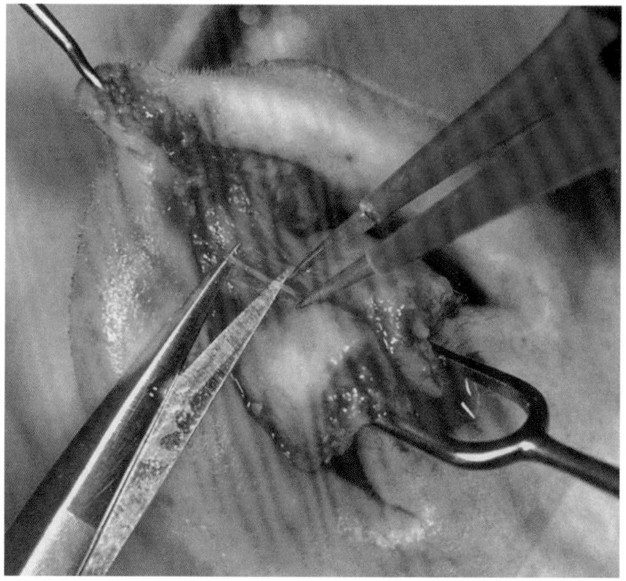

图 5-11

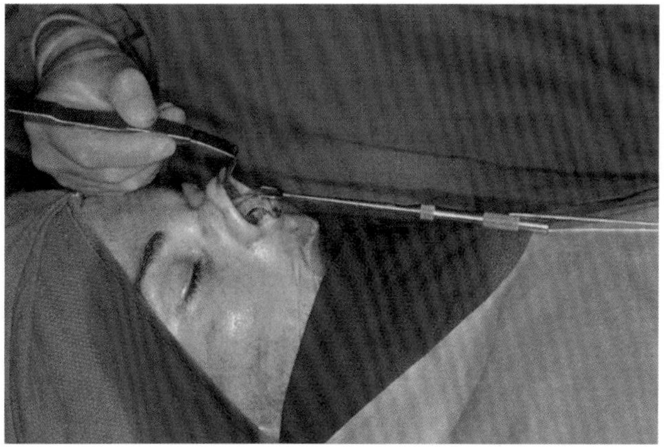

鼻中隔角附近，通常有一小血管上行进入软组织（图 5-10B）。

有一明显的小动静脉经鼻中隔角区域上行进入被覆软组织，可电凝离断。将一橡皮带置入双爪钩槽内，向尾端施以恰当的张力，将鼻翼复合体牵拉远离背部，将橡皮带固定于患者胸部上的治疗巾单（图 5-11）。这种自动牵拉也是动态的。当带状或改良 Aufricht 拉钩牵拉显露背部时，橡皮带“回弹”，保持显露，但需防止过大的牵引力作用于鼻尖结构。采用精细剪刀撑开分离或 57 号 Beaver 刀在骨软骨穹窿浅面向头端持续分离。有成对的静脉在头 - 尾方向，走行于骨软骨穹窿浅面，中线两旁，可电凝离断（图 5-12）。

完整掀起鼻背部浅面的软组织，在上外侧软骨及鼻骨浅面，向后延伸 7~8mm（鼻侧下方）。将带状拉钩置换为改良 Aufricht 拉钩，向鼻根显露（图 5-13）。先在骨软骨穹窿两侧，由头端向尾端，沿内 - 外方向延展，最终，将鼻背支架显露与鼻尖支架显露连为一体。在上外侧软骨下缘，向外分离软组织，与鼻翼软

图 5-12

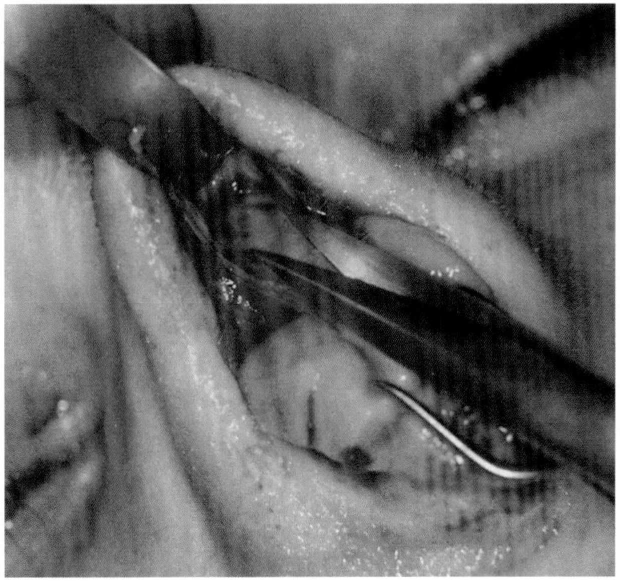

图 5-13

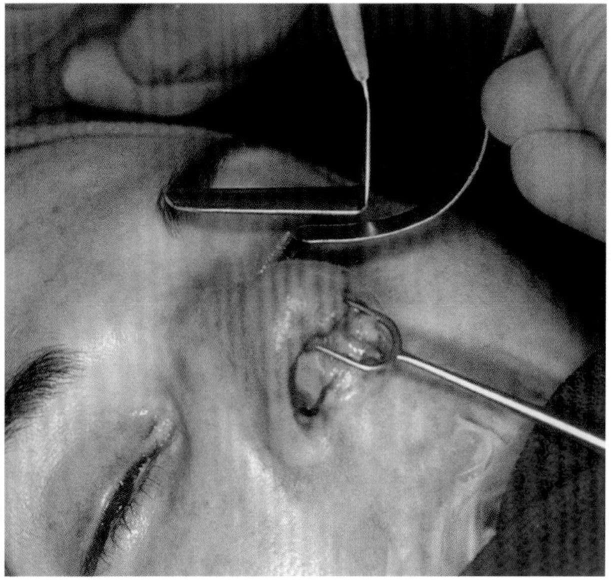

图 5-14

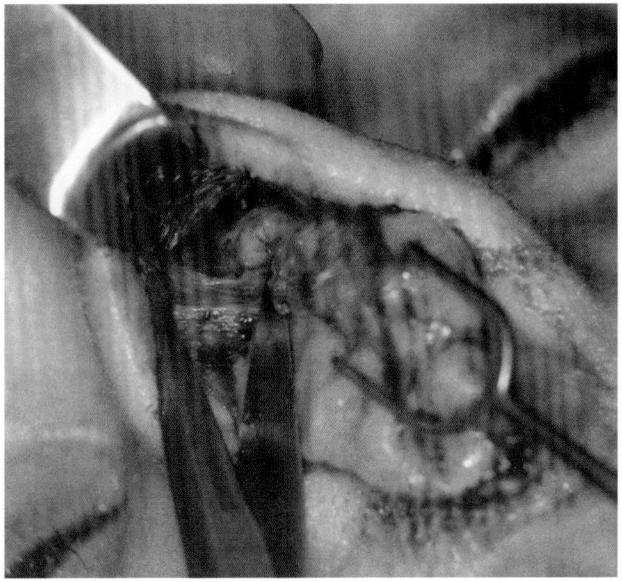

骨外侧脚浅面的分离层次相连(图 5-14)。若分离层次正确，可完全扩展至整个锥体腔隙，而不损伤任何供应鼻尖的侧方血供(经由侧鼻动脉分支)(图 5-15A 和 B)。

骨软骨穹窿侧方浅面宜用锐性铲状头的骨膜 - 软骨膜剥离子，在中线两侧由内至外方向显露支架(图 5-16)。若在显露骨软骨穹窿支架时有任何出血，可能是未在紧贴软骨的正确层次进行剥离。应回到容易辨认正确层次的区域，由此向外剥离。

鼻部高度降低超过 2mm 或鼻尖突度减少 2mm 以上时，广泛剥离软组织至梨状孔，可极大程度地改善鼻尖上区的回覆。当降低鼻尖或鼻背时，广泛的剥离，容许软组织回覆于鼻尖上区域，改善鼻尖上区域的轮廓，降低鼻尖上区域畸形的风险。

当降低鼻尖或鼻背时，广泛的剥离，容许软组织回覆于鼻尖上区域，改善鼻尖上区域的轮廓，降低鼻尖上区域畸形的风险。

图 5-15 A

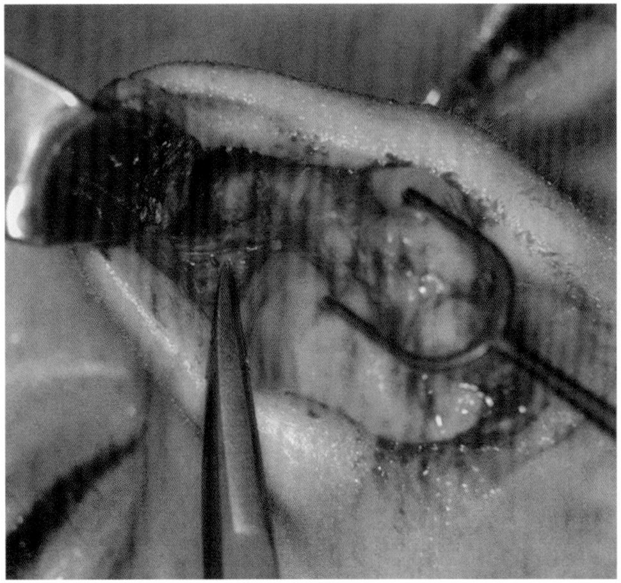

B

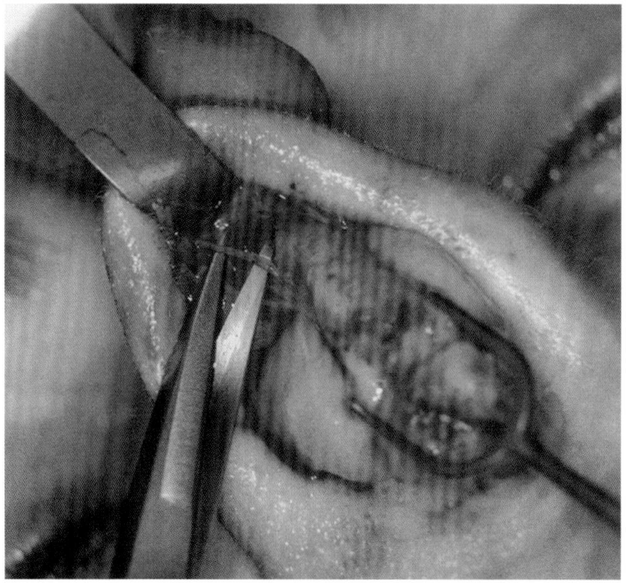

图 5-16

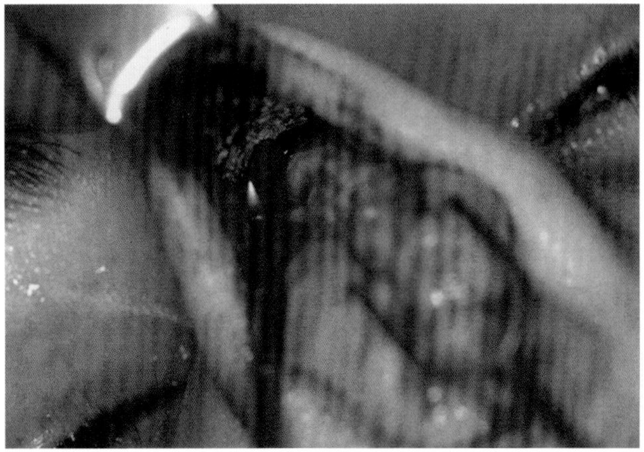

止血

在鼻整形术中，必须控制出血才能获得良好的术野及掌控。手控针式绝缘电凝笔以及单极或双极手控显微电凝镊不可或缺。完成其他操作时，为控制软组织的少量渗出，将 Merocel 工具擦（聚氨基甲酸乙酯海绵）切为小条（10mm × 30mm），或采用神经外科合成纤维片（有时会有讨厌的磨损），将之浸泡于数毫升 1∶1000 肾上腺素，随后置于鼻背部之上。血压正常的患者，操作正确的话，鼻整形应是基本无血的操作过程。

血压正常的患者，操作正确的话，鼻整形应是基本无血的操作过程。

牵拉时防止被覆组织及软骨的损伤

鼻整形术中，正确选择及使用器械非常重要，可防止对被覆软组织的损伤。切口缘及鼻小柱皮瓣采用拉钩，避免血管钳钳夹（图 5-4）。

牵拉背部被覆组织远离鼻尖时，由于钩齿可切割及擦伤鼻孔缘，应避免将双爪钩置于鼻

鼻整形术中，正确选择及使用器械非常重要，可防止对被覆软组织的损伤。

图 5-17

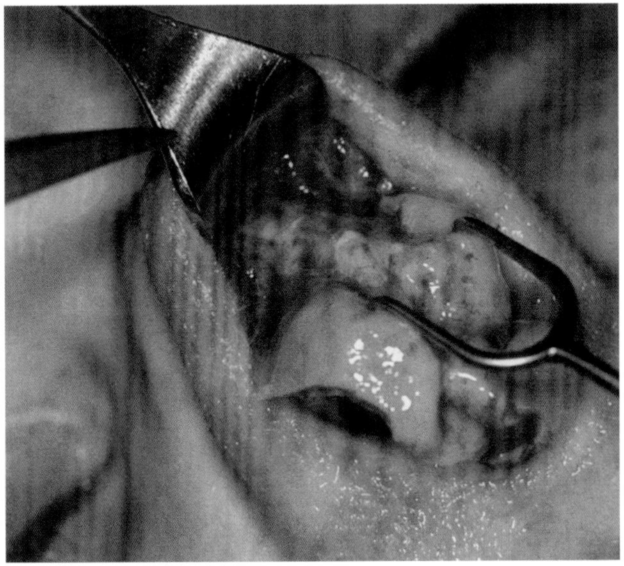

孔顶部。用背部皮肤拉钩(图 5-17)或 Desmarres 眼睑拉钩代替，将牵拉力作用于鼻孔缘软组织的接触面积增大，避免擦伤。采用前述的动态牵拉系统(见图 5-12)向下牵拉鼻尖复合体，显露背部及鼻中隔，防止过强的牵拉力或静态力反向牵拉结构。最后，每一病例仅用恰当的牵引力，提供足够的显露，按程序操作，减少牵拉力对薄弱或塑形结构的作用。

软组织动度

当掀起外侧脚侧面软组织时，努力确保两侧软组织的动度相等(图 5-18)。镊子尖端位于软组织移动的外侧边缘。

显露支架时，首先要保护连接两侧内侧脚的软组织(图 5-19)。这些连接有足够的移动性，且在将鼻小柱支撑移植物缝合固定于内侧脚时，为移植物提供了稳定的头端，有助于控制移植物的植入。

图 5-18

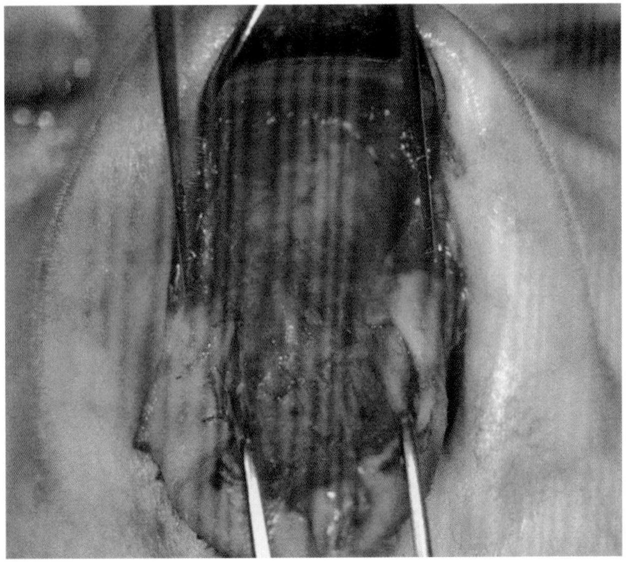

图 5-19

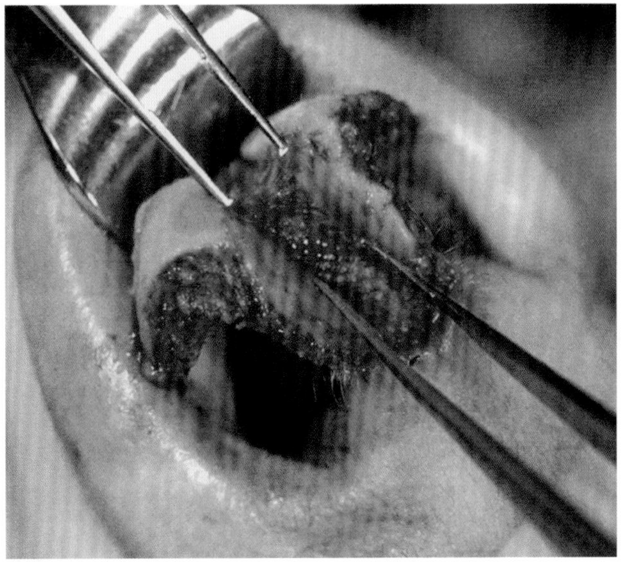

第6章 鼻尖的初次评估及塑形

■ 鼻尖塑形前的评估

2:3:12
2:4:6

精确、高质量的鼻尖手术取决于塑形前详尽的评估。鼻尖的评估计划体系，确保了准确识别现存形态，何者可被塑形以及如何做得最好。无论术者多么有经验，亦不可能在术前识别出所有的解剖精细特征。

表 6-1 是评估鼻尖的体系。虽然十分详尽，但术者一旦熟知这个体系，术中的评估时间不会超过 5 分钟。DVD 含有 PDF 格式的表 6-1，以便于传播和应用于电脑或掌上设备。本章列举的特定畸形所涉及的特定技术在后续章节进行描述。首次阅读此章时，关注基本概念即可，在更加熟知特定技术之后，再重新阅读此章。

2:RF

建立大体印象

鼻整形最重要的原则之一是首先识别形态好的区域，并保护它。

鼻整形最重要的原则之一是首先识别形态好的区域，并保护它。首次检查鼻尖结构时，尝试识别适宜的特征——鼻尖轮廓清晰，鼻小柱 - 小叶角良好，外侧脚凸起但未形成球形，鼻尖突度良好或鼻尖 - 鼻背关系协调，软骨脚坚韧可塑无扭曲。将好的特征铭记在心，再辨认负性或不良特征，选择手术方法，矫正不良特征，同时尽可能保留良好的特征。

将好的特征铭记在心，再辨认负性或不良特征，选择手术方法，矫正不良特征，同时尽可能保留良好的特征。

开放式鼻整形最大的优点之一是，能够在正常静置位检查鼻翼软骨，辨认其每一侧的固有特征以及两者之间错综复杂的关系。利用此优势，避免了牵拉力扭曲鼻翼软骨及其关联。首先，皮瓣静态覆于外侧脚之上未放置拉钩时，检查软骨(图 6-1A)。检查鼻翼软骨时，唯一需要的牵拉是用鼻背皮肤拉钩将被覆皮肤压至鼻翼复合体头侧(图 6-1B)。轻微或不牵拉鼻背皮肤拉钩，确保不要扭曲鼻翼软骨。

表 6-1　**初次鼻尖术中评估体系**

1. 大体印象	优点是什么？保护之！	
	最严重的畸形是什么？	
2. 评估鼻翼软骨的基本对称	长度差异	
	拉钩牵拉穹窿实验	
	厚度差异	
	固有的扭曲、弯曲	
3. 评估内侧脚	长度	
	鼻小柱 - 小叶角	
	鼻小柱节段	
	小叶节段	
	旋转、展开	
	形态	→ 镜像对称 连锁的扭曲，弯曲 固有的扭曲 致密区域
	一致性	→ 可弯曲否？ 何处容易弯曲？
4. 评估中间脚	长度	
	鼻小柱 - 小叶角	
	鼻小柱节段	
	小叶节段	
	旋转、展开	
	形态	→ 镜像对称 连锁的扭曲，弯曲 固有的扭曲 致密区域
	一致性	→ 可弯曲否？ 何处容易弯曲？

表 6-1　**初次鼻尖术中评估体系（续）**

5. 评估穹窿	识别现有穹窿	
	模拟理想的穹窿	→ 用镊子模拟缝合或移植的变化
	模拟穹窿时比较鼻翼软骨	→ 评估下述改变： 突度 内侧脚 中间脚，展开角度 鼻小柱 - 小叶角
	明确穹窿矫正方法	
	调整手术流程	
6. 评估外侧脚	长度	
	与鼻翼缘相对位置	→ 有“错位”吗？
	外侧凸度	
	头 - 尾布局	
	形态	
	一致性	→ 可弯曲否？ 何处容易弯曲？
	模拟缝合或移植的变化	→ 评估下述改变： 突度 内侧脚 中间脚，展开角度 鼻小柱 - 小叶角
7. 流程确定	维持原有流程	
	根据情况改变流程	→ 长度差异 缝合或移植无法矫正固有畸形，其他适应证

图 6-1　A　B

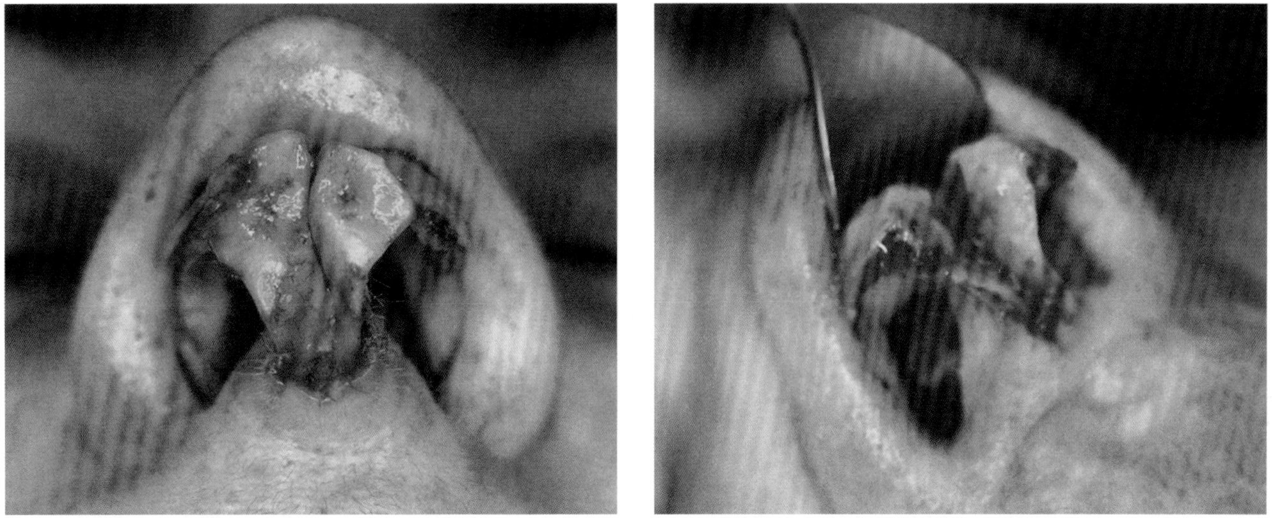

若畸形未在表面显形，就不需要矫正。

在尽最大努力采用非损伤可逆性技术进行矫正之前，不应当去除任何正常的解剖成分。

发现畸形时，首先拷问其是否真正需要矫正。内面可见的解剖畸形引起外面显形的畸形了吗？若畸形未在外面显形，就不需要矫正。事实上，有时矫正反而有害，引起额外的变数，降低了获得外观整体平衡的可靠性。

观察鼻翼软骨。在初次鼻整形手术中，很少遇到严重发育不良的软骨(除外唇裂鼻)或需要复位或修复解剖成分才能矫正的畸形。偶尔，鼻尖软骨非常薄而“脆弱”，若不增加控制性鼻小柱支撑等结构性支撑，可能不足以取得理想的鼻尖突度及轮廓。更为罕见的是，出现严重扭曲或致密区域，利用现有的结构无法矫正，需要切除和置换。无论多么发育不良、变形或异位，在尽最大努力采用非损伤可逆性技术进行矫正之前，不应当去除任何正常的解剖成分。

在初次检查时，鼻尖外观最差的畸形是什么？优先处理最差的畸形，除非它的矫正妨碍鼻整形其他必要的操作。

优先处理最差的畸形，除非它的矫正妨碍鼻整形其他必要的操作。

软骨大体对称性的评估

评估一侧鼻翼软骨的大体特征，并与对侧对比。一侧长于另一侧吗(从内侧脚的底部至外侧脚的外侧)？长度不等的影响是什么？若此差异位于穹窿凸起处，较短的或低突起穹窿能够被提升至对称位置，而不产生内侧脚足部明显变形或外侧脚相对过短或凹陷吗？紧邻双侧鼻孔顶点下方，置入 7mm 双爪钩，上提使穹窿基本对称，而软骨长度差异更为明显（图 6-2）。

双侧对比，整个鼻翼软骨的整体厚度有差异吗？虽然少见，较厚侧的软骨相比较薄侧更难塑形，并最终形成更大的突度。存在此种畸形时，确定较薄或较弱侧软骨所能达到的支撑力度及突起程度，依据此限制因素，规划鼻尖的矫正方案。

一侧鼻翼软骨有先天性扭曲、弯曲或致密片段，而另一侧没有吗（图 6-3）？若如此，这些区域将对任何缝合或移植力度的反应减弱。出现扭曲、弯曲或致密区时，对某一区域提供双侧对等力度的技术（例如，外侧脚跨越缝合，外侧脚跨越移植）将会形成不对称。软骨出现不对称的块状或厚度时，采用单侧替代技术为两侧提供不同的力度。试举一例，一侧的穹窿外侧 10mm 处致密增厚区域，而对侧无相仿的致密度，引起一侧鼻翼软骨外侧凸起（lateral alar convexity，LAC）（图 6-4A）。采用外侧脚跨越缝合技术，由一侧外侧脚致密区至对侧外侧脚对应位置（但不致密或增厚），缝线收紧时，会导致较薄侧过度矫正（图 6-4B）。改为双侧跨越缝合，分别由每侧外侧脚至鼻中隔，每侧外侧脚施以不同的力度，以获得对称矫正（图 6-5）。

图 6-2

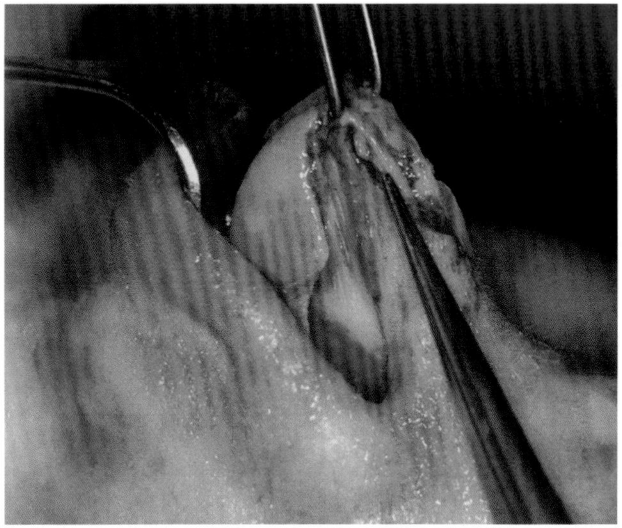

图 6-3

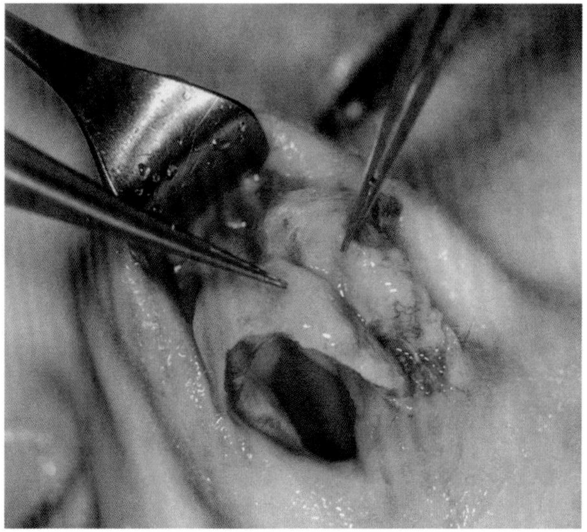

图 6-4　A

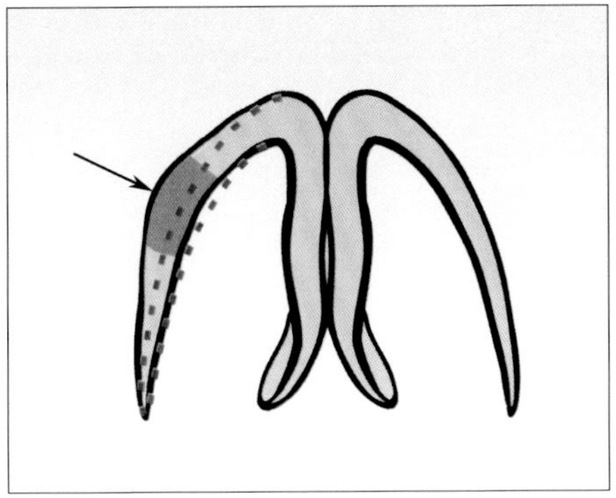

B

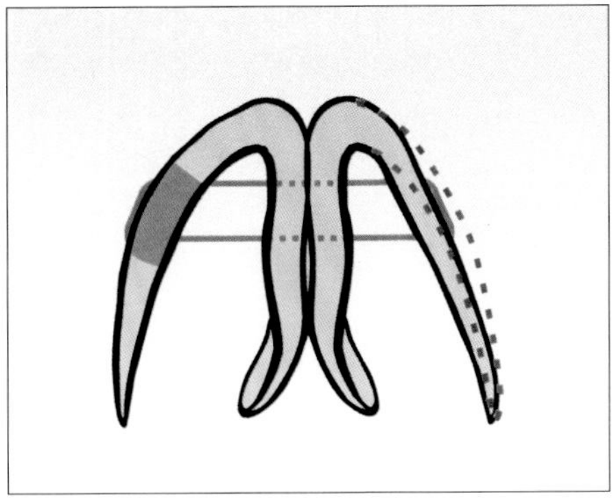

图 6-5

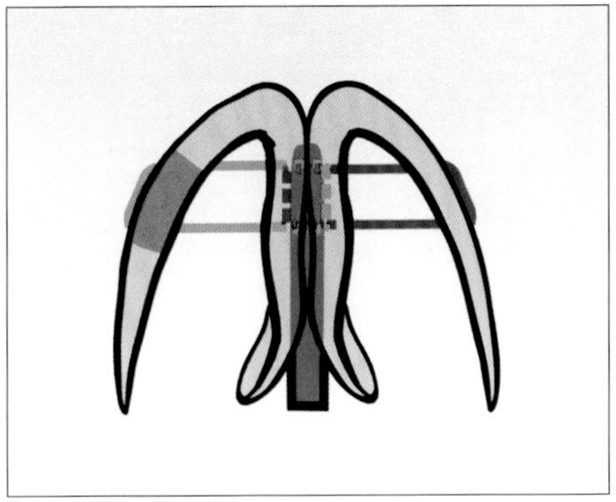

内侧脚的评估

图 6-6

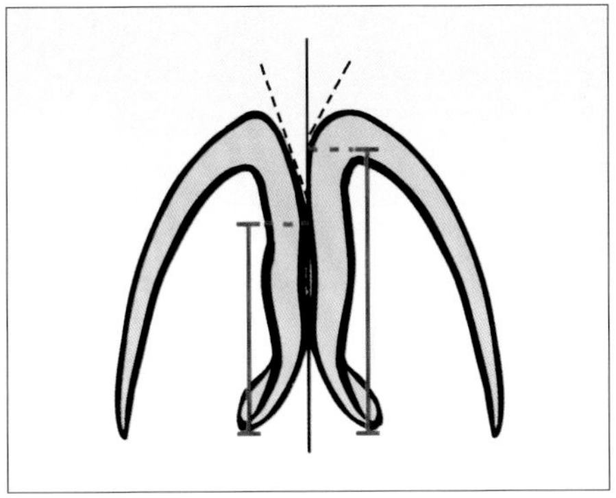

随后，重点关注每一侧内侧脚。两侧由内侧足踏板至延伸到中间脚的转折点的长度有差异吗（图 6-6）？由于内侧脚一般不显露外形，其长度的差异通常不明显，除非在穹窿突度的长度有差异。若内侧脚一侧较短，即使短于 2mm，由于内侧脚相互之间的移动性，亦容易矫正，如向对侧推进，然后用展开控制缝合或鼻小柱控制支撑固定。

有适宜的鼻小柱 - 小叶角吗？若无，不足还是过度（图 6-7）？查看软组织覆盖时的整个鼻小柱，随后牵拉软组织。评估鼻小柱部分（内侧脚后缘至鼻小柱 - 小叶交界点）与小叶部分（中间脚前缘至鼻小柱 - 小叶交界点）的相对关系（图 6-8）。某一部分相对较短吗？若是，弯曲软骨可改变转折点位置，延长某部分的相对长度吗？或者最差的情况，小叶部分的长度绝对不足，不能“借取”鼻小柱部分（内侧脚）得以弥补吗？小叶部分严重不足（图 6-9），且内侧脚的长度不足以补偿者，是横断并延长内侧 - 中间脚，置入鼻小柱控制支撑，行一期鼻小柱 - 小叶鼻尖移植技术为数不多的适应证之一。

小叶部分严重不足，且内侧脚的长度不足以补偿者，是横断并延长内侧 - 中间脚，置入鼻小柱控制支撑，行一期鼻小柱 - 小叶鼻尖移植技术为数不多的适应证之一。

观察每侧内侧脚展开的程度。对称否？若非，一侧内侧脚或者宽于对侧，或者与对侧相比相对旋转（图 6-10A），需要采用展开控制缝合和（或）鼻小柱控制支撑予以矫正。侧面观，一侧内侧脚尾缘比对侧更加突向尾端，导致鼻小柱的不对称吗（图 6-10B）？若是，容易复位吗？内侧脚转移至术后理想位置时，展开程度改变吗？若是如此，应计划在达到清晰对称的

图 6-7

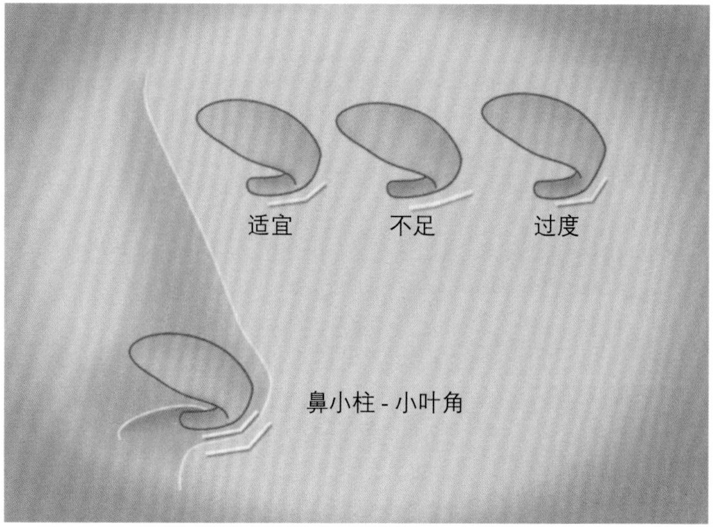
适宜
不足
过度
鼻小柱 - 小叶角

图 6-8

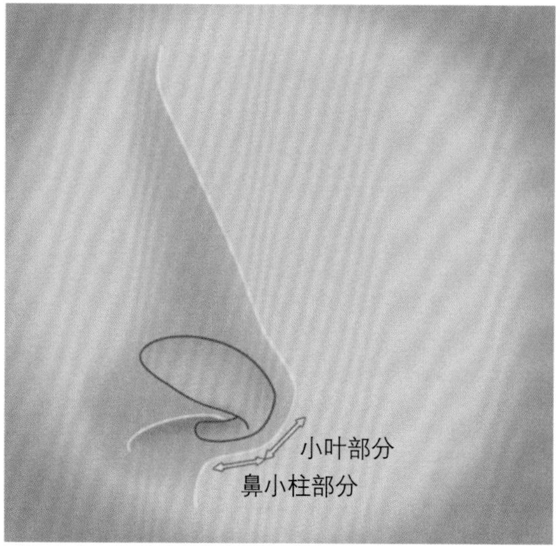
小叶部分
鼻小柱部分

图 6-9

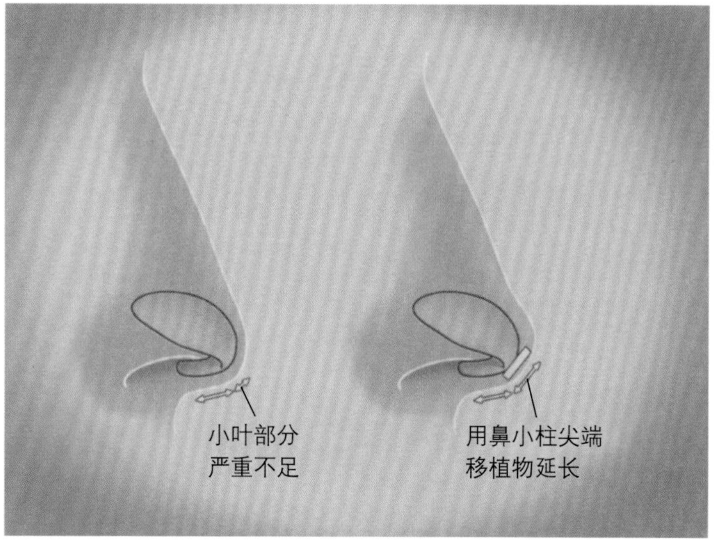
小叶部分
严重不足
用鼻小柱尖端
移植物延长

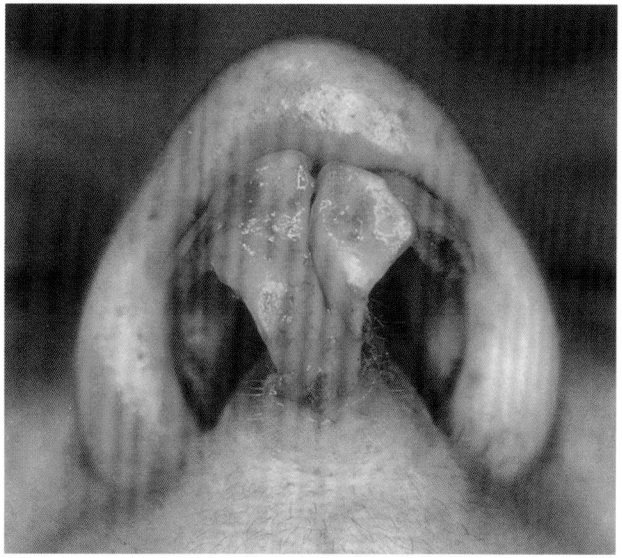

图 6-10　A. 内侧及中间脚不对称

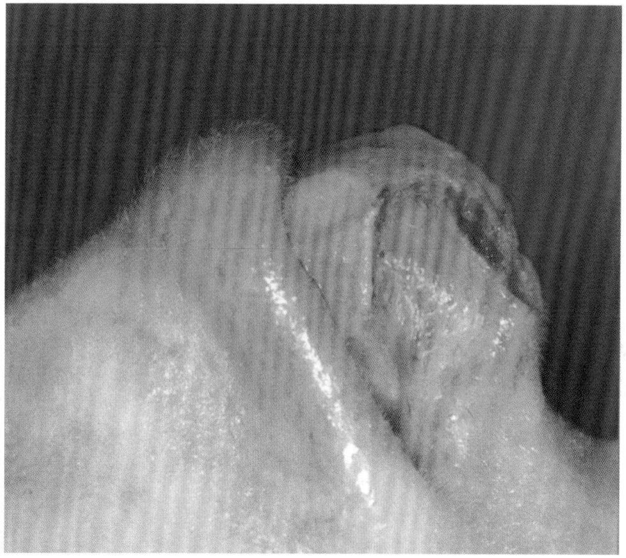

B. 观察评估内侧脚及中间脚长度、鼻小柱 - 上唇角及鼻小柱 - 小叶角、鼻尖突度及鼻尖形态

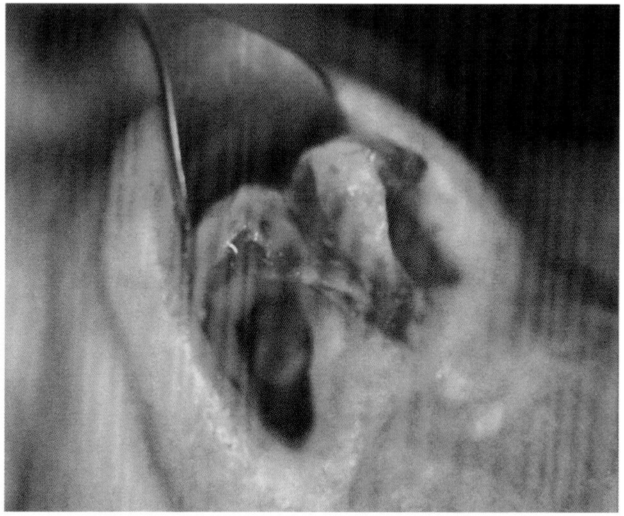

图 6-11　两侧内侧脚及中间脚相似，但并不完全镜像对称

穹窿突度后，实施展开角度的最终调整。

内侧脚的整体形态十分重要。若为镜像对称（大多数初次病例的特点），畸形通常也对称，矫正也相对简单（图 6-11）。若内侧脚及中间脚出现连锁扭曲及弯曲，两侧的畸形会有差异，且难以矫正（图 6-12）。出现连锁扭曲及弯曲时，首先覆盖软组织观察外观上是否可视及该畸形（图 6-13）。若否，不需要矫正。矫正弯曲常常加重不对称及鼻尖突度的畸形。

存在致密区域或严重扭曲或弯曲，但两侧对称时，通常无须切除及修饰即可矫正。然而，若有上述畸形，但单侧极为严重，难以或不可能矫正时，需要切除、复位或修饰。

软骨的一致性影响术者采用非损害性技术塑形软骨的能力。用镊子夹持每侧内侧脚，轻柔弯曲，评估其硬度以及缝合或移植力度改变形态的潜能（图 6-14）。首先，夹持鼻小柱 - 小叶

内侧脚及中间脚的轻微弯曲即可产生鼻小柱外形及鼻小柱 - 小叶角的巨大改变。

图 6-12　中间脚连锁扭曲或弯曲

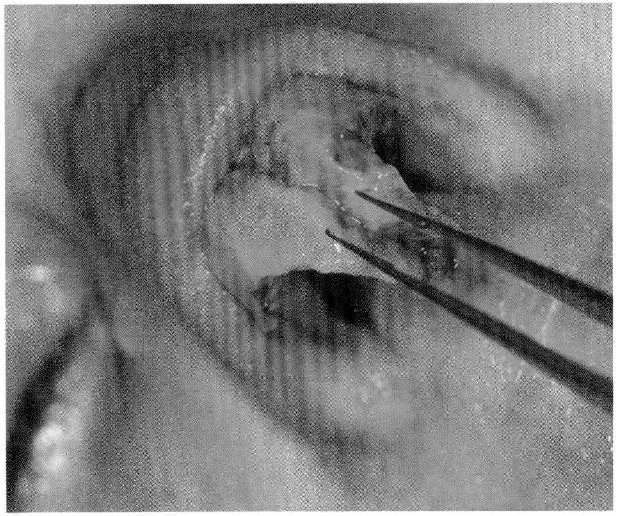

图 6-13　外观可视及中间脚的扭曲吗？

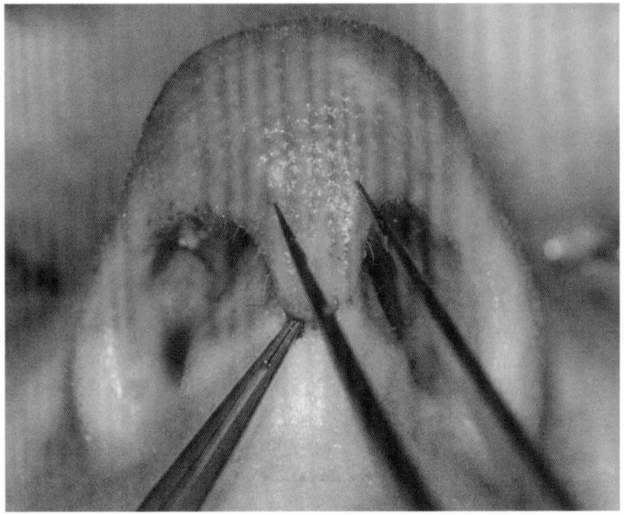

图 6-14　评估软骨的硬度及缝合塑形的潜能

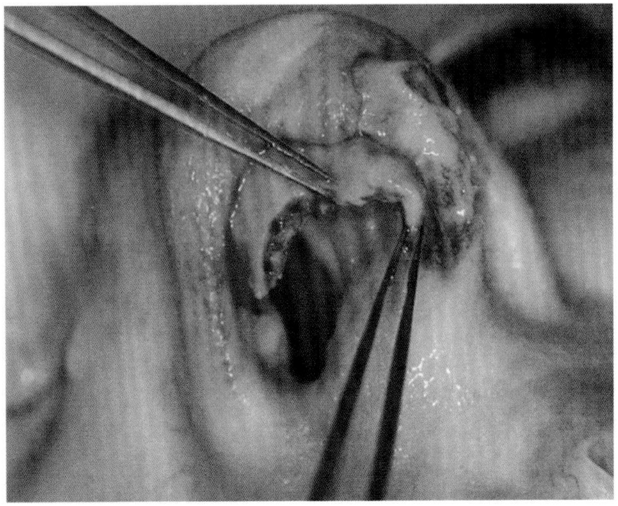

折角的前、后，判断弯曲程度，即弯曲力改变折角的程度。在其极度弯曲或旋转前，内侧脚及中间脚可弯曲多少？内侧脚及中间脚的轻微弯曲即可产生鼻小柱外形及鼻小柱 - 小叶折角巨大改变。

中间脚的评估

中间脚的长度（由内侧脚转折点至穹窿 图 6-15）影响鼻尖下小叶前后位观的显露程度、鼻小柱 - 小叶折角的位置以及鼻尖突起的程度。若两侧长度不等，鼻尖突度一般不对称（图 6-16）。介绍几种使鼻尖突度相等的方法：

1. 若鼻小柱 - 小叶角模糊不清（内侧脚轻微弯曲至中间脚），且软骨较为柔韧，将较短一侧向前推进，直至穹窿部大致对称（图 6-17A）。置入适宜长度的鼻小柱控制性支撑，作为固定夹具或支架，将内侧脚及中间脚固定重塑于适宜的位置，由此获得预期的鼻尖突度，并形成理想

图 6-15

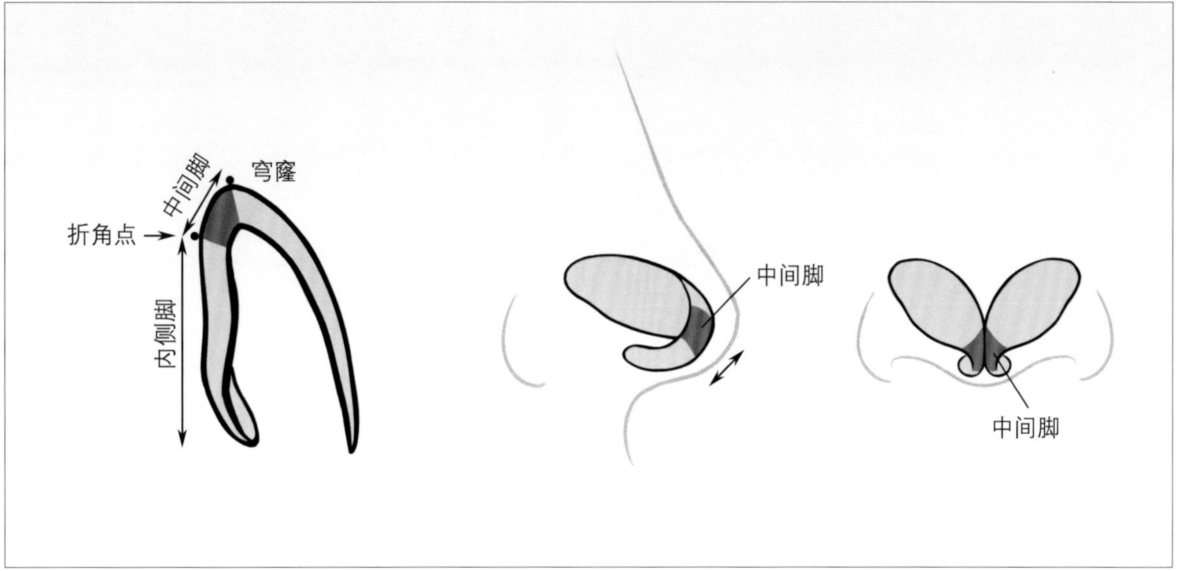

图 6-16

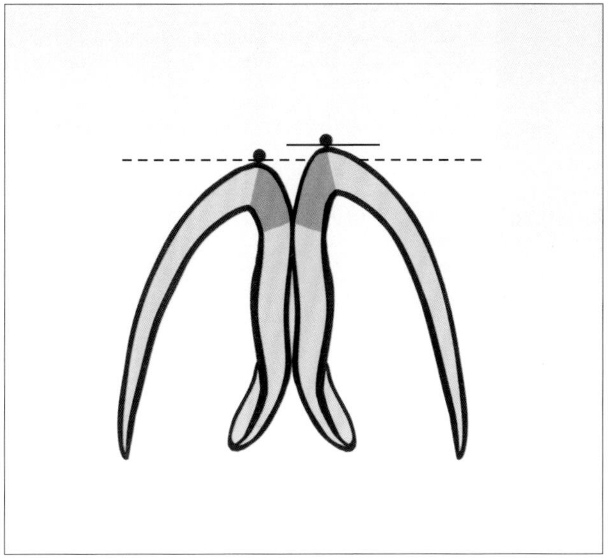

的鼻小柱 - 小叶角(图 6-17B)。

2. 由外侧脚“借取”,以延长中间脚。外侧脚必须有足够的长度和移动度,而且穹窿区域的可塑性适用于该方法。采用一双 0.5mm 镊子,镊尖准确夹持原有的穹窿,另一镊尖加持穹窿外侧 3mm 处(图 6-18A)。外侧的镊子向内移动,以塑造更突起的新穹窿,同时延长中间脚(图 6-18B)。观察外侧脚的曲度,并与对侧对比。若中间脚的延长未使外侧脚变得过直,使用贯穿穹窿缝合完成塑形。增加双侧软组织外侧的移动度有助于此项操作。较长一侧穹窿的轮廓也影响此种方法,稍后将讨论。
3. 内侧脚长度差异超过 3mm 极为少见,但是需要采取更为激进的手段。鼻小柱 - 小叶角之前的中间脚节段性切除重建,覆盖鼻小柱控制支撑移植物(图 6-19)是矫正这些严重病例最好的方法,但是应在尝试上述两种方法无效后再使用。

图 6-17　A

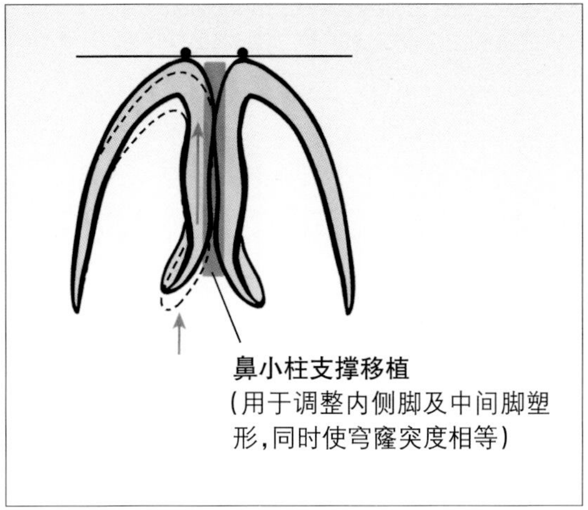

B

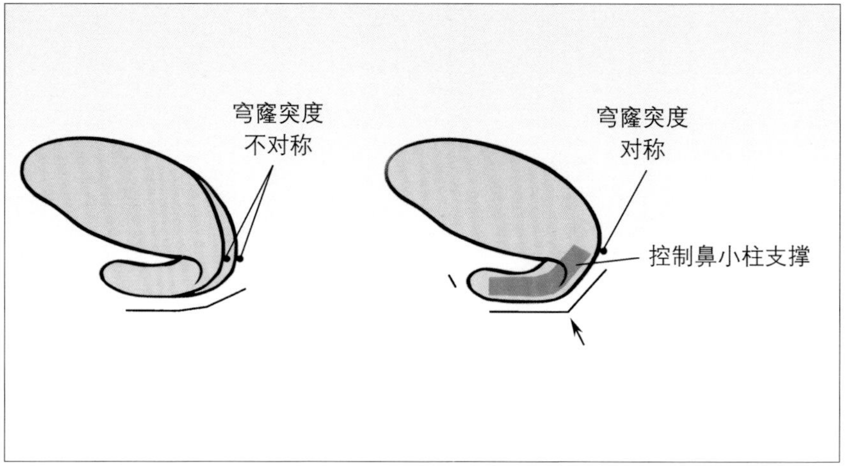

图 6-18　A

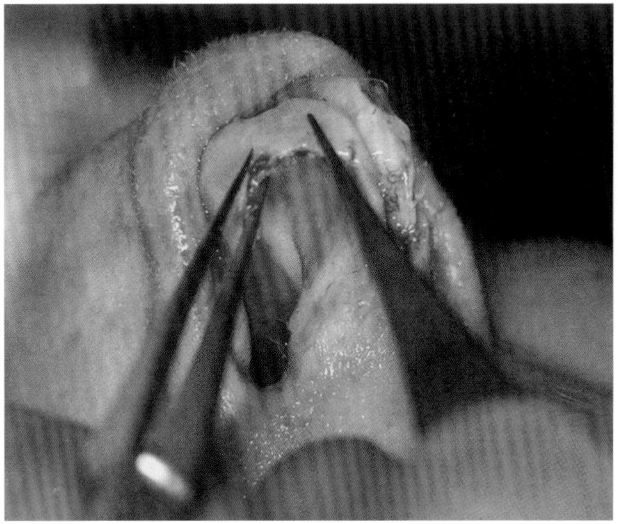

B

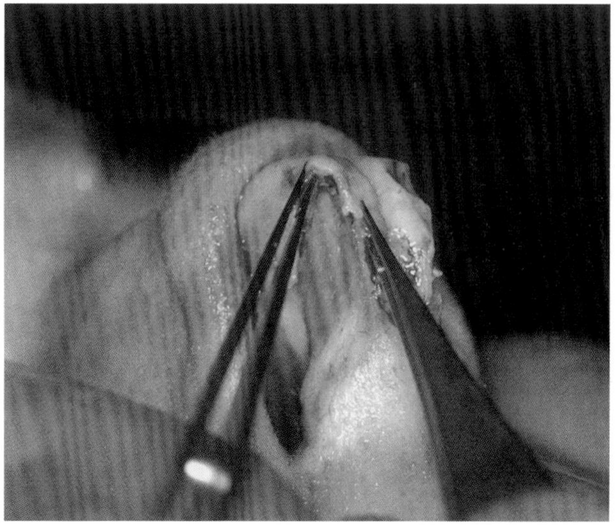

图 6-19

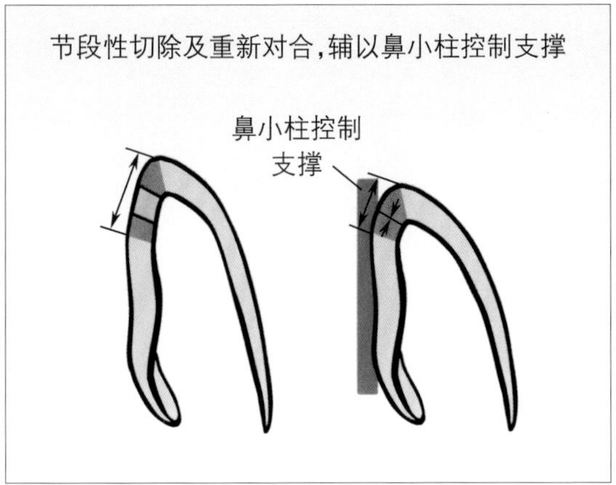

节段切除内侧脚或中间脚重建时一定要在软骨脚覆盖支撑移植物，以防止术后创面挛缩力导致切除点的弯曲或扭曲。

评估中间脚的分离角度（图 6-20）。若角度过大，穹窿间距亦可能过大。在分离点之前行内侧脚固定缝合（内侧脚或中间脚头缘之间），以减小角度，矫正角度过大（图 6-21）。矫正分离角度不足，可在内侧脚之间植入鼻小柱控制支撑移植物，其厚度按需增厚（图 6-22）。维持中间脚之间正常的展开角度，通常希望维持两个清晰的鼻尖表现点。中间脚之间分离角消失以及大幅度缩减穹窿间距的技术，却常常形成单一模糊的鼻尖表现点（图 6-23）。

维持中间脚之间正常的展开角度，通常希望维持两个清晰的鼻尖表现点。

当中间脚由内侧脚转折时，沿纵轴旋转软骨可能增加中间脚尾侧缘的分离角度。若角度过大，底位观时，可见紧邻鼻孔顶点下的鼻小柱宽度增大（图 6-24A），可采用外展控制缝合轻松矫正（图 6-24B）。矫正尾端过度展开时，在侧面观，中间脚的尾侧缘常常更向尾端突起，改变了鼻尖下小叶及鼻小柱 - 小叶角的形态。采用鼻小柱控制支撑联合外展控制缝合掌控鼻小柱侧面观的形态。

图 6-20

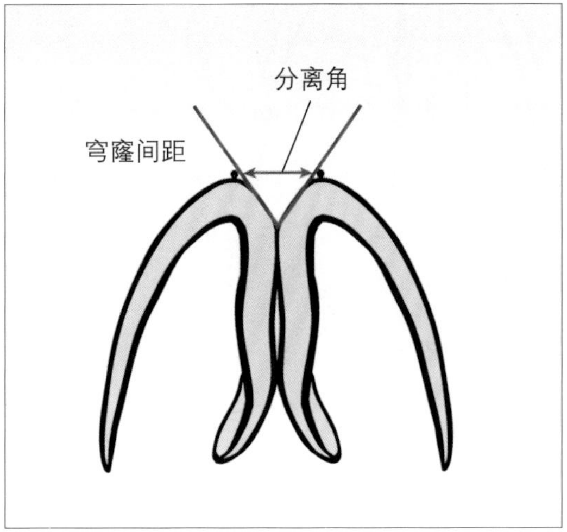

图 6-21

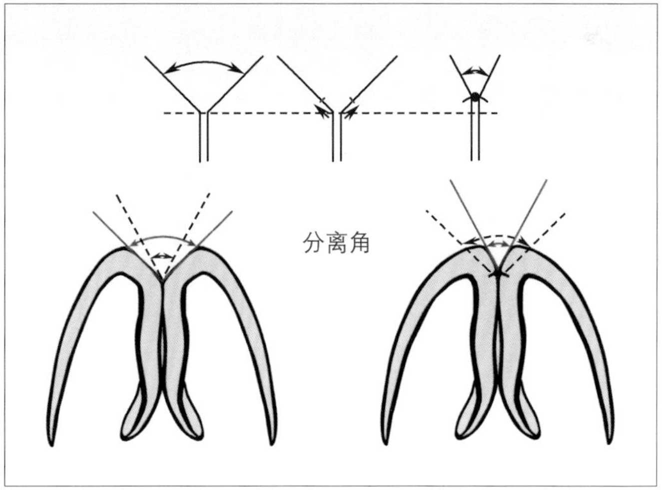

图 6-22

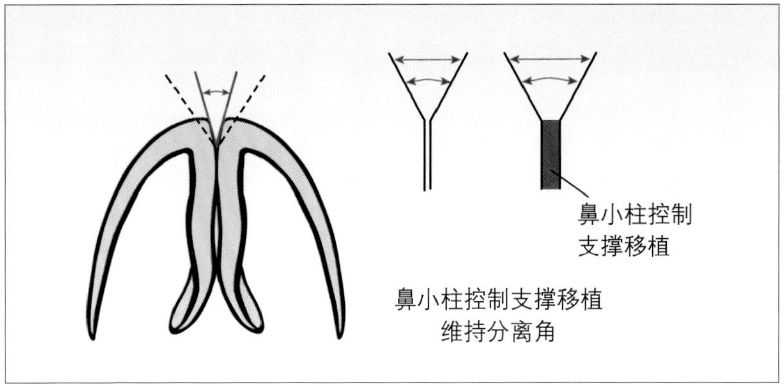

图 6-23

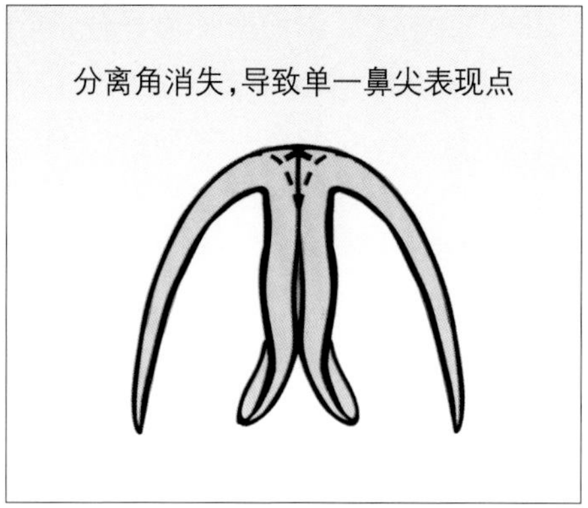

图 6-24　A

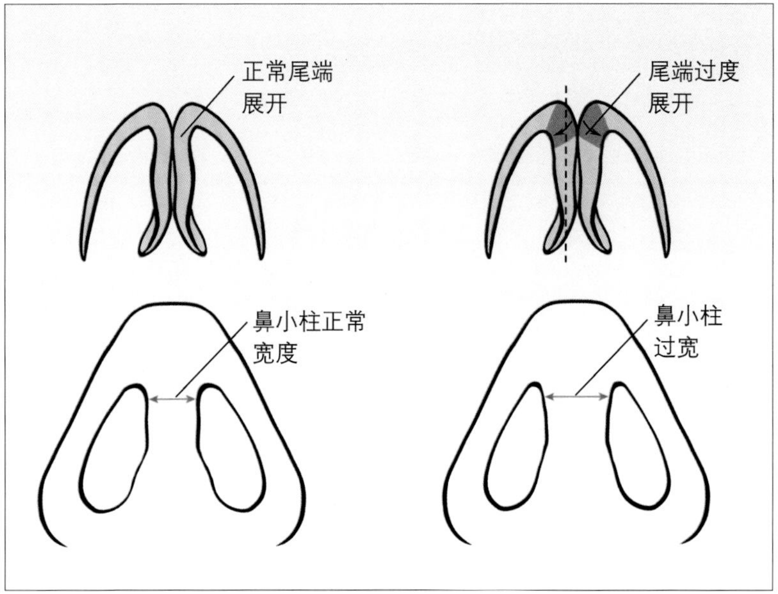

B

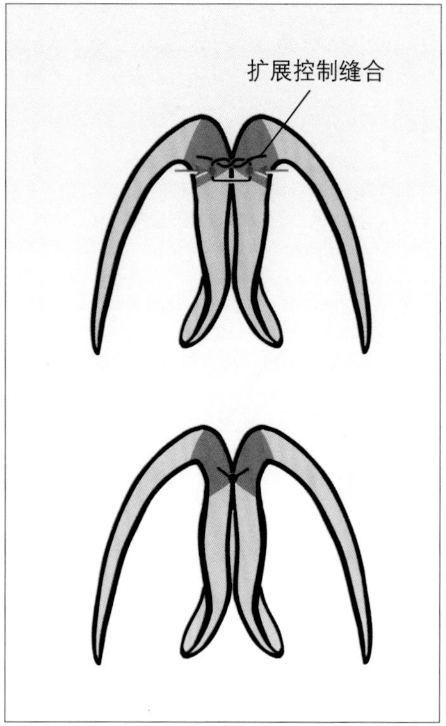

评估中间脚的结构和连贯性，判断其弯曲以及缝合或支撑塑形的可能性，采用前述适用于内侧脚的技术。

穹窿部评估

在正位、侧位及底位观辨认现有穹窿顶点[鼻尖最突出点(图 6-25A~C)]。标记笔点状标记现有穹窿顶点。从同样的三个视角再次检查标记点。

正位及底位观，穹窿形态对称吗？若否，用镊子夹持双侧穹窿区域，施以与贯穿穹窿缝合相似的力度，减少中间脚与外侧脚之间的角度，改善轮廓，模拟理想的形态(图 6-26 及图 6-27)。注意镊子夹持改善穹窿轮廓时，突度也增高。谨记塑形穹窿所获得的突起程度应结合下一评估。

底位观，评估两侧现有的穹窿突度。若有小于 3mm 的差异，矫正方法见下：

1. 相对于对侧向前推进突度低的内侧脚和中间脚，内侧脚固定缝合。若鼻小柱轮廓结构需要塑形，则增加鼻小柱控制支撑。
2. 若较低的穹窿轮廓欠佳，采用贯穿穹窿缝合塑形较低的穹窿，获得更高的突度，随后采用第一种矫正方法调整剩余的差异。
3. 将穹窿跨越缝合在外侧脚的穿入点更偏向外侧，“窃取”外侧脚，提高穹窿突度。用镊子模拟这些改变，判断可能获得的突度(图 6-27)。

图 6-25　A　B　C

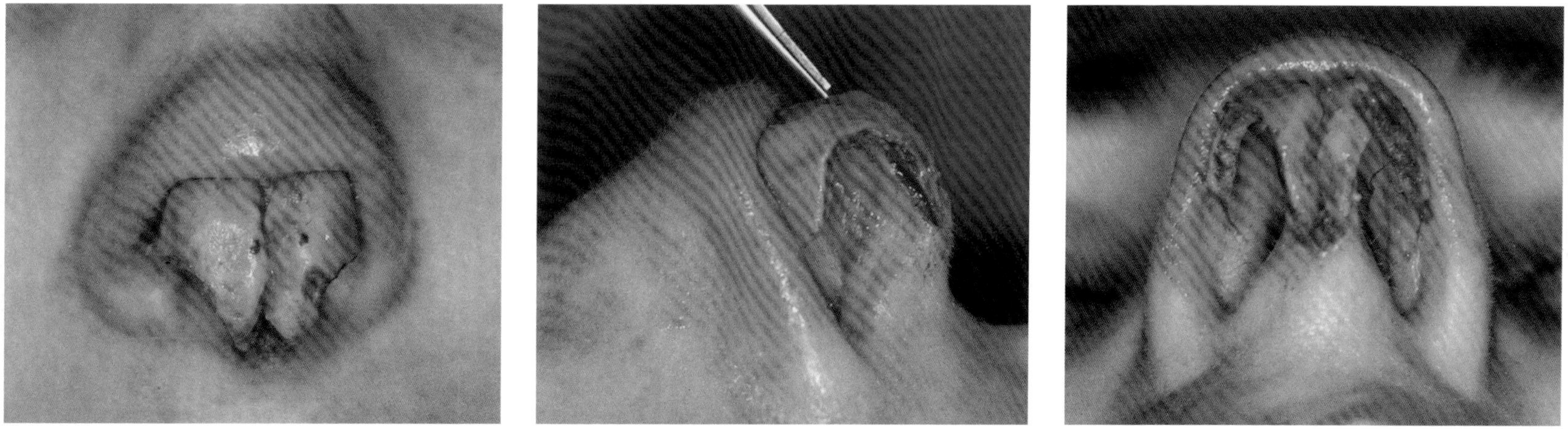

图 6-26 A B

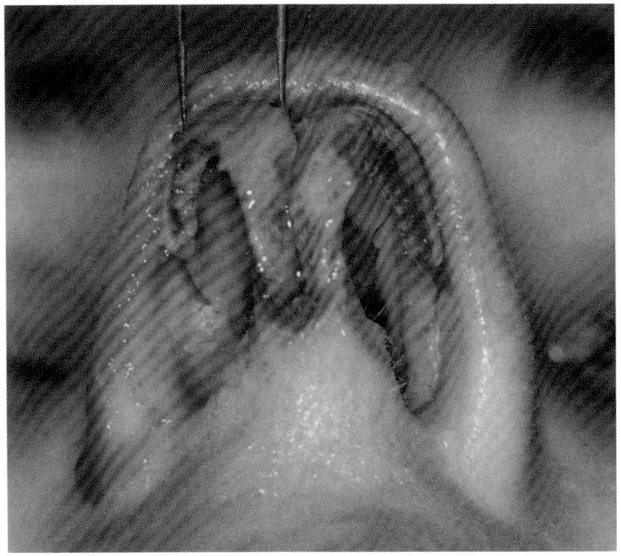

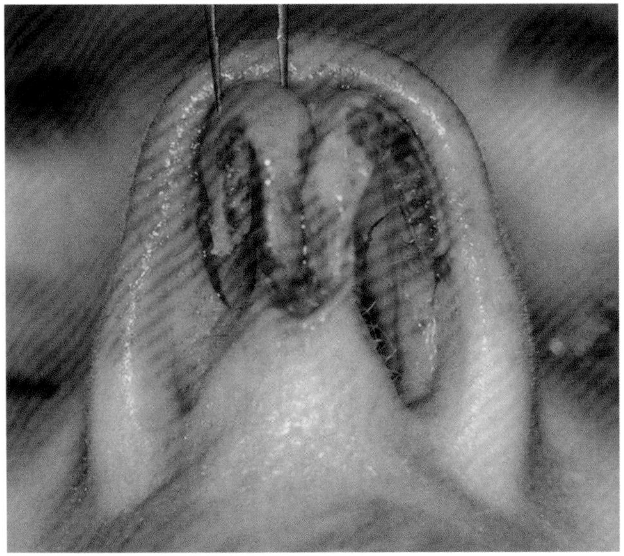

图 6-27

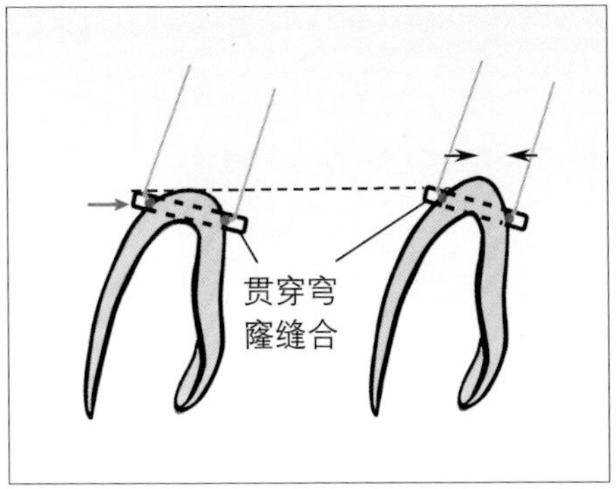

图 6-28

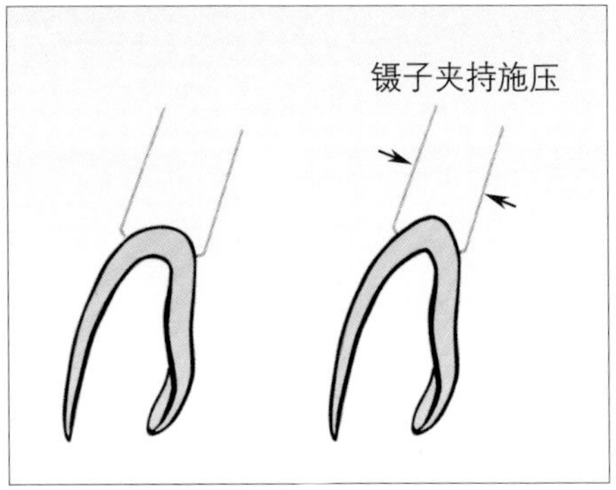

若穹窿突度存在大于 3mm 的不对称（初次病例罕见），矫正方法包括横断及鼻小柱控制支撑重建内侧或中间脚节段，延长其长度，或者采用同样的技术，但切除较长一侧的一节段，辅以支撑，以缩短同样的节段（图 6-18）。

评估穹窿轮廓或突度的可能变化时，用镊子施压模拟理想的改变（图 6-28）。用镊子施以压力，模拟缝合或隐形（未与被覆软组织相连）移植物的力度时，仔细观察下述区域的动态变化：

- 穹窿突度
- 内侧脚位置及形态

- 鼻小柱轮廓结构
- 鼻小柱 - 小叶折角
- 中间脚分离角及穹窿间距

选择能够扬长避短的手术方法，并依据术中评估调整手术方案。

选择能够扬长避短的手术方法，并依据您的术中评估调整手术方案。

一侧穹窿轮廓良好，其软骨致密厚实时，最好尽可能保护此侧穹窿，调整对侧穹窿。厚实、致密、轮廓良好的穹窿采用非损伤性技术难以塑形。若轮廓良好的穹窿突度较低，最好的方法是尾端推进（首选矫正方法）。

穹窿部严重扭曲或畸形联合明显的突度不对称或者双侧穹窿畸形，无法采用非损伤性技术予以矫正的情况非常少见。这些病例，鼻尖重建可能需要被覆移植技术（缝合固定的鼻尖盖板移植物或鼻小柱 - 鼻尖移植物，见第 10 章）。

图 6-29

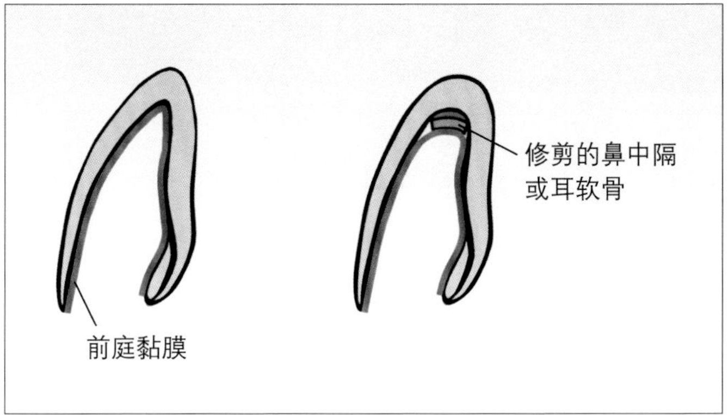

只有在明确采用非损伤性技术无法矫正后，方可接纳移植所必然发生的变化和失控。

另一少见畸形是中间脚与外侧脚之间角度不足引起的穹窿过窄，二期病例比一期病例更为常见。再次手术的病例，该畸形常常由于划开、切碎或横断穹窿所导致。若要矫正，需要在穹窿软骨与前庭黏膜之间穹窿部，植入一小片修剪过的鼻中隔或耳软骨，缝合固定，以“扩展”穹窿（图 6-29）。矫正该畸形的另一选择是，缝合固定成形的鼻尖被覆移植。

外侧脚的评估

正位、底位观检查外侧脚，评估其长度。外侧脚长度差异明显者罕见。一侧外侧脚过长常引起单侧 LAC（图 6-30）。一侧外侧脚过短可能出现穹窿间距过宽及突度不足。突度过高的鼻尖，其双侧外侧脚相对较长（图 6-31），成为“长鼻”，过多的鼻尖需要切除矫正（见第 10 章）。

图 6-30

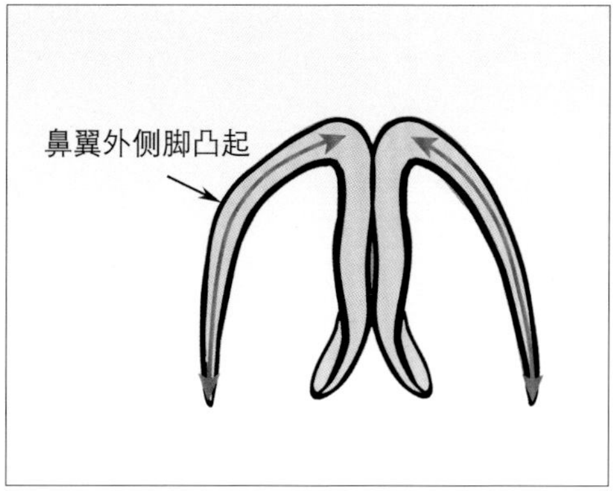

观察外侧脚与鼻翼缘软组织的相对位置。正常情况下，外侧脚的纵轴比鼻翼缘的纵轴更偏向头端，导致外侧脚尾缘位于鼻翼缘头侧（并不平行），直至其延伸至鼻孔顶或“软三角”区（图 6-32）。Sheen 将外侧脚明显的头侧或垂直移位归类为“异位”。我的观点，外侧脚头侧重置技术适用病例为术前鼻翼缘切迹或塌陷者（初次患者极为罕见），或者在保留 6mm 完整的外侧

外侧脚头侧重置技术适用病例为术前鼻翼缘切迹或塌陷者（初次患者极为罕见），或者在保留 6mm 完整的外侧脚软骨条，完成外侧脚理想塑形后，术中仍显现上述畸形。

图 6-31

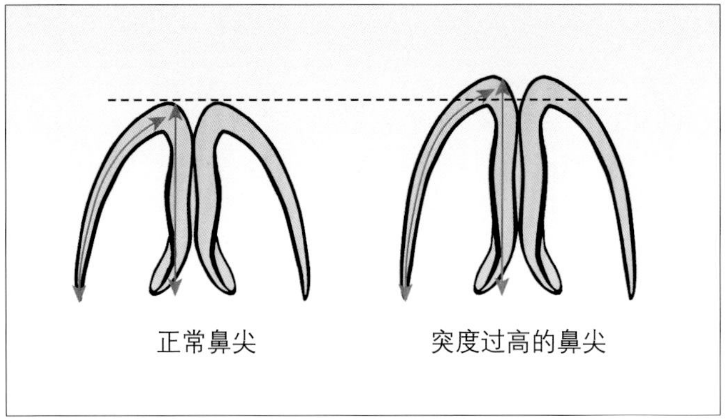

图 6-32

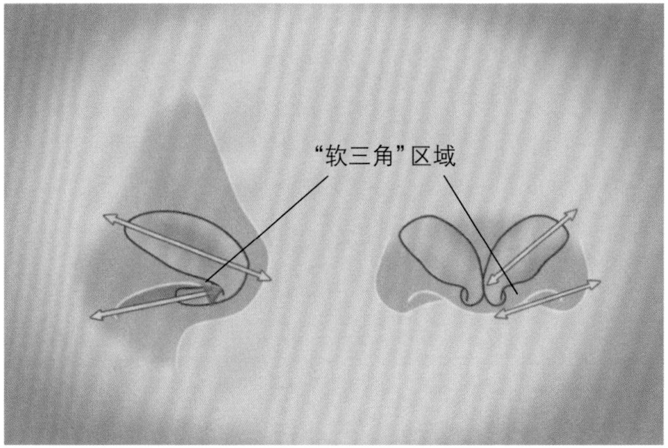

脚软骨条,完成外侧脚理想塑形后,术中仍显现上述畸形。若采用非损伤性技术,形成 6mm 轮廓清晰的鼻翼缘软骨条后,残留的头端鼻尖仍显丰满,外侧脚重置是合理的选择。重置需要将整个外侧脚由前庭黏膜和被覆软组织中解剖分离出来,增加了创伤以及可能损伤外侧脚和衬里的风险。鼻尖纤弱组织需要额外的软组织分离,形成腔隙,以容纳重置的外侧脚,而且难以达到两侧精确对称。可导致鼻翼缘小而明显的畸形。头侧重置可在上鼻外侧软骨尾端与鼻翼软骨头端之间遗留“死腔”。应避免过度切除鼻翼软骨头端。

过度切除鼻翼软骨头端,除了丧失支撑力度外,亦可形成死腔,充满渗液,随之被纤维组织替代并收缩,术后产生一定程度不可控的鼻尖头端旋转。应严格合理地权衡位置的调整,衡量潜在的增加与减少的对比,以及一侧外侧脚的异位畸形。

鼻翼软骨外侧凸起是外侧脚最常见的畸形之一。双侧 LACs 导致正位及底位观的“方形”或四边形鼻尖形态(图 6-33)。若有双侧 LACs,且位于穹窿点外侧 5~6mm 以上,最佳的矫正方法是外侧脚跨越缝合(一处或更多,见第 10 章)。评估 LACs 时不要忘记,采用外侧脚跨越缝合矫正,将明显增加鼻尖的突度,应依此规划。LACs 通常位于穹窿外侧 5mm 之内(图 6-34)。穹窿跨越缝合一般能够矫正此位置的畸形。较为罕见的单侧 LAC 需要由 LAC 至鼻中隔背侧的单侧外侧脚跨越缝合。

观察外侧脚的头 - 尾转折,以及沿其纵轴的任何旋转。外侧脚头 - 尾凸度越大(图 6-35),鼻尖的外观形态越圆钝。外侧脚尾端切除可减少圆钝,但可能在外侧脚凸起处视及其头端

图 6-33

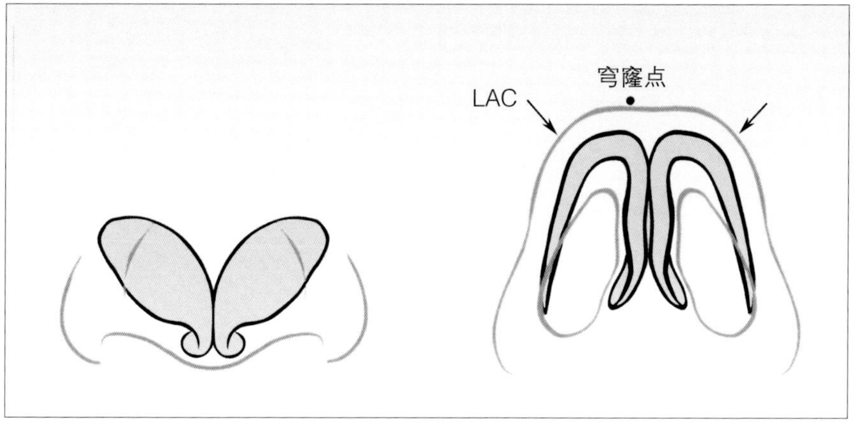

图 6-34

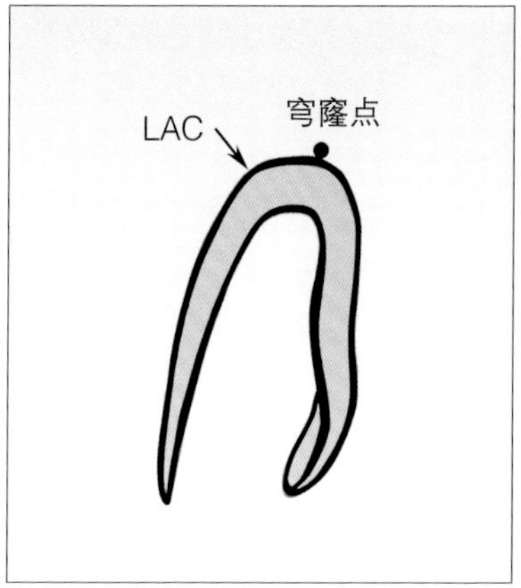

图 6-35

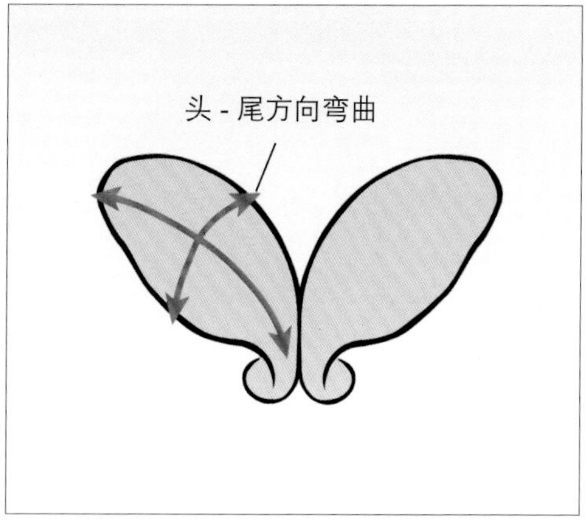

缘。矫正外观可视及的外侧脚突起的头侧缘，可在靠近残留软骨头侧缘处，行外侧脚跨越缝合，使外侧脚沿其纵轴向内旋转。仅有中等程度的头 - 尾凸起时，如同头侧切除一样，由内向外切开，但仅仅切开，不移除头端部分及破坏“弓状结构”（图 6-36A 和 B）。头端部分轻微垂向内侧，有时，矫正外观可视畸形，并不切除头端，以防止残存死腔所导致的潜在后果。

图 6-36　A

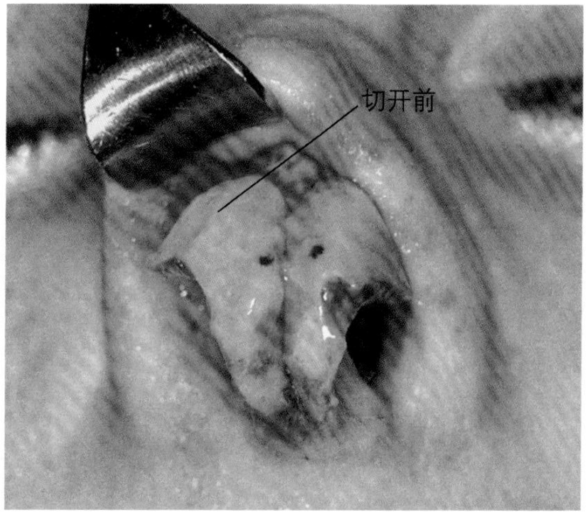

B

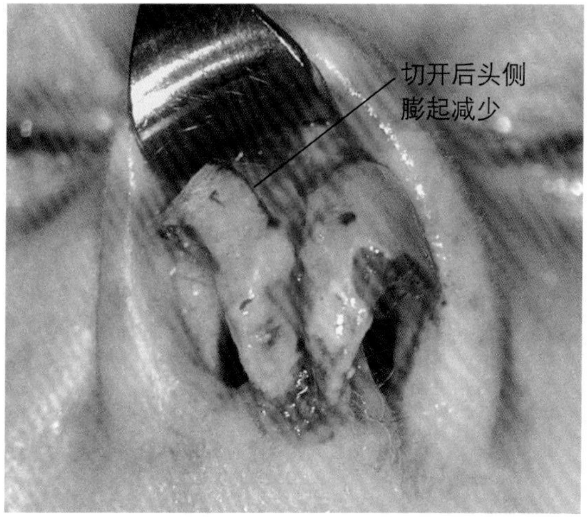

图 6-37

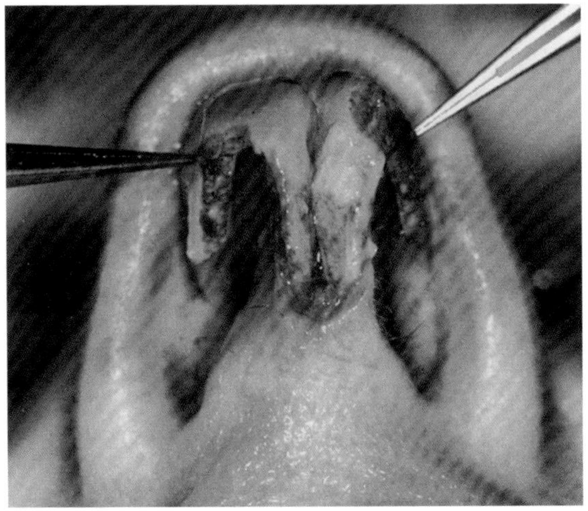

另一些病例，头端部分可提升贴近前庭黏膜，并轻轻切碎（既然其无支撑功能），以改善残留的过度凸起。若提升到位，其可对抗创面挛缩继发的不可控的头端旋转。

与内侧脚及中间脚完全相同的方法，评估外侧脚的结构和连贯性。用镊子向内推压 LACs 模拟矫正效果（图 6-37），特别关注下述结构变化：

- 鼻尖突度
- 穹窿间距
- 鼻尖轮廓
- 中间脚折角
- 中间脚外展
- 鼻小柱侧面观的形态轮廓
- 鼻小柱 - 小叶角
- 鼻翼 - 鼻小柱相互关系

将观察所得纳入术前规划，根据解剖及术中的动态构建必要的塑形。

这些原则同样适用于二期病例，如外侧脚过度切除或外侧脚边缘软骨条结构完整性损害，引起的伴有鼻翼缘切迹及内鼻阈塌陷的鼻翼塌陷。对于这些病例，用镊子在残留外侧脚内表面的不同位置向外推压（由内至外），进行相似的观察。通常需要采用外侧脚跨越移植矫正外观畸形及内鼻瓣塌陷（见第 11 章）。

随后对一临床病例鼻尖复合体的术中评估，阐明了在最终矫正前，术中评估时，术者应关注的畸形和替代方法。底位观，左侧穹窿形态良好，突度略高于右侧穹窿（镊子的内侧镊尖），右侧 LAC（镊子的外侧镊尖）相比左侧更为凸出（图 6-38A）。术中评估左侧中间脚长于右侧，其内侧脚与中间脚的交界处弯曲明显，轮廓更为清晰（图 6-38A）。侧位观（图 6-38B），两侧对照，右侧穹窿宽扁，左侧则更为突起及清晰。冠状位观（图 6-38C），标记两侧穹窿大致相同的点，右侧的继发弯曲形成的 LAC 凸起较为明显，左侧 LAC 较低。邻近转折处的内侧脚尾端，左侧比右侧更偏向尾侧（图 6-38B 和 C）。

记录这些解剖检查结果，其后的问题是这些畸形或不对称能否可在表面显形，以及是否需要矫正。手术室必须备有术前照片，以协助判断。斜底位观（图 6-38D），双侧中间脚可见连锁弯曲（镊尖处），但表面并未视及（图 6-38E），因此不需要矫正。侧位观（图 6-38B），可见左侧中间脚比右侧形成了更好的鼻小柱 - 小叶角，而且左侧中间脚较长，穹窿点更为清晰、

图 6-38

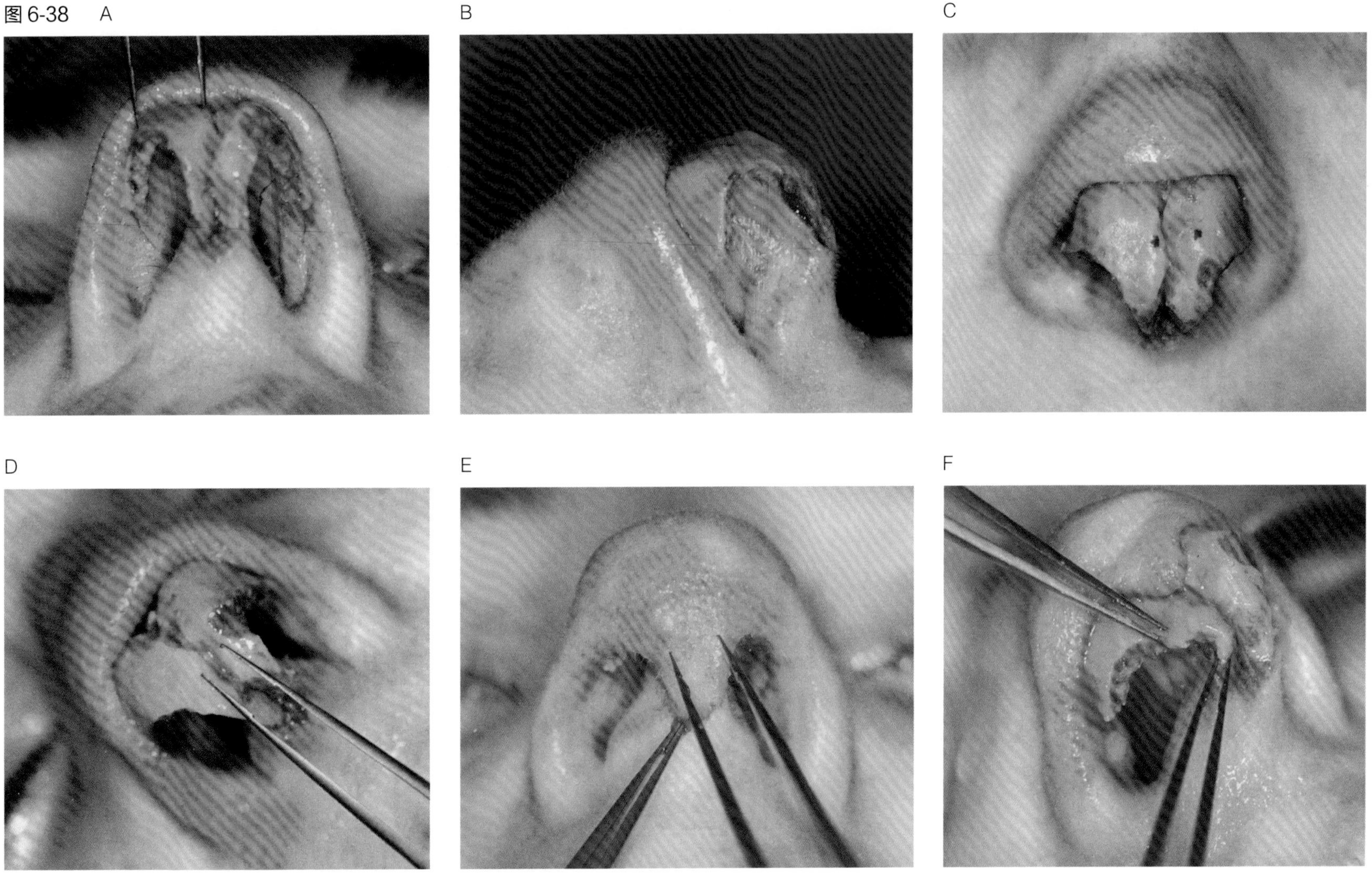

图 6-38（续） G

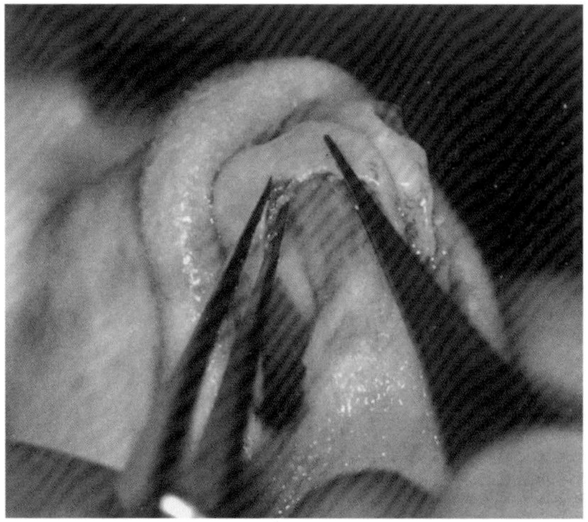

H

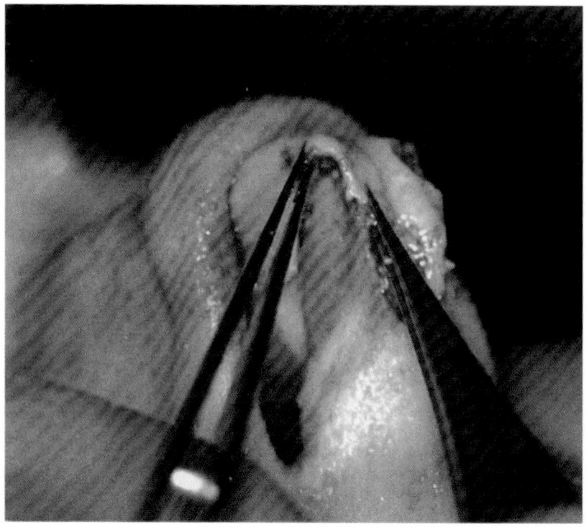

I

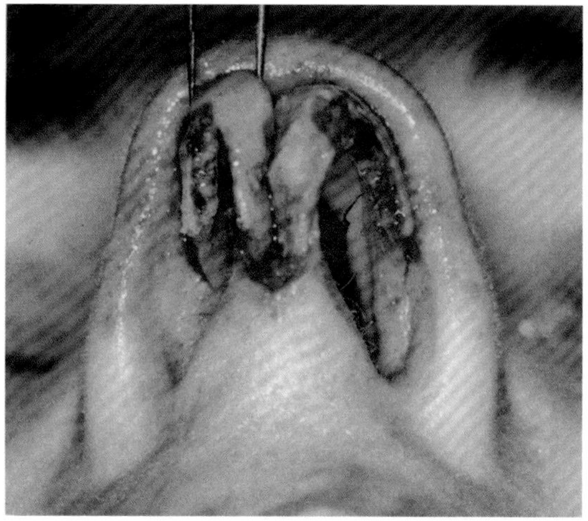

J

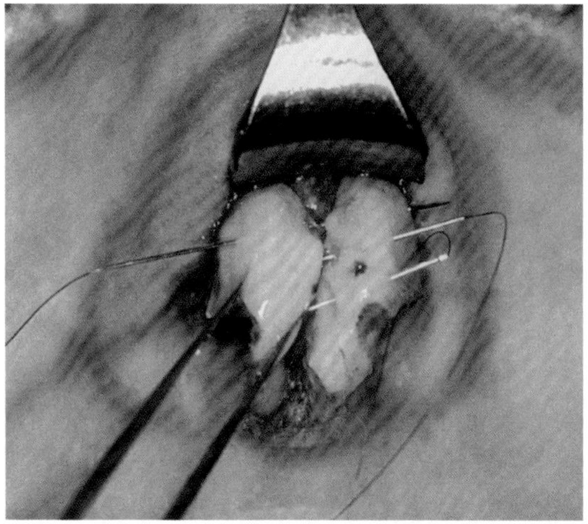

凸起。用镊子夹持穹窿及鼻小柱小叶点(图 6-38F),评估该区域软骨的弹性,判断右侧中间脚是否可弯曲,并与左侧匹配(采用鼻小柱控制支撑或展开控制缝合固定到位)。由于其较易弯曲,只需略微弯曲即可与右侧匹配,上述方法可矫正不对称。

镊子夹持现有的穹窿点,另一镊子夹持 LAC(图 6-38G),以矫正底位观左侧 LAC 凸起(图 6-38E),同时延长右侧中间脚,与左侧匹配。向内、上推压 LAC(模拟外侧脚跨越缝合的效果),将穹窿点向后、下方移入中间脚(图 6-38H)。实际上,此操作检验能否借取外侧脚延长内侧脚,并同时矫正 LAC。当镊尖移动时,注意极小的移动即可形成理想的塑形,一般为 1~2mm。

用两把镊子挤压紧邻适意的新穹窿点的内外侧,模拟穹窿跨越缝合的效果,形成对称的穹窿凸度及轮廓(图 6-38I)。注意与术前畸形相比(图 6-38A),左侧 LAC 亦同时得以矫正(图 10-3)。若软骨非常僵硬,难以塑形,对缝合能否产生理想的变化有疑问时,做一个简单的测试。置入一长针(图 6-38J)模拟外侧脚跨越缝合(以矫正 LAC),短针模拟穹窿跨越缝合(以矫正穹窿形态或突度)对抗固定针的摩擦力,滑动软骨,观察畸形的矫正。若穿经软骨的针,其摩擦力能保持理想的矫正,缝合亦能做到。

术中后续错误决断及术后不良效果最常见的原因之一是，支架显露后，却未停顿下来全面、彻底地评估鼻翼软骨的解剖及其固有特性。

此种系统全面的术中评估耗时不足 10 分钟，更为重要的是，可依据解剖观察结果，合理调整手术方案。术中后续错误决断及术后不良效果最常见的原因之一是，支架显露后，却未停顿下来，全面彻底地评估鼻翼软骨的解剖及其固有特性。

鼻整形流程判定

全面评估鼻尖后，观察的结果需要对第 2 章所描述的鼻整形基本流程进行调整吗？若需要，在实施鼻整形术前，应将这些调整列入手术规划。

许多特殊情况下，基本流程的选择可能取决于术者对特定技术的熟练程度或基于经验的偏好。例如，若存在中度 LACs，位于穹窿 5mm 之内，在外侧脚跨越缝合前先行贯穿穹窿缝合（而不像通常的序列那样在其后）可能更好，因为单独的贯穿穹窿缝合通常即可矫正此类畸形，无须外侧脚跨越缝合。

序列选择的另一范例包括内侧脚或外侧脚的长度差异。首先矫正较短侧软骨有助于判定能够获得的延长数量（见本章前述范例）。

实施损伤性技术之前，尝试所有的非损伤性技术，因为非损伤性技术是可逆的，一无所失，且皆可重得。

出现严重、致密的扭曲或弯曲，且非损伤性技术无法矫正时，首先处理最严重的畸形，尽一切可能矫正之，随后调整流程，以权衡其余的鼻整形步骤，直至最终矫正完毕。再次强调，实施损伤性技术之前，尝试所有的非损伤性技术，因为非损伤性技术是可逆的，一无所失，且皆可重得。

总之，最好依照第 2 章描述的基本流程，除非有特殊理由方可改变流程。一期鼻整形合理的基本流程是基于详尽地分析与推理，非常适用于一期鼻整形绝大多数联合畸形。

创造鼻尖的对称元素

立体对称的原则

鼻尖初次手术的首要目的是，在现有特定的解剖基础上，尽最大可能形成鼻尖立体对称基础。

鼻尖初次手术的首要目的是，在现有特定的解剖基础上，尽最大可能形成鼻尖立体对称基础。立体对称基础有两个重要原因：

1. 双侧内在立体结构的相似，可形成更为对称外观。
2. 精确的立体对称提高了双侧鼻翼缘软骨的体积及固有特性的相似性，便于采用非破坏性技术对称塑形。

1:1:6
1:2:2
2:3:17
2:4:7

除了立体对称，每一鼻翼软骨的不同节段的厚度变化及解剖差异，亦影响鼻尖的塑形及定位。记录所有的差异，列入手术计划。

外侧脚整个垂直维度的缩小（尤其是矫正鼻尖宽大时），降低了对抗形态改变的“弹性”效应，使之更加容易矫正 LACs 等鼻翼残留软骨条畸形。矫正残留外侧脚软骨的畸形所需力度更小，降低了能够扭曲中间脚及内侧脚正常解剖的传输力度。

矫正外侧脚头端过多引起的鼻尖宽大时，应减少鼻翼软骨头端切除量，保留更多残留的外侧脚软骨，维护支撑力度及鼻尖突度。减少内侧脚头端缘与上鼻外侧软骨尾端缘之间的死腔，防止不可控的头端挛缩及鼻尖头端旋转或术后鼻翼退缩。

减小外侧脚头端肥大

为了减少外侧脚头端，首先辨认并标记双侧现有的穹窿点，确保标记点位于穹窿尾端边缘的头侧 5~7mm，若行减容手术时，可保留足够宽度的残留软骨。侧面观察，头侧切开或切除后，在头 - 尾方向调整穹窿点，形成理想的突度（图 6-39）。

单独使用镊子或联合使用直针，模拟外侧脚跨越缝合或穹窿跨越缝合，以模拟所有拟行的塑形（图 6-40）。评估塑形后的改变对头端规划节段的影响。例如，同时矫正 LACs 及外侧脚头端肥大，消除头端切除的必要性了吗？

由外侧脚尾端向头侧测量，最少 5mm、6mm 或 7mm 更佳，在外侧脚中点按此垂直高度标记（图 6-41）。将之前标记的穹窿点与

图 6-39

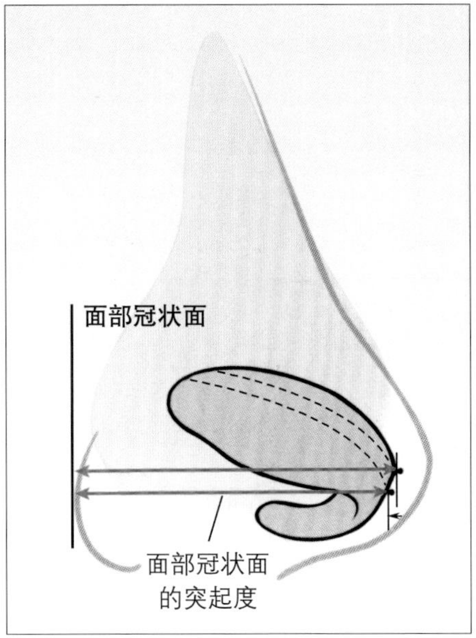

图 6-40

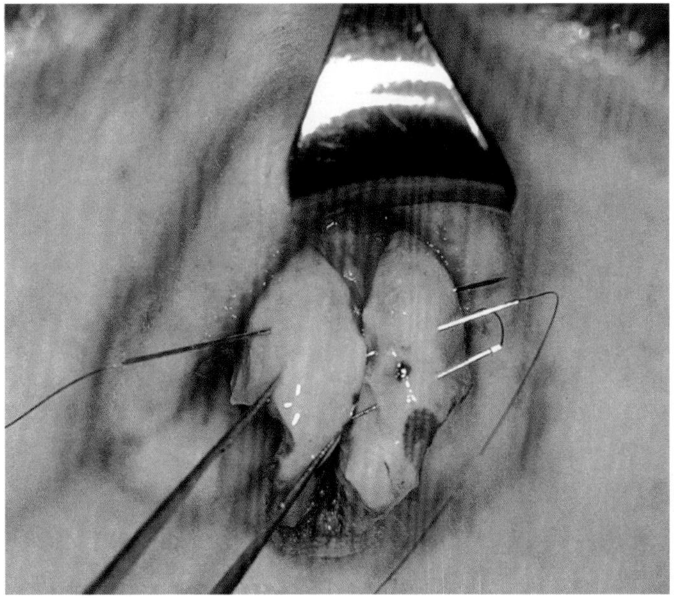

图 6-41

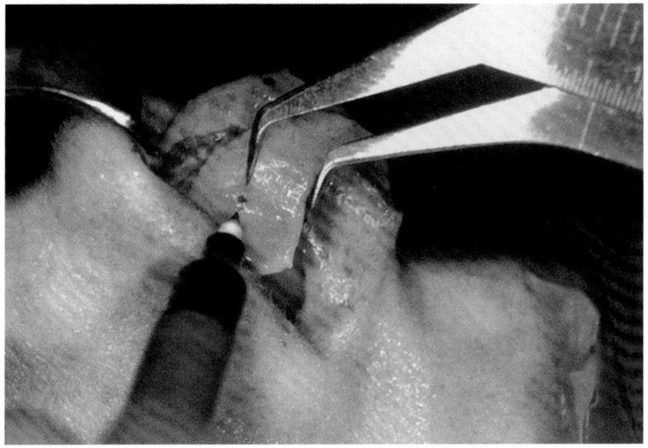

外侧脚中点处的标记点画线连接，确定保留垂直宽度为 5mm 或更宽的鼻翼缘软骨条（图 6-42）。随后，沿此线测量至穹窿外侧 12mm 处，标记第二点（图 6-43）。重度鼻尖肥大缩小时，常常需要以此标记点确定切除的外侧范围。在对侧进行完全相同的测量和标记。

常见的错误是过于偏向外侧切除外侧脚头端。穹窿点外侧 13~15mm 之外的外侧脚头端很少引起明显的肥大。过度切除此处外侧的软骨，会削弱鼻翼缘软骨条，引起外侧明显的凹陷，或头端挛缩导致鼻翼缘切迹及内鼻阈塌陷。

常见的错误是过于偏向外侧切除外侧脚头端。穹窿点外侧 15mm 之外的外侧脚头端很少引起明显的肥大。

置入鼻翼稳定夹具，其右侧针尖们直接位于穹窿点下方（图 6-44），术者右侧近端的针正好位于穹窿点处鼻翼软骨尾侧缘。调整外侧的针尖，近端的针恰好置于外侧脚尾侧缘。由于近端的针恰好位于穹窿部鼻翼软骨条的尾侧缘，距其头侧 5mm 更为头侧的针尖作为提示，以避免过度切除，导致形成垂直宽度小于 5mm 的鼻翼缘软骨条。外侧针尖距穹窿 12mm，是另一提示，以避免外侧过度切除。

图 6-42

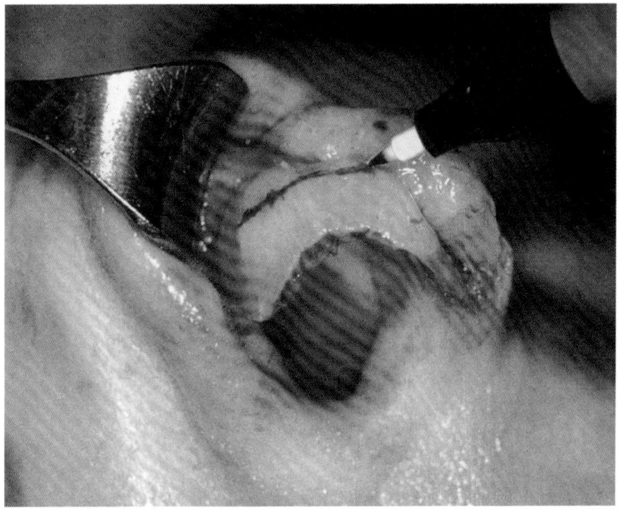

图 6-43

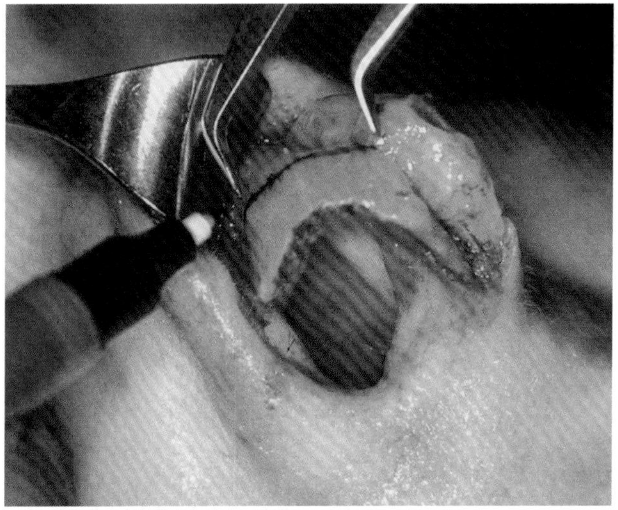

图 6-44

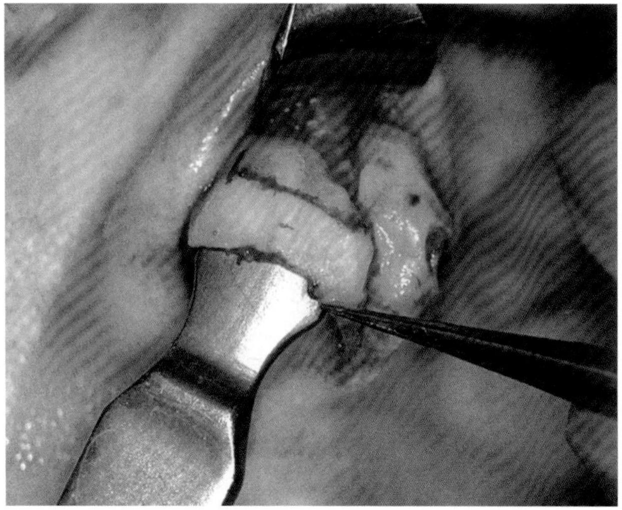

图 6-45

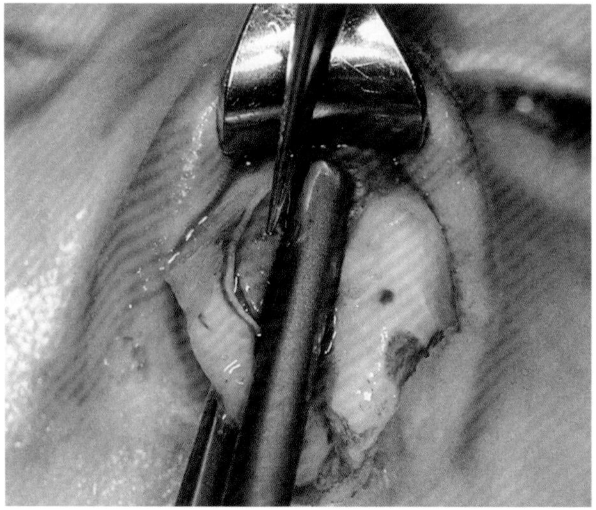

用 4×4 的折叠海绵在外侧脚皮肤面施加压力,按压针头刺入外侧脚。请助手持固定器手柄垂直向前提升,以稳定外侧脚,并使术者腾空双手。在此位置,在软骨近皮肤的表面,可见针尖的突出点(垂直方向间隔 5mm,水平方向 12mm),提示术者保留宽度至少 5mm 的鼻翼缘软骨条,避免过度切除距穹窿 12mm 之外的区域。

采用第一种方法进行外侧脚尾端肥大的分级治疗,可矫正外观可视的畸形,增加了可控性及长期效果的可预见性:

1. 采用 67 号 Beaver 刀切开(不要去除或切碎头端节段)外侧脚,重新覆盖皮肤,评估矫正效果。头端部分长向中间松垂,无需去除软骨即可减轻肥大。若单纯切开未能矫正肥大,开始进行下一方法。
2. 切碎头端部分,使之与前庭黏膜相连,紧贴前庭黏膜面置入切碎器的平滑或安全颚臂(图 6-45)。头端部分与前庭黏膜相连,可防止其切碎后的弯曲。若拟行鼻尖头端旋转,随后进行适当的鼻尖旋转缝合。鼻尖旋转时,若外侧脚残留的头端阻碍向上旋转,修剪其宽度直至不再阻碍头端旋转。
3. 存在严重弯曲或畸形时,或者计划大幅度头端旋转时,切除头端部分(图 6-46)。

若前庭黏膜切口线有出血,用手控针式电凝笔止血。

图 6-46

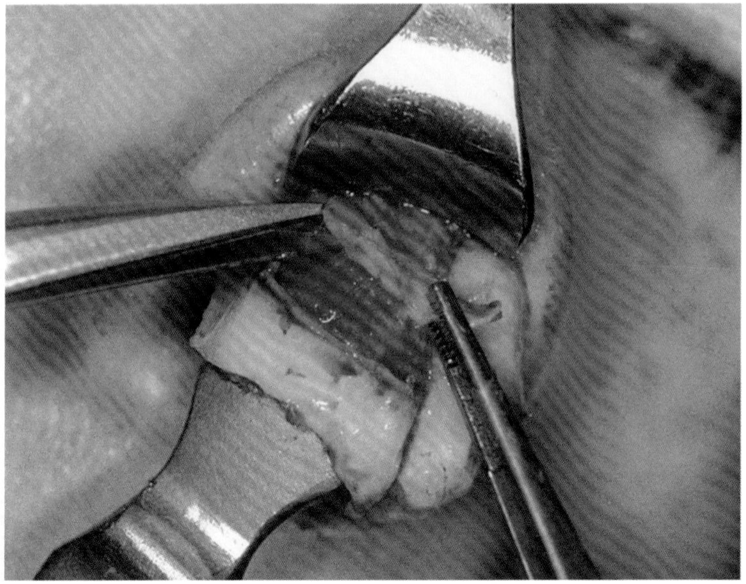

图 6-47

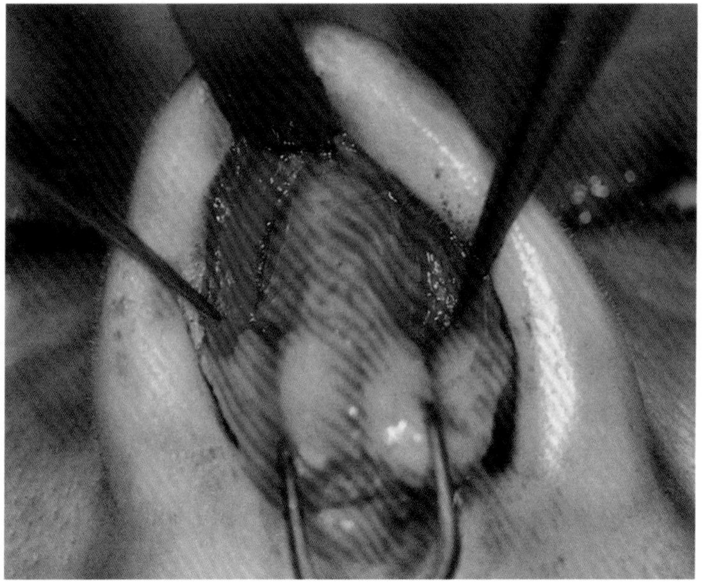

牵拉鼻翼复合体增大显露

将背部皮肤拉钩置于鼻小柱软组织皮瓣上，向尾端牵拉，将拉钩锯齿区域停留于背部，轻度牵拉显露鼻翼复合体，且可防止解剖变形（图 6-2）。由于钩齿常常引起凹陷、擦伤，增加了术后鼻孔顶正常解剖形态变形的风险，应避免将其置于鼻孔顶的被覆软组织。

时刻警惕避免过大的牵拉力，减小对软组织及软骨结构的损伤。

为了更多显露背部，采用带状拉钩或改良 Aufricht 拉钩（图 6-47）。时刻警惕避免过大的牵拉力，减小对软组织及软骨结构的损伤。

为了进一步显露背部及骨软骨拱顶的术野，置入 12mm 双爪钩，钩齿位于外侧脚头端缘的后方，向下后方牵拉（图 6-48）。手柄处的卡槽连接橡皮带，可固定于患者胸部上的治疗巾单，提供自动牵拉，并解放助手从事其他操作。这种自动拉钩也是动态的。改良 Aufricht 拉钩向头端牵拉被覆软组织，显露鼻背时，鼻尖的牵拉“回弹”，防止过大的限制力度撕裂外侧脚或穹窿。

软骨间切口联合完全贯穿切口容许整个鼻尖复合体可以更向尾侧牵拉，显露更多，并且更大范围的显露鼻背及鼻中隔尾端，以同时矫正鼻背复合体和尾端偏曲（图 6-49）。

图 6-48

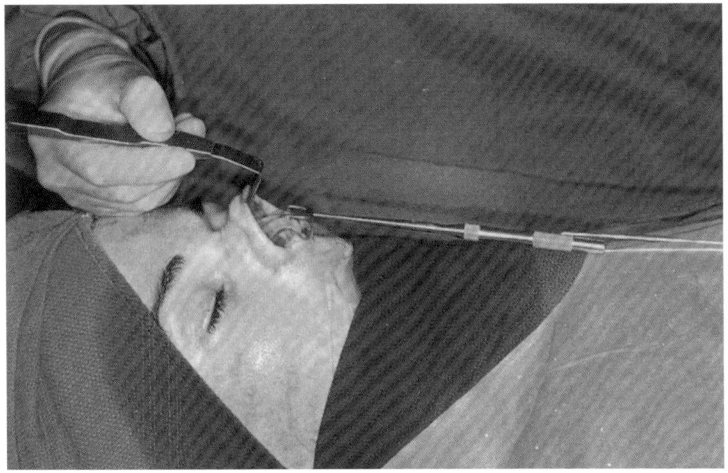

图 6-49

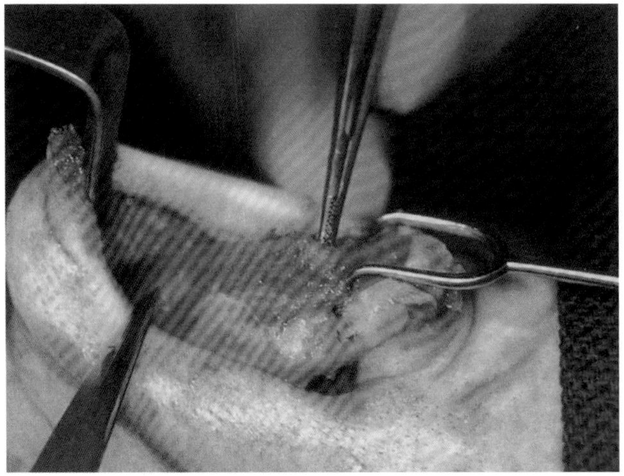

鼻背初次塑形

第 7 章

鼻背的解剖及其相互关系

塑造术后自然流畅的鼻背形态，需要理解鼻背的手术解剖学——特别是决定外观的那些特征及其相互关系。

塑造术后自然流畅的鼻背形态，需要理解鼻背的手术解剖学——特别是决定外观的那些特征及其相互关系。

鼻背的解剖和形态

鼻背呈纺锤形，通常鼻背中部较宽，鼻根和鼻尖上区较窄。鼻骨形成鼻背的头侧1/3~1/2，上外侧软骨构成尾侧的1/2~2/3。

1:1:7
2:3:13
2:4:8,9

构成鼻背外观的鼻骨和鼻背上外侧软骨分为两部分——垂直部和水平部（图7-1）。鼻背的视觉高度主要由垂直部决定。移行区是鼻骨或上外侧软骨垂直部水平向移行，连接中隔背侧及鼻锥体的区域。移行区的外观改变，常会出现背-外侧凸起（斜位观最明显）。鼻骨和上外侧软骨水平部决定了正位观鼻背宽度。骨性鼻背区域的水平部，通常由鼻根到键石区［骨和软骨鼻背的交界处（图7-2）］逐渐增宽。上外侧软骨的水平部在键石区最宽，由此向鼻尖上区逐渐变窄。

图7-1

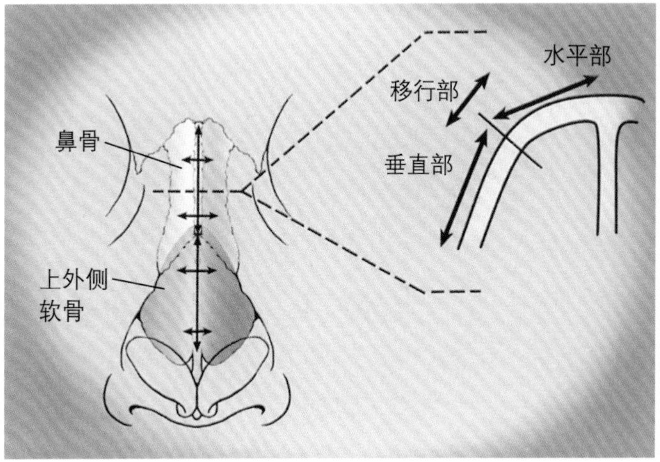

骨软骨交界区——“键石区”解剖

骨性鼻背至软骨鼻背的移行区或“键石区”是重要的解剖区域。在键石区，鼻骨尾端遮盖上外侧软骨的头端区域（图7-3）。

图7-2 A B C

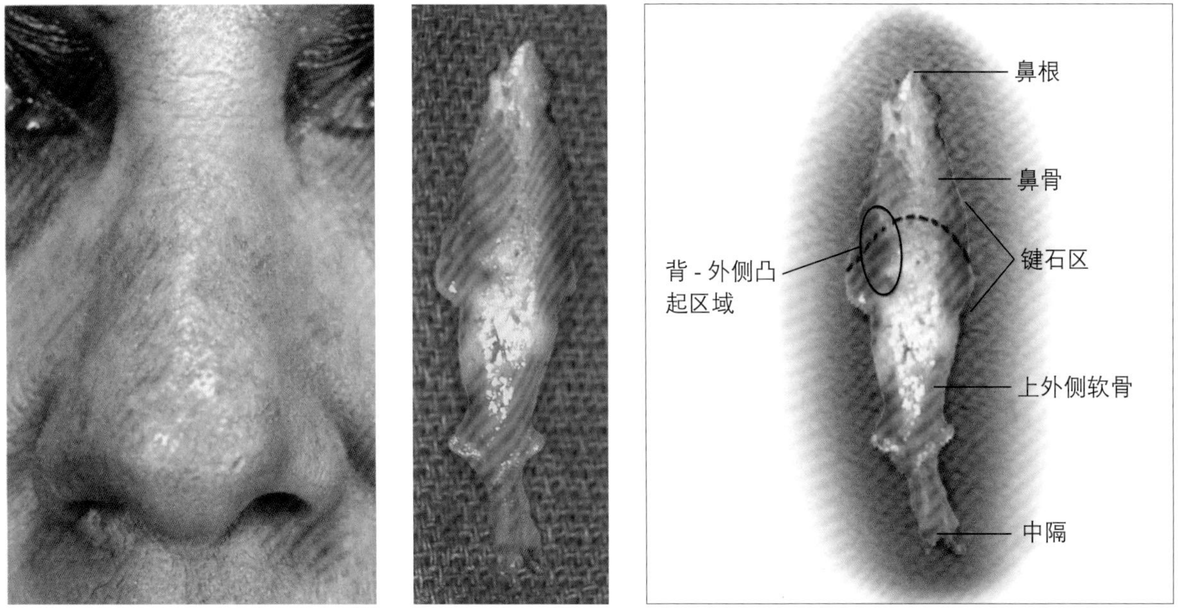

图7-3 A B

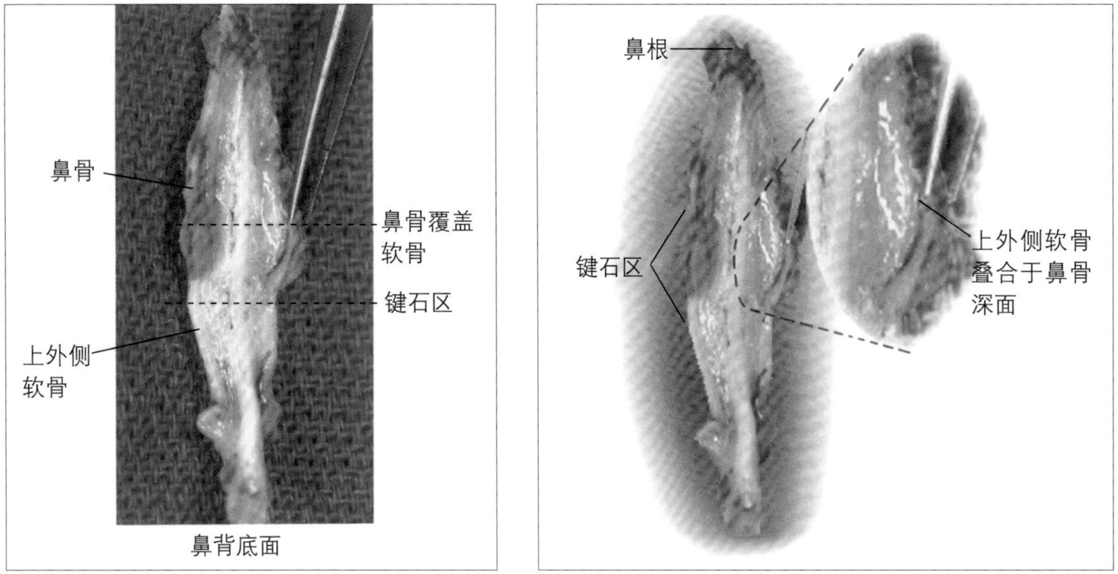

两者的水平部在键石区宽于鼻根或鼻尖上区。背 - 外侧凸起在此区最为常见，且常由骨及软骨构成，往往是骨遮盖软骨。由于键石区结构复杂、形态独特，术中对此区难以精确掌控，术后鼻背不规则畸形大多发生于此。

鼻背正常解剖及鼻整形术后背部畸形

维持鼻背正常的解剖轮廓是鼻整形术中最困难的方面之一，主要是因为其复杂的形态和曲线。在某些案例，特别是术前即有天然的驼峰、宽鼻背或背 - 外侧凸起的病例，正常解剖形态的鼻背可能无法满足患者的期望。生而俱来的上述畸形，令部分患者更喜爱窄且笔直，非“正常”解剖形态的鼻背。

良好的初次手术意味着防止继发畸形的产生。预防继发畸形的最佳方式之一是理解其发生的原因。下述鼻背继发畸形相对常见，希望通过剖析其产生的机制，使术者能够避免这些意外的继发畸形。

过度窄而直挺的鼻背

随着我初次鼻整形效果的完善，鼻尖继发畸形日渐稀少，我开始关注鼻背的微小瑕疵——背侧或外侧残留的微小凸起，特别是在键石区，或者正位观鼻背线的轻微不对称。但是，我的病例中目前最常见的鼻背继发畸形是，异常直挺（非纺锤形）且常常过窄的鼻背。尽管其明显好于术前的驼峰或外侧凸起，但是与骨性鼻锥基底、鼻尖、鼻基底缺乏协调美观的比例关系。与 Sheen[10] 所描述的理想美学曲线相比，其鼻背美学曲线过于挺直，且常常过窄（图 7-4）。去除背部驼峰，随之截骨“关闭开放畸形”后，常发生此种畸形（图 7-5）。降低鼻背通常是去除鼻骨和上外侧软骨的水平部。内推残留的垂直部，关闭顶部，但未能重建宽度渐变的水平部，使之恢复正面观时正常的纺锤样外观。其中绝大多数也可发生鼻前庭背部缩窄。

若有下述情况，可发生鼻背过分缩窄：①鼻骨、中隔软骨、筛骨垂直板较薄；②鼻骨或上外侧软骨过度低于中隔背部（其后的操作，无法向内折叠鼻背上外侧软骨，重建合乎解剖形态的鼻背）；③截骨后过度移动，丧失黏膜和软组织的支撑，使鼻骨及其相连的上外侧软骨向后位移；④中隔背部的去除量超过上外侧软骨；⑤鼻骨较短（头端至尾端）且外侧截骨者。

鼻背交叉植入 Sheen 撑开移植物（垂直撑开移植物）和水平撑开移植物，对矫正过直（非纺锤形）或过窄的鼻背及维持前庭鼻背部形态极为有用。若恰当地修剪撑开移植物，并将之精确缝合至中隔背部，可创造一个几近完美的背部轮廓。然而，如同所有的隐形移植物，必

图 7-4

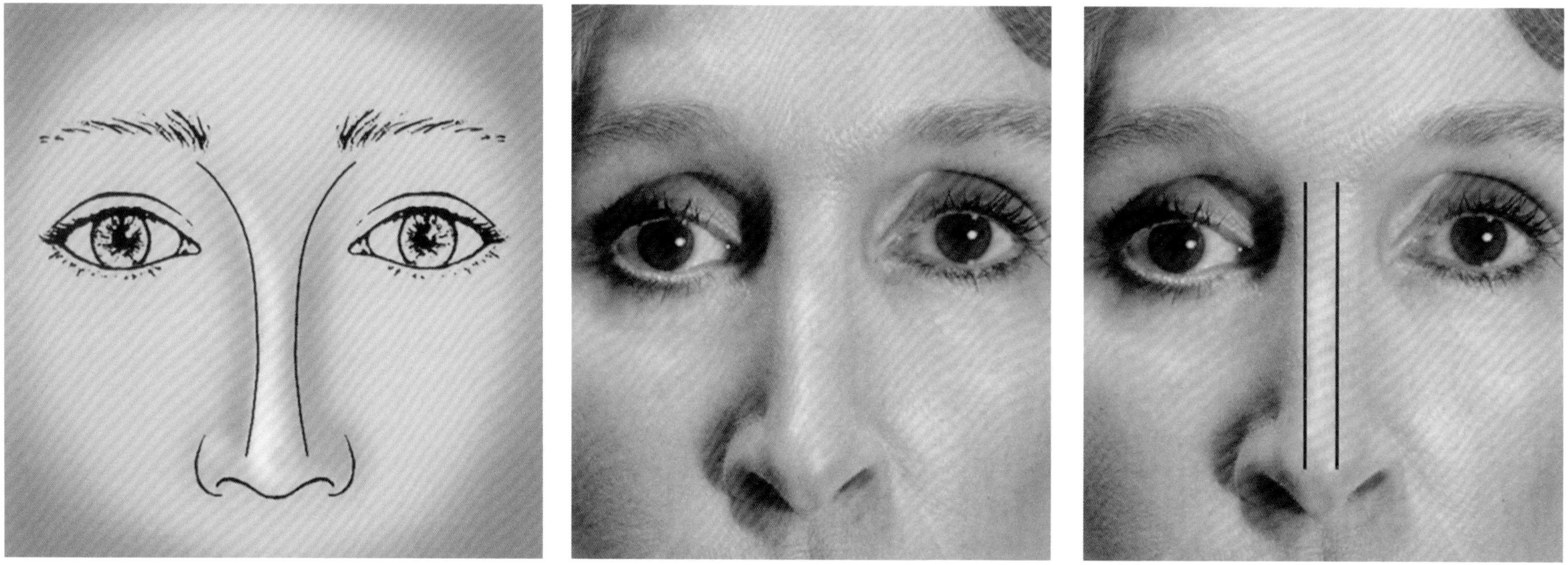

A. Sheen 鼻背理想美学线　　B. 鼻整形术后　　C. 过度窄而直挺的鼻背美学线

须将之收集、组装及精确定位。此外，所有移植物均会有吸收、变形等移植后变化，此类并发症罕见，但可导致鼻背扭曲变形。垂直和水平撑开移植物的手术技术参见第 11 章。

在降低鼻背初始期间，保留上外侧软骨的背侧，增加一个备选项，用于形成合乎解剖形态的鼻背。在术中稍后的鼻背二次塑形时，向内折叠所保留的上外侧软骨，再建降低鼻背时切除的水平部。

背部或背外侧残留的驼峰

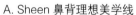

在术中稍后的鼻背二次塑形时，向内折叠所保留的上外侧软骨，再建降低鼻背时切除的水平部。

背部或背外侧残留的驼峰是另一常见的鼻背术后畸形。虽然通常较小，但可极度困扰医患双方，经常需要再次矫正。虽然驼峰去除不充足时有发生，但术者总是解释："我确信我切除了驼峰或者突出物"。在许多案例中，将鼻背继发不规则畸形的责任归咎于骨屑或者新软骨生成。虽然这些原因可能存在，但其他情形也常会引起轻微的鼻背不规则畸形。

图 7-5

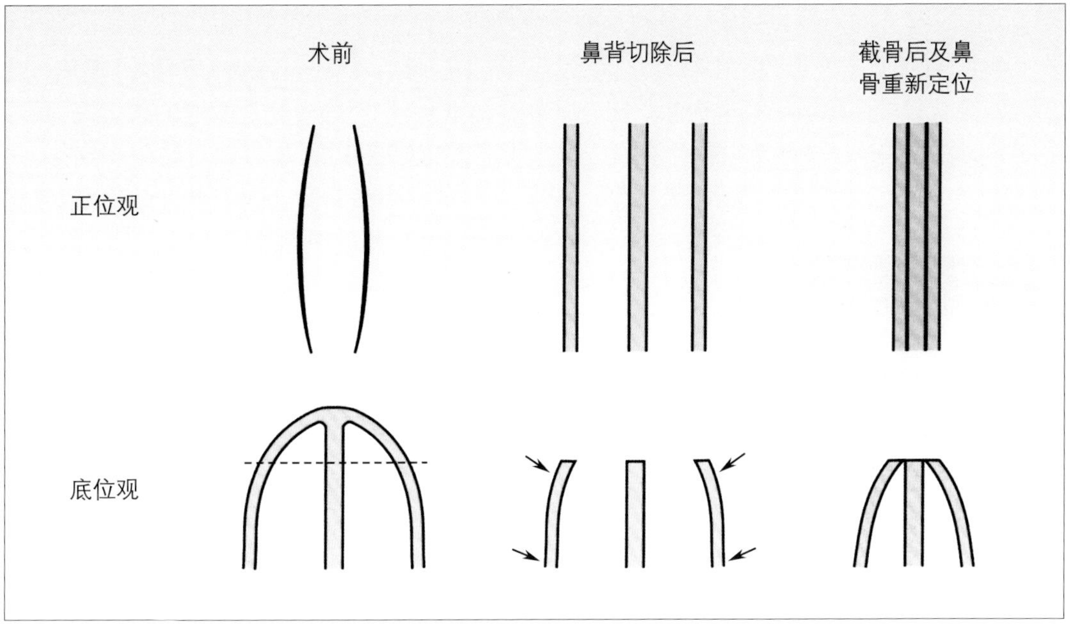

磨除键石区时，每次都应在直视下查看该区域软骨的凸起情况，防止背侧或背外侧残留凸起。

降低鼻背时，大多数术者首先用手术刀"削掉"或者切除多余的中隔和上外侧软骨背侧，无论复合切除还是单独切除；随后，用骨锉降低骨性鼻背。此后，鼻背常需要进一步锉磨润色。切除鼻背软骨时，位于鼻骨尾侧之下的中隔软骨及上外侧软骨背部未被切除。磨除骨性鼻背，暴露了深层的上外侧软骨，常使其某一较小区域略微凸起于鼻背曲线之上（图 7-6）。术中早期水肿（或被覆组织注射局麻药物）可以轻易掩盖这些轻微的突起，只有术后水肿完全消退才会显现。鼻背初次塑形后，可能显现曲线流畅的鼻背，但随后进一步的锉磨润色鼻骨，可使键石区深层的软骨凸出。磨除键石区时，每次都应在直视下查看该区域软骨的凸起情况，防止背侧或背外侧残留凸起，用手术刀切去未修剪软骨的微小凸起。

图 7-6

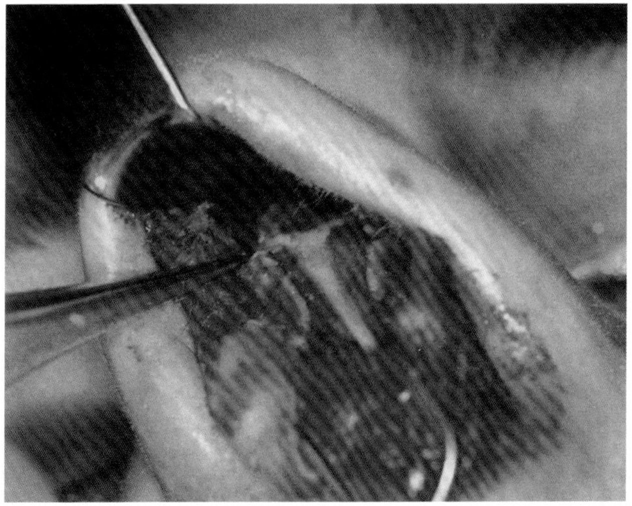

倒 V 畸形

倒 V 畸形见于上鼻背至中鼻背之间,发生于:①截骨后鼻骨过度的向后移位(塌陷);或②上外侧软骨较中隔背部过度去除。闭合式鼻整形术时,广泛分离鼻骨侧壁的软组织,联合过于松动的外侧截骨,可发生鼻骨塌陷。截骨线下方的黏膜撕脱,鼻骨缺乏软组织支撑,其基底“坠入”鼻前庭,骨性鼻背高度降低。随着鼻骨的后陷,与其附着的上外侧软骨也向后移位,使得中隔背部凸出。中隔背部独自形成鼻背,与后陷的鼻骨和上外侧软骨形成由鼻孔顶端至鼻根的倒 V 畸形。而开放式鼻整形,无论软组织剥离的如何广泛或者鼻骨如何移动,都极少发生该畸形。采用开放入路,将鼻骨背部重新悬吊于筛骨垂直板背部或者中隔背部,可矫正所有向后移位的鼻骨背部。

图 7-7

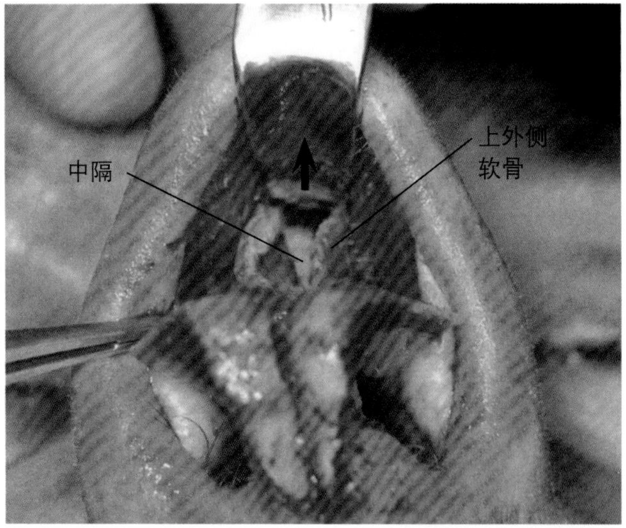

倒 V 畸形的另一原因是,过分修剪上外侧软骨背部,使之低于中隔背部。用 Aufricht 或类似拉勾向前牵拉被覆软组织暴露鼻背,附着于软组织的上外侧软骨被提拉高于中隔软骨背部(图 7-7)。将上外侧软骨背部由中隔软骨分离或者鼻背部复合切除后,鼻背置入一个拉钩提拉皮肤,可将上外侧软骨向前牵拉,使之远远高于中隔软骨。如果按照强力牵拉皮肤时鼻中隔软骨的高度进行修剪,撤除牵拉时,上外侧软骨背部向后移位,低于中隔软骨背部,导致发生倒 V 畸形。应轻微向前牵拉被覆软组织,判断上外侧软骨背部与中隔背部的关系,防止过度切除上外侧软骨背部所导致的倒 V 畸形。

> 应轻微向前牵拉被覆软组织,判断上外侧软骨背部与中隔背部的关系,防止过度切除上外侧软骨背部所导致的倒 V 畸形。

■ 确定鼻背的理想高度——原则

鼻背的理想高度依赖于冠状面上的鼻尖突度,以及鼻背轮廓线与鼻尖突出点之间的适宜关系(图 7-8,图 7-11A~C)。调节鼻背的高度需要了解鼻尖突度。虽然其后的章节会更详细地阐述这个主题,但对设计鼻背初次塑形术而言,有些原则是不可或缺的。

> 鼻背的理想高度依赖于冠状面上的鼻尖突度,以及鼻背轮廓线与鼻尖突出点之间的适宜关系。

大多数医生认为鼻尖突度是面部平面以前的鼻尖突度[侧面观,鼻翼沟到鼻尖最高突出点的距离(图 7-9)]。鼻尖突度对鼻背曲线而言非常重要,因为它能明确鼻尖最高点与鼻背线的关系(图 7-10)。

图 7-8

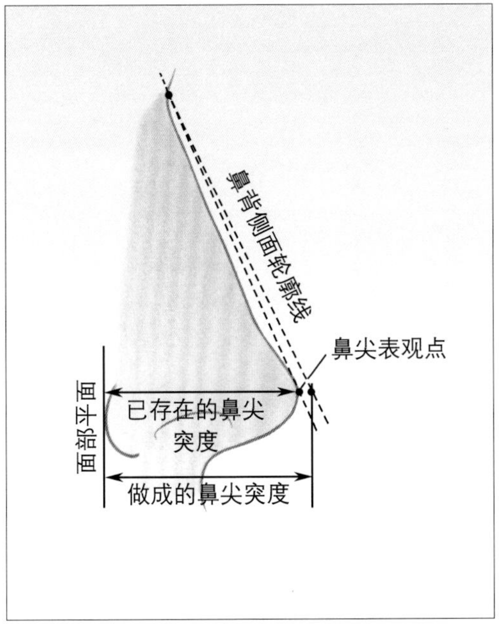

图 7-9

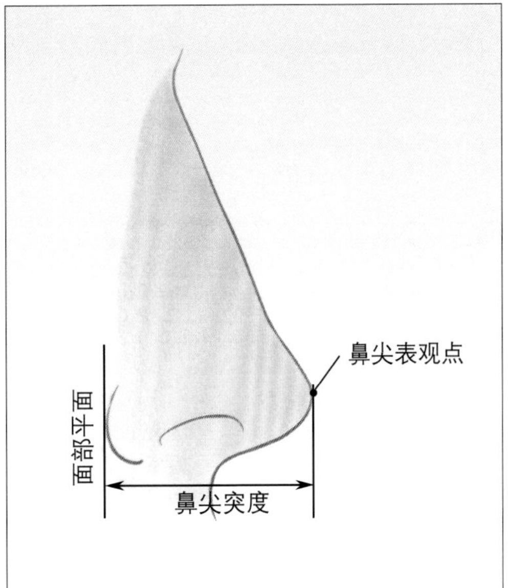

冠状面鼻尖突度

图 7-10

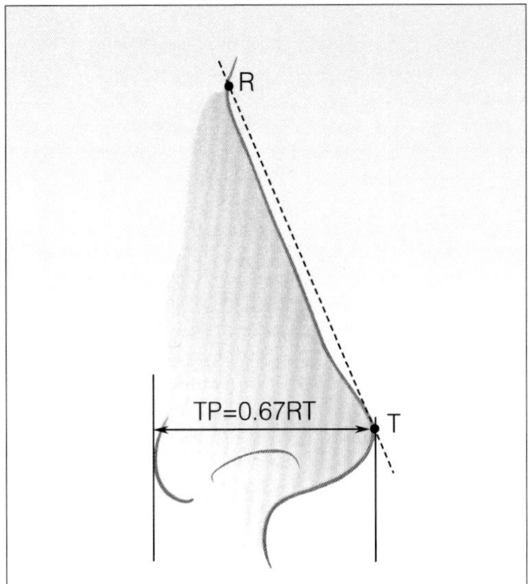

理想的鼻尖突度
(0.67RT)

面部平面之前的鼻尖突度是鼻整形最关键的解剖参数之一。鼻长度决定面部平面之前的鼻尖最佳突度。鼻部越长,该突度越高,以保持协调美观的适宜比例。许多作者采用许多不同方法描述了该关系,但是,我认为确定鼻尖理想突度,最具临床实用性的方法有二:其一,根据经验及美学视觉判断,知晓某一特定的鼻子可获得多高的鼻尖突度,以此调整鼻背;其二,应用 Byrd 的鼻面关系分析方法。

根据 Byrd 分析体系,理想鼻尖突度等于 0.67RT [RT 是由鼻根软组织起始位点到鼻尖最高点的距离(图 7-10)]。

鼻尖突度与鼻背曲线的相对关系

规划鼻整形术时,除了设计冠状位的鼻尖突度,还需特别设计鼻尖突出点与鼻背线的相对关系。

图 7-11 描绘了鼻尖 - 鼻背的相对关系,或者相对于鼻背线的鼻尖突出点位置。这种重要关系对鼻部美观有显著影响,也是与患者术前讨论时的重要话题。规划鼻整形术时,除了设计冠状位的鼻尖突度,还需特别设计两者的相对关系。

图 7-11

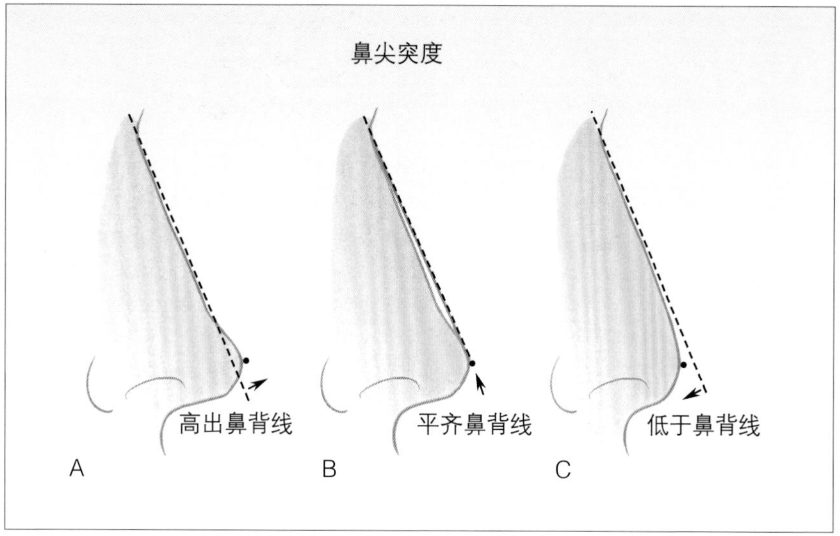

当鼻尖突出点高于鼻背线，形成鼻尖上区转折时，鼻尖凸出于鼻背曲线，常在侧面呈现更清晰的轮廓（图 7-11，A）。若与之齐平（图 7-11，B），则无鼻尖上区折角；但有些患者喜欢这种类型（例如，许多男性患者），在美学上亦可接受。若鼻尖突出点低于鼻背线（图 7-11，C），鼻尖呈现悬垂，形成不美观的鼻尖—鼻背关系。

■ 鼻背的初次与二次塑形——初次鼻整形术时

为了提高鼻背及鼻背 - 鼻尖关系的最终精确度，我将鼻背手术分为初次鼻背塑形及二次鼻背塑形。

鼻整形术中，中隔手术、截骨术及鼻尖突度塑形会影响鼻背的理想或期望高度，因此，合理的次序是，完成所有可能影响鼻背高度的步骤后，再最终塑形鼻背。

鼻背初次塑形时，鼻背高度最好略微矫正不足，在鼻整形术后段的鼻背二次塑形时，再调整其最终的高度。

在完成其他可能影响鼻背高度的塑形后（例如中隔手术），鼻背二次塑形时再进行鼻背的最终调节和精细磨削。

> 背初次塑形时，鼻背高度最好略微矫正不足，在鼻整形术后段的鼻背二次塑形时，再调整其最终的高度。

> 若行大范围中隔手术，最重要的是初期即少去除至少 2mm 的鼻背。

大范围的中隔手术可减弱中隔软骨背侧的支撑力，使残留的背侧软骨支撑条轻微下垂，降低鼻背高度。若行大范围中隔手术，最重要的是初期即少去除至少 1~2mm 的鼻背。鼻背过度切除或下垂 1~2mm 即明显可见，破坏鼻尖鼻背侧面观的理想均衡关系。或者采用另一种方式，伴有明显驼峰的初鼻患者，仅需要切除 1~2mm 的鼻背，去除驼峰，形成与鼻尖理想突度均衡、高度适宜、直挺的鼻背。

若拟增加鼻尖突度，鼻背初次塑形时应避免过分降低鼻背，以预防相对于增高的鼻尖突度，鼻背高度相对不足的情况。反之，拟降低鼻尖突度时，初期即可较多地降低鼻背，不会出现鼻背高度相对不足的风险。但无论哪种情况，鼻整形术中的其他因素都可影响鼻背高度。

鼻背手术最重要的原则是避免过度矫正，即使意味着可能需要较小的修复手术，略微降低鼻背。

即使是最有经验的鼻整形医生，也难以获得完美的鼻背高度及鼻背鼻尖关系。鼻背手术最重要的原则是避免过度矫正，即使意味着可能需要较小的修复手术，略微降低鼻背。若过度矫正，需要移植恢复鼻背高度，即便在最好的情况下，移植也会引起一系列不可控的变量。

虽然经开放和闭合入路均可充分观察鼻背，但是开放入路可提供更广阔的视野和视角，使术者在同一时间可以观察到鼻背更大的范围。更广的视野和视角增加了鼻背塑形的准确性和可控性。

鼻背的降低——明确目标

表 7-1 的决策流程推算表有助规划鼻背塑形术。DVD 中含有决策流程图的 pdf 格式，利于在计算机和手持设备上传播使用。

2:RF

明确鼻背适宜长度和高度的首要步骤是确定最终可达到的鼻尖突度。在鼻部侧面测量现有的鼻尖突度，应用 Byrd 鼻面分析体系，首先明确鼻部的适宜长度（相对于面部），随后乘以 0.67，以确定鼻尖理想突度。鼻部适宜长度等于口点到颏下点（stomion to soft tissue menton，SMes）的测量值，或者中面部长度（midfacial height，MFH）的 0.67 倍，均呈现了最美观的比例。

明确鼻尖的理想突度后，每一位医生必须判定，鉴于目前的临床参数、手术经验及有效技术，能否达到鼻尖的理想突度。然后决定鼻尖最终达到的突度。

表 7-1　**设计鼻背塑形**

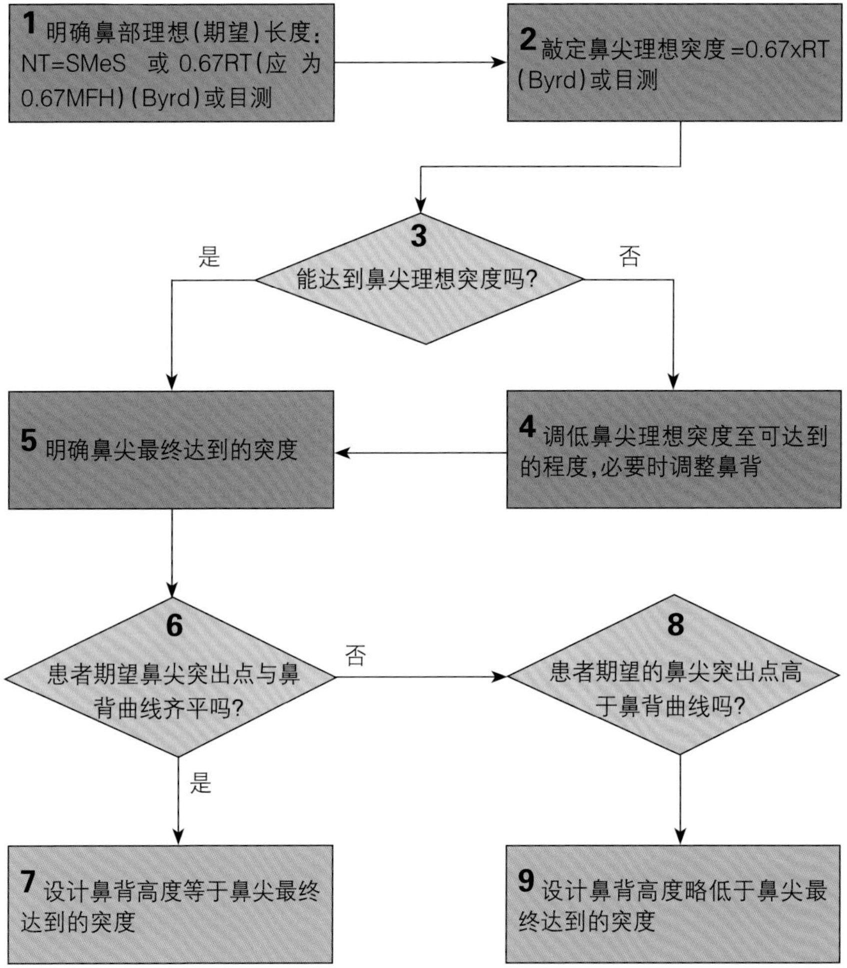
1 明确鼻部理想(期望)长度:NT=SMeS 或 0.67RT(应 为 0.67MFH)(Byrd)或目测
2 敲定鼻尖理想突度 =0.67xRT (Byrd)或目测
3 能达到鼻尖理想突度吗?
是
否
4 调低鼻尖理想突度至可达到的程度,必要时调整鼻背
5 明确鼻尖最终达到的突度
6 患者期望鼻尖突出点与鼻背曲线齐平吗?
否
是
8 患者期望的鼻尖突出点高于鼻背曲线吗?
7 设计鼻背高度等于鼻尖最终达到的突度
9 设计鼻背高度略低于鼻尖最终达到的突度

术者应从术前咨询中获知，患者期望的鼻尖突出点是齐平于还是高于鼻背曲线。设计手术方案时，若患者期望拥有鼻尖上区折角（鼻尖突出点位于鼻背线之上），那么鼻背高度必须略低于鼻尖最终达到的突度。如果无此要求（鼻尖突出点与鼻背线齐平），鼻背高度几近等高于鼻尖最终达到的突度。

明了患者对鼻尖突出点与鼻背关系的期望非常重要，理由如下。例如，若患者鼻尖较低，但不执意要求鼻尖上区折角，乐意接受鼻尖与鼻背齐平，那么无需采用鼻尖移植物及其固有的变化，即可能达到效果。同样的，若患者鼻尖较高，后缩鼻尖时无需权衡取舍，即可使鼻尖高于现有的鼻背线。若该患者认同鼻尖上区折角，则无需增高鼻背。若不认同，可能需要进一步后缩鼻尖（鼻尖可能变宽度且轮廓不清），或者增高鼻背（增加了变量）。明确了鼻尖的理想突度后，下一问题是："能达到鼻尖的理想突度吗？"。如果答案肯定，那么鼻尖最终突度即为鼻尖理想突度。如果①无法达到理想突度，②现有突度太高，后缩至理想的突度将丧失轮廓，或③鼻尖过低，无法通过联合技术或者移植物达到理想的高度，术者则必须通盘考虑可利用的解剖、术者经验、技术设备等，以明确鼻尖突度可增加的程度。

> 术者一旦确定鼻尖最终可达到的突度（由患者对鼻尖 - 鼻背关系的喜好或手术可达到的效果而定），即可明确鼻背的理想高度。

术者一旦确定鼻尖最终可达到的突度（由患者对鼻尖 - 鼻背关系的喜好或手术可达到的效果而定），即可明确鼻背的理想高度。如果鼻背高度相对高于鼻尖最终理想突度，适于降低鼻背。如果高度适中或者等高，鼻背高度无需调整或者必要时略微调整。如果鼻背高度相对不足时，术者必须决定，是将鼻尖突度降至更低，还是进行鼻背增高。

■ 鼻背的侧面凸起

鼻背侧面凸起或者"外侧驼峰"，凸向外侧，打断了自然流畅的鼻背美学曲线（图 7-12）。侧方凸起最常见于键石区，可由骨与软骨单独或者合并构成。

由于术中很容易忽视小的侧方凸起，从而形成继发畸形，因此，临床检查时以及在术前照片中，识别侧方凸起较为重要。斜位观术前照片最易发现侧面凸起（特别是两侧凸起的不一者），但正位和侧位观亦可发现。

> 去除骨性或者骨 - 软骨性凸起后，仔细检查鼻骨磨除后，暴露的软骨是否凸出，若有则削刮掉。

若外侧凸起主要是软骨性的，经开放或者闭合入路，用 15 号或 11 号刀切线向锐性切削软骨（图 7-13）。若为骨性，用骨锉或者电动磨钻移除它。去除骨性或者骨 - 软骨性凸起后，仔细检查鼻骨磨除后，暴露的软骨是否凸出，若有则削刮掉。

我喜欢在进行鼻背其它塑形前，处理外侧凸起，理由有二：①当我关注其他更明显畸形时，不会遗漏它们；②当鼻背所有的结构稳定时，易于切线位切削微小的突起。一旦上外侧

图 7-12　A　　B

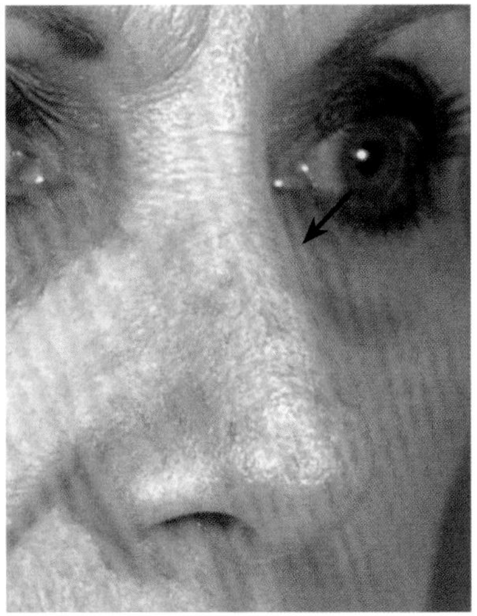

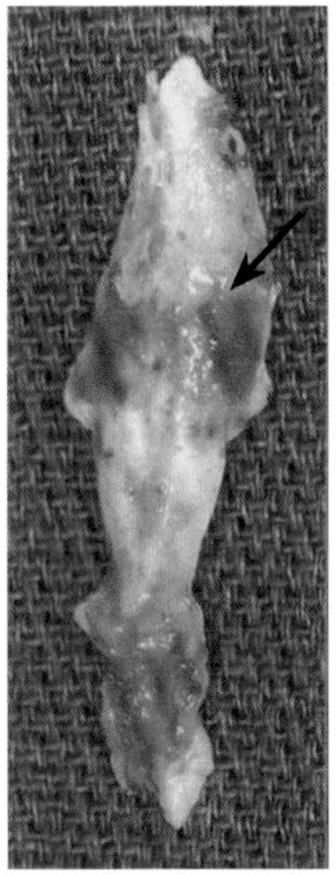

图 7-13

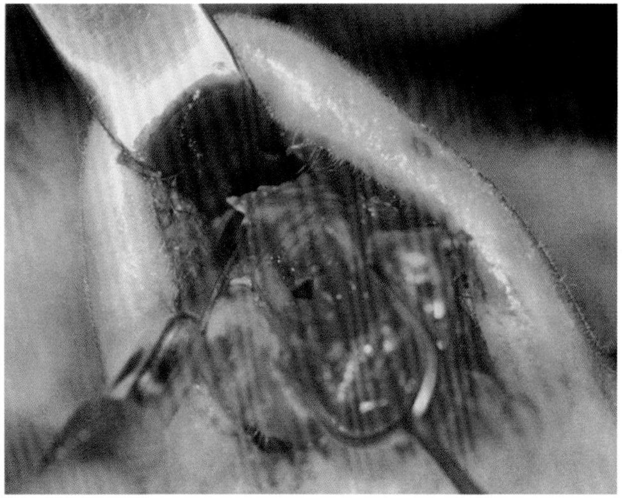

软骨背侧被松动，准确细致地去除外侧凸起会更为困难，并且更容易将其彻底遗漏。

鼻背组件去除

1:1:7
2:3:13
2:4:8,9

鼻背组件去除是本书第 1 版首次定义的一个术语，自此被其他作者广泛使用（经常未注明引用）。组件去除是指分别去除鼻背每一组成部分——中隔、上外侧软骨、骨和黏膜。鼻背组件去除的优点是可极为精确可控的切除，同时容许选择性相对保留鼻背四大组件的任一组件。最重要的是，它：①能够维持前庭黏膜背部的完整性，稍后可将之用为撑开移植物；②保留了上外侧软骨背侧，增加一个备选项，即在稍后术中鼻背二次塑形时，以此重建合乎解剖形态的鼻背。

鼻背组件去除的优点是可极为精确可控的切除，同时容许选择性相对保留鼻背四大组件的任一组件。

剥离组件——分离术

通过开放入路缩小组件，首先从中隔背部分离上外侧软骨，保持深层前庭黏膜的完整。鼻中隔角置入单钩，以稳定中隔背部，用 67 号 Beaver 或者 15 号 Bard-Parker 刀片从中隔背侧开始分离鼻中隔前角的黏膜（图 7-14）。在鼻中隔角处，仅在背侧拟行切除区域，由背侧向

图 7-14

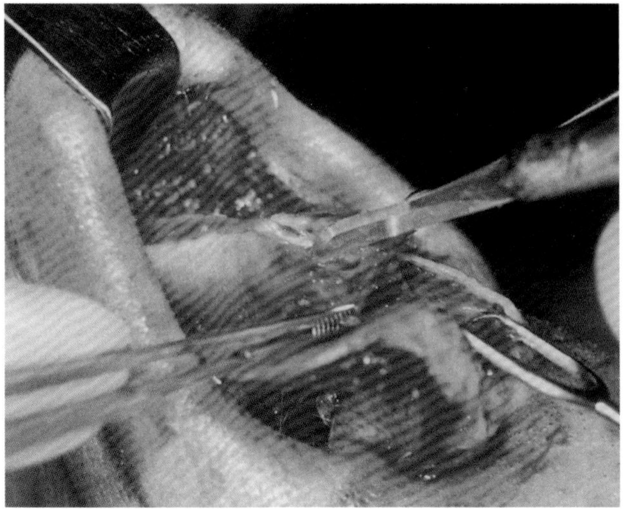

图 7-15

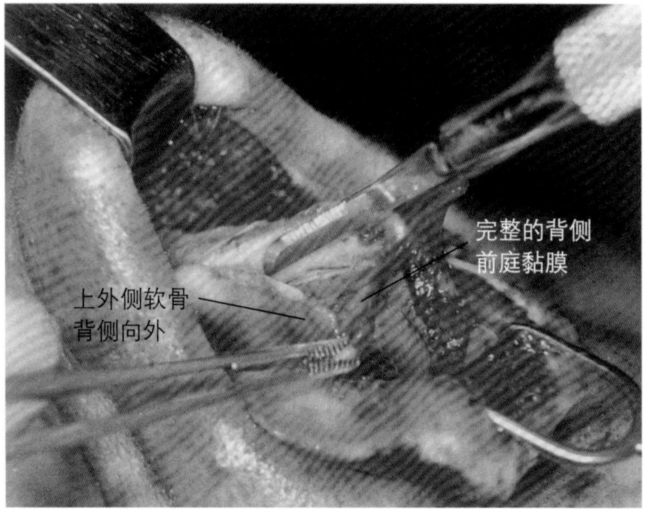

下分离黏膜。仔细的在白色致密黏软骨膜之下，建立正确的分离平面，并向头侧延续，由中隔背侧分离上外侧软骨背部（图 7-15）。保持在紧邻中隔处，向外折转分离上外侧软骨背部。

在键石区骨 - 软骨交界处停止分离。此时中隔软骨背部与上外侧软骨背部已分离，且前庭黏膜背部保持完整，在上外侧软骨和中隔之间轻微下垂到鼻前庭背部（图 7-16）。

降低中隔软骨背部

若有切除中隔背部的指征，用游标卡尺在中隔角和键石区测量并标记切除量，随后按照理想的侧面轮廓，虚线标记背部拟切除线（图 7-17）。若仅靠"目测"而非依靠测量和标记，随之用 11 号或者 15 号刀片由上至下的切削，很可能会出现两个问题：①有背中部切除过多，而键石区和中隔前角去除不足的趋势（造成鼻尖上区过度丰满）；②术者不太可能像测量及标记时那样，关注许多细节及其相互关系，降低了鼻背塑形的精确度。

用刀片（图 7-18A）或者双侧保护的锐性骨凿（图 7-18B）去除测量好的软骨。精确测量和术后立刻在图标记录单上记录切除量（图 7-19），当检查术后效果及回顾案例时，此将成为无价的自主教学工具。

图 7-16

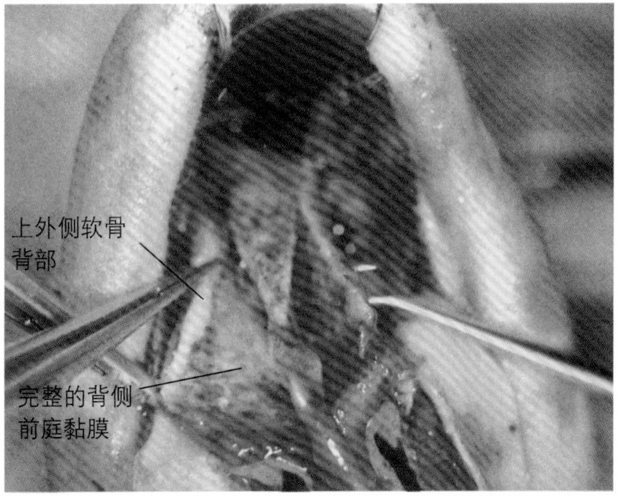

图 7-17

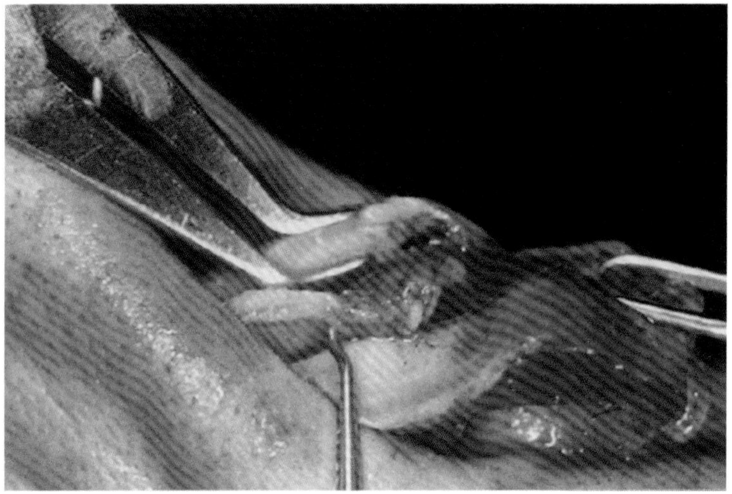

图 7-18 A

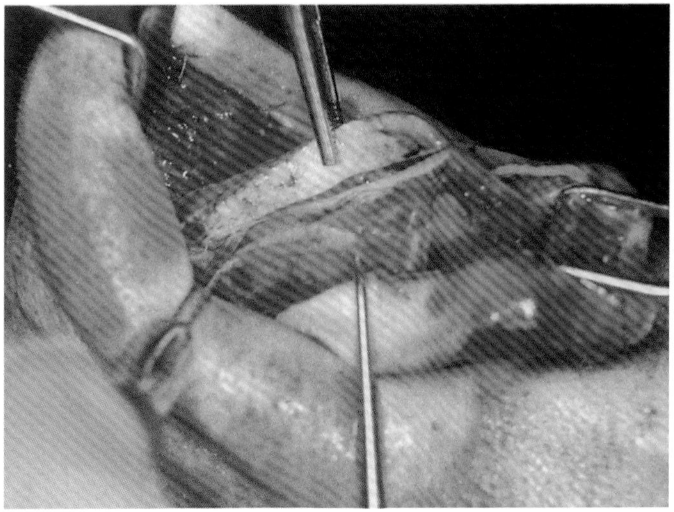

B

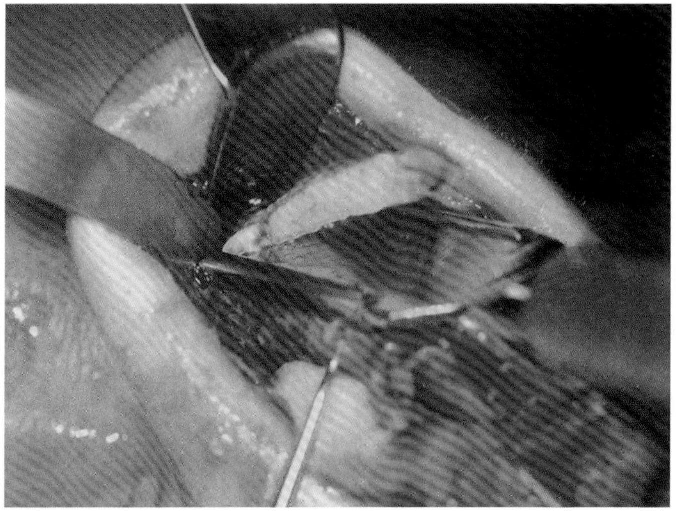

在鼻背初次塑形时，谨记中隔背部的去除量要小于预期总量，等至中隔手术和截骨完成后，在术中稍后进行的鼻背二次塑形时，再最终确定中隔背部的去除量。

在鼻背初次塑形时，谨记中隔背部的去除量要小于预期总量，等至中隔手术和截骨完成后，在术中稍后进行的鼻背二次塑形时，再最终确定中隔背部的去除量。截骨和中隔手术均可明显影响中隔（背部）的高度，切除量的最终决定应延迟至其后。

图 7-19

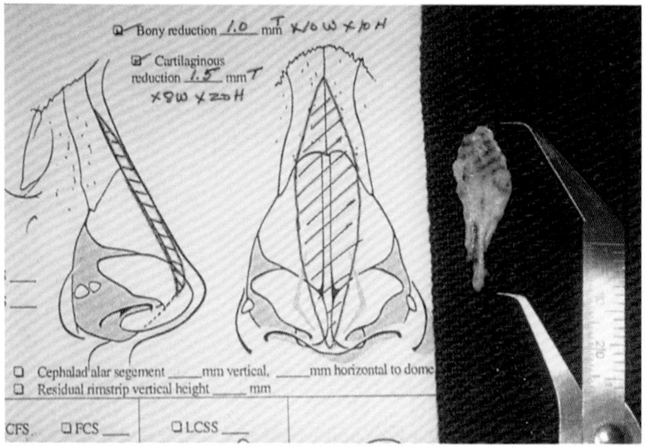

上外侧软骨背部

若计划对鼻背部行解剖重建，先保留所有的上外侧软骨背部。

若计划对鼻背部行解剖重建，先保留所有的上外侧软骨背部。鼻背二次手术时，可用上外侧软骨以多种方式重建解剖形态的鼻背，或者将之更为准确的修剪，在其他影响鼻背高度的操作完成之后，再决定切除量（参见第 11 章）。若无此计划，此期上外侧软骨背部的切除量，如同中隔一样，应该少于预期切除总量，原因如前所述。

鼻前庭背部黏膜

早期保留鼻前庭背部黏膜，可将其备选用为背部“撑开移植物”，以保持上外侧软骨背部与中隔背部之间的距离，形成更美观自然的鼻背外观。

保留鼻前庭背部黏膜有多个优点。断裂的鼻前庭背部黏膜未能精确缝合时，二期愈合使鼻前庭背部缩窄，可产生畸形和气道阻塞。早期保留鼻前庭背部黏膜，可将其备选用为背部“撑开移植物”，以保持上外侧软骨背部与中隔背部之间的距离，形成更美观自然的鼻背外观。

如果鼻背高度预计去除量少于 3mm，鼻前庭背部黏膜实际上能完整保留。

无论是完整保留鼻前庭背侧黏膜，还是其保留的量，都因具体情况而异，但有一条经验法则非常有用。如果鼻背高度预计去除量少于 3mm，鼻前庭背部黏膜实际上能完整保留。去除量不低于 3mm 时，背部黏膜通常需要裁剪（除非用作撑开移植物）。鼻背降低超过 3mm（初次鼻整形中相对罕见）时，保守去除多余的鼻前庭背部黏膜，随后用 5-0 可吸收线或者镀铬肠线连续缝合，精确对合边缘，恢复黏膜完整性（图 7-20）。

图 7-20

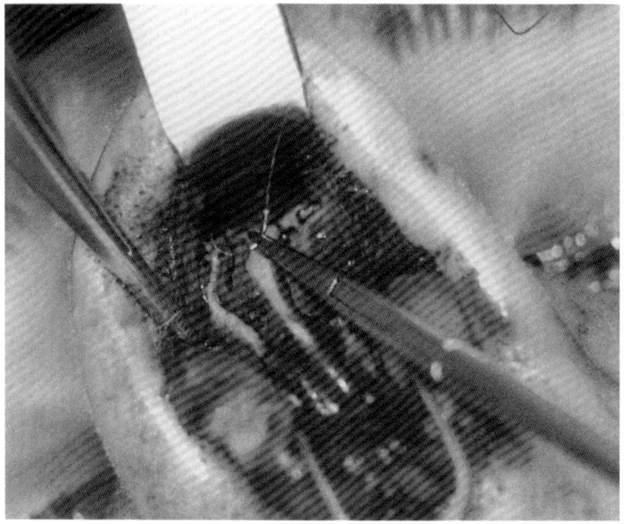

剥离时，避免过度剥离中隔及上外侧软骨表面的黏膜，以便将鼻前庭背部黏膜作为撑开移植物。正常的组织连接防止鼻前庭黏膜垂入鼻前庭，而非起到有效间隔中隔及上外侧软骨的作用。拉钩（Aufricht）不要向上牵拉，此时仔细观察并确定黏膜位置。若黏膜向后过度下垂，提拉两侧黏膜，水平褥式缝合双侧黏

图 7-21

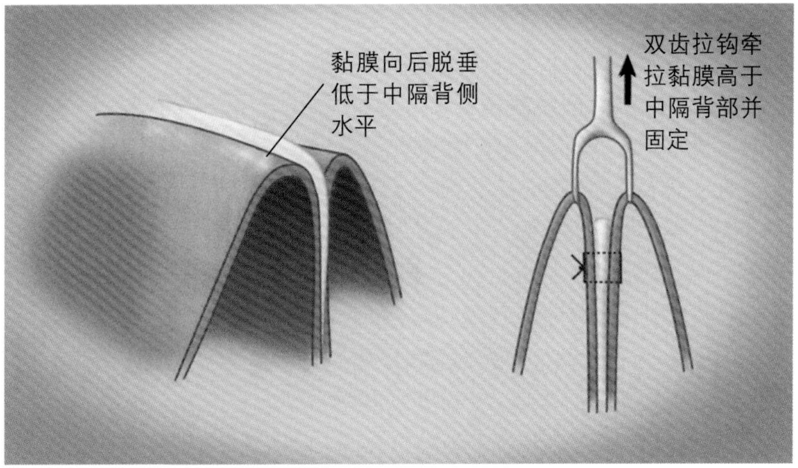

膜及中隔软骨(图 7-21)。若可能,避免仅仅穿透缝合黏膜,防止鼻背与鼻前庭交通。虽然罕见,但鼻前庭与鼻背处皮下组织交通时,可出现鼻背囊肿,所以贯通越少越好。

鼻骨的去除

适量去除中隔软骨背部后,应用骨锉或者电动磨钻降低骨性鼻背(鼻骨背部和筛骨垂直板)。开始时,去除量略少于预计总量。

磨骨时,骨锉限制外科医生的视野,对精确度而言明显不利。

骨锉必须锋利,以达到最好的精确度。碳化钨锉齿的骨锉通常较锋利,且其锋利度的持久性好于所有钢性骨锉。骨锉有各种设计,有些在后拉时切削,有些在推进时切削,另一些则为双向切削。如果骨锉锋利,经验丰富的医生可有效完成所有的操作。磨除时,谨记开始时磨除量宁少勿多,并选择矬齿适度的骨锉(减小阻力以及可能撕脱鼻骨或上外侧软骨的风险)。碳化钨矬齿具有最大成本效益,其较少需要锐化,且操作更有效。

磨骨时,骨锉限制外科医生的视野,对精确度而言明显不利。传统上,术者是在“盲视”下磨骨,从外部观察去除量时,重新覆盖软组织,以确定去除量是否得当。骨锉需要手工操作,由于手动磨骨的力量一般略显粗暴,难以进行微小精细磨除。骨锉的齿纹常超过所磨骨表面的边界,因此,意外损伤(撕裂或擦伤)相邻组织的可能性较大。精选的小型电动磨钻避免了上述缺陷(图 7-22)。本章稍后部分详述电动磨钻磨骨技术。

选用锋利的骨锉,其齿纹区与治疗区域相仿,尽可能尝试在直视下磨除,以最好地掌控磨骨量。

磨薄过厚的鼻骨

许多男性和一些女性的鼻部存在鼻骨过厚的情况。在女性鼻部，鼻骨背侧增厚可能引起鼻背过宽，甚至在截骨关闭顶部之后仍然存在。在鼻骨和上颌骨额突之间的鼻骨中部也可能出现鼻骨过厚，导致术后该区域宽厚。

减少过厚的鼻骨时，首先分离其外侧的软组织，如果需要可达上颌骨额突处，以充分暴露术区。开放式鼻整形可以在保证鼻骨支撑的同时，大范围分离软组织。必要时，开放入路也易于将软组织重新悬挂到中隔或筛骨的背部。随后直视下，应用电动磨钻的鸡蛋形或者圆形钻头打薄鼻骨的外侧部位（图 7-22）。

打磨鼻骨时，注意鼻骨和筛骨垂直板的形状和厚度，若随后拟行截骨术，目测最佳截骨线。

仅缩窄过宽的鼻背，不降低鼻背

鼻背拟行切除量小于 / 等于 2mm 时，复合切除鼻背部最合乎逻辑；术者若有适宜的锋利器械和足够的经验，进行切除时，可以非常精确地控制切除量。

鼻背过宽但高度合适时，必然要缩窄鼻背，但不需要降低高度。虽然第九章会阐述该主题的更多细节，但在鼻背初次塑形时就需要加以处理。鼻背过宽常伴有中隔和筛骨垂直板过厚，以及鼻骨和上外侧软骨水平部较宽。缩窄鼻背，首先要从中隔软骨上分离上外侧软骨，然后降低中隔和筛骨垂直板（少于 1.5mm），容许鼻骨和上外侧软骨背部向内移动。通常需要沿着鼻背去除一条水平部的鼻骨。切除筛骨垂直板和鼻骨背部最简便的方式是用加长的电动切钻，其切钻沿着鼻背平行于中隔背部直线切割（图 7-23），切除与切钻等宽的鼻骨水平部骨

图 7-22

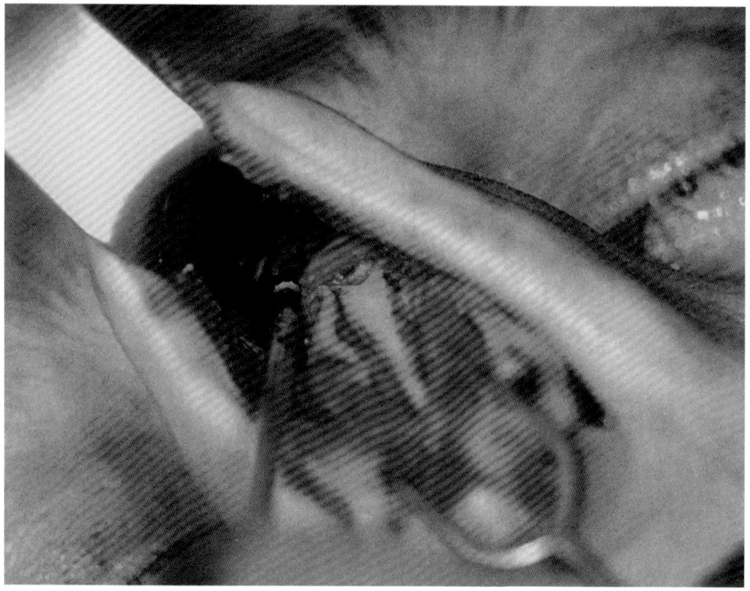

图 7-23

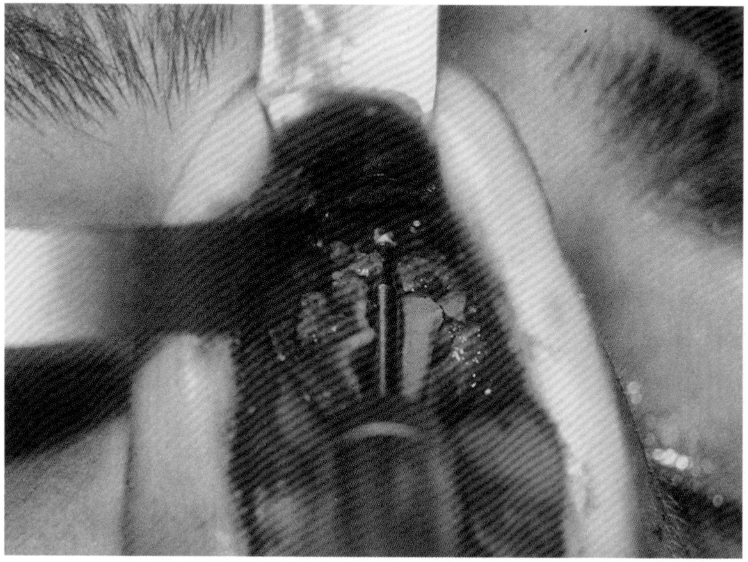

片。完成鼻骨背部两侧的垂直切割后，用同一磨钻或者小直径圆形或鸡蛋形磨钻降低中隔。

鼻背的复合切除

鼻背的复合切除也是在本书第1版中首次采用的术语，定义为同时切除鼻背所有或大部分组件（中隔，上外侧软骨，筛骨垂直板，鼻骨和鼻前庭黏膜）。复合切除的优势是：经验丰富的外科医生可以迅速和精确地切除，而且，切除量少于3mm时，该技术通常不影响鼻前庭背部黏膜。其缺点为容错空间太小；更加难以精确控制；使术者在切除伊始就错误地丢弃了上外侧软骨背部。

鼻背拟行切除量小于/等于2mm时，复合切除鼻背部最合乎逻辑；术者若有适宜的锋利器械和足够的经验，进行切除时，可以非常精确地控制切除量。

进行复合切除时，首先应用卡尺精确地测量，并在鼻背两侧标记预期切除量，基于同样的理由，采用与前述组件切除相同的技术（图7-24A）。应用15号或者11号刀片（用背侧皮肤拉钩保护被覆皮肤），首先在鼻中隔前角上5~10mm处开始切除，根据软骨上的标记，确保在同一精确的平面上切开双侧（图7-24B）。由上至下切开上外侧软骨和中隔背部（图7-24C），

图7-24 A B C

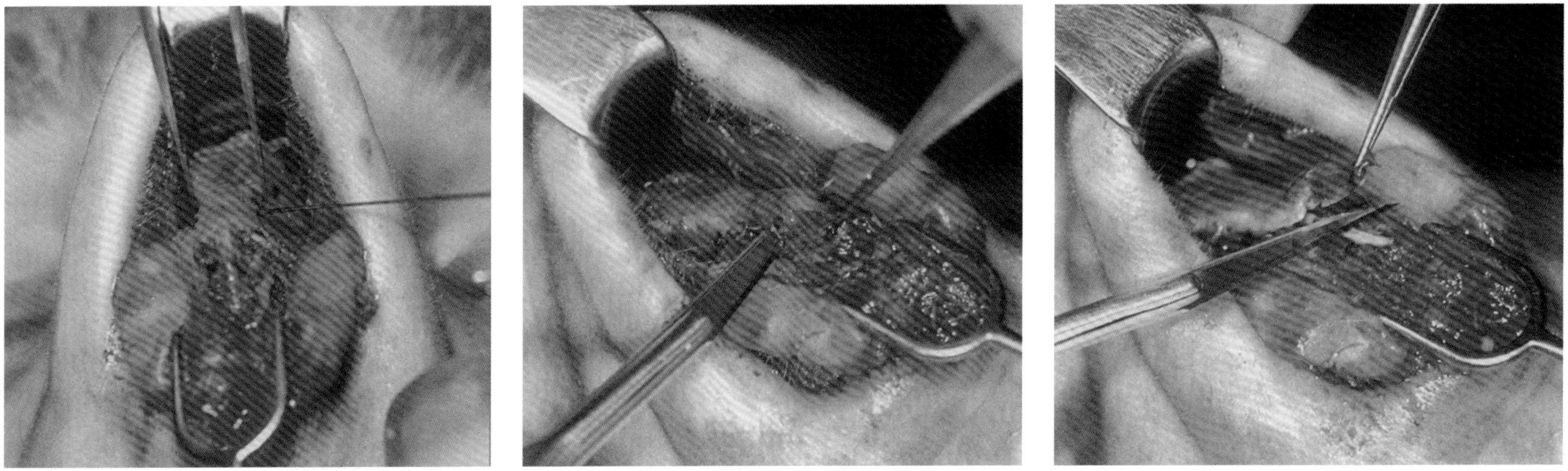

终止于中隔前角，确保精确地去除中隔前角背侧，以防止鼻尖上区过于丰满。

在直视下，用 10~14mm 宽、双侧保护的薄刃骨凿完成剩余的鼻背切除。基于骨性鼻背宽度选择骨凿的宽度——其宽度足以切开鼻背尾侧范围的所有鼻骨，但被覆皮肤狭窄时，避免使用过宽的骨凿，以防止刺穿头侧皮肤。锋利的薄刃骨凿对截骨可确保精确度。骨凿置入之前的切口内，用手轻揉施压，完整切开中隔及上外侧软骨，直至键石区的鼻骨尾侧(图 7-24D)。如果轻揉施压时切割较为费力，说明骨凿不够锋利或者太厚。始终在直视下观察软骨上的标记线及骨凿的切割缘。

开始截骨前，查看鼻根处截骨终点在鼻背的准确定点。

开始截骨前，查看鼻根处截骨终点在鼻背的准确定点。若此点未被显露，应扩大头侧软组织的分离或者不做截骨。回覆软组织，在截骨头端预期终止点处，用 25G 皮下注射针头刺穿皮肤，以确定头侧的准确位置。检查及对比术前侧面照片，或者描绘期望的新轮廓。固定针头，重新放入 Aufricht 拉钩，查看针尖接触鼻背的准确位置。

目测鼻骨尾侧的骨凿切缘与鼻根处截骨终点的连线，虚线连接上述两点，将之标记于鼻骨，棉签沾干(图 7-24E)。精确截骨，始终在直视下，小心翼翼保持骨凿切缘直线前行。切除鼻背的头侧区域时，避免骨凿过度向后与鼻骨成角，即使是最小的角度；这样非常容易过分降低鼻根和缩短鼻子。

图 7-24（续）　D

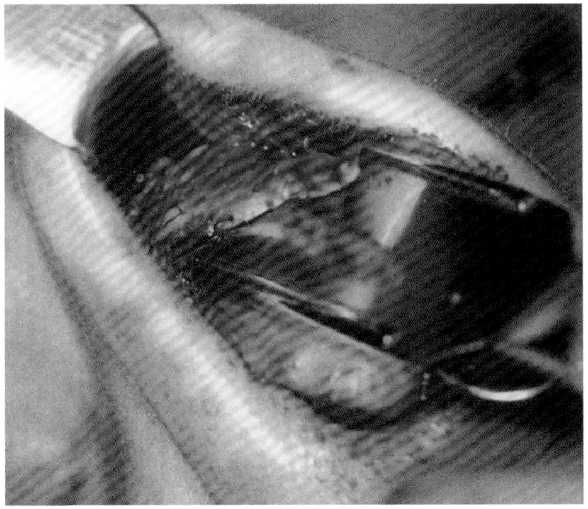

E

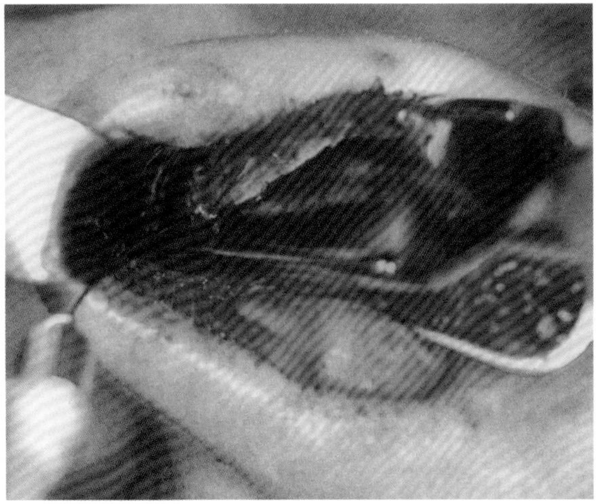

F

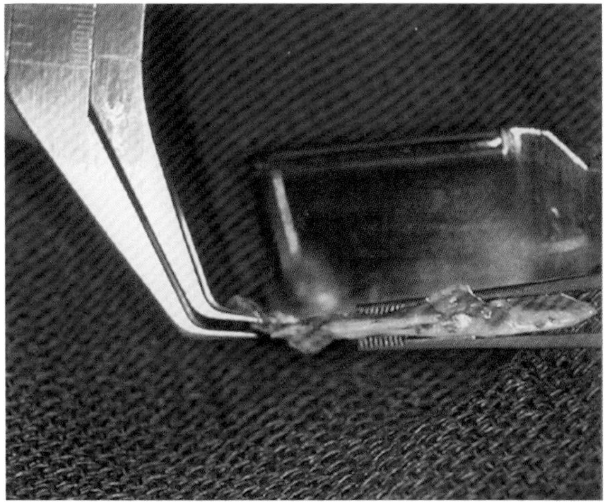

完成截骨后，用中隔平镊取出整块的鼻背切除物。若切除物不能完全松动，不要撕扯它。而是，分离软组织、骨或软骨残留的连接，完成切除不足的区域。全方位精确测量切除物，并记录在图表记录单（图 7-19）。切除物保持湿润，以防在鼻整形术的稍后阶段使用。

错误使用复合切除，导致过度切除、并发症及继发畸形的风险会显著增高。

采用该技术复合切除时，可能常规性切除少于 1mm 的鼻骨背部，推翻不能用骨凿精确切除鼻背的谬论（图 7-24F）。警示——若无适宜的锋利器械可用，或者，无论何种原因，若有无法直视的区域，就不应该使用该技术。错误使用复合切除，导致过度切除、并发症及继发畸形的风险会显著增高。

电动切除骨性鼻背

图 7-25

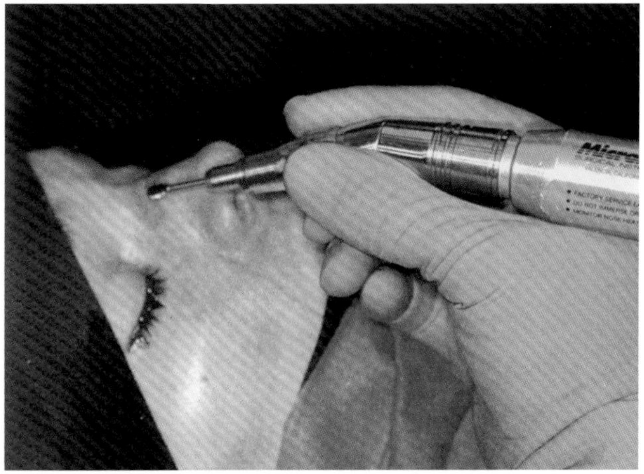

去除骨性鼻背任一部分最精确的方法是，应用为此技术特制的低扭矩、低转速折角型电动机头，以及尺寸和形态适宜的磨钻。

去除骨性鼻背任一部分最精确的方法是，应用为此技术特制的低扭矩、低转速折角型电动机头，以及尺寸和形态适宜的磨钻（图 7-25）。与手持骨锉相比，精确调整转速的电动装置，容许术者在直视下，极为稳妥并更为精细地进行细微塑形。

鼻骨不需要高转速或者大扭矩设备。事实上，因为热量的产生和潜在的软组织创伤，两者反而适得其反。大多数气动装置不可能像先进的电动设备一样，在低扭矩和低转速时，可精确调整、称心操作。调整功率，设定至极低，可减少热量，以及软组织不经意与磨钻接触所引起的创伤。先进的电力装置配备有自我诊断功能，以及不同功率设定权限（图 7-26A 和 B）。

用任何电动设备，首要关注的是保护邻近及被覆软组织。许多设备有各种类型的保护装置，但实质上都阻碍了术者的视野，抵消了它们潜在的优点。应用 Aufricht 或者改进的 Aufricht 拉钩保护被覆的皮肤，当磨钻移位时，左右移动拉钩（图 7-27）。

磨钻削骨时，最好注水冲洗，但是，若转速较低，仅需要极少量以降低热量。少量的灌洗可对术区降温及清洁，并沿着软组织“槽”排空，无需吸引。

鼻骨的所有区域——从鼻根到鼻骨尾侧，从鼻背到上颌骨额突——均可在直视下电动去除。

图 7-26　A

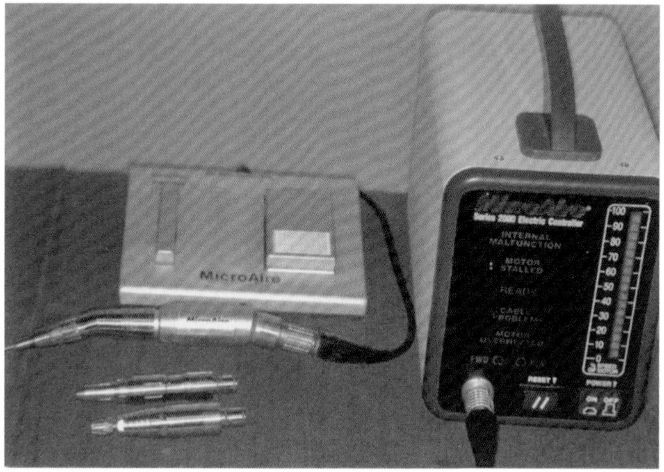
MicroAire
INTERNAL MALFUNCTION
MOTOR STALLED
READY

B

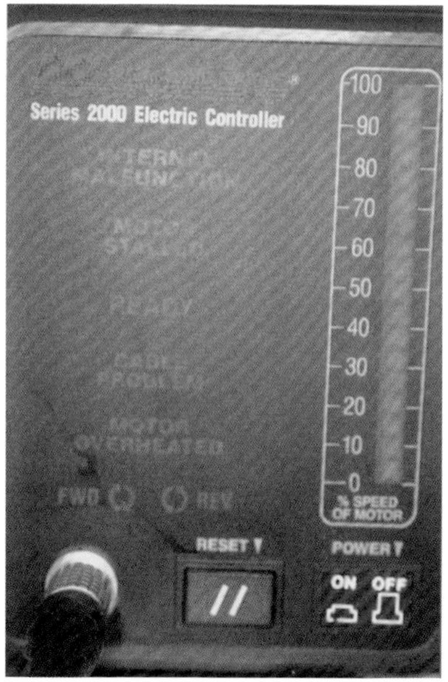
Series 2000 Electric Controller
100
90
80
70
60
50
40
30
20
10
0
% SPEED OF MOTOR
READY
MOTOR OVERHEATED
FWD
REV
RESET
POWER
ON
OFF

图 7-27

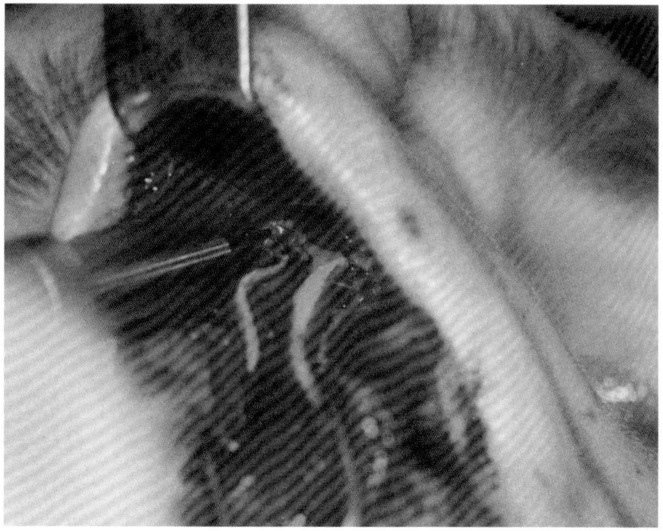

第8章 中隔、筛骨和犁骨

1:1:8
2:3:14
2:4:9

■ 鼻中隔的手术入路

选择中隔、筛骨及犁骨的手术入路，依据于：①畸形的位置；②畸形的范围；③特殊的并发畸形（如果存在）；④术中拟行的其他手术措施；⑤术者的技能和经验。

描述中隔、犁骨及筛骨的鼻腔内畸形，最好是通过其解剖位置——而不是通过非解剖术语。图 8-1 概括了本章应用的术语和方位。

> 选择的手术入路应该为操作提供充分的术野，并非为达到手术目标，仅分离或者破坏所需的解剖结构。

选择的手术入路应该为操作提供充分的术野，但仅分离或者破坏达到手术目标所需的解剖结构。显露是手术操作的必要条件，但也有其弊端。分离或破坏正常解剖结构并不可取，除非为了特殊目的且利大于弊。增加软组织分离范围（黏软骨膜瓣），扩大了鼻腔创伤的面积，产生额外的愈合变量，超出了术者的掌控。扩大分离，加大了损伤黏软骨膜瓣的风险，及其二期愈合并发的弊端。正常解剖的损伤越大，术者无法掌控的不可控变量越多。随着医生的经验和技术水平的增高，控制操作所需要的暴露程度及和软组织分离程度随之降低。

矫正中隔、犁骨和筛骨畸形简繁与否，主要取决于术区暴露和止血。鼻中隔手术的大多数严重并发症，特别是血肿、

图 8-1

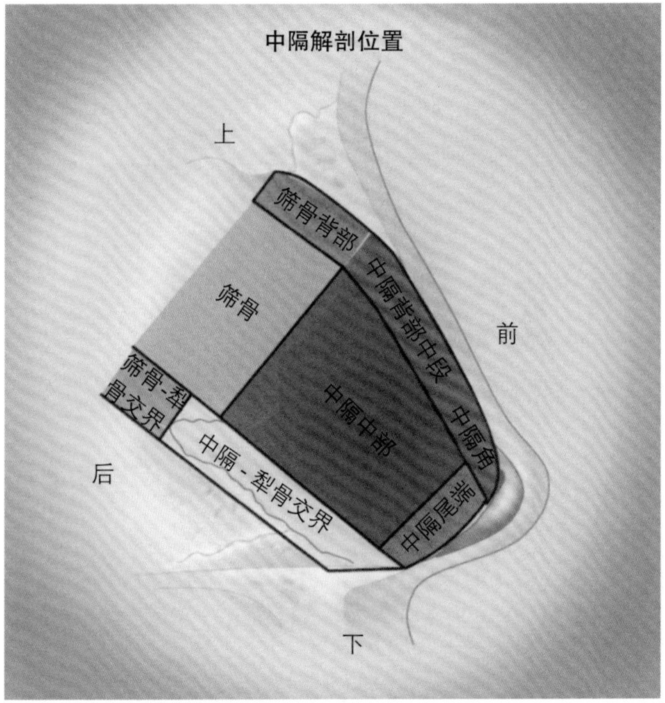

穿孔以及未能矫正阻塞气道的解剖结构等，其直接肇因是鼻腔内手术缺乏良好的掌控和暴露。过度出血影响术区暴露，且经常导致黏软骨膜瓣的损伤。损伤的黏软骨瓣二期愈合（或者无法愈合），产生穿孔、粘连或者术后的瘢痕挛缩畸形。术后血肿亦会引起同样问题。未能矫正异常的解剖，常常与暴露不充分、技术或耐心的欠缺相关。为了控制、预防鼻内手术并发症，要求术者首先根据前述因素，选择手术入路，提供充分的暴露；拟行鼻内矫正前，充分收缩血管；并且耐心细致地实施适宜的手术技术。

设计中隔的手术入路时，需要考虑以下原则：

1. 首先，检查鼻内以识别鼻内所有的病理性异常。列举存在的畸形并用图示标出。记录每个畸形的解剖位置，并斟酌其相互之间的特殊组合。特别留意哪一侧最可能分离出完整的黏软骨膜瓣（通常是畸形或者凸出最少的一侧）。
2. 鼻中隔手术在手术方案中的次序偏前，先矫正中隔偏曲，再调整鼻背的最终高度和形状，以及鼻尖的最终突出度、表现点、旋转度；避免因牵拉暴露鼻内，损坏已缝合塑形或结构薄弱的鼻翼软骨外侧脚；而且在调整内侧脚或鼻小柱关系之前，建立了鼻中隔尾端、鼻棘的最佳位置和形状。
3. 尽可能在靠近畸形的位置定位切口，以免过度分离掀起黏软骨膜瓣，确保对应拟行切口的对侧黏软骨膜有正常的厚度和解剖结构。如果对侧对应拟行切口的位置存在畸形或偏曲，或是黏软骨膜变薄或覆盖在严重的畸形上，分离时有损伤的风险，从而增加了鼻中隔穿孔的可能性。
4. 通盘考虑其他拟行切口及其相互关系（如果有的话），设计中隔切口和入路。若因为其他原因，已有贯穿切口的指征，且能够进入中隔畸形，可采用该切口处置中隔畸形。如果附加切口可以暴露充分或增加可控性，或者可以最大程度地减少手术创伤或分离黏软骨膜瓣，应增加附加切口进入鼻中隔。
5. 计划将某些特定区域的黏软骨膜保留附着于鼻中隔软骨，以稳固、支持鼻中隔节段，使之在中隔的一侧比对侧产生相对更多的拉力，并减少不必要的黏软骨瓣分离和创伤。
6. 切口定位取决于，中隔的哪一侧，能提供最佳的术区暴露和有利于手术操作完整分离黏软骨膜瓣，并提供适于大多数内鼻畸形的最佳手术入路。
7. 计划将中隔及筛骨垂直板整块而非零碎去除。小碎块不能用作供区材料。尽力将去除的中隔及其相连的筛骨垂直板成一整块，可以将之作为供区材料毫无限制地选择使用，并且可以将其修剪塑形各种形态，保存起来以备后用，或者植入作为支撑移

图 8-2

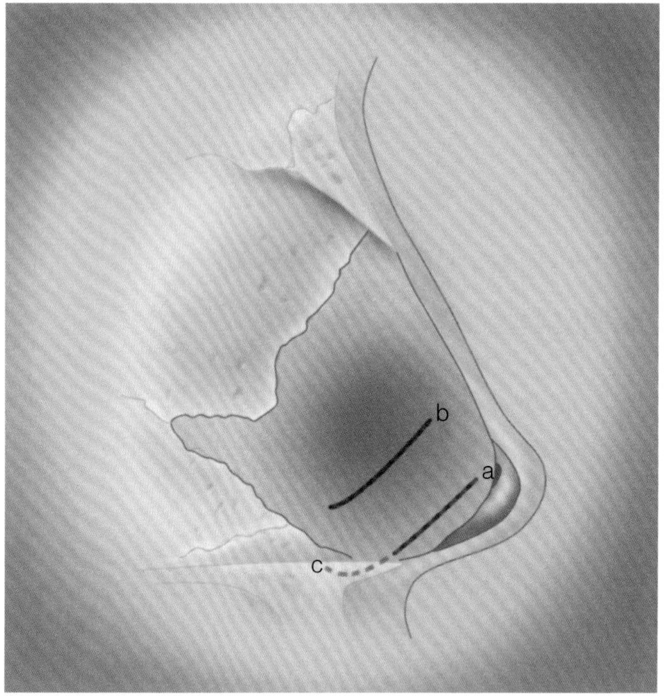

植物。需要移植时，在切取中隔软骨之前，根据受区要求制作纸模，测量所需要的精确面积。

8. 存在多区域联合畸形时(例如：中隔背侧及尾部偏曲联合中隔中央部、犁骨或筛骨异常)，为了最有把握达到预期的矫正，应完全分离双侧黏软骨膜瓣。比起之前一直担忧过度的分离，但此时需要充分暴露和掌控，其利大于弊。

Killian 入路

对于中隔软骨中部，犁骨和筛板的单个畸形(普通犁骨横突或单个的筛骨突出)，Killian 入路(图 8-2)可提供充分的术区暴露。该入路的切口位于中隔黏膜，在与鼻中隔尾端粘连较紧的前庭黏膜的后方。其确切位置取决于畸形的位置和术者进入畸形的偏好。对于鼻中隔中部畸形，切口定位于中隔与前庭黏膜交界的略后处(图 8-2，a)，位于鼻背与鼻底之间。对于鼻中隔或筛骨偏后侧的畸形，切口略向后移，更为靠近畸形，以减少黏软骨膜不必要的分离，更直接的进入畸形(图 8-2，b)。中隔 - 犁骨结合区畸形需要将 Killian 切口延伸至鼻腔基底，以避免充分分离和暴露时，撕裂黏软骨膜瓣(图 8-2，c)。

键石区至鼻中隔前角上方 1~1.5cm 的鼻背处的孤立性背部偏曲最适用于 Killian 入路。

背部、基底部的孤立及联合畸形，采取鼻背入路，最利于完整分离黏膜软骨膜瓣，常可提供最佳的术野。

Killian 切口也可用作特定区域鼻背偏曲的入路。由于 Killian 切口位于鼻中隔前角的头侧或后上侧 1~2cm 处，因此，约有 1.5cm 范围的鼻中隔前角背部进入受限，采取贯穿或鼻背侧切口更易进入。对于尾端鼻中隔偏曲和扭转，上述切口也容易接近。键石区或高于其上(中隔 - 筛骨接合部)的中隔或筛骨偏曲，可经 Killian 切口进入，但鼻背侧入路更易进入。键石区至鼻中隔前角上方 1~1.5cm 的鼻背处的孤立性背部偏曲最适用于 Killian 入路。

当上述区域的单个背部偏曲合并中隔中部畸形，标准 Killian 入路行之有效。但是，当背部畸形合并中隔 - 犁骨结合区(鼻腔基底)畸形或者沿基底更偏上的筛板畸形，需要分离整个中隔中部的黏软骨膜瓣，以便进入背部和基底部畸形。背部、基底部的孤立及联合畸形，采取鼻背入路，最利于完整分离黏软骨膜瓣，常可提供最佳的术野。

表 8-1　中隔的手术入路：Killian 切口入路

解剖区域	畸形	入路
孤立区域		
中隔中部	中隔中部偏曲	Killian
中隔 - 犁骨交界	犁骨突出	基底
	中隔 - 犁骨棱状凸起	
	中隔基底半脱位	
筛骨	筛骨棘	中隔中部
(中隔背部中段[1])	键石区下单个中隔偏曲	中隔中部
联合区域		
中隔中部及犁骨		Killian
中隔中部及背部		
中隔中部、背部、犁骨		
中隔中部、筛骨、犁骨		
背部中段、中隔中部		
背部中段、中隔中部、犁骨		
背部中段、中隔中部、犁骨、筛骨		

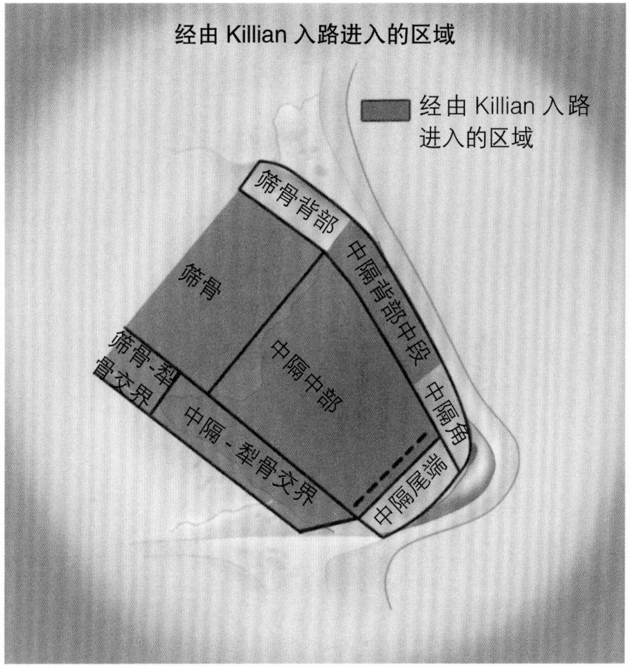

[1] 中隔背部中段是指键石区(中隔 - 筛骨交界)之下 1.5cm 的中隔背部，不包括中隔角上方 1.5cm 的中隔背部(参见正文)

表 8-1 总结了经 Killian 入路或联合其他入路可到达的中隔、犁骨及筛骨区域孤立及合并畸形。

贯穿切口入路

贯穿切口入路(图 8-3)为矫正中隔尾端畸形和偏曲，以及中隔、犁骨与位于鼻基底前部的上颌骨棘的其他畸形，提供良好的暴露。尽管贯穿切口可向后进入，而且 Killian 或鼻背入路可进入鼻背畸形，但除非存在中隔尾端畸形，我偏好采用贴近畸形的切口，以避免对中隔尾端表面附着的前庭黏膜进行不必要的分离。存在鼻中隔尾端畸形时，或由于其他原因已有贯穿切口的指征，以及中隔畸形位于中部或更偏前时，应采用贯穿切口入路。

存在鼻中隔尾端畸形时，或由于其他原因已有贯穿切口的指征，以及中隔畸形位于中部或更偏前时，应采用贯穿切口入路。

图 8-3

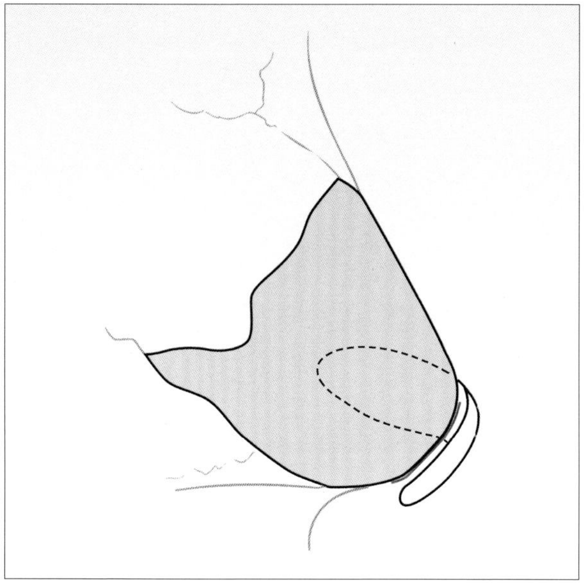

图 8-4

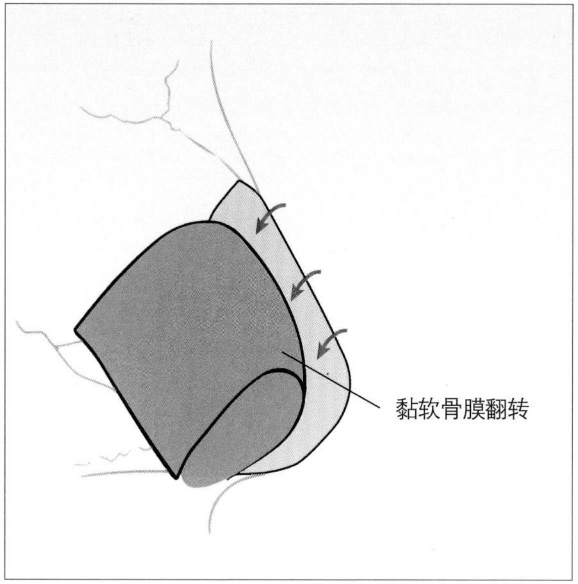

经由贯穿切口易进入从鼻中隔前角至键石区的背部偏曲，但最好将贯穿切口延伸至软骨间切口，以使中隔背部 1cm 充分暴露。

贯穿切口沿着鼻中隔尾侧缘切开，将膜性鼻中隔遗留至头侧的内侧脚（贯穿切口的定位、原理和技术详见第 4 章）。当鼻中隔尾端发生偏曲，并且不需要完整的贯穿切口来进行鼻尖加高或降低时，行半贯穿切口（仅在鼻中隔的一侧）通常便已足矣。其位于偏曲侧。不分离偏曲对侧的中隔前庭黏膜，保留将鼻中隔固定于中线位置的牵拉力，从而降低术后偏曲复发的风险。若彻底矫正偏曲需要分离对侧的黏软骨膜，那么，剥离黏软骨膜比保留黏软骨膜的附着（以保持鼻中隔处于中线位置）更重要。贴近软骨，锐性分离鼻中隔尾侧前庭黏膜。向头侧分离达到鼻中隔黏膜后，换用软骨膜剥离子，之后如同 Killian 入路一样操作。

由于中隔软骨 - 筛骨垂直板结合部后方的黏膜黏附性较弱，在后方开始，从下方到上方的隧道剥离通常较容易。

如果鼻中隔犁骨棱状凸起阻塞气道，且合并鼻中隔尾端偏曲，则将贯穿切口延伸至鼻腔底（延伸型完全贯穿切口），以提供更好的入路进入犁骨前方和鼻棘。分离中隔黏膜之后，继续向后分离筛骨，随后仔细向下分离中隔 - 犁骨交界处的黏膜附着区。分离该区域的方法有二：方法一是，通过延伸至鼻腔底的贯穿切口将犁骨上的黏膜剥离，其下形成一腔隙，然后再将此腔隙连通先前抬起的鼻中隔腔隙。这种双腔隙的方法虽然合理，但在有技术难度，在沿着中隔 - 犁骨结合处黏膜致密附着区，增加了该区黏膜瓣撕裂的风险。另一种更优的方法，则是向后分离筛骨，然后直接向下剥离筛骨犁骨结合部，相比鼻中隔 - 犁骨结合部，此处黏膜的黏附性要小得多。从后到前游离附着中隔 - 犁骨结合区，完整分离的整个中隔 - 筛骨瓣，可减少黏膜瓣撕裂的风险。安全有效地分离此区，术中一定要清晰、耐心和彻底止血。

表 8-2 概述经单独贯穿切口或者联合其他切口，进入鼻中隔、犁骨和筛骨单独或者联合畸形。

背部入路

通往鼻中隔的鼻背入路（图 8-4），结合开放式鼻整形术，可以

1:1:8
2:3:14
2:4:9

为矫正鼻中隔复杂、联合、大范围的畸形，提供最充分的暴露和最佳的掌控。在极其复杂的畸形，如果有必要的话，可采用背部入路将整个鼻中隔去除、重建及回植。然而，此种方法是所有方法中分离松动范围最广的，既不需要也没有必要应用于所有的畸形。

矫正鼻内单个畸形，背部入路有其独特的优势。背部高位偏曲（在中隔 - 筛骨连接处或者之上），及短缩畸形、多发畸形、鞍鼻畸形等严重创伤后畸形，若最终拟行整体重建，最佳入路是背部入路。

表 8-2　中隔的手术入路：贯穿切口入路

解剖区域	畸形	入路
孤立区域		
中隔中部	中隔中部偏曲	贯穿 CT 或 HT
中隔 - 犁骨交界[1]	犁骨突出、中隔 - 犁骨棱状凸起、中隔基底半脱位	ECT，EHT
筛骨	筛骨棘	CT 或 HT[1]
中隔背部[2]及中隔角	键石区下单个中隔偏曲	CT 或 HT+IC
联合区域		
中隔尾端及背部		CT 或 HT+IC
中隔尾端及犁骨		ECT，EHT
尾端、背部、中隔中部及犁骨[1]		ECT 或 EHT+IC
中隔中部、筛骨、犁骨[1]		ECT，EHT
背部、中隔中部		CT 或 HT
中隔背部、犁骨或筛骨[3]		
背部中段、中隔中部、犁骨、筛骨		ECT，EHT 或背部入路

[1] 中隔中部头侧（无论中隔、犁骨还是筛骨）的畸形，仅在因为其他原因已经采用贯穿切口时，才使用贯穿入路。Killian 入路更为直接

[2] 中隔背部指 1.5cm 宽的键石区至中隔角（包括中隔角）的整个背侧中隔

[3] 正常中隔中部合并单个背侧偏曲加犁骨突出

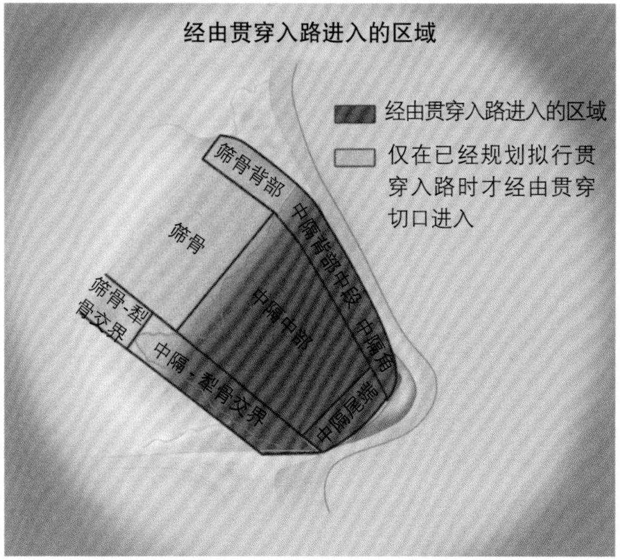

缩写：
CT- 完全贯穿
HT- 半侧贯穿
IC- 软骨间
ECT- 延伸完全贯穿
EHT- 延伸半侧贯穿

中隔和鼻骨背部发生向后塌陷时，背部入路特别有效。中隔背部和（或）筛骨发生向后倒塌或偏曲时，开放式鼻背入路进入中隔，允许术者在矫正筛骨或中隔的背部偏曲的同时，将筛骨背部和鼻中隔悬吊于鼻骨背部（如果其位置适当）。当使用修饰技术而不是真正的重

建来矫正鼻背偏曲时，无需采用背部入路。据我的经验，在绝大多数的病例，我更倾向于采取真正的重建，而非修饰技术，因为其长期效果和鼻通气功能更佳。

设计开放式鼻整形入路时，如果存在任何中隔背部偏曲，背部入路矫正效果优于其他方法，原因如下：①最直接的入路；②矫正任何中隔背部偏曲，需要在中隔软骨背部分离上外侧软骨；③最小程度的分离黏软骨膜瓣；④重建的方法繁多，包括缝合固定撑开移植物或者板条移植物以及鼻背解剖重建。

背侧入路亦适用于中隔背部和尾端的复合偏曲，特别是筛骨背部、中隔、中隔前角区的联合偏曲。虽然可以经由鼻内入路进入并矫正上述畸形，但是，其他的鼻中隔入路不如鼻背入路那样，当鼻中隔完全游离，摆脱影响其形状和位置的软组织作用力后，可以充分评估鼻中隔、犁骨、筛骨畸形。对于鼻背单个偏曲所列举的所有优点，也适用于鼻背部和尾端联合偏曲。对于棘手的背侧和尾侧联合偏曲，即使是经验相对匮乏的外科医生，背部入路亦可提供一定程度的掌控及术区暴露，其他入路无法与之比拟。

分离黏软骨膜之前，软骨膜下层平面注入生理盐水或局部麻醉剂，使之肿胀，以利于促进分离，并减少组织瓣穿孔的风险（图 8-5）。鼻背入路从鼻中隔角开始分离黏软骨膜瓣（图 8-6），用一个单齿拉钩稳定住鼻中隔前角，然后在放大镜下精确地进入正确的剥离平面。使用 67 号 Beaver 手术刀紧贴白色、致密、黏着的软骨膜之下，将鼻中隔角软骨上的黏膜剥离，

背部高位偏曲（在中隔 - 筛骨连接处或者之上），以及短缩畸形、多发畸形、鞍鼻畸形等严重创伤后畸形，若最终拟行整体重建，最佳入路是背部入路。

鼻中隔入路与鼻背入路相比较，后者在鼻中隔完全游离，摆脱影响其形状和位置的软组织作用力后，可以充分评估鼻中隔、犁骨、筛骨畸形。

图 8-5

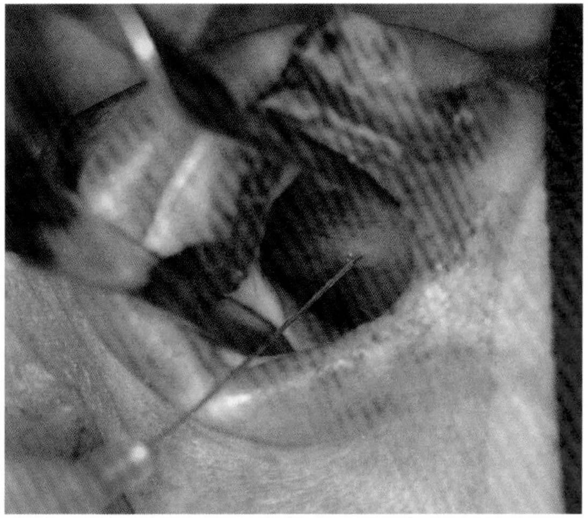

图 8-6

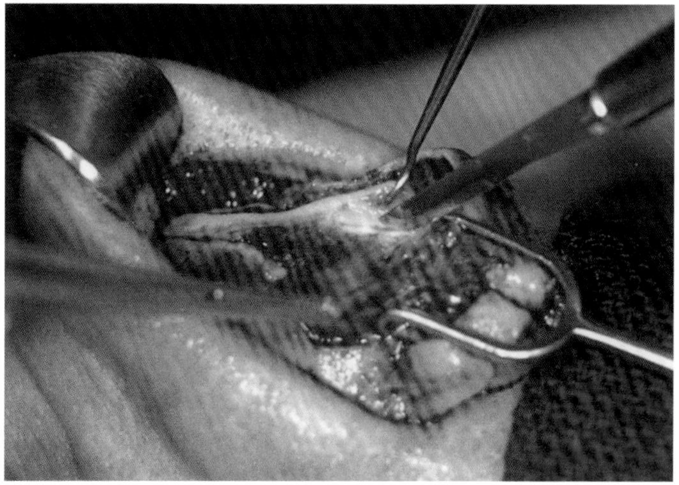

图 8-7

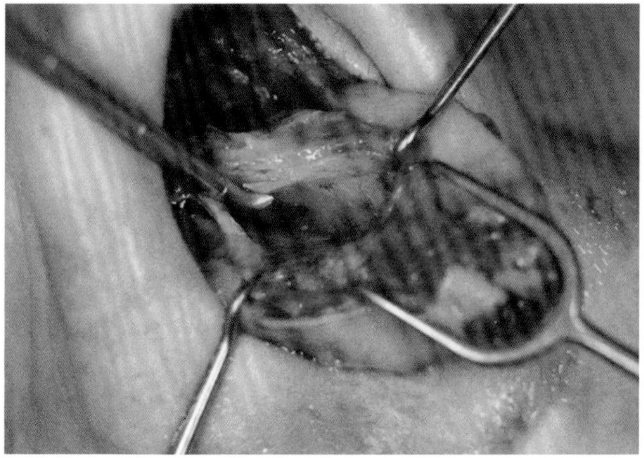

图 8-8

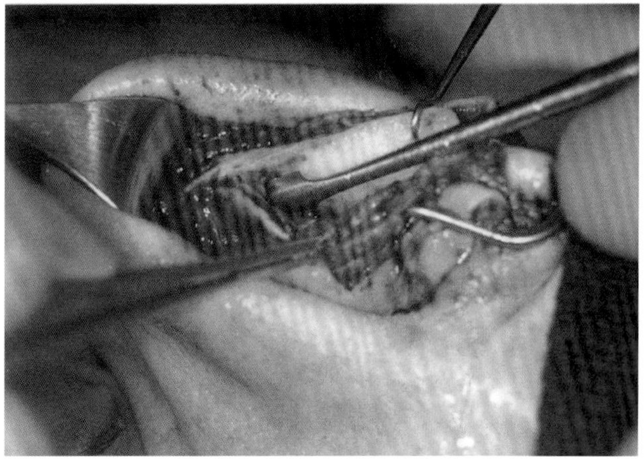

小心谨慎地保持该层次（图 8-7）。用刀或锐性剥离子，沿鼻中隔的背侧缘直接向头侧进行剥离；保持剥离子平行于鼻背，将上外侧软骨背部与鼻中隔背部进行分离（图 8-8），并将上外侧软骨和鼻前庭的背部所有黏膜保留完好。（鼻背驼峰先前需要整块或复合切除，若大于 3mm，通常会将中隔背侧与上外侧软骨分开，并打开前庭黏膜背侧）。

穿过键石区鼻中隔 - 筛骨接合部之后，置入鼻窥镜，转动剥离子垂直于鼻背，剥离筛骨黏膜，并向后穿过筛骨 - 犁骨接合处，此处黏软骨膜容易分离（图 8-9）。然后继续从后到前穿过中隔 - 犁骨结合处和中隔中部（图 8-10A 和 B）。最后，如果中隔尾侧偏曲需要进入鼻中隔尾端和鼻棘，用手术刀或锐性剥离子分离剥起附着于该区域的鼻前庭黏膜（图 8-11）。随着显露整个中隔、犁骨、筛骨、鼻棘区域，可面向几乎所有的畸形（图 8-12）。本章稍后的主题探讨矫正中隔、犁骨和筛骨等特定畸形的技术。

图 8-9

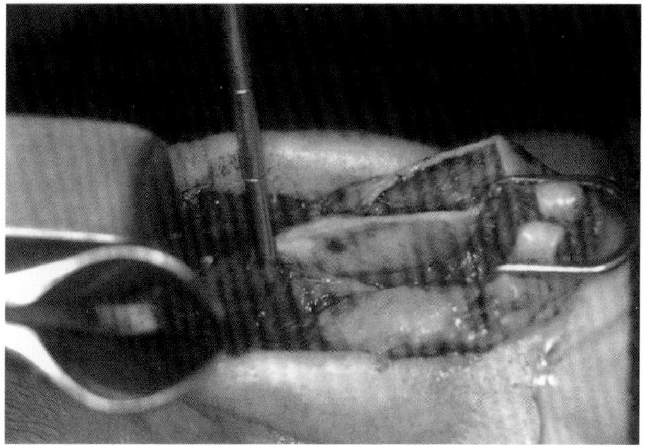

表 8-3 概述通过单独背侧切口或者联合其他切口，可以进入鼻中隔、犁骨和筛骨单独或者联合畸形。

附录 C 描述了充分显露中隔及完全矫正鼻内畸形的特定器械及其组合。术中广角特写镜头照片清晰地显示了充分显露鼻内复杂畸形的方法。

图 8-10　A

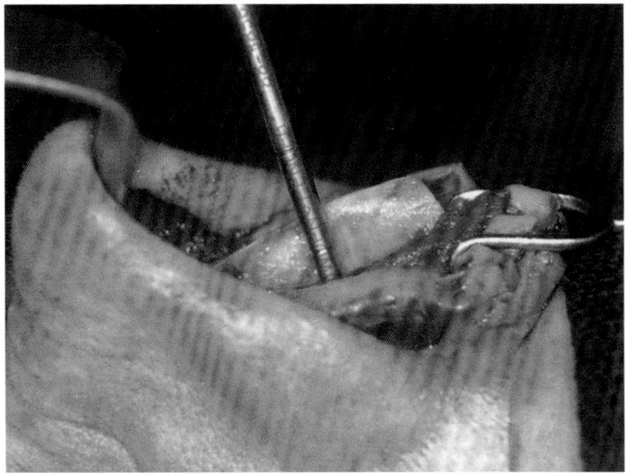

B

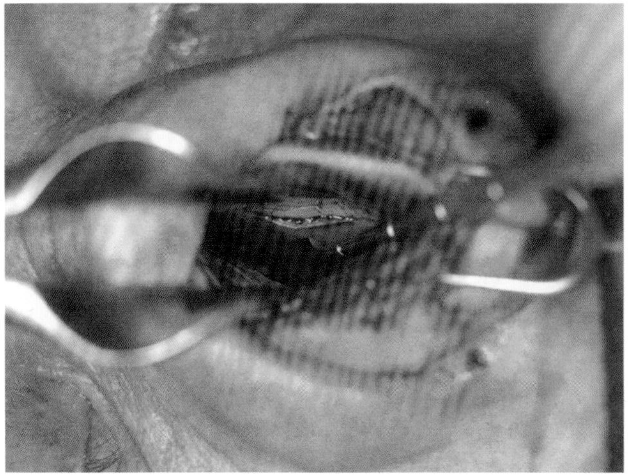

图 8-11

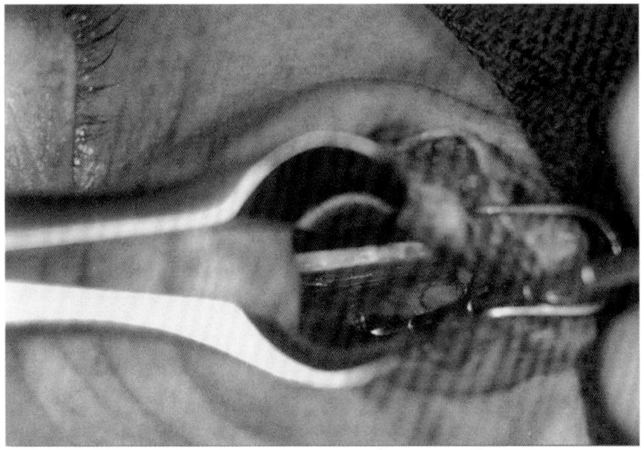

图 8-12

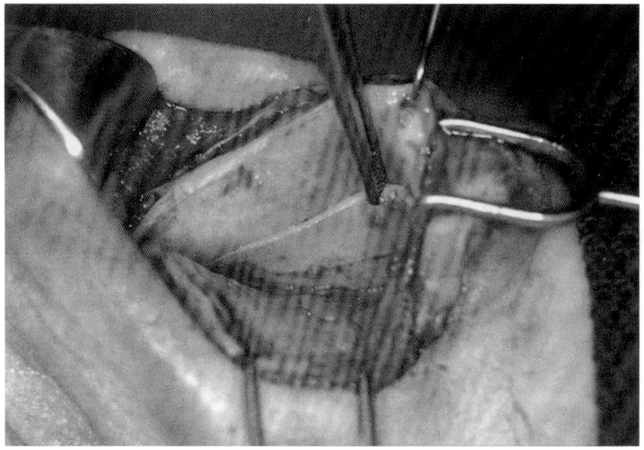

表 8-3　**中隔的手术入路：背部入路**

解剖区域	畸形	入路
孤立区域		
鼻背高位[1]	鼻背高位偏曲、鞍鼻畸形 叠缩畸形、严重创伤后畸形	背部
开放式鼻整形背部所有区域[2]		
开放式鼻整形中隔中部或筛骨的上区[3]		
联合区域		
中隔背部多区域 中隔背部及尾端 中隔背部及尾端合并其他畸形（中隔中部、犁骨、筛骨）		

[1] 背部高位是指键石区及其头侧的背部区域
[2] 若拟行开放式鼻整形及矫正背部所有偏曲
[3] 若拟行开放式鼻整形，中隔中部或筛骨的上半区域最宜采用背部入路

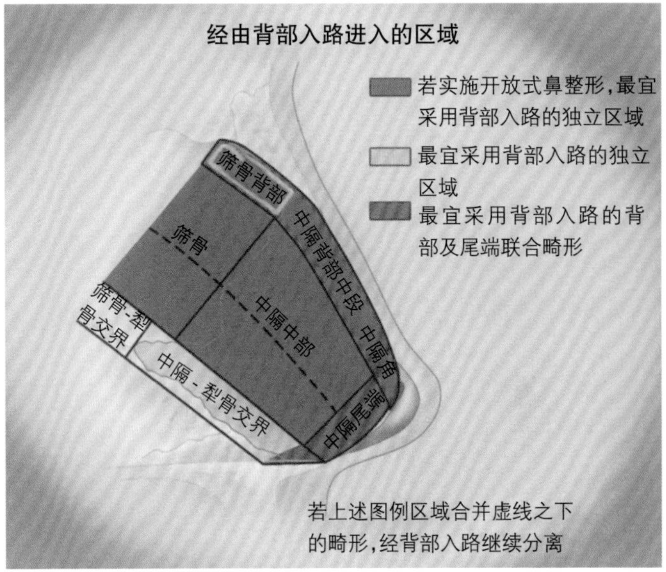

联合或者部分入路

有时，联合入路或部分入路最为合理，可尽量减少黏软骨膜瓣的不必要分离及创伤、破坏正常的解剖关系。临床示例为鼻尖过突合并中隔尾端偏曲，中隔中部和犁骨正常，及筛骨棘较大阻塞上呼吸道。鼻中隔尾端矫正和鼻尖后移最宜采用完全贯穿入路，但需要剥离整个中隔中部黏软骨膜，乃至单侧或双侧的鼻腔基底，才能进入筛骨棘。在中隔尾端未分离的一侧，紧邻筛骨棘附加一高位 Killian 切口，可减少黏软骨膜的分离，且可降低出血的风险。避免两个剥离区域相连，以降低渗出液在较大分离腔隙内积聚的风险，而双侧交错的切口则能降低鼻中隔穿孔的风险（图 8-13A~D）。只要分隔、孤立的切口彼此间距小于 1.5cm，则最宜采用背部入路，以完全分离掀起组织瓣，虽然需要剥离更多的黏软骨膜，但提供了更好的显露和掌控。

只要分隔、孤立的切口彼此间距小于 1.5cm，则最宜采用背部入路，以完全分离掀起组织瓣，虽然需要剥离更多的黏膜软骨膜，但提供了更好的显露和掌控。

就黏软骨膜瓣分离的基本原则、解决一些临床情况的方面而言，部分或联合入路优于单一入路。

图 8-13

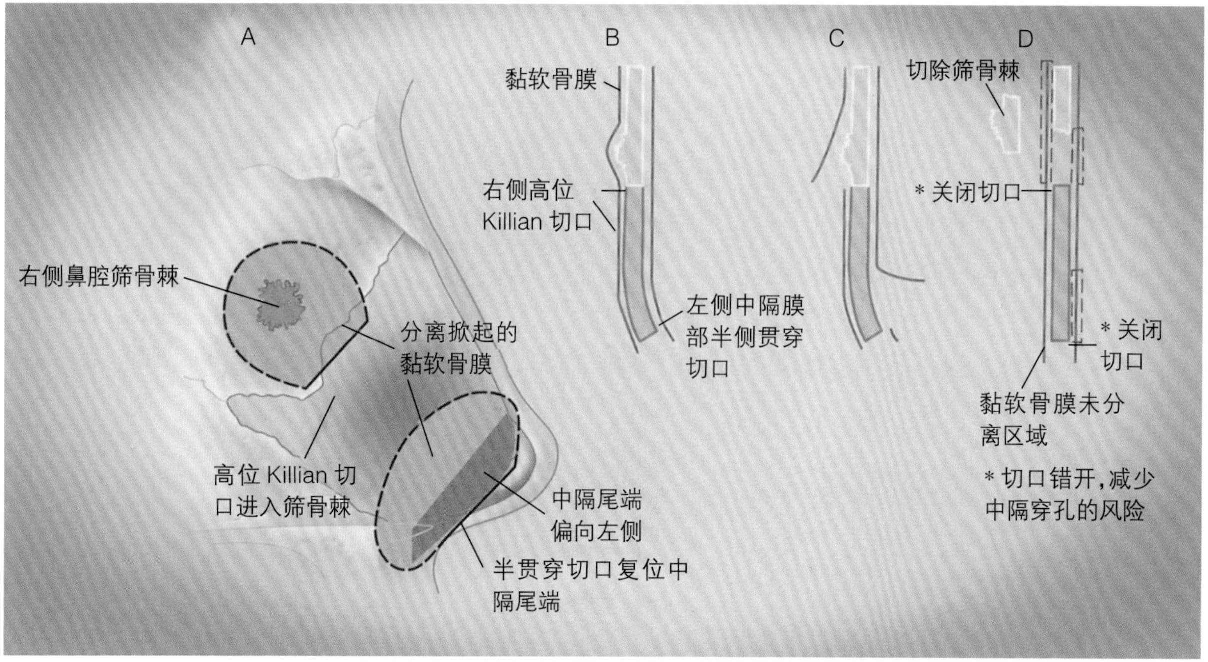

内侧脚入路

图 8-14

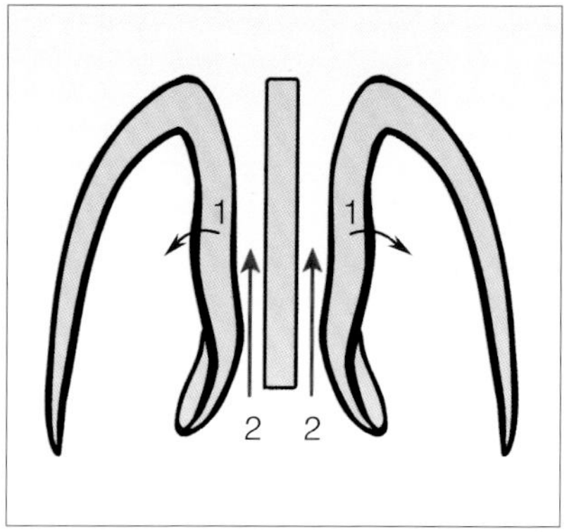

通过开放式鼻整形操作时，向外侧折转两侧的内侧脚和中间脚，分离其间的软组织，形成另一种鼻中隔的入路(图 8-14)。经鼻中隔膜部继续向头侧分离，向外牵拉两侧的黏软骨膜瓣，显露鼻中隔尾端。由此点向头侧，其方法与贯穿入路的相同。

需要确保双侧全部黏软骨膜瓣，以及覆盖内侧脚的前庭皮肤的完整性时，建议采用内侧脚入路。其最常见的三个适应证是：①需要延长的短鼻；②鼻小柱回缩；③鼻中隔尾端短小，导致鼻小柱显露不足(而非鼻翼悬垂)。

上述任一临床情况，都需要外科医师延长鼻中隔尾端，或在侧面观中，增加鼻中隔尾端缘与内侧脚和中间脚的头端缘之间的距离。如果在此情况下使用贯穿切口，通过移植物延长鼻中隔尾端，或通过一些技术将内侧脚推向尾侧以延长鼻子，都会给贯穿切口的闭合带来明显的张力。闭合张力增加，或覆盖延长鼻中隔或下推式移植物的衬里相对不足，导致覆盖不全、延迟愈合、伤口收缩，从而破坏矫正效果。

经由内侧脚入路，保持了自内侧脚和中间脚的尾缘到组织瓣的头侧最远点衬里（前庭皮肤和黏软骨膜瓣）的完整性，在需要延长鼻部时有两个明显的优势：①分离更大的完整衬里，弹性更好，可拉伸覆盖延长的中隔或中隔膜部；②若有贯穿切口，覆盖中隔尾端及膜部的完整组织瓣和覆盖内侧脚的鼻前庭皮肤，可消除张力过高或延迟愈合的风险。

内侧脚入路不应作为鼻中隔的常规方法，仅用于上述适应证。常规分离内侧脚，会破坏所有维持内侧脚和中间脚彼此关系的正常软组织附着物。即使需要轻微调整内侧脚与中间脚的相对位置，保留脚间的附着，也有两个优势：①额外的稳定性和支持，特别当内侧脚关系相对正常时；②术者将鼻小柱控制支撑移植物（参见第 10 章）固定缝合于内侧脚时，为其支撑和稳定提供了良好的基础。内侧脚分离时，所有结构都变得更加松动，出现更多的变量，必须妥善解决这些变量，以便恢复各个结构间的最佳关系。

理想情况下，内侧脚入路完成后，应该将鼻小柱控制支撑移植物置于最佳位置并稳定内侧脚。在许多情况下，需要扩展支撑移植物头侧 - 尾侧的尺寸，以延长短鼻或纠正鼻小柱回缩。使用鼻小柱控制支撑移植物上述畸形的特定技术参见第 10 章。

鼻整形其他方法相关的鼻中隔入路及矫正

背部偏曲的修饰技术仅适用于，背部偏曲不影响气道或鼻部其他结构的位置时。

歪鼻初次鼻整形时，鼻中隔必须位于解剖中线，以达到自然挺直的鼻子。修饰技术，例如掩盖鼻背偏曲的重叠移植，不能纠正影响气道功能的异常解剖。背部偏曲的修饰技术仅适用于，背部偏曲不影响气道或鼻部其他结构的位置时。若需要去除背部驼峰，鼻背首次塑形时进行初期降低（见第 7 章）。存在驼峰鼻之外的复杂鼻中隔畸形时，在鼻中隔背部多留 1 至 2mm 的高度，在鼻整形术稍后阶段的鼻背二次塑形时，确定其最终高度（见第 12 章）。矫正复杂的鼻中隔畸形时，初期保留额外的鼻背高度，可以补偿因支撑减少而发生的背部支撑软骨条下垂或鼻背高度丧失。

如果需要鼻尖大幅度旋转（特别是合并缩短鼻部），通常需要软骨间切口结合贯穿切口。鼻尖大幅度旋转会在内鼻瓣处形成多余的黏膜，从而阻塞或扭曲内鼻阀的正常解剖结构，一般需要修剪。同样，如果拟对鼻尖复合体整体大幅度地前推或后缩，贯穿切口有助于修剪鼻中隔前角附近或沿中隔膜部处冗赘的黏膜。这两类病例（鼻尖大幅度旋转或鼻尖前推或后缩超过 2mm），应用贯穿切口进入鼻中隔和纠正鼻中隔尾端或中部所有畸形。如果存在中隔背侧和尾侧的复杂偏曲，采用单纯背部入路或联合相应贯穿切口。使用非破坏性鼻尖塑形技术的所有病例，确定鼻尖形态之前，应完成所有鼻内手术，以免牵拉破坏鼻尖塑形纤弱、准确的缝线。

表 8-4 是选择鼻中隔入路的基本评估表。特殊的复合畸形（表 8-1、表 8-2 和表 8-3）可

表 8-4　**鼻中隔入路——基本评估表**

需要处理的畸形		切口设计	
孤立畸形位于： 中隔中部(除外中隔尾端 1cm) 中隔、犁骨及筛骨基底	是 →	Killian 入路	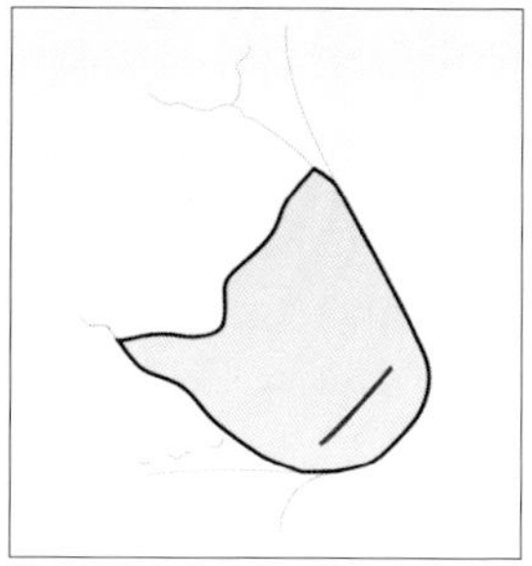
否 ↓ 拟行： 鼻尖前推、后缩 鼻尖明显旋转 中隔(或鼻部)缩短 矫正中隔尾端 除外其他宜采用 Killian 入路的区域	是 →	贯穿入路	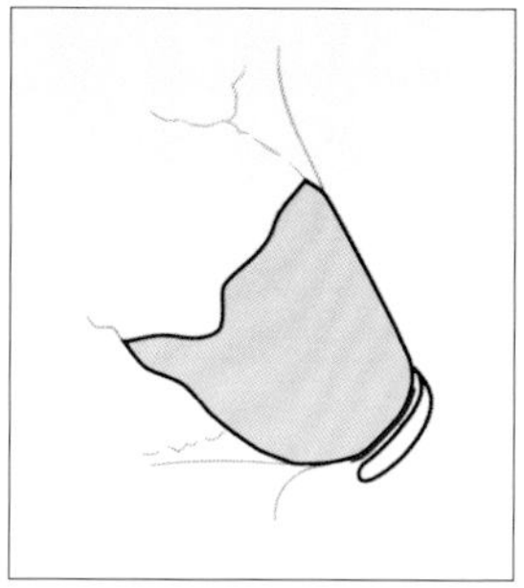
否 ↓ 合并： 背部严重偏曲 背部及尾端联合偏曲 复杂的中隔整体重建	是 →	背部入路	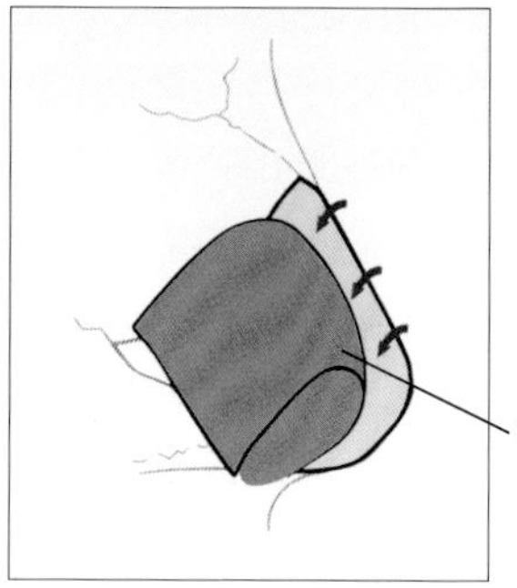 黏软骨膜回卷
否 ↓ 合并： 需要演唱的短鼻 鼻小柱回缩 鼻小柱显露不足	是 →	内侧脚入路	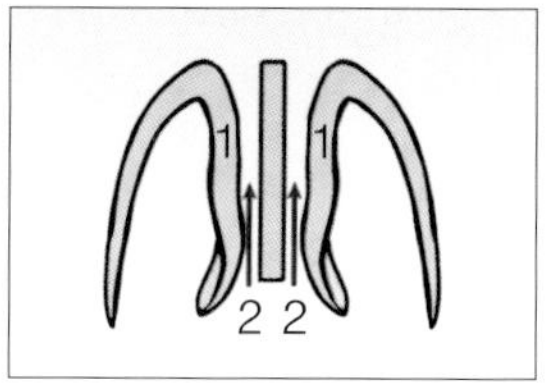

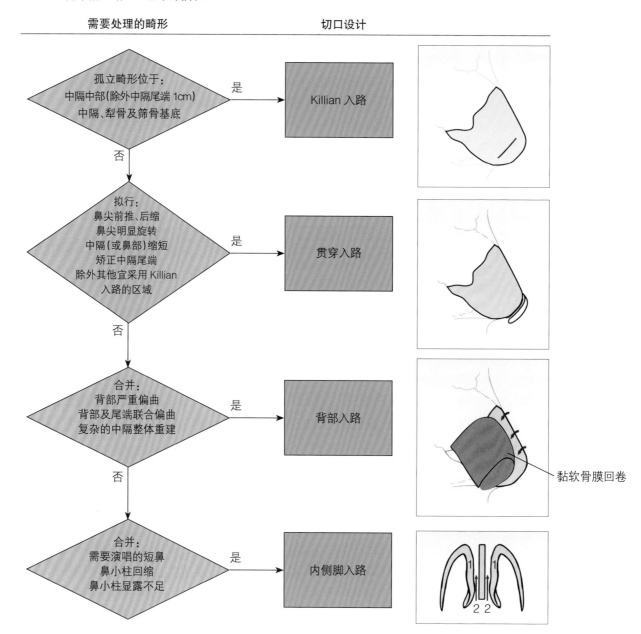

能需要对基本评估表加以改变。设计鼻整形术切口时，**表 8-4** 有助于将鼻畸形切口的选择与矫正中隔 - 犁骨 - 筛骨的入路结合为一体。DVD 中含有选择鼻中隔入路决策流程图的 pdf 格式，利于在计算机和手持设备上传播使用。 2：RF

黏软骨膜瓣分离的原则

为防止黏软骨膜瓣破损以及可导致鼻中隔穿孔得重叠切口或撕裂，通盘考虑以下原则：

1. 在正常的解剖区域开始分离（识别并建立正确的分离层次），随后进入异常解剖的区域。分离伊始及每当分离困难时，应遵循该原则。
2. 首先在畸形最小的一侧，完整剥离黏软骨膜瓣，确保组织瓣完整，然后进行难度较大的对侧组织瓣分离（组织瓣损伤的风险更大）。
3. 设计好切口，使其不会与对侧切口重合，或与对侧黏膜薄弱或畸形区域对合，因为该区域在分离时容易撕裂黏软骨膜瓣。

鼻中隔膜部的前庭黏膜呈粉白色（更像皮肤），由中隔尾端向头侧延伸约 1~1.5cm，然后延续为中隔黏膜，后者呈更像“黏膜”的粉色。相比鼻中隔黏膜，覆盖鼻中隔尾端的前庭黏膜与其下方的软骨黏附更紧，最好用手术刀或锐性软骨膜剥离子进行分离。先用锋利的手术刀或剥离子切开鼻中隔黏膜，辨识正确的层次，然后换用黏软骨膜剥离子，分离头侧的黏软骨膜瓣。中隔 - 犁骨交界处前方 2cm，中隔黏膜与其下方的中隔和犁骨黏附紧密。分离该区域最好用锐性或刀剖开。超过筛骨和筛骨 - 犁骨结合处，黏膜疏松附着。图 8-15 中，图示了黏附紧密的区域，需要锐性剖开分离组织瓣。

图 8-15

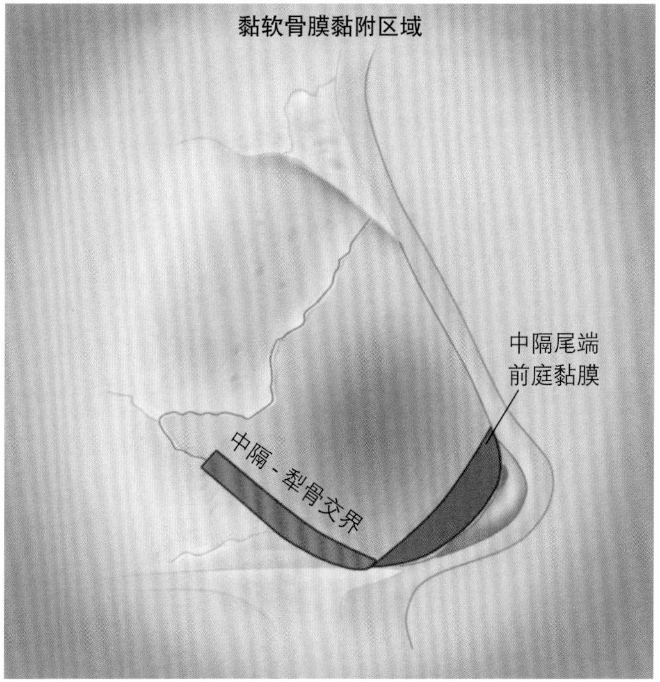

至少在鼻内手术 15 分钟之前，使用浸有羟甲唑啉（Afrin）的鼻用填料或棉纱，由气道底部和前庭顶点，向气道中间进行填塞，直至填满鼻腔所有凹陷。放置好所有填料后，使用鼻窥镜片重新暴露气道的中央部，同时用先前放置的纱布上下填敷，以填充前庭的凹陷部分。填充纱布也令人满意，但有时很难填入所有的凹陷。取出并仔细统计纱布条，以确保在鼻中隔手术前完全移除。

做切口前，应用局部麻醉剂，或 1∶100 000 的肾上腺素盐水，或根据需要进一步稀释，使拟行剥离区域的黏膜膨胀。膨胀与“水剥离”有助于切开伊始不会无意撕裂下方的软骨，而且还有助于识别和剥离出最佳的软骨膜下平面。用 15 号 Bard-Parker 或 67 号 Beaver 刀片切开黏软骨膜时，若未拟行软骨切除，避免切开其下的软骨。膨胀引起黏膜增厚，不仅有利于分离黏软骨膜，而且还可以使黏软骨膜增厚，使其更具韧性，从而在剥离时不易被刺穿和撕裂。切开中隔软骨，行黏膜下节段去除时，在另一侧黏软骨膜注射肿胀液使之肿胀、增厚，使之不易被无意撕裂。

放大镜使用（大约 2.5 倍）非常有助于鉴别分离黏软骨膜瓣的正确分离层次并提高分离时的精确度。建立正确的解剖层次的关键标志是白色致密的软骨膜层，其紧贴软骨（**见图 8-7**）。应用放大镜切开此层时，很容易明确其下的软骨并避免过深切开。用一片状小锐性剥离子（或手术刀）将软骨膜从其下软骨上分离，以建立分离层次。从技术角度，分离层次不是真正的软骨膜下，因为黏软骨膜瓣分离后，组织学检查仍可看到中隔软骨上有残留的软骨膜，但软骨膜下这个术语仍通常用来描述黏软骨膜瓣正确的分离层面。建立最佳层次后，用锐性剥离子进行分离，随时保持其锐缘紧贴软骨，以防止皮瓣撕裂。亦可换用钝性剥离子。完全采用锐性剥离子分离黏软骨膜瓣，遇到粘连较紧区域时，无需更换器械，并节省了时间。其潜在缺点是技术使用不恰当，会无意撕裂黏软骨膜瓣。

分离黏软骨膜瓣时，为了维持其完整性，耐心细致的手术技术至关重要。术者应耐心温和地分离，持续评估分离层次，以完整分离皮瓣，减少术后发病率和并发症的风险。

畸形极大或有棱角时（例如，非常大且突出的鼻中隔犁骨棱状锐角凸起），试图从其他方向进行剥离时会撕裂黏膜，直接在畸形上切开有时会更为合理。这种直接入路可以保留更多的正常黏膜，避免撕裂与创伤，因而畸形矫正后，需要直接缝合的创缘也较少。

黏软骨膜瓣的分离流程

本章前面所描述的每一种入路，其分离皮瓣的特定流程适用于大多数案例，特殊畸形可根据需求调整基本流程。该流程的理论基础是之前所述的原则——先在粘连或畸形最少、最适宜的位置，建立适当的剥离层次，然后再处理粘连严重或畸形较大的区域。**图 8-16A~D** 图示了前述每一种入路黏膜瓣分离的基本流程。DVD 中含有**图 8-16A~D** 中的决策流程图的 pdf 格式，利于在计算机和手持设备上传播使用。 2：RF

图 8-16

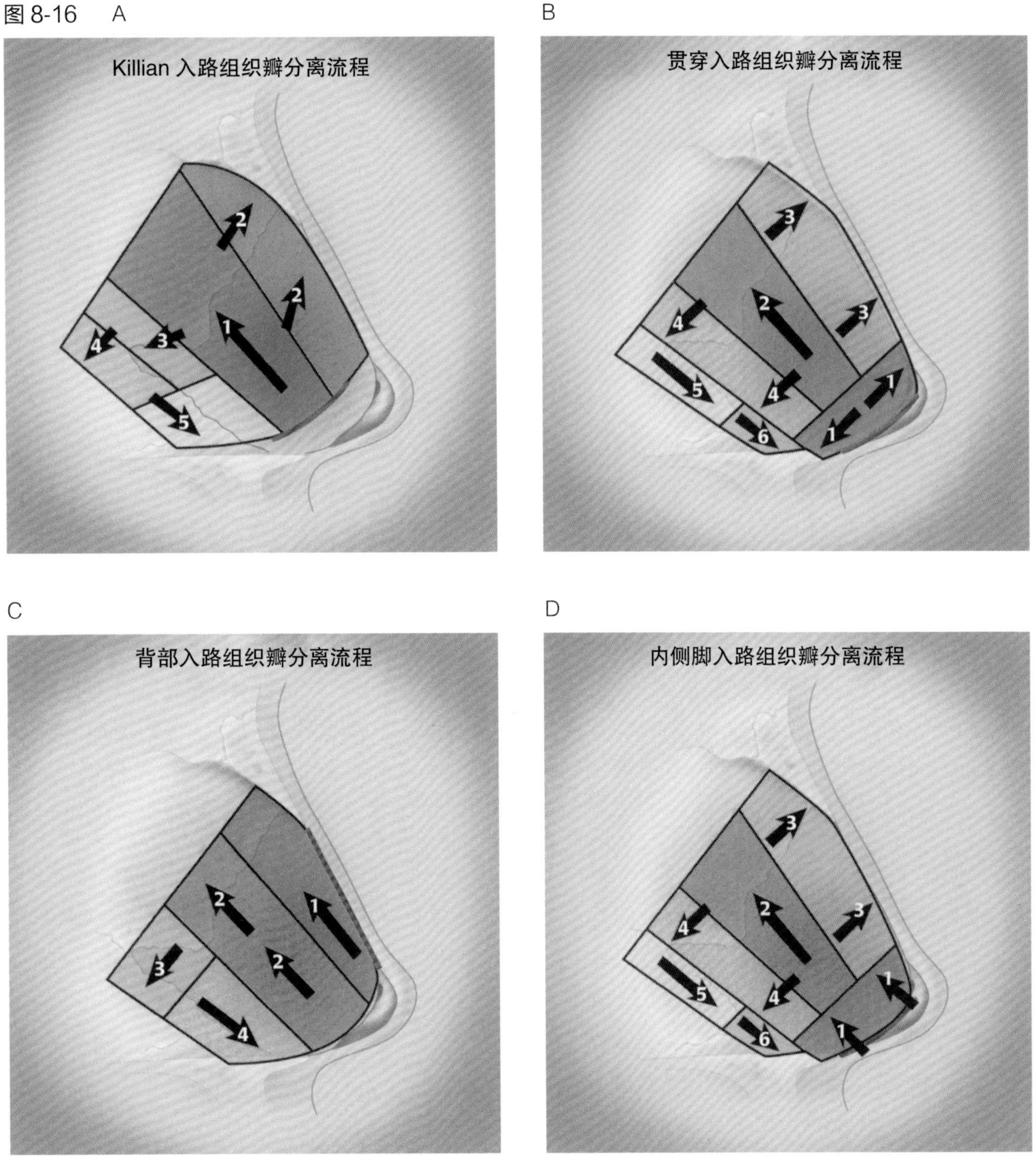
A
Killian 入路组织瓣分离流程
B
贯穿入路组织瓣分离流程
C
背部入路组织瓣分离流程
D
内侧脚入路组织瓣分离流程

纠正特殊畸形和偏曲——理论基础与技术

纠正中隔畸形:基本要求

鼻腔内呼吸道阻塞可分为畸形或偏曲。畸形是鼻中隔、犁骨或筛骨固有解剖异常的区域,形成一个突出、棘状、增厚或变形区域,或者源自创伤或手术的正常解剖破坏。偏曲是固有解剖实质上正常,但有异常弯曲或错位的区域,例如,中隔软骨的弯曲、犁骨或筛骨偏离中线。

气道阻塞内鼻手术的基本目标非常明确:

1. 鼻中隔、筛骨及犁骨应该位于中线,气道未见畸形凸起,外观未见偏曲。
2. 偏曲或畸形矫正后,鼻内中线结构必须提供足够的支持,防止鼻背高度的丧失或鞍鼻形成。
3. 应尽可能减少对被覆软组织(黏软骨膜瓣)的创伤或手术修复,以防止鼻中隔穿孔,以及创伤延迟愈合区域,继发瘢痕畸形或阻塞的风险。

达到上述目标最有效措施是:

1. 通过切除、划刻、划碎、横断和(或)缝合技术矫正畸形和偏曲。
2. 恢复或维持支撑力度:最小化切除,回植切除或塑形的软骨进行支撑,植入软骨移植物或板条移植物,以及维持或恢复黏软骨膜瓣在软骨上的黏附。缝合固定部分节段及组织瓣增加支撑。在某些情况下,夹板可能会增加支撑,但结构重建更有效。
3. 凭借精确的规划和耐心细致的分离技术,保持黏软骨膜瓣的完整性。若发生组织瓣损坏,采用特定的器械和缝合针,细致缝合恢复其完整性,以促进修复。

切除、划刻、划碎、横断:检验原理

面对一系列畸形时,需要理解领会每种技术的优势、弱势并权衡利弊,才能选择合理的技术。批判地检查失败的原因亦有所裨益:是技术本身固有的问题吗? 为某种特定畸形选择了次优技术吗? 抑或是,技术的应用不当或不足吗?

鼻内阻塞畸形矫正不足通常归咎于以下特殊情况:

1. 由于术野模糊、出血、设备不足,或无法识别畸形,畸形去除不彻底。
2. 所选择矫正偏曲的技术,未能彻底地打断软骨或骨偏曲部分的异常弯曲。

3. 鼻中隔或筛骨与相邻结构的松动不足，无法将鼻中隔从相邻的偏曲段或结构中分离出来，或无法将结构重新定位并固定在中线位置上。

外科医师对鼻背支撑丧失以及可能出现的塌鼻和鞍鼻的合理顾虑，是未能矫正偏曲和畸形的最常见原因之一。正确使用现有手术方法，增加术区显露和掌控，无形中会消除这些顾虑。

切除术可以去除畸形和偏曲，是最确切的矫正方式，但在支撑减弱方面需要反复权衡取舍。

切除术可以去除畸形和偏曲，是最确切的矫正方式，但在支撑减弱方面需要反复权衡取舍。畸形越严重，越不可能采用非切除方法予以矫正。为了合理安全地切除，首先要确保在切除后仍有足够的支撑（软骨）。鼻中隔背侧和尾侧留存 0.5~1cm 宽的软骨条以确保背部足够的支撑。需要彻底矫正而不牺牲支撑时，恰当的重建技术容许完全切断背侧和尾端支撑软骨条。

畸形越严重，越不可能采用非切除方法予以矫正。

切除术也可以描述为去除软骨或骨偏曲部分的很小一条或部分，以打断其弧度（拱形）。这种最小化切除基本上与横断术相同，不同之处在于，相比于横断术，它可以矫正弧度较大的偏曲部分。切除术减少弯曲段的长度，而横断术则打断了异常的拱形或弧度，并不减少长度。

切除术减少弯曲段的长度，而横断术则打断了异常的拱形或弧度，并不减少长度。

矫正犁骨和筛骨的阻塞畸形，通常需要行切除术。犁骨和上颌嵴的切除必须保守、准确，仅去除阻塞部分，以防止前腭神经损伤和感觉丧失。筛骨切除术也必须精确，避免高位切除，其改善气道功能有限，却存在较大的筛板骨折风险。术前通过 CT 或 MRI 成像，检查所有的创伤后畸形可能膨出回缩的部位，以降低术后脑脊液渗漏的风险。

划刻和划碎两者类似，均可中断软骨节段的结构完整性，以“打破弹簧”或“破坏记忆”，从而矫直弯曲或偏曲的部分。两者比切除的优点是能保持软骨的体积。其保留支撑的程度取决于划刻或划碎的程度。为了达到矫正效果，需要过多破坏结构完整性，但会减弱支撑。使用划刻和划碎技术时，畸形越严重，矫正所需的结构破坏性和支撑损失就越大。若划刻和划碎需要牺牲支撑才能矫正，则应考虑：切除或横断并适当重建，以获得更有效的矫正效果，是否更为合理。

划刻和划碎是难以精确掌控的技术。何种程度是足以充分矫正？何种程度是过量？随着伤口愈合的过程，它将如何影响矫正？结构完整性的破坏越大（几乎每一案例，划碎的可能性大于划刻），颗粒部分术后吸收的机会就越大。吸收、纤维替代和伤口收缩等都会引起超乎术者掌控的额外变量，增加了术后畸形的风险。

结构完整性的破坏越大（几乎每一案例，划碎的可能性大于划刻），颗粒部分术后吸收的机会就越大。

划刻及划碎所致的中隔支撑软骨条结构完整性缺失，限制了重建的选项。划刻或划碎部分将无法有效承受缝合。薄弱软骨的缝合不会给邻近部分提供强力的连接，因而增加不矫正鼻中隔偏曲时，相比于对偏曲部分进行横切和重建，划刻和划碎会牺牲更多的解剖结构，并带来更加不可预测的长期风险。

划刻及划碎所致的中隔支撑软骨条结构完整性缺失，限制了重建的选项；划刻或划碎部分将无法有效承受缝合。

了有效支撑。回植划碎部分可能的优点包括：愈后增加额外支撑，消除黏软骨膜瓣之间的死腔，如果组织瓣完整性被破坏，可在网格框架上重新上皮化。颗粒化软骨所增加的支撑不确切，不如用整段软骨进行重建那样确切有效。如本章稍后所述，将黏软骨膜瓣缝合在一起更有效地消除了死腔。虽然网格状的颗粒化软骨相比于一整段软骨用途较少，但是若没有完整直条软骨可用，其可能是唯一的选择。矫正鼻中隔偏曲时，相比于对偏曲部分进行横切和重建，划刻和划碎会牺牲更多的解剖结构，并带来更加不可预测的长期风险。

横断软骨破坏其连续性，完整切开一段软骨，同时保留对侧黏软骨膜完整附着于软骨，在矫正偏曲或畸形的同时，对固有解剖造成破坏最少。横切术对于中断弯曲部分非常有效，可以打断拱形进行矫直和重新定位，同时避免了划刻和划碎所固有的缺乏控制与不确切性。虽然横断可有效纠正偏曲，但（如切除一样）需要适当地重建，以避免破坏支撑。充分有效使用横断技术，需要仔细设计横断位置，保留相邻部分的完整以利于缝合，用板条法进行重建，保留黏软骨膜的支撑，了解并正确应用重建技术。横断和重建，若恰当地应用，是矫正弯曲软骨段最有效、最确切的技术之一。

总之，如果不能确切矫正的畸形，任何技术都是无效的。相比较划刻和划碎，切除和横断可以更为确切有效地矫正中隔偏曲。尽管划刻和划碎无需太多的理论知识和技能，但是不能确切地矫正许多畸形，在追求疗效和确切性时，其应用有限。

横断软骨破坏其连续性以矫正偏曲或畸形，并对固有解剖造成破坏最少。

横断和重建，若恰当地应用，是矫正弯曲软骨段最有效、最确切的的技术之一。

相比较划刻和划碎，切除和横断可以更为确切有效地矫正中隔偏曲。

中隔-犁骨-筛骨手术原则

提高中隔-犁骨-筛骨手术安全性、确切性的6项原则：

1. 切除犁骨、上颌骨嵴、筛骨的畸形。
2. 对于鼻中隔中段的畸形，首次尝试横断或小条切除，保留一侧黏软骨膜不予分离。若矫正不足，进一步切除，保留至少1.0cm的背侧和尾侧支撑软骨条。
3. 切除的软骨片，回植能够矫直的部分和（或）保存起来以备稍后用为移植材料，回植的软骨片不应有导致继发气道阻塞的风险。回植的软骨必须妥善缝合固定于特定位置，以减少移位和气道阻塞的风险。
4. 若鼻中隔尾侧移位，将其充分松动（必要时切除其与上颌骨棘-鼻棘结合处的一条软骨），重置于中线，并将之缝合固定于骨或骨膜。
5. 矫正背侧和尾侧支撑软骨条的弯曲，应采用横断（适于小的弯曲）或带状切除（适于大的弯曲）及重建，最好采用板条移植物。即便需要剥离双侧的黏软骨膜，也要确保彻底矫正。使用缝线、板条及撑开移植物、重新贴附黏软骨膜，来恢复支撑。

6. 如果黏软骨膜瓣破损，缝合恢复其完整性，以防止穿孔和创伤延迟愈合。如果一期手术中出现较大的黏软骨膜破损，则需利用广泛分离的黏软骨膜和（或）颞肌筋膜，修复破损。不要遗留无黏软骨膜覆盖区域，从而产生继发的问题。

中隔分区矫正

处理孤立的中隔畸形（在一个局部区域突出，而其他中隔部分无畸形），单独的切除或横断常行之有效。多个区域（背侧、尾侧和中隔中部）出现偏曲或畸形时，将中隔分成数区（图 8-17）矫正最为有效，原因如下：

1. 分别处理每一个畸形，通常会使矫正更为简便有效。
2. 分区矫正，容许术者单独考虑影响外观（背侧和尾端）的部分，并将其矫正，而不影响那些可能正常或没有影响气道功能的区域（中隔中部、筛骨及犁骨），反之亦然。
3. 将弹簧效应分成较小的单位，使之矫正畸形的某一区域时，不必破坏另一区域的结构完整性。
4. 更易切取大片段的单纯中隔中部或中隔中部 - 犁骨作为移植物，而不破坏背侧和尾侧的支撑软骨条。

为了将中隔的分区，首先分离掀起一侧黏软骨膜瓣（在畸形最少或最易显露黏膜的一

图 8-17　A　　　　B

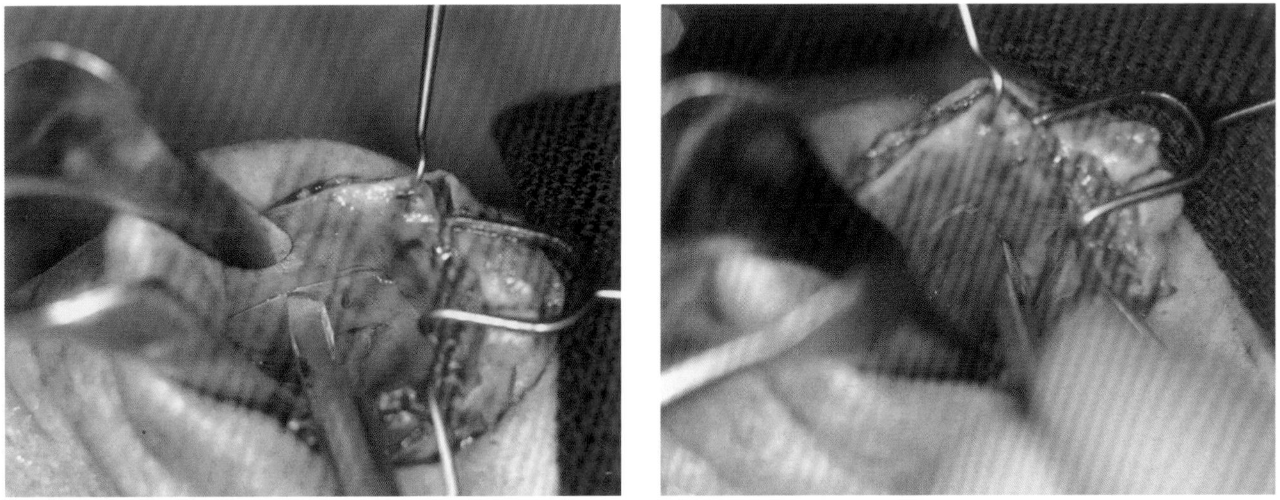

侧)。平行于中隔背侧缘，在其下(后)1cm，由中隔-筛骨连接至距中隔尾端缘1cm处，全层切开中隔软骨(图8-17A)。由此处，在鼻中隔尾端头侧1cm处，继续向后延伸切口达上颌骨棘(图8-17B)。这些切口形成一个背-尾侧1cm宽的支撑软骨条，以及仍与犁骨和筛骨相连的独立的中隔中部。

垂直或水平横断偏曲段均可，但应彻底打断偏曲弧面。

若中隔中部存在畸形，如果不需要将其当作供区材料用于其他矫正，则切除或横断畸形，且不分离对侧黏软骨膜。垂直或水平横断偏曲段均可，但应彻底打断偏曲弧面。若是头-尾方向的弧度，垂直或前-后方向横断之。若是前-后方向，横断应朝向头-尾方向。在必要时增加横断切口以达到矫正，但当偏曲消失立即停止切开，以保留结构支撑。严重的突出、增厚、瘢痕以及创伤后的重叠畸形通常需要切除。

大范围切除中隔中部，仅遗留0.5~1cm的背侧及尾侧支撑软骨条(即使这些软骨条需要塑形)，若操作正确，是安全确切的，而且不会损失支撑。

若有疑问，我更喜欢切除中隔中部，与之相比，划刻、划碎、横断等方式有矫正不足的风险。切除的中隔中部常被用作供区材料，而相比之下，划刻或横切的中隔中部不能用作供区软骨。大范围切除中隔中部，仅遗留0.5~1cm的背侧及尾侧支撑软骨条(即使这些软骨条需要塑形)，若操作正确，是安全确切的，而且不会损失支撑。矫正不足则无法矫正气道功能障碍，往往需要进一步手术。经由开放式鼻整形术入路和鼻背入路进入中隔，以及最有效的重建技术，在必要时，可以将整个鼻中隔安全地彻底移动、矫正及回植。

纠正筛骨和犁骨畸形

通常采用2~6mm骨凿或细齿咬骨钳或其他骨钳，切除矫正筛骨和犁骨畸形或突起。如果筛骨或犁骨畸形是独立存在，Killian入路提供了手术创伤最小的极佳入路。合并其他中隔畸形，则其他入路更为可取(见表8-1、表8-2和表8-3)。

切取大片中隔-筛骨用作移植物

为收获大鼻中隔中段部分软骨，首先使用前述技术，形成背侧-尾侧支撑软骨条，以及独立的大片中隔中部。然后使用锐缘的骨膜剥离子或手术刀，在邻近中隔角处，经背侧下方的切口，分离已孤立的中隔中部的对侧黏软骨膜(图8-18A)。建立正确的层次后，使用锐性剥离子分离黏软骨膜瓣(图8-18B)。如果拟将筛骨与中隔一并切取，则将窥镜叶片分别置入孤立的中隔中部两侧(图8-19)，继续分离至筛骨处。分离中隔-犁骨结合处(由后至前最容易)，使用剥离子将中隔软骨由犁骨上分离，仅保留其与筛骨的连接。

经由背侧切口植入鼻中隔剪，剪刀刃置放于筛骨两侧，将背侧支撑软骨条下方的切口向筛骨垂直板延伸2~3cm，谨慎的充分剥离背侧黏软骨膜，以避免不慎撕裂(图8-20)。如果筛

2:3:14
2:4:9

图 8-18　A　　B

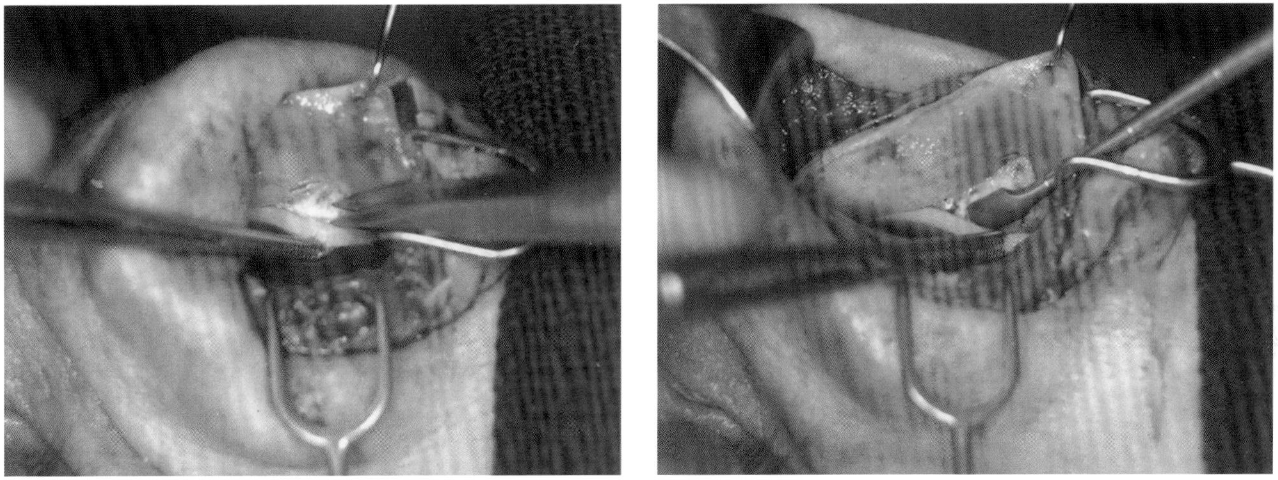

图 8-19

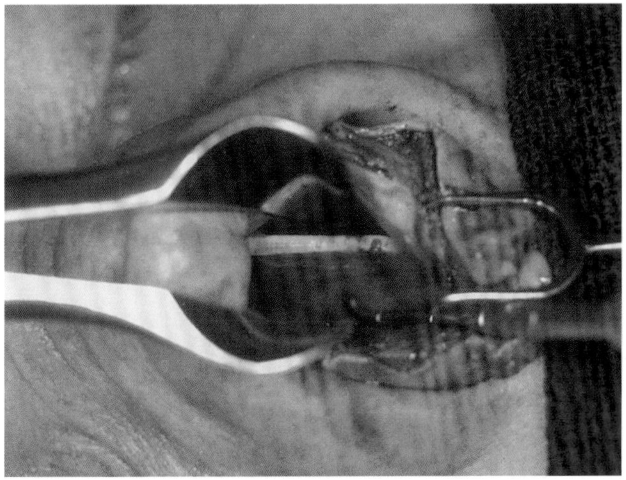

图 8-20

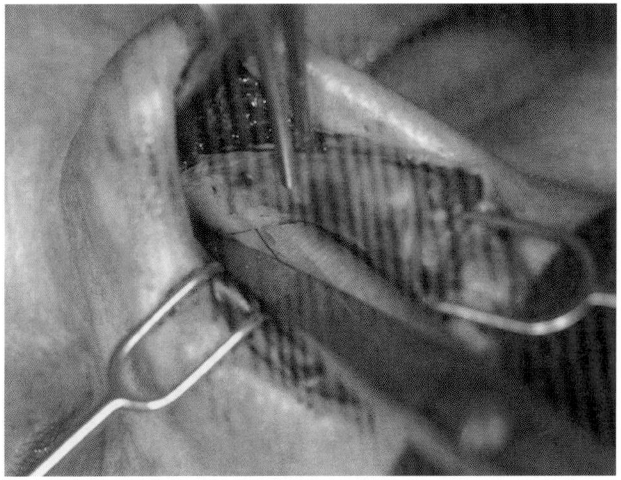

图 8-21

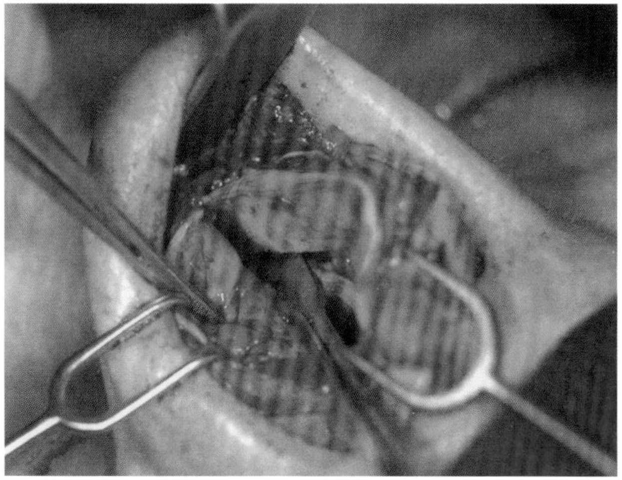

骨较厚，难以剪开，采用 7mm 宽骨凿完成背部下方筛骨切除（图 8-21）。

需要用完全越过中隔 - 筛骨结合部的鼻中隔平钳，移除大片完整附着于筛骨的中隔中部（供区材料可提供更多潜在的移植选项）（图 8-22A）。置入长臂的鼻中隔平钳，越过结合处，同时夹持住鼻中隔和筛骨部分，以取出大片完整的部分（图 8-22B）。鼻中隔平钳必须具有足够长度的齿槽床，可越过结合部，完全夹持并获取完整的鼻中隔 - 筛骨，以免将中隔与筛骨断开。轻柔的左右摆动和扭转使筛骨头侧青枝骨折后，将之取出（图 8-23A）。必须能够切取一大片完好的鼻中隔 - 筛骨节段，才能获取最长的鼻背移植物，或需要多个移植物时，获取最多的供区软骨（图 8-23B 和 C）。

图 8-22 A

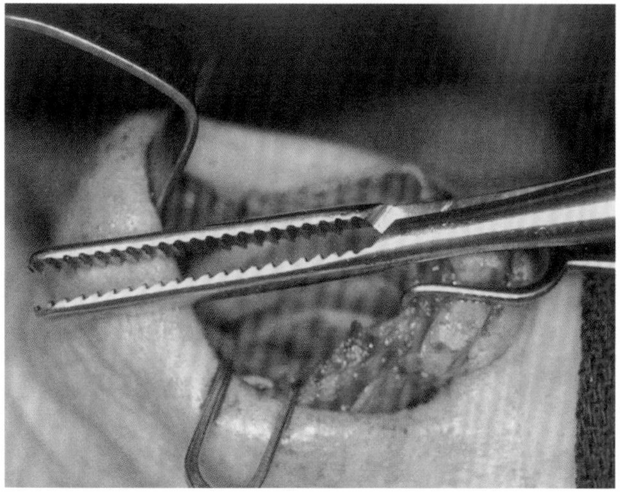

B

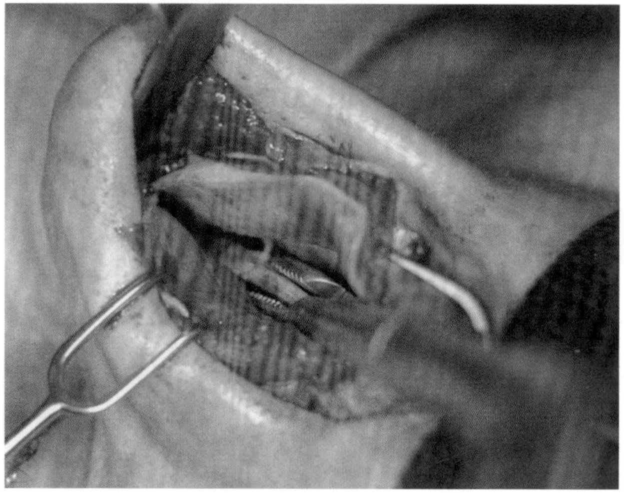

图 8-23　A　B　C

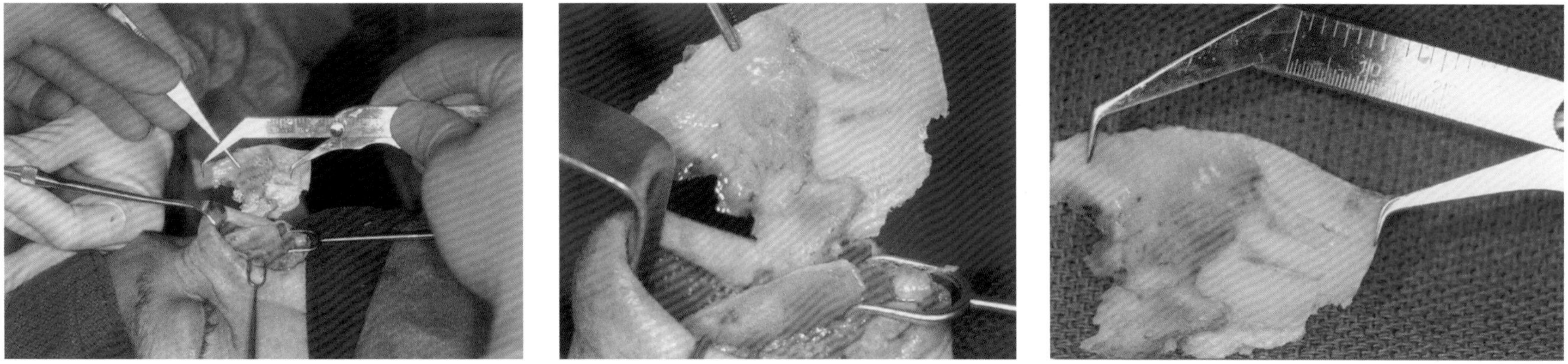

矫正鼻中隔尾端偏曲

鼻中隔尾端的移位或偏斜是一种常见的畸形，可单独存在，或伴发其他中隔偏曲。除了阻塞气道外，尾端偏斜通常会使内侧脚和中间脚发生移位，并同时将变形力传递到穹窿和外侧脚上，造成鼻尖畸形。

图 8-24

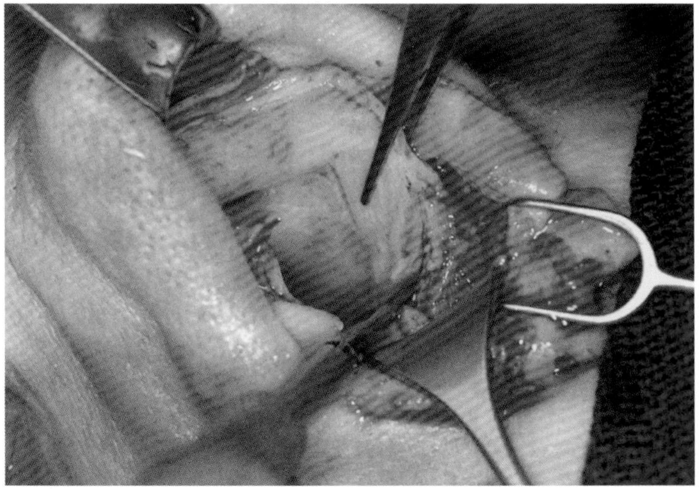

尾端偏斜无论是单发畸形，还是伴发背部偏曲，矫正的第一步都是要鼻中隔尾端基底（毗连上颌嵴的后侧部分）重新定位于中线。非偏斜侧黏软骨膜不予分离，只分离掀起偏斜侧中隔尾端的黏软骨膜，游离组织瓣，使之可以自由重覆于偏曲区域。第二步，彻底游离鼻中隔尾侧端的基底，向前游离至上颌骨棘，向后游离至犁骨（图 8-24）。游离鼻中隔时，保留附着于上颌嵴两侧的鼻棘区域的骨膜和软组织，作为将来缝合固定尾侧支撑软骨条的位置。

1:1:11
2:4:9

鼻中隔尾端完全游离后，将左右摆动，判断鼻中隔尾端的后部是否与上颌嵴或犁骨交叠，阻碍其摆回中线位置。若虽有交叠，但尾侧支撑软骨条挺直，将之（最后侧部分）切除 1~2mm，使中隔摆回到中线（图 8-25A）。

游离鼻中隔时，保留附着于上颌嵴两侧的鼻棘区域的骨膜和软组织，作为将来缝合固定尾侧支撑软骨条的位置。

图 8-25

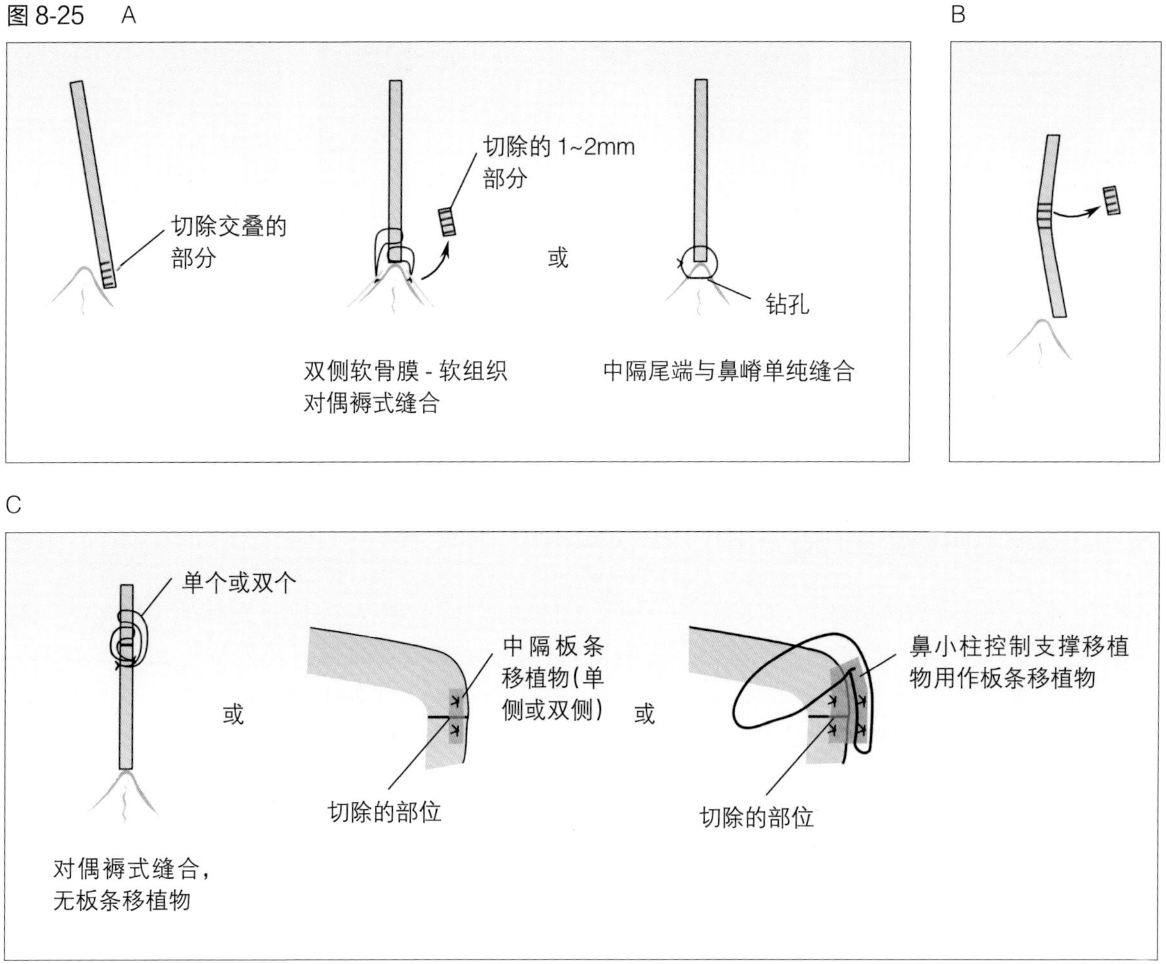

若有交叠，且尾侧支撑软骨条偏曲，则在头 - 尾方向上，切除宽约 1~2mm 宽的软骨，在中断偏曲弧度的同时矫正交叠(图 8-25B)。采用对偶褥式缝合(double-opposing mattress sutures)或褥式缝合尾侧支撑软骨条及双侧黏软骨膜层，重建切除部位(图 8-25C)。若中隔不稳定或者有任何支撑不足的问题，则应增加板条移植物。

将中隔尾侧移至中线。若其移动受限，或为与犁骨的游离不彻底，或为中隔中部变形妨碍中隔尾端的移动。若鼻中隔尾端移至中线受限，制作背 - 尾侧支撑软骨条，将中隔中部与

图 8-26

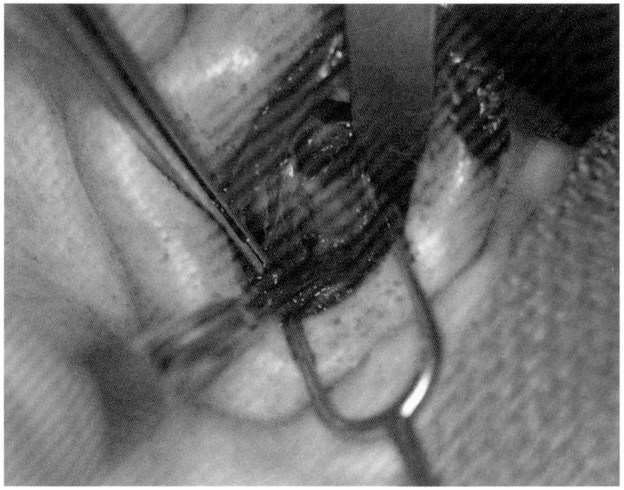

之分离隔开。如果鼻棘凸起，最可靠的固定方法是，钻孔穿以不可吸收线，缝合固定尾侧支撑软骨条的基底（图 8-26）。无法钻孔时，将中隔尾端与两侧保留的骨膜和软组织缝合。将 4-0 单丝不可吸收线穿过鼻棘骨膜及其附着的软组织，然后褥式缝合穿经中隔尾端，回至鼻棘骨膜（图 8-27A 和 B）。相比于八字缝合或其他任何软组织的单线缝合技术，将尾端支撑软骨条缝合至两侧的骨膜或软组织，可以提供更好、更有效的固定。缝合固定于软组织，需要上颌嵴 - 鼻棘遗留足够的软组织，以便固定缝线。单丝不可吸收缝线最为可靠。

表 8-5 是矫正中隔背部和尾端偏曲详细步骤的流程评估表。DVD 中含有该表的 pdf 格式，利于在计算机和手持设备上传播使用。

2：RF

图 8-27　A　B

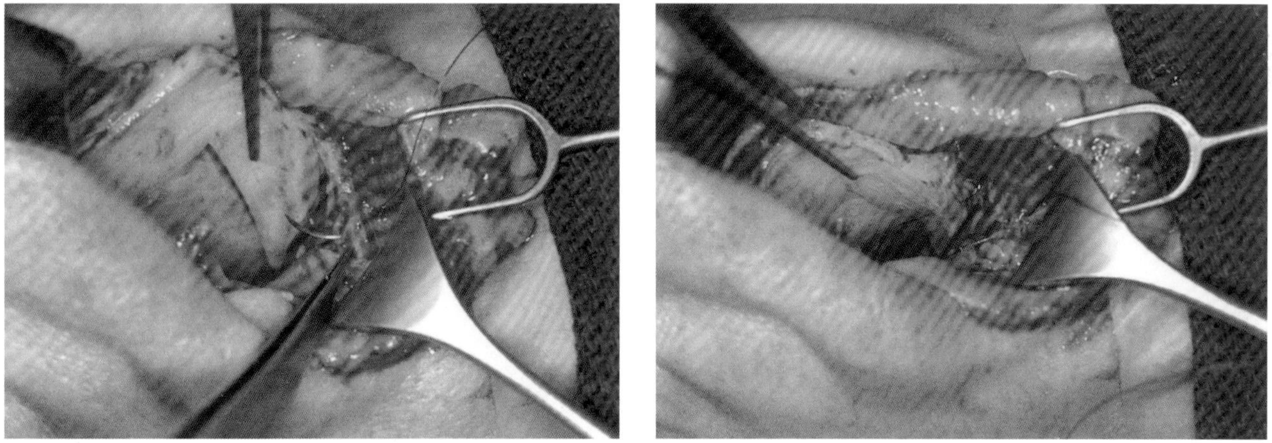

表 8-5　**矫正背部及尾侧偏曲**

孤立的尾端偏斜:合并背部及尾端偏曲

第一步

鼻中隔尾端基底固定于中线

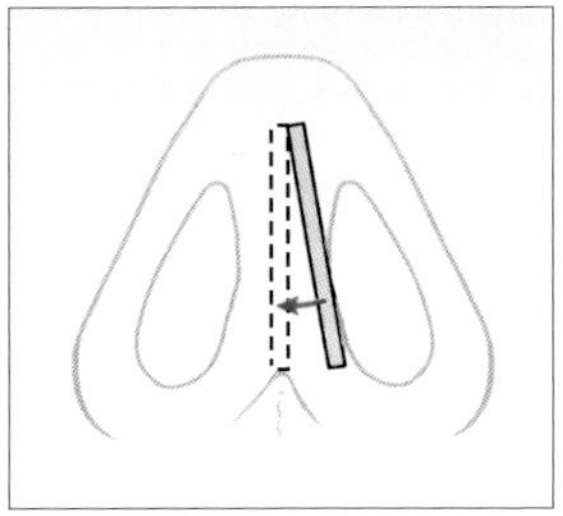

游离后,中隔与上颌骨、犁骨交叠吗?

- 是 → 保留黏软骨膜,切除 1~2mm 的尾端支撑软骨条基底 → 尾端支撑软骨条基底置于中线,穿孔缝合固定于鼻嵴
- 否 → 尾端支撑软骨条基底置于中线,穿孔缝合固定于鼻嵴

第二步

键石区中隔背侧定位于中线

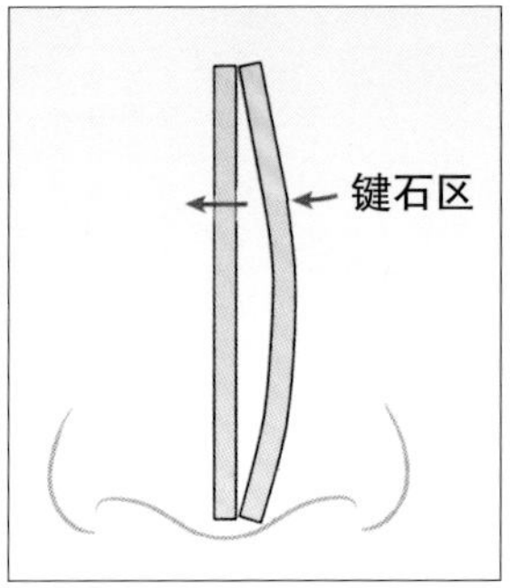

中隔 - 筛骨交界处中隔背侧在中线吗?

- 否 → 键石区中隔背侧固定于中线 →
- 是 →

(续表见下页)

表 8-5　**矫正背部及尾侧偏曲(续)**

第三步

矫正背侧及尾端的残留偏曲

第二步已使键石区及中隔尾端基底位于中线
第三步矫正背侧、尾端的支撑软骨条及中隔角的残留偏曲

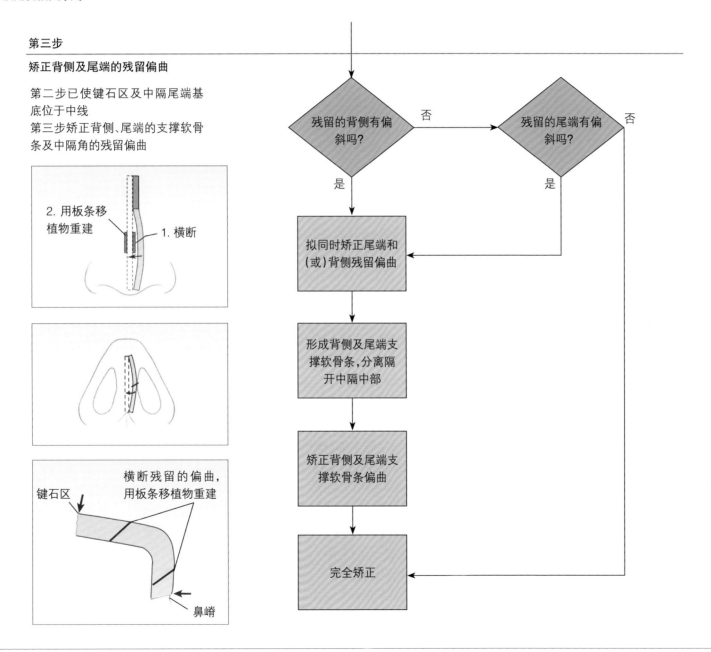

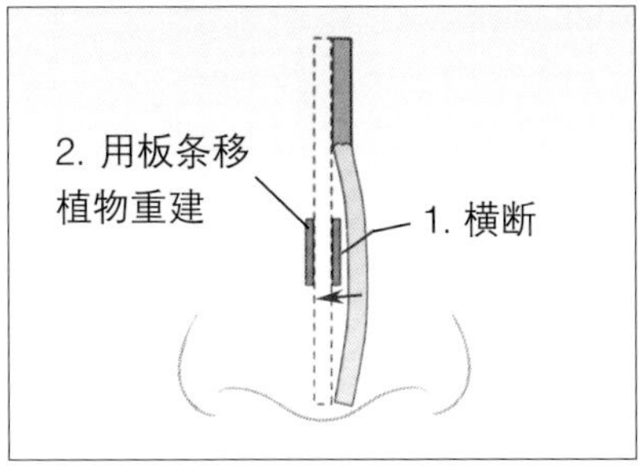

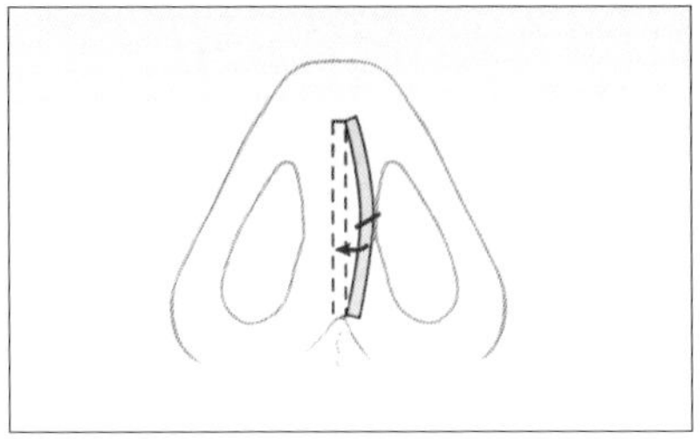

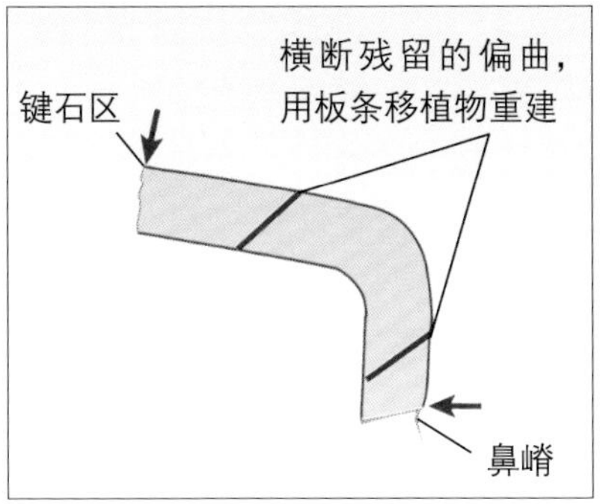

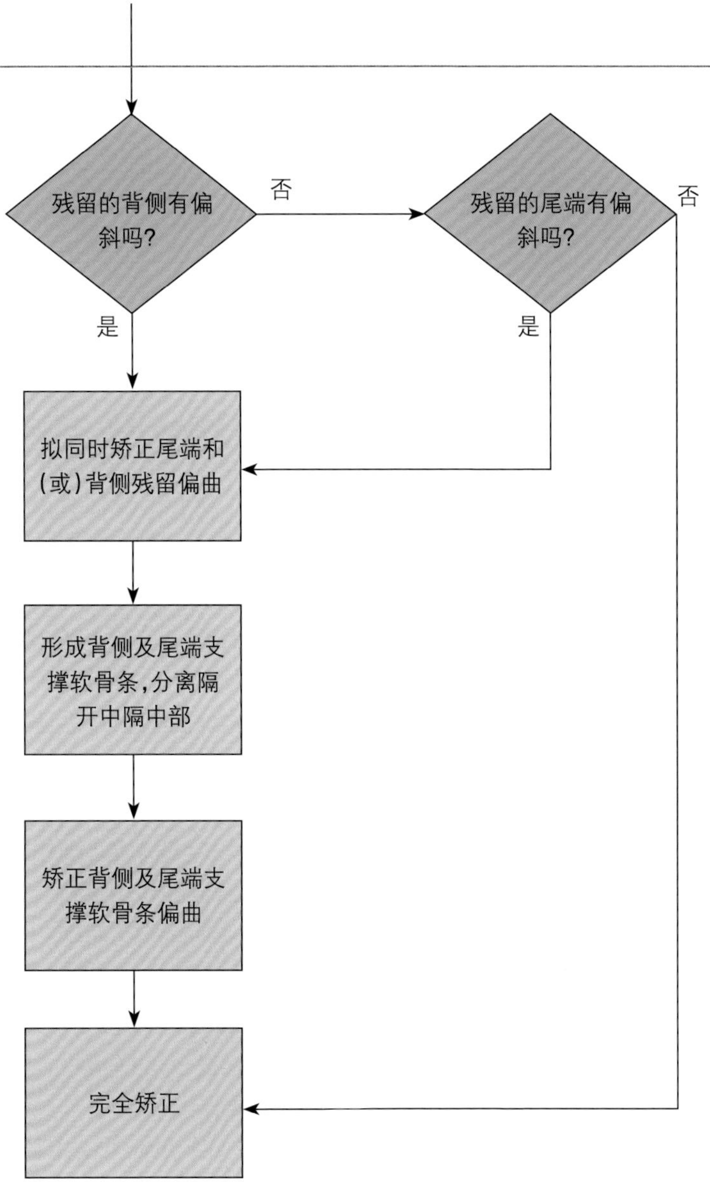

纠正中隔背侧和尾侧联合畸形

中隔背侧和尾侧同时存在偏曲时，最为有效的是三步矫正法：

1. 鼻中隔尾端基底固定于中线位置。
2. 键石区中隔背侧固定于中线位置。
3. 在背 - 尾侧支撑软骨条和中央部，分别矫正背侧及尾侧残留的偏曲。

若是鼻骨偏曲导致的中隔 - 筛骨交界区偏曲，则必须先矫正骨穹窿畸形，然后再矫正中隔背部偏曲。

逻辑上，若背 - 尾侧支撑软骨条的近端和远端不在中线，矫正其两点之间其他区域的偏曲毫无意义。若键石区与筛骨交界处的中隔背侧不在中线上，则有可能产生骨软骨拱顶的偏曲畸形（往往在创伤后）。若是鼻骨偏曲导致的中隔 - 筛骨交界区偏曲，则必须先矫正骨穹窿畸形，然后再矫正中隔背部偏曲。充分游离鼻骨通常需要外侧、内侧联合截骨术。筛骨青枝骨折后，往往随着鼻骨一同复位。筛骨复位的青枝骨折法（黏软骨膜附着于筛骨），保留了黏软骨膜对筛骨更好的支撑，相比使用 2mm 骨凿行筛骨头端截骨更为可取。

倘若鼻骨居中对称，但鼻隔 - 筛骨交界区域（以及中隔背部）偏曲，则建议采用分级法，以保留尽可能多的支撑。保留中隔背部支撑软骨条单侧或双侧黏软骨膜，使用鼻中隔平钳夹持住背部支撑软骨条，平钳越过中隔 - 筛骨交界处，向头侧的筛骨延伸至少 2cm。左右摆动造成筛骨青枝骨折，容许中隔 - 筛骨交界区移至中线。该技术保留了黏软骨膜的附着，且将筛骨在其与中隔交界处上方骨折，保留了支撑和稳定性。如果发生向后的塌陷，可经背部入路，将中隔背侧缝合至紧邻鼻骨尾侧的上外侧软骨背部，以重建支撑。

中隔背侧支撑软骨条与筛骨交界处的远侧发生偏曲时，或者当之前的操作未能把交界处定位于中线，保留一侧黏软骨膜不予分离，在背侧支撑软骨条与筛骨交界的稍远侧将其横断。设计横断切口，尽可能保持其稳定性（图 8-28），并采用单向或对偶褥式缝合重建结构性支撑。缝合固定后，若其横切部位不稳定或下陷，则用单侧或双侧板条或撑开移植物，用单丝不可吸收缝线固定，以提供额外的稳定性并协助矫正偏曲（图 8-29）。

规划能够有效矫正偏曲的最少量的支撑软骨横断切口。

最后，矫正背侧或尾侧所有残余偏曲。在支撑软骨条中线的近端和远端，仔细检查残留的偏曲。存在多少偏曲？它们的位置在哪里？规划能够有效矫正偏曲的最少量的支撑软骨横断切口。首先仅分离偏曲较多一侧的黏软骨膜。当需要用板条移植物增加稳定性或撑开矫正时，仅先分离一侧黏软骨膜，并放置板条移植物，用长效可吸收缝线穿经支撑软骨条及其附着的黏软骨膜固定。若必须完全横断支撑软骨条，单侧条板移植物几乎足以充分矫正和稳定。皮肤极为菲薄的鼻子，背侧支撑软骨条的单侧板条移植物偶尔充当单侧撑开移植物时，会产生明显的鼻背不对称。若有此情况，或者需要双侧板条移植时，分离双侧黏软骨

图 8-28

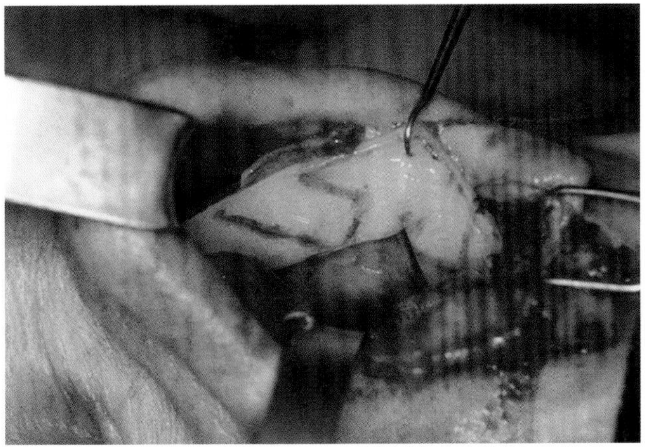

图 8-29

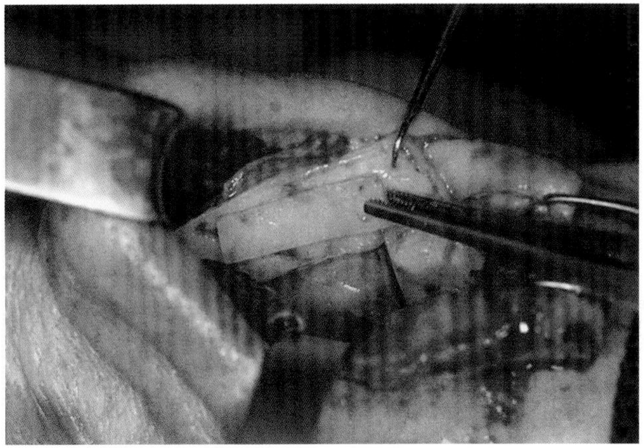

膜，并应用不可吸收单丝缝线将板条移植物与支撑软骨条缝合固定。将其或撑开移植物褥式缝合于鼻背下方，以备稍后小幅度降低鼻背时，不会破坏固定的缝线（图 8-30）。使用 5-0 可吸收性缝线重建下方的鼻前庭背部黏膜（若其被切开）。

图 8-30

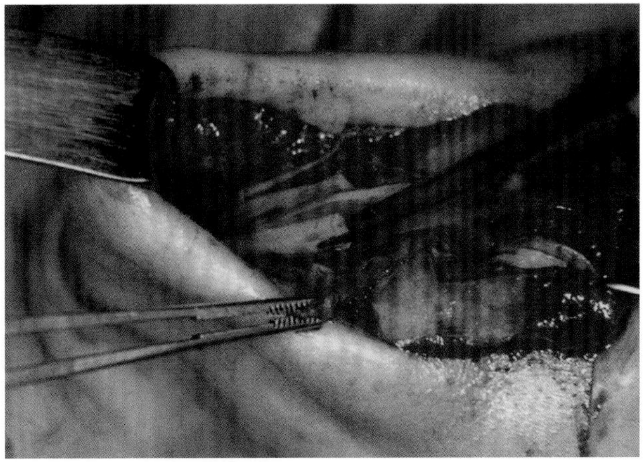

谨记，较小的偏曲可能并不在外观上显形，若不显形，则无需矫正。首先，矫正最严重的偏曲或畸形，重新覆盖上软组织，鼻部外观挺直时停止操作，以避免不必要的支撑丧失。避免文过饰非——如果掀起软组织，中隔在直视下并不挺直，那么术后鼻部通常不会挺直。必须采用耐心、渐进、执着的方式才能长期有效地矫正复杂的偏曲畸形。

避免文过饰非——如果掀起软组织，中隔在直视下并不挺直，那么术后鼻部通常不会挺直。

鼻中隔整体的移除、重建、回植

在极其复杂的中隔畸形（例如牵连鼻中隔背部、尾端、中部、犁骨和筛骨等多处［通常在创伤后］），外科医生可以完全切取鼻中隔，采用前述技术矫正畸形，再将其回植，更易于掌控，矫正效果更好。尽管极少使用此项技术，但其适应证可能远超目前的认知。切取及回植对于矫正复杂的中隔畸形，有更好的掌控性，并减少黏软骨膜瓣损伤的风险。而且将鼻中隔完全游离——摒弃了可能导致偏曲或畸形的所有外力因素。

图 8-31

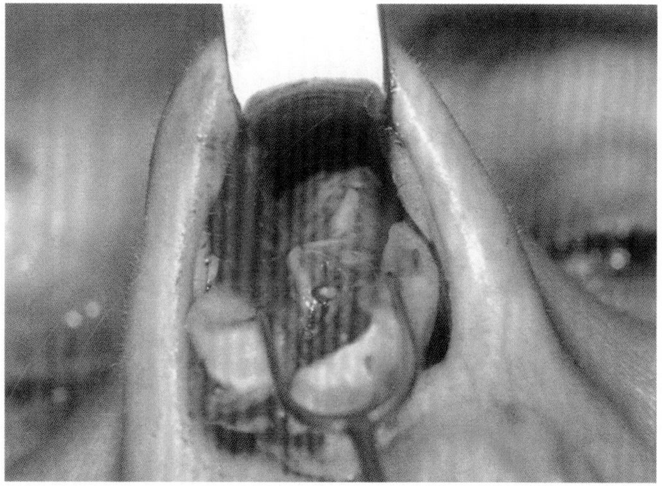

图 8-32

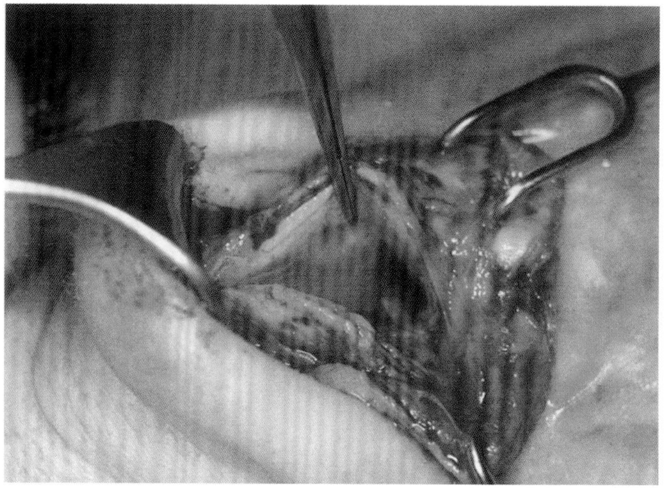

图 8-33

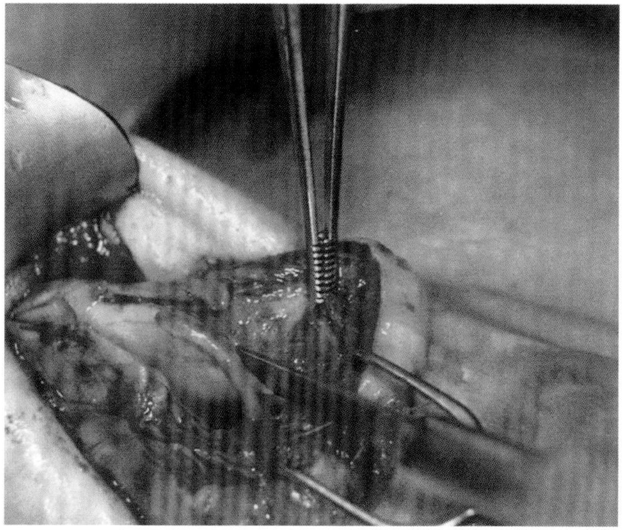

开放鼻整形术背侧入路是切取和重建鼻中隔整体的最佳入路。鼻背支架显露后会显现背侧严重偏曲(图 8-31)。如前所述，分离上外侧软骨背部与中隔背部，下方的前庭背侧黏膜保留完整。由背侧开始，持续向后，然后由后至前切底分离中隔 - 筛骨结合处，掀起整个鼻中隔的黏软骨膜瓣，使之彻底显露(图 8-32)。从鼻中隔前角开始，分离对侧黏软骨膜瓣(图 8-33)。

两侧黏软骨膜瓣完全分离后，显示患者中隔尾端整体明显右侧偏斜(图 8-34A~C)。中隔背部左、右双向偏曲，中隔中部左侧偏曲。使用锐性片状剥离子从犁骨和上颌骨棘分离鼻中隔，直至中隔 - 筛骨结合处前 3~4mm 处(图 8-35)。

在背侧及尾侧支撑软骨条交界处，经背部明显偏曲区域，横断背侧支撑软骨条，切取尾侧支撑软骨条(图 8-36)。应用 7 毫米骨凿行双侧内侧截骨术，分离筛骨背部与鼻骨背部(图 8-37)。如果筛骨背部仍倾斜，应用平钳将之青枝骨折并移向中线(图 8-38)。移除中隔中部和尾端后，标本的背面观显示，经背部偏曲处行背部横切，可以矫直鼻背(图 8-39A~C)。

图 8-34　A

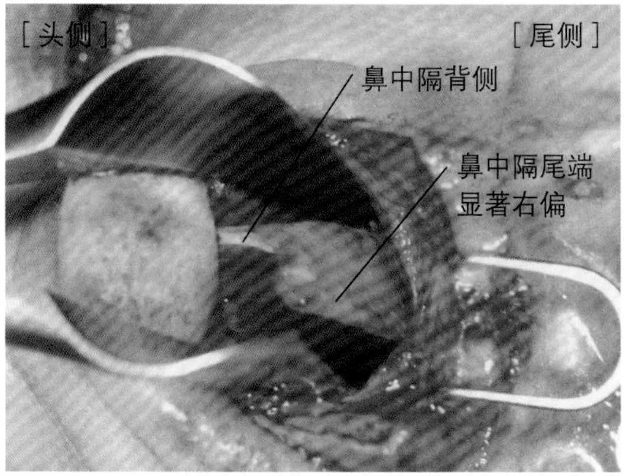

B

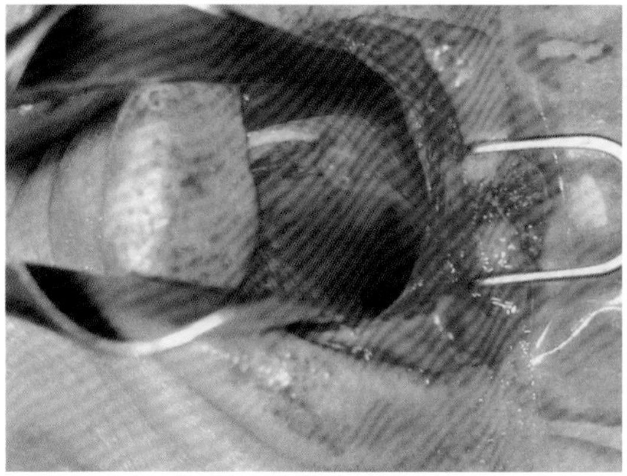

C

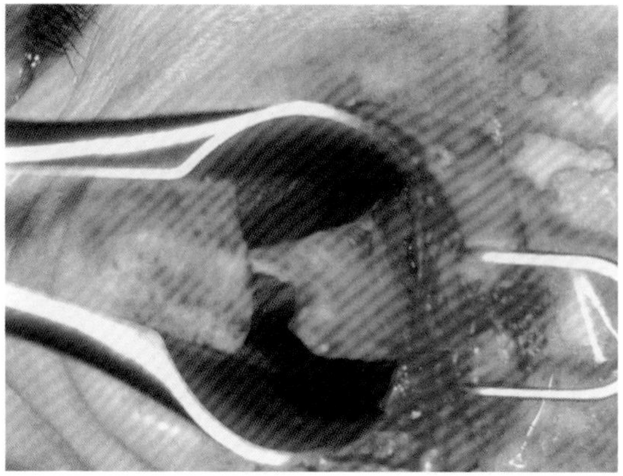

图 8-35

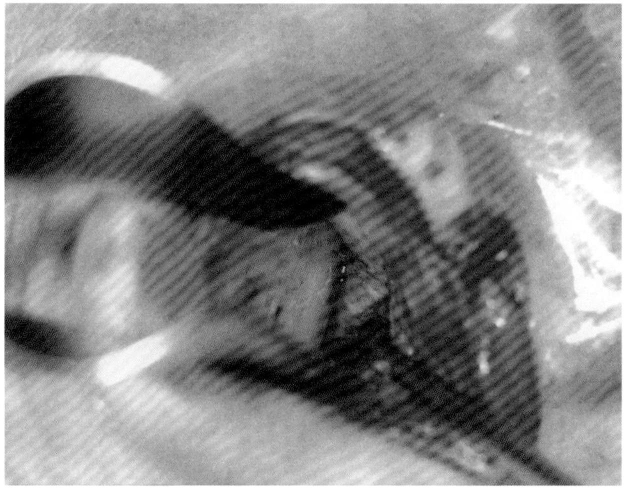

图 8-36

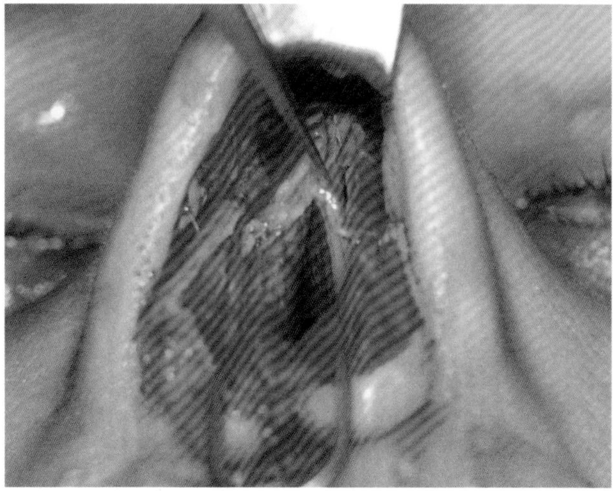

图 8-37

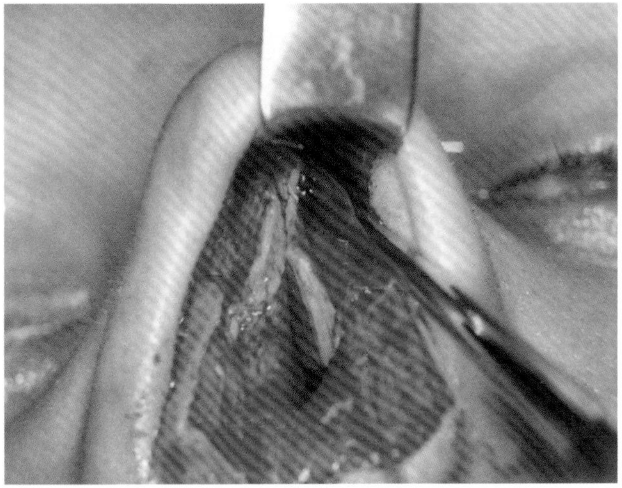

图 8-38

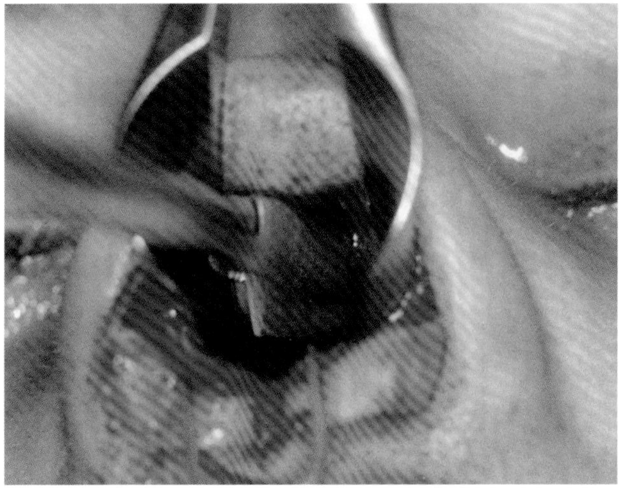

图 8-39　A

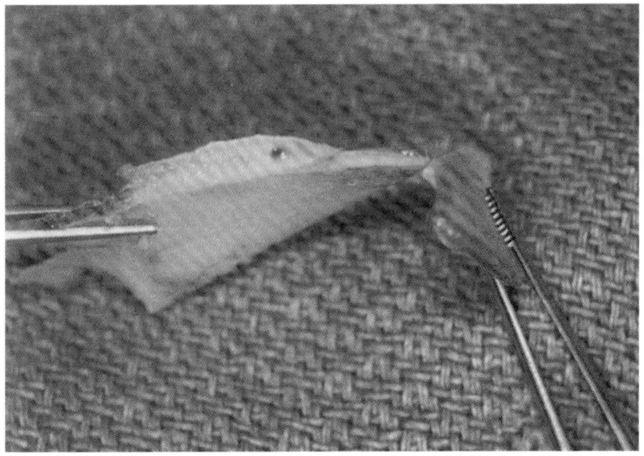

B

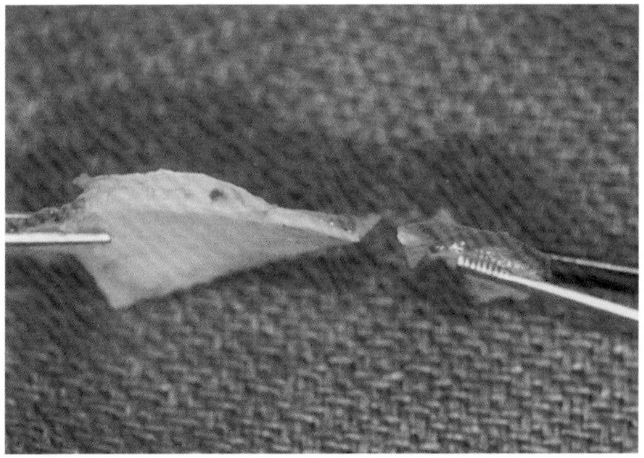

C

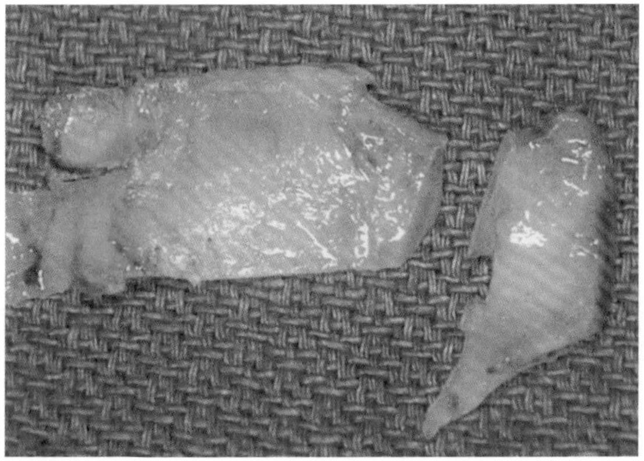

移除鼻中隔整体，以矫正极其复杂的畸形时，要留取 3~4mm 的鼻中隔附着在筛骨上，回植重建的鼻中隔时，能够作为固定位置。

移除鼻中隔整体，以矫正极其复杂的畸形时，要留取 3~4mm 的鼻中隔附着在筛骨上，回植重建的鼻中隔时，能够作为固定位置。在中隔 - 筛骨连接处下方 3~4mm 处，由背部向犁骨，全层切开中隔软骨，将之由筛骨垂直板上分离。取出中隔，使用前述技术进行矫正。取出中隔消除了黏软骨膜所有影响，无论好与坏。最有效的矫正通常是横断或切除。使用褥式缝合，8 字缝合，尤其是板条移植加固所有软骨节段(图 8-40A~C)。回植中隔中部前，若有必要，从中切取至少 1~2 个板条移植物用于加固。

回植中隔之前，在与筛骨垂直板相连的中隔软骨条近侧置入所有的固定缝线(图 8-41A)。受限区域的精细缝合，须用 1/2 弧度的小针，将不可吸收单丝缝线八字缝合于基底和中隔中部水平处，若重建的鼻中隔合为一体，随之将针穿过重建鼻中隔的对应点(图 8-41A)。基底缝线首先打结，随后打结中隔中部(图 8-41B)。

沿着背部，采用对偶褥式缝合或 8 字形缝合。如果稳定性不令人满意，则沿背部或垂直于筛骨分离线，放置一板条移植物，不可吸收单丝线固定。在此图示的案例，鼻中隔及其相连的部分隔筛骨被整体切除，以备移植所用。回植并加固该鼻中隔，首先需要将其用不可吸收单丝线缝合固定于鼻棘(图 8-42)。

折叠上外侧软骨背侧(之前保留的)，修剪(图 8-43A)后用不可吸收单丝线缝合固定于重建鼻中隔的背部(图 8-43B 和 C)，以恢复解剖形态的鼻背(参见第 11 章)。为了增加上外侧软骨背部的稳定行，用不可吸收或可吸收的缝线，加固维持其与中隔背部的正常解剖关系(图 8-43C)。

图 8-40　A

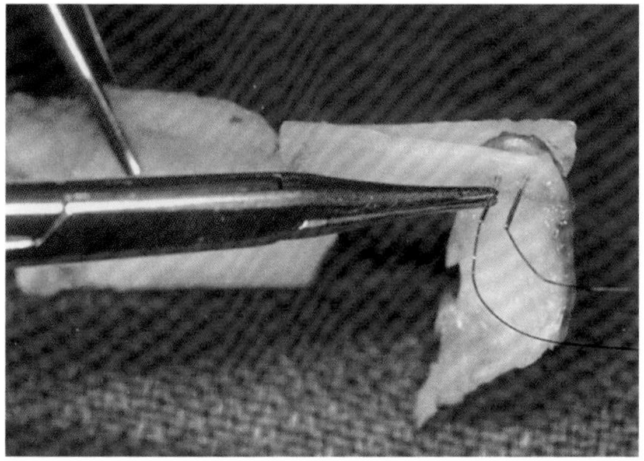

B

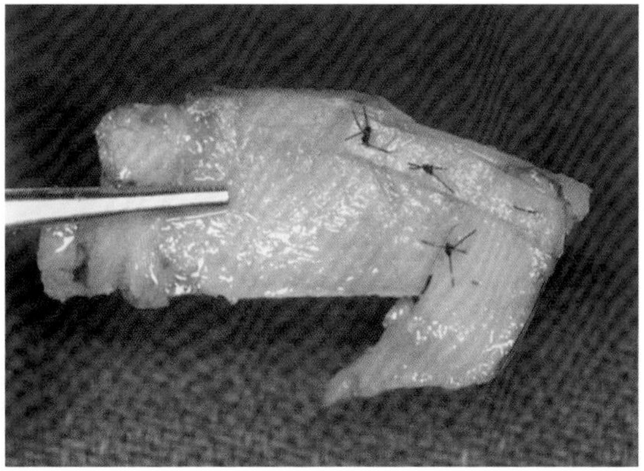

C

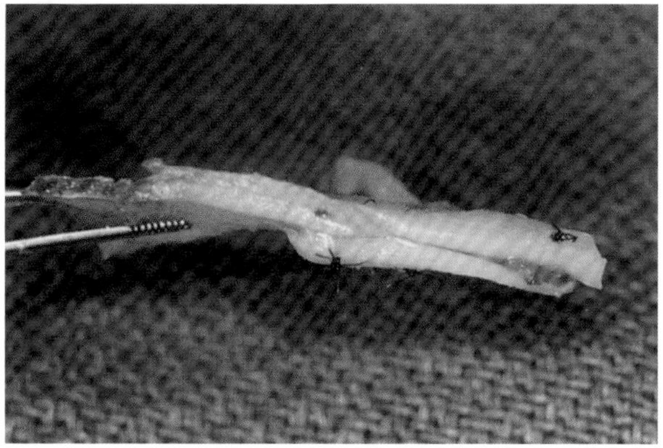

图 8-41

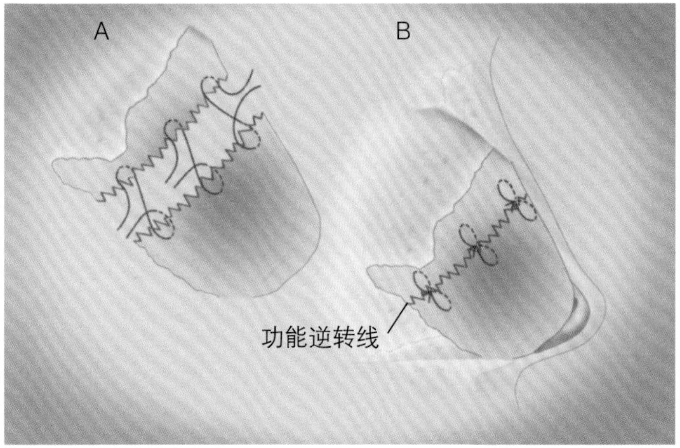

图 8-42

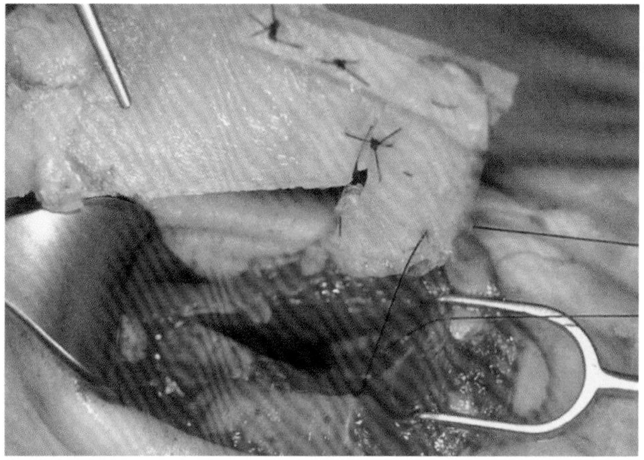

图 8-43 A B C

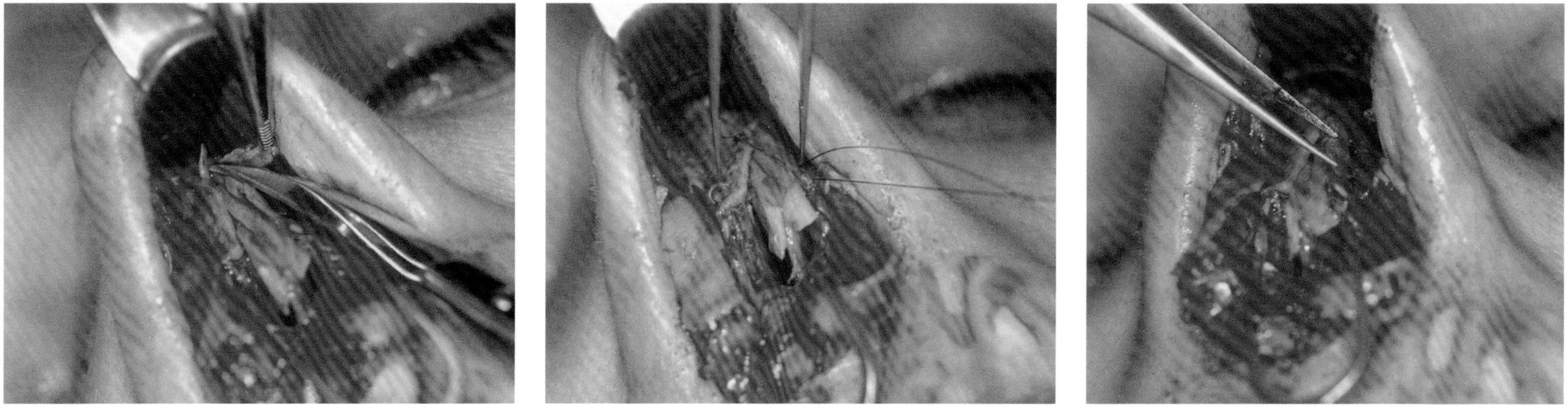

回植部分中隔软骨

一些中隔软骨段可以切取后被矫直，再回植原处。尽管回植增加支撑的观念已被广为灌输，但是，如果一段软骨为了矫正明显的畸形，已被广泛充分地划碎或划刻，我怀疑其术后是否还有明显的支撑功能。我极少回植畸形或矫直的中隔软骨片，原因包括：软骨吸收；若需要修复手术时，粘连增加了分离黏软骨膜瓣的难度；以及回植部分发生移位，产生额外的畸形或阻塞。

实践中，切取较小软骨片，有损伤或切取面积不足的风险，切取一个较大的完整软骨片比前者更安全有效。

回植中隔软骨段的最重要适应证是保存术中已切取但未使用的软骨。理论上，仅切取足够的软骨用于特定用途。但实践中，切取较小软骨片，有损伤或切取面积不足的风险，切取一个较大的完整软骨片比前者更安全有效。回植未使用的软骨片时，将其固定于特定位置，以防止移位和气道阻塞，而且若修复手术需要取回时，亦可便于寻找。所有病例，都要将中隔回植片段缝合固定到背侧或尾侧支撑软骨条，以防出乎意料的移位；永远不要把一段软骨片“丢”入黏软骨膜腔隙中，要用鼻内填塞或夹板将其适当固定。

所有病例，都要将中隔回植片段缝合固定到背侧或尾侧支撑软骨条，以防出乎意料的移位。

回植片段悬挂于背侧支撑软骨条之下，应用不可吸收单丝线将其缝合固定于中隔角、背侧及尾侧支撑软骨条（图 8-44）。该位置易进入，稍许分离黏软骨膜瓣即可取回软骨。

图 8-44

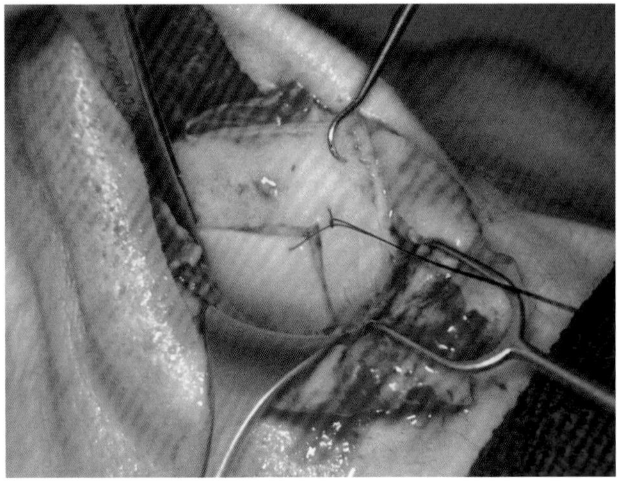

黏软骨膜瓣撕裂或破损的修复

保护或恢复黏膜完整性是鼻内手术最被忽视的方面之一。

保护或恢复黏膜完整性是鼻内手术最被忽视的方面之一。术者关于未修复破损黏膜，强词夺理的借口有：“没关系，这需要太长时间；这有利于引流，预防血肿”等。

对医患双方而言，保持或恢复黏软骨膜瓣完整性，可使鼻内所有手术更简便安全、更为有效。

保持黏膜或黏软骨膜瓣完整性殊为不易，尤其当存在严重畸形时。修复破损则更为不易。但恢复黏软骨膜瓣的完整性对掌控性、有效性、最小发病率而言至关重要。黏软骨膜瓣未修复的伤口延迟愈合，导致更多的收缩、粘连、气道阻塞、内部或外部畸形，并延长了恢复时间。止血不彻底和未能恢复黏膜瓣完整性，会促使术者增加更多补偿性的填充物和夹板固定技术（每一项均会造成患者额外的发病率和潜在的并发症）。对医患双方而言，保持或恢复黏软骨膜瓣完整性，可使鼻内所有手术更简便安全、更为有效。

黏软骨膜瓣未修复的伤口延迟愈合，导致更多的收缩、粘连、气道阻塞、内部或外部畸形，并延长了恢复时间。

发生撕裂或破损时，停止分离该区域。移到易剥离的区域，建立分离层次，向粘连区域分离。

开始分离之前，明确正确的分离层次。发生撕裂或破损时，停止分离该区域。移到易剥

图 8-45　A　B

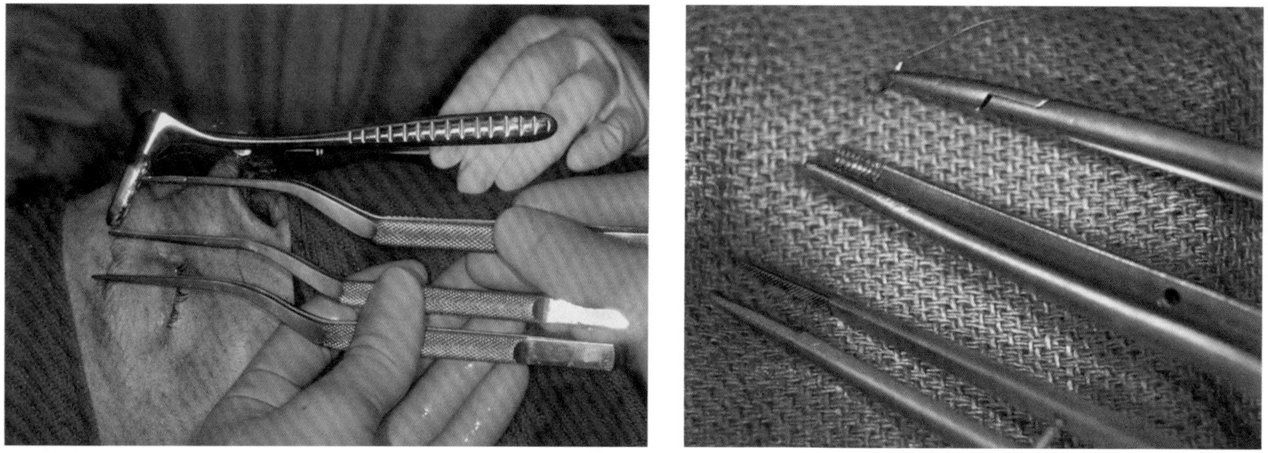

离的区域，建立分离层次，向粘连区域分离。在某些病例，在粘连区域直接做切口更为可取，因为远位切口会在畸形部位导致黏膜撕裂。

修复鼻内黏膜的撕裂或切口，头灯、适宜的器械和最佳的缝针必不可少。1/2 弧小缝合针和枪刺样持针器及镊子，使外科医生能够几乎不受限制地修复鼻内深处的黏膜（图 8-45A 和 B）。枪刺样器械极大地提高了可视度，无需鼻窥镜即可在气道内频繁地操作。1/2 弧小针缩短了缝合所需要的弧度，可以在狭窄区域实施缝合。圆针或圆尖针比角针更适合，因为它们降低了缝针撕裂黏膜的风险。

许多缝合技术都可能有效，但连续缝合更为合理，因为可以减少线结数，并适合在无法打结的区域进行操作。一个修复较大撕裂伤口的方法是在前方的打结容易的位置开始，向后方连续缝合，然后向前方回缝打结缝线。该技术的缺点是，缝针穿刺的数量加倍，增加了缝针撕裂黏膜而产生不全关闭的风险。由后方开始缝合，结束于前方，仅需缝合一层，并且在前方也易于打结。

以下的简单技术（借鉴自扁桃体切除术）有助于避免在鼻腔深处打结：将缝线末端绕皮肤钩的尖端打两到三个结，形成一个环（图 8-46）。将线环由钩上滑脱。针头在鼻腔深处穿过黏膜后，取回针头并穿经圆环（图 8-47）。拉紧缝线时，环形滑结就被拉至鼻腔深处，无需打结。

另有三项技术措施可降低缝合时撕裂黏膜的风险：

图 8-46

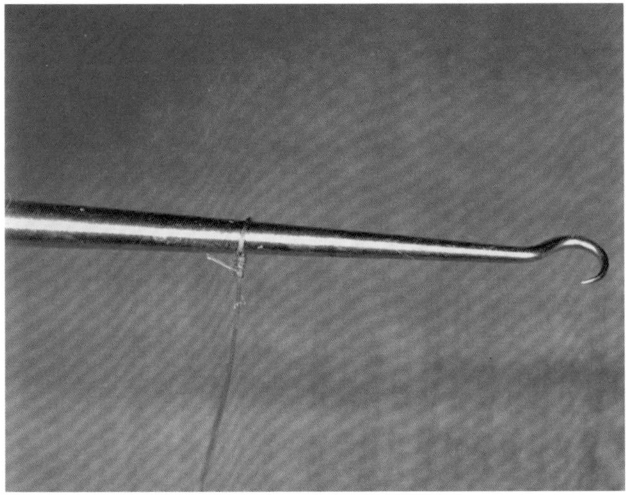

图 8-47

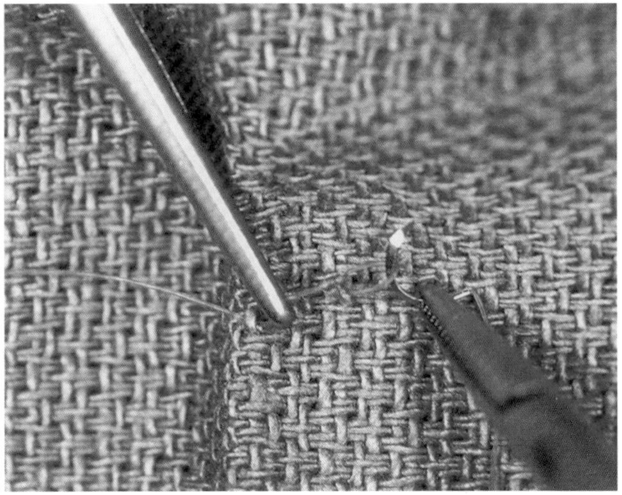

1. 用枪刺样镊固定而非夹持黏膜。
2. 置入缝合针时，仅用持针器松开和重新抓持缝针（而不是缝针穿透黏软骨膜瓣时，镊子和持针器同时夹持缝针）。
3. 始终在黏膜边缘两点缝合，裂缘两侧各一。试图单点缝合拉拢裂缘两侧，常会导致组织瓣撕裂。

中隔夹压疗法——缝线与夹板

外科医生既往采用鼻内夹板和填塞以达到以下目的：

1. 协助止血。
2. 将结构固定于中线位置。
3. 防止中隔和鼻甲之间创面的粘连。
4. 维护气道通道（夹板联合气道导管）。
5. 中隔广泛手术后增加支撑。
6. 消除黏软骨膜瓣之间死腔
7. 减少黏膜水肿。
8. 将塌陷的鼻骨向外移动。

尚有其他方法较之鼻腔内放置夹板或填塞,能更好地完成上述大多数目标,且引起并发症和患者发病率的风险较低。

若术中需要鼻内夹板去维持结构居中,那么,偏曲的矫正不足,术后不太可能有长期的矫正效果。

正确使用血管收缩剂和适当的手术技术可获得良好止血。出血提示血管收缩剂用量不足、术中过度创伤和/或操作时间过长,大多数情况下,需要夹板和填塞治疗。

若术中需要鼻内夹板去维持结构居中,那么,偏曲的矫正不足,术后不太可能有长期的矫正效果。虽然夹板有助于消除黏软骨膜瓣之间的死腔,但是缝合能更为有效地完成相同的功能,且发病率与患者不适感更少。夹板置于鼻腔很少会超过一周,而创面之间的粘连则晚得多。如果鼻中隔和鼻甲在适当的位置,两者很少形成粘连,特别是在两者黏膜都被修复的情况下。

夹板去除后的很长时间内,随着中隔创面愈合,瘢痕持续收缩;因此,在二次偏曲的最大风险期,夹板未能确保中隔居中。

夹板去除后的很长时间内,随着中隔创面愈合,瘢痕持续收缩;因此,在二次偏曲的最大风险期,夹板未能确保中隔居中。夹板的导气管很少保持通畅,未能提供充足的气流,使患者感到舒适。拆除夹板的不适感远远抵消了其功能。拆除夹板后,黏膜水肿常会迅速显著加重,因此减少水肿的作用令人生疑。

鼻部的支撑源自保留或重建解剖结构,而非源自夹板临时支撑断裂的结构。

鼻部的支撑源自保留或重建解剖结构,而非源自夹板临时支撑断裂的结构。夹板移除后,其“支撑”不复存在,远早于伤口收缩力的终止。尽管如此,但在某些偶然情况下,若完成所有重建技术后,支撑仍有不足,夹板可提供暂时帮助,但是其支撑的长期效果有待商榷,因为移除夹板后,伤口收缩力还将持续数月。填充或夹板固定外推塌陷鼻骨,其效果在最好的状况下也无法明确,更有可能是全无用处。经开放入路将鼻骨悬挂到背部,可以更为有效地矫正鼻骨后陷;使用克氏针贯穿鼻部并置于恰当位置数月,剪断后埋置皮下,可以更有效地矫正鼻骨严重内移。

尽管源自夹板和填塞的并发症较为罕见(主要问题是感染和中毒性休克),但的确发生过。更重要的是,不必要地常规使用夹板和填塞,增加了患者的发病率。其可阻碍气道,迫使张口呼吸,导致口干和口臭。患者对移除夹板和填塞心怀恐惧,有些将之视为中世纪酷刑。有时会导致出血,尤其是术中未修复黏膜破损时。

以往10年间,我从未在常规初次鼻整形术中采用过鼻内夹板和填塞,仅在寥寥无几的棘手病例中予以使用,例如,鼻中隔的支撑不可靠,而我在技术上又不能实施前述的备选方法时。为了消除死腔,并进一步稳定鼻中隔段,笔者常规使用4-0普通肠线(爱惜康 Ethicon)和SC-1直针(虽然我喜欢圆针胜于角针)连续褥式缝合,以夹持固定重建的鼻中隔(图8-48A和B)。在前方开始缝合,缝合路径取决于预期的效果——由前至后再至前,往复穿经中隔连续缝合。保持1cm的缝合间距,注意缝合模式,以保护血运。缝合将松散或多余的黏膜以及回植的软骨片段合为一体，随后紧邻背部支撑软骨条之下缝合，以提供额外的支持，最后在前方打结。保持了气道通畅（除水肿阻塞之外），无需拆除夹板或填塞，尽管理论上，缝线位置不当或张力过大会损害组织瓣的血运，但我从未经历过因血运阻断而产生的鼻中隔血肿或穿孔。我术后也从未使用过任何鼻内填塞，从未发生过鼻中隔血肿；与我从业早期常规使用夹板和填塞相比，其鼻中隔再偏曲（尽管仍会偶尔发生）较少发生。

图 8-48

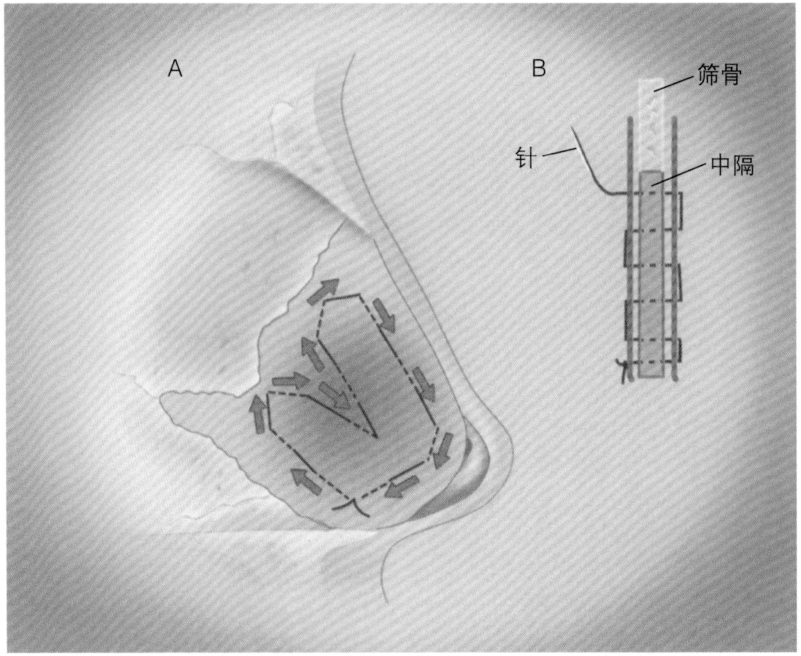

鼻甲

消融术——选择的理论依据

下鼻甲肥大是鼻甲骨导致气道堵塞的最主要的因素，亦是本次讨论的焦点。改善鼻甲骨阻塞气道的外科技术包括：

1. 折断术
2. 类固醇注射
3. 烧灼术
4. 鼻甲和黏膜整体切除
5. 黏膜下鼻甲切除（未行或伴有黏膜切除）

若目的是有效减轻鼻甲肥大引起的气道阻塞，最可靠的方式是切除术。其他的所有方式都是试图走捷径——避免手术或最大程度地减少切除术的潜在并发症。有效矫正气道阻塞，同时最大程度地降低发病率和并发症风险的关键是，切除阻塞的黏膜和鼻甲，并在术中恢复黏膜的连续性。

关于术式选择，根据我的经验，折断术顶多只是一种暂时性措施——在常规鼻中隔手术后水肿期，有助于暂时增加气道空间。其长期效果不确切。单纯烧灼未能矫正鼻甲肥大，偶尔会有长期的改善，但其效果反复无常。其最大缺点是，烧灼组织最终脱落，遗留的继发愈合创面，可能会出血或粘附到相邻结构上，导致阻塞。愈合时间延长导致发病率增加——特别是持续引流，引起延迟愈合的脆弱表面出血和恶臭。整体切除肥大的黏膜及鼻甲，但最终未修复黏膜，本质上与烧灼术一样，只是去除了更多的鼻甲。所有这些技术都有共同的缺点——效果不确切及发病率有可能增加。

如果能够大幅降低并发症的风险，以及非手术技术无效时仍需使用切除术，由于切除术的有效性，使之必然成为最合理的外科手段。事实上，采用最恰当的手术技术，可以避免鼻甲骨切除术的所有并发症。虽然经常被讨论，但鼻子的过度干燥是一种非常罕见的并发症，可通过鼻甲的不完全切除予以完全预防。减轻气道阻塞通常仅需要切除前 1/3~1/2 的下鼻甲骨。

术中出血是一个技术问题，源于黏膜血管收缩不足，或过多黏膜创面未修复，或切除骨未覆盖。大多数技术都是通过广泛烧灼加以鼻腔填塞达到止血的目的。无论填塞材料及软膏的配比情况以及移除技术如何，在移除时，填塞材料摩擦创面都会发生一定几率的出血，并遗留创面延迟愈合，造成前述问题。填塞也有感染和中毒性休克综合征风险，对患者而言极其可怕。

矫正鼻甲肥大最合理有效的（同时也是技术要求最高的）技术是黏膜下切除术，可以单独去除指定量的鼻甲和黏膜，并保留足够的黏膜进行精确缝合，不遗留创面。该方法的优势明显：

1. 精确去除单独的指定部分。
2. 从鼻甲上分离黏膜后，能够按需定制每一部分的切除量。
3. 修复黏膜完整性并止血，避免术后夹板和填塞移除时出血的风险。
4. 伤口一期愈合，缩短了恢复时间和出血、引流和粘连等潜在并发症。

黏膜下切除术

黏膜下切除下鼻甲并恢复黏膜完整性需要适当的器械和缝合针。血管收缩必须要彻底——在手术前至少 15~20 分钟，使用含有盐酸羟甲唑啉（Afrin）的棉纱条或鼻填塞材料置入鼻腔，必要时可进一步加强：例如使用 30G 针头局部注射利多卡因（Xylocaine）或 1∶100 000
1:1:9 肾上腺素生理盐水，精确注射于黏膜切口线，且只注射于黏膜内（避免深度注射）。须用 1/2 弧小缝合针精确缝合纵行于下鼻甲的整个切口。枪刺样持针器和枪刺样持针钳必不可少。

用鼻中隔平钳或者剥离子先将鼻甲折入气道，以便更易进入。采用鼻中隔平钳或有齿直血管钳（Kocher clamp）沿拟行切除线挤压黏膜，同时感知深面是否存在肥大的鼻甲（图 8-49A

图 8-49 A

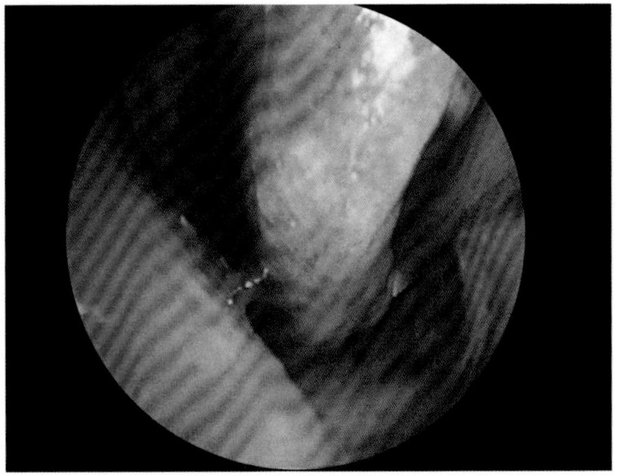

1

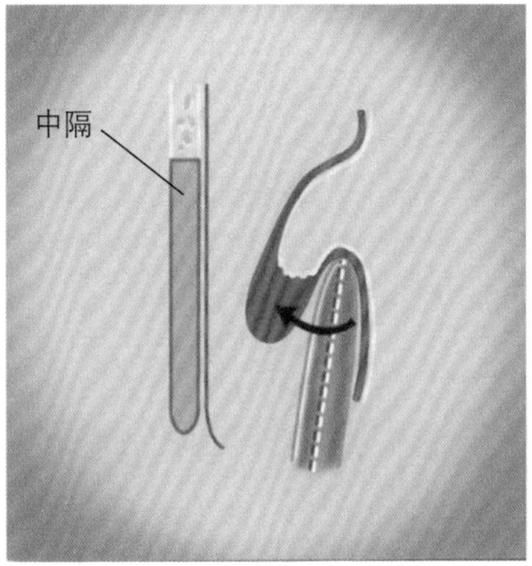

2

B

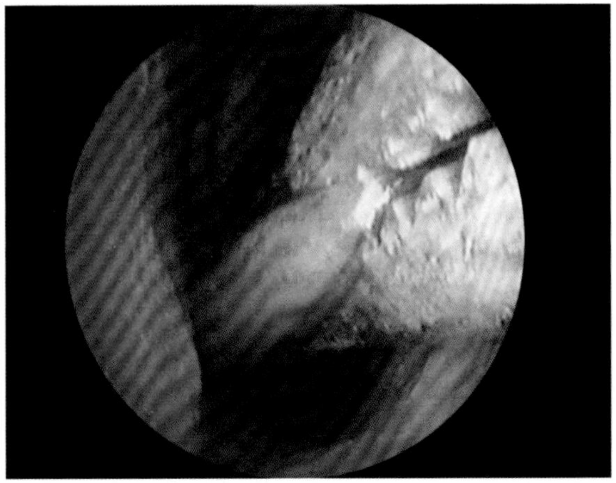

1

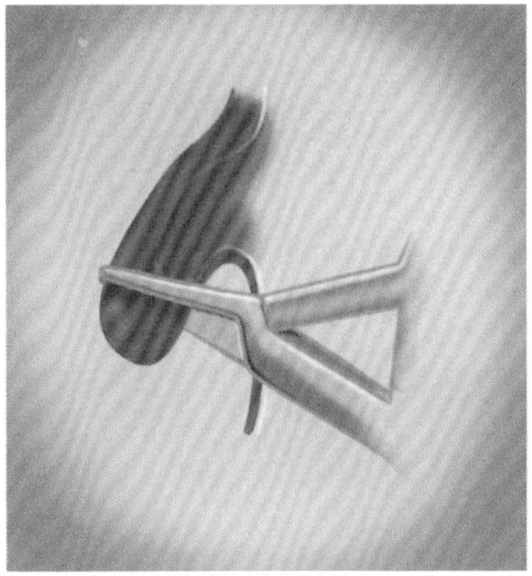

2

和 B)。鼻甲外侧遗留足够的黏膜以备之后缝合关闭——通常翻折 3~4mm 足矣。轻柔压迫以显示拟行切除线。使血管钳沿着鼻甲滑出,然后钳夹多余的黏膜,以便术者预估黏膜的去除量,同时保留足够的黏膜以完全对合。

使用绝缘针尖手控延长型电烙仪,沿拟行切除线切除肥厚的黏膜(图 8-50)。用剥离子将内、外侧黏膜瓣与深面的鼻甲分离(图 8-51),使用 Gruenwald 或高桥钳(Takahashi forceps)去除深面肥大鼻甲(图 8-52)。使用吸引 - 电凝器控制鼻甲切除后的出血,注意避免过度烧灼相邻黏膜或黏膜边缘。

图 8-50 A

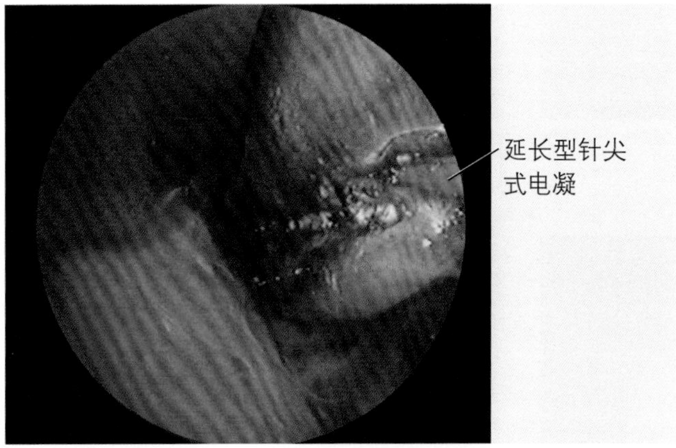

B

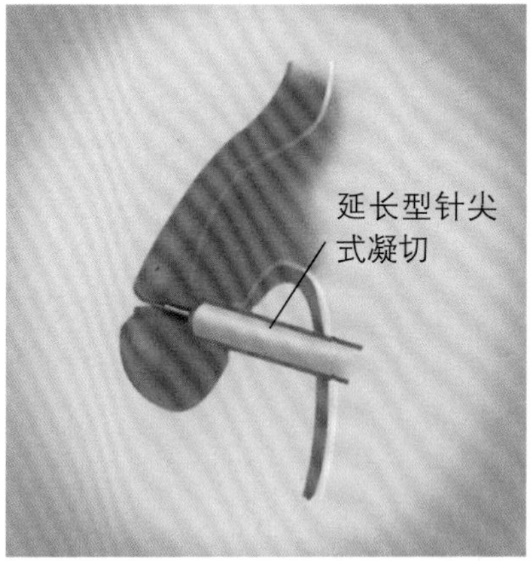

图 8-51 A

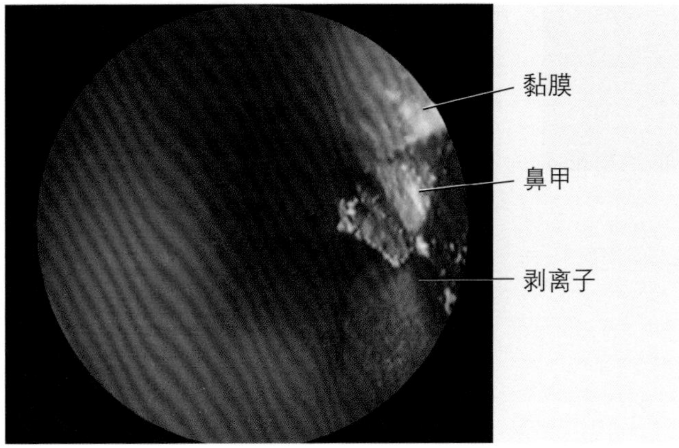

B

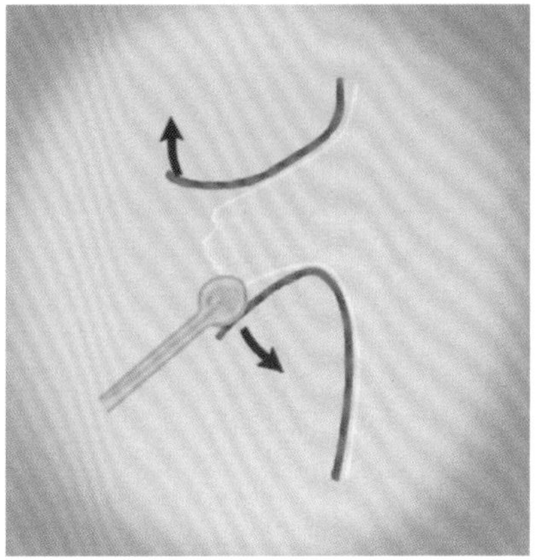

图 8-52　A　B

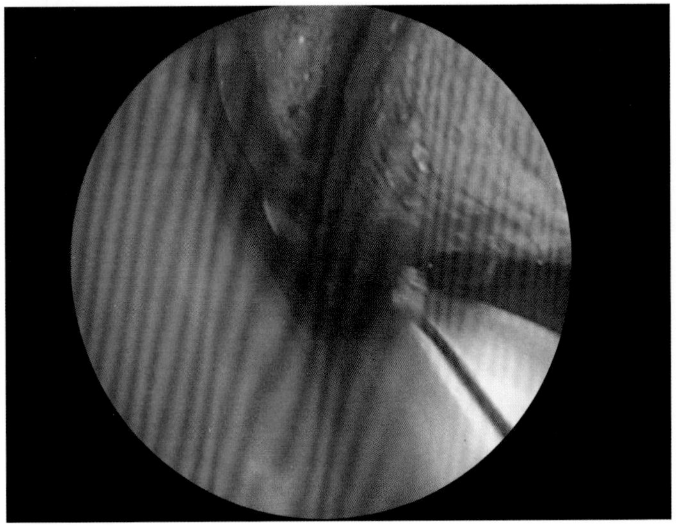

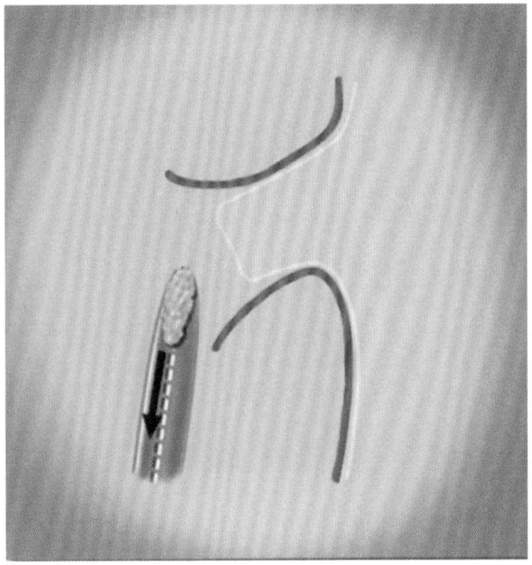

回置内侧黏膜评估最佳切除量，随后将之切除。使用前述的用于修复鼻腔深处中隔黏膜撕裂伤的尾端环状缝合技术，由后方开始(图 8-53A 和 B)，由后至前关闭黏膜(图 8-54)。几乎每一病例，都可以完全恢复黏膜的完整性——除非切除的位置过于靠后，去除的黏膜过多，或手术技术、器械有欠缺。在外科医生操作娴熟之前，该技术会耗时甚长、令人乏味和沮丧。然而，付出终有回报——其效果和术后进程明显优于其他方式。即使仅有一半的创面可以关闭，发病率也会大幅下降。恢复所切除鼻甲的黏膜完整性，可以大大降低术后发病率，并显著缩短了外科医师和工作人员处理疾病、并发症、继发粘连或畸形的时间。

仅有轻、中度肥大时，我认为尝试非手术的保守措施有益无害。但是当其无效时，或是已经拟行鼻内手术时，黏膜下切除并恢复黏膜完整性，可以显著改善气道，而不会产生并发症和发病率。我采用这种方法 23 年，没有出现术后出血或鼻腔干燥。

图 8-53　A

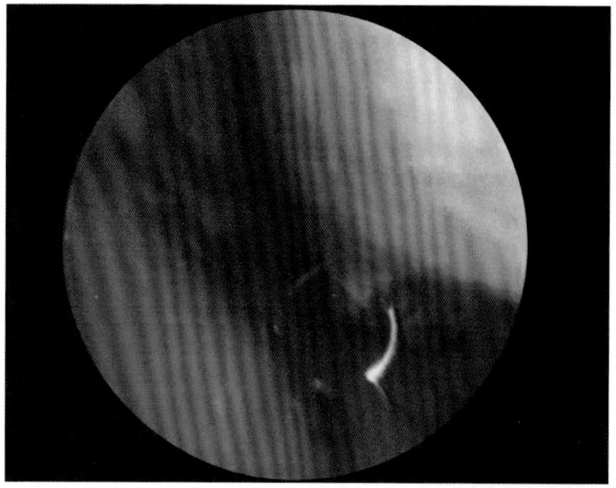

1

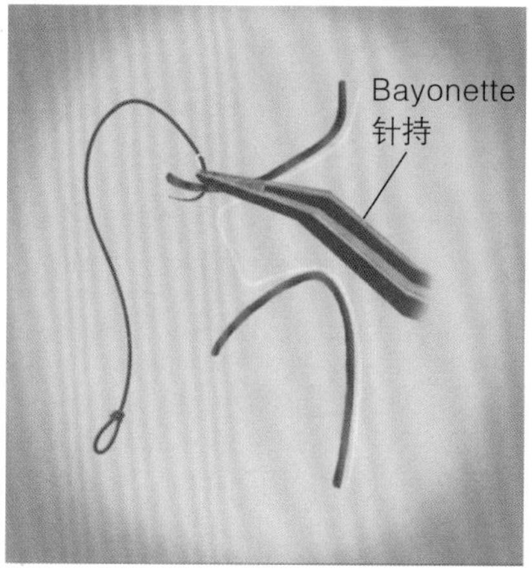

2

B

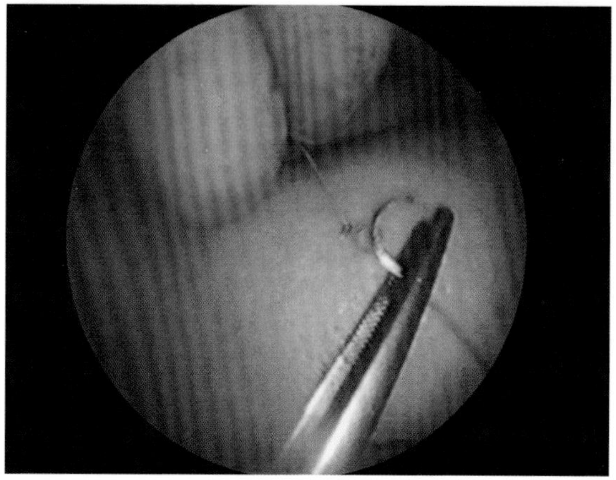

1

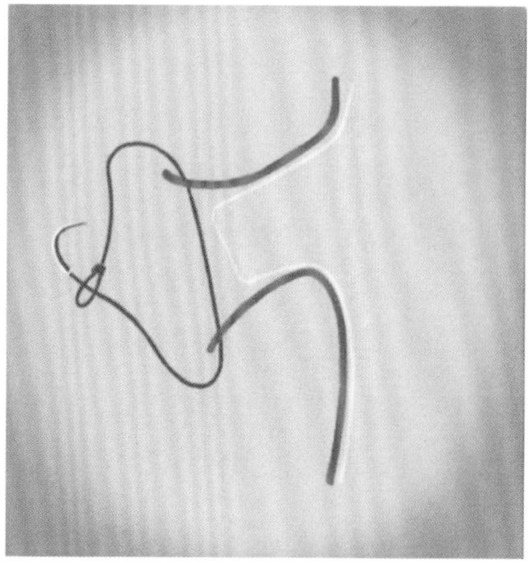

2

图 8-54　A　B

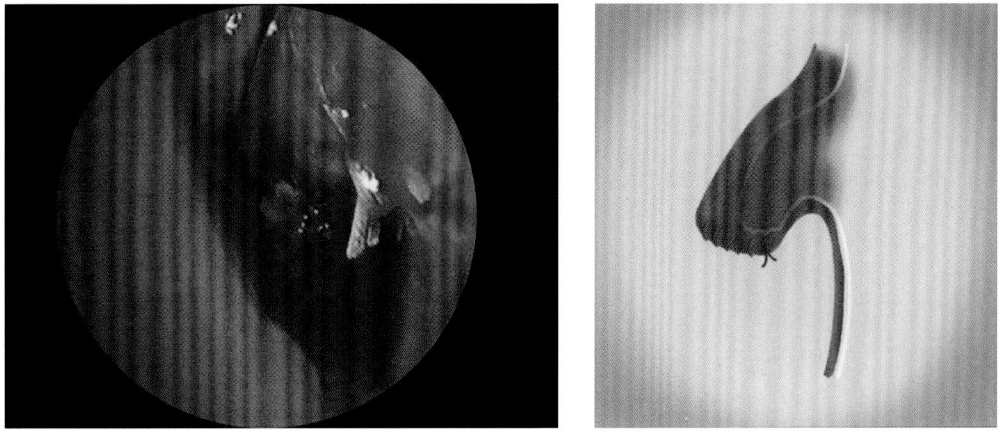

第 9 章　截骨术

虽然鼻骨位置及其相关构型是鼻整形最重要的方面之一，但对这些参数的掌控却往往是手术中最不精确可控的。

1:1:10
2:3:15
2:4:10

鼻骨构型对鼻部整体审美平衡至关重要。在鼻美容整形及重建手术中，精确可靠地控制鼻骨位置及其相关构型是手术的重要目的。虽然两者是鼻整形最重要的方面之一，但对这些参数的掌控却往往是手术中最不精确可控的。无法直视、鼻骨结构的个性化、打断其完整性的力度、控制力量的传导、平衡移动目标与稳定目标的需求以及缺乏精确技术等所有因素，使精确截骨和鼻骨的准确定位变得困难重重。

骨性鼻锥的构型在许多方面影响美学外观（图 9-1）。视觉上看，骨性鼻背的宽度（背部和基底）与面部宽度相关。鼻部上三分之一的宽度取决于鼻骨，中三分之一的宽度在很大程度上也取决于鼻骨，因为上外侧软骨与鼻骨的连接决定着上外侧软骨的宽度和位置。上、中三分之一的宽度必须与鼻翼基底或下三分之一的宽度保持美观协调的平衡。总之，骨性鼻锥的对称度和构型应该与面部其他特征相协调，呈现一种令人愉悦的形态。骨性鼻背和鼻锥的不对称、畸形、偏斜或突出会明显显现，破坏其和谐美观。

图 9-1

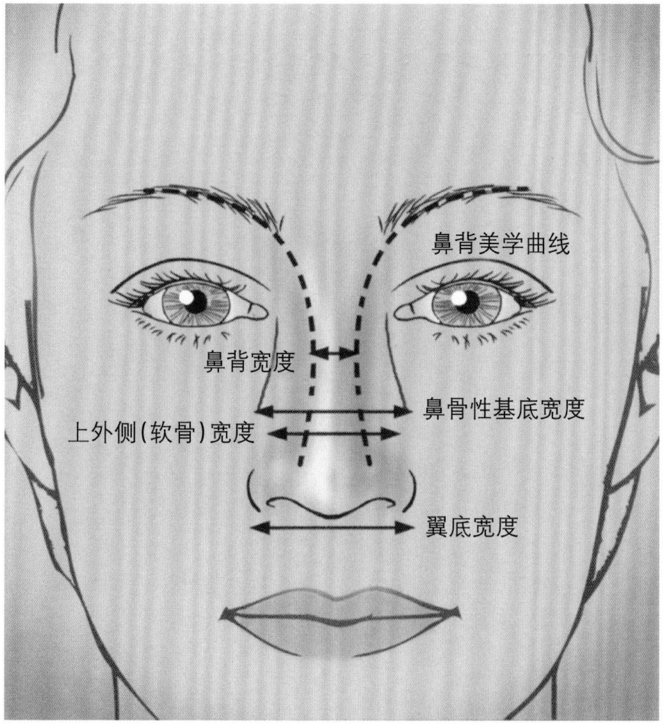

■ 鼻骨解剖

鼻骨有几个独特的解剖特征。从手术的角度来看，最影响精确截骨和定位的解剖特征是:①与毗邻骨的连接;②厚度的变化;③面积(大小)的变化。虽然这些变量在每个个体是不同的,跨越了种族和人种界限,但其共有的解剖结构特征影响截骨术。

内在解剖

把鼻骨视为加长型三面半穹窿或半拱形。鼻骨的尾侧缘是加长开放穹窿的无支撑游离缘。鼻骨沿鼻额缝、上颌骨额突与毗邻骨相连,并在背侧与筛骨垂直板及对侧鼻骨连接。

鼻骨内在的稳定性基于:①其基底或外围的附着;②鼻骨内-外侧拱的内在稳定性。截骨改变位置通常破坏两者。截骨术最常见的两个目标如下:

1. 改变鼻骨基底位置,由偏外移至偏内的位置,以缩窄骨性鼻锥的基底宽度(图9-2,左)。
2. 重塑鼻骨内-外侧外凸的拱形,将偏外凸的外观转变成偏内凹(图9-2,右)。

改变鼻骨位置需要在一定程度上打断外围附着,重塑外凸拱形则需要中断拱形结构。因此,鼻骨的稳定性是一把双刃剑——达到手术目的必须准确、可靠地破坏其稳定性,但获得预期的效果则必须要准确可靠地重建其稳定性。

改变鼻骨位置需要在一定程度上打断外围附着,重塑外凸拱形则需要中断拱形结构。

图 9-2

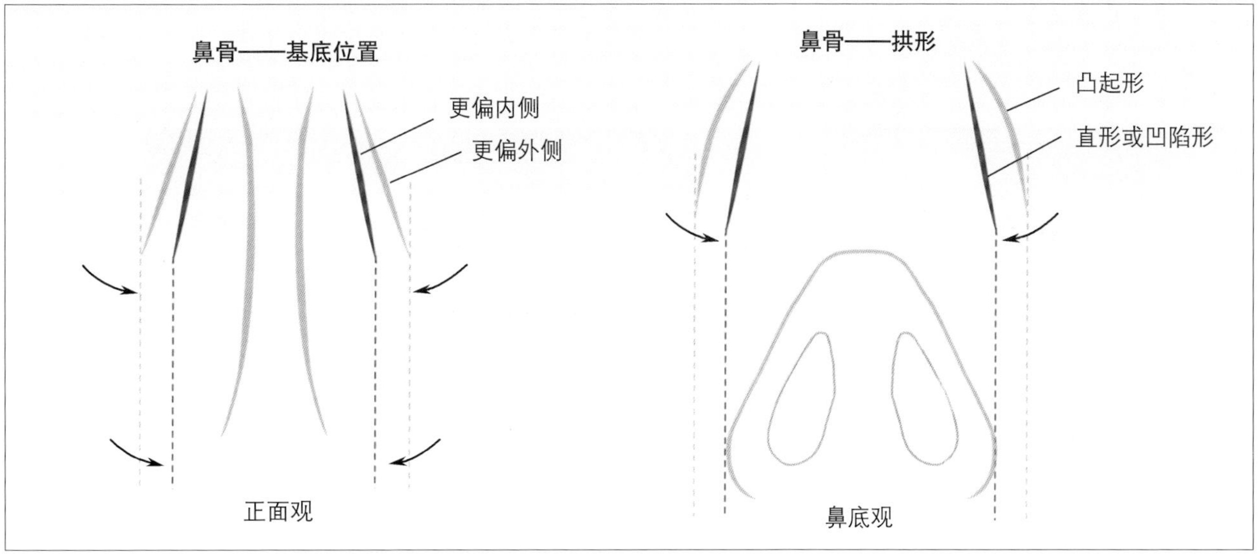

关于截骨,鼻骨自身解剖最重要(又常被忽略)的方面是鼻骨不同区域的厚度。鼻骨厚度在两个重要方面影响截骨:①鼻骨某一特定区域越厚,截骨所需的力度就越大;②所需的力度越大,越难掌控力度的传导,从而产生失控性骨折。用带光源的纤维内镜透射颅骨,显示了鼻骨不同区域厚度的典型变化,有助于外科医生设计出最可靠的截骨术。

关于截骨,鼻骨自身解剖最重要(又常被忽略)的方面是鼻骨不同区域的厚度。

不可控的力量,无论来自于骨凿还是手控压力,往往沿着厚-薄的移行区将鼻骨折断。

鼻骨最厚的区域通常是其与周边的连接处(图 9-3)。其厚度在上-下、内-外所有方向,向鼻骨偏中心区域逐渐变薄,最薄区域毗邻下方的游离缘。鼻骨厚度并非由外围到中心线型或均匀性减少。在鼻骨上部,最厚区域居中,呈现顶点朝下的三角形。在外侧和内侧区域,厚度的减少更多呈线性模式,平行于鼻上颌缝和鼻背。失控的力量,无论来自于骨凿还是手控压力,往往沿着厚-薄的移行区将鼻骨折断。厚度移行区越陡峭,失控力量沿此折断鼻骨的可能性越大。把控不当的截骨需要手指压迫以“完成”骨折时,手压的力量经常产生失控性骨折。由于骨折线进入鼻骨中央较薄区域,而较厚区域保持完整,故而常呈现上方的三角形突起部分或者外侧阶梯状外观(图 9-4)。

相关解剖

关于截骨术,鼻骨相关解剖最重要的方面是,骨骼之间的解剖连接(骨缝线)不要也不应该与最佳截骨线相关联。理论上,若彻底掌控,且十分精确地截骨,应该能够达到预期的美学目的。鼻骨的解剖骨缝线位于其最厚的区域——需要最大的截骨力度去切断,由此涉及

设计截骨时,计划在需要较小截骨力量的鼻骨厚度中间地带或者转化区域切开,可减少失控性骨折的风险。

图 9-3

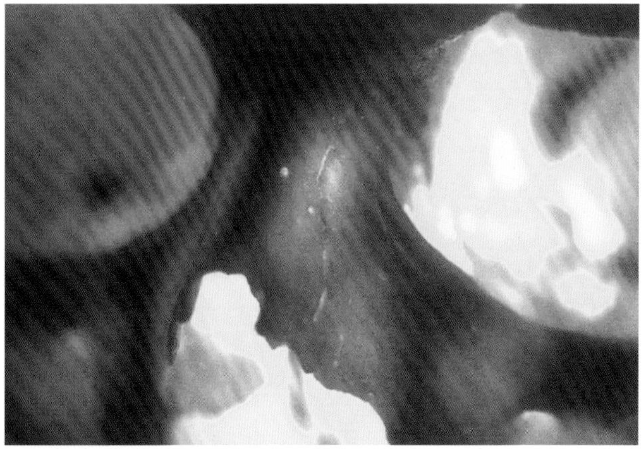

图 9-4

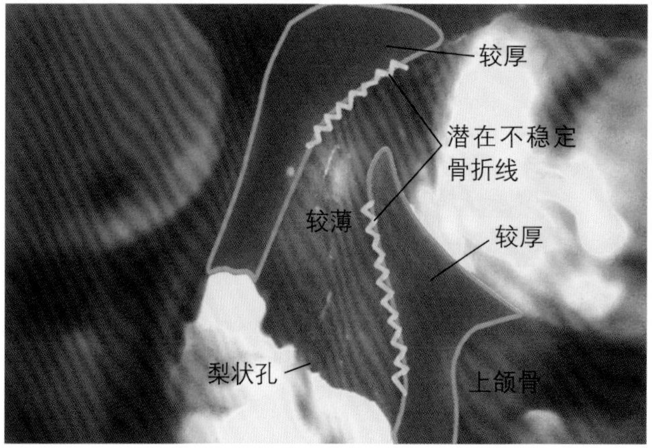

的最大风险是截骨力度引起的失控性骨折。设计截骨时，由于鼻骨厚度的中间地带或者转化区域需要较小的截骨力量，计划经此区域切开，可减少失控性骨折的风险。

解剖变化和可控性截骨术

较大的鼻骨，用骨凿充分完成截骨非常重要，其截骨力量所产生意外骨折的可能性更小。

鼻骨尺寸（及厚度）的变化影响截骨术。鼻骨体积（大小或尺寸）越大，骨凿的传递力的散布面积就越大，截骨时源自传递力的失控性骨折的可能性就越小。大而较厚的鼻骨，若截骨不彻底（残留区域应用手控施压完成骨折），改变其位置需要用较大的力量去折断较厚区域，更有可能产生失控性骨折。因此，较大的鼻骨，用骨凿充分完成截骨非常重要，其截骨力量所产生意外骨折的可能性更小。

截骨术——分类及适应证

截骨术的目的？

鼻骨截骨术解决两大目标：①改变鼻骨位置；②重塑鼻骨形态（图 9-2）。改变位置，大多需要将鼻骨基底从其与上颌骨额突的接合处向内侧移位。重塑形态通常解决内侧横向过度外凸的拱形突起（通常发生于创伤性骨折致使鼻部对侧凸起）。截骨术还有其他的目标，但这两者最为常见。

动力学和变量的考量

最佳的截骨术是：①松解充分和适当改变位置；②构型改变准确有效；③能够掌控截骨后保持足够的稳定性。

手控施压远不及骨凿精确切开那样可靠、可控。

最佳的截骨术是：①松解充分和适当改变位置；②构型改变准确有效；③能够掌控截骨后保持足够的稳定性。

松解充分需要彻底折断——形成青枝骨折，无论是通过骨凿还是手控施压。手控施压远不及骨凿精确切开那样可靠、可控。其唯一的合理性在于，失控性骨折产生青枝样或者锯齿缘样的骨折线，较之骨凿形成的光滑骨折线，改变位置后可能更为稳定，以及青枝骨折线的铰链作用可能会避免改变位置后的离断位移。若能用一种更可控的截骨方式达到同样的目标——充分松解并保有足够的支撑，该方法将更易掌控，而且效果更为可靠。应用锐性小骨凿精确的点状线形或者非连续截骨，且不严重损伤被覆软组织，则可避免手控按压的失控性青枝骨折。

最佳截骨术的第二个标准是准确性和通用性。最理想的截骨线没必要呈直线，因为美学线和骨质厚薄移行线并非直线。为了最可靠地掌控这两个重要的变量，必须灵活设计截骨术，截骨器械和技术必须能够可靠地实施拟行的截骨术。

分类

不完全截骨

不完全截骨是指并非由骨凿制作骨折线。因为涉及更不可掌控的力量（通常是手控），因而缺乏可控性及可靠性。应用小骨凿沿着拟行骨折线的全长呈点状线性切开，产生青枝骨折和铰链以保持稳定，较之手控施压形成失控性骨折，并期盼在预期的地方青枝骨折，前者更好、更准确。

完全截骨

完全截骨在鼻骨重新定位后保持稳定，使可控性、精确性及可靠性增至最大限度。

完全截骨术是全部骨折线均由骨凿切开。应用锐性小骨凿（2~3mm）行完全截骨术，降低且集中了力度，并指引了施力方向，产生可控性骨折或分离。完全截骨后的稳定程度取决于：①整个截骨线骨面的性质（光滑或锯齿状）；②附着软组织的范围和位置。完全截骨、鼻骨重新定位后保持稳定，使可控性、精确性及可靠性增至最大限度。

低至高

低至高截骨始于鼻骨尾缘和上颌骨额突的交界处，斜向上方走行，在邻近内眦连线处横断骨性鼻背（图 9-5A 和 B）。

低至低联合内侧

低到低截骨始于鼻骨 - 上颌骨额突交界区域尾侧，但其走向更多沿着鼻骨基底走行，横断至鼻背外侧的内眦连线（图 9-6A 和 B）。由低到低截骨最头侧点将骨折线折向鼻背，以改变鼻骨位置。内侧截骨由鼻背向头侧斜行，与低至低截骨的外侧相交，此方法最为精确可控。在此区域，实施内侧截骨（无论是由内向外还是由外向内）较之实施失控性青枝骨折，更为可靠。手动失控性青枝骨折的骨折线常位于预期位置之下在，在鼻骨头端遗留一个三角形的骨片（图 9-4）。

图9-5 A

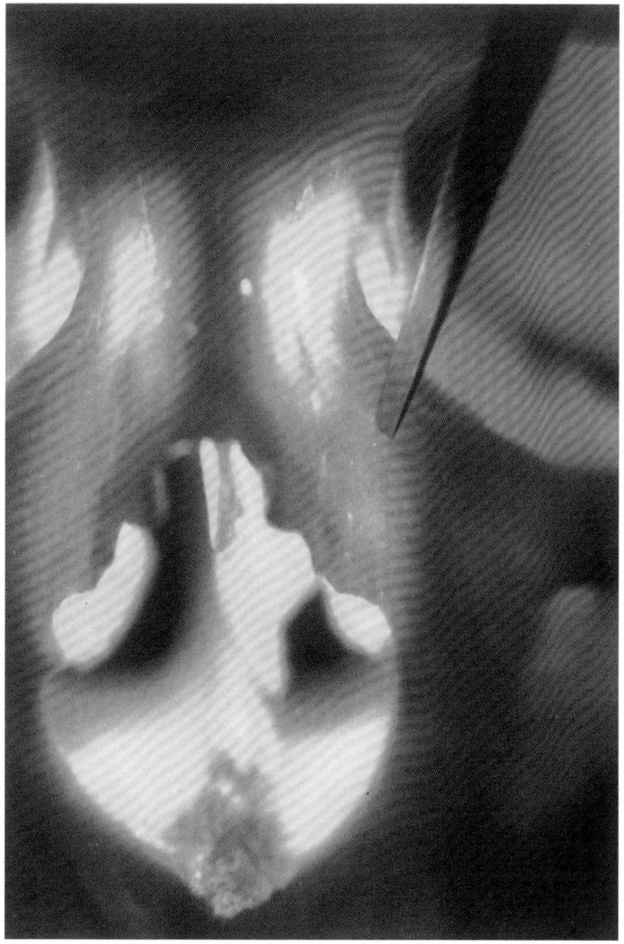

B

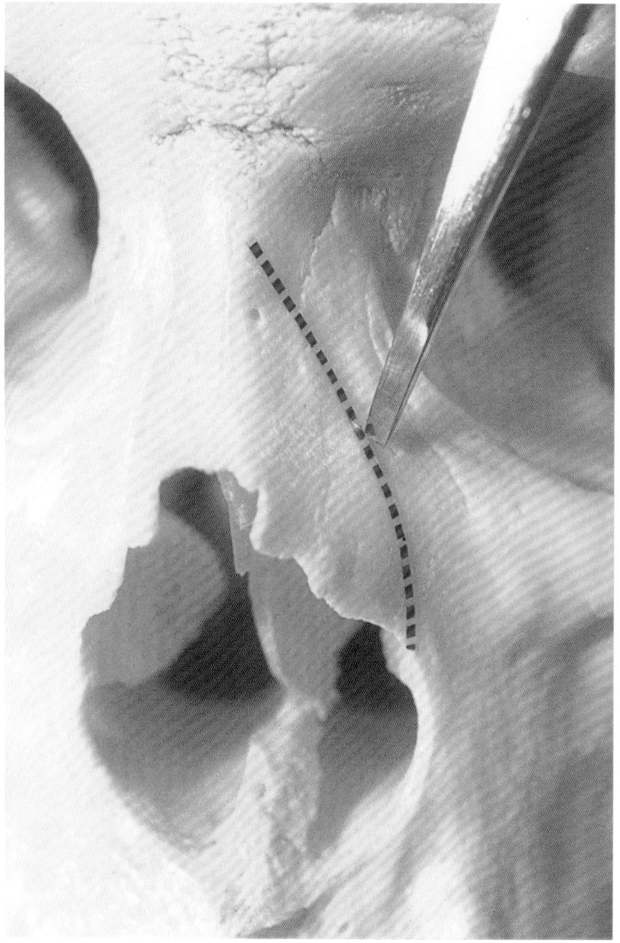

图 9-6　A　B

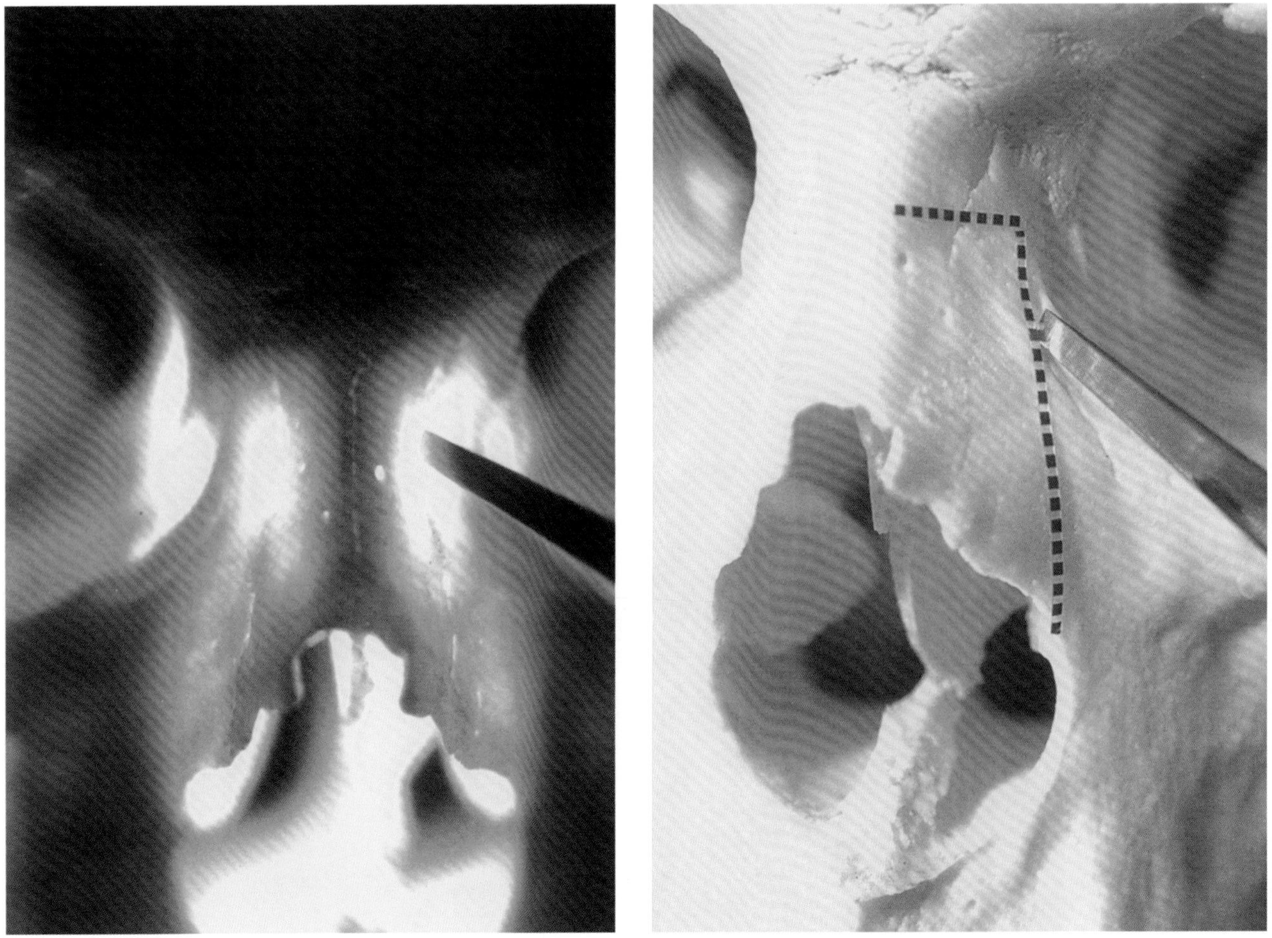

双平面截骨术

双平面截骨术是指在一侧鼻骨实施两种截骨术。双平面截骨通常是沿鼻骨基底的截骨联合骨中部的中层截骨，中层截骨始于鼻骨与上颌骨在梨状孔交界处的前方，向上走行与鼻背内眦连线相交或略偏向鼻背外侧（图 9-7A 和 B）。

图 9-7 A B

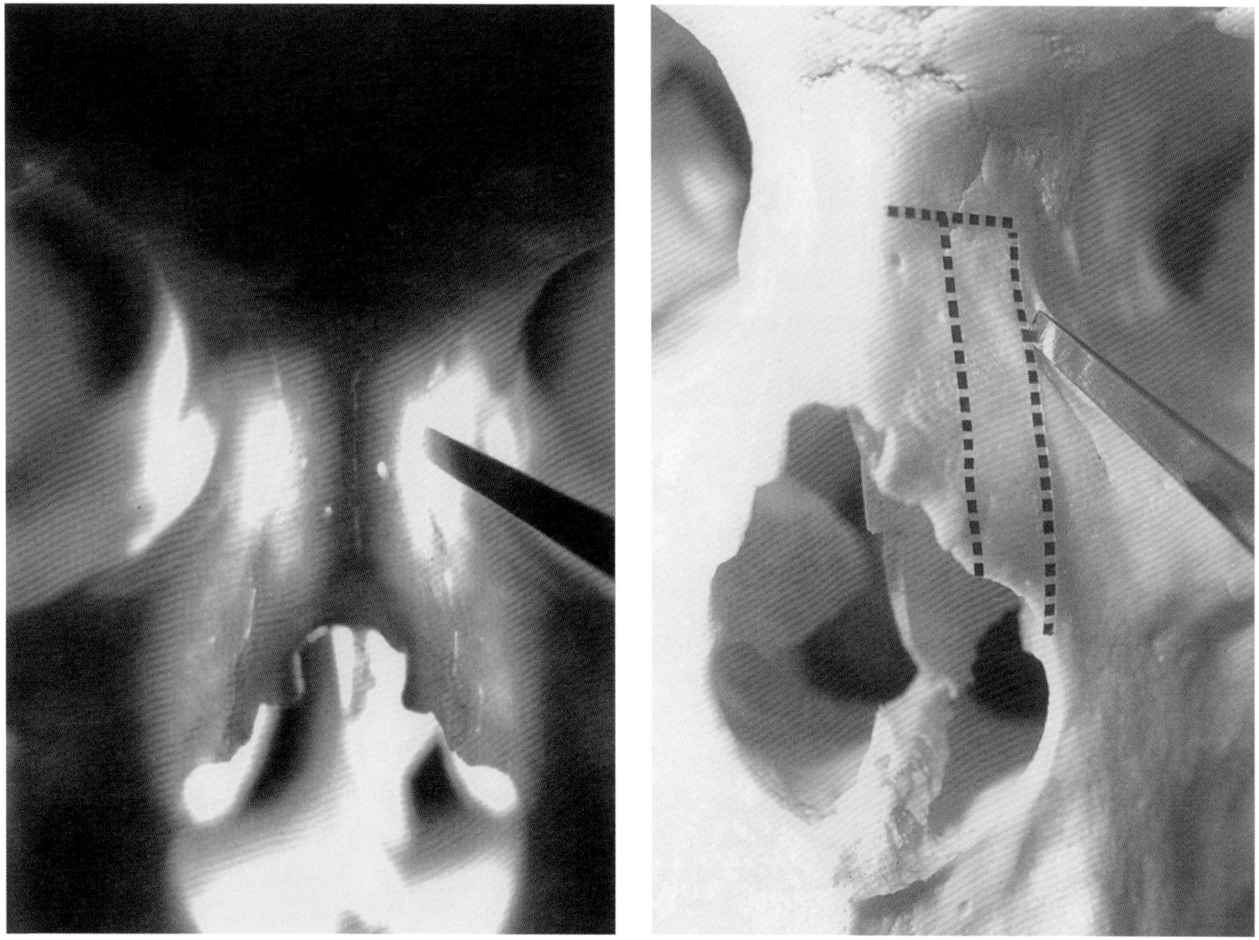

定制式截骨术

定制式截骨术不符合前述任何一种类型。事实上，也不应该与某一模式相对应，因为临床的详尽检查显示绝大多数鼻骨不对称，需要根据鼻骨的具体形状和位置调整截骨，使之对称。

选择合适的截骨术

改变过宽的基底位置——低到高截骨术

鼻骨位置改变最常见的适应证是鼻骨基底与背部边缘内侧移位以缩窄骨性鼻锥基底部,同时,倘若“开放屋顶样”畸形,可同期关闭。

鼻骨改变位置最常见的适应证是鼻骨基底与背部边缘内侧移位,缩窄骨性鼻锥基底部,同时关闭“开放屋顶样”畸形,倘若存在的话。大多数情况下,低至高截骨术(图 9-5A 和 B)最适于完成这一目标。最靠近头侧的区域必须穿过较厚鼻骨才能到达鼻背,除此之外,在其他截骨区域中,低到高截骨术几可完全掌控厚度与力度之间的变化。这类截骨术也可以改变鼻骨的位置,在骨性鼻锥的基底部形成流畅协调的美观轮廓。

减少近鼻根处鼻骨基底过宽——低至低联合内侧截骨

应用低至低联合内侧截骨的主要适应证是缩窄鼻锥最头侧基底的宽度。

应用低至低联合内侧截骨的主要适应证是缩窄鼻锥最头侧基底的宽度(图 9-6A 和 B)。头侧骨性基底过宽常见于男性患者及特殊种族人群,而女性患者相对罕见。但关闭头侧开放鼻顶绝非适应证,因为该区域鼻顶开放的缝隙并不宽,低至高截骨即可充分移动轻松关闭。低至低联合内侧截骨术在两条截骨线的汇合点增加了手术变数。

中段截骨:减少内 - 外过度凸起或者关闭鼻顶开放畸形并缩窄骨基底

中段鼻骨截骨术打断了骨的内 - 外拱,将外凸拱形转变为略凹的构型。

中段鼻骨截骨术打断了骨的内 - 外拱,将外凸拱形转变为略凹的构型。创伤性骨折的鼻骨经常在其最薄弱的中部形成头 - 尾方向的骨折线(图 9-8A)。内侧及外侧段发生内陷,将鼻骨正常的外凸(由内至外的方向)拱形转变为平直或内凹的形态。中段截骨用一种更可控的方式形成与此完全相同的变化。应用目前的技术,几乎不可能在骨折的鼻骨重建一个外凸拱形,使之与对侧正常的外凸拱形相匹配。健侧鼻骨(未外伤骨折侧)中段截骨(常联合骨性基底的截骨——双平面截骨)使之形成略凹的形态,以匹配患侧鼻骨(图 9-8B)。

中段截骨可使拱形中部到鼻背的鼻骨倾斜,以关闭鼻顶开放畸形,且没有明显的鼻骨基底缩窄。

若鼻部垂直高度或鼻背驼峰过高,但骨性鼻锥基底较窄,切除驼峰可能导致鼻顶开放畸形。若再缩窄骨性基底则会不美观,且有气道阻塞的风险,中段截骨可使拱形中部到鼻背的鼻骨倾斜,以关闭鼻顶开放畸形,且没有明显的鼻骨基底缩窄。

同期矫正基底过宽和过度凸起

同期纠正过度外凸的鼻骨并改变其基底位置时(如许多创伤后畸形),通常需要双平面截骨术。

同期纠正过度外凸的鼻骨并改变其基底位置时(如许多创伤后畸形),通常需要双平面截骨术(图 9-8B)。双平面截骨术是中段截骨术联合低至低或低至高截骨术,去除过度外凸

图 9-8

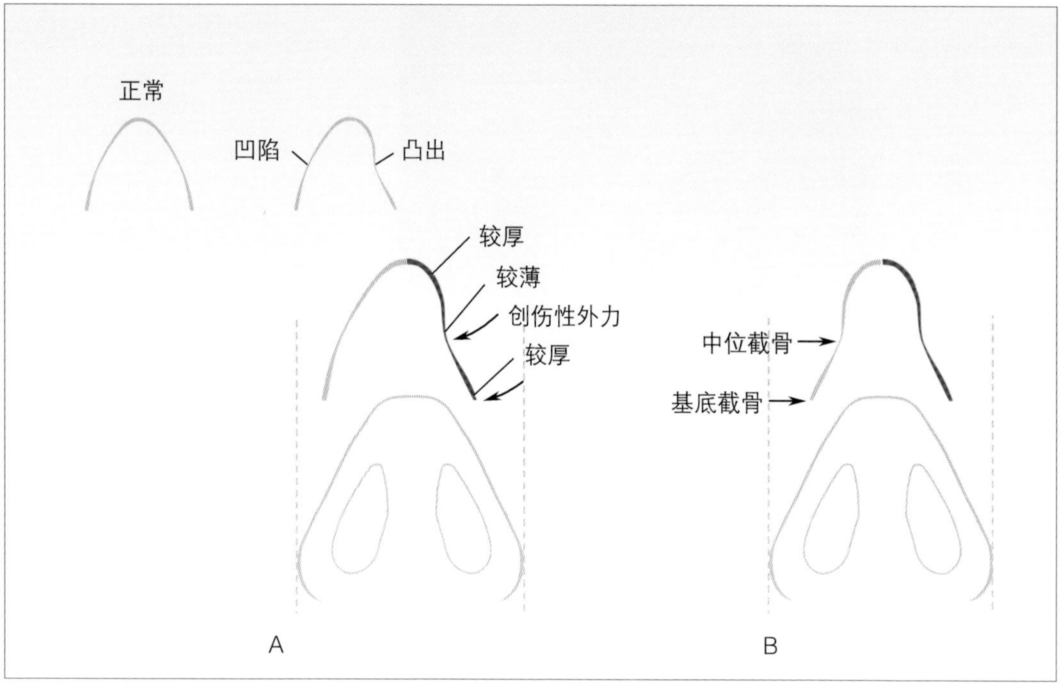

及改变鼻骨基底的位置。因为抵靠稳定的基底才能最好地完成截骨，所以中层截骨应始终优先于基底截骨。

缩窄但不降低鼻背

鼻骨与筛骨垂直板背侧及对侧鼻骨横向结合，而非沿鼻背纵向结合。鼻骨有垂直和水平两个组成部分。水平部较宽则增宽了鼻背。大多数鼻子的水平部在内 - 外方向非常短，并以一定角度偏离鼻背，每当鼻骨基底向内侧移动，会使鼻背同时变窄。有时候，太宽的鼻背可能需要切除一部分鼻骨水平部，以充分缩窄鼻背。为了去除一竖条水平部的鼻骨，应用 2mm 骨凿或者电动切割钻实施鼻背内侧截骨，移除紧邻筛骨垂直板外侧的一窄片鼻骨(图 9-9)。该技术仅缩窄鼻背，并不将其降低。

有时候，太宽的鼻背可能需要切除一部分鼻骨水平部，以充分缩窄鼻背。

表 9-1 总结了特定截骨术的适应证，将畸形与截骨术配对。

图 9-9

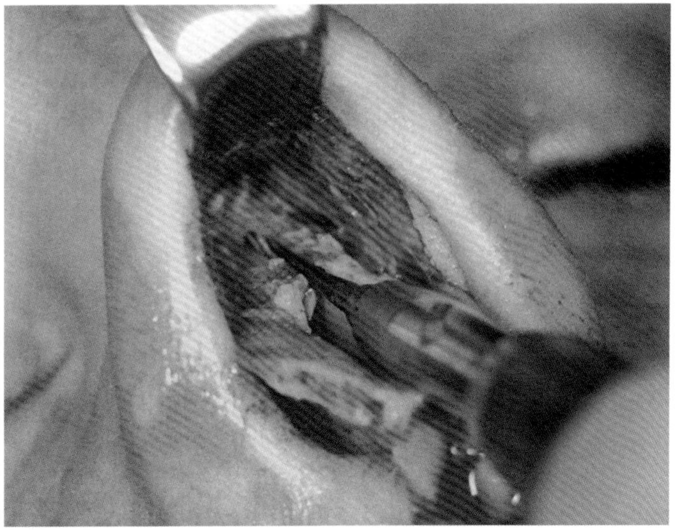

表 9-1 **截骨的适应证**

畸形或状况	截骨
鼻基底过宽 鼻顶开放伴基底宽大	低到高截骨 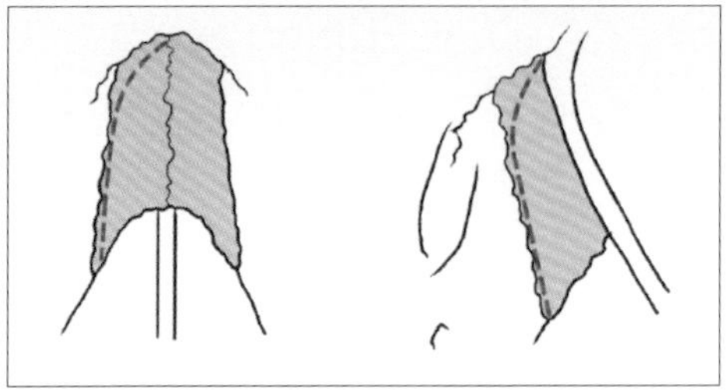
头端过宽 （位于或低于内眦连线）	低到低联合内侧截骨 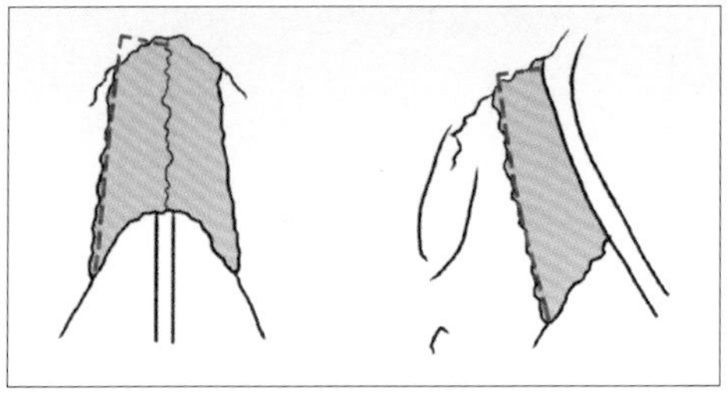

表 9-1　**截骨的适应证(续)**

畸形或状况	截骨
过度外凸(内 - 外)伴基底正常 鼻顶开放伴基底正常或较窄	中段截骨 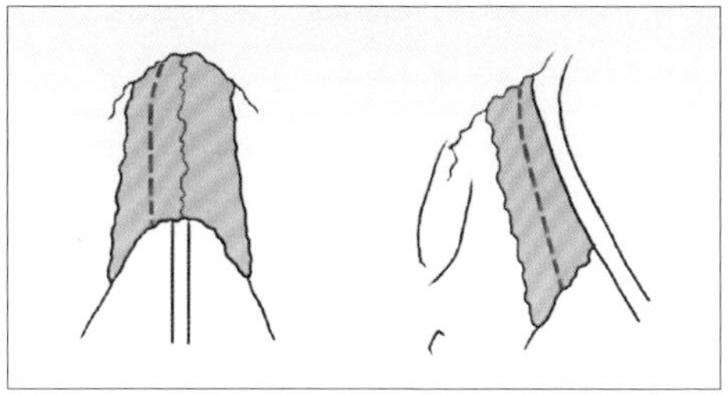
过度外凸(内 - 外)伴基底过宽 使健侧鼻骨(内凹)与患侧鼻骨相称	低到低联合内侧截骨 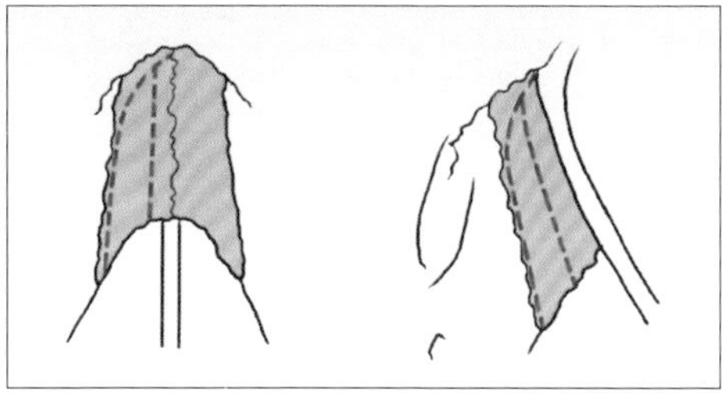

截骨技术和器械的基础理论

软组织附着的作用

软组织附着(鼻前庭黏膜和被覆软组织)稳定或支持移位后的鼻骨。在闭合式鼻整形术,保留附着于鼻骨侧面的软组织较为可取。采用较大或较宽的骨凿刃部截骨,需要分离更多的软组织才能置入,和(或)截骨时产生较大的创伤,减少了稳定性和精确度。

开放式鼻整形术则容许更广泛分离软组织,以使软组织能更好的拉伸和显示更清晰的鼻尖上区。

开放式鼻整形术则容许更广泛分离软组织,以使软组织能更好地拉伸,如果需要,亦可通过将鼻骨悬吊于中隔背侧,显示出更清晰的鼻尖上区。对于开放式鼻整形术,鼻骨侧面附着软组织的支撑作用较小。鼻骨内移时,若有向鼻前庭塌陷的趋势,很容易通过开放入路,将之重新悬挂在中隔背部或筛骨。能够广泛地松解鼻骨侧壁软组织,而无鼻骨塌陷之虞,具有特殊优势。垂直高度过高和鼻尖明显突出于面部平面的鼻子，广泛分离软组织可使鼻尖回缩及鼻背降低更为明显，且能够使软组织重新完美地覆盖于鼻尖上区。若外侧软组织分离不足，无法使被覆皮肤完美地重新覆盖，那么，创建完美的鼻尖上区转折会困难重重，几乎不可能。

截骨期间发生出血有两个来源：侧鼻动脉的分支和鼻黏膜。

截骨不精确会破坏软组织并引起出血。出血导致肿胀和瘀斑加重，以及术后发病率增加。截骨期间发生出血有两个来源：侧鼻动脉的分支和鼻黏膜。无论哪种截骨方向，大多数带保护式的传统截骨术都会破坏侧鼻动脉的分支和黏膜。本章稍后所述的经皮截骨术及其技巧，却对两者均有保护，从而显著减少了出血和软组织的发病率。

截骨术需要的器械和力度

骨凿的尖端越小，其作用力越集中，无论锐利与否，均会提高切割效率（切割所需要得最小力量）。骨凿越锐利，所需的切割力就越少，就能更准确可控地截骨。窄头（2~3mm）锐性骨凿实施精确截骨所需力量最小，可增加截骨的准确性和可靠性。

骨凿的尖端越小，其作用力越集中，无论锐利与否，均会提高切割效率（切割所需要的最小力量）。

骨凿边缘（切缘的边角）应该尖锐。为了集中（因此最小）切割力，倾斜骨凿，使骨凿边角上的一个尖端首先切入骨表面，而非切缘整体同时切割骨表面（图 9-10A 和 B）。换言之，将骨凿置于相切线位和斜位，而非垂直于骨面。

图 9-10　A　　B

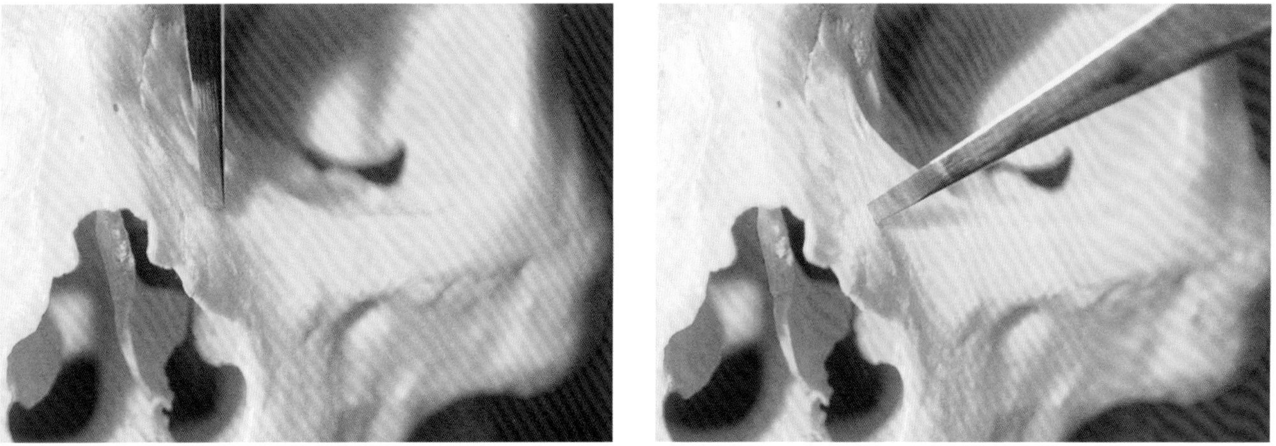

手术入路的作用

经皮入路进行截骨，其次序更为灵活机动，骨凿的放置没有任何限制，作用于骨凿上的外力最小，为术者提供更精确的反馈。

2mm经皮锐性骨凿的瘢痕，比患者面部现有的瑕疵或者粗大的毛孔更不明显。

截骨术可经内入路或外入路进行。鼻内入路唯一的优点是没有任何外部的瘢痕。但其需要分离相邻的和被覆的软组织，而且鼻翼缘阻碍截骨方向，限制了鼻内截骨的机动性，常常增加了软组织创伤。

经皮入路进行截骨，其次序更为灵活机动，骨凿的放置没有任何限制，作用于骨凿上的外力最小，为术者提供更精确的反馈。行内入路截骨时，鼻翼限制骨凿柄的侧方移动，在邻近鼻根处，几乎不可能将垂直切开转换为水平切开(图9-11)。锐度合适的小骨凿(2~3mm)仅需要相同尺寸的微小穿刺口，产生的瘢痕不明显，一般察觉不到。2mm经皮锐性骨凿的瘢痕，比患者面部现有的瑕疵或者粗大的毛孔更不明显。因瘢痕而放弃经皮截骨术并非合理理由。

图9-11

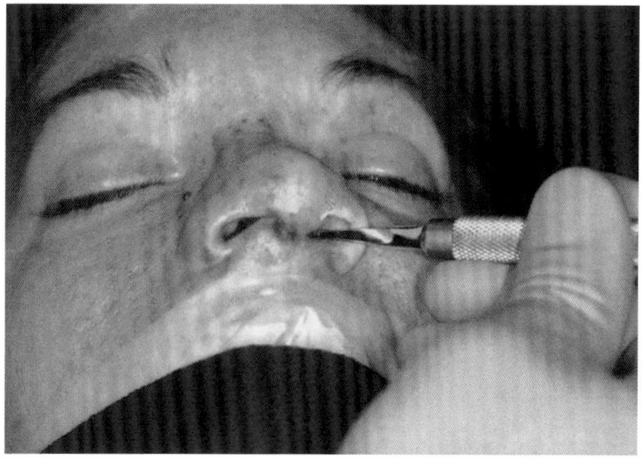

器械对出血和发病率的影响

截骨导致的出血是鼻整形术发生并发症的主要原因之一，出现术后软组织肿胀期延长、炎症和瘀斑。出血亦可使术野模糊，并阻碍术者在截骨后复查鼻背进行最终调整，且有改变鼻骨位置后鼻背凹凸不平的风险。

截骨术发生出血的两个主要来源：鼻骨侧面被覆软组织内的侧鼻动脉分支和鼻骨内表面的鼻前庭黏膜。

经鼻前庭穿刺口在鼻内使用保护式骨凿，与经皮使用2mm骨凿相比，前者总是出血更多。无论保护头位于何处(内侧或外侧朝向鼻骨)或截骨前分离软组织的范围多大，其撕裂黏膜的程度比2mm经皮骨凿更大(图9-12A和B)。当保护式骨凿向头侧行进，经常产生较长的线性黏膜裂伤，并继发大量出血。而应用2mm经皮骨凿，即使在某一两个区域切割过深，也仅是一个出血极少的黏膜小穿刺孔。鼻腔内置放内窥镜可以轻松显示，两种不同的骨凿截骨时所致的鼻黏膜创伤程度是不同的。

图 9-12 A B

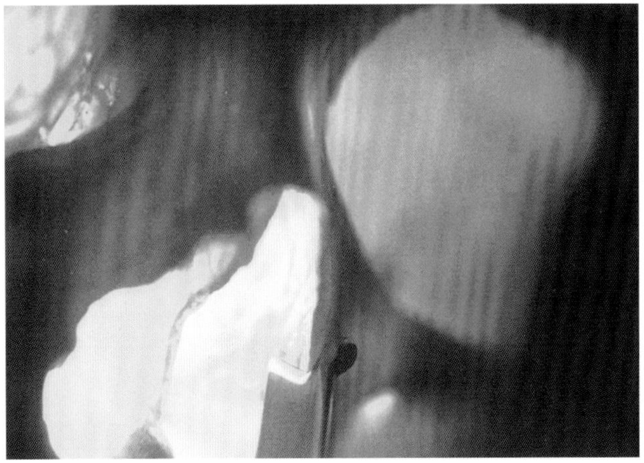

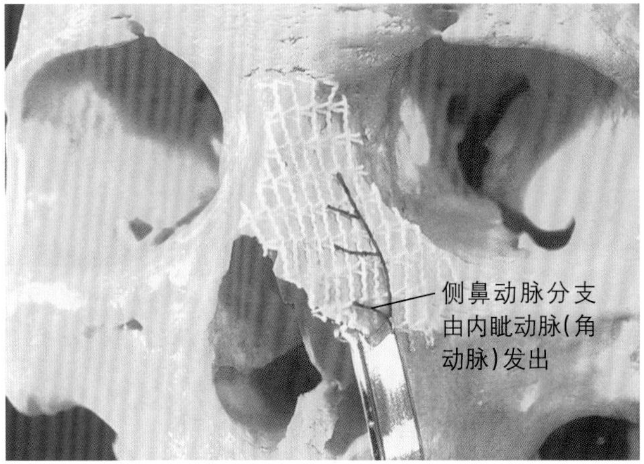

经皮截骨术的外科技术

原则

以下原则在截骨术中增加了准确性和可控性，并将出血和发病率减至最低：

1. 骨凿越小，切割力就更集中有效。
2. 减少切开骨所需的力量，导致来自传导力的不可控骨折减少。
3. 特定技术可将含有侧鼻动脉分支的软组织移动，使出血和并发症发生率减至最低。
4. 用最小的力度锤击 2mm 骨凿，以免切裂鼻部黏膜衬里。
5. 最好的截骨技术特征如下：避免损伤外鼻动脉分支和鼻黏膜衬里，明显降低出血和发病率，允许术者在鼻整形术中早期进行截骨，以提高准确度并减少发病率。
6. 连续“虚线”截骨形成“参差不齐的”截骨线，在改变位置后更稳定。
7. 经皮入路截骨，使骨凿的定位和定向不受限制。
8. 若手术操作正确，2mm 锐性骨凿穿刺形成的瘢痕不明显，比每位患者面部的毛孔或已有的皮损更轻微。
9. 技术对于准确性和可靠性至关重要。

低到高截骨

经皮入路低到高截骨术需要2~3mm锋利骨凿才能获得最佳效果。

经皮入路低到高截骨术需要2~3mm锋利骨凿才能获得最佳效果。在鼻骨和面颊部较厚皮肤交界处，沿着中部拟行截骨线浅面的鼻唇沟延续线，用骨凿做穿刺口(图9-13)。在鼻骨和上颌骨交界稍前处，即截骨线的中段开始截骨(在厚度移行区凿开，而非骨骼最厚区)，可以最为精确地凿开。仅刺穿皮肤，随后上提皮肤，将骨凿向鼻背移动大约1cm(图9-14A和B)。邻近鼻背处，将骨凿推向鼻骨，将之抵靠于鼻骨，再向后滑至拟行截骨线的中点(图9-15A和B)。该方法向后推移了动脉分支，避免刺破内眦动脉或其侧鼻动脉分支，显著减少出血，并只需最小程度地分离软组织。

图9-13

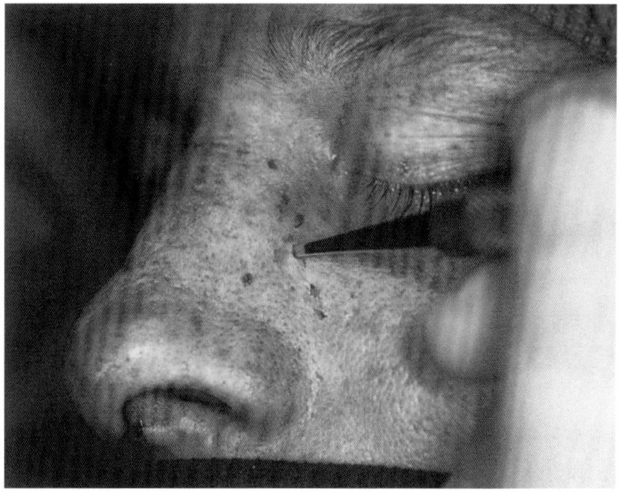

骨凿成角倾斜，以使切缘尖端穿过骨骼，而非整个切缘同时接触骨面

骨凿成角倾斜，以使切缘尖端穿过骨骼，而非整个切缘同时接触骨面(图9-10A)。严格掌控锤击力度，使骨凿恰恰穿过鼻骨，最小程度地破坏鼻前庭黏膜。2mm小骨凿刺穿鼻骨需要的力度最小，远低于所有保护式传统骨凿。第一次使用经皮截骨术时，大多数外科医生使用力度过大，致使每一次锤击骨凿都刺穿黏膜，引起不必要的出血。只要有了少量经验，外科医生即可学会大幅度减少锤击力度，

2mm小骨凿刺穿鼻骨需要的力度最小，远低于所有保护式传统骨凿。

2mm骨凿的最佳锤击力度是仅穿透骨但不刺穿鼻内黏膜。

图9-14 A

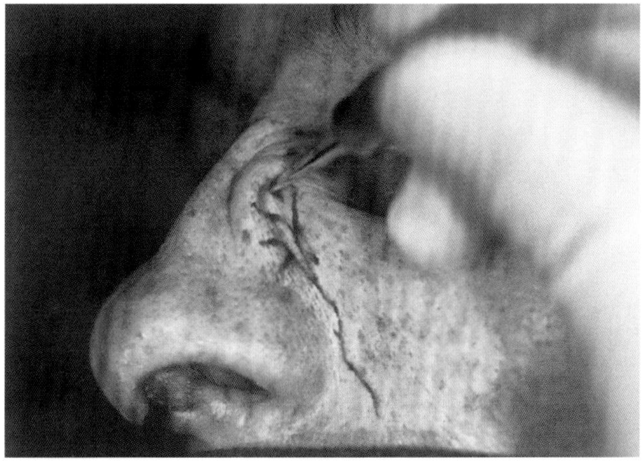

B

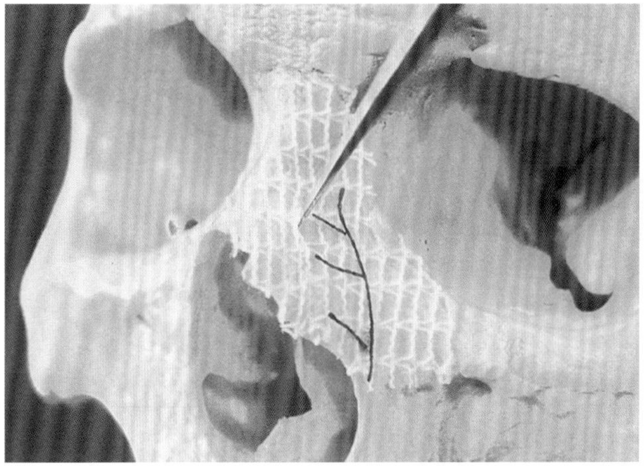

图 9-15　A

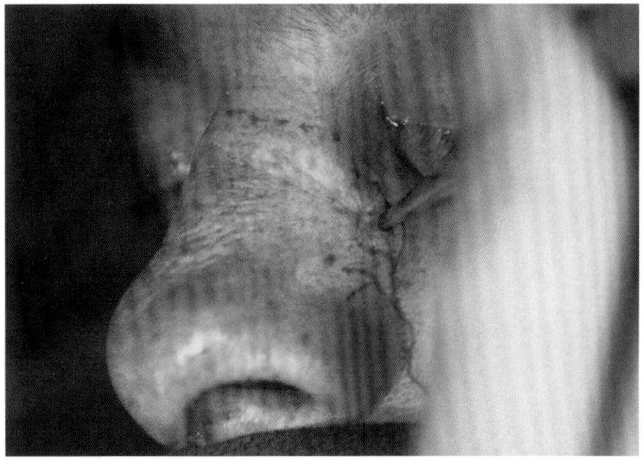

B

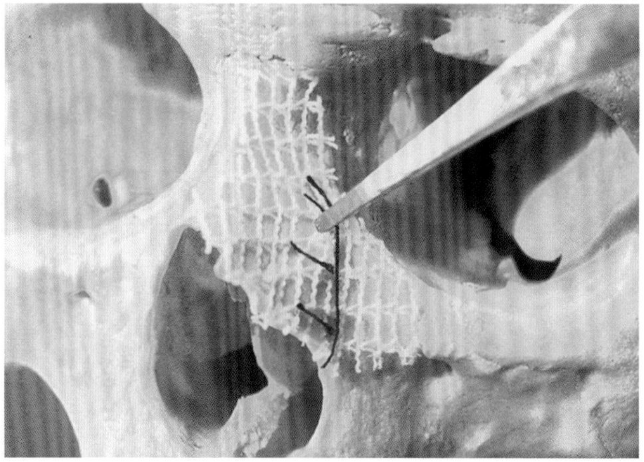

制作密集相邻的间断穿刺孔，形成具有不规则边缘的完全截骨，使之改变位置后具有最大的稳定性。

骨凿始终贴于骨面，由某一穿刺孔非常轻柔地移动定位至下一个穿刺孔。

如果骨凿滑落或脱离骨面，重复之前的置入操作，将软组织移向后方，截骨前用骨凿尖触知截骨线。

在几乎没有出血的情况下进行可控性截骨。2mm 骨凿的最佳锤击力度是仅穿透骨但不刺穿鼻内黏膜。

从鼻骨回撤骨凿改变其位置时，始终在前后方向垂直移动骨凿，并将其仅仅回撤到骨表面。任何左右移动都有折断小骨凿尖端的风险。如果骨凿未能紧贴骨面，软组织将滑到骨凿下方，存在刺破侧鼻动脉分支的风险。若骨凿回撤时脱离鼻骨表面误入软组织，按置入流程重新置入以防止可过度出血。骨凿尖端可以轻松触知截骨线，使外科医生准确地重新开始截骨。

在略高于鼻骨基底的适宜水平，向下朝向梨状孔继续截骨（图 9-16A~C）。制作密集相邻的间断穿刺孔，形成具有不规则边缘的完全截骨，使之改变位置后具有最大的稳定性。虚线状截骨若要形成锯齿边缘（通常更稳定），应完成一穿刺孔后，骨凿旁移 2~3mm，完成另一个。使每一穿刺孔与下一个连续，增加松动性。

截骨向下行进时，用轻微的力度切开薄的骨质。抵达梨状孔后，骨凿紧贴骨面，其尖端感知截骨线，回撤至鼻骨中部的起始位置。由此继续向上行进，截骨线根据鼻骨固有形态和期望的移动程度，呈弯曲或折角状（图 9-17A~C）。骨凿始终贴于骨面，由某一穿刺孔非常轻柔地移动定位至下一个穿刺孔。避免将骨凿锤击过深，因为将产生更多的出血，破坏更多的黏膜衬里，更易于在移动定位骨凿时脱离骨面。如果骨凿滑落或脱离骨面，重复之前的置入操作，将软组织移向后方，截骨前用骨凿尖触知截骨线。

图9-16 A B C

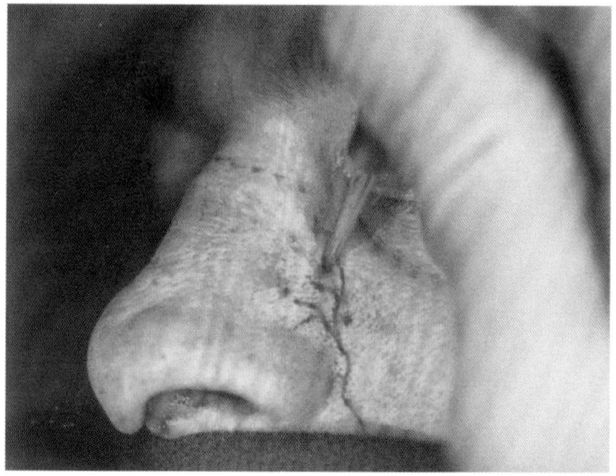

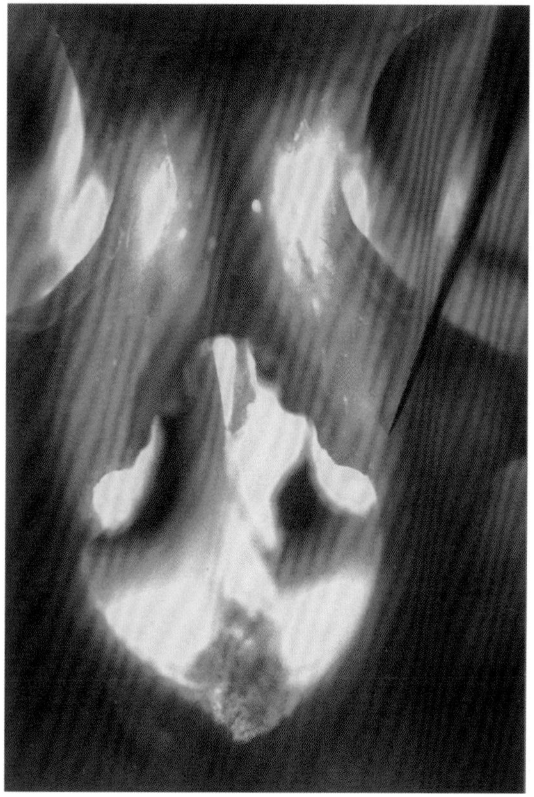

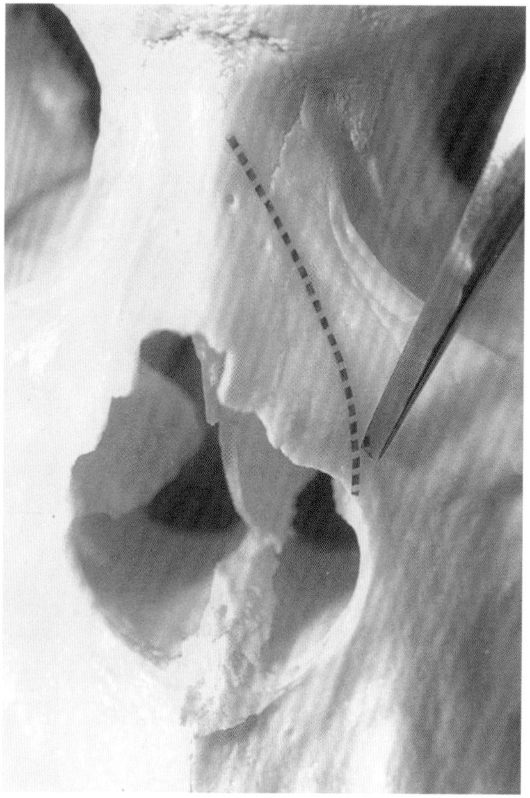

跨过中线继续截骨，以确保完全切开邻近鼻背中线的骨质较厚区域，并防止失控性背部骨折伴有鼻背的三角状骨片。

截骨方向朝背部弯曲向上时，骨骼变厚，需要更大的力度。但是在此之前已完成薄骨的切开，增大力度不太可能在薄骨产生失控性骨折。凿骨始于鼻骨中点位置(厚度适当的区域)，此处鼻骨更稳定，因此，骨凿最初的冲击力不太可能使之碎裂(骨下部或中部则有可能)。

在鼻背邻近内眦连线的骨质较厚区域，骨凿向上内侧转向，手柄径直朝外，使骨凿的尖端直接指向内侧(图 9-18A~C)。

图 9-17　A　　B　　C

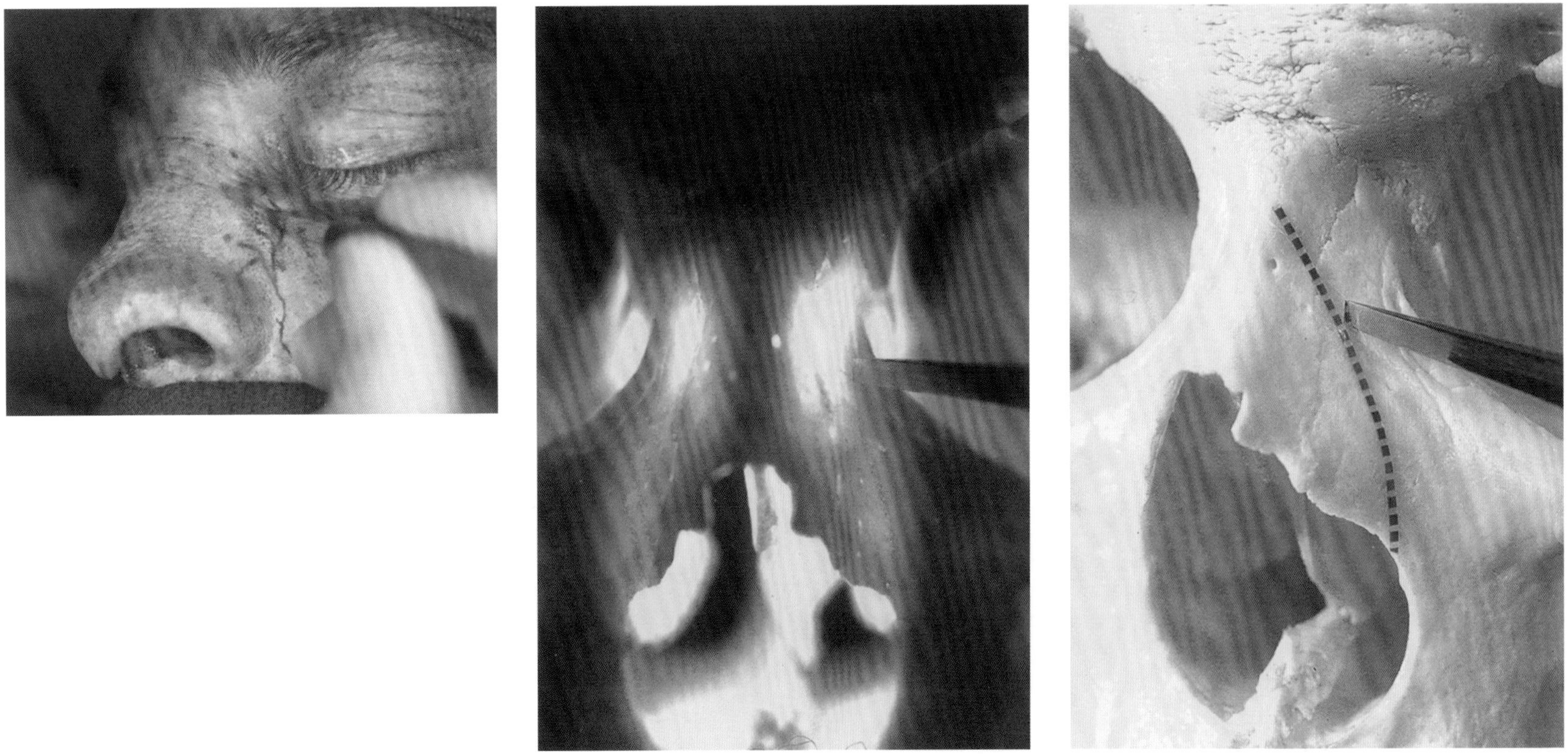

跨过中线继续截骨(图 9-19),以确保完全切开邻近鼻背中线的骨质较厚区域,并防止失控性背部骨折伴有鼻背的三角状骨片。经皮技术的明显优势是,皮肤的移动性一般足以满足骨凿进行所有角度的转向。对于常规的初次美容性鼻整形,几乎没有必要向内眦韧带连线之上继续截骨。切开内眦韧带连线之上较厚的额骨,无助于骨骼移动,当企图内移鼻根处或其上的鼻骨时,通常会有两个不尽如人意之处。其一为截骨最高点下方的失控性骨折,常残留可触的或者显形的骨条,另一为可能引起潜在的“跷跷板畸形”。采用最佳的截骨技术和器械,移动骨凿时,即使是男性较厚的鼻骨,也几乎没有出血(图 9-20)。

图9-18　A　B　C

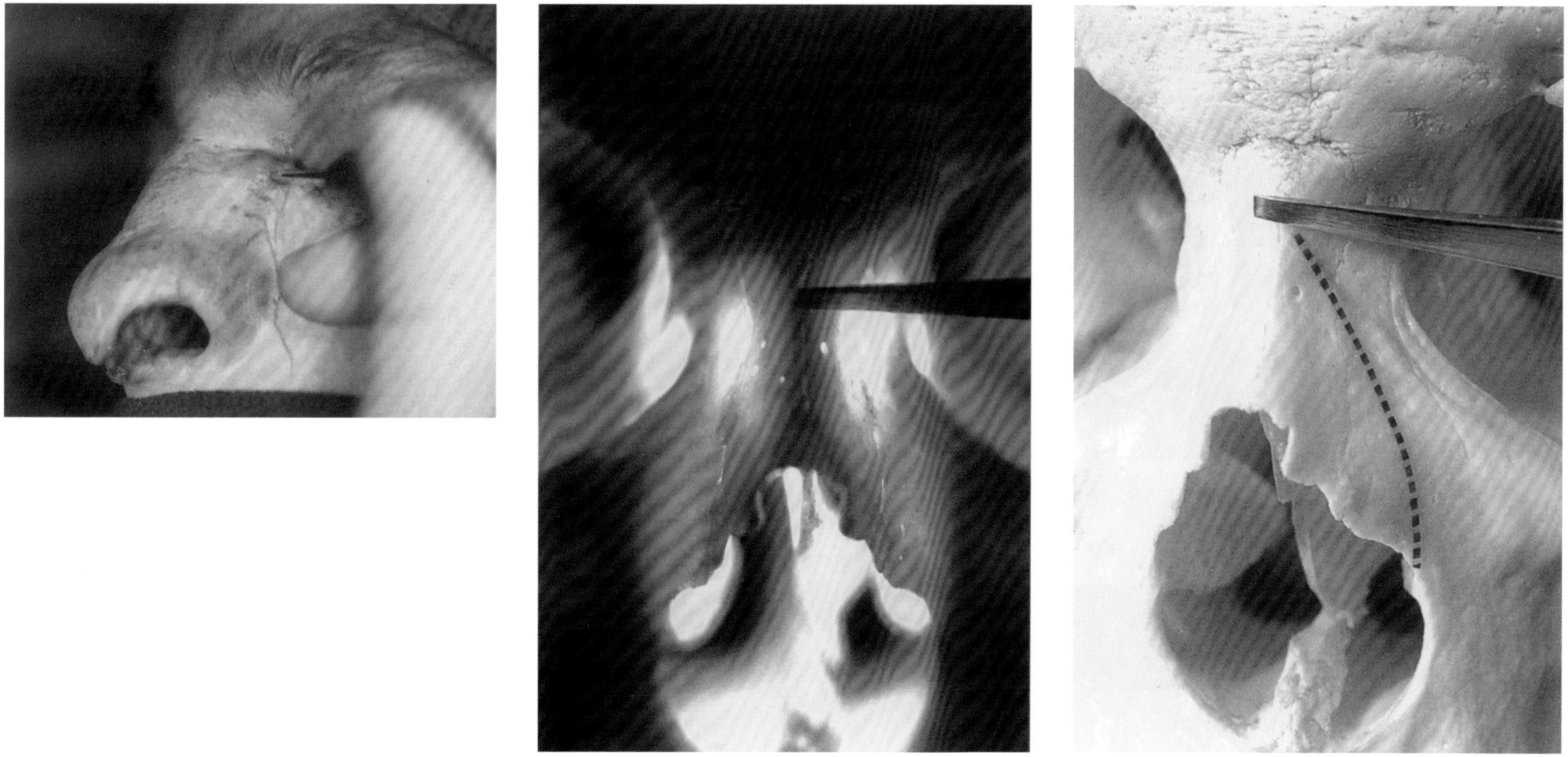

应用非常轻柔的手控压力改变鼻骨位置时，注意将压力均匀地分散于鼻骨的整个表面。若最小压力未能推动鼻骨，仔细地触摸以明确残留的连接区域(不完全骨折)，重新置入骨凿，推开软组织，用骨凿尖端触知骨折线，逐渐完成截骨。渐进性完成截骨以预防过分移动，在达到完全截骨的同时，避免了过度失控的手控压力。

图9-21A和B显示了低到高截骨术前术后鼻骨的位置。术后照片为改变位置后的即刻照片，证明了该技术可以显著减少出血。出血少则水肿轻。因而，改变鼻骨位置后，所见即所得。截骨和鼻骨最终位置都更为精确。

图 9-19

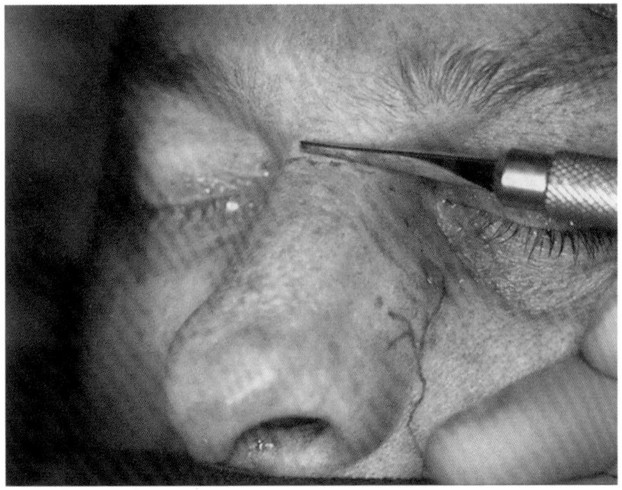

图 9-20

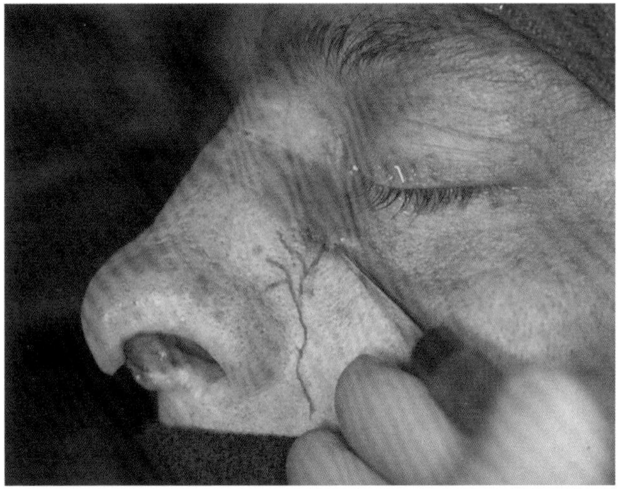

图 9-21 A

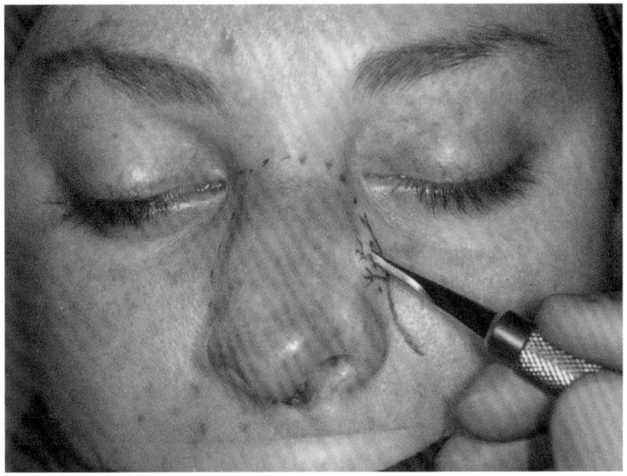

B

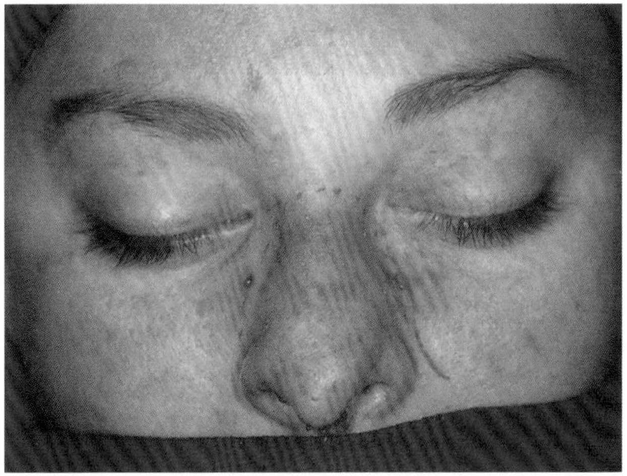

图 9-22

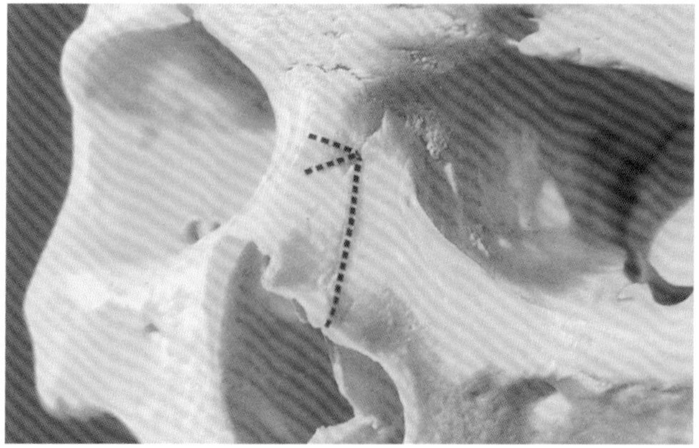

内侧截骨

内侧截骨始于鼻背，呈斜形或者横向朝外侧行进(图 9-22)，在鼻骨的基底或其侧面稍高处与外侧截骨线相交(图 9-23A~C)。

或者，内侧截骨亦可始于毗邻筛骨垂直板的键石区，直接向头侧行进(图 9-24)，将鼻骨背部与筛骨垂直板分离，然后在鼻背处与低到高外侧截骨线相连。内侧截骨术联合外压截骨术，通常被用以彻底松动鼻骨，特别是头侧的鼻骨，因为不完全外侧截骨通常无法为之提供足够的移动性。与手控骨折技术导致鼻背失控性骨折相比，内侧截骨联合 2mm 骨凿外侧精准截骨，可以更精准地松动鼻骨背部。

内侧截骨始于鼻背，呈斜形或者横向朝外侧行进，在鼻骨的基底或其侧面稍高处与外侧截骨线相交。

图 9-23 A B C

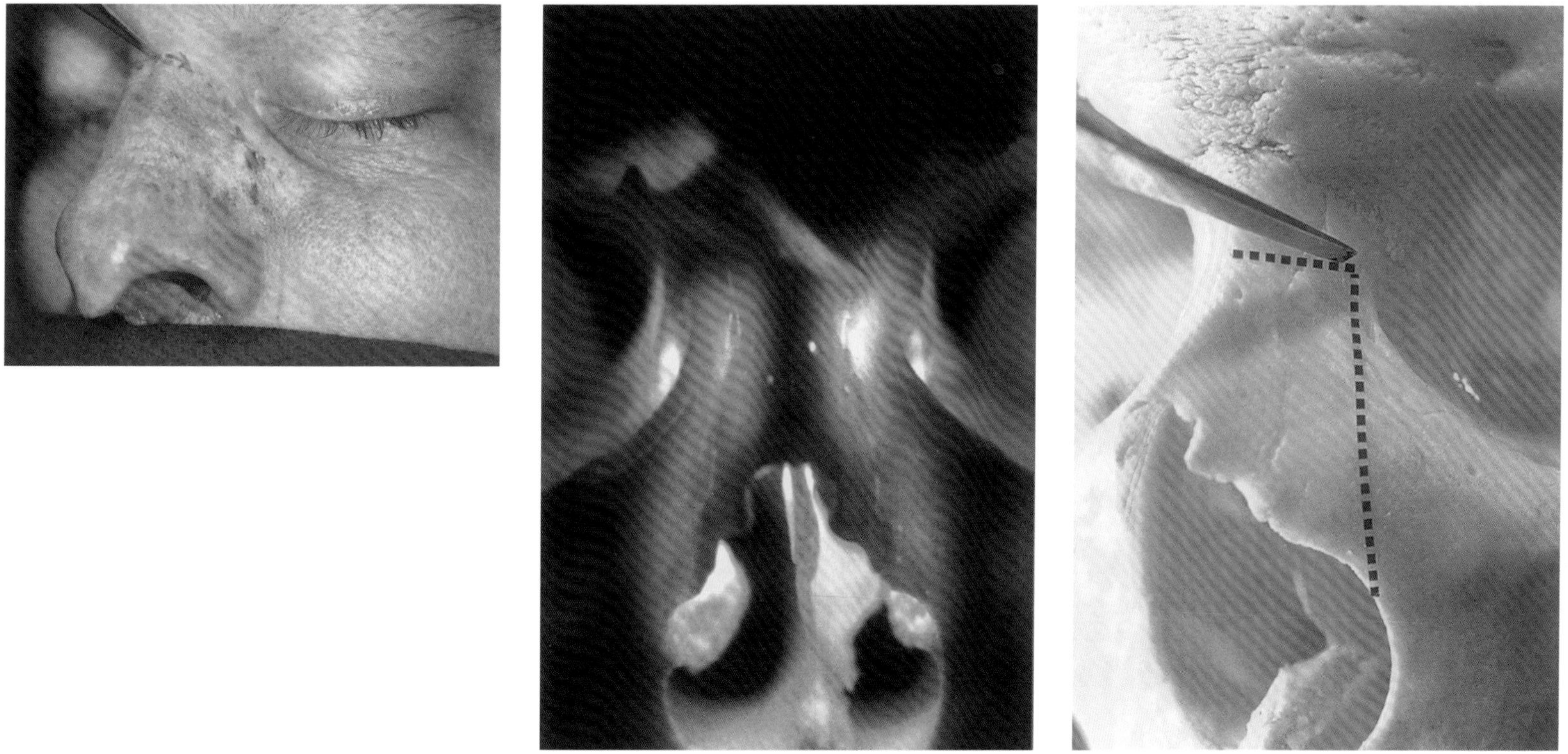

图 9-24

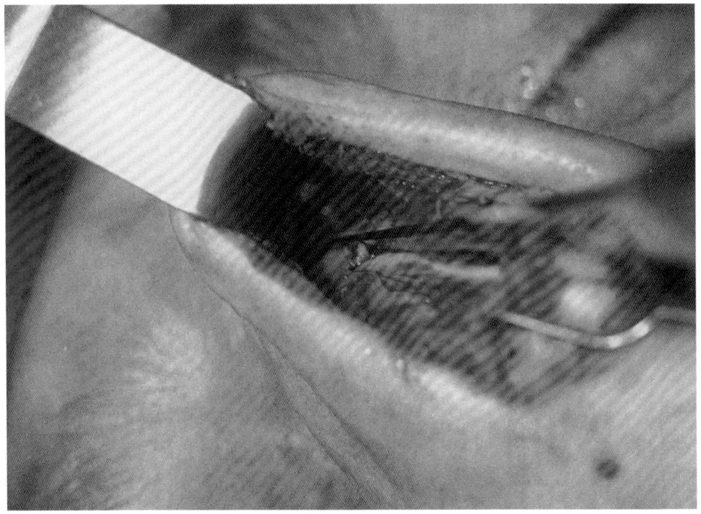

图 9-25

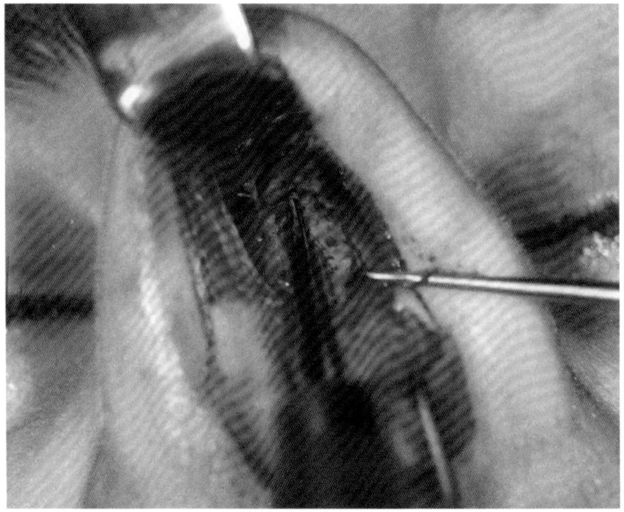

采用 2~3mm 骨凿或者电动手持磨切钻，经由开放入路，实施鼻背内侧截骨。转动骨凿呈纵向，由键石区（上外侧软骨与鼻骨交界处）开始，放置骨凿直接朝向鼻根。向头侧行进，切开鼻骨背部（图 9-25）。可以切开部分深度，铰链鼻背，使鼻骨基底在外侧截骨后更易于内移，或者全层切开以彻底松解。条状移除（先前所述）需要两个间隔大约 1mm 平行的内侧截骨，移除一条背部鼻骨，缩窄而非降低鼻背。

内侧截骨的第二种技术，起点始于鼻背正中线的高位，要么与鼻背呈直角直接转向外侧（可能仅经由眉间经皮入路），要么向头侧斜行（图 9-22，经开放或闭合入路、经皮），与外侧截骨相连接。闭合式鼻整形未能采用经皮截骨技术时，骨凿放置方向受限，适用于斜行截骨。

内侧截骨联合外侧截骨时，首先实施外侧截骨，形成骨折线，以防止失控性骨折。

经皮技术可以极为轻松准确地完成内侧截骨。在眉间横向褶皱或者内眦连线中间做一穿刺口（图 9-23）。无论斜行还是垂直走行于鼻背，均始于更为厚实稳定的鼻骨内侧，向外行进，与外侧截骨相连。骨凿回置于中线，在对侧重复上述操作。内侧截骨联合外侧截骨时，首先实施外侧截骨，形成骨折线，以防止失控性骨折。

低到低截骨加内侧截骨

完成低到低截骨的操作方法与低到高截骨完全一样，除了其头侧端终止于与内侧截骨的汇合处。在此处，将骨凿重新转向，直接向内继续穿越鼻背，完成内侧截骨，或者在眉间褶皱处做另一穿刺口，由内向外切开，并与下方的外侧截骨汇合。

中段截骨

中段截骨的主要适应证是将外凸弧线的鼻骨（内-外）转变成更凸起的构型。

中段截骨是梨状孔和鼻根处，鼻骨基底与鼻背之间的中点连线（图 9-26A 和 B）。其主要适应证是将外凸弧线的鼻骨（内-外）转变成更凸起的构型。该截骨一般非常接近鼻骨和

图 9-26　A　　B

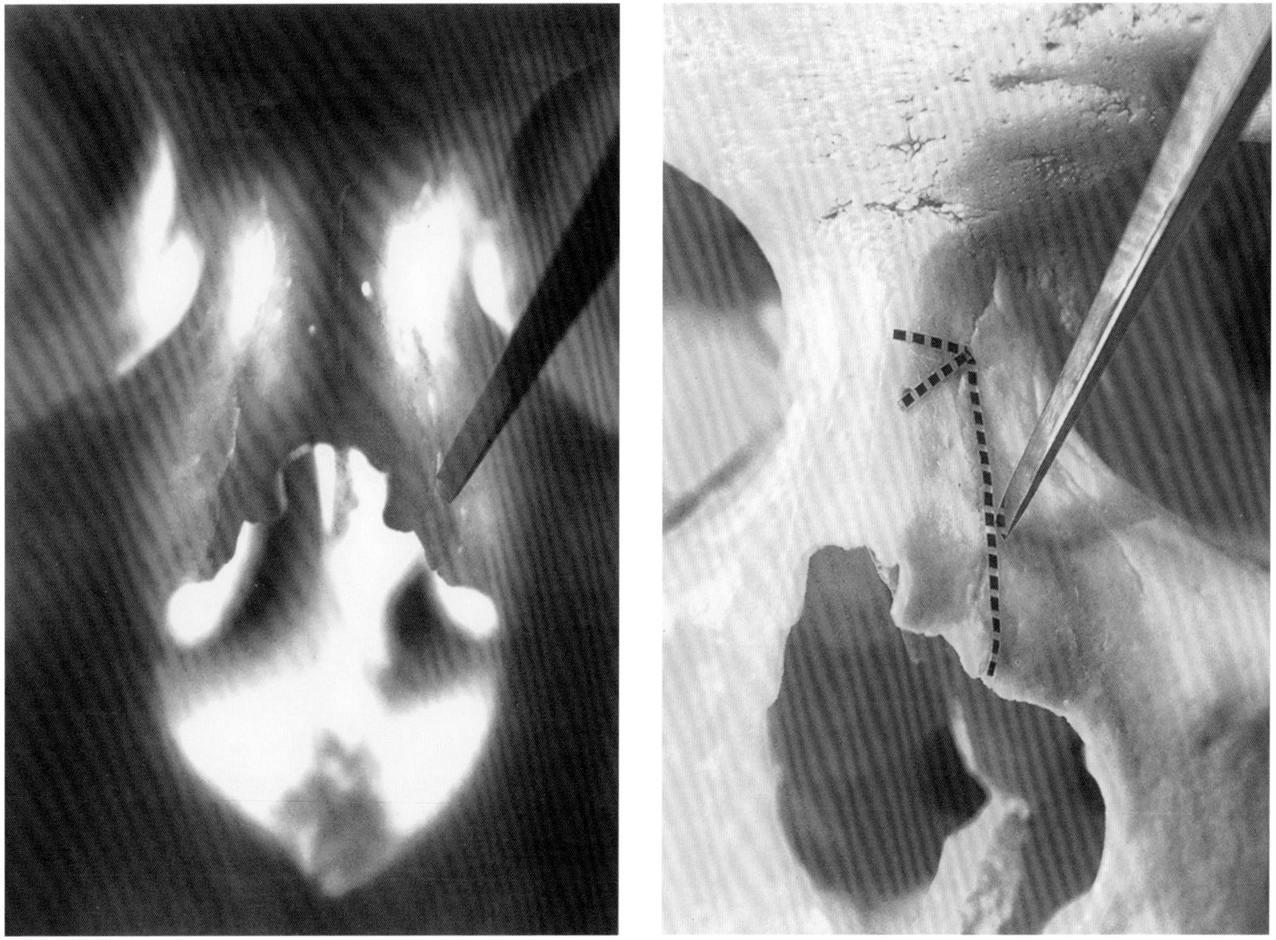

图 9-27

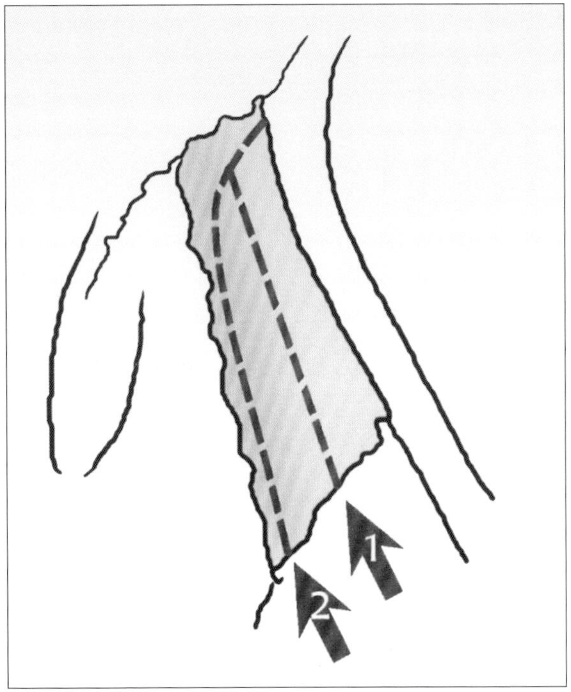

上颌骨额突的骨缝线。在鼻骨的中部开始(这个位置更稳定),向梨状孔行进。维持骨质的连续,将骨凿返回起始点,朝头侧行进,并略微超过内眦韧带连线。该截骨线穿经骨质菲薄区域,需要最小的锤打力度。锋利的骨凿和细致的手法可预防失控性骨折或者鼻骨的碎裂。

双平面截骨——低到低和中段截骨

双平面截骨包含了先前讨论的所有原则。实施双平面截骨时,应保留鼻骨基底与上颌骨的连接增加稳定性,故此先实施中段截骨,再行基底(外侧)截骨(图 9-27)。中段截骨始于鼻骨中间(或者中点稍上),截骨方向先朝下再朝上最为可控。向头端延续至内眦连线稍上方,以便最为精确地截骨。当基底截骨路径上行时,将会横穿中段截骨的头侧部分,并连续线形切开内侧。切开略微越过内眦连线减少了截骨汇合处切开不全的风险,亦降低了失控性骨折的风险。

实施双平面截骨时,为保留鼻骨基底与上颌骨的连接以增加稳定性,应先实施中段截骨,再行基底(外侧)截骨。

截骨的流程

上述每项截骨技术都有完成截骨的最佳流程。该流程基于最大的精确性和最少的失控性骨折等简单的原则:

1. 起始于鼻骨较厚、较稳定区域,建立截骨线。
2. 随后向较薄、较不稳定区域进行截骨。由于截骨线建立于较厚、较稳定的鼻骨,若发生失控性骨折,亦将会顺着已有的截骨线走行。

由于截骨线建立于较厚、较稳定的鼻骨,若发生失控性骨折,亦将会顺着已有的截骨线走行。

关于低到高截骨,最稳定的区域是上颌骨额突与鼻骨交界处(图 9-5A)。由此开始截骨,向邻近梨状孔的较薄区域行进,然后返回到稳定区域,并继续向上穿经厚度不一的鼻骨(图 9-18B 和 C)。

切割较厚鼻骨或者拟行低到低加内侧截骨时,采用同样流程实施外侧部分截骨,并终止于其头端位置。外侧截骨后,在眉间经皮穿刺实施内侧截骨,由内向外与外侧截骨相接

(图 9-23A~C)。该流程可以更可靠地切开头侧,与之相比,在皮下转动骨凿,有时会导致切开不全以及手控施压引起失控性青枝骨折,产生头侧骨折片的风险。

一个需要再三强调的技术要点是:实施双平面截骨时,总是先实施中段截骨,外侧的鼻骨 - 额突依然连接,其稳定的基底可资利用。中段截骨完成后,实施外侧截骨(图 9-27)。两种截骨术均应始于鼻骨的中部,尾侧行进,随后返回中部,向头侧延续。

电动截骨

应用开放式鼻整形,向外广泛分离软组织至上颌骨前壁,使其可以采用电动机头小型切割钻进行外侧截骨。这种截骨技术很少适用于常规美容鼻整形,但它是在直视下进行准确切割的最为精准的方式。降低明显过突的鼻尖和过高的鼻背时,需要广泛分离软组织,获得最好的拉伸性,以显露鼻尖上区良好的轮廓,此时电动磨钻截骨是合理的。

图 9-28

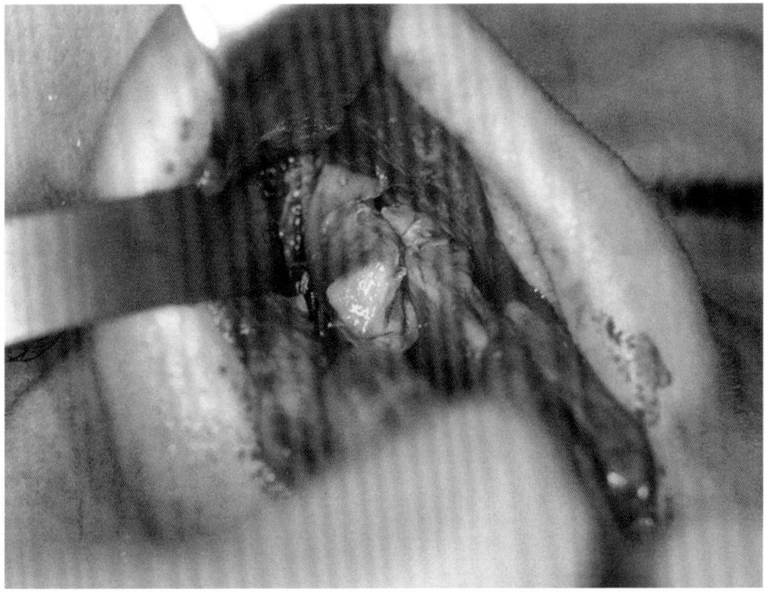

支架分离技术与第五章所述几乎完全一样,但是,由鼻骨外侧至上颌骨额突表面分离软组织应用的是骨膜剥离子。在背侧和外侧放置改良 Aufricht 拉钩,以保护外侧软组织。在头侧开始截骨并向尾侧行进,仅切开骨而避免损伤其下的黏膜(图 9-28)。截骨前,在其下黏膜注射含有肾上腺素的局麻药“膨胀”黏膜,以增加防护。为了基本的支持,保留鼻骨的背侧附着。若其妨碍鼻骨基底的内移,应用磨钻或者 2mm 骨凿在背部做部分切开,保留一些背部附着以资支撑,同时形成鼻骨基底内移的铰链结构。

矫正截骨的棘手问题

经皮精细技术虽然将鼻部截骨术的失控性事件降至最低,但并未将之消灭殆尽。钝性骨凿、过大的骨凿、设计错误或者技术错误可在截骨时产生问题。

钝性骨凿、过大的骨凿、设计错误或者技术错误可在截骨时产生问题。

鼻骨塌陷

鼻骨塌陷这一术语通常描述截骨术后鼻骨向后移位(陷入鼻前庭)。过多破坏衬里、过多分离被覆软组织、过于激进的完全截骨伴有光滑移动的截骨线可产生塌陷。鼻骨后移难以矫正,但并非束手无策。

经由开放入路,术者可以将鼻骨背侧缘上提到与中隔和筛骨相称的水平。如果上外侧软骨与鼻骨完整连接,最简单的固定方法是,将上外侧软骨与其相连的鼻骨上提,用不可吸收单丝线将其缝合至紧邻中隔软骨 - 筛骨交界处的中隔软骨背侧。

如果上述方法不能充分的提升鼻骨,直接将鼻骨背部直接悬挂到筛骨垂直板及对侧鼻骨。用 Adson 钳轻柔地抓持塌陷的鼻骨,将之掀起到适宜的位置。将 Keith 针插入骨针(C-wire)置入器或者电钻夹,转动 Keith 针经皮钻穿皮肤,塌陷鼻骨、鼻背、对侧鼻骨及对侧皮肤(9-29A)。贯穿所有的结构后,从钻夹中退出 Keith 针。在针眼置入 2 根(以防一根折断)4-0 不可吸收单丝线,用持针器抓住针尖,拔出针、线,并持续支撑塌陷的鼻骨(图 9-29B)。用单勾将缝线拉回被覆皮肤之内(图 9-29C),跨过鼻背打结,以悬挂塌陷的鼻骨(图 9-29D)。该方法极其有效,但需要耐心和正确的技术。与其他电钻钎头相比,Keith 针易于刺穿皮肤,钻孔更为有效,且骨骼碎裂的风险较小。

提升鼻骨的另一种方法如前所述,用小直径螺纹克氏针(光滑克氏针提供的固定不可靠)经皮钻孔。应用低转速动力,螺纹针通常不会挂住软组织,但若与软组织交缠也较为棘手,因此首先穿刺皮肤放置 14 或者 16G 导管,然后将螺纹针置入导管转动打孔。克氏针贯穿双侧鼻骨和筛骨垂直板稳定鼻骨后,在皮下将之切断,留下 1~2mm 突出于鼻骨两侧。大约 2~3 个月后,妥善稳定时,经由一皮肤穿刺口去除克氏针,如同一局麻门诊手术。

图 9-29 A B C D

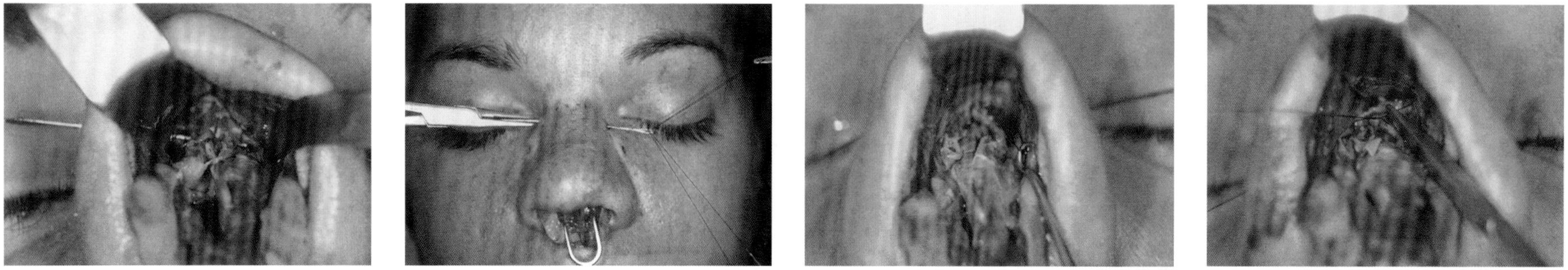

鼻骨碎裂

失控性骨折产生许多碎片时,矫正较为棘手。避免额外的软组织松解。采取开放入路,用上述 Keith 针经皮固定方式悬吊大块碎片,或者用针对个别碎片钻孔用以固定。将缝线一端在碎片之间打结固定,另一端穿入 Keith 针,从内侧贯穿皮肤至皮肤表面,然后经一微孔穿入肉色可塑薄铝夹板。在夹板外表面打结,向外提拉外置夹板,以朝外拉起碎骨片,保持夹板固定位置 6 周。该技术的稳定性不如直接悬挂在鼻背那样可靠,但比鼻内部填塞可靠,后者移除后很久才会达到稳妥地稳定,难以避免感染或中毒性休克综合征的风险。某些凸起的故态重萌已成定局;因此,需要塑形对侧鼻骨,以达到对称,通常联合采用中段截骨。

复原与掩饰

尽可能通过复原正常解剖关系矫正鼻骨不规则畸形。

尽可能通过复原正常解剖关系矫正鼻骨不规则畸形,这比掩饰不规则外观更为可取。如果恢复解剖关系失败或者技术上不可行,选择掩饰技术(用移植物掩盖下方的畸形)较为合理。所有掩饰技术均引起额外的不可控变量,仅适用于其他方法失败后。

骨凿的维护

为了出色完成操作,每次使用后均应磨锐骨凿。崭新锋利的 2mm 骨凿与先前用过的同类骨凿相比,其精确度和可控性令人难忘。在鼻整形套装中,应该随时保留至少 2~3 个可用的锋利骨凿,用塑料头套保护切缘,或者骨凿存储于器械托盘,以避免触碰其他器械。

每次使用骨凿后,采用磨刀石和精磨石等成套磨刀装备(图 9-30A 和 B)使之锐化,而不必每次都将之送至专门机构。小型放大镜有助于将骨凿头端的非常均匀地逐渐变细。骨凿头端最有效的切割斜面是一个平坦的长锥形切缘,而非一个短斜面。然而,长锥形更为脆弱,实施截骨时需要更为谨慎,以防弯曲或折断骨凿头端。图 9-31 显示一个薄锥形头端(下方)与一个差强人意的锥形(上方)的对比。

商业打磨服务在每次磨锐时会用电动锐化仪器,可磨除大量的金属,因而缩短了骨凿的使用寿命。另外,他们经常将之锐化成一个过短的斜面或者锥形。手动的打磨更为可控,且磨除更少量的金属。当骨凿磨损变得较厚,不再能呈现长而薄的锥形时,需要更换新的骨凿。

图 9-30　A

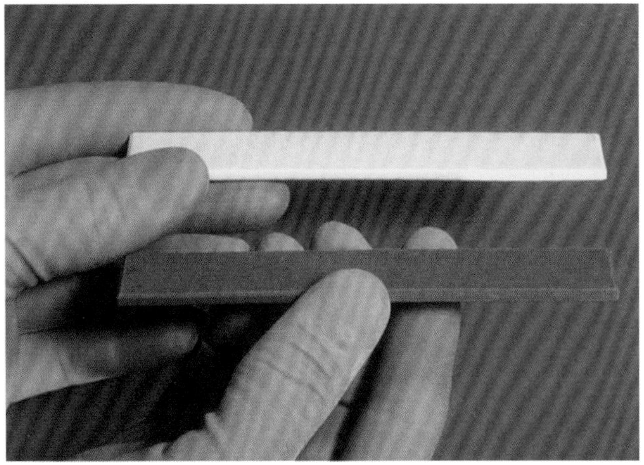

B

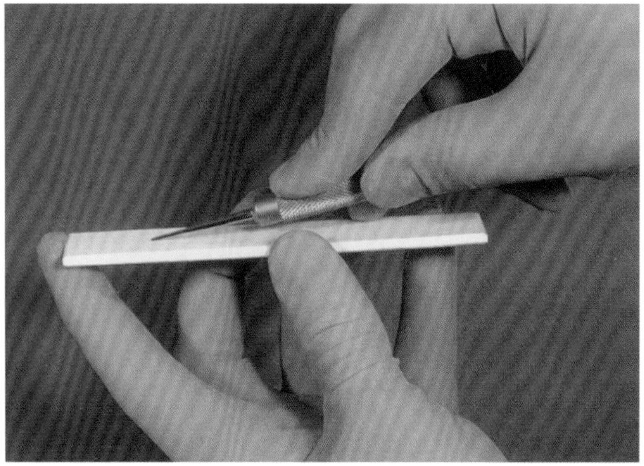

图 9-31

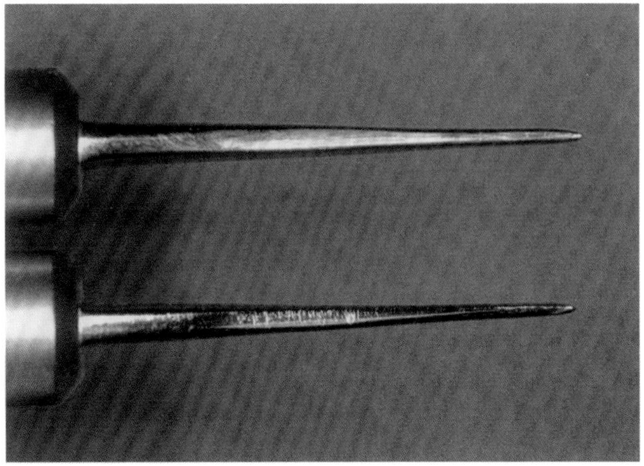

■ 结论

改变鼻骨位置及重新塑形是大多数鼻整形术不可或缺的一部分。规划和控制实施截骨的精确程度，决定了结果的准确性和可靠性。鼻骨截骨包含复杂的解剖和动力学因素，应当采用一种成熟的方法去设计和实施。上述技术进行鼻骨截骨时，可以更为精确、可控及可靠。

鼻骨截骨包含复杂的解剖和动力学因素，应当采用一种成熟的方法去设计和实施。

第 10 章

鼻尖的二次塑形：
非破坏性技术调整鼻尖的形态和位置

原则

1:2:1-9
2:3:16-20
2:4:13,14

鼻尖非破坏性手术，是初次鼻整形术中处理鼻尖的综合性技术体系。该体系为初次鼻整形手术提供了独特全新解决方案，并可使外科医生：

1. 在塑形鼻尖的同时，保留了鼻翼软骨的完整性。
2. 使用可以渐进性及完全可逆的技术。
3. 无需使用显形移植物，即可调整鼻尖的突度及位置。

非破坏性鼻尖整形技术保留了鼻翼软骨的完整性，具有递增性和可逆性，并且避免了90%以上的初次鼻整形术术中应用不必要和不可控制的各种鼻尖移植物。

改变鼻翼软骨位置的缝合技术并不新鲜。数十年前，在修复唇裂鼻畸形时，外科医生已经发现，缝合可以极为有效地改变严重变形、错位的鼻翼软骨的位置[2-4]。严重变形的鼻翼软骨本身固有的畸形，常有强大的对抗形变的力量，若缝合技术对其有效，那么在初次鼻整形中，肯定能够重新定位与重塑更为正常的鼻翼软骨。缝合技术也已用于初次鼻整形中鼻翼软骨孤立区域的塑形[5-6]。相比之前的技术，本书所描述的非破坏性鼻尖整形技术，是全面系统地塑形及定位鼻尖各组分的技术，同时并未牺牲鼻翼软骨拱的完整性[11]。

自本书第 1 版出版以来，很多医生已经采用了本章中所介绍的鼻尖成型原则，并运用这些原则发展了众多的本书所描述的具体技术。本书的第 1 版中讲述的鼻尖成型的技术呈现了非常可靠的效果，其有效性业已被时间所证实。第 2 版将专注改善第 1 版中的原则，而不是试图单纯描述或介绍技术演变的众多改良，因为在已审核的或发表的相同数据情况下，相比于第 1 版内最初所介绍的技术，还没有任何改良显示更为有效或可靠。

非破坏性鼻尖塑形及定位技术致力于，在每一例初次鼻整形首先应用正常解剖要素，不可行时再应用初次鼻尖移植物，但其本身会引起不可控的变量。采用综合缝合技术体系替代孤立缝合技术时，术者在鼻整形术中实施每一项技术的顺序，对优化该体系的功效而言异常重要。

在之前讲述的重建和美容鼻整形的缝合技术，忽略了两个基本概念：

1. 除了将一个结构靠近另一结构外（缝合的传统功能），正确实施缝合技术还可以在一个具体方向上逐渐施力，使软骨形态产生精确渐进的改变。
2. 缝合能够改变鼻翼软骨的形态和位置，也可将软骨暂时维持在新的位置，但无法永久保持软骨的位置。术后，鼻尖很快形成结缔（瘢痕）组织（鼻尖修复手术时更明显），充当生物性铸型，将软骨固定于新的位置。已有 10 年以上的临床经证实了形态改变可以持续很长时间[11]。

非破坏性鼻尖塑形唯一的重要目标是，在轻微或不破坏内侧脚、中间脚、外侧脚的结构完整性，避免二次手术风险的情况下，塑形及定位鼻尖。

非破坏性鼻尖塑形唯一的重要目标是，在轻微或不破坏内侧脚、中间脚、外侧脚的结构完整性，避免二次手术风险的情况下，塑形及定位鼻尖。破坏性塑形技术，使鼻翼软骨薄弱，导致支撑力减弱，鼻尖突起度不足，以及薄弱区域弯曲或扭结的风险。按照特定流程，配套、系统地使用非破坏性鼻尖塑形技术最为有效。单独使用其中一项或者两项操作，几乎不可能达到配套、系统地使用的效果。

按照特定流程，配套、系统地使用非破坏性鼻尖塑形技术最为有效。单独使用其中一项或者两项操作，几乎不可能达到配套、系统地使用的效果。

每一项非破坏性缝合塑形和定位技术都有三重功效：

1. 几乎没有弊端的一类功效。
2. 有弊端的一类功效。
3. 技术的弊大于利、效率较低或可发生并发症等一类功效。

多种技术联合运用通常比单一技术更可取，它可使每一单项技术保持在适用范围之内，而不是超出某一技术的适用范围去解决问题。

多种技术联合运用通常比单一技术更可取，它可使每一单项技术保持在适用范围之内，而不是超出某一技术的适用范围去解决问题。

体表形态变化的测量

在鼻整形术，解剖结构改变较小程度通常即可矫正明显的畸形，调整几种常见的鼻尖畸形所需要的矫正程度，列举如下：

1. 鼻尖轮廓——在穹窿区域，将中间脚移动 1mm，靠近外侧脚，即可显著改善鼻尖轮廓与突度。
2. 盒状鼻尖——将每侧鼻翼软骨外侧凸起（lateral alar convexity，LAC）内移 1mm，可以矫正大多数中至重度的方盒鼻尖，将之转变为接近三角形的形态。

3. 鼻尖突度过高或过低——在冠状面，将鼻尖表现点后缩 1~2mm，可以矫正大多数鼻尖突度过高的。但几乎没有需要超过 3mm 的。这同样也适用于鼻尖突度过低。

大多数初次鼻整形，正常解剖结构依然存在。缝合的力量可以轻松可靠完成必要的解剖改变，其改变范围多可明显矫正畸形，并避免牺牲鼻翼拱完整性的损害性技术。实际上，若使用不当，缝合力量有可能过枉矫正及破坏正常解剖关系。

缝合及缝合力度

为了充分有效地运用缝合塑形及定位技术，需要遵循以下原则：

1. 运用缝线在特定方向施加特定的力度。适度拉紧将力度控制于某一位点，随后打结时，在此点稳定缝线，以免过度拉紧。
2. 施加缝合力度时，尽最大可能保持正常的解剖关系和特征。若缝合不当或不确切，缝合技术反而会扭曲或破坏正常的解剖关系。缝合技术（如同其他技术）使用不当可导致畸形或不良效果。
3. 施加力度时（收紧缝线或者固定隐形移植物），密切关注每一软骨的形态变化，并仔细观察其对邻近结构的同步效应。每种技术都有可控范围，可最大程度的获得良性效果、减少不良效果。外科医生总习惯于缝合的过紧。过度的或不当的定向力度可改变正常解剖关系，从而抵消了缝合技术所具备得最强大功效。
4. 为了完全掌控，采用多重缝合，每一缝合都施加更小、最精确的力度，而不是毕其功于一役。沿鼻翼软骨，在数个紧邻的点多重缝合，施以微小、渐进的力度，通常比单点缝合更容易掌控。

施加缝合力度时，尽最大可能保持正常的解剖关系和特征。

施加力度时（收紧缝线或者固定隐形移植物），密切关注每一软骨的形态变化，并仔细观察其对邻近结构的同步效应。

采用多重缝合，每一缝合都施加更小、更精确的力度，而不是未达到最佳控制而采用单一缝合。

若未能深刻理解并准确运用，没有任何一种技术会有可靠的功效。鼻整形术中的掌控，需要了解每一项技术的适用范围，以及某一技术无效时，备选技术的使用策略。新的技术需要全新的术语。本技术的命名更多采用解剖性和功能性的术语，而不是更具噱头的名词。包括对每一项技术描述功能的命名，附加解剖性命名，以提示外科医生，甚至是经验丰富的医生，关于每项技术的动力学、技术性的细节。缝合塑形技术与许多传统鼻整形技术概念迥异，因此，经验丰富的医生若没有使用过，可能会觉得某些概念冗长而费解（有时甚于新手）。仔细的关注技术细节，以缩短学习曲线，将会回馈医生——甚至技术精湛的医生——大量有效的技术，以充实他们的技术储备。

有效的运用缝合技术进行鼻尖塑形及定位，需要深刻理解鼻翼软骨的内应力，与缝合或隐形移植物施加的外力之间的相互作用。这些力因为缝合及隐形移植物而动态交互，改变了软骨的形态及位置。

这些技术的动力学较为复杂，而非单纯缝合一针。缝合或隐形移植物（不与被覆软组织接触的移植物）向精确的施力点施以定向力，以影响软骨形态和位置。每一缝合或隐形移植物都会产生传导力作用于软骨各组分。我们的目的是利用传导力的良性效应，同时将不良效应减到最小。每种技术都有作用力停止的终点。每一种缝合或移植物的动力学都是复杂而不同的。每一作用力与软骨固有内应力的相互作用改变了其形态和位置，也与其他作用于同一或者相邻结构上的缝合力相互作用。

> 每一项手术技术仅需施加能达到预期效果的力度即可，达到预期效果时立刻停止缝合。

每一项手术技术仅需施加能达到预期效果的力度即可，达到预期效果时立刻停止缝合。施加力度时，仔细观察邻近结构所发生的预期效果及其他改变。每一技术都有其适用范围。越界的话，就会导致正常解剖关系的破坏甚至畸形。使用多项缝合技术通常更为有效，每项施加的力度更少，控制形变更为精确。

缝合材料

> 与透明缝线相比，有色缝线合容易看到，术中动力学的观察更为准确。有色缝线若使用得当，即使是皮肤较薄的白人也不会透过皮肤看到。

缝合技术中使用的是蓝色的 4-0 或 5-0 聚丙烯单丝线，即使患者皮肤再薄也不会透过表皮。与透明缝线相比，有色缝线合容易看到，术中动力学的观察更为准确。有色缝线若使用得当，即使是皮肤较薄的白人也不会透过皮肤看到。一般用 5-0 聚丙烯单丝缝线塑形鼻翼软骨，4-0 缝线定位鼻尖复合体突度。5-0 缝线的优点是非常柔软，打结时可以更加精准地逐渐控制张力。为了完全掌控缝合力度，将外科结或两个平结逐渐收紧至适宜的张力。为了避免打最后一个结时张力过大，可将外科结两侧的线交错压迫锁定或者用细头持针器轻柔地夹持住第一个结，并紧靠持针器收紧最后的方结。

> 既然我们知道，不可吸收缝线固定软骨的时间有可能更长，干嘛还要怀疑或担心，可吸收线是否能够达到目的呢？

虽然我喜欢不可吸收线，但其他医生业已证明，可吸收线也能够产生预期的效果，并保持足够的作用时间。但是问题是，“既然我们知道，不可吸收缝线固定软骨的时间有可能更长，干嘛还要怀疑或担心，可吸收线是否能够达到目的呢？”任何可吸收缝线在不同的个体有不同范围的吸收率和功效。不可吸收线仅有的缺点是，其放置要求非常精确（塑形后的形态不再改变），若缝线放置不当或线结位置不当时，有时会显露于鼻前庭表面。发生外露的极为罕见（18 年 4 例），仅发生于贯穿切口区域的 4-0 缝线。仔细注意线结要覆盖足够的软组织，将其置于鼻小柱中间的软组织而非两旁，将会避免绝大多数缝线外露问题。鼻尖外表区域未发生过缝线外露。手术后前 3~4 周，缝线就不可能保持软骨的形态，因为被覆软组织迅速（在头 2~3 周）塑形后的支架表面形成生物铸型，以维持适宜的形态。曾经实施过鼻尖修复手术的所有外科医生，都曾见过这种术后迅速形成的纤维组织“生物胶”——软骨被极

> 手术后前 6~8 周，缝线就不可能保持软骨的形态，因为被覆软组织迅速（在头 2~3 周）塑形后的支架表面形成生物铸型，以维持适宜的形态。

为黏着的瘢痕组织铸型所粘牢固定。

缝针及针线组合

角针对纤弱的鼻翼软骨的损伤风险远大于圆针或者圆角针,尤其是若需要反复操作时。

中间脚和内侧脚的缝合,需用弦长非常短的半弧形针,其在软骨内表面刺入点较小。

角针对纤弱的鼻翼软骨的损伤风险远大于圆针或者圆角针,尤其是若需要反复操作时。既然这些技术的最大优势之一是可逆性,那么选用圆针或者圆角针,将使术者去除及重新缝合时损害软骨的风险变小。

使用非切割性的圆针,撕裂软骨的风险最小,但缺点是刺穿软骨,特别是较厚的中隔软骨或肋软骨需要更大的力度。为了使缝针更易刺穿,并把软骨撕裂的风险降到最低,我们设计了特殊形状的圆角针及细小的圆针,直径虽细,但刚性良好。这些针的针尖设计已在实验室及术中,对所有类型的人类软骨进行了测试,证实其对一系列的软骨均有最佳穿透力及最小的切割伤(图 10-1)。

图 10-1

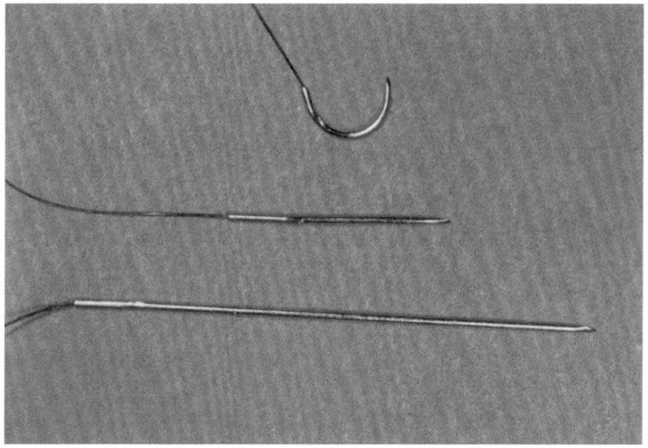

针的长度和形态也很重要,且因技术而异。中间脚和内侧脚的缝合,需用弦长非常短的半弧形针,对软骨内表面的缝合或缝合固定时,刺入点较小。在外侧脚和穹窿区域,直针更为有效也更易使用,并且可以用于多种目的临时固定以及缝合。

特定的针线组合用于特定技术最为有效。

■ 非破坏性技术的流程

特定技术的流程极为重要,可有效地控制所施加的每一个力,并可在利用其良性效应的同时将不良效应降到最低。鼻尖塑形及定位的 4 步法,将无损伤技术优化效益并减少弊端:

鼻尖塑形和定位的四步基本流程是有效纠正 90% 以上原发性鼻部畸形的重要框架。

第一步

显露支架时,保持软组织对称,并形成结构对称的鼻翼缘支撑软骨条的基础

第二步

重塑并联合内侧脚,形成等高对称的穹窿突度

第三步

重塑外侧脚及穹窿

第四步

定位对称统一的鼻尖复合体,形成鼻尖突度,并相对于鼻骨软骨拱顶与面部平面进行旋转

鼻尖塑形和定位的基本流程适用于绝大多数的初次及二次修复鼻整形。起初所建立并加以稳定的鼻翼拱内臂(内侧脚)的预期关系,在施加外力塑形外侧脚及穹窿时,可确保这些关键的关系保持不变。当鼻翼拱所有组分已被塑形、定位及固定,形成对称统一的鼻尖复合体后,整个复合体作为一个整体向头端及尾端旋转,不会破坏鼻翼软骨各组分之间已形成的盘错交织的相互关系。

在完成所有鼻内以及截骨手术后,再进行鼻尖手术的后三个步骤,以保护非破坏性缝合技术对鼻尖精致地手术修整。

在完成所有鼻内以及截骨手术后,再进行鼻尖手术的后三个步骤,以保护非破坏性缝合技术对鼻尖精致地手术修整。鼻内手术的牵拉力,以及鼻尖区域粗暴的操作,可能够损坏这些精细纤弱的相互关系。

表 10-1 是非破坏性鼻尖塑形及定位基本流程的概述。DVD 中含有**表 10-1** 中的 4 步法的决策及流程推算的 pdf 格式,利于在计算机和手持设备上传播使用。尽管有一些基本流程之外的例外(参见第 2 章),但表中概括的基本流程适用于 90% 以上的初次鼻整形。浏览此表,对非破坏性鼻尖塑形与定位技术简略了解,当阅读本章和其他章节对单项技术更详尽的描述时,以此表为参考及调整。 2:RF

非破坏性鼻尖手术的步骤 1,即显露支架时,保持软组织对称,并形成结构对称的外侧脚软骨条,是第 6 章——鼻尖的初次评估及塑形的主题。鼻尖矫正基本流程的步骤 2、步骤 3 和步骤 4 是本章的主题。阅读本章前,应深刻理解第六章的原则及技术。

表 10-1　**基本流程**

步骤流程

步骤 1　形成对称的外侧脚软骨条

鼻尖塑形步骤 1（见上）在支架分离后的鼻尖初次塑形时进行

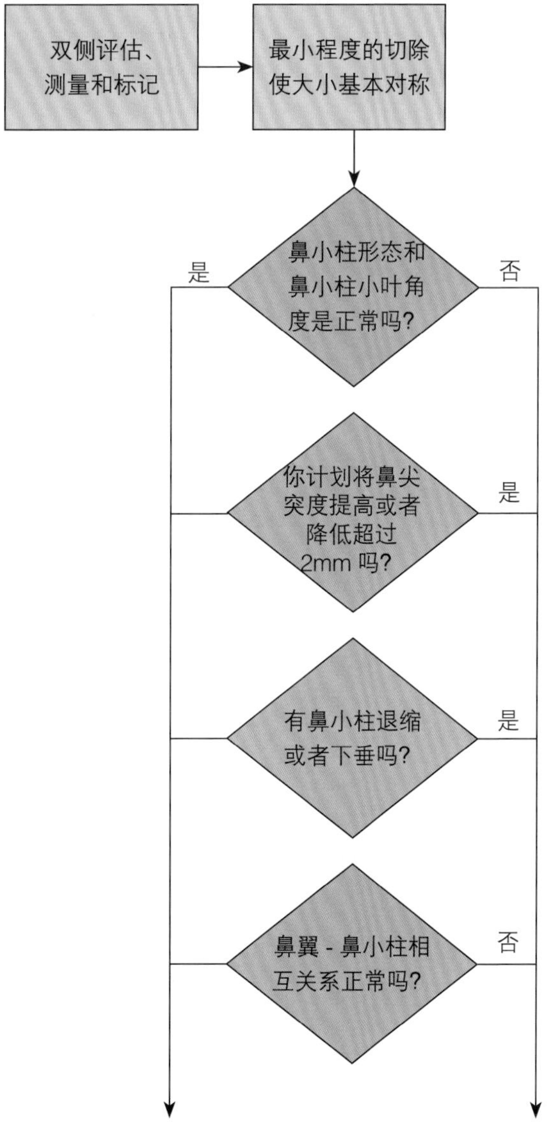

其他步骤则在鼻内和截骨手术后的鼻尖二次塑形时进行

表 10-1 **基本流程(续)**

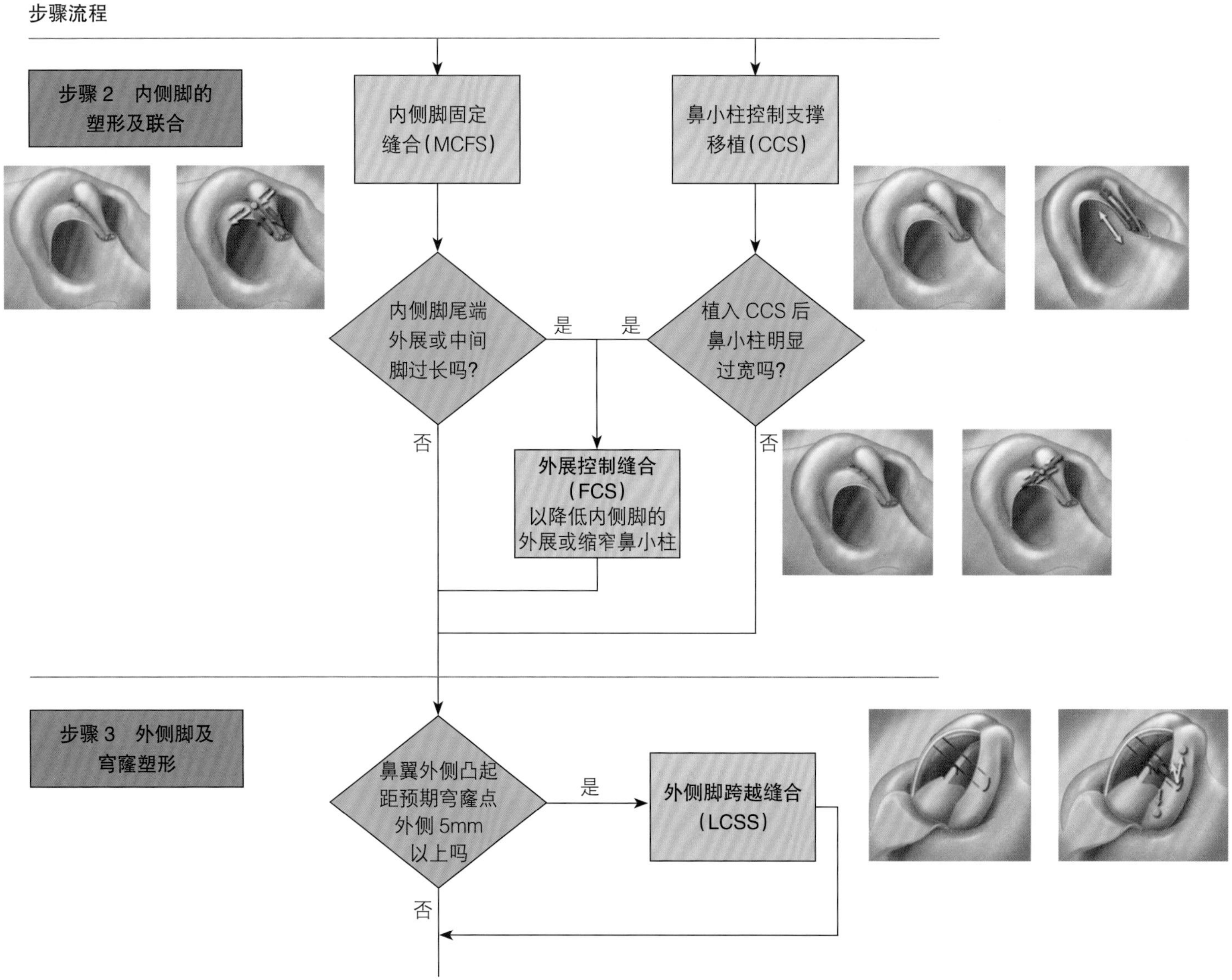
步骤流程
步骤 2　内侧脚的塑形及联合
内侧脚固定缝合(MCFS)
鼻小柱控制支撑移植(CCS)
内侧脚尾端外展或中间脚过长吗?
是
是
植入 CCS 后鼻小柱明显过宽吗?
否
外展控制缝合(FCS)以降低内侧脚的外展或缩窄鼻小柱
否
步骤 3　外侧脚及穹窿塑形
鼻翼外侧凸起距预期穹窿点外侧 5mm 以上吗
是
外侧脚跨越缝合(LCSS)
否

表 10-1　**基本流程(续)**

步骤流程

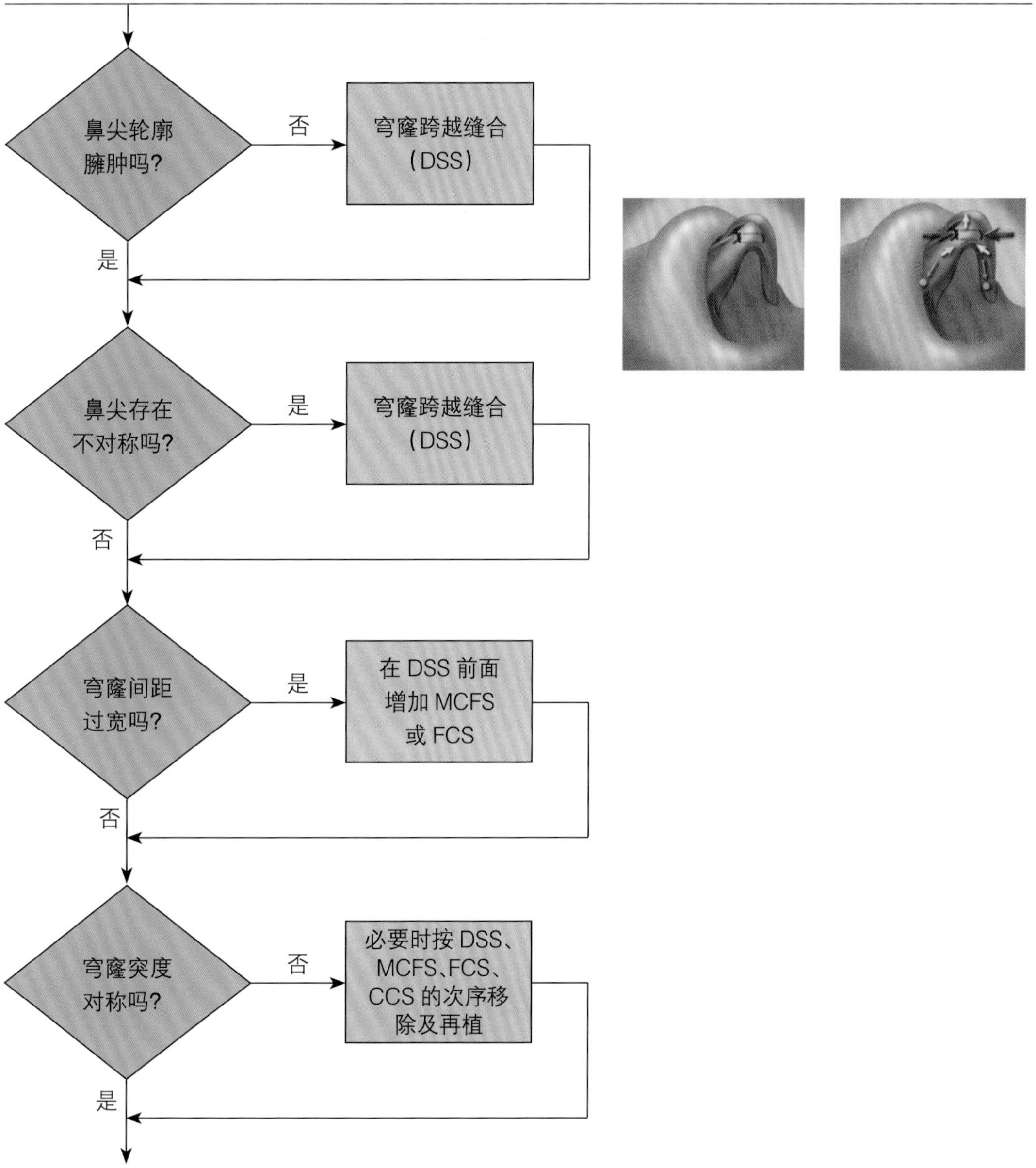

表 10-1　**基本流程(续)**

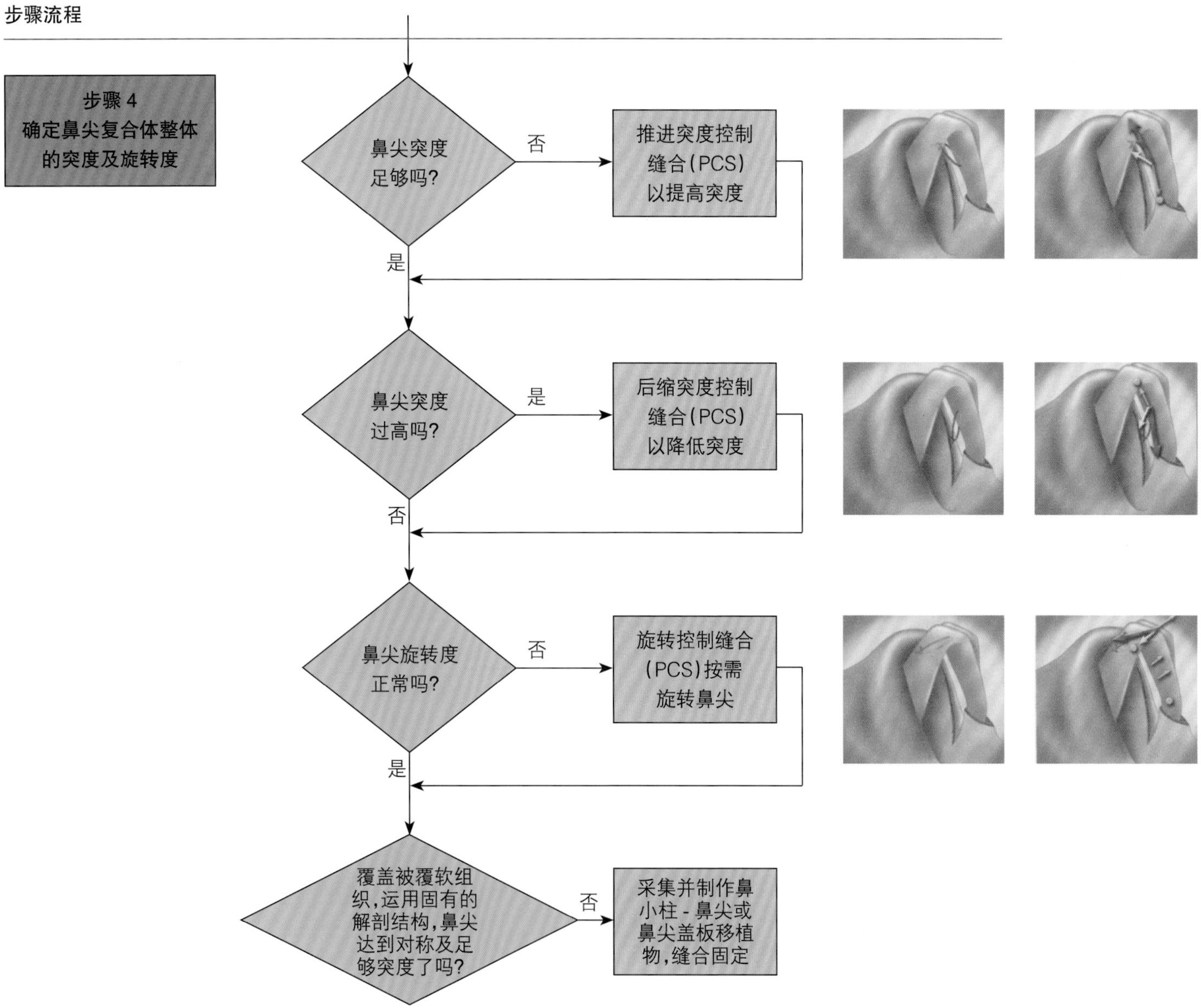
步骤流程
步骤 4
确定鼻尖复合体整体的突度及旋转度
鼻尖突度足够吗?
否
推进突度控制缝合(PCS)以提高突度
是
鼻尖突度过高吗?
是
后缩突度控制缝合(PCS)以降低突度
否
鼻尖旋转度正常吗?
否
旋转控制缝合(PCS)按需旋转鼻尖
是
覆盖被覆软组织,运用固有的解剖结构,鼻尖达到对称及足够突度了吗?
否
采集并制作鼻小柱-鼻尖或鼻尖盖板移植物,缝合固定

步骤 2——重塑并联合内侧脚，形成等高对称的穹窿突度

内侧脚固定缝合

内侧脚固定缝合（crural fixation suture，MCFS）将两侧内侧脚固定，在穹窿下方连为一体（图 10-2A 和 B）。可以仅缝合内侧脚将之连为一体，抑或联合鼻小柱支撑控制移植（control columellear strut，CCS）或鼻翼外张控制缝合（flare control sutures，FCS）。

若穹窿间宽度和中间脚的分离角度适宜，则在内侧脚头侧缘的折角点处进针，穿行进入中间脚。

外科医生应该在做 MCFS 前，先观察正常的穹窿间距（图 10-3A）。若穹窿间宽度和中间脚的分离角度适宜，则在内侧脚头侧缘的折角点处进针，穿行进入中间脚（图 10-3B 和 C）。为确保穹窿突度等高对称，在缝合前，调整内侧脚彼此之间的相对位置，使两侧穹窿高度对称（图 10-3D）。在此位置，MCFS 固定内侧脚并使穹窿初始突度等高，且未改变穹窿间距或内侧脚进入中间脚的转折角度。更重要的是，MCFS 可以阻止，在随后缝合矫正外侧脚及穹窿畸形时，收紧缝线所导致的中间脚折叠或畸形。收紧缝合线（图 10-3E）时，仔细观察三个区域：穹窿间距，内侧脚向中间脚延伸的转折角度，以及中间脚与内侧脚尾端的外展程度。准确定位的话，MCFS 不破坏正常的解剖特征，并可保持正常的穹窿间距和尾端外展程

改变 MCFS 的入针点可以调控穹窿的垂直高度，穹窿间距，内侧脚向中间脚延伸的转折角度，以及中间脚或内侧脚的外展程度。

图 10-2　A　　B

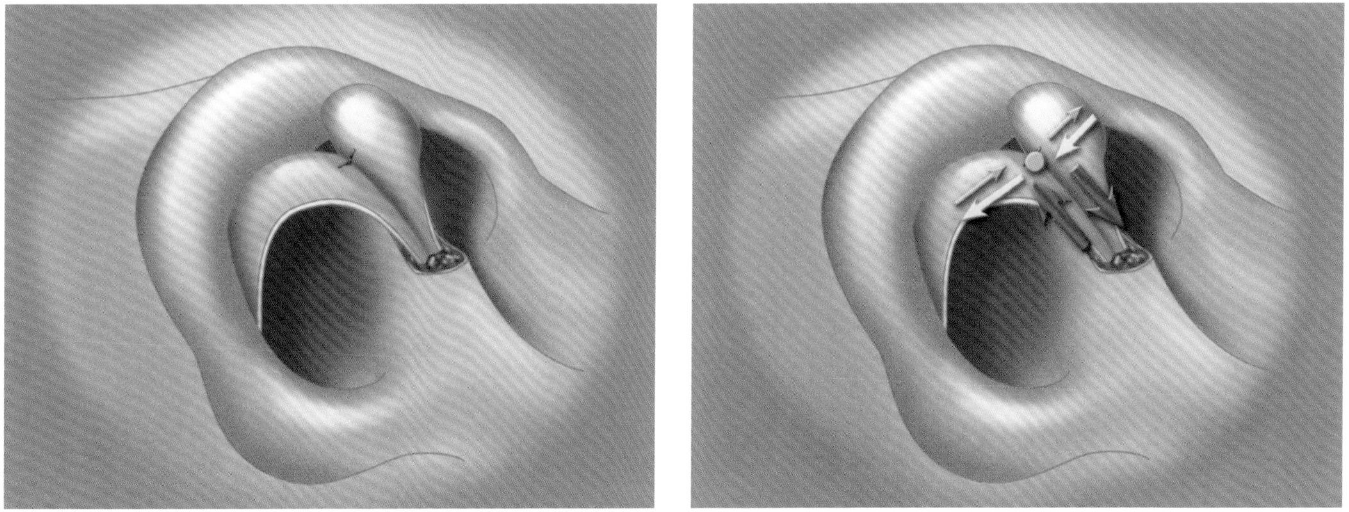

1:2:3
2:3:18
2:4:13

图 10-3 A B C D E F

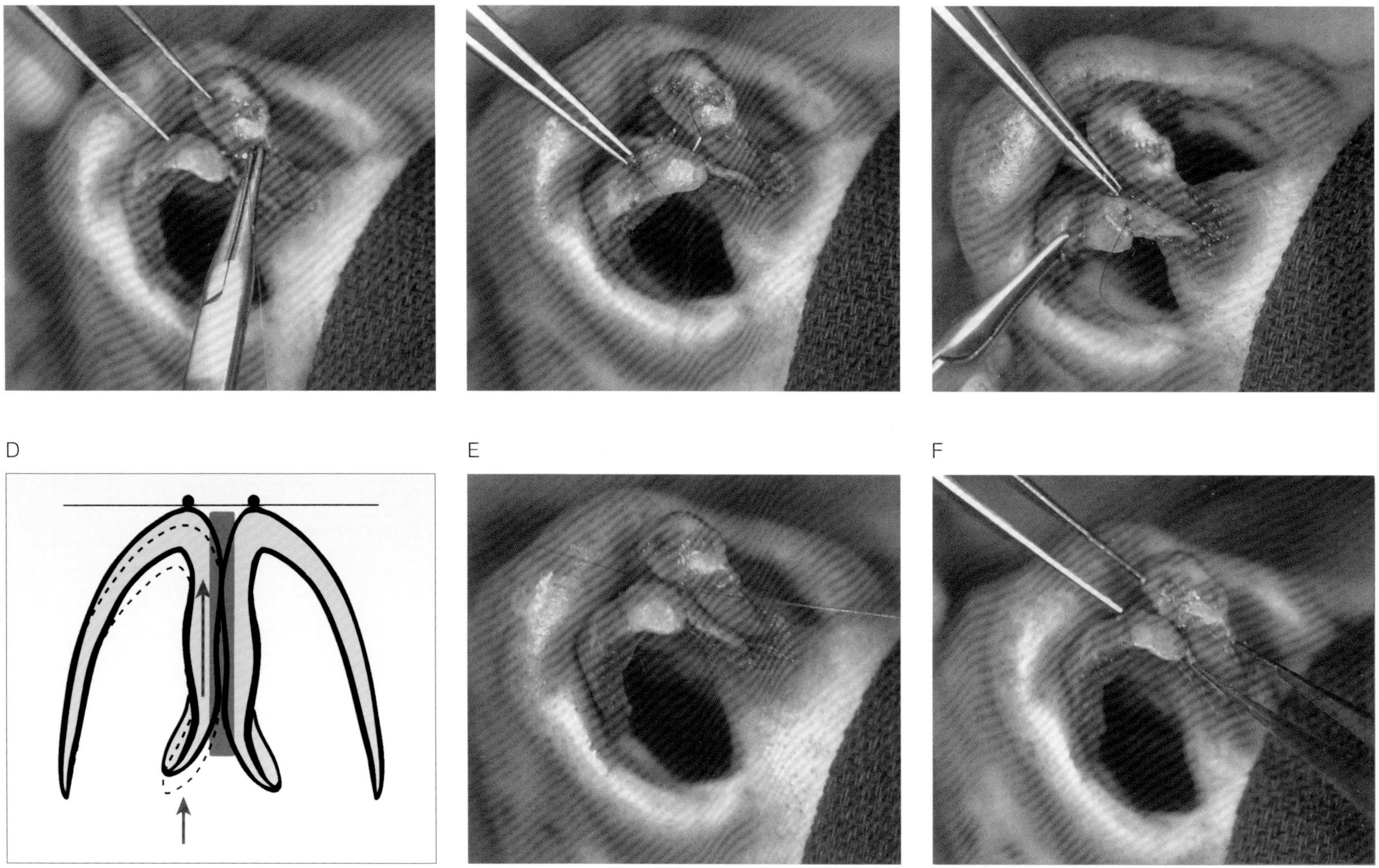

度（图 10-3F）。改变 MCFS 的入针点可以调控穹窿的垂直高度，穹窿间距，内侧脚向中间脚延伸的转折角度，以及中间脚或内侧脚的外展程度。

若将 MCFS 缝合点置于内侧脚向中间脚延伸的转折角之前，则将会缩窄穹窿间距。若缝合点过于靠内侧脚的后侧，则中间脚固定不稳，无法对抗随后施加于外侧脚的力量，可导

图 10-4　A　B　C　D

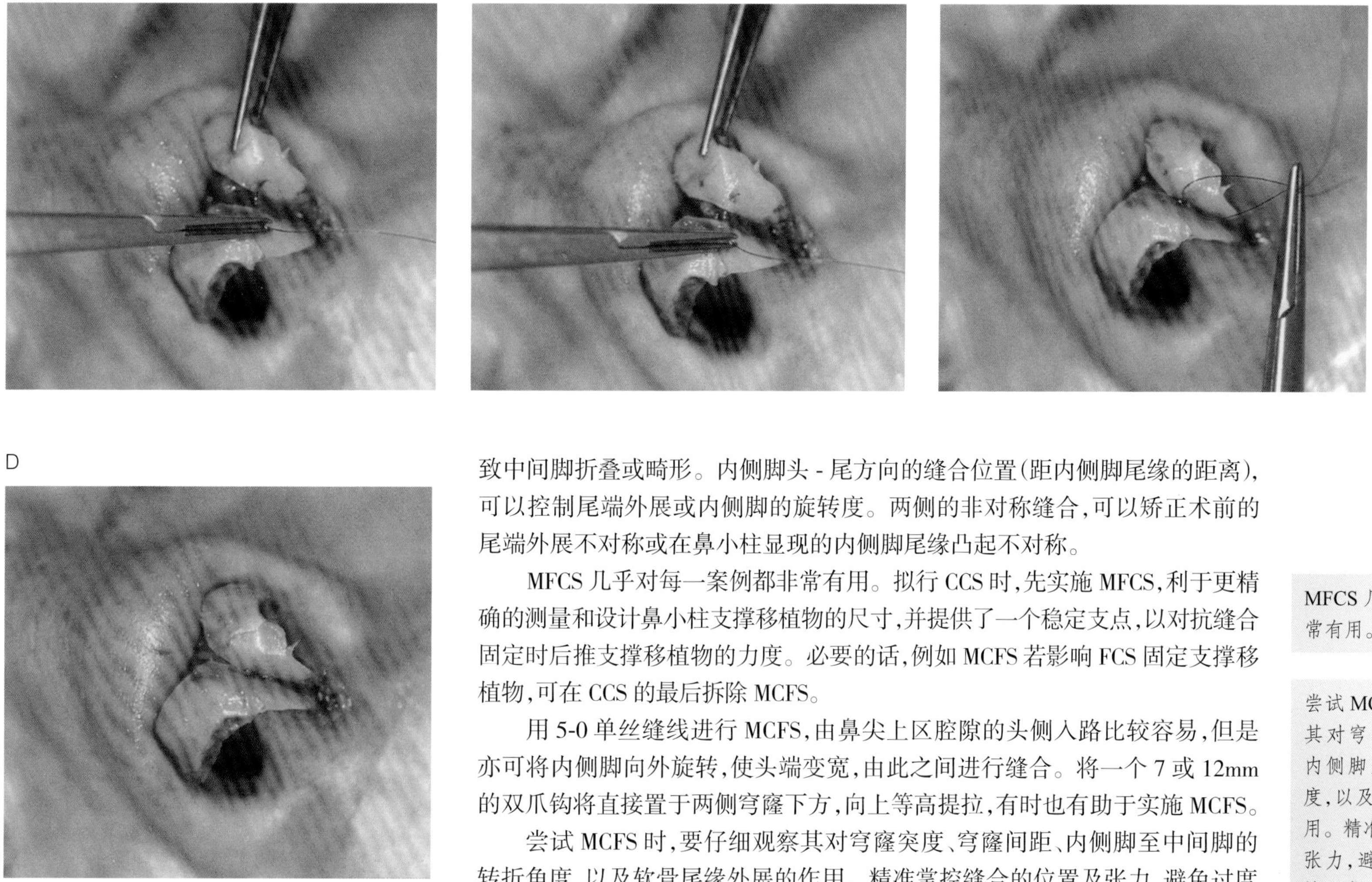

致中间脚折叠或畸形。内侧脚头 - 尾方向的缝合位置(距内侧脚尾缘的距离),可以控制尾端外展或内侧脚的旋转度。两侧的非对称缝合,可以矫正术前的尾端外展不对称或在鼻小柱显现的内侧脚尾缘凸起不对称。

MFCS 几乎对每一案例都非常有用。拟行 CCS 时,先实施 MFCS,利于更精确的测量和设计鼻小柱支撑移植物的尺寸,并提供了一个稳定支点,以对抗缝合固定时后推支撑移植物的力度。必要的话,例如 MCFS 若影响 FCS 固定支撑移植物,可在 CCS 的最后拆除 MCFS。

用 5-0 单丝缝线进行 MCFS,由鼻尖上区腔隙的头侧入路比较容易,但是亦可将内侧脚向外旋转,使头端变宽,由此之间进行缝合。将一个 7 或 12mm 的双爪钩将直接置于两侧穹窿下方,向上等高提拉,有时也有助于实施 MCFS。

尝试 MCFS 时,要仔细观察其对穹窿突度、穹窿间距、内侧脚至中间脚的转折角度,以及软骨尾缘外展的作用。精准掌控缝合的位置及张力,避免过度收紧,以保持正常的解剖关系。

图 10-4A~D 图示阐明了 MFCS 固定、稳定和联合中间脚与内侧脚的另外一种操作流程,同时保持了穹窿间距、转折角度和尾侧外展等所有的正常解剖特征。

MFCS 几乎对每一案例都非常有用。

尝试 MCFS 时,要仔细观察其对穹窿突度、穹窿间距、内侧脚至中间脚的转折角度,以及软骨尾缘外展的作用。精准掌控缝合的位置及张力,避免过度收紧,以保持正常的解剖关系。

外展控制缝合

外展控制缝合是在两侧内侧脚的内面进行褥式缝合，以调整鼻小柱侧面形态，并矫正内侧脚或中间脚的不对称，或巩固稳定内侧脚之间的支撑移植物（图 10-5A 和 B）。

外展控制缝合是在两侧内侧脚的内面进行褥式缝合，以调整鼻小柱侧面形态，并矫正内侧脚或中间脚的不对称，或巩固稳定内侧脚之间的支撑移植物。

5-0 单丝缝线进行外展控制缝合（图 10-6A），穿过一侧内侧脚的内侧面，由外侧面穿出，但未穿透鼻前庭衬里，然后再由外侧面进针，穿出内侧面。继续用同样的方法缝合对侧内侧脚后（图 10-6B），在其表面打一个外科结（图 10-6C）。缝线逐渐收紧时（图 10-6D），仔细观察尾端外展或鼻小柱宽度的减少。当缝合达到缩窄的预期程度时，用尖头持针器夹持线结，避免过度拉紧，随之打另一线结（图 10-6E）。

从每侧内侧脚的头 - 尾方向入针，可控制其尾缘的外展程度。无论单独使用还是联合使用鼻小柱支撑移植物，在至少距离内侧脚尾缘头侧 2-3mm 处进行 FCS，以防止彻底消除正常的解剖外展。运用非对称性缝合，使内侧脚尾端不对称性凸起对等，并形成鼻小柱侧面对称性轮廓。

无论单独使用还是联合使用鼻小柱支撑移植物，在至少距离内侧脚尾缘头侧 2~3mm 处进行 FCS，以防止彻底消除正常的解剖外展。

角针增加了损伤及撕裂纤弱软骨的风险，特别是在内侧脚和中间脚反复进针时。3/8 弧的针其针距较宽，无法在内侧脚和中间脚做精准缝合。

图 10-5　A

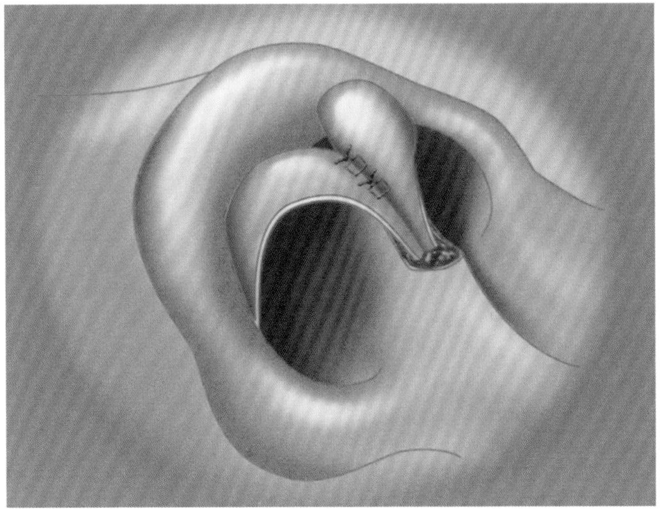

B

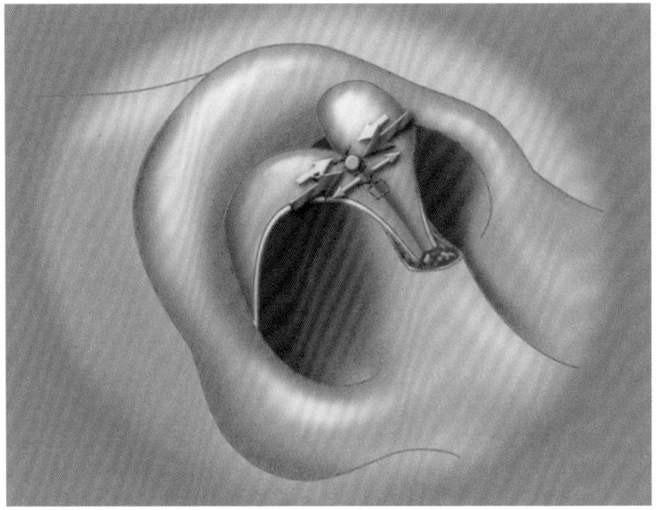

图 10-6　A　B　C　D　E

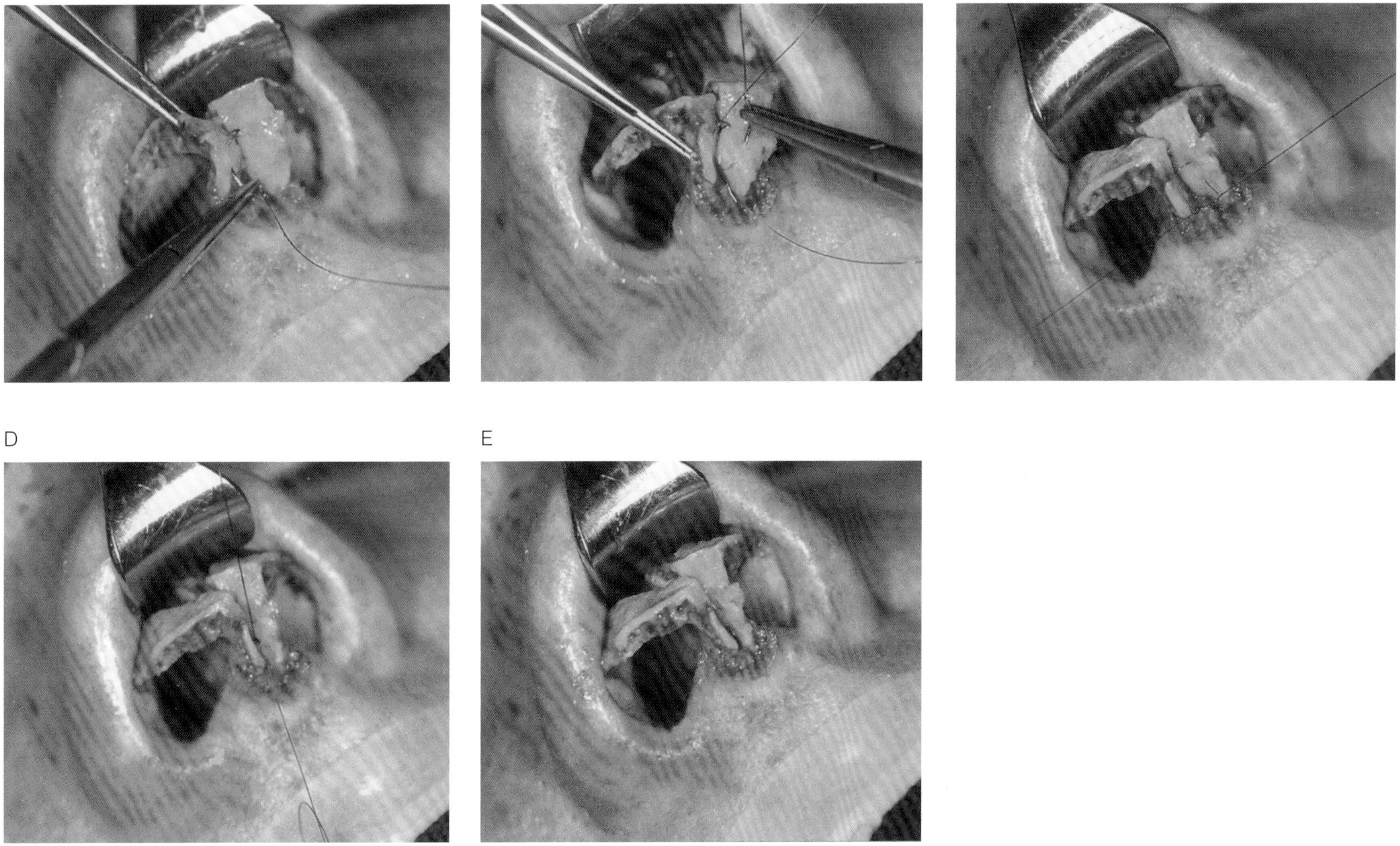

外展控制缝合可用于数个目的。中间脚和内侧脚的过度外展,可在鼻尖下小叶形成明显的分叉鼻(图 10-7A 和 B)。位置正确的单针 FCS(图 10-7C),逐渐拉拢(图 10-7D)即可在术中矫正该畸形(图 10-7E)。该缝合可同时矫正鼻尖下小叶过宽及明显的分叉鼻。小叶植入鼻尖移植物掩饰畸形,有可能矫正明显的分叉鼻,但不能矫正过宽,并且增加了额外的变量。

必要时,外展控制缝合也有助于将支撑移植物植入后的鼻小柱的宽度恢复正常,亦有助于矫正,在步骤 4 时植入支撑移植物或改变鼻尖复合体位置后,引起的中间脚或内侧脚轻微的不对称。

图 10-7 A B C D E

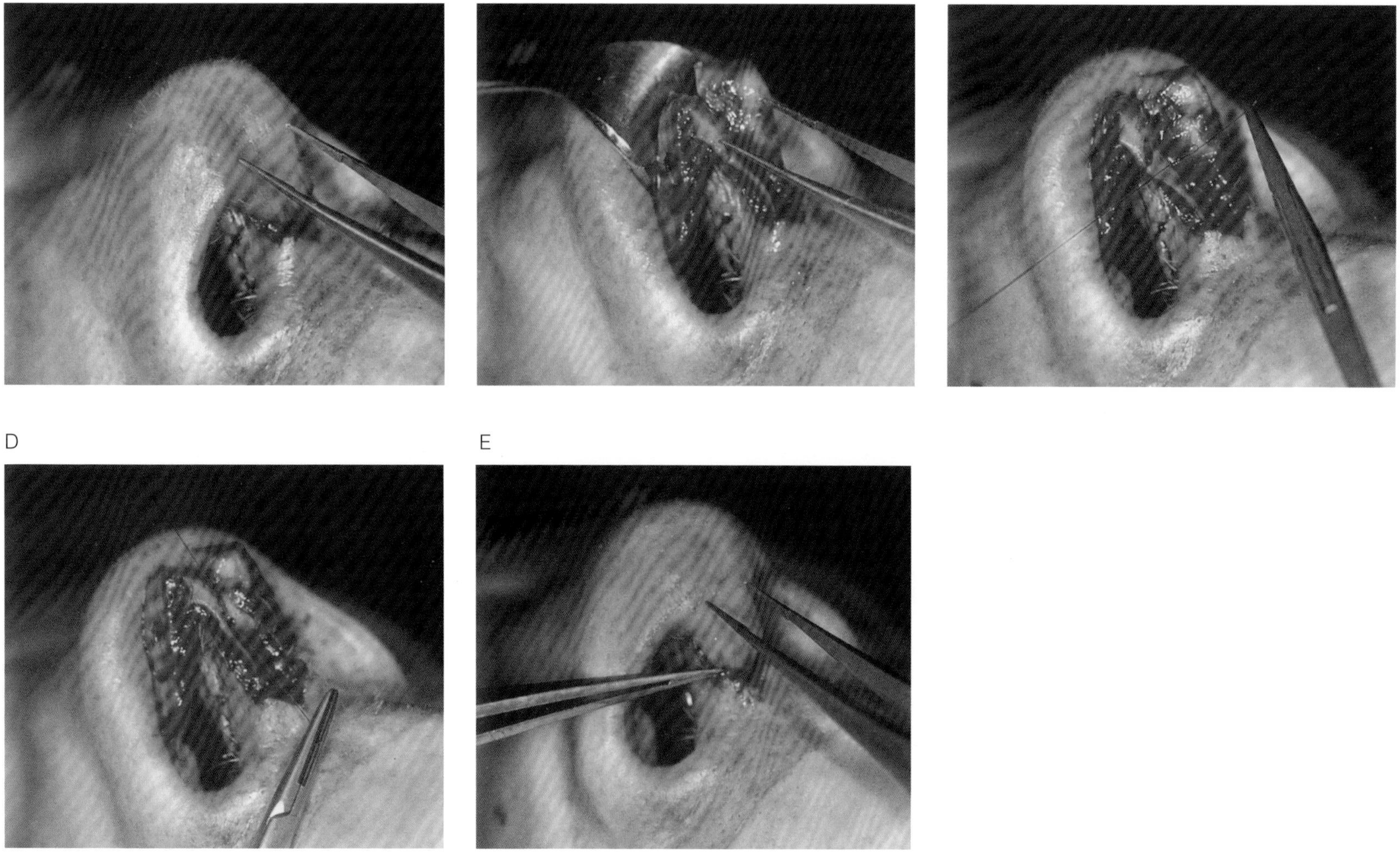

在绝大部分案例中，MFCS 应先于 FCS，以在调整鼻小柱形态之前，使穹窿垂直突度等高，而且两者均应先于外侧脚和穹窿缝合，以防止破坏中间脚和内侧脚塑形后的相互关系。

必要时，外展控制缝合也有助于将支撑移植物植入后的鼻小柱的宽度恢复正常（图 10-8A 和 B），亦有助于矫正，在步骤 4 时植入支撑移植物或改变鼻尖复合体位置后，引起的中间脚或内侧脚轻微的不对称。

上述技术的重点是缝合位点的顺序。在绝大部分案例中，MFCS 应先于 FCS，以在调整鼻小柱形态之前，使穹窿垂直突度等高，而且两者均应先于外侧脚和穹窿缝合，以防止破坏中间脚和内侧脚塑形后的相互关系。

若立足于上颌骨表面的支撑移植物，施加足够的力量把鼻尖软组织前推，同样上颌骨也会施加同样的力度反作用于支撑移植物的底段。因此，支撑移植物两端会不可避免的吸收，受压的鼻尖软组织也会部分萎缩。

鼻尖突度与支撑移植物——合理性的反思

在大多数初次美容病例，术者鼻小柱支撑移植物的底部置于内侧脚踏板之间，以支撑软组织，实现获得额外的鼻尖突出度的目的。如果鼻尖突度需要增加大于 3mm，可以用较长的支撑移植物直接置于上颌骨鼻棘上，虽然初次美容鼻整形极少需要如此，而且许多病例的长期效果存疑。若立足于上颌骨表面的支撑移植物，施加足够的力量把鼻尖软组织前推，同样上颌骨也会施加同样的力度反作用于支撑移植物的底段。因此，支撑移植物两端会不可避免的吸收，受压的鼻尖软组织也会部分萎缩。Dibbell 讲述过一种单刃猎刀（Bowie knife）式的肋软骨支撑移植物，用于重度唇裂鼻畸形的鼻尖突度塑形。我在唇裂鼻畸形使用 Dibbell

图 10-8 A B

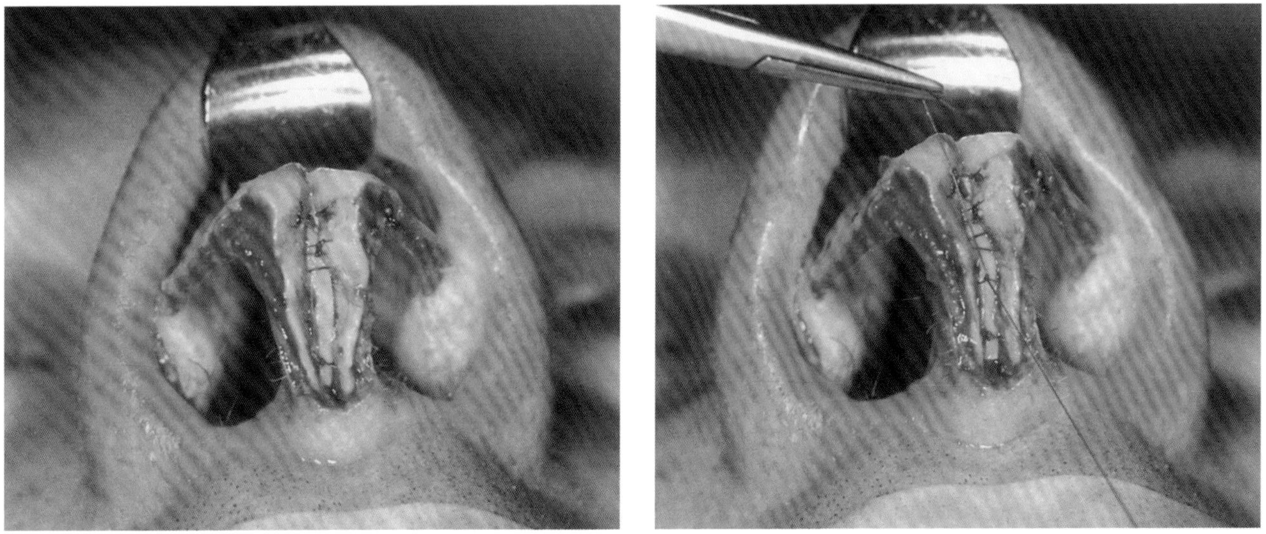

支撑移植物时，出现过上述的不良结果（鼻尖软组织的萎缩），同时也认识到其除提高鼻尖突度以外的潜力。将支撑移植物设计成适宜的尺寸和角度，并将之与中间脚和内侧脚固定，可以控制中间脚和内侧脚的形态与位置，这是当时已发表的初次美容鼻整形技术未能具备的。

支撑移植物缝合固定于正常解剖结构上，不接触被覆软组织，且对软组织没有施加压力。

带有张力的支撑移植物植入鼻小柱软组织腔隙（张力作用于鼻小柱软组织），对抬高鼻尖突度一般只有某些暂时性的效应（极少超过1~2mm），但若有足够张力提升突度，则会不可避免地出现软组织萎缩、支撑移植物部分吸收或挤压变形。支撑移植物缝合固定于正常解剖结构上则不同——支撑移植物对软组织没有施加压力。仅有正常解剖结构（鼻翼穹窿及软骨脚）与软组织接触，支撑移植物所受的力度并未集中于其尾端。但是，更为重要的问题是，支撑移植物是否真的是提升鼻尖突度最有效、最可靠的手段吗？大多数初次鼻整形是否真的需要其抬高突度吗？

仅使用非破坏性缝合技术，而未采用支撑或鼻尖移植物，几乎可在每一例初次鼻整形中，至少增加3~4mm的鼻尖突度。

多个技术联合应用，每项技术均在其适用范围之内，可以比鼻小柱支撑移植物更有效地提升和控制鼻尖突度。例如，在一个常规初鼻整形案例中，若术者采用划刻、划碎或切断软骨进行塑形，鼻尖突度通常会降低1~2mm。反之，若采用非破坏性缝合技术，除了可以节省通常丧失的1~2mm突度，穹窿跨越缝合（DSS）通常亦可获得至少1~2mm的突度，外侧脚跨越缝合（LCSS）（视患者情况而定）可以获得至少1~2mm，并且在步骤4中采用突度控制缝合（PCS）推进整个鼻尖复合体，常常可以获得至少2~3mm。仅使用非破坏性缝合技术，而未采用支撑或鼻尖移植物，几乎可在每一例初鼻整形中，至少增加3~4mm的鼻尖突度。有多少初次（或进一步说，修复的）鼻子需要增加超过4mm的鼻尖突度？因此，若初次鼻整形中，提高突度没必要使用支撑或鼻尖移植物，那为什么还要选择它呢？在初鼻整形中，支撑移植物并非提高鼻尖突度最有效的技术，仍然使用该技术的合理原因是：①控制内侧脚或中间脚的形态或位置，或者②在某些畸形，促使被覆软组织形成特定的形态，从而形成理想的外观，或者③延长短鼻或者矫正鼻小柱退缩。

鼻小柱控制支撑移植物

若鼻整形术中结构的移动会破坏鼻小柱先前的理想关系，而CCS能够稳固这种关系，可预防破坏鼻小柱。

1:2:5
2:3:18
2:4:13

在步骤2，选择联合内侧脚的技术之前，思考以下问题。内侧及中间脚的形态和结构理想吗？鼻小柱-小叶角合适吗？内侧及中间脚长度适宜吗？正位观，鼻尖下小叶的长度及"显露"程度令人满意吗？若答案均为否定，那么CCS则是有效矫正的方法（图10-9A和B）。若前述问题的答案均为肯定，鼻整形术中的操作（例如增加或者降低鼻尖突出度）会改变这些理想关系吗？若鼻整形术中结构的移动会破坏鼻小柱先前的理想关系，而CCS能够稳固这种关系，可预防术者实施其他塑形时破坏鼻小柱。

图 10-9 A

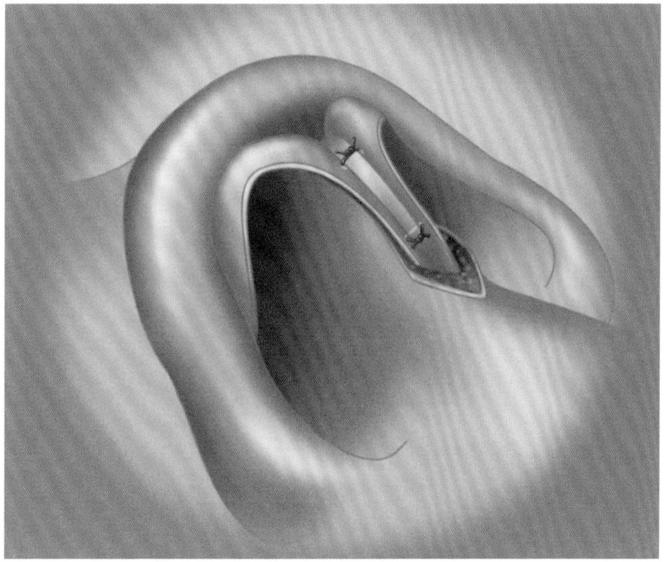

B

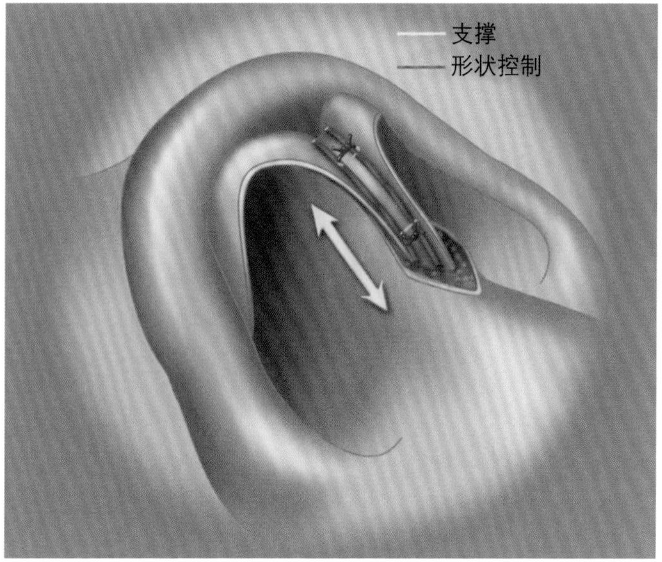

如果设计得当，并精准地固定在内侧及中间脚，鼻小柱支撑移植物还有很多比增加鼻尖突出度更重要的潜在功能。

鼻小柱支撑移植物一直被认为是一种增加鼻尖突度的手段，其适应证已被局限于此。如果设计得当，并精准地固定在内侧及中间脚，鼻小柱支撑移植物还有很多比其更重要的潜在功能：

1. 作为夹具或支架，将内侧脚弯曲成适宜的角度，并将之固定，以控制内侧脚的形态和轮廓。
2. 整个鼻尖复合体定位突度或旋转度时（整个鼻尖复合体的突度升高或降低时，或者鼻尖整体旋转时），维持内侧脚适宜的形态及转折角度。
3. 控制鼻小柱 - 小叶角。
4. 增加或者减少鼻尖突度。
5. 在头 - 尾方向定位连为一体的内侧脚，以增加或者降低鼻小柱的表现点，或者缩短或延长鼻长度。
6. 纠正内侧脚的脚间畸形或不对称。
7. 延长内侧脚或中间脚。
8. 若患者的情况需要做罕见的软骨节段切除时，充当板条移植物稳固内侧脚或中间脚。

鼻小柱支撑移植物新的作用是，控制内侧及中间脚的形态、位置及其彼此之间的相互关系，以及鼻小柱与鼻部其他区域的相对位置——因此命名为鼻小柱控制支撑移植物。

非破坏性鼻尖塑形定位技术通常保留了鼻翼软骨自身结构的完整性，因而在大多数病例可确保有足够的鼻尖突度，而无需使用鼻小柱支撑移植物。鼻小柱支撑移植物新的作用是，控制内侧及中间脚的形态、位置及其彼此之间的相互关系，以及鼻小柱与鼻部其他区域的相对位置——因此命名为鼻小柱控制支撑移植物。

CCS 适用于改变内侧脚的形态或相互关系，使之达到预期目标，或者防止施加其他力量时，内侧脚或中间脚形态发生不良改变。

CCS 适用于改变内侧脚的形态或相互关系，使之达到预期目标，或者防止施加其他力量时，内侧脚或中间脚形态发生不良改变。使用 CCS 的特定适应证如下：

1. 改变鼻小柱 - 小叶角的位置或成角程度。
2. 增加或减少鼻尖突度（将内侧脚在支撑移植物上前推或后缩，最后缝合固定），可在推进或后缩整个鼻尖复合体的同时，避免破坏中间脚或者内侧脚的形态。
3. 相对于鼻中隔，向前或后推动内侧脚，以延长短鼻。
4. 增加或者减少鼻小柱的显露，以改善鼻小柱的悬垂或者退缩。
5. 调整内侧脚尾缘彼此之间的相互关系（外展，侧位观的凸出）。
6. 完成第 2、3、4 适应证时，保持内侧脚形状和转折角度的关系。
7. 其后，定位整个鼻尖复合体，相对于骨软骨拱及冠状面的突度及旋转度时，维持内侧脚适宜的轮廓。
8. 若患者的情况需要做罕见的单侧或双侧软骨节段切除时，充当板条移植物稳固内侧脚或中间脚。
9. 与鼻中隔尾端或背侧端相连，将鼻尖突度保持于适宜的位置。
10. 延长鼻中隔尾端以延长短鼻或者将内侧及中间脚推向尾侧，以矫正鼻小柱退缩。

若鼻小柱的形态和位置满意，无需计划抬高或降低鼻尖突度，没必要使用支撑移植物。

若鼻小柱的形态和位置满意，无需计划抬高或降低鼻尖突度，没必要使用支撑移植物。这些案例，使用 MCFS 和 FCS 将内侧脚连为一体。步骤 2 中一般将常会收紧两侧鼻翼拱的内侧基底连为一体。步骤 2 中将中间脚和内侧脚联合，实现三个主要目的：固定和重塑内侧脚；使穹窿突度基本对称；建立力的终止点，预防外侧脚及穹窿传导的缝合力，撼动或破坏内侧脚的相互关系。在之后的步骤 4 定位整个鼻尖复合体时，内侧脚联合体可保护鼻小柱的形态及相互关系。

小柱支撑抑制物在垂直方向的尺寸（在头 - 尾方向）因需而异。若仅用于内侧脚塑形，则支撑移植物置于软骨脚之间，其长度为 12~15mm，垂直高度或宽度为 3~4mm。

使用鼻中隔软骨制作 CCS 以控制鼻小柱的形态。由于支撑移植物较小，普通病例甚至是鼻中隔曾经手术过的修复病例，都会有足够的中隔软骨。精确测量支撑移植物的预期基底至预期的鼻小柱 - 小叶角，以及由此至支撑移植物最高凸起点的距离，确定支撑移植物的尺寸（图 10-10A 和 B）。结合鼻小柱 - 小叶交界处适宜的角度设计支撑移植物，以精确控制鼻小柱的外形。由鼻中隔软骨供区切取的支撑移植物的形状（图 10-11），应准确映射出鼻小

图 10-10　A

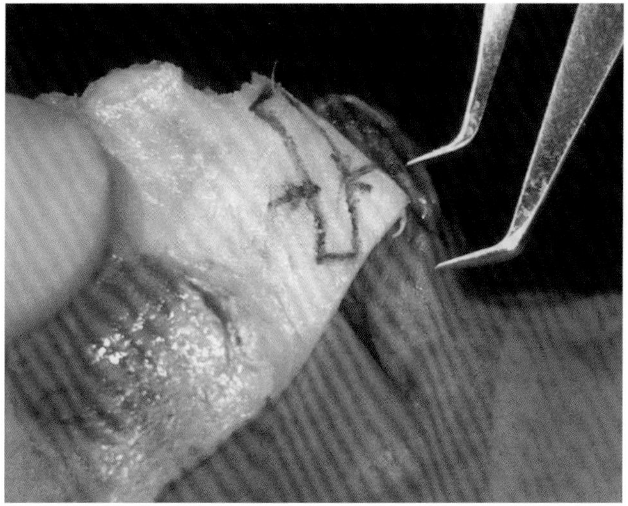

B

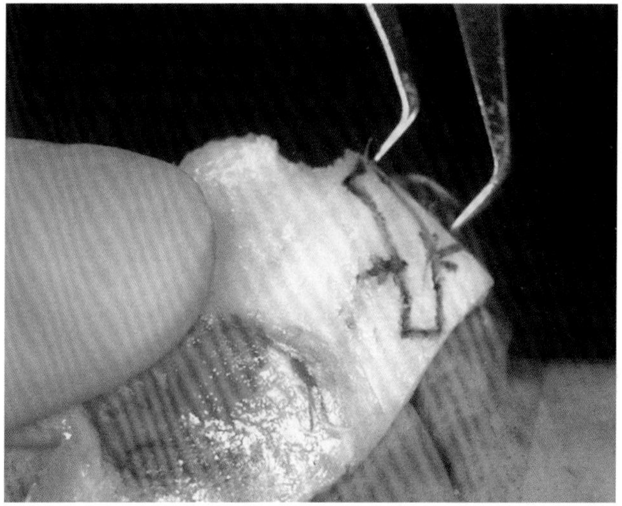

柱最终的理想曲度、长度以及鼻小柱 - 小叶角。其垂直方向的尺寸（在头 - 尾方向）因需而异。若仅用于内侧脚塑形，则支撑移植物置于软骨脚之间，其长度为 12~15mm，垂直高度或宽度为 3~4mm。

图 10-11

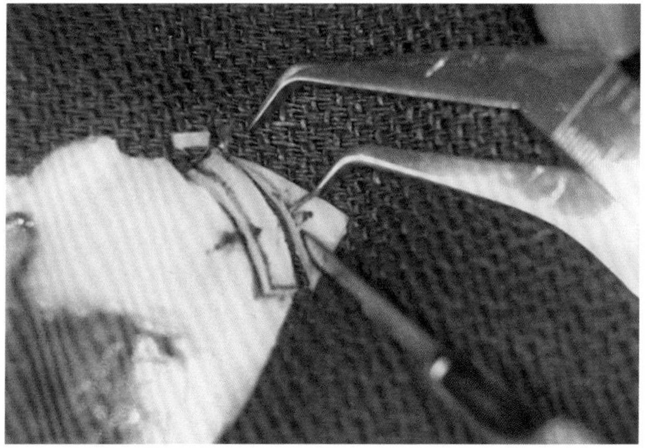

当鼻小柱需要向尾端移位时（例如，为了延长鼻部或矫正鼻小柱退缩），增加支撑移植物的宽度，与中隔尾端重叠。

正常美观的鼻小柱 - 小叶角非常柔和精妙。在 CCS 上设计一个角，拟以此形成新的鼻小柱 - 小叶角时，大部分医生倾向于在支撑移植物上将角度设计的过大。将内侧及中间脚沿该角度弯曲，会形成转折过大、外观不自然的鼻小柱 - 小叶角。在大多数情况下，在支撑移植物设计一线条流畅的轻微的鼻小柱 - 小叶角好于过度的锐角。

为了保持正常的解剖关系，鼻小柱的轮廓构型应该有内侧脚正常的外展尾缘，而不是一个外凸的支撑物。

如果需要移动鼻中隔尾端时（例如，为了延长鼻部或矫正鼻小柱退缩），增加支撑移植物的宽度，与中隔尾端重叠（图 10-12A）。支撑移植物缝合固定于两侧内侧脚之间，随后将之下推，达到预期的轮廓后，将之缝合固定于中隔尾端（图 10-12B）。采用 CCS 做鼻延长时，将支撑移植物

图 10-12　A　　　　B

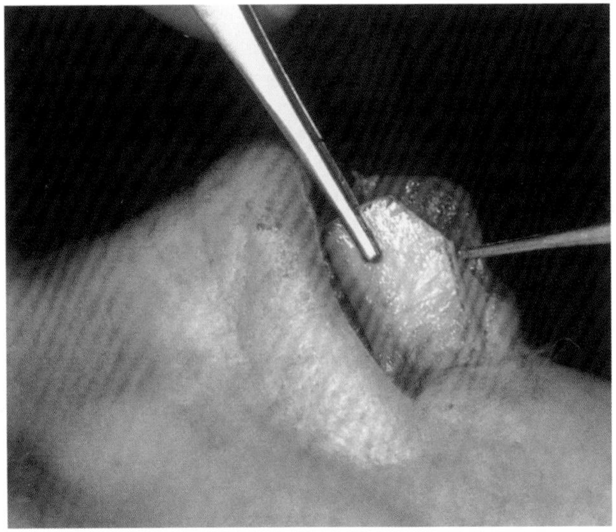

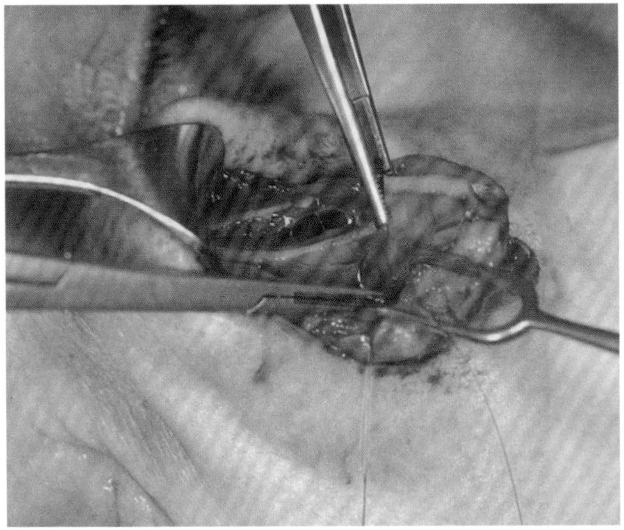

与鼻中隔尾端重叠缝合固定，相比于两者端端缝合或两者任何一方的分叉嵌入固定，通常更为长期可靠。若鼻小柱有偏曲和扭曲的问题，在对侧置一板条移植物，以加固支撑移植物。无论上述何种情况，都应该让患者知晓并接受——他们有可能感觉到鼻内重叠区域的软骨增厚。为保持鼻尖突度的适宜位置，设计 CCS 与鼻中隔尾端重叠或附加一延伸移植物（图 10-12B）。在第 12 章中有更详细的介绍如何运用下推式 CCS 矫正鼻小柱退缩的细节描述参见第 12 章。

采用成型的支撑移植物将内侧脚弯曲成特定形态时，缝合的正确流程和缝合位点十分重要。开始缝合时，支撑移植物应位于内侧及中间脚尾端之后，以防止去除尾缘正常的外展。为了保持正常的解剖关系，鼻小柱的轮廓构型应该有内侧脚正常的外展尾缘，而不是一个外凸的支撑物。

定位支撑移植物，其底段位于经鼻小柱切口后方的软组织内。大多数初次病例，支撑移植物基底没必要与上颌骨相接触，也不可取。

用 Brown 钳辅助稳定支撑移植物，提拉双侧内侧脚（在前 - 后方向）至适宜位置，必要时弯曲或折弯内侧脚以匹配支撑移植物的形态，用两到三个直针贯穿固定内侧脚和支撑移植物（图 10-13）。锥形缝针没有接口，相比之下，27G 针头的术野稍显凌乱，但两者均可稳妥固定。定位支撑移植物，其底段位于经鼻小柱切口后方的软组织内。大多数初次病例，支撑移植物基底没必要与上颌骨相接触，也不可取。首先置入较后的固定针，穿经同侧内侧脚，随之为支撑

图 10-13

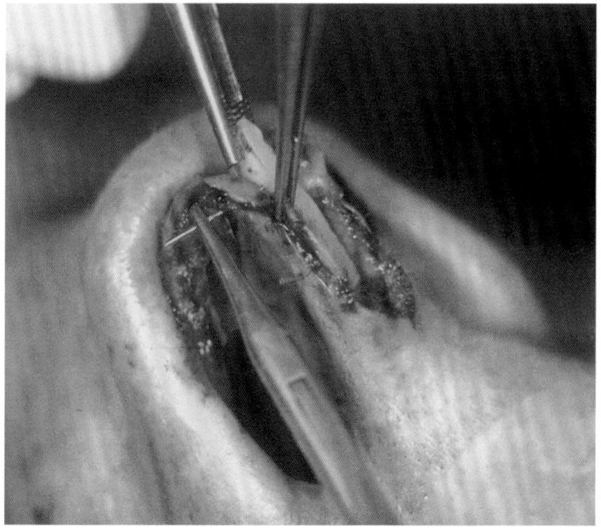

图 10-14

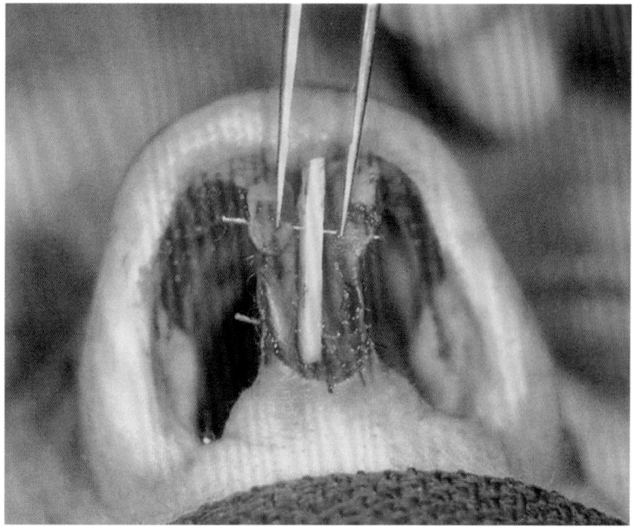

移植物、对侧内侧脚，穿刺的同时保持穹窿突度对称。随后，外科医生用镊子在预期的鼻小柱小 - 叶角处夹持内侧脚（图 10-13），上提软骨并将之弯曲以匹配支撑移植物的形状。在预期的位置，穿入第二枚针刺穿同侧软骨及支撑移植物，然后夹持并弯曲对侧内侧脚至适宜的位置，随后将针穿透软骨。该技术可以精准、独立定位、塑形和稳定内侧脚，从而获得最佳形态及对称的穹窿高度。内侧脚需要极小的弯曲即可形成美观理想的鼻小柱 - 小叶角。采用这种有效的技术必须巧妙精准的改变，以避免矫枉过正。

从侧位和底位察看鼻小柱的形态和结构。若针头固定后鼻小柱的形态令人满意，环绕针头穿刺点精细缝合，使之在去除固定针后，仍可完全保持适宜的形状。将固定针上的内侧脚外移，同时仍将其保持于预期位置（图 10-14），暴露其内侧表面，以便于置入不可吸收单丝缝线缝合固定，以固定针的穿刺点精确指导缝合位点，进行支撑移植物固定缝合（FCS）。

若针头固定后鼻小柱的形态令人满意，环绕针头穿刺点精细缝合，使之在去除固定针后，仍可完全保持适宜的形状。

另一个有用的技巧是，将 7mm 双钩置于穹窿下，向前牵拉双侧穹窿，使双侧突度对称，固定支撑移植物时保持突度稳定。增加突度时，早期轻度矫枉过正有所裨益。一个固定针置于鼻小柱 - 小叶角之前，另一个置于之后，通常可有效控制内侧脚的形态，并达到适宜的小柱 - 小叶角。若内侧脚过厚、扭曲或者弹性较差，则首先在预期的小柱 - 小叶角处置一固定针，随后夹持固定针，弯曲内侧脚，再于此针前后各置一固定针。

支撑移植物稳定缝合即 FCS 合并与重叠支撑移植物。

支撑移植物稳定缝合即 FCS 合并与重叠支撑移植物。将固定针上的内侧脚外移,显露软骨内侧面,用 1/2 弧短弦圆针缝合固定第一针。由前方开始,穿经中间脚,精确环绕固定针的穿刺点(图 10-15)。缝针穿过软骨,但在前庭面行走于软骨与衬里之间,不穿透软骨前庭面的衬里。随后,紧邻固定针穿刺点,将缝线穿经支撑移植物(图 10-16),再环绕对侧中间脚上固定针的穿刺点缝合(图 10-17)。不要靠前穿刺支撑移植物,而是先打一个外科结,使缝线结覆于支撑移植物的尾缘(图 10-18)。固定线覆于支撑移植物的尾端两侧,可防止软骨自身的反弹力,导致支撑移植物尾端外凸,破坏鼻小柱形态。

固定线覆于支撑移植物的尾端两侧,可防止软骨自身的反弹力,导致支撑移植物尾端外凸,破坏鼻小柱形态。

在后方开始稍后侧的缝合,先穿经同侧内侧脚环绕固定针(图 10-19),随之紧邻固定针穿刺点穿经支撑移植物(图 10-20)。将对侧内侧脚拉拢缝合,再次环绕固定针缝合,穿经软骨但不穿透黏膜层(图 10-21)。不再向后穿透支撑移植物,打一个外科结覆于支撑移植物偏后处的尾端(图 10-22)。

覆于支撑移植物偏后处的尾端,同样可以防止软骨自身的反弹力(由弯曲顺应支撑移植物的形态所致),导致支撑移植物尾端外凸(图 10-23),破坏鼻小柱形态。

图 10-15

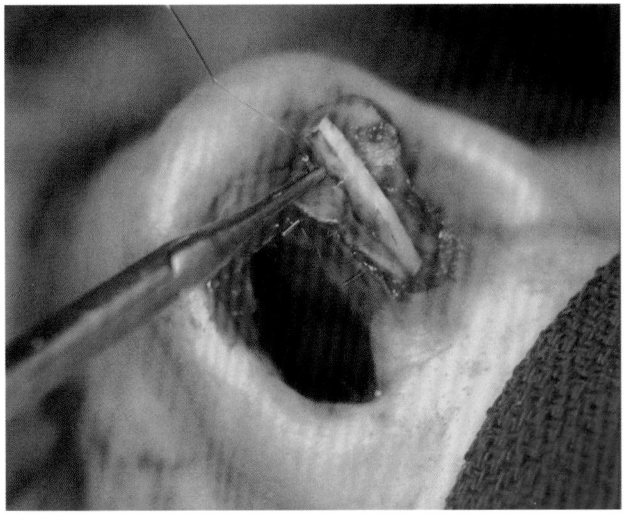

图 10-16

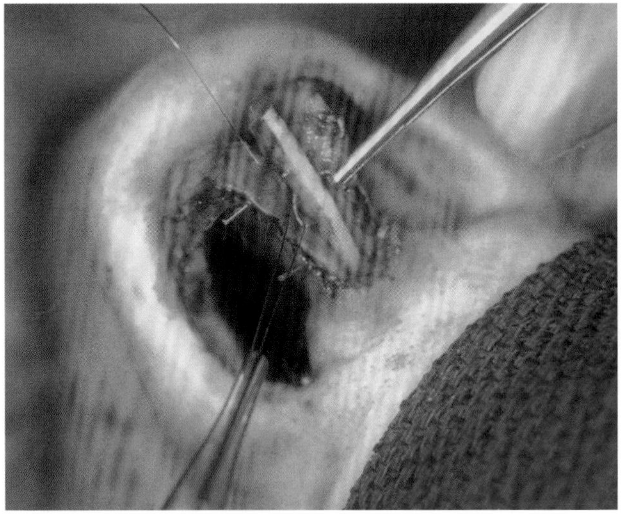

图 10-17

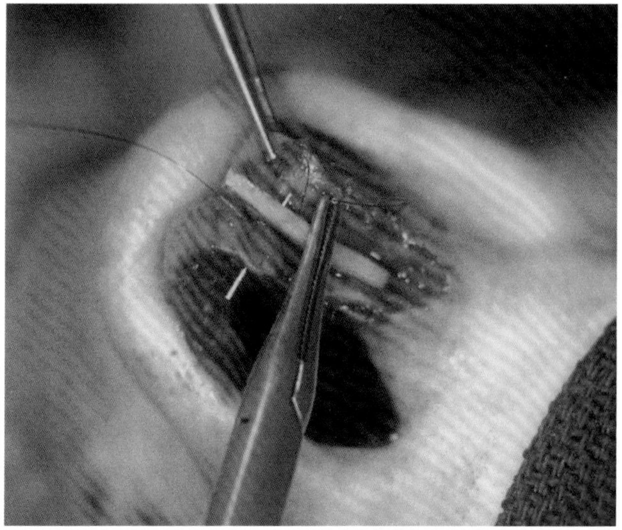

图 10-18

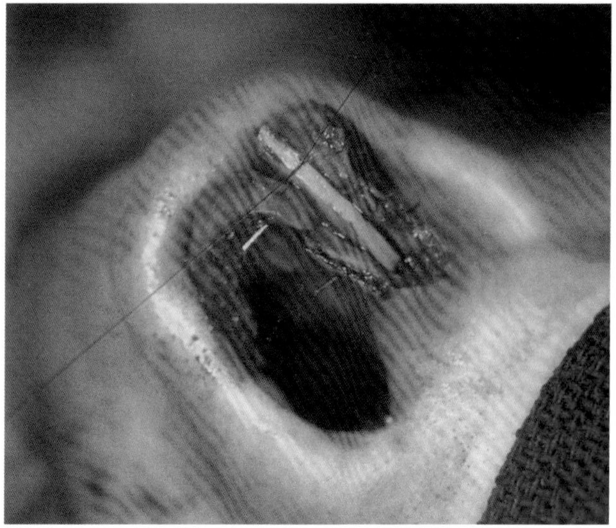

图 10-19

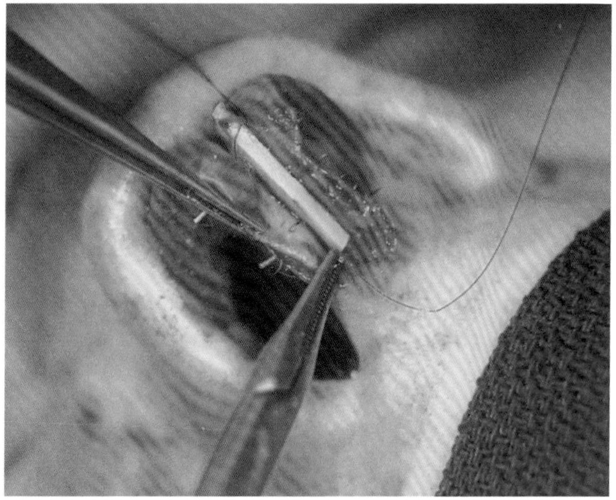

图 10-20

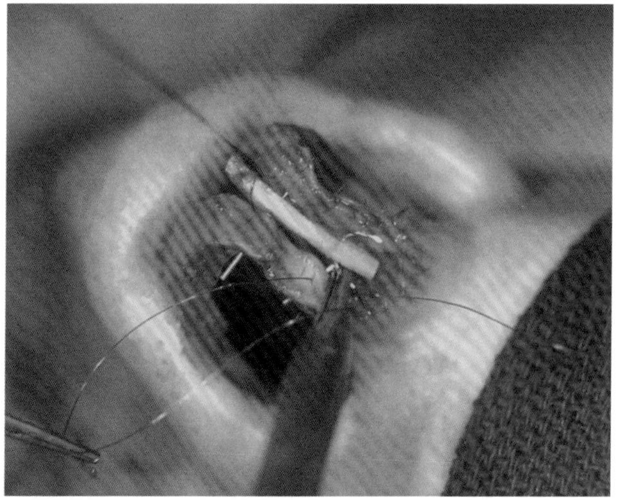

图 10-21

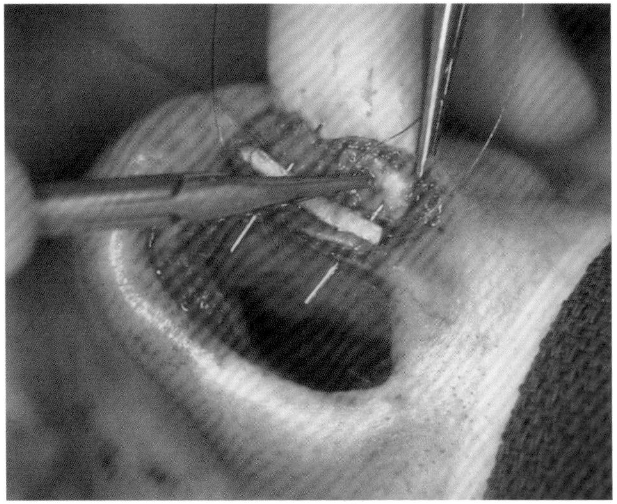

图 10-22

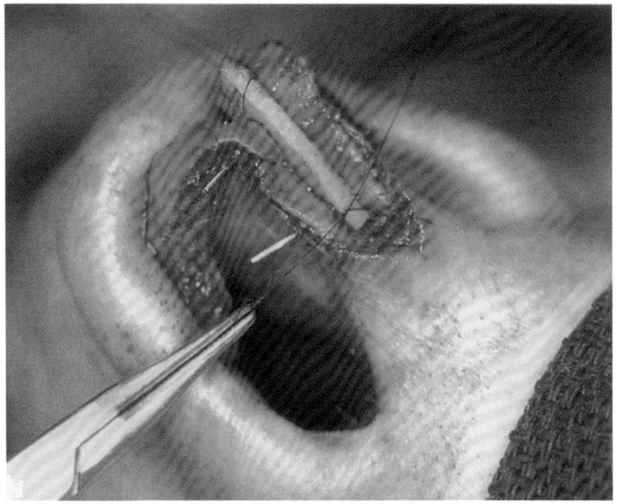

图 10-23

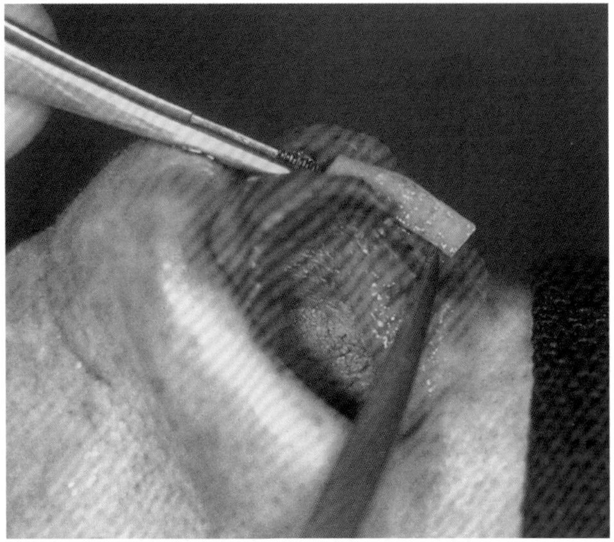

在支撑移植物的所有缝合固定完成前，先不要打结，以充分显露软骨内侧面。完成所有缝合后，移除固定针，仔细观察鼻小柱的轮廓形状。若准确环绕固定针穿刺点缝合，其轮廓将与固定针在位时的轮廓一致。修剪前端多余的支撑移植物，确保穹窿突度位于移植物之前（图 10-24）。接触被覆软组织的应该仅有正常解剖结构（穹窿，而非支撑移植物）。底位观（图 10-25），准确定位支撑移植物，保持内侧及中间脚尾缘正常解剖的外展，且支撑移植物尾缘在内侧及中间脚尾缘的头侧。

在支撑移植物的所有缝合固定完成前，先不要打结，以充分显露软骨内侧面。

图 10-26 图示回顾初次鼻整形中 CCS 固定缝合的最佳流程，DVD 中含有其 pdf 格式

2：RF

缝合支撑移植物时，仔细观察形态和位置的变化。内侧脚调整至适宜的形态时，不要继续收紧缝线。用精细持针器仔细夹持缝线，保持其适当的张力，紧靠持针器打另一个结，以避免过度收紧。在去除固定针之前，术者应在单侧或者双侧进行额外的 FCS，

缝合支撑移植物时，仔细观察形态和位置的变化。内侧脚调整至适宜的形态时，不要继续收紧缝线。

图 10-24

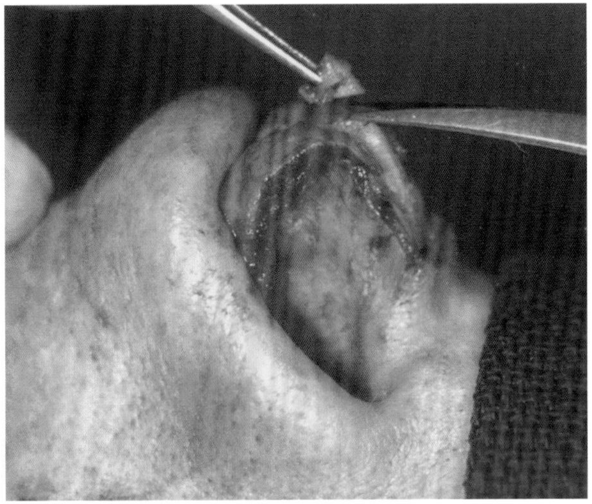

图 10-25

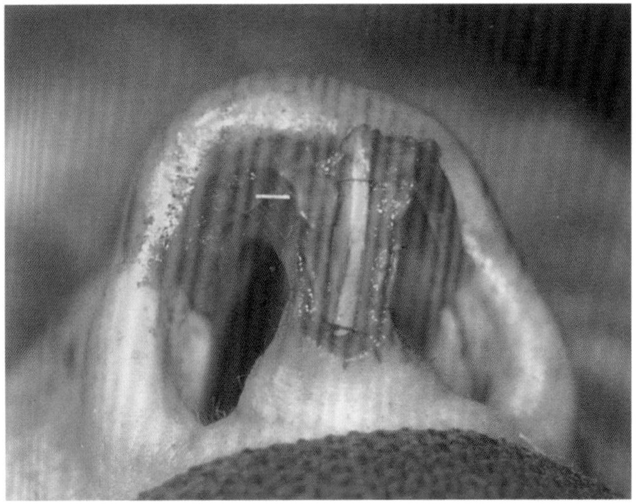

图 10-26

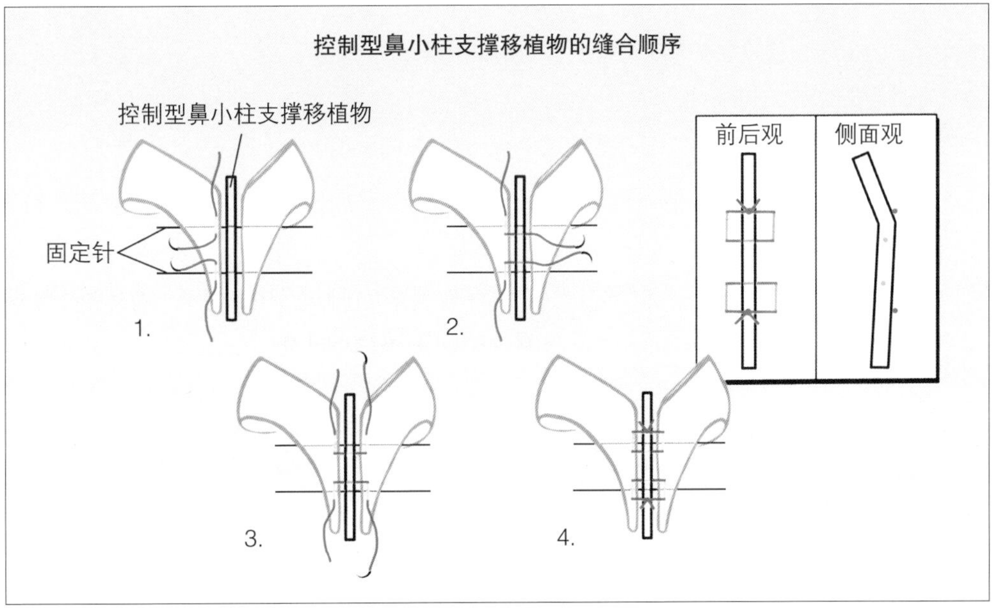

CCS 缝合就位后，在支撑移植物尾侧进行额外的 FCS，将之轻柔逐渐收紧，以控制或减少宽度或软骨尾缘的外展。

非破坏性技术无法矫正时，切除或切断内侧脚或中间脚以矫正畸形，通常使用 CCS 作为夹具以获得适宜的形态，并作为内置板条移植物加固重建。

以矫正轻微的不对称。这种植入支撑移植物的技术，可以极为精确的独立掌控每一内侧脚的位置和形态以及两者之间的相互关系。

鼻小柱支撑移植物的厚度增宽了鼻小柱——采用中隔软骨一般为 1mm。薄而精巧的鼻小柱通常可明显看到，宽度过大或内侧脚或中间脚尾缘过度外展（鼻小柱或后小叶的宽度）。CCS 缝合就位后，在支撑移植物尾侧进行额外的 FCS，将之轻柔逐渐收紧，以控制或减少宽度或软骨尾缘的外展（图 10-8A 和 B）。

CCS 也是一个精确控制内侧脚或中间脚各节段长度的有效工具。若中间脚太长（图 10-27），鼻尖下小叶正位观的长度过长及显露过多，小柱 - 小叶角过于靠后。在鼻小柱 - 小叶角和鼻尖表现点之间设计一较短的 CCS，将患者的鼻翼软骨弯曲顺应支撑移植物，可有效缩短中间脚和鼻尖下小叶。

若鼻翼软骨过度扭曲或者过厚，将无法弯曲矫正中间脚或内侧脚过长的节段，有可能需要软骨节段切除以矫正畸形。非破坏性技术无法矫正时，切除或切断内侧脚或中间脚以矫正畸形，此时长使用 CCS 作为夹具以获得适宜的形态，并作为内置板条移植物加固重建。

首先，根据内侧或中间脚适宜长度以及鼻小柱 - 小叶角的适宜角度，设计一支撑移植物。在内侧脚偏后处固定支撑移植物，切断中间脚，叠加切开的末端，使之准确顺应支撑移植物的大小和轮廓，用固定针固定就位。随后，固定 FCS 重建中间脚，用支撑移植物作为夹具，确定准确的长度及外形，并作为支架，以防止中间脚切开段的弯曲或变形。中间脚段过短时，用此方法反向操作可以精确有效可控地将之延长。只有在内侧脚极厚难以屈曲或者非破坏性技术（屈曲并或前或后移动鼻小柱 - 小叶角）无法矫正畸形时，才切开软骨。本章其后会更为详尽地讲述这些技术。

图 10-27

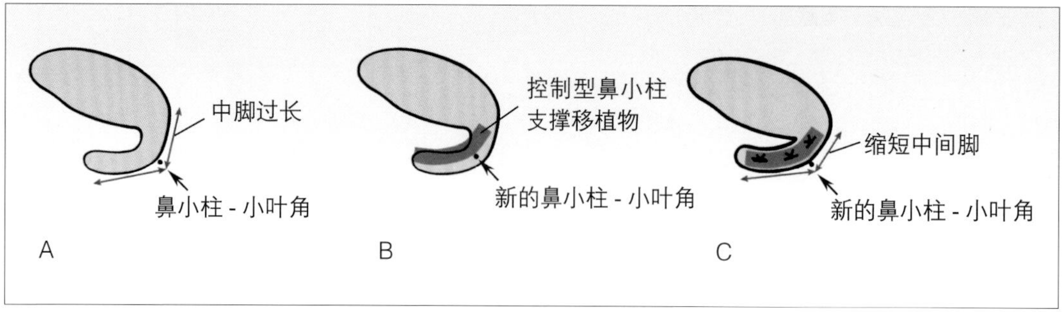

第 12 章中描述了使用特殊形态的 CCS 矫正鼻小柱退缩畸形或延长短鼻畸形的附加技术。

外侧脚跨越缝合

LCSS 矫正 LACs 导致的方形鼻尖，且未损害外侧脚任何结构，减少了继发畸形、鼻翼缘支撑力度与鼻尖突度丧失的风险。

1:2:6
2:3:19
2:4:13

鼻翼软骨外凸畸形（LAC）是初鼻整形鼻尖畸形中最常见的畸形之一。其位于鼻翼软骨外侧脚近穹窿外侧，形成底位观盒状或者棱形的方形鼻尖，以及正位观球形、较宽及轮廓不清的鼻尖（图 10-28A 和 B）。矫正重度方盒鼻尖畸形，传统方法需要划刻、划碎或横断外侧脚以矫正畸形。不幸的是，所有这些破坏性技术牺牲了外侧脚的结构完整性和支撑功能，以及薄弱区域远期出现鼻翼塌陷或切迹的风险。LCSS 矫正 LACs 导致的方形鼻尖，且未损害外侧脚任何结构（图 10-29A 和 B），减少了继发畸形、鼻翼缘支撑力度与鼻尖突度丧失的风险。

LCSS 是用 5-0 不可吸收聚丙烯线，穿经 LAC 两个最高外凸点之间水平褥式缝合（图 10-29A）。

图 10-28　A　　B

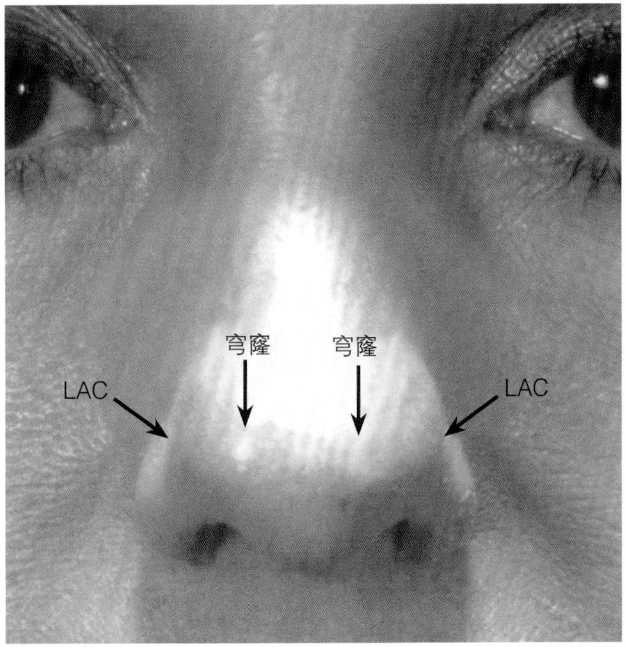

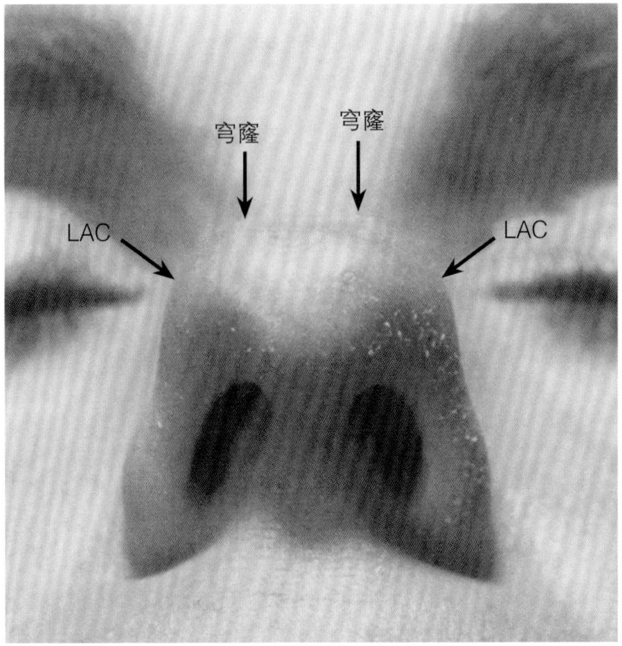

缝合收紧时,直接的力矫正外凸,而沿着外侧脚纵轴的间接传导力,同时增加鼻尖突度(图 10-29B)。LCSS 不仅仅是防止鼻翼缘支撑力度与鼻尖支撑力度及突度降低,而是在收紧缝线时,经整个外侧脚,确确实实增加了鼻尖支撑力度与突度。

根据 LCSS 的确切位置及收紧的程度,其有很多潜在的作用,可以完成以下功能:

1. 矫正 LACs
2. 控制中间脚的分离角度
3. 调整鼻尖小叶的旋转度
4. 增加鼻尖突出度
5. 调整鼻穹窿间距
6. 调整软骨脚间距(穹窿上方的鼻尖宽度)
7. 调整外侧脚的旋转度

LCSS 对降低 LAC 非常有效(并同时增加鼻尖突度),以至于极小的收紧力度即可矫正大多数方形鼻尖畸形。矫正外凸畸形通常仅需移动不足 2mm,即可使方盒鼻尖转换为三角形鼻尖。

如同其他缝合技术,LCSS 有外科医生必须遵守的特定适用范围。LCSS 对降低 LAC 非常有效(并同时增加鼻尖突度),以至于极小的收紧力度即可矫正大多数方形鼻尖畸形。矫正外凸畸形通常仅需移动不足 2mm,即可使方盒鼻尖转换为三角形鼻尖。LCSS 过度收紧,超出其适用范围时,可过度缩窄前庭,或者形成穹窿及穹窿下方中间脚的扭曲与折叠。甚至最严重的 LACs(方形鼻尖),仅需将侧面外凸略微内移即可完全矫正。但绝大多数外科医生都倾向于过度收紧 LCSS。

图 10-29　A　B

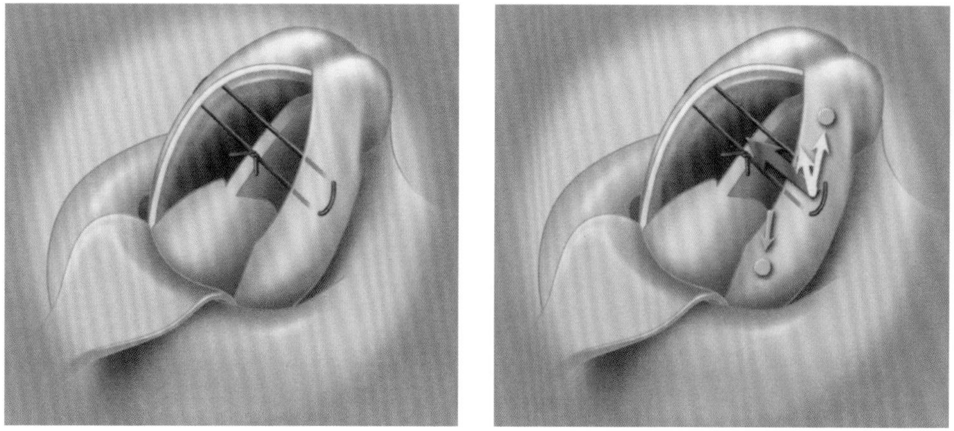

由于缝线收紧时产生力度，略微收紧可矫正大部分畸形。过度收紧会破坏正常的解剖关系。

临床检查期间，为了确定 LCSS 所需要的最小移动程度，用卡尺测量底位观两侧 LAC 凸点之间的距离（图 10-30A）。用卡尺的头端向内按压外凸点，直至方盒形转变为三角形（图 10-30B）。记录此时新的测量值。大多数病例，内移不足 3mm 即可完全矫正畸形。这个例子强调了非破坏性鼻尖定位塑形术的重要原则。鼻翼软骨些许的移位或塑形，即可矫正大多数鼻尖畸形。微小移位所需力度较小。由于缝线收紧时产生力度，略微收紧可矫正大部分畸形。过度收紧会破坏正常的解剖关系。术中在穹窿区可以采用类似方法，即测量穹窿静止位宽度，随后用卡尺头端将穹窿缩窄至适宜的形态，记录所需要的微小移位。

收紧 LCSS 时，中间脚的外展角减少，穹窿间距缩以及软骨脚间距减少。

收紧 LCSS 时，中间脚的外展角减少，穹窿间距缩以及软骨脚间距（穹窿上方的鼻尖宽度）减少。若外侧脚的边缘向头侧或者尾侧突出，术者可以通过调整 LCSS 在外侧脚的缝合位点偏头侧或尾侧，将外侧脚旋转至更为适宜的位置。LCSS 将中隔尾端与支撑移植物缝合在一起，可将鼻尖小叶向头侧端旋转。当 LCSS 收紧时，所有这些作用同时发生（但不成线性关系），因此一定要仔细观察上述所有区域，以便精准掌控收紧 LCSS。

LCSS 用途广泛，可以矫正种类繁多的畸形。参阅附录 A 中的案例研究和本章最后的案例，可以了解到这项技术在矫正轻、中、重度方形鼻尖畸形的疗效。下面章节中所列举的使用 LCSS 技术的临床案例显示了，LCSS 在矫正轻中度方形鼻尖畸形时，所能够达到的精细掌控程度。

图 10-30　A

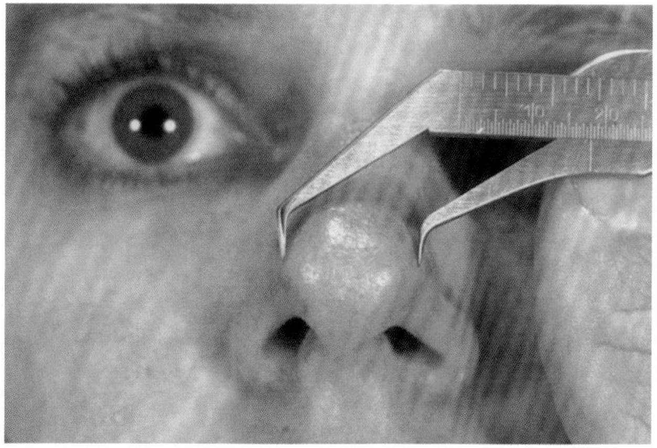

B

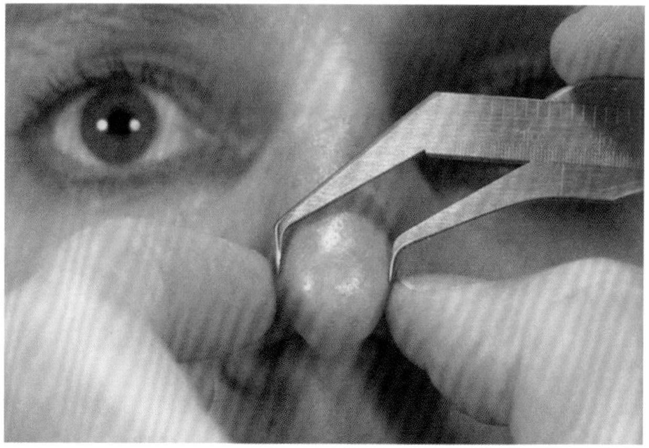

LCSS 使用技术

轻度的 LACs 导致轻度方形鼻尖畸形，伴有底位观的鼻尖增宽（图 10-31，A）。拉开皮肤，镊尖端指了导致畸形的 LACs 的位置（图 10-31，B）。

用镊子按压外侧脚（图 10-32）矫正底位观的外侧凸起，形成适宜的形态改变，以确定 LCSS 的施力位点。用圆角直针或者 27G 注射针头准确贯穿上述施力位点（图 10-33），固定外侧脚。固定针准确从拟定的施力位点，由外侧脚侧面入针，在软骨前庭面与前庭黏膜之间的黏膜上方穿过。固定针随后跨越鼻尖上的空间（图 10-34），穿入对侧外侧脚的内面，在前庭面黏膜之上，于外侧脚最凸点穿出。

进行 LCSS 时，采用 KS-5 长圆角针及 ES-8 短圆角针的 5-0 双针 Deklene Ⅱ 聚丙烯缝线最为有效。避用容易撕脱外侧脚的角针，以免需要反复缝合时，造成更大的损伤。用双针缝线的长针作为固定针，将之与缝线剪开，用短针进行 LCSS。

LCSS 环绕固定针在两侧外侧脚的穿刺点，褥式缝合的中部跨越鼻尖上区的腔隙。

由底位观识别受力位点（固定针的穿刺点）后，站在手术台的头侧进行缝合。LCSS 环绕固定针在两侧外侧脚的穿刺点，褥式缝合的中部跨越鼻尖上区的腔隙。从右侧外侧脚的内面开始 LCSS 的水平褥式缝合，穿经黏膜之上，于黏膜和外侧脚之间紧邻固定针穿出点的头侧穿出外侧脚（图 10-35）。在大多数案例中，鼻翼软骨头侧部分切除时，黏膜下垂离开残留

图 10-31　A　　B

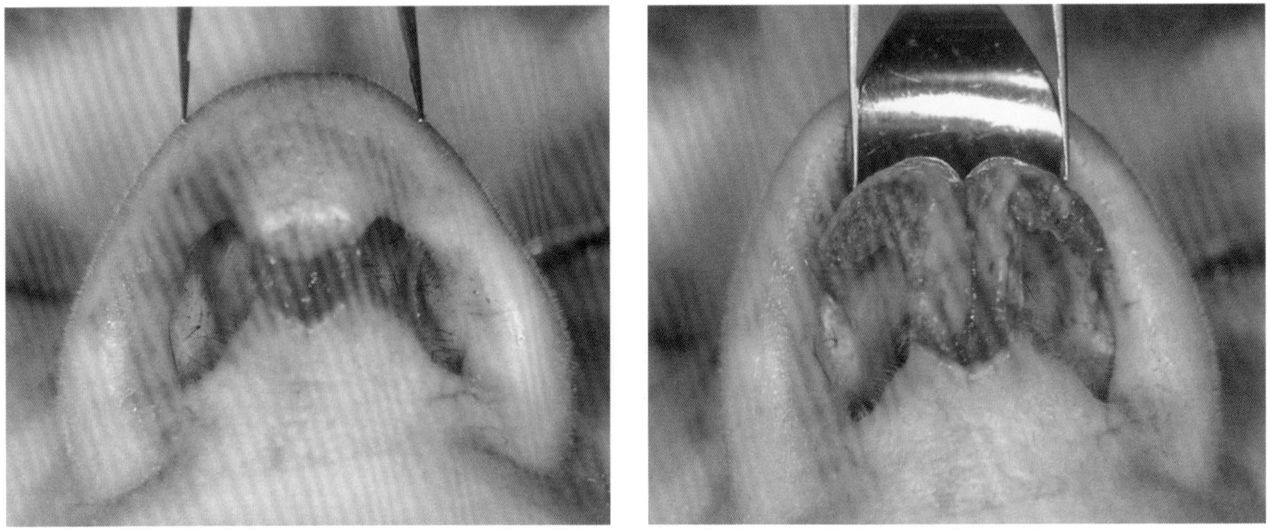

图 10-32

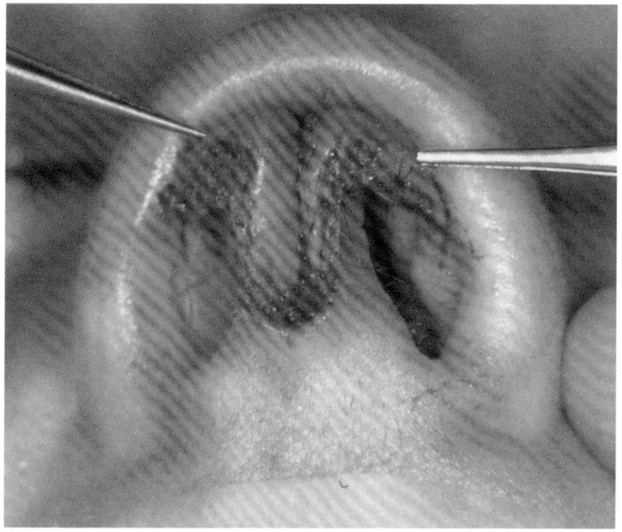

图 10-33

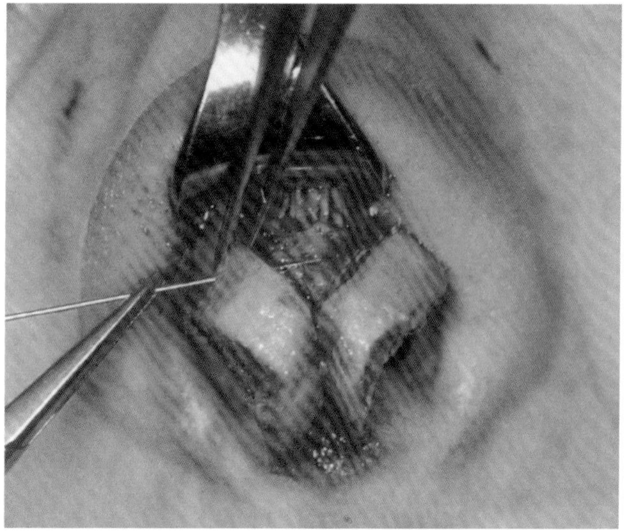

图 10-34

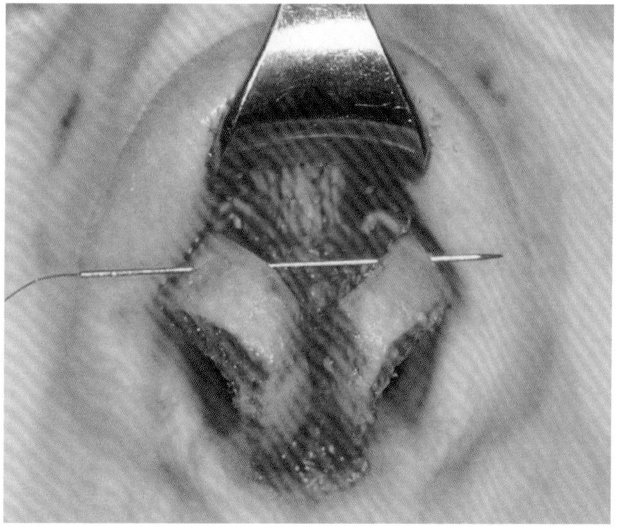

图 10-35

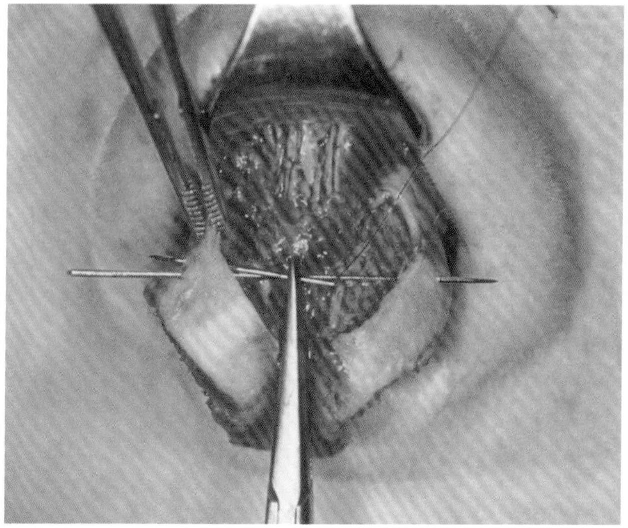

图 10-36

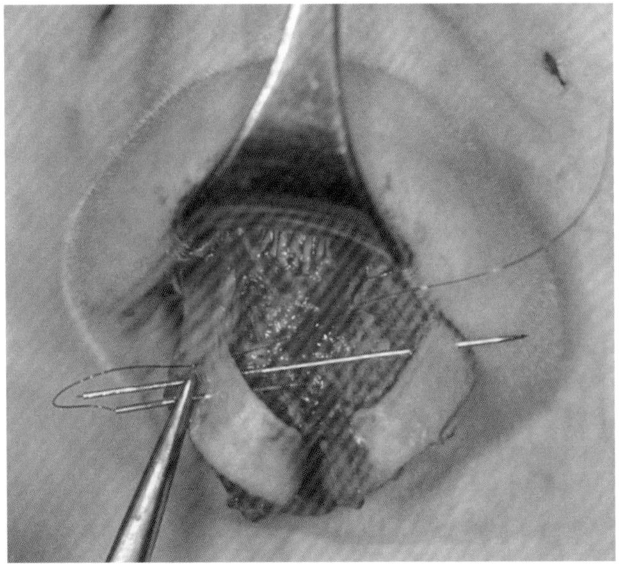

的外侧脚，恰好使缝针在黏膜上滑过，随之在黏膜与软骨之间穿出外侧脚，而未穿透黏膜在鼻内显露出来。在某些案例，术者可能选择稍微分离黏膜以便于缝针通过，但是极少需要分离外侧脚前庭面的黏膜。

随后，缝线穿出外侧脚的皮肤面，环绕固定针穿出点，然后紧靠固定针尾侧重新穿入外侧脚（图 10-36）。对侧重复同样操作后（图 10-37），打一个外科结，并对抗着针的摩擦力逐渐打紧 LCSS，直至侧面凸起几乎消失（图 10-38）。收紧 LCSS 的同时，从上方及底位观，察看缝线矫正外侧脚凸出且未明显缩窄前庭的确切位点，在此位点停止收紧。用细头持针器轻柔夹持外科结以防止过度收紧（图 10-39A），再打 4~5 个结（图 10-39B）。轻微逐渐收紧，以精确改变外侧脚的形态及位置。避免过度收紧，以免导致鼻尖区域畸形，破坏正常的解剖关系。LCSS 打结完毕后，外拉外侧脚以拉紧缝线，并去除固定针（图 10-40）。

收紧 LCSS 的同时，从上方及底位观，察看缝线矫正外侧脚凸出且未明显缩窄前庭的确切位点，在此位点停止收紧。

图 10-37

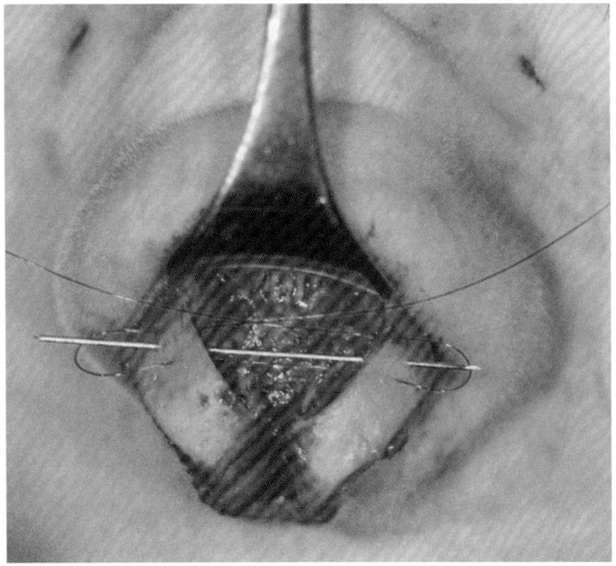

图 10-38

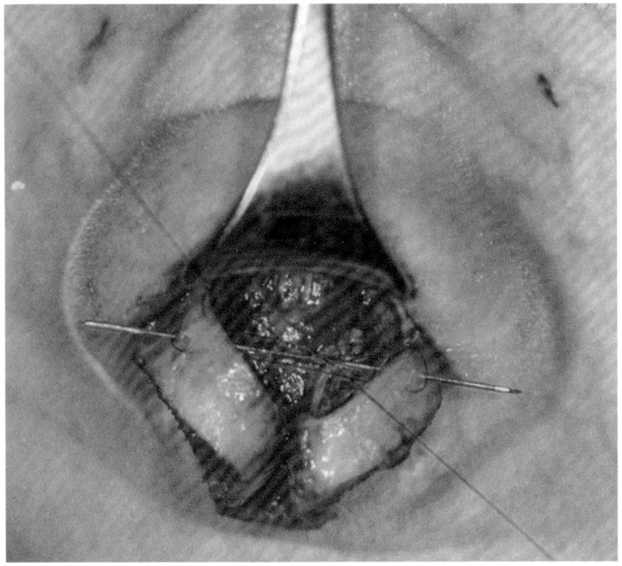

图 10-39　A

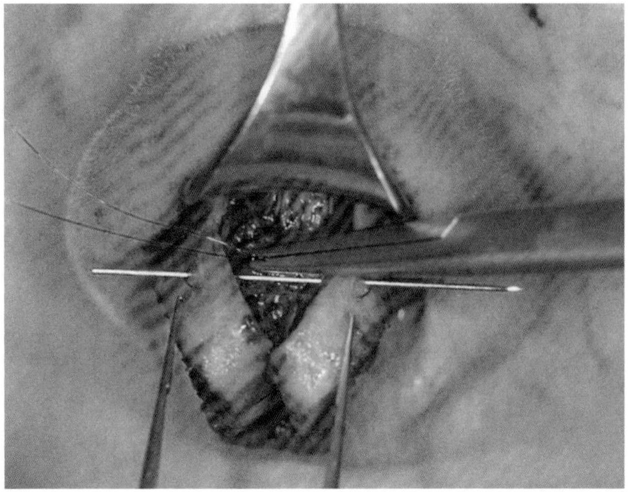

B

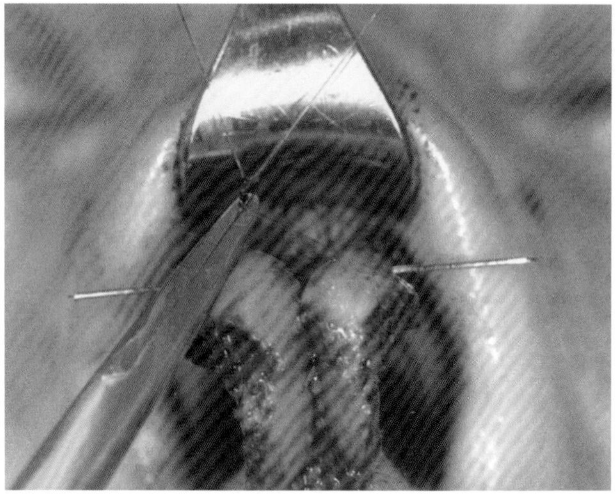

图 10-40

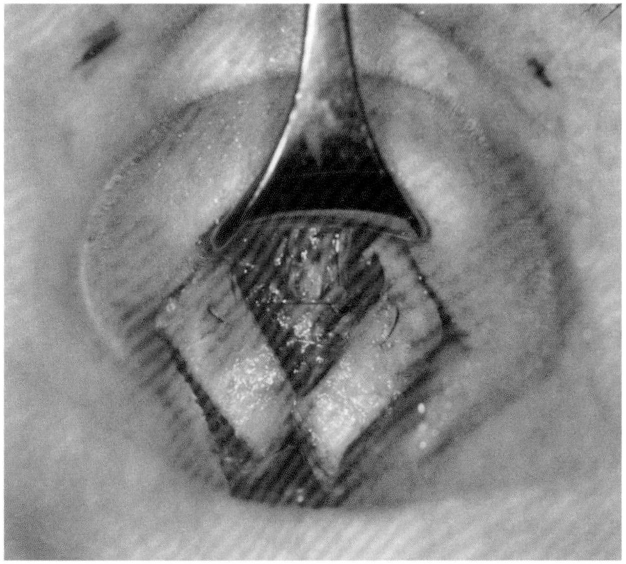

置入固定针对于彻底掌控 LCSS 而言至关重要。对抗固定针的摩擦力收紧，可以逐渐精确地掌控，并避免过度收紧。

收紧缝线时及移除固定针后，检查前庭区（图 10-41，图 10-42B），以确保 LCSS 没有缝合过紧以及过度缩窄邻近内鼻阀的前庭区。倘若 LCSS 正确置入且未过度收紧，矫正方形鼻尖仅需略微内移 LAC，而且一般不太可能引起前庭明显过窄。

鼻尖单纯置入 LCSS 前后的对比（图 10-42，A，B）显示，即使对于中度畸形，LCSS 可能的掌控程度和术中所见的精细变化非常显著。

重要提示：若外科医生在使用 LCSS 前，没有先采用 MCSF 或者 CCS 将内侧脚缝为一体，LCSS 收紧时，常会出现中间脚折叠（图 10-43，A）。进行 LCSS 前，在内侧脚与中间脚结合处置入 MCFS（图 10-43，B，C），LCSS 收紧时则不会扭曲和折叠（图 10-43，D）。当外科医生以特定流程联合使用多种技术，并遵守每项技术的适用范围，即会获得彻底地掌控及最少的弊端。

倘若 LCSS 正确置入且未过度收紧，矫正方形鼻尖仅需略微内移 LAC，而且一般不太可能引起前庭明显过窄。

当外科医生以特定流程联合使用多种技术，并遵守每项技术的适用范围，即会获得彻底地掌控及最少的弊端。

图 10-41

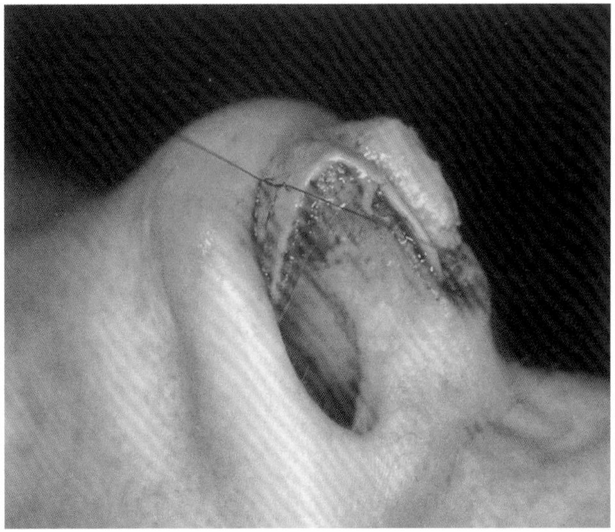

根据置入的方法，LCSS 能够重塑或旋转外侧脚。在外侧脚中部置入 LCSS，收紧缝线时，外侧脚沿其内 - 外轴旋转的程度最小。在近头侧缘或尾侧缘对外侧脚进行 LCSS，旋转外侧脚以矫正头侧或尾侧明显凸起（经皮可见）。若外侧脚头侧缘凸起，且形成皮下明显畸形，将之向内旋转，LCSS 置于外侧脚的靠近头侧凸起缘而非中心部。LCSS 收紧以减少外侧凸起时，其沿外侧脚纵轴传向穹窿的力可明显增加鼻尖突度，而不是像划刻或划碎矫正方形鼻尖那样降低固有的支撑。单纯 LCSS 矫正 LACs 时，常规可增加 1~2mm 的鼻尖突度。

某些畸形可能无法依靠单纯的 LCSS 来矫正。试图用单项缝合技术完成太多目标，会失去掌控，并破坏正常解剖关系。在沿着外侧脚方向的其他位点增加另外的单侧或双侧 LCSS，施加额外渐进的力量，比单一的 LCSS 可以更为精确地掌控外侧脚的外凸弧度（图 10-44）。

根据置入的方法，LCSS 能够重塑或旋转外侧脚。

单纯 LCSS 矫正 LACs 时，常规可增加 1~2mm 的鼻尖突度。

在沿着外侧脚方向的其他位点增加另外的单侧或双侧 LCSS，施加额外渐进的力量，比单一的 LCSS 可以更为精确地掌控外侧脚的外凸弧度。

图 10-42 A

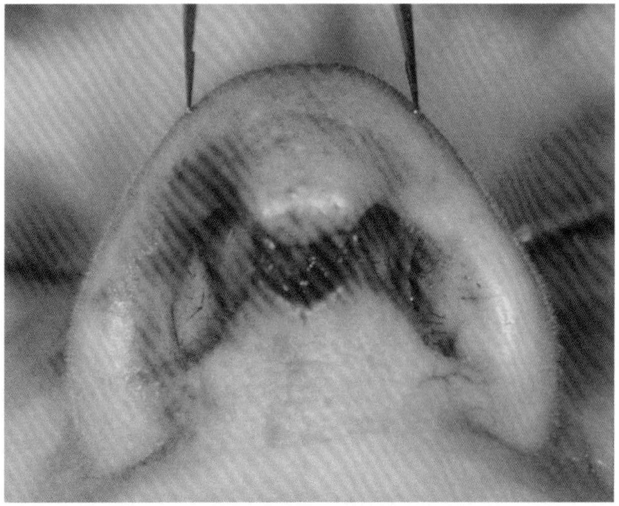

B

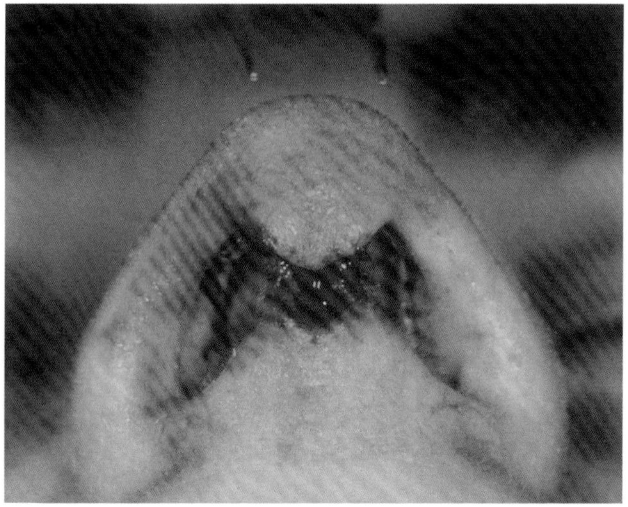

图 10-43　A　　B　　C

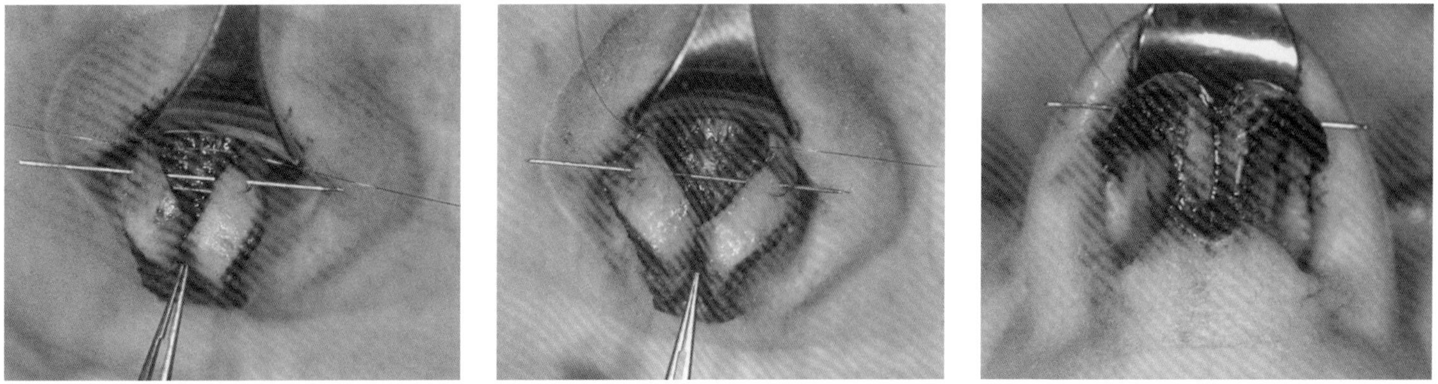

D

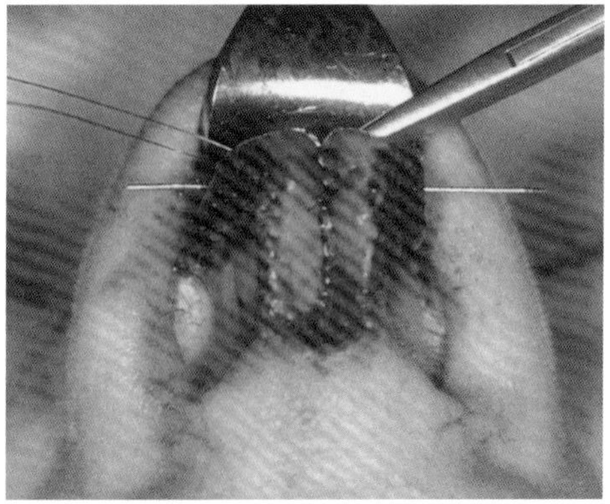

图 10-44

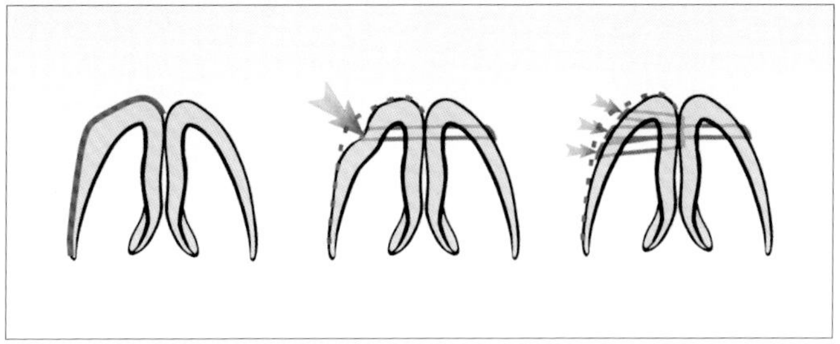

鼻尖旋转与 LCSS

LCSS 贯穿缝合双侧外侧脚后，其头侧的缝线固定于鼻中隔的背侧（图 10-45），也可以使鼻尖小叶复合体向头侧旋转。此种旋转型 LCSS 对鼻尖微量旋转十分有效，因为较大幅度的鼻尖旋转需要更强的张力以后缩鼻尖（突度降低）。若要同时精确完美地矫正 LAC 及精确地旋转颇有难度。采用 1 个或 2 个 LCSS 彻底掌控 LAC 的矫正，然后由中间脚的头侧到鼻中隔的背侧采用分离式鼻尖旋转缝合（tip rotation suture，TRS）控制鼻尖旋转。TRS 的细节描述参见本章其后的章节。

图 10-45

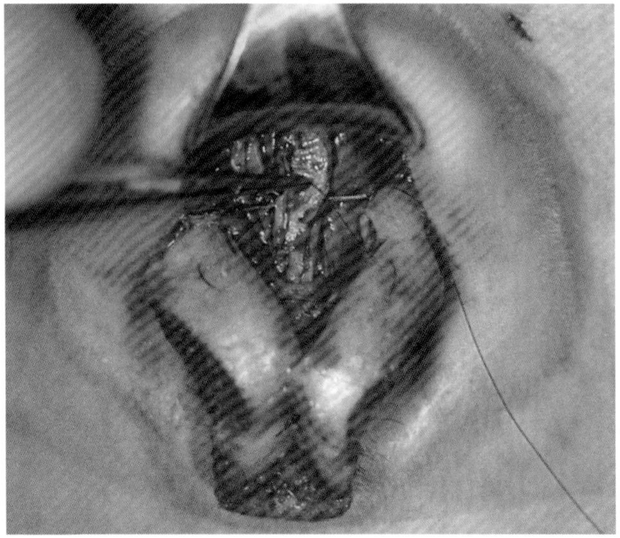

外侧脚跨越移植物

外侧脚跨越移植物(lateral crural spanning graft,LCSG)是隐形移植物(不接触被覆软组织),施力于外侧脚,将之向侧面(向外)和(或)将鼻尖向下旋转(图 10-46A 和 B)。在初次鼻整形,当侧位观有鼻翼缘拱度过高或底位观有鼻翼缘切迹或凹陷,且有时合并外侧脚头侧移位的联合畸形时,采用 LCSG。LCSG 矫正继发畸形极为有效,例如外侧脚过度切除、切断或外侧脚过于薄弱导致的塌陷及切迹(图 10-47)。LCSG 亦有助于回旋鼻尖过度上旋和延长重度短鼻,这些畸形多缘于初次手术时外侧脚切除过多所致,往往合并内鼻瓣塌陷,而 LCSG 同时也是治疗内鼻瓣塌陷的非常有效的方法。

相比于鼻背扩展移植物,LCSG 矫正重度鼻背中下段塌陷更加有效。置于鼻背上外侧软骨和鼻中隔之间的鼻背垂直扩展移植物放取代部分上外侧软骨并向外侧增宽 1~1.5mm(软骨移植物的厚度),以扩展鼻前庭。但是,由鼻背上外侧软骨向下至内鼻瓣和鼻孔缘的传导力,减少了鼻翼缘与鼻背扩展移植物的间距,因此鼻背 1mm 的移位并未将内鼻瓣中段扩展 1mm,当

外侧脚跨越移植物(LCSG)是隐形移植物(不接触被覆软组织),施力于外侧脚,将之向侧面(向外)和(或)将鼻尖向下旋转。

LCSG 最常用于矫正继发畸形,例如外侧脚过度切除、切断或外侧脚过于薄弱导致的塌陷及切迹。

相比于鼻背撑开移植物,LCSG 矫正重度鼻背中下段塌陷更加有效。

图 10-46 A

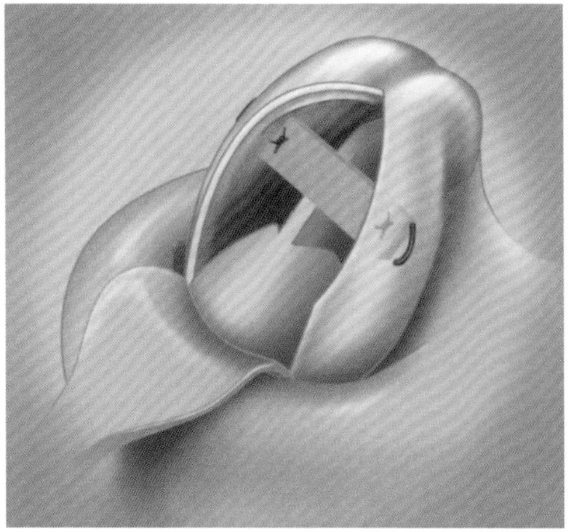

B

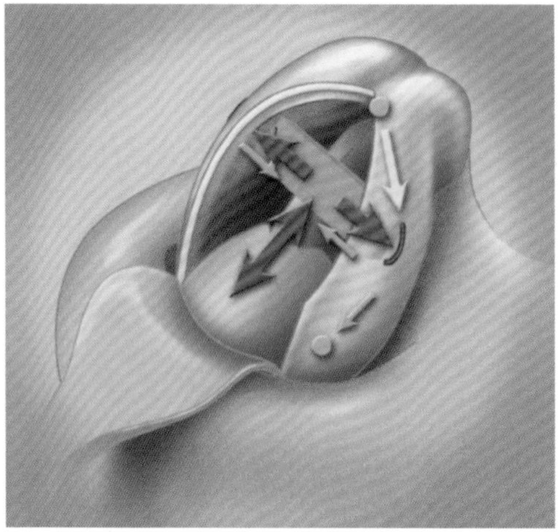

图 10-47

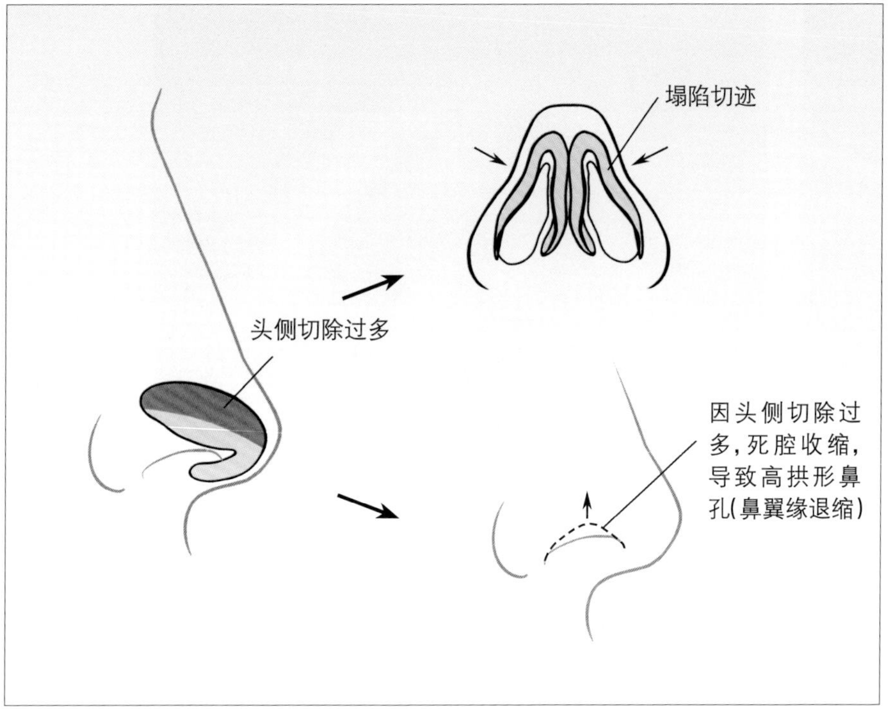
塌陷切迹
头侧切除过多
因头侧切除过多，死腔收缩，导致高拱形鼻孔（鼻翼缘退缩）

然也未将鼻翼缘外推或下推 1mm。反之，LCSG 每 mm 的宽度都会将外侧脚外推同等宽度，同时扩展了整个鼻前庭的上段及下段，并矫正了外侧鼻翼切迹或塌陷。与鼻背扩展移植物相比，LCSG 适用范围更广泛，可开大内鼻瓣塌陷，并可同时矫正外侧脚塌陷合并鼻翼缘变形、切迹或退缩。LCSG 的弊端为升高的鼻尖较为坚硬，但为了矫正严重的继发气道阻塞畸形，此弊端一般尚可接受。

与鼻背撑开移植物相比，LCSG 适用范围更广泛，可开大内鼻瓣塌陷，并可同时矫正外侧脚塌陷合并鼻翼缘变形、切迹或退缩。

LCSG 的操作技巧

为确定准确的施力位点，底位观察看鼻部，在外侧脚塌陷处的前庭面不同位点外推动外侧脚，以确定扩展鼻前庭或矫正外侧脚塌陷的最佳施力位点。

置入稳定的 LCSG 需要精细的技术。镊尖（图 10-48）指示底位观外侧脚塌陷或薄弱区域，形成夹捏鼻尖及前庭阻塞。为确定准确的施力位点，底位观察看鼻部，在外侧脚塌陷处的前庭面不同位点外推动外侧脚，以确定扩展鼻前庭或矫正外侧脚塌陷的最佳施力位点（图 10-49）。在外侧脚近皮肤面标记每一点。用双针缝线一端的圆直固定针或 27G 注射

图 10-48

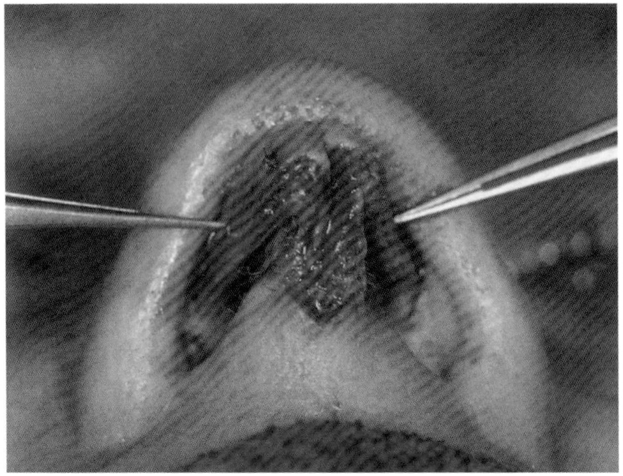

图 10-49

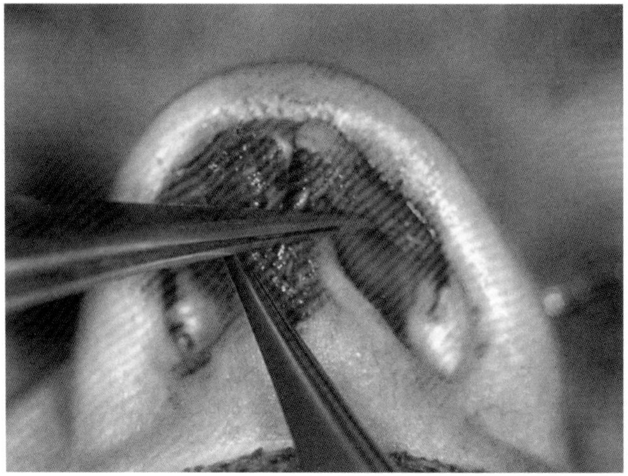

图 10-50

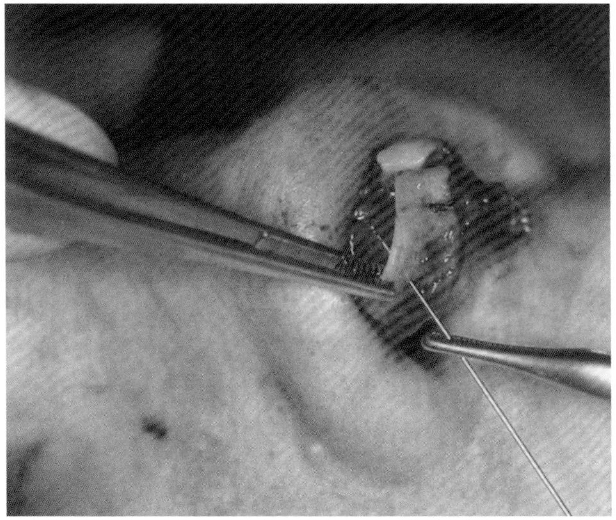

针头由外至内穿透标记点(图 10-50),穿经外侧脚,但位于黏膜浅面(穿透软骨后,缝针穿经外侧脚前庭面与与之前庭面相连的前庭黏膜之间)。在对侧重复同样操作。

固定针置入后(图 10-51A),在固定针上外推外侧脚至适宜的位置,以扩展内鼻瓣,并矫正明显的鼻外部畸形(图 10-51B)。在固定针上外推外侧脚时,直视下观察鼻内内鼻瓣区域的塌陷矫正状况。仅将外侧脚外推至恰好扩展鼻前庭的位置,但要避免过度外移,以免产生 LACs 及方形鼻尖(图 10-52)。在适宜的位置,用卡尺精确测量外侧脚近皮肤面的固定针穿刺点之间的精确距离(图 10-53)。此数值即为 LCSG 适宜的内 - 外尺寸,并可在一侧 LCSG 固定于外侧脚后略微修剪。

在适宜的位置,用卡尺精确测量外侧脚近皮肤面的固定针穿刺点之间的精确距离。此数值即为 LCSG 适宜的内 - 外尺寸。

LCSG 头 - 尾的尺寸应该为 4~5mm,除非移植物需要同时回旋鼻尖复合体(旋转型 LCSG 后述)。LCSG 的尺寸必须非常精确,以保障在纠正畸形的同时不产生 LAC 或鼻尖过宽等畸形。将其定位于鼻尖上腔隙内同样很重要,可以确保移植物不显形以及不与被覆软组织接触。按测量数值在供区鼻中隔软骨制作 LCSG(图 10-54)。

LCSG 的尺寸必须非常精确,以保障在纠正畸形的同时不产生 LAC 或鼻尖过宽等畸形。将其定位于鼻尖上腔隙内同样很重要,可以确保移植物不显形以及不与被覆软组织接触。

图 10-51　A

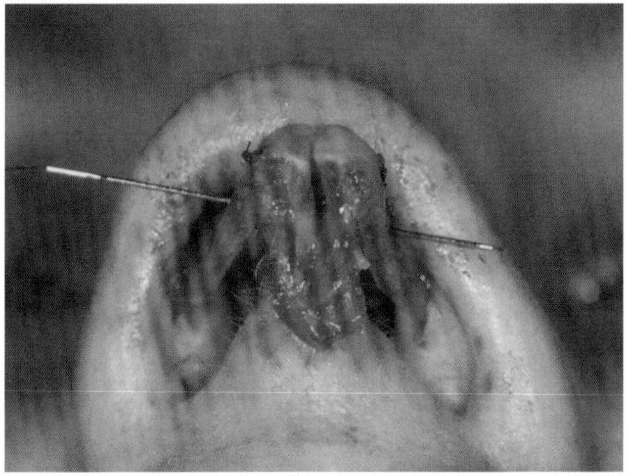

B

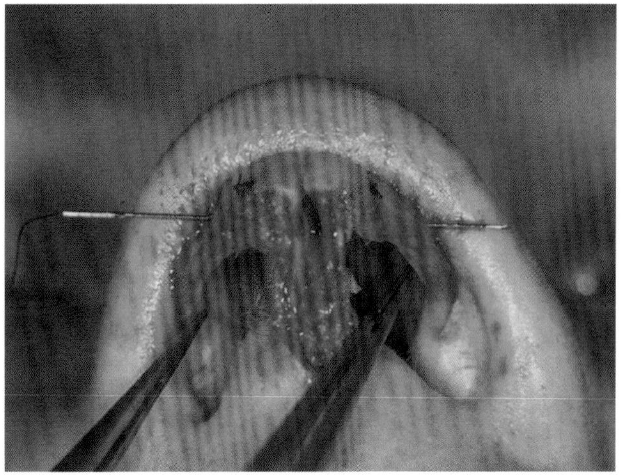

图 10-52

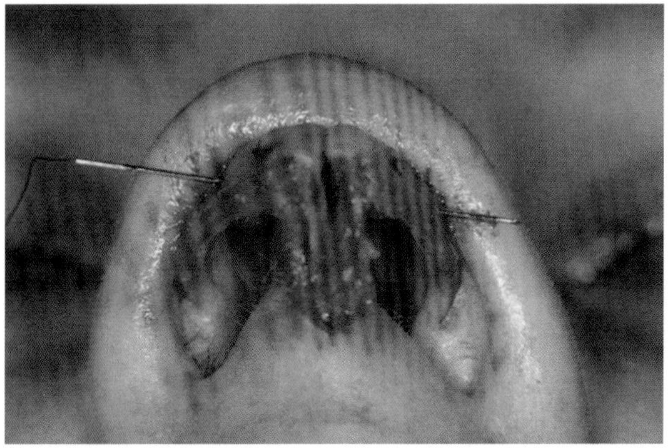

图 10-53

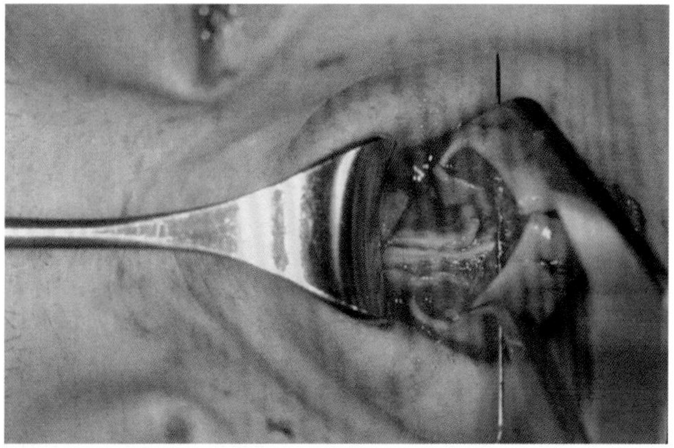

图 10-54

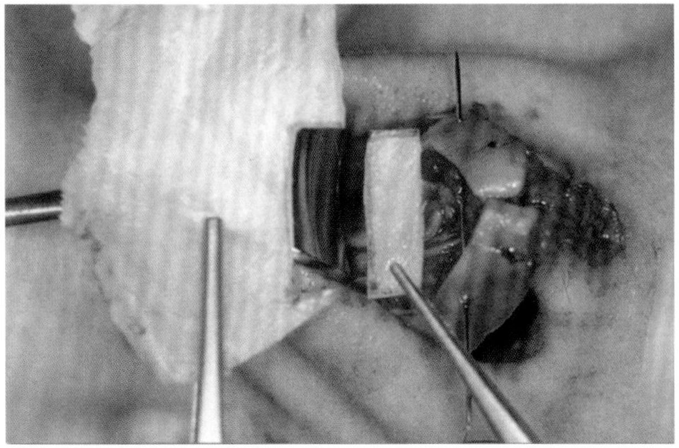

术者缝合时，助手用 Brown 镊固定移植物，将 LCSG 固定于外侧脚。助手固定移植物时，将固定针头移除。LCSG 最理想的针线系列是双针 5-0 聚丙烯缝线，一长一短两个圆角直针。长针用作固定，随后剪断缝线，用短针固定 LCSG。用短直针做水平褥式固定缝合，在紧邻移植物与外侧脚内面接触位点处，穿透移植物的皮肤侧一面（图 10-55）。缝线经从顶（皮肤）到底（前庭）面穿过 LCSG 后，缝线紧邻固定针穿刺点由外侧脚内面至外面穿出，环绕固定针（图 10-56）。向内回穿（图 10-57），缝线贯穿 LCSG 的（图 10-58）底面（前庭面）。在 LCSG 前（皮肤）面打结缝线，将移植物下推至鼻尖上区腔隙内，将之保持于腔隙内，防止其接触被覆软组织（图 10-59）。精准放置非常重要，避免了反复缝合对残留外侧脚的损伤。

先不要分离黏膜，置入并缝合固定 LCSG，如果需要的话，随后用精细剪刀在外侧脚下面分离一个小腔隙。

必要时，在外侧，即 LCSG 与外侧脚连接处，于软骨及其相连的深层黏膜之间，分离一个小腔隙，以使 LCSG 滑到外侧脚底面。不要过度分离黏膜，因为黏膜有助于将 LCSG 稳定在适宜的位置。先不要分离黏膜，置入并缝合固定 LCSG，如果需要的话，随后用精细剪刀在外侧脚下面分离一个小腔隙（图 10-60）。

图 10-55

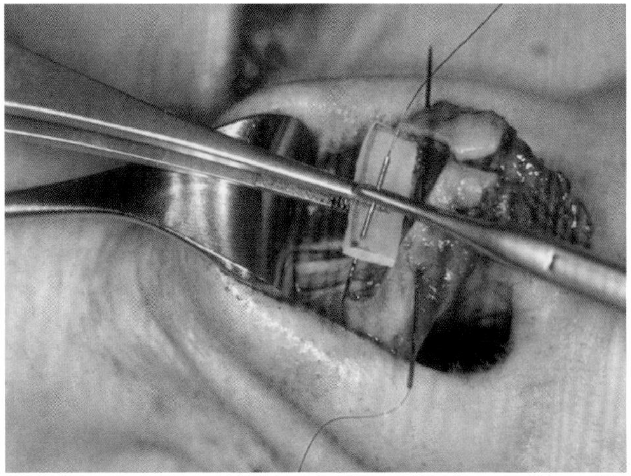

图 10-56

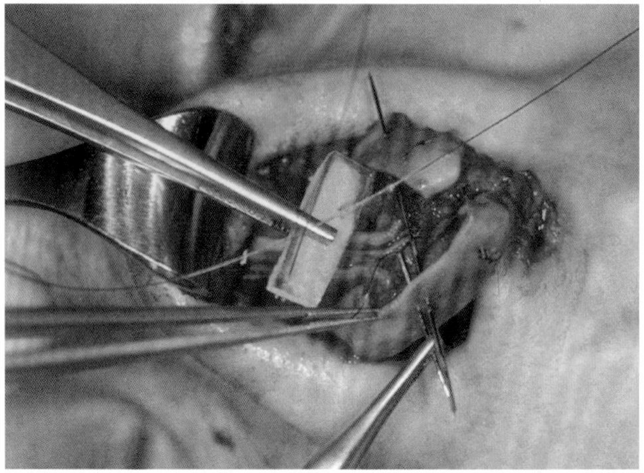

图 10-57

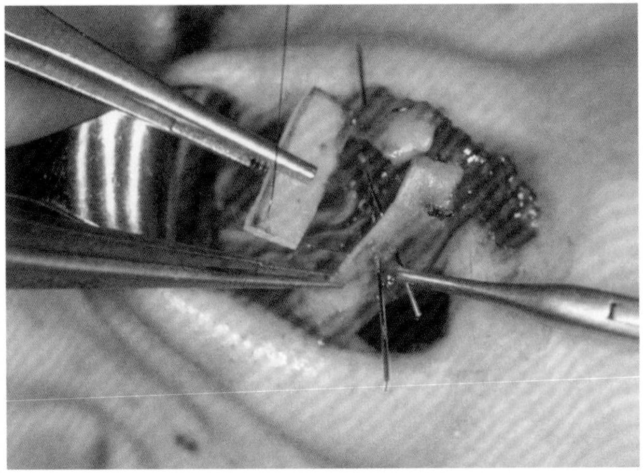

图 10-58

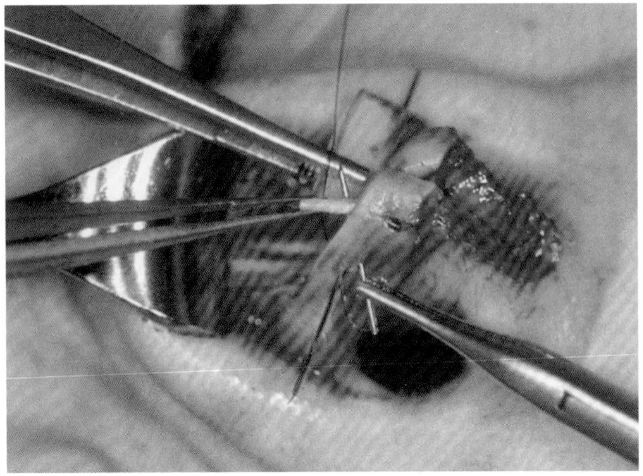

图 10-59

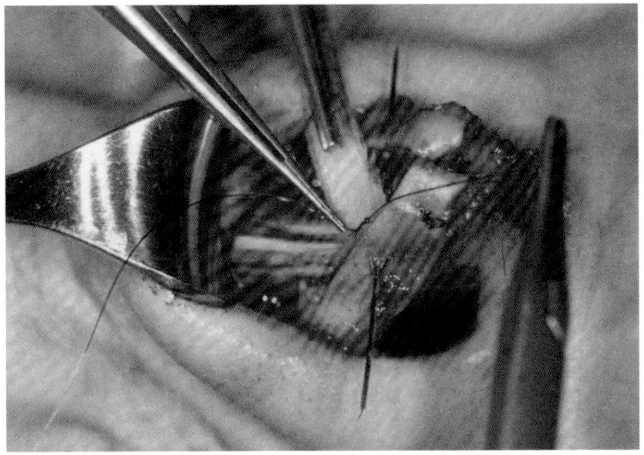

图 10-60

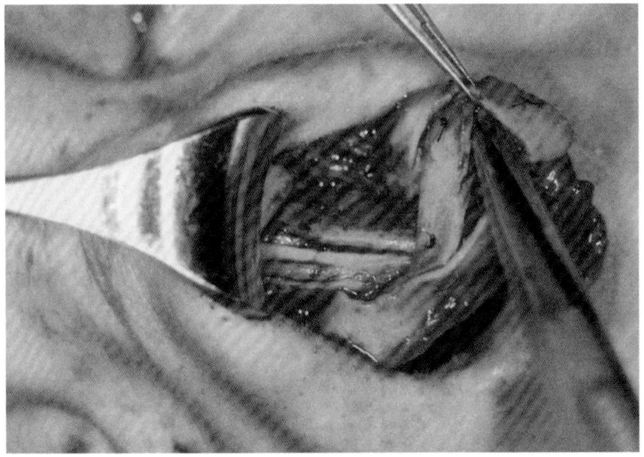

旋转型外侧脚跨越移植物

初次手术过度切除外侧脚通常产生三联征畸形：

1. 头端过度切除，形成死腔，继发纤维组织挛缩，导致外侧脚缘过度头侧旋转
2. 过度切除后薄弱的外侧脚塌陷，引起内鼻瓣塌陷及气道阻塞
3. 外侧脚中段区域的软组织菲薄，抬高外侧鼻翼缘常伴有此处的切迹

改良的 LCSG（旋转型 LCSG 或 RLCSG）是同时矫正三联征畸形所有要素的理想技术，将外侧脚推向尾侧（下方），同时将之外推，扩展内鼻瓣及矫正塌陷或切迹。若外侧脚残留量足够，且有充足的结构稳定性，则可以放置 RLCSG。如果剩余外侧脚尺寸不足或者结构破坏，首先用耳软骨或者中隔软骨板条移植物重建外侧脚，然后根据患者情况，置入 RLCSG 以彻底矫正畸形。

侧面观，鼻尖过度旋转形成短鼻伴有鼻小柱 - 小叶角度过大（图 10-61）。为了确定 RLCSG 的尺寸，像标准的 LCSG 一样置入固定针（图 10-62），然后外滑外侧脚至适宜的位置，测量外侧脚固定针穿刺点之间，移植物内 - 外方向的尺寸（图 10-63）。将固定针推向尾侧以回旋整个鼻尖复合体并延长鼻部（图 10-64）。在鼻尖上区域用卡尺测量由固定针中点向后至鼻中隔背侧的距离，酌增 2-3mm（图 10-64）。此即 RLCSG 头至尾方向的尺寸。RLCSG 呈现为五角形状（图 10-65），其外侧缘与外侧脚相连，并将之外推，其头侧缘与鼻中隔背侧相连，并下推或上提鼻尖复合体（图 10-66）。

> 改良的 LCSG（旋转型 LCSG 或 RLCSG）是同时矫正三联征畸形所有要素的理想技术，将外侧脚推向尾侧（下方），同时将之外推，扩展内鼻瓣及矫正塌陷或切迹。

> RLCSG 呈现为五角形状，其外侧缘与外侧脚相连，并将之外推，其头侧缘与鼻中隔背侧相连，并下推或上提鼻尖复合体。

图 10-61

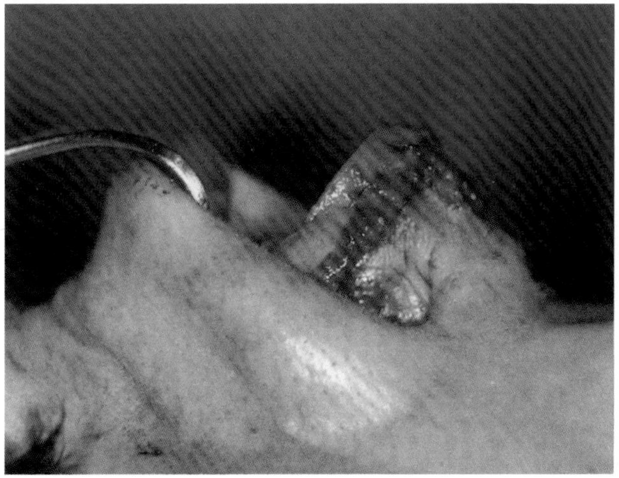

图 10-62

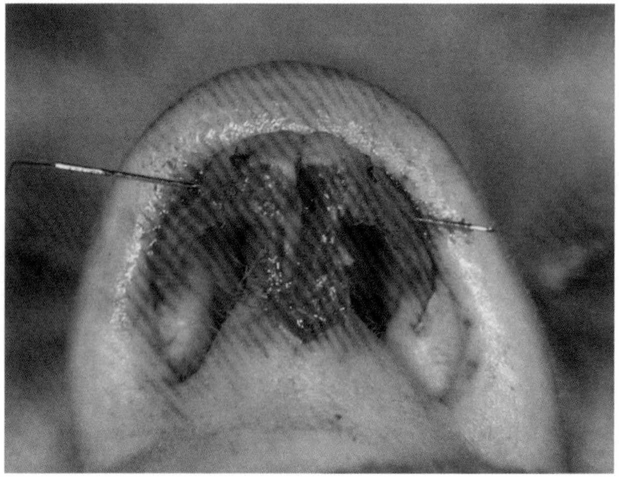

图 10-63

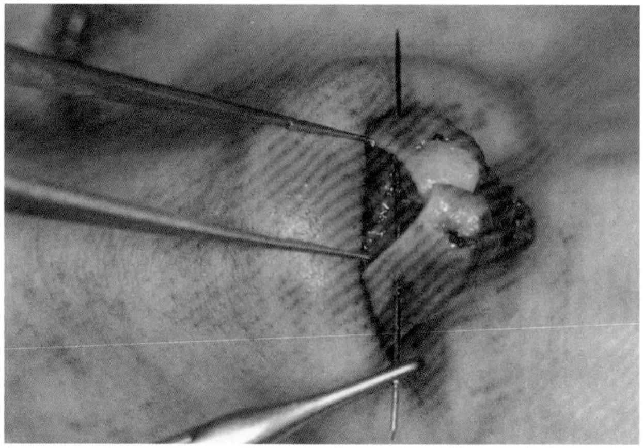

图 10-64

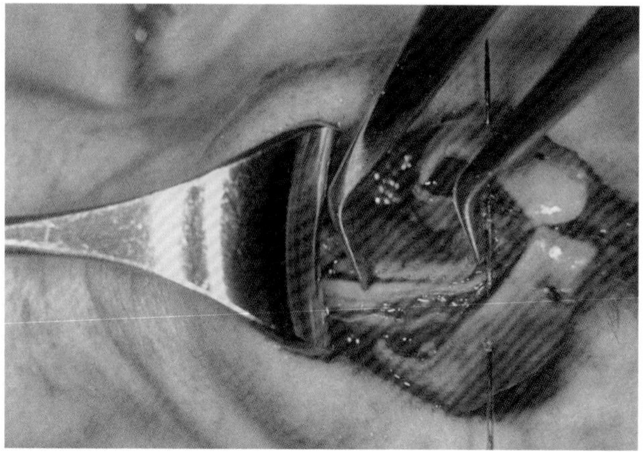

图 10-65

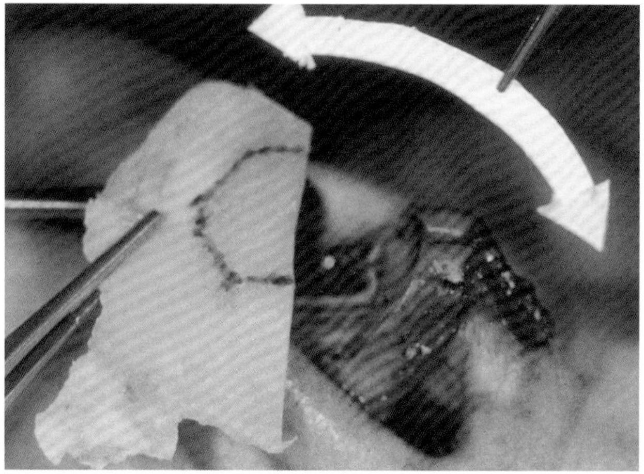

图 10-66

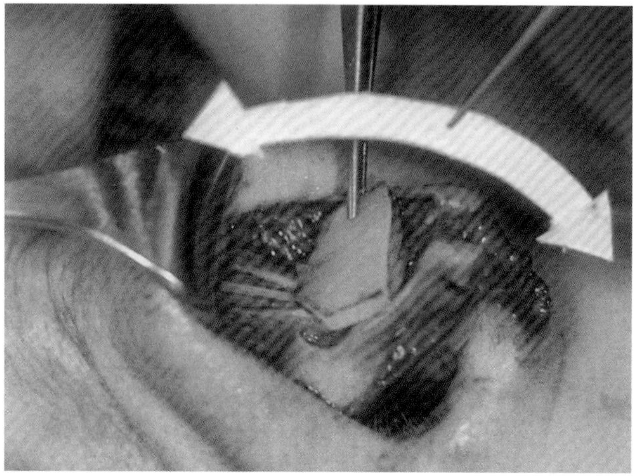

移植物外侧缘与外侧脚内面相接触，将之修薄，以防止其破坏外侧脚正常的弧形轮廓。RLCSG的尾端宽度和LCSG相同，但是头侧边缘逐渐变窄，毗邻中隔背侧处宽度大约为5mm（图10-66）。调整五角型RLCSG头至尾方向的尺寸，以便移植物完全完全嵌入鼻尖上区，且无凸起部分影响被覆软组织形态。尽早确定移植物的大概尺寸，以便采取足够用的移植材料。非对称型畸形，则将移植物调整为不对称形态以利于矫正，并将所有其边缘修圆或修薄，以符合正常解剖形态。

调整五角形RLCSG头至尾方向的尺寸，以便移植物完全完全嵌入鼻尖上区，且无凸起部分影响被覆软组织形态。

RLCSG同时控制外侧脚内-外方向的位置以及整个鼻尖复合体头-尾方向的位置。其强大的功能可以下推或者上拉外侧脚，并同时可以头侧或尾侧旋转鼻尖复合体。这些功能使RLCSG的适用范围极为广泛，包括如下：

RLCSG同时控制外侧脚内-外方向的位置以及整个鼻尖复合体头-尾方向的位置。

1. 矫正外侧脚塌陷合并鼻尖过度旋转及短鼻。
2. 延长短鼻而不外推外侧脚（较窄的RLCSG）。
3. 纠正位置不对称的外侧脚（RLSCG的一侧较对侧宽）。
4. 矫正重度长鼻并同时矫正LACs（较窄的RLCSG内拉外侧脚并同时头侧上旋鼻尖复合体）。

由于LCSG外推外侧脚，所以要在MCFS、FCS或CCS稳定中间脚和内侧脚后再将其置入。否则，LCSG的力度可能会增加穹窿间距，并损坏内侧脚和中间脚。若外侧脚存在薄弱结构（源于先前的手术或先天畸形），在置入LCSG前，先用耳软骨移植物或者中隔软骨板条移植物覆于外侧脚，以重建结构完整性。若单纯外侧脚移植物或板条移植物即可矫正塌陷，则无需LCSG。

由于LCSG外推外侧脚，所以要在MCFS、FCS或CCS稳定中间脚和内侧脚后再将其置入。否则，LCSG的力度可能会增加穹窿间距，并使内侧脚和中间脚扭曲变形。

LCSG的外侧点与外侧脚固定连接后，若鼻翼缘软骨条发生轻微不良旋转，可以在原有固定缝合线的上或下增加另一贯穿外侧脚的固定缝合，以做精细调整。将外侧脚与移植物外侧缘缝合后，下推RLCSG，以回旋过度上旋的鼻尖复合体（图10-67A和B）。图10-67A和B显示了该移植物促使鼻尖突度移动的距离以及鼻小柱-上唇角的巨大变化等令人印象深刻的效果。

在最佳位点，用短直针穿透移植物的头侧缘及鼻中隔背侧，将鼻尖临时巩固定位，固定针推向深处，以便观察时，利于皮肤反复牵拉覆盖针带线（图10-68）。重新覆盖皮肤软组织后仔细观察形态的改变。在最终确定的位置，将移植物的头侧缘与鼻中隔背侧用4-0或者5-0聚丙烯线（图10-69）固定，并移除固定针。

置入LCSG或者RLCSG之后，仔细检查侧面轮廓，确保移植物坐落于鼻尖上区的腔隙内，且未与鼻背或鼻尖上区的皮肤接触（图10-69）。需要时应调整其位置。该移植物应该是隐形移植物（不与被覆皮肤相接触），即施加力度，改变与皮肤接触的正常解剖结构的位置，但其本身不接触被覆皮肤软组织。

置入LCSG或者RLCSG之后，仔细检查侧面轮廓，确保移植物坐落于鼻尖上区的腔隙内，且未与鼻背或鼻尖上区的皮肤接触。

图 10-67　A

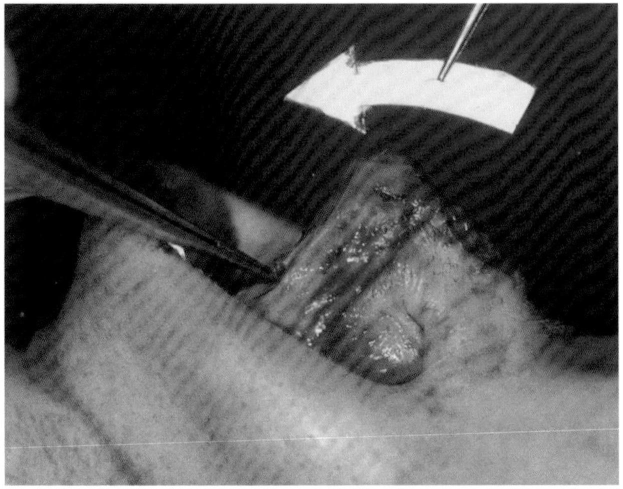

B

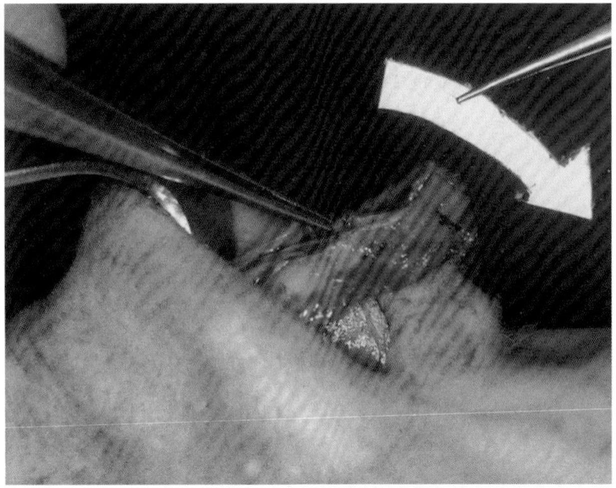

图 10-68

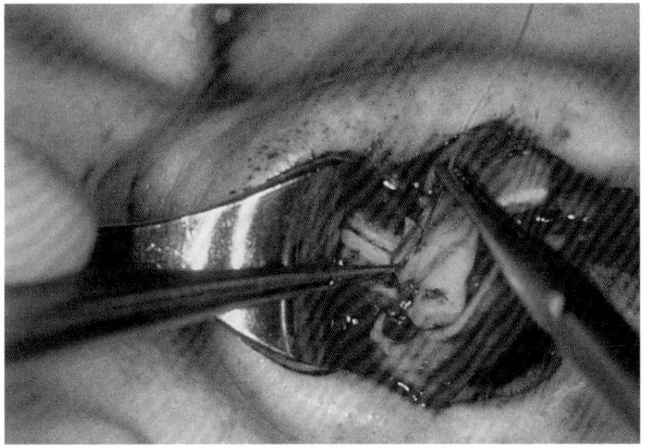

图 10-69

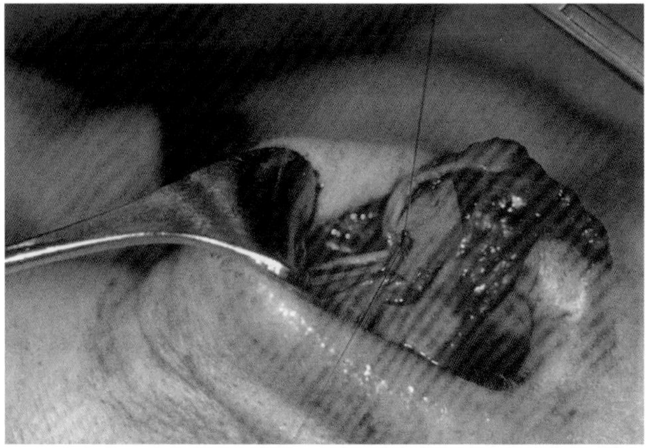

每一 LCSG 都会导致鼻尖术后过硬，而患者为了矫正塌陷或改善气道，则应该能够接受这个弊端。手术后 6 到 8 周避免损伤鼻尖，以免移植物移位。

调整穹窿的形态、位置和突度

纠正外侧脚畸形后，解决穹窿区域的所有畸形。在大部分案例中，因为单纯采用非破坏性技术矫正外侧脚，常会增加鼻尖突度并改善穹窿轮廓，因此外侧脚矫正的次序要先于穹窿。在小部分案例，穹窿明显不对称会导致穹窿突度的明显不对称，术者先处理穹窿区域，可能会增加掌控力。

在大部分初次鼻整形中，需要矫正的最常见的穹窿畸形如下：

1. 穹窿轮廓欠佳（通常由内侧脚和中间脚之间夹角过大所致）
2. 穹窿过宽（每一个单独的穹窿）
3. 穹窿间距过宽（穹窿之间的距离）除外上述第 2 项，导致鼻尖过宽

在初次鼻整形中，所有常见的穹窿畸形几乎都可以用非破坏性技术予以矫正，以替代划刻、划碎、切断或切除等破坏结构完整性和支撑度的破坏性技术。

> 在初次鼻整形中，所有常见的穹窿畸形几乎都可以用非破坏性技术予以矫正，以替代划刻、划碎、切断或切除等破坏结构完整性和支撑度的破坏性技术。

穹窿跨越缝合

1:1:7
2:3:19
2:4:13

在几乎所有初次鼻整形中，穹窿跨越缝合可以改善穹窿轮廓和突度。DDS 是在鼻翼软骨上由中间脚至外侧脚，在前庭黏膜之上穿经软骨进行褥式缝合（图 10-70A 和 B）。DDS 可控制外侧脚和中间脚间的角度，改善穹窿轮廓，降低穹窿附近的 LAC，并能够增加鼻小柱 - 小叶角和穹窿表现点的旋转。

> DDS 是在鼻翼软骨上由中间脚至外侧脚，在前庭黏膜之上穿经软骨进行褥式缝合。

穹窿区缝合对改善形态和轮廓行之有效[5,6]。区分单侧单个穹窿跨越缝合（穹窿内）与双侧两个穹窿跨越缝合（穹窿间）非常重要。前者保持更多的解剖关系和两个独立的穹窿表现点，而后者减少或消除了穹窿的分离（通常会获得更多的突出度）。尽可能保持穹窿间分离和中间脚的正常外展角以保持更多的正常解剖关系。鼻尖皮肤过于厚会遮掩双侧分离的穹窿表现点，对于此种鼻子，术者可以选择将中间脚或穹窿一起缝合至鼻尖，以获得更多的突度，而牺牲分离的穹窿点。采用本章所介绍的技术，很少需要将穹窿缝合以获得足够的突度。应用 PCS 推进整个鼻尖复合体，可以获得更好的突度，并保留了正常的鼻尖轮廓（参见步骤 4）。

> 区分单侧单个穹窿跨越缝合与双侧两个穹窿跨越缝合非常重要。

> 尽可能保持穹窿间分离和中间脚的正常外展角以保持更多的正常解剖关系。

当对抗外科结收紧 DDS 时，穹窿的轮廓及突度改善，且中间脚和外侧脚间夹角降低。缝线贯穿中间脚的位置越远离穹窿，作用于内侧脚的垂直应力越大，双侧中间脚之间的外

> 当对抗外科结收紧 DDS 时，穹窿的轮廓及突度改善，且中间脚和外侧脚间夹角降低。

图 10-70　A　　B

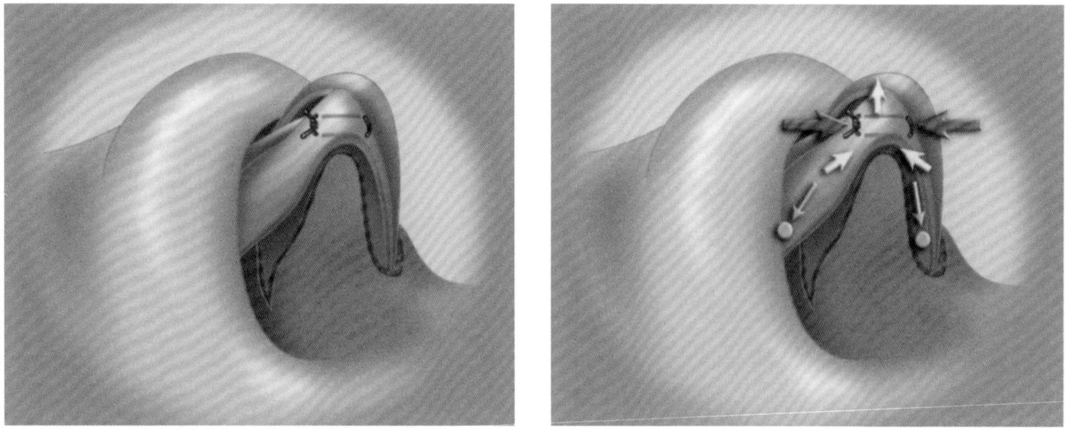

展角越大，鼻小柱 - 小叶角减少的幅度越多。由穹窿至外侧脚的贯穿点越远，缝线收紧时外侧脚内凹程度越大。穹窿部贯穿点间距增大则突度提升增加。DSS 的作用可以改变穹窿区的原有畸形（局部增厚或者缺损）。纠正穹窿不对称通常会采用非对称的置入一个或两个 DSS。

为了保持正常的解剖关系，同时又彻底掌控手术，分别缝合塑形每侧穹窿比统一缝合塑形双侧穹窿更为有效、精确。

为了保持正常的解剖关系，同时又彻底掌控手术，分别缝合塑形每侧穹窿比统一缝合塑形双侧穹窿更为有效、精确。例如，若鼻尖需要改善鼻尖轮廓，并缩窄穹窿间距（两侧穹窿之间的距离），外科医生采用 DSS 分别塑形调整穹和联合用 MCFS 或 FCS 缩窄穹窿间距，以更精确地调整这些变量。在每一特定技术的适用范围内独立矫正每一个变量，而非试图用单一缝合解决所有问题，可以以最小代价获取最大的精确性及掌控力。

在每一特定技术的适用范围内独立矫正每一个变量，而非试图用单一缝合解决所有问题，可以以最小代价获取最大的精确性及掌控力。

DSS 的操作技巧

置入 DSS 最有效的缝合针线组合是 5-0 双针聚丙烯或尼龙线，两端为圆角短直针，若需要反复缝合时对软骨损伤最小。直针比弧针更为有效地避免穿透前庭黏膜，同时在每侧穹窿缝合位点时，能够跨越最大的距离。

为了确定置入 DSS 的最佳位点，用 0.5-0.9mm 钳子夹持穹窿区，在中间脚和外侧脚上内外移动镊尖，确定形成穹窿适宜形态的施力位点。

为了确定置入 DSS 的最佳位点，用 0.5~0.9mm 钳子夹持穹窿区（图 10-71），在中间脚和外侧脚上内外移动镊尖，确定形成穹窿适宜形态的施力位点。镊子夹持缩窄穹窿时，观察其对中间脚和鼻小柱 - 小叶角的协同效应。加大镊子夹持力度同时缩窄穹窿并上拉中间脚，稍稍将之矫直，并增大原有的鼻小柱-小叶角。夹持力度越大（模拟收紧DSS），使内侧脚与中间脚之间的转折角度变直的牵拉力越大，从而减少鼻小柱-小叶角。根据每一病例软骨脚的内在特征、镊子或缝线的施力位点、以及镊子夹持力度或缝线收紧程度的不同，前述的变化也有所不同。为了发挥最大效应并将对正常解剖关系的损伤降至最低，用镊子施加限定的力度，仅使穹窿缩窄的程度透过皮肤可见即可。超过此种程度会有气道顶端前庭阻塞、鼻孔顶点的边缘扭曲以及可能破坏中间脚以与鼻小柱-小叶角相互关系的风险。

镊子夹持施力形成理想的穹窿轮廓时，镊子接触软骨的位点即为缝线预期施加外力的确切点位。

镊子夹持施力形成理想的穹窿轮廓时，镊子接触软骨的位点即为缝线预期施加外力的确切点位。用镊子继续夹持穹窿（以保持适宜的形态），用5-0双头圆角直针单丝缝线，其中一针紧邻夹持点穿入，在黏膜之上穿经中间脚及外侧脚，穿出另一夹持点（图10-71）。将另一根针紧邻夹持点穿过，使褥式缝合骑跨于施力位点之上。两枚针就位时（图10-72），缝合针的摩擦力容许术者调整及维持不同的缩窄程度，以确定穹窿的最佳形态。DSS的安全功效范围，一般可将穹窿下方的中间脚提升3mm，穹窿外侧的外侧脚提升4mm，且不穿透鼻前庭黏膜。缝合针可由中间脚至外侧脚穿过，亦可反向穿过。线结的位置并不重要，倘若术者过度去除或修薄鼻尖软组织，线结也不会透过鼻尖薄弱的皮肤。撤出缝合针，缝线打一外科

DSS的安全功效范围，一般可将穹窿下方的中间脚提升3mm，穹窿外侧的外侧脚提升4mm，且不穿透鼻前庭黏膜。缝合针可由中间脚至外侧脚穿过，亦可反向穿过。

图10-71

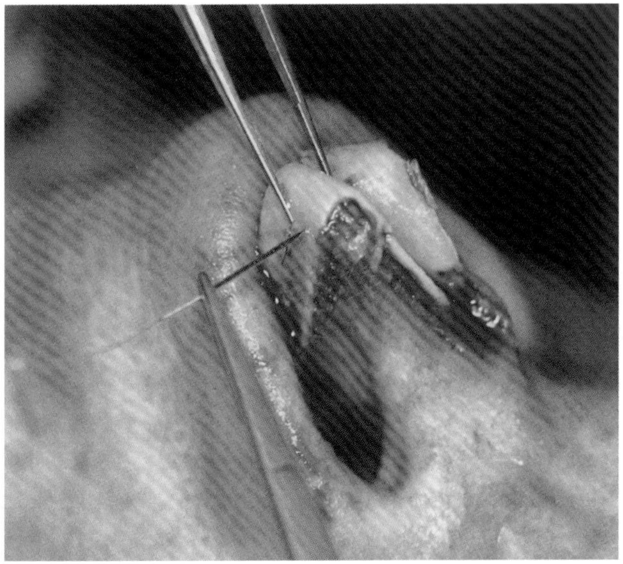

图10-72

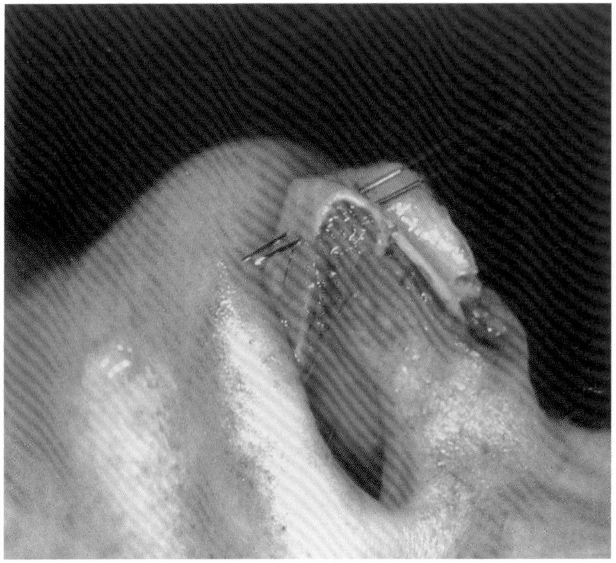

结(图 10-73A)。为了完全精确掌控，重新经镊子夹持点置入一短直针，对抗固定针的摩擦力收紧外科结。

DSS 是最容易缝合过紧的技术之一，若使用不当可以产生不自然的穹窿形态。为了保持穹窿区域正常的解剖形态和获得一个自然美观的鼻尖，轻柔逐渐地收紧缝线，在最后打结前，间断性回覆观察效果。持续收紧 DSS，直至收紧到皮肤回覆时有明显改善。收紧 DSS 之前(图 10-73A)，穹窿较宽且轮廓不清。适度收紧 DSS 可缩窄穹窿，且对中间脚和鼻小柱 - 小叶角的影响极小(图 10-73B)。过度收紧 DSS(图 10-73C)会使穹窿过窄，形成穹窿下方的前庭区压迫性阻塞，并破坏内侧脚和鼻小柱 - 小叶角。线结适当收紧时，用精细持针器小心夹持外科结，再打 3~4 个结。在右侧穹窿置入一 DSS(图 10-74A)，与未治疗的左侧相比，其轮廓改善，同时右侧穹窿突度比左侧增高大约 1.5mm。左侧穹窿置入同样的 DSS 后(图 10-74B)，穹窿突度增高 1~2mm，与右侧对称。非破坏性 DSS 获得了必要的矫正，且同时保持正常的穹窿间距(镊子尖端所示)和中间脚之间正常的外展夹角。在内侧脚向中间脚延伸处的外展角可以看到之前放置的 MCFS。

DSS 是最容易缝合过紧的技术之一，若使用不当可以产生不自然的穹窿形态。

持续收紧 DSS，直至收紧到皮肤回覆时有明显改善。

DSS 从头至尾方向贯穿鼻翼软骨脚的位点非常重要。若位置过于偏向尾端穿过中间脚及外侧脚，缝线收紧时，软骨的尾侧比头侧更为缩窄。尾端过度缩窄在黏膜缝合后，常常会形成尖锐状鼻孔顶端。为了保护鼻孔顶端软三角区域软组织自然顺畅的弧度，DSS 置入位置则应更靠近头端穿过软骨并避免过度收紧。

图 10-73　A　　B　　C

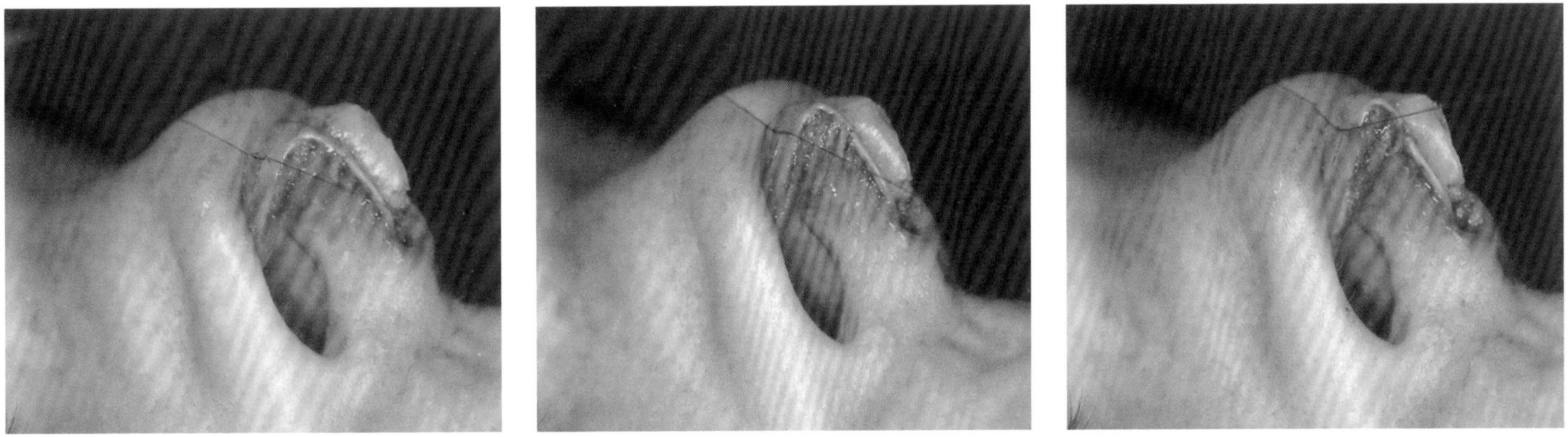

图 10-74　A　　　　B

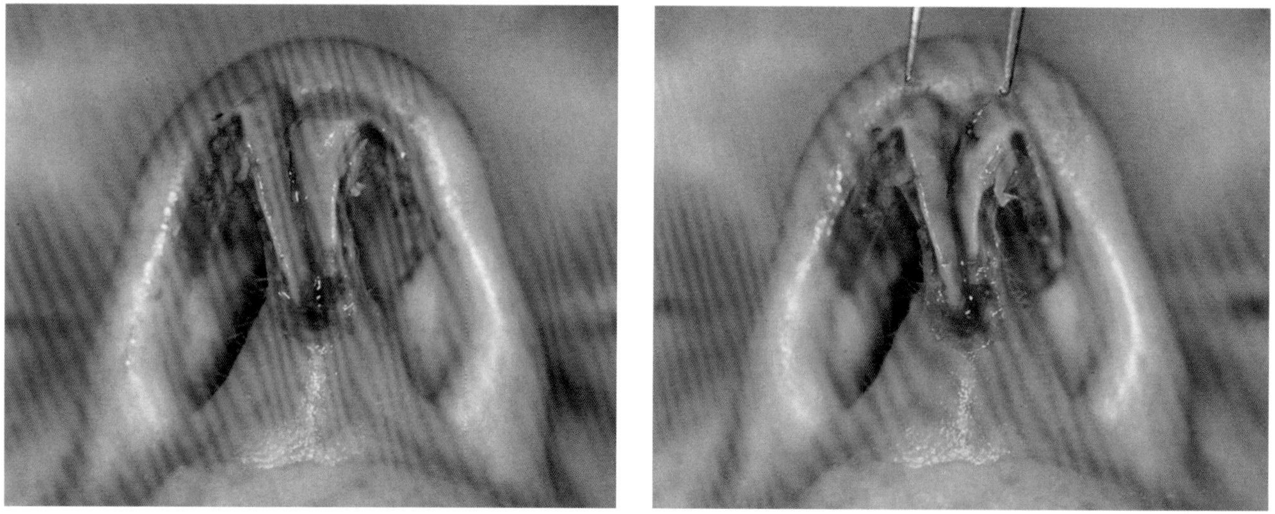

采用外侧脚跨越缝合和穹窿跨越缝合术中鼻尖塑形

该患者的 LAC 和穹窿过宽共同形成了过宽的球状鼻尖(图 10-75A)。在术中，在鼻尖支架显露后，底位观可见过于宽大(图 10-75B)。牵拉开皮肤且无外力使鼻翼软骨变形时，可见外侧脚中段不对称性 LACs 凸起(图 10-75C)。存在中间脚过度外展和薄弱(轻度发育不良)及不对称，并且使用 CSS 统一掌控内侧脚与中间脚的形态(图 10-75D)。为了矫正 LAC(在处理穹窿前)，用镊子按压 LAC 顶点邻近区域，探查内压力矫正 LAC 同时将方形装变为三角形的位点。确定这些点位后，用直针贯穿，跨越鼻尖上区，穿透软骨但不要穿透前庭黏膜(图 10-75D)。随着向内按压上述位点，针的摩擦力将软骨固定于矫正的位置，形成偏三角形的轮廓(图 10-75E)。

在患者的头部上方置入 LCSS 后，打一个外科结(图 10-75F)。在打紧线结之前，术者移至底位。使固定针就位，轻柔逐渐持续收紧缝线，观察外侧脚拱度和内鼻瓣区域(图 10-75G)。避免外侧脚拱度凹陷，最重要的是，收紧缝线只够刚刚矫正外侧凸起和防止内鼻瓣狭窄。外侧脚内收幅度很少超过 1.5mm，甚至是最严重的 LACs。比较图 10-75C 和 H，显示了单独使用 LCSS 矫正畸形的程度。LACS 矫正后，穹窿部仍然不对称，左侧穹窿比对侧的宽，且轮廓不清(图 10-75H)。左侧 DSS 可以改善轮廓，但会增加突度，需要在右侧进行 DSS，以平衡突

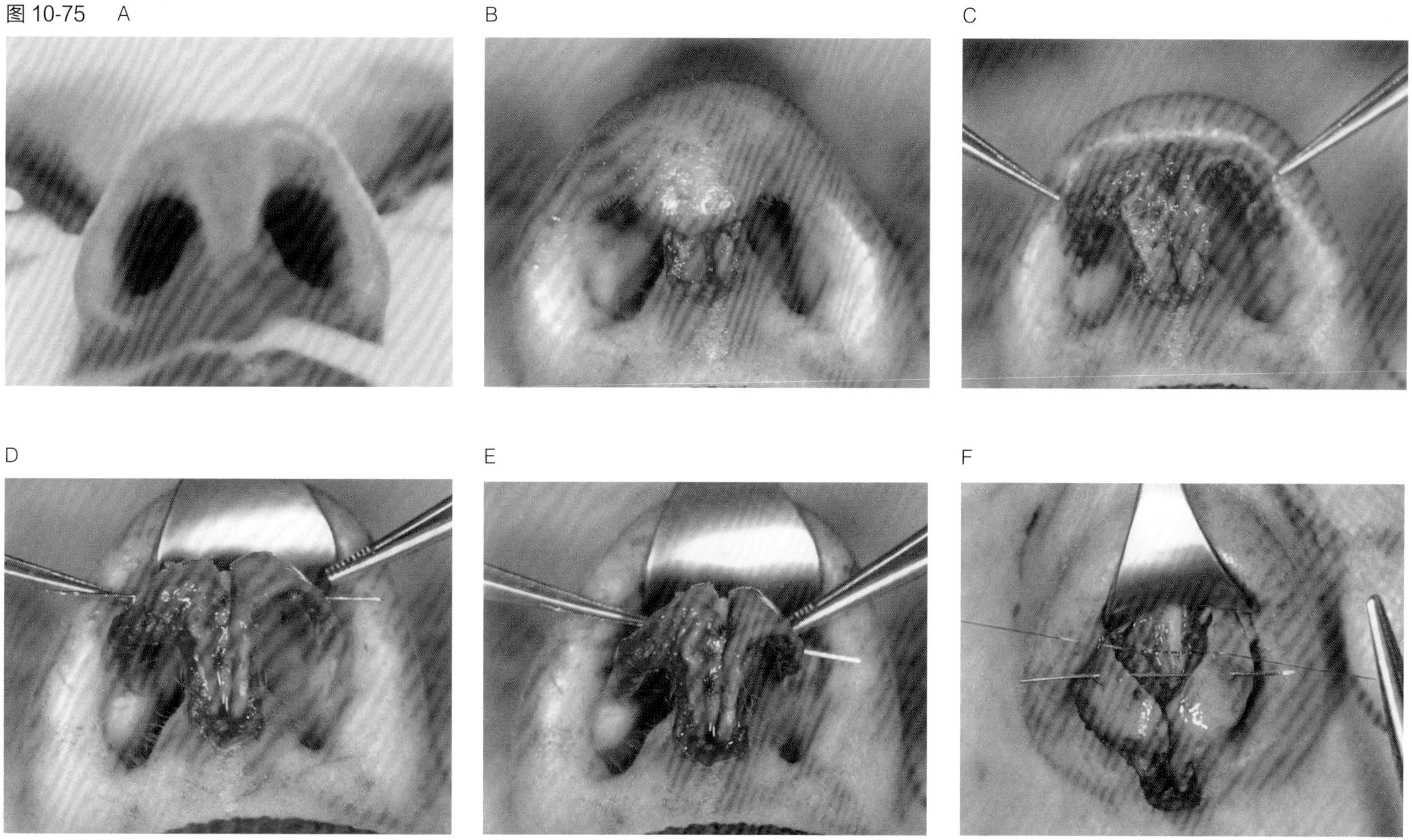

图 10-75

度及增加对称性(图 10-75I)。术中切口关闭之后，较宽的方形宽鼻尖变为偏向三角形，且在鼻翼软骨拱任何区域都未其结构完整性(图 10-75J)。图 10-75K 中术前术后治疗效果的对比显示，非破坏性技术所可能产生的神奇变化。当然，这些改变并非没有弊端。鼻前庭会有一定程度的狭窄(图 10-75I 和 J)。然而，若使用破坏性技术达到治疗目标，将会丧失鼻尖突度、外侧脚可能塌陷、鼻翼软骨引发的夹捏鼻尖畸形，伴有更为狭窄的前庭以及远期继发性鼻尖畸形逐渐增多的风险。

图 10-75 (续) G

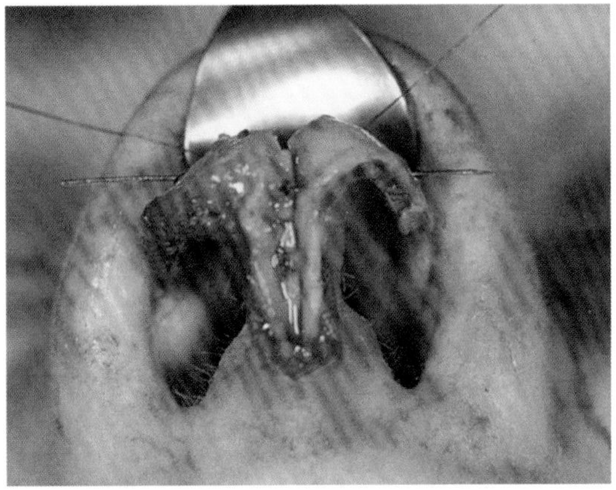

H

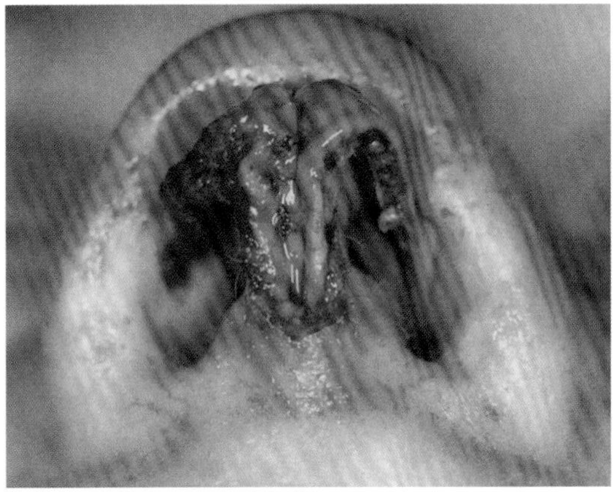

I

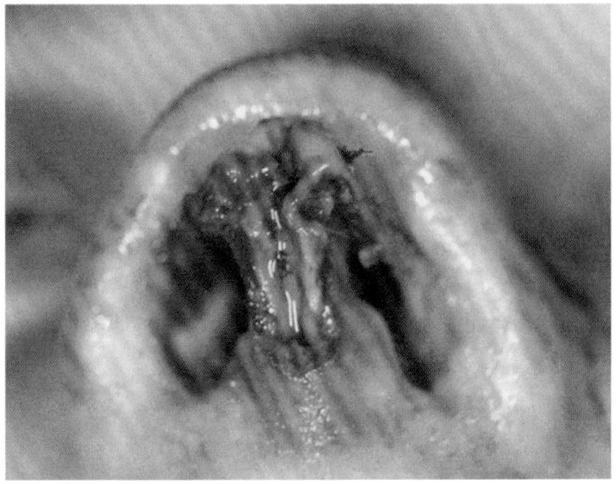

J

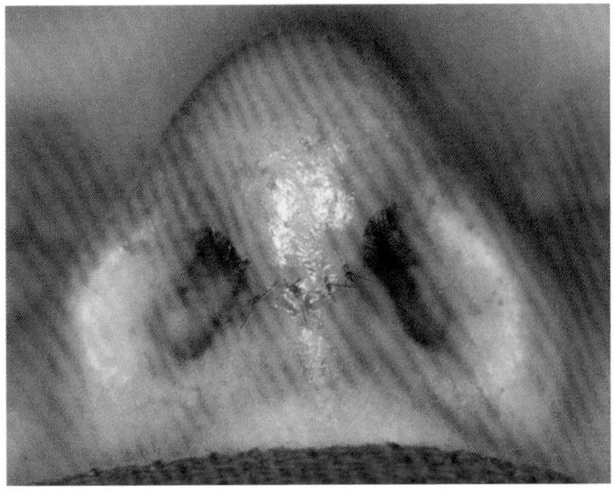

K

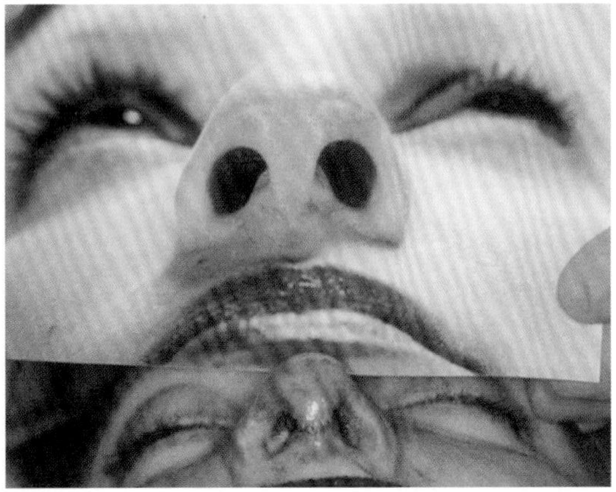

另一临床病例显示了 LCSS 与 DSS 矫枉过正所产生的不良结果。术前,患者鼻尖过宽呈方形伴有 LAC 及穹窿过宽、轮廓不清(图 10-76A)。单独使用一 LCSS 可完全矫正 LAC 且不丧失鼻尖突度(图 10-76B),但由于左侧穹窿突度高于右侧,依然存在穹窿轻度不对称。双侧置入 DSS 使鼻尖更为对称,并改善穹窿轮廓和缩窄鼻尖(图 10-76C),但是 DSS 的最终牵拉导致双侧鼻翼缘中段轻微弯曲,形成鼻孔顶点切迹,破坏了置入前鼻翼缘更为自然美观的形态(图 10-76B)。DSS 过度收紧会引起上述两种畸形。单独使用 LCSS 予以矫正,使术

图 10-76

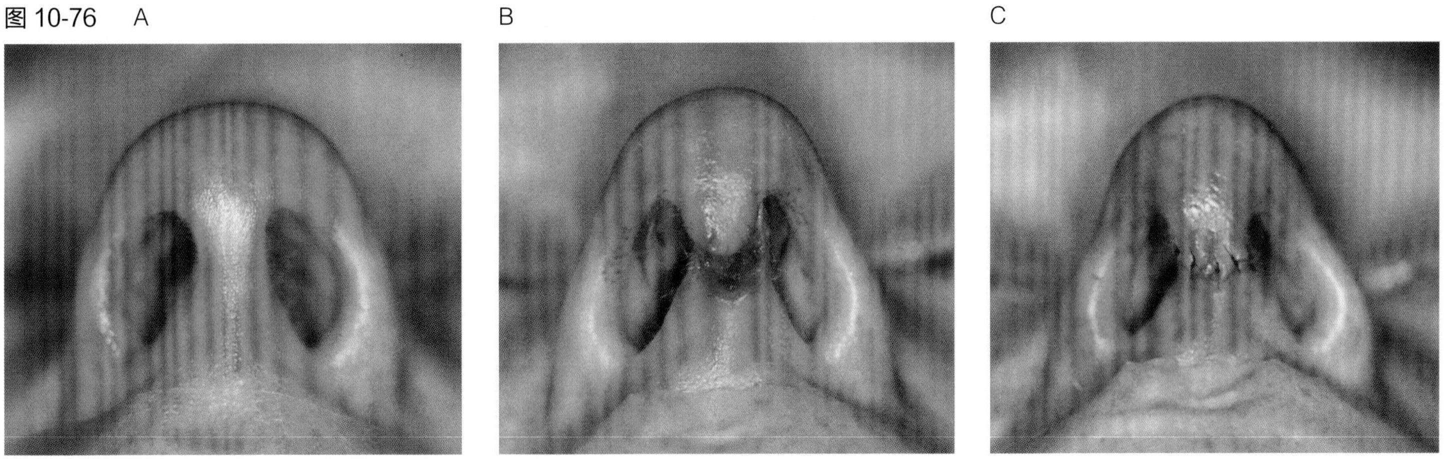

前畸形得以明显改善，要比过度矫正的鼻尖更自然美观。而且，这些技术最独特的特征是在手术中完全可逆。在穹窿被过度矫正之前，双侧穹窿简单去除 DDS，可使鼻尖恢复到适宜的形态（图 10-76C）。

若一侧穹窿轮廓比对侧更为清晰（中间脚与外侧脚的夹角更窄），造成明显的穹窿不对称时，在步骤 2 中，先于 MCFS，在较宽一侧穹窿（通常突度较低）置入 DSS 会有所裨益。

DSS 在鼻尖不对称中的应用

在大部分初次鼻整形中，使用 DSS 要后于 MCFS 和 LCSS（若需要置入 LCSS）。若一侧穹窿轮廓比对侧更为清晰（中间脚与外侧脚的夹角更窄），造成明显的穹窿不对称时，在步骤 2 中，先于 MCFS，在较宽一侧穹窿（通常突度较低）置入 DSS 会有所裨益。DSS 可使过宽（更轮廓不清及突度较低）的穹窿缩窄，因而增加其突度。关于不对称，在使用 MCFS 或 CCS 相互移动内侧脚并连为一体之前，应该先决定穹窿区域的处置措施。

LAC 距穹窿 3mm 以内时，单独使用 DSS（不联合 LCSS）通常即可将之矫正。

LAC 距穹窿 3mm 以内时，单独使用 DSS（不联合 LCSS）通常即可将之矫正。下列术中系列照片演示仅使用 DSS 矫正明显不对称鼻尖合并右侧单侧 LAC。

在大多数病例，一侧穹窿突度较对侧低时，首先矫正突度不足的穹窿，因为最低突起侧所能达到的突度，是决定对侧穹窿处置方案的限制因素。

正位观（图 10-77A），清楚显示明显不对称，其左侧穹窿较宽但较为圆润，右侧穹窿轮廓较为清晰伴有穹窿外侧 LAC。在大多数病例，一侧穹窿突度较对侧低时，首先矫正突度不足的穹窿，因为最低突起侧所能达到的突度，是决定对侧穹窿处置方案的限制因素。在此病例，左侧穹窿突度小于右侧（图 10-77C），左侧进行 DSS 可同时缩窄并增加左侧穹窿的突出度（图 10-77D）。DSS 穿透左侧穹窿点附近的中间脚，向外侧走行至距穹窿点外侧 3~4mm 处穿透外侧脚。当缝线收紧时（图 10-77D），DSS 联合外侧脚以提升穹窿突度，且付出鼻前庭一

图 10-77 A

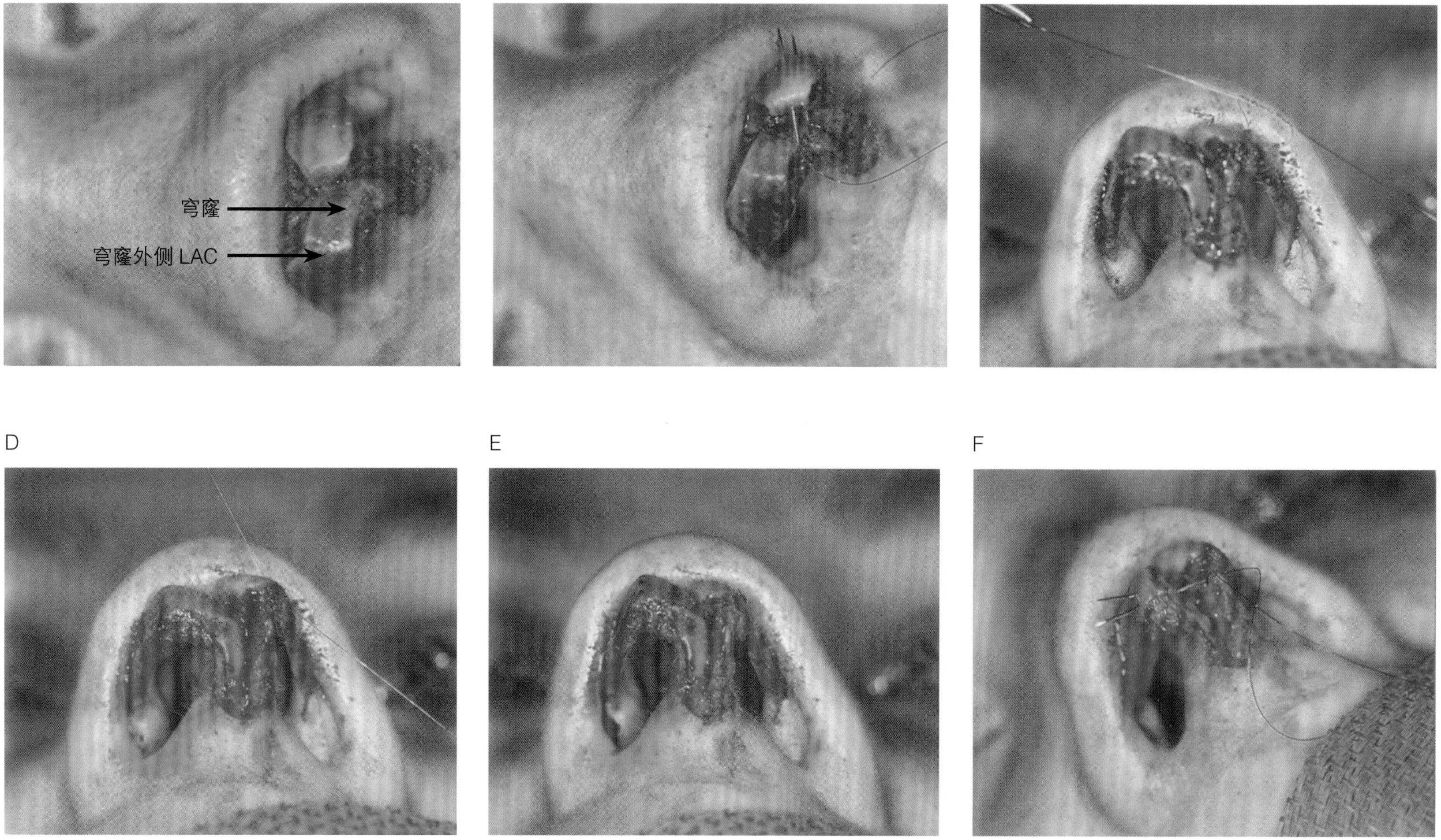

定程度狭窄的代价。

确定左侧穹窿所能获得的最大程度的突度后,在右侧鼻翼软骨上做相应的标记点(图 10-77E)以明确右侧适宜的穹窿点。右侧适宜穹窿点外侧标记的 LAC 与对侧相比,更为向前凸出。用镊子准确压于 LAC 点,朝向右侧适宜的穹窿点内推 1mm,确定新的适宜形态,固定针紧靠施力点穿过(图 10-77F),以保持右侧穹窿及外侧脚新的适宜形态。收紧 DSS 时

图 10-77 （续） G

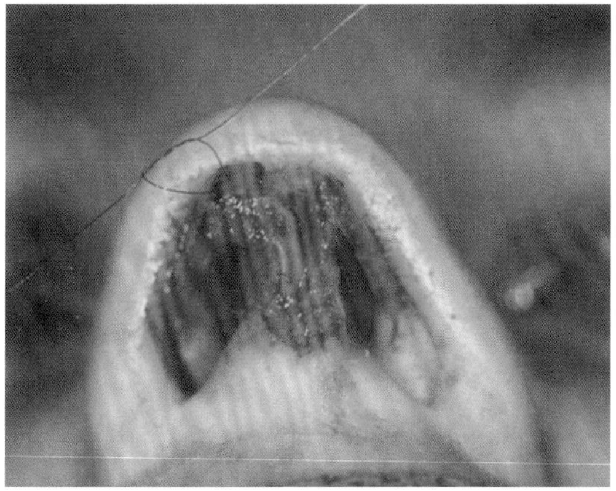

H

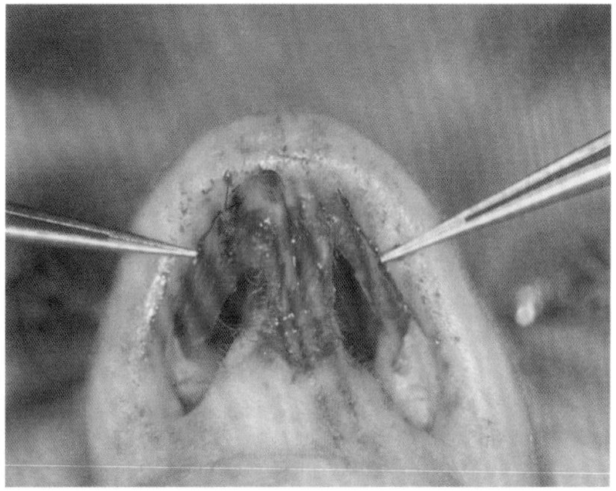

I

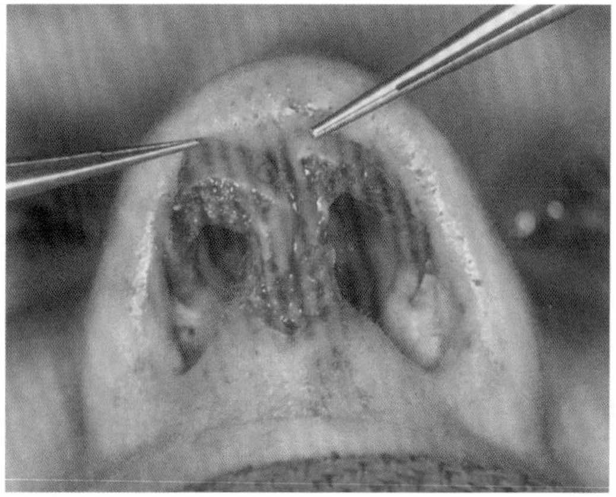

J

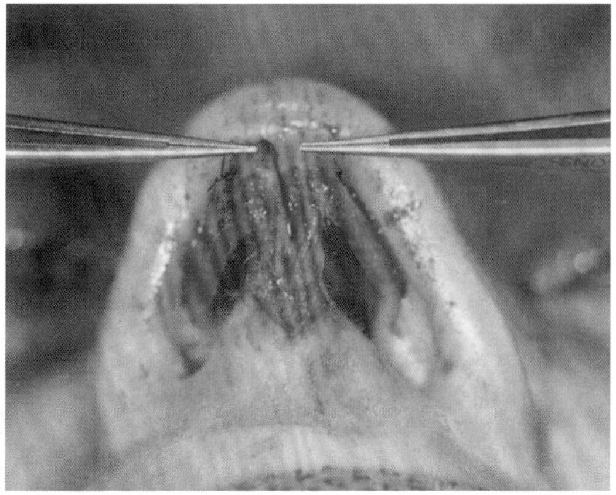

K

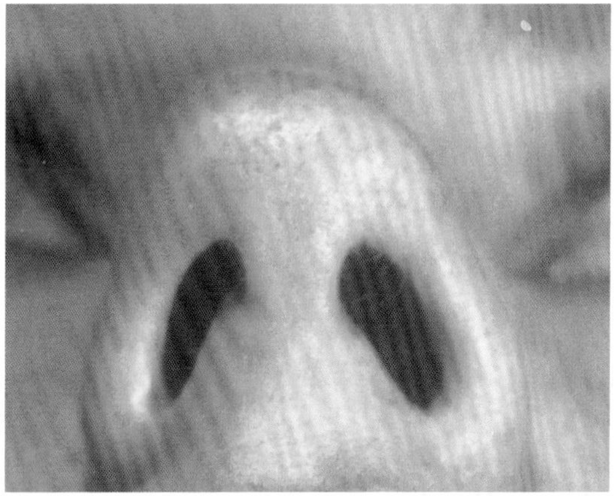

L

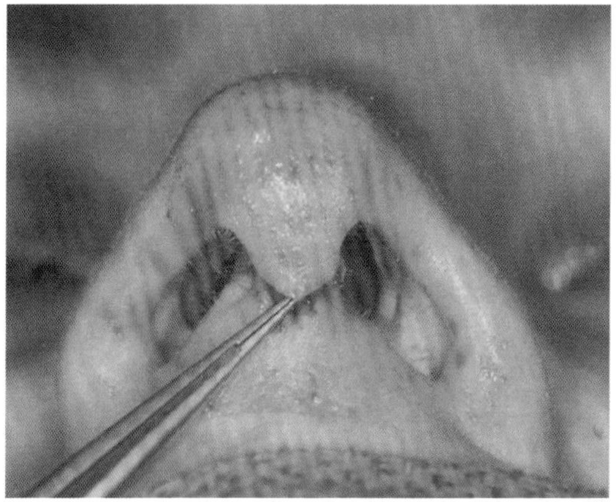

（图 10-77G），其向内牵拉 LAC，在矫正 LAC 的同时确定新的理想穹窿点（图 10-77H）。术前原有的明显著不对称（图 10-77I），采用两个 DSS（图 10-77J）予以彻底矫正，使两侧穹窿等高，并同时改善穹窿轮廓。对比术前（图 10-77K）与术中效果（图 10-77L）的底位观，显示非破坏性矫正鼻尖畸形，保护了鼻尖良好的突度及前庭的通畅。此时尚未关闭软骨下切口，关闭切口将进一步增加气道的通畅度。

步骤 4——定位对称统一的鼻尖复合体的突度和旋转度

步骤 4,是非破坏性鼻尖塑形的最后步骤,以鼻骨软骨拱和冠状面为参考,确定已塑形统一的鼻尖复合体的位置。步骤 1、2 和 3 中创建了对称统一的鼻尖复合体,此时术者确定其突度和(或)旋转度,且不破坏或干扰其相互关系。

> 步骤 4 是非破坏性鼻尖塑形的最后步骤,以鼻骨软骨拱和冠状面为参考,确定已塑形统一的鼻尖复合体的位置。

图 10-78

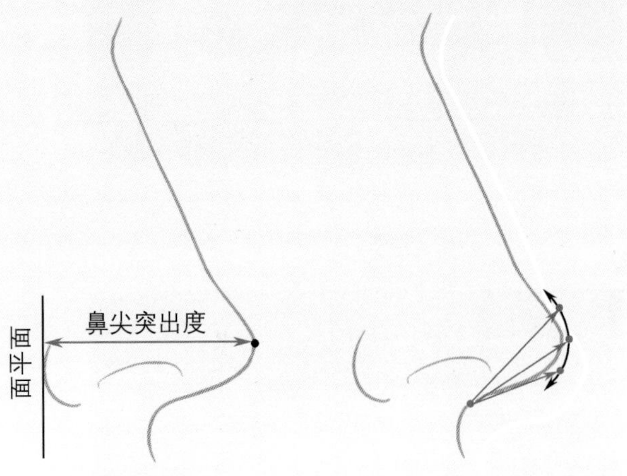

A. 相对于面部平面的鼻尖突出度　　B. 鼻尖旋转

步骤 2 采用 MCFS 和 FCS,有时联合 CCS 塑形内侧脚和中间脚,并将之连为一体。步骤 3 塑形外侧脚和穹窿,用 LCSS 和 DSS 创建对称清晰的轮廓。在适用范围内运用每种技术以及与其他方法相结合极大提高了掌控水平并避免了弊端。用所描述的特定流程实施这些技术,可以创建一个对称统一的鼻尖复合体。在最后的步骤 4,以鼻骨软骨拱和冠状面为参考,定位稳定对称统一的鼻尖复合体,调整其突度和旋转度(图 10-78A 和 B)。采用 PCS 及 TRS 分别调整鼻尖的突度与旋转度。

1:2:8
2:3:20
2:4:13

在初次鼻整形中,相比破坏性技术而言,系统运用非破坏性技术可以更为精确可靠地掌控鼻尖突度及旋转度。划痕、划碎、横断或者切除部分鼻翼软骨拱损失了突度。采用显形移植物弥补破坏性技术损失的突度,则增加了术后的不可控变量。

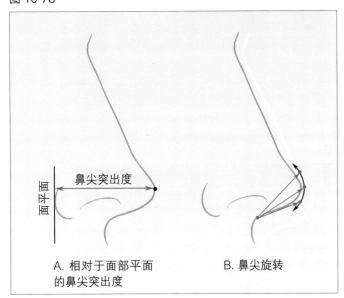

> 鼻尖突度的两个确定参数非常重要——相对于鼻长度的理想突度(冠状面上的突度)和预期鼻背线之上的鼻尖突出点的适宜突度(相对于鼻背线的突度)。

调整鼻尖突度

确定对称统一的鼻尖复合体在冠状面上的适宜突度的位置(侧面观鼻翼沟至鼻尖最高突出点的垂直距离,图 10-78A)以及相对于鼻拱的理想突度(鼻背线之上的鼻尖突出程度)(图 10-79)。鼻尖突度的两个确定参数非常重要——相对于鼻长度的理想突度(冠状面上的突度,图 10-78A)和预期鼻背线之上的鼻尖突出点的适宜突度(相对于鼻背线的突度,图 10-79)。步骤 4 中使用非破坏性技术,调整与旋转无关的突度(图 10-78B),同时优化鼻尖 - 鼻背关系和鼻面关系。

> 若需要更高的突度或者若需要鼻尖后缩以降低多余的突度,应用 PCS。PCS 是增加或降低鼻尖突度的最有力且弊端最少的技术。

当外科医生使用划痕、划碎、或切除等技术,必然出现突度降低。通常当医生用破坏性整形操作时,有必要使用鼻小柱支撑移植物或者鼻尖移植物来弥补突出度的丧失。用缝合

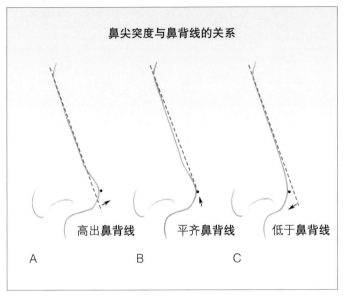

图 10-79

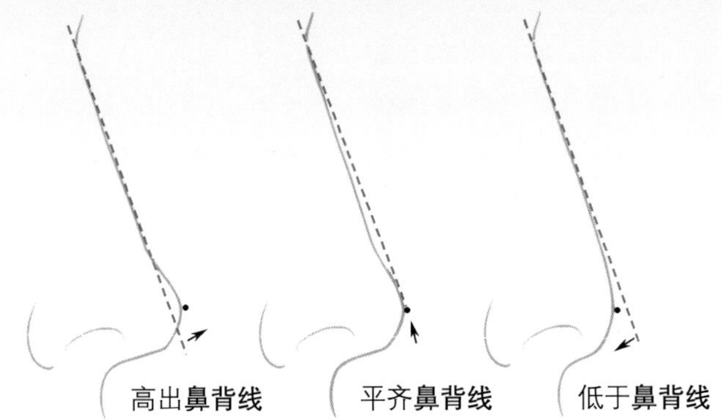

技术来塑形鼻尖是不会导致突出度丧失的。恢复破坏性技术损失的突度，传统上需用支撑移植物或鼻尖移植物。使用缝合技术进行塑形，不会损失突度。事实上，在绝大多数病例，非破坏性技术反而增加了额外的突度。若需要更高的突度或者若需要鼻尖后缩以降低多余的突度，应用 PCS。PCS 是增加或降低鼻尖突度的最有力且弊端最少的技术。

传统的悬浮式或者非固定式鼻小柱支撑移植物最多可增加 1~2mm 鼻尖突度。显形（与皮肤相接触）鼻尖移植物，即使叠加使用，最多可获得 2~3mm 的突度增高（远期通常小于 2mm）。

若面向镜子，捏住鼻小柱将鼻尖复合体前后移动，可以很容易地将鼻尖向前或者错后移动 3~4mm。在所有初次鼻整形中，用 PCS 能够推进鼻尖复合体至少 2~3mm，获得及保持与传统移植物或支撑移植物一样甚至更多的突度，且无采集移植物或移植的弊端。表 10-2 总结了每项非破坏性缝合塑形技术对突度的潜在效应。在每一例初次鼻整形，传统的破坏性鼻尖塑形方法都会损失 2~3mm 突度，而非破坏性技术不仅可以避免这 2~3mm 的损失，而且可以提供 3~4mm 大幅度的突度增高。

在所有初次鼻整形中，用 PCS 能够推进鼻尖复合体至少 2~3mm，获得及保持与传统移植物或支撑移植物一样甚至更多的突度，且无采集移植物或移植的弊端。

在每一例初次鼻整形，传统的破坏性鼻尖塑形方法都会损失 2~3mm 突度，而非破坏性技术不仅可以避免这 2~3mm 的损失，而且可以提供 3~4mm 大幅度的突度增高。

表 10-2　鼻尖突度——魔法样的 FVR 技术

技术	净增或减（mm）
划痕、划碎、切除	**+1~+3（这些技术一般损失 1~3mm 的突度）**
避免上述技术	+1~+2
鼻小柱控制支撑移植物（CCS）	+1~+2
外侧脚跨越缝合（LCSS）	+1~+2
穹窿跨越缝合	+1~+2
突度控制缝合	+1~+2
	+6~+10

突度控制缝合

在完成内侧脚联合固定，以及前或后旋转增加或降低突度，以确定鼻尖复合体位置之后，穿经内侧脚的头侧缘至鼻中隔尾侧进行突度控制合缝合（图 10-80A~D）。

虽然能够经贯穿切口在内侧脚的头侧缘进行 PCS（图 10-81），但是难以精确获得对称的施力点（内侧脚的穿刺点）。若两侧内侧脚的贯穿点有所差异（即使是微量的），收紧缝线时鼻小柱会旋转。用双头圆角短直针 4-0 或 5-0 聚丙烯缝线组合，经尾侧进行内侧脚 FCS（图 10-84），经贯穿切口撤出缝针。若鼻整形术中有其他原因需要做贯穿切口，则依据适应证做适当长度的贯穿切口。若不需要，则由中隔角至其下大约 10mm 做有限的贯穿切口。相比于单个 PCS 对突度提升的程度，所有因贯穿切口切断软组织支撑所造成的突度损失都微不足道。

相比于单个 PCS 对突度提升的程度，所有因贯穿切口切断软组织支撑所造成的突度损失都微不足道。

无论由于任何原因，如果未做贯通切口，都需进行高度控制缝合，将针从尾侧进入内侧脚或中间脚，斜向上方达鼻尖上死腔。再从死腔退回，将缝线置于鼻中隔尾段近中隔前角处，以便进行鼻尖复合体的整体前推。

1:2:8
2:3:20
2:4:13

用镊子鼻小柱 - 小叶转折点处夹持鼻尖复合体，以确定仅用缝合而不做任何支撑移植的情况下，鼻尖复合体移动和突度增高的可能范围。将鼻尖复合体后移（图 10-82A），然后前推（图 10-82B）。图中的卡尺设定为 5mm，其移动的潜在范围至少为 7mm。

图 10-80　A

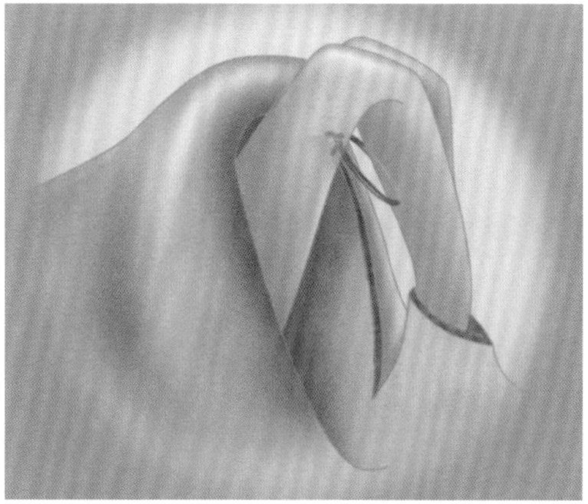

B

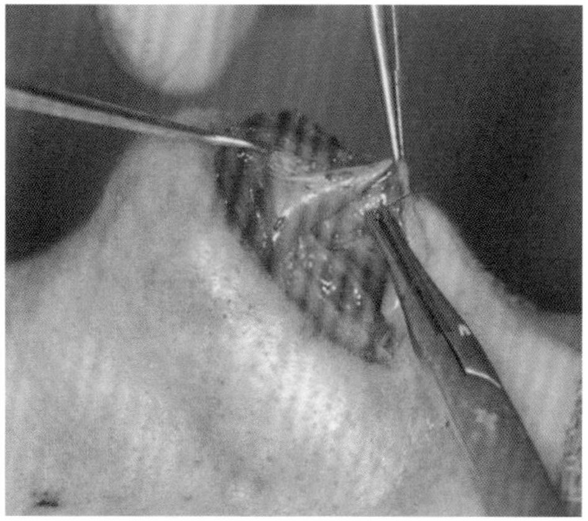

C

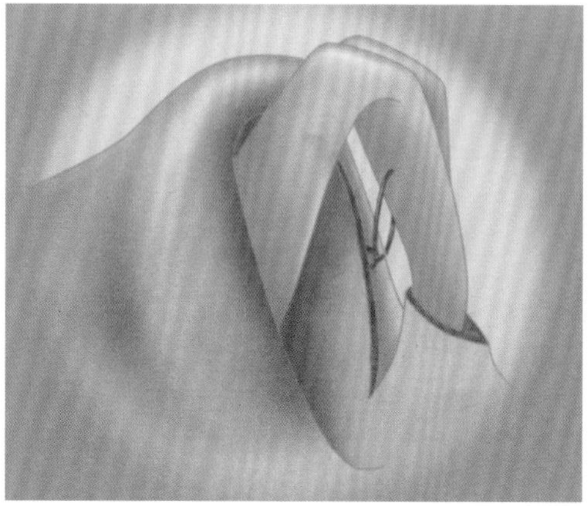

D

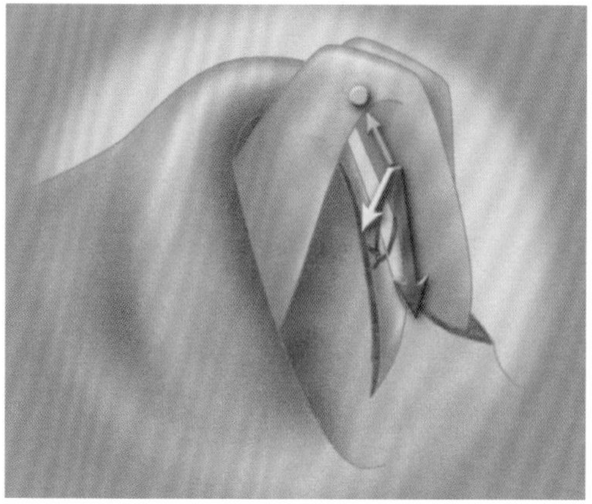

鼻尖复合体强行移动到极限将会破解正常解剖关系，但在所有初次鼻整形案例中，鼻尖突度可以抬高或降低 3~4mm 而不会有明显的弊端。

突度控制缝合推进鼻尖

推进使突度控制缝合（APCS）推进鼻尖复合体以增加相对于冠状面及鼻背的鼻尖突度。

推进使突度控制缝合（advancement projection control sutur，APCS）推进鼻尖复合体以增加相对于冠状面及鼻背的鼻尖突度。

在内侧脚头端距预期鼻小柱 - 小叶转折点后方大约 1~2mm 选择一个位点，经此用双针 4-0 或 5-0 缝线的一端穿过软骨的内侧面（图 10-83），穿过软骨但不穿透前庭侧的前庭黏膜。短直针穿经软骨走行于软骨与内侧脚近皮肤面的衬里之间。接下将另一缝针在对侧内侧脚与同侧内侧脚穿刺点完全对称的位点，以

图 10-81

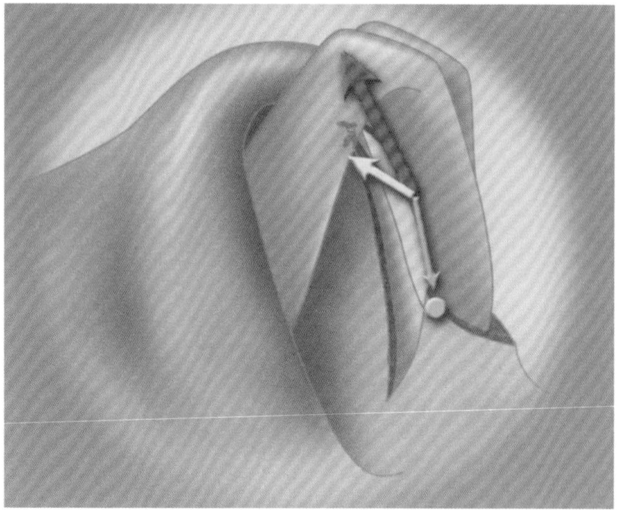

图 10-82　A

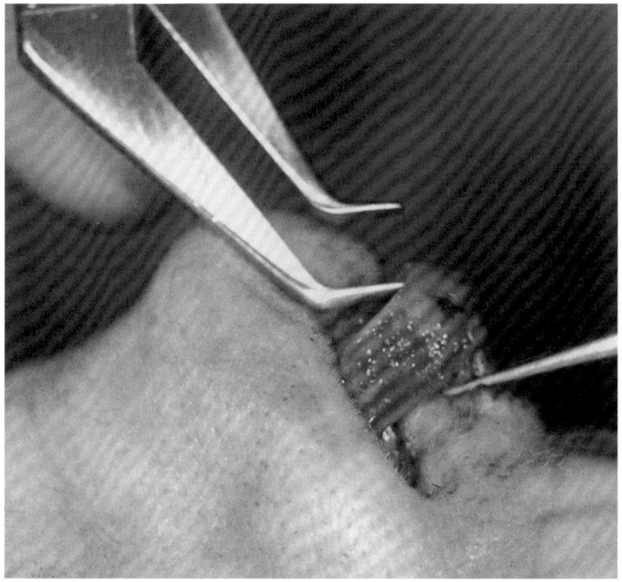

B

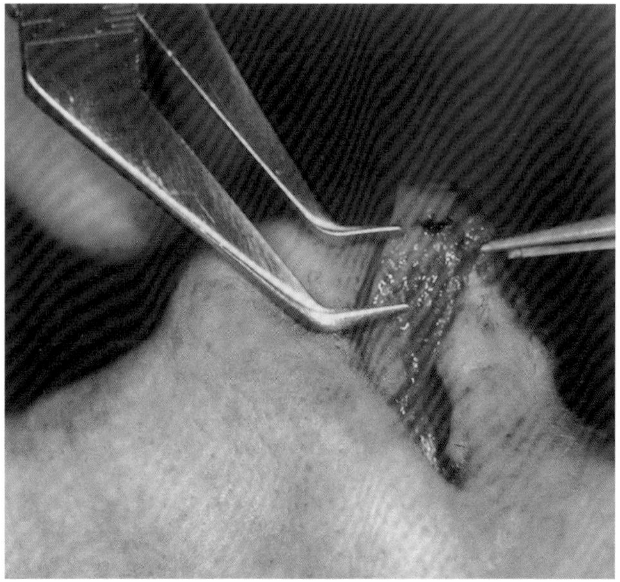

图 10-83

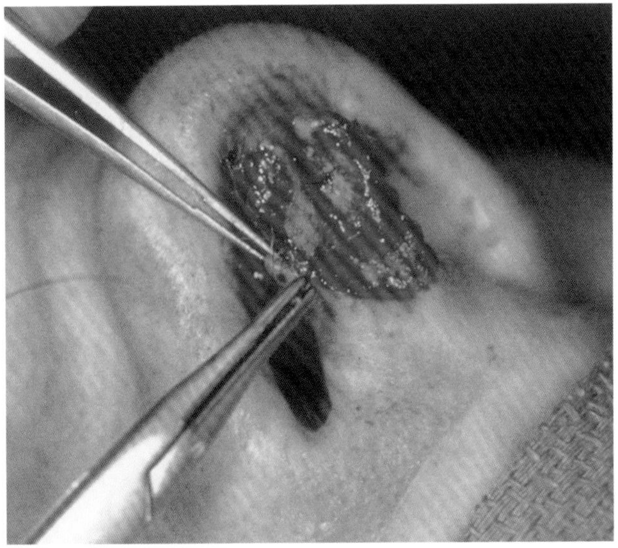

同样方式穿行(图 10-84)。相比于头部入路，用弯针由底部入路穿经贯穿切口，将两侧内侧脚头端精确对称位点缝合在一起更为容易(图 10-80)。将直角针穿过内侧脚内侧面的对称点位，仅穿过软骨但不穿透黏膜，在贯穿切口的裂隙处露出针尖(图 10-85)。应在内侧脚中段进行缝合，以免线结收紧时，撕裂及毁掉尾侧端正常的外展。

侧面观，用单钩或者双钩(图 10-86A 和 B)拉住或提升鼻尖复合体，并向前抬高或向后退缩，以明确适宜的位置。卡尺设定为 5mm，显示了鼻尖突度抬高时，同侧缝针移动的幅度。将鼻尖复合体固定于适宜的位置，标记与外露针尖位置相对应的中隔尾端的位点，通常位于中隔角附近。该位点代表了 PCS 在中隔尾端缝针适宜的进针位点。松开拉钩并用卡尺测量上述位点前至后方向的距离，确定推进或后缩的毫米数值。被覆软皮肤组织较紧的鼻子(短鼻小柱)需要明显提升鼻尖突度，在标记中隔

图 10-84

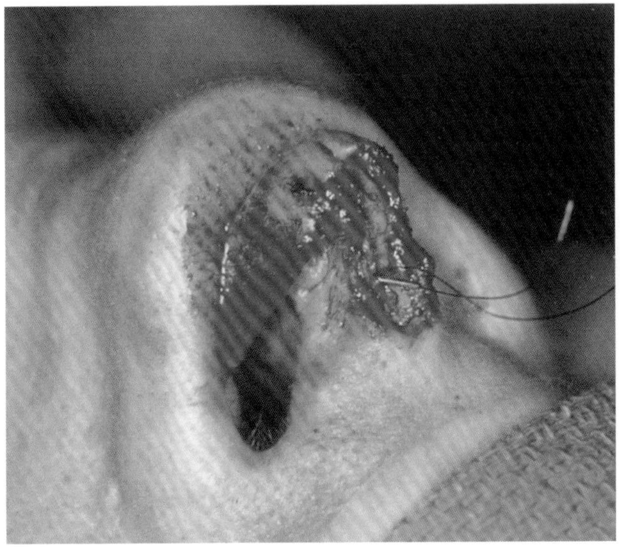

图 10-85

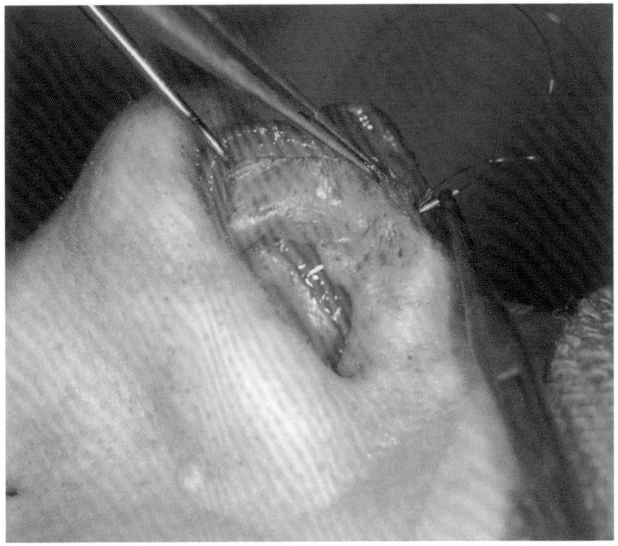

图 10-86 A B

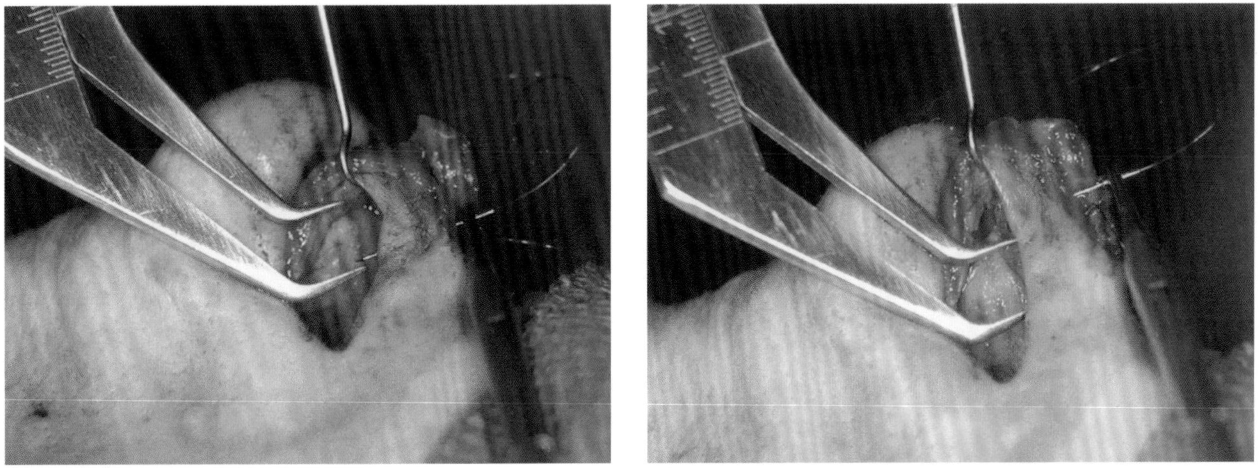

尾端之前，为防止关闭切口时，较紧的被覆皮肤软组织后推软骨，导致突度降低，应将鼻尖拉升高于适宜突度位点至少 2~3mm。

将对侧直针由贯穿切口拔出，穿过中隔尾端标记点（图 10-87）。再将术者同侧的缝针拔出，打一外科结。

将一 7mm 双钩置于两侧穹窿下方，在收紧 PCS 时拉升鼻尖（图 10-88）。为了确定最佳松紧度，逐渐收紧外科结，直至鼻尖突度得到适当的提升，然后拉紧一端缝线锁住线结。回覆皮肤，观察侧面鼻尖 - 鼻背相互关系。关闭切口前，穹窿点与中隔角处的鼻背之间的距离，一般需要至少 6~7mm，才能获得美观的鼻尖上折角（图 10-89A）。回覆被覆皮肤，牵拉鼻小柱皮瓣关闭经鼻小柱切口（图 10-89B），可见鼻背线之上的鼻尖突度由 6~7mm 降至 2~3mm。在关闭切口前后，同样测量鼻翼基底的鼻翼沟至鼻尖表现点的距离，显示冠状面上的鼻尖突度变化。

关闭切口前，穹窿点与中隔角处的鼻背之间的距离，一般需要至少 6~7mm，才能获得美观的鼻尖上折角。

评估冠状面及鼻背平面之上的鼻尖突度（必要时测量两者数值），按需调整 PCS 的松紧度。在最终适宜位置，用精细持针钳小心夹持线结，打 3~4 个方结。将 PCS 线结仔细地埋置于膜性鼻中隔中心区域的腔隙内，以减少术后线结外露的风险。在绝大多数初次鼻整形病例，PCS 可以极为有效的提升或降低至少 3mm 的鼻尖突度，且无鼻尖移植物或支撑移植物的不可控变量。

将 PCS 线结仔细地埋置于膜性鼻中隔中心区域的腔隙内，以减少术后线结外露的风险。

图 10-87

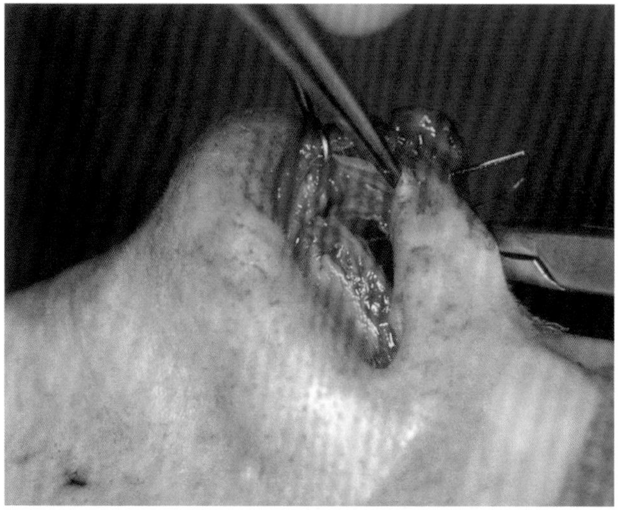

图 10-88

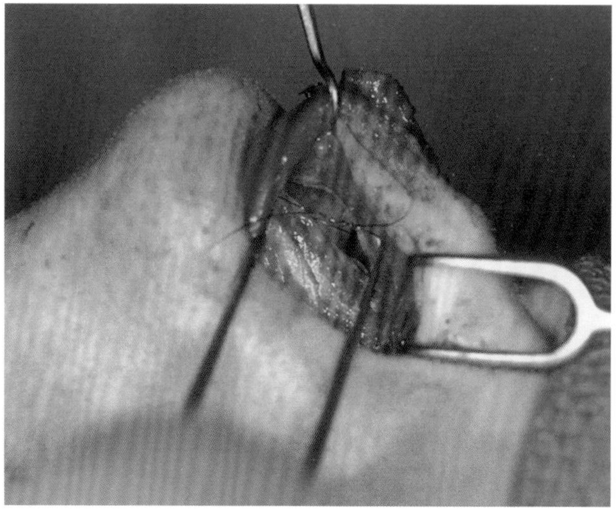

图 10-89　A

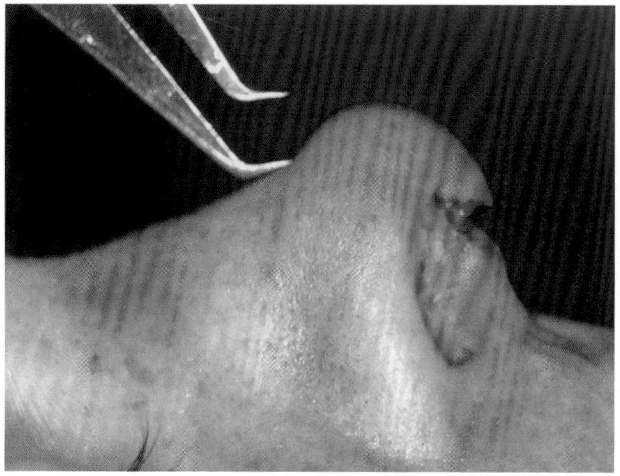

B

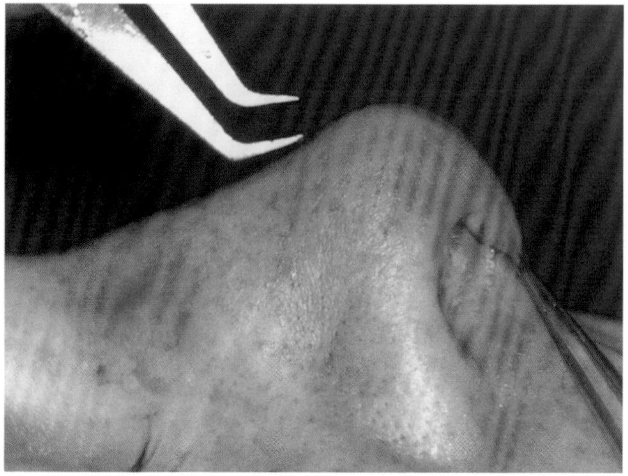

图 10-90 A B

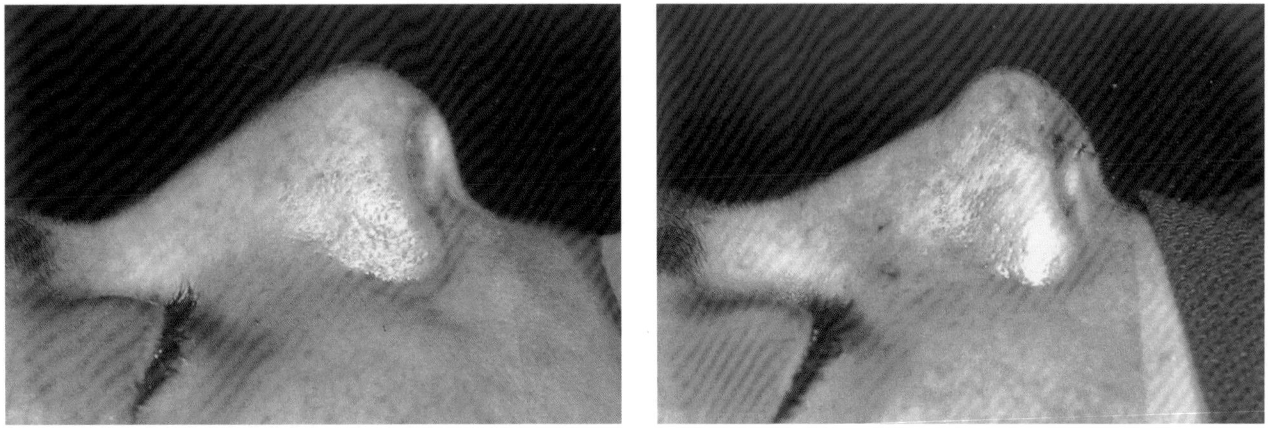

甚至初次鼻整形中鼻尖明显过低时（图 10-90A），在未降低鼻背高度及未使用任何鼻尖移植的情况下，单用非破坏性鼻尖塑形定位技术术中所达到的鼻尖突度的增加依然十分明显（图 10-90B）。在绝大多数初次鼻整形病例中，单纯使用非破坏性技术就足以改善鼻尖突度，形成美观的鼻尖上转折及非常自然的鼻尖形态（图 10-90A 和 B），且未破坏结构完整性以及无移植物变量，减少了远期继发畸形的风险。

PCS 控制膜性鼻中隔的缩短

在大多数案例中，PCS 能够抬高鼻尖至少 2~3mm，同时也会压缩膜性鼻中隔约 2mm，引起不明显的缩短或者鼻小柱退缩。

收紧 PCS 时，牵拉的矢量力前推鼻尖，但矢量分量（图 10-80D）也会向头侧端牵拉鼻小柱，缩窄或挤压膜性鼻中隔。在大多数案例中，PCS 能够抬高鼻尖至少 2~3mm，同时也会压缩膜性鼻中隔约 2mm，引起不明显的缩短或者鼻小柱退缩。避免 PCS 缝合张力过高，以控制膜性鼻中隔的压缩。不要试图使用单个 PCS 增加超过 2~3mm 的突度，相反，使用两个 PCS，各自增加 2mm 的提升以避免变形。如果鼻尖复合体前推或后缩超过 2mm 以上，应在置入 PCS 之前先置入 CCS，以在 PCS 收紧时，掌控鼻小柱的形态，防止内侧脚或中间脚变形。在膜性鼻中隔较宽的案例，使用垂直面积能够叠盖中隔尾端的下推式 CCS，以控制过度压缩或缩短鼻长度，并下推鼻小柱。

如果鼻尖复合体前推或后缩超过 2mm 以上，应在置入 PCS 之前先置入 CCS，以在 PCS 收紧时，掌控鼻小柱的形态，防止内侧脚或中间脚变形。

使用能维持突度的非破坏性鼻尖塑形技术，DSS 增加 1~2mm，LCSS 增加 1~2mm，仅有 1~2mm 由 PCS 增加足矣，而不要试图用单个 PCS 增加所有的预期突度（一般需要不会超过

图 10-91

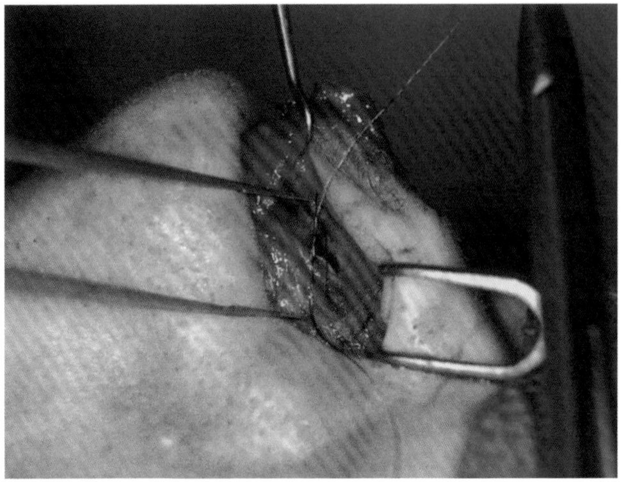

图 10-92

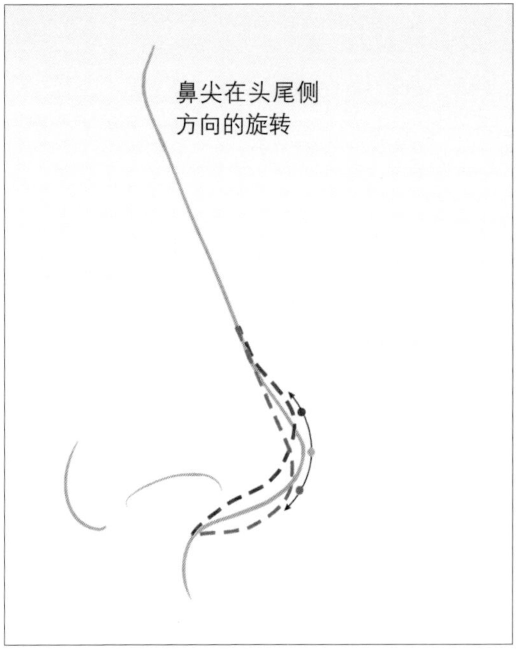

2~3mm)。即使在膜性鼻中隔极宽的案例中，增加 1~2mm 突度也不可能引起明显的鼻部缩短或鼻小柱退缩。

鼻尖突度过高的矫正

为了回缩突度过高的鼻尖，进行突度回缩控制缝合(recess projection control suture，RPCS)，恰于鼻小柱 - 小叶转折点前穿透内侧脚，随之穿经鼻中隔尾端偏后侧(图 10-91)。置入技术与推进式 PCS 类似，但是置入方向相反。本章后述的表 10-4 为矫正鼻尖过度凸起的图示有推算流程图。

PCS 推进鼻尖可见外侧脚缩短(底位观可见其变得更直)，而回缩则将其相对延长(底位观形成更凸的弧度)。若有极度明显的突度过高，将鼻尖降低到适宜的位置(依据鼻尖 - 鼻背关系)后，如果外侧脚过度弯曲，则使用 1~2 个 LCSS 矫正外侧脚弯曲。若两个 LCSS 仍未矫正弯曲，在穹窿外侧至少 15~20mm 即鼻翼最厚皮肤深面，横断外侧脚鼻翼缘软骨条，使其两个节段在横断处叠合并缝合固定。除非尝试用 2 个 LCSS，且单纯使用缝合技术确实无法有效矫正外侧脚过度外凸时，再横断外侧脚软骨。在远侧横断(距离穹窿外侧 18mm 以上)并将两个节段叠加缝合固定(而非切除一段软骨)，以加强鼻翼缘支撑，并使横断点偏外侧，位于鼻翼底部较厚的皮肤深面，从而显著减少了并发明显切迹或凹陷的风险。若外侧脚有折断或薄弱，增加板条移植物。矫正鼻尖突度过高的术中照片及更为详尽的介绍参见本章后续章节。

调整鼻尖旋转度——鼻尖旋转缝合

鼻尖沿着头 - 尾弧线的旋转(图 10-92)，调整其与鼻尖上区鼻背的关系，并通过改变鼻小柱与上唇的关系，影响鼻小柱 - 上唇角。其也会影响正位观鼻尖下小叶(从鼻尖表现点到鼻小柱 - 小叶角)的显露程度和鼻孔的外露。使用 PCS 形成适当的突度后，若有需要可使用 TRS 旋转鼻尖复合体。TRS 穿透中间脚或

使用能维持突度的非破坏性鼻尖塑形技术，DSS 增加 1~2mm，LCSS 增加 1~2mm，仅有 1~2mm 由 PCS 增加足矣，而不要试图用单个 PCS 增加所有的预期突度。

除非尝试用 2 个 LCSS，且单纯使用缝合技术确实无法有效矫正外侧脚过度外凸时，再横断外侧脚软骨。

使用 PCS 形成适当的突度后，若有需要可使用 TRS 旋转鼻尖复合体。

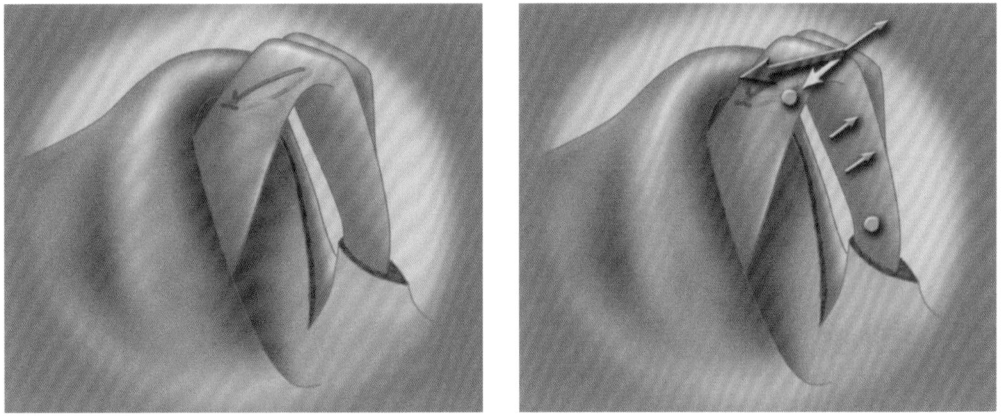

图 10-93　A　B

内侧脚邻近鼻小柱角处的头侧缘以及邻近中隔角的中隔背侧，以使鼻尖向头侧旋转（图 10-93A 和 B）。

可能有两种不同类型的鼻尖旋转——鼻尖复合体旋转和鼻尖小叶旋转。

以鼻小柱 - 上唇交界处为中心旋转鼻尖，联合鼻中隔尾端三角形切除，很容易过度矫正——微量（通常为 1~3mm）即可大见其效。

小叶旋转相比鼻尖整体旋转的优点是移动鼻尖表现点，使之与鼻背的关系更为协调，且未增加正位观鼻孔的外露。

可能有两种不同类型的鼻尖旋转——鼻尖小叶旋转（图 10-94A）和鼻尖复合体旋转（图 10-94B）。鼻尖复合体旋转以鼻小柱 - 上唇交界处为中心旋转鼻尖，鼻孔外露增加。鼻尖小叶旋转以鼻小柱 - 小叶转折点为中心旋转鼻尖，正位观鼻尖下小叶显露增加，但鼻孔外露有限（图 10-94A）。若鼻尖旋以鼻小柱 - 上唇交界处为中心旋转鼻尖沿着弧形旋转（图 10-94B），鼻小柱 - 上唇角加大且正位观鼻孔外露加大。若术者切除基底朝前的三角形以缩短中隔（图 10-94D），通常发生鼻尖复合体这种类型的旋转。这种操作在现代鼻整形中可能已被滥用。女性鼻小柱 - 上唇角小于 100° 时及男性小于 90° 时，适用缩短鼻中隔并增加鼻小柱 - 上唇角。以鼻小柱 - 上唇交界处为中心旋转鼻尖，联合鼻中隔尾端三角形切除，很容易过度矫正——微量（通常为 1~3mm）即可大见其效。鼻尖旋转不足通常好过过度旋转，后者在正位观形成鼻孔过度外露的“猪鼻子”外观。

鼻尖旋转第二类型鼻尖小叶旋转，以鼻小柱 - 小叶转折角为中心旋转鼻尖，有时会稍稍增加鼻小柱 - 小叶角，但通常无需缩短中隔尾端（图 10-94C）。这种更为精巧的鼻尖旋转增加了鼻尖下小叶在正位观的显露程度。明显的鼻尖下小叶，由鼻尖表现点至鼻小柱 - 小叶角，对应着解剖学上的鼻翼软骨中间脚，即由内侧脚延伸到中间脚的分叉点向上至穹窿。小叶旋转相比鼻尖整体旋转的优点是移动鼻尖表现点，使之与鼻背的关系更为协调，且未增加正

图 10-94

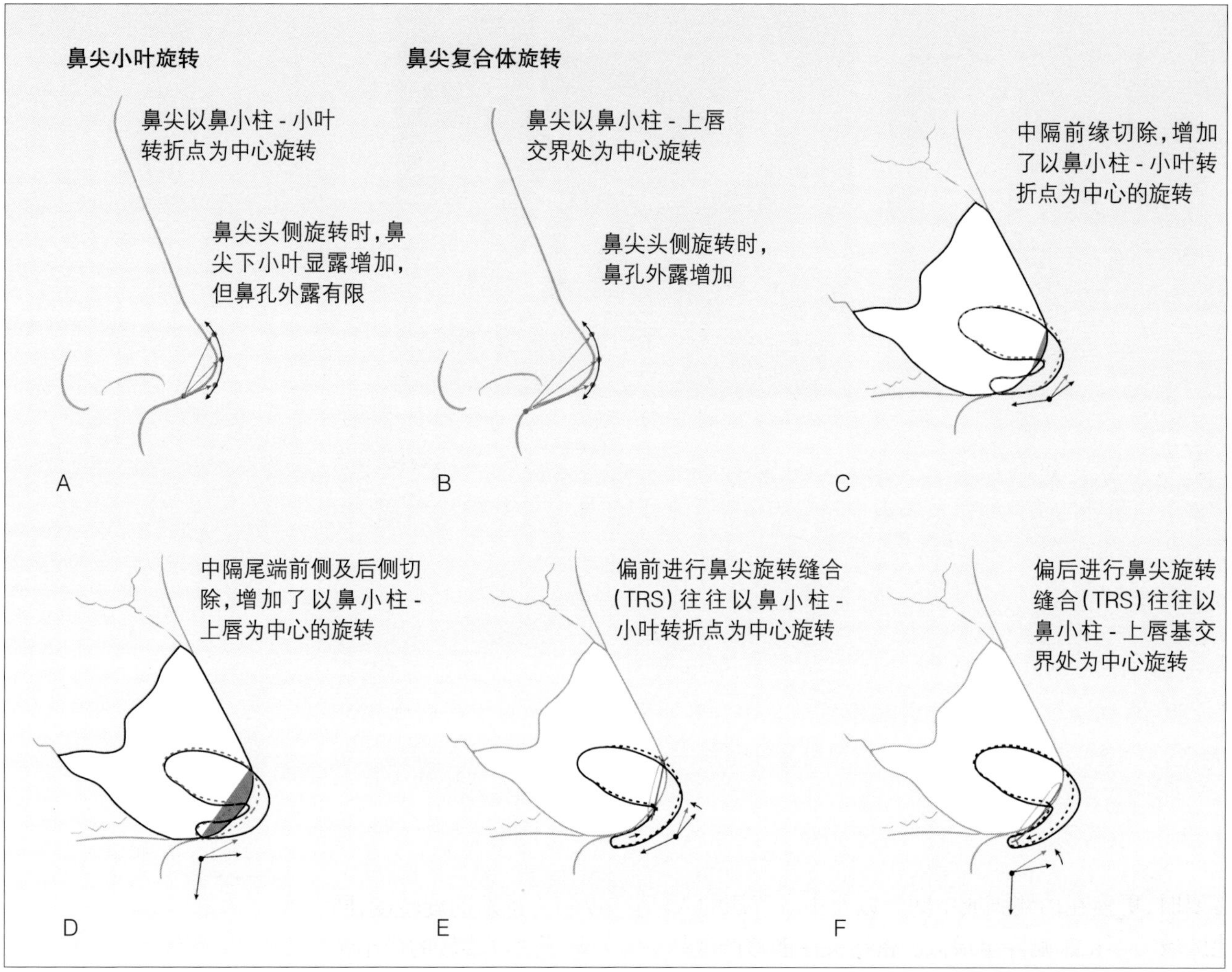
鼻尖小叶旋转
鼻尖复合体旋转
鼻尖以鼻小柱 - 小叶转折点为中心旋转
鼻尖头侧旋转时，鼻尖下小叶显露增加，但鼻孔外露有限
鼻尖以鼻小柱 - 上唇交界处为中心旋转
鼻尖头侧旋转时，鼻孔外露增加
中隔前缘切除，增加了以鼻小柱 - 小叶转折点为中心的旋转
A
B
C
中隔尾端前侧及后侧切除，增加了以鼻小柱 - 上唇为中心的旋转
偏前进行鼻尖旋转缝合(TRS)往往以鼻小柱 - 小叶转折点为中心旋转
偏后进行鼻尖旋转缝合(TRS)往往以鼻小柱 - 上唇基交界处为中心旋转
D
E
F

位观鼻孔的外露。若以小叶以鼻小柱 - 小叶转折角而非鼻小柱 - 上唇交界处为中心旋转，鼻尖表现点头侧旋转时，正位观鼻尖下小叶显露增加，但未明显增加鼻孔外露。

鼻尖旋转缝合将中间 - 内侧脚的头侧缘与中隔角附近的中隔背侧缝合，需要时可将对称统一的鼻尖复合体向头侧端旋转（图 10-94F）。依据位置和张力，TRS 可以不依赖内侧脚基底，旋转小叶段（中间脚，从鼻小柱 - 小叶角到鼻尖表现点），以增加鼻小柱 - 小叶角（图 10-94E）并调整鼻尖与鼻背的相对位置且不增加鼻小柱 - 小叶角和鼻孔外露。

鼻尖是以鼻小柱 - 小叶转折角还是鼻小柱 - 上唇交界处为中心旋转，取决于多个因素。中间脚和内侧脚越柔软，软骨脚越可能弯曲，更可能以鼻小柱 - 小叶转折角为中心旋转。CCS 降低了软骨脚的柔软性，更可能以鼻小柱 - 上唇交界处为中心旋转。鼻中隔尾端切除减少了鼻尖头侧旋转的阻力。若鼻中隔尾侧切除偏前，更可能以鼻小柱 - 小叶转折角为中心旋转（图 10-94C）。若切除范围由前至后，鼻尖往往以鼻小柱 - 上唇交界处为中心旋转（图 10-94D）。TRS 从中间或内侧脚到中隔背侧施加力将鼻尖头侧旋转。旋转的程度及鼻尖旋转的轴心点依靠很多因素：包括缝合定位、张力以及前述的其他因素。TRS 穿透内侧脚的位置越偏后，越可能以鼻小柱 - 上唇交界处为中心旋转（图 10-94F）。越偏前进行 TRS，鼻尖往往会以鼻小柱 - 小叶折点为中心旋转（图 10-94E）。

放置鼻尖旋转缝合

无论头侧入路还是为侧入路，术者均可轻松由鼻小柱小叶转折点附近至中隔角进行 TRS。偏后置入 TRS，类似于 PCS，最好经尾侧入路，使用双头短圆角直针的 5-0 聚丙烯线。

经头侧入路，用弦长较短的圆弯针及 5-0 聚丙烯缝线，在鼻小柱 - 小叶转折点或其前方穿透内侧脚或者中间脚的头侧缘（图 10-95A）。用持针器夹住双侧线尾端，向鼻中隔背侧不同位点牵拉缝线，先靠近鼻中隔角，并逐步偏向头端测试更多位点（图 10-95B）。仔细观察缝线张力对鼻尖旋转度、鼻尖表现点的位置、小柱 - 小叶角及中间脚与内侧脚的形态与弧度的影响。必要时，更换在内侧脚或中间脚以及中隔背侧的入针点，以获得预期的旋转度，同时将对其他区域的不良影响降至最低。密切关注能够产生鼻尖有效却不过度旋转的最小缝线张力。在最佳位置，贯穿缝合鼻中隔背侧（图 10-95C）并将缝线打一外科结。逐步收紧缝线，仔细观察对其他解剖区域的影响。达到有效旋转后，用精细持针器夹持线结以防止过度收紧（图 10-95D），然后再打几个线结（图 10-95E）。贯穿缝合鼻小柱 - 小叶转折点旁的内侧脚或中间脚与鼻中隔角旁的中隔背侧时，TRS 通常可最为有效地旋转鼻尖，且对其他区域影响最小。

贯穿缝合鼻小柱 - 小叶转折点旁的内侧脚或中间脚与鼻中隔角旁的中隔背侧时，TRS 通常可最为有效地旋转鼻尖，且对其他区域影响最小。

图 10-95 A B C D E

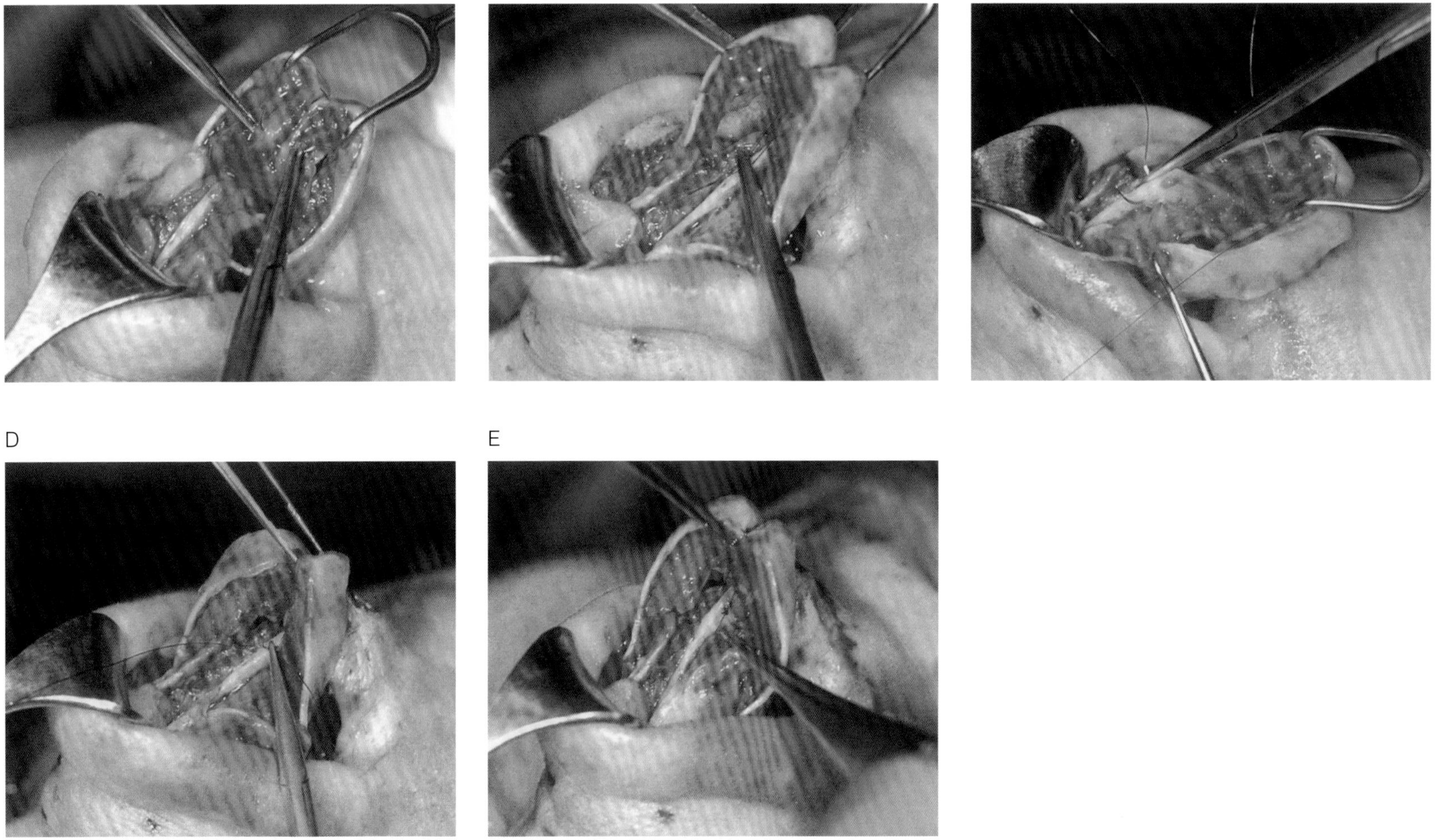

若头侧入路使用受限或者 TRS 需要贯穿内侧脚偏后方，则用 5-0 聚丙烯双头短圆角针组合由头侧入路至内侧脚进行 TRS（与 PCS 方法类似）。用直针穿过内侧脚或中间脚的尾侧面（图 10-96A），穿透软骨，走行于软骨与前庭面的衬里之间以，防止缝线外露。如果由于其他原因增加了贯穿切口，则和 FCS 相似通过切口穿出。如果没有贯穿切口，则直接将缝针向上由鼻尖上腔隙出针（图 10-96B）。夹住双侧缝线牵拉至鼻中隔背侧不同位点，如前所述仔

图 10-96　A　　B

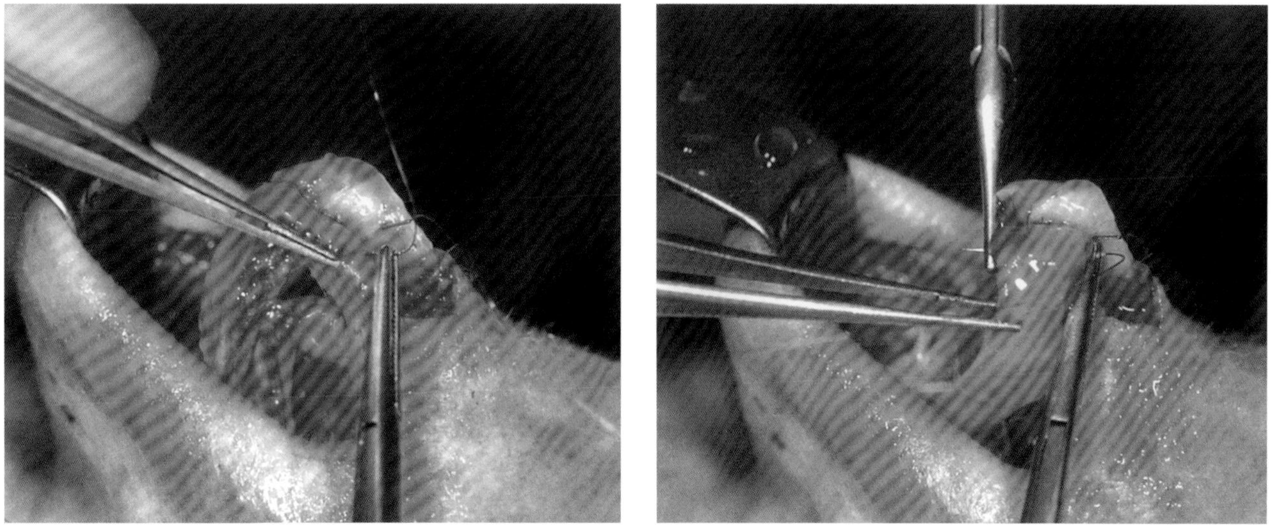

细观察其变化。最适宜的位置，贯穿鼻中隔背侧，并与头侧入路 TRS 完全相同的方法收紧线结。

TRS 的放置，其内侧脚穿针点通常在鼻小柱 - 小叶角附近其延伸至中间脚的分叉点或紧邻其后方的位置。当 TRS 设置的更靠后方时，应逐渐微小幅度的后移，以避免线结收紧时，中间脚及内侧脚的形态发生不良变形。旋转鼻尖时，单个 CCS 可以在保持软骨脚的适宜形态和弧度，但是单个 CCS 会将旋转点由鼻小柱 - 小叶角转折点区域改变为鼻小柱 - 上唇交界区域，导致鼻孔外露增加。

若 TRS 收紧时外侧脚轻度屈曲，可置入附加的 LCSS 矫正弯曲。在需要大幅度旋转鼻尖的鼻子（明显的“悬垂”鼻尖），在步骤 2 中进行 CCS，当步骤 4TRS 旋转鼻尖时，可控制及保护鼻小柱的形态。

在鼻整形中规划鼻尖旋转度时，首先确定需要旋转的程度。保守一些。适宜的美观改变通常只需要微小的鼻尖旋转。

控制鼻尖旋转——最优控制整合技术

在鼻整形中规划鼻尖旋转度时，首先确定需要旋转的程度。保守一些。适宜的美观改变通常只需要微小的鼻尖旋转。鼻尖过度旋转形成鼻孔过度外漏的视觉短鼻。切除外侧脚头侧后，其形成的死腔发生收缩，通常引起某种程度的旋转，因此术者应对此做好预案。其

CCS 可以对抗 LCSS、DSS、PCS 或 TRS 改变中间脚或内侧脚适宜特征的作用力。

次，需要考虑中间脚和内侧脚的弧度及固有特征。若术前内侧脚和中间脚的鼻小柱段轮廓及形态良好，考虑使用 CCS，以在缝合调整突度及旋转度时，保持鼻小柱形态和轮廓。CCS 可以对抗 LCSS、DSS、PCS 或 TRS 改变中间脚或内侧脚适宜特征的作用力。反之，若需要改变鼻小柱 - 小叶角或内侧脚形态，使用 CCS 予以矫正，并同时在其他缝合调整形态及突度时，稳定及保护已做的矫正。

与鼻尖旋转时内侧脚被动弯曲相比，CCS 能够更为准确的掌控内侧脚的形态（鼻小柱 - 小叶角和内侧脚曲度）。然而，在常规初次鼻整形中，若鼻小柱形态良好并且只需要微小的鼻尖旋转度，倘若 TRS 微过度收紧或软骨脚不是过于薄弱，TRS 可以安全使用无需 CCS 稳定鼻小柱。

破坏性鼻尖塑形的技术

破坏性技术在初次鼻整形技术中仍然占一席之地，只不过正迅速被更为精确可靠的非破坏性技术所取代。

当外科医生更为熟悉非破坏性技术，并开展出更多的非破坏性技术时，其将能够在实施破坏性更大的技术之前，有能力矫正更多种类的畸形。

划痕、划碎、切除和横断破坏了鼻翼软骨的结构完整性，削弱了软骨，降低了支撑能力（和鼻尖突度），以及术后创面挛缩力更易将之扭曲或破坏。不过，破坏性技术在初次鼻整形技术中仍然占一席之地，只不过正迅速被更为精确可靠的非破坏性技术所取代。

合理可逆的非破坏性技术总是应该优于破坏性更大的技术或不可逆与非可控的技术。当外科医生更为熟悉非破坏性技术，并开展出更多的非破坏性技术时，其将能够在实施破坏性更大的技术之前，有能力矫正更多种类的畸形。

内侧脚中断 - 切除或者横断

内侧脚的横断或者切除极少适用于改变内侧脚的形态（弯曲）或调整鼻小柱 - 小叶角。

内侧脚的横断或者切除极少适用于改变内侧脚的形态（弯曲）或调整鼻小柱 - 小叶角。CCS 的塑形能力非常强大，因此，在绝大多数常规初次病例，根本不需要横断内侧脚及其衍生的变数。

下述情况可能需要中断内侧脚或中间脚：

1. 极厚、坚硬的内侧脚，使用单个 CCS 无法将其弯曲为适宜的形态（极为罕见，在我的案例中少于 2%）。
2. 孤立区域极厚或者畸形（扭曲或者弯曲），可导致明显的外观畸形。
3. 内侧脚长度差异在 3mm 或以上或中间脚长度差异在 2mm 或以上（较小的差异通常可以采用单个 CCS 加软骨脚推进或后缩予以矫正）。
4. 内侧脚踏板明显凸起。

5. 需要降低 4mm 以上的突度（若内侧脚踏板不能充分后缩而没有外展或者若鼻小柱过度弯曲，导致单个 CCS 无法掌控的鼻小柱过度显露或者鼻小柱 - 小叶角过锐）。

当软骨脚长度需要调整时，采取横断联合单个 CCS 瓦合修复软骨脚通常比切除后端端缝合修复的效果更好。

增厚区域存在严重扭曲时，切除是唯一可能的选择。在其他绝大多数需要调整软骨脚长度的情况，采取横断联合单个 CCS 瓦合修复软骨脚通常比切除后端端缝合修复的效果更好。端端修复若未缝合固定于置入软骨脚之间的支撑移植物，常会扭曲变形，而且术后创面挛缩作用于修复区域时，会形成明显的畸形。

当内侧脚出现镜像弯曲且比较协调时，除非存在明显外观畸形外，一般无需矫正。手术矫直并未产生外观畸形的扭曲与弯曲，通常效果欠佳并且会造成更严重的畸形。

当内侧脚出现镜像弯曲且比较协调时，除非存在明显外观畸形外，一般无需矫正。

必须横断软骨脚时，外科医生应该切取中隔软骨制作 CCS，其尺寸、形状及鼻小柱 - 小叶角精确适宜，并用支撑移植物巩固被横断的节段。横断仅适用于，使用 PCS 试图回缩后，发现软骨脚过度弯曲，导致鼻小柱过度显露或内侧脚踏板阻碍充分的后缩（罕见）。在这些病例，内侧脚加中间脚的联合长度（从内侧脚踏板到穹窿）过长，并常伴有鼻小柱 - 小叶角不足或不佳（图 10-97A）。

必须横断软骨脚时，应该切取中隔软骨制作 CCS，其尺寸、形状及鼻小柱 - 小叶角精确适宜。

图 10-97

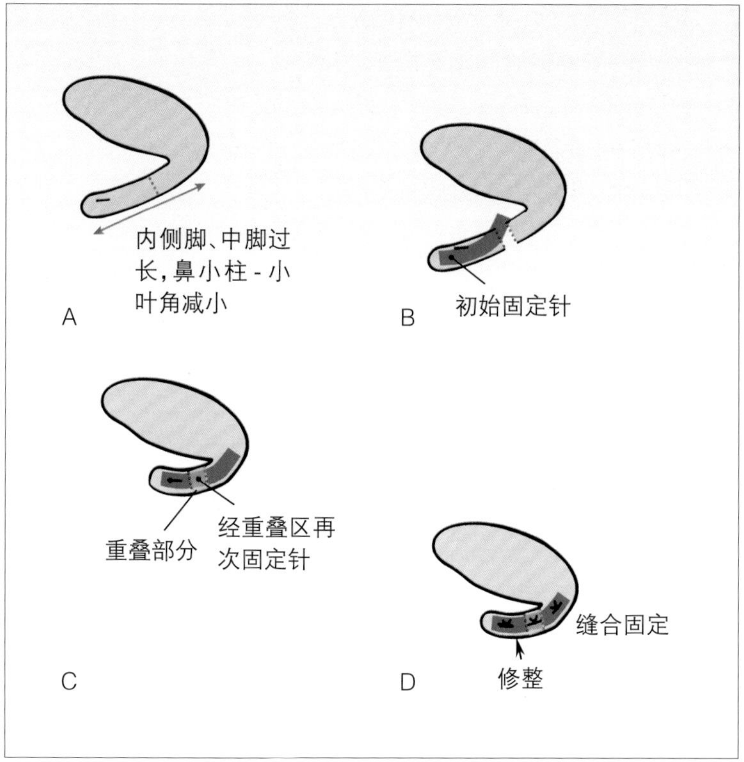

用固定针将支撑移植物暂时固定于鼻小柱基底附近的内侧脚（图 10-97B）。分离软骨脚，完全游离和调整长度，将之弯曲至适宜的位置，与支撑移植物匹配，并叠合分离的软骨脚。调整弧度和叠合两侧断端，覆于支撑移植物之上，用另一固定针固定（图 10-97C）。使用前述 CCS 相同方法置入 FCS，用 5-0 聚丙烯线将支撑移植物缝合固定于软骨脚（图 10-97D）。所有固定缝线都不要缝合于软骨脚边缘，以便缝合固定后，如有需要时可精细修剪边缘。

当术者直视下将软骨脚成角度叠合，形成适宜的鼻小柱 - 小叶角时，倾向于创建一过大的鼻小柱 - 小叶角。一般而言，直视软骨时，创建一小于预期的鼻小柱 - 小叶角，因为皮肤回覆后，软骨形态微小的变化也常会显得很明显。

一般而言，直视软骨时，创建一小于预期的鼻小柱 - 小叶角，因为皮肤回覆后，软骨形态微小的变化也常会显得很明显。

图 10-98 A B C D

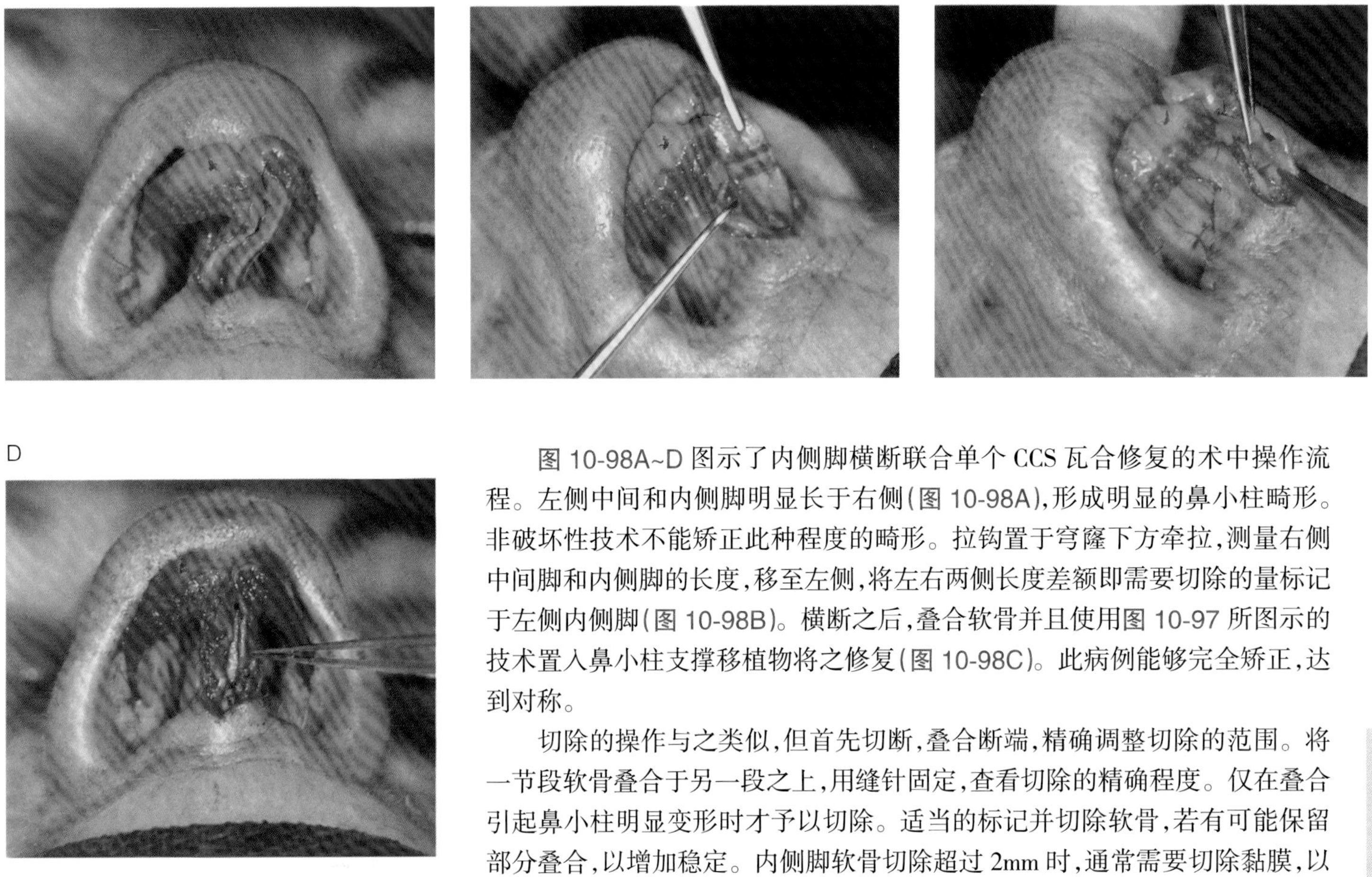

图 10-98A~D 图示了内侧脚横断联合单个 CCS 瓦合修复的术中操作流程。左侧中间和内侧脚明显长于右侧(图 10-98A),形成明显的鼻小柱畸形。非破坏性技术不能矫正此种程度的畸形。拉钩置于穹窿下方牵拉,测量右侧中间脚和内侧脚的长度,移至左侧,将左右两侧长度差额即需要切除的量标记于左侧内侧脚(图 10-98B)。横断之后,叠合软骨并且使用图 10-97 所图示的技术置入鼻小柱支撑移植物将之修复(图 10-98C)。此病例能够完全矫正,达到对称。

切除的操作与之类似,但首先切断,叠合断端,精确调整切除的范围。将一节段软骨叠合于另一段之上,用缝针固定,查看切除的精确程度。仅在叠合引起鼻小柱明显变形时才予以切除。适当的标记并切除软骨,若有可能保留部分叠合,以增加稳定。内侧脚软骨切除超过 2mm 时,通常需要切除黏膜,以免黏膜松垂。

> 所有横断或者切除破坏中间脚或内侧脚的病例,都应置入 CCS 来加固和长期维持形态,并预防创面挛缩引起的术后远期畸形。

所有横断或者切除破坏中间脚或内侧脚的病例,都应置入 CCS 来加固和长期维持形态,并预防创面挛缩引起的术后远期畸形。

> 98% 的初次鼻整形不需要通过划痕或划碎塑形外侧脚及穹窿。这些技术虽然曾经很有用,但现已被更为安全、可控、可逆及可靠的缝合技术大致取代。

外侧脚修薄——划痕或者划碎

98% 的初次鼻整形不需要通过划痕或划碎塑形外侧脚及穹窿。这些技术虽然曾经很有用,但现已被更为安全、可控、可逆及可靠的缝合技术大致取代。

下述情况可能需要外侧脚的划痕或划碎（但仅在尝试非破坏性技术治疗之后）：

1. 用于削弱单侧外侧脚的极度致密或者增厚区域（单纯缝合无法矫正对称）。
2. 用于削弱外侧脚游离的头侧段，在蒜头鼻尖，切开外侧脚头侧段，并将之留于原位，以支撑对抗术后向上的挛缩（参见第 6 章——初次鼻尖的评估及塑形）。
3. 用于轻度削弱局部致密区域，使其缝合塑形时更为柔软（极少需要）。

没必要常规削弱外侧脚或穹窿以减弱缝合塑形的抵抗力。

初次鼻整形中非破坏性鼻尖塑形定位技术之后的畸形复发，绝大多数是由于缝合技术错误或术后早期外伤所致。

没必要常规削弱外侧脚或穹窿以减弱缝合塑形的抵抗力。假使正确地缝合定位及打结，不会发生缝合变形及畸形复发。鼻翼软骨比耳软骨更柔软，因此，在耳整形对单纯缝合矫正容易复发的担心，根本不适用于初次鼻整形。初次鼻整形中非破坏性鼻尖塑形定位技术之后的畸形复发，绝大多数是由于缝合技术错误或术后早期外伤所致。

必须削弱时，不要试图在薄弱区缝合——通常导致撕脱以及可能完全破坏结构完整性。先进行缝合，然后在其周围削弱。计划要周详，操作前要评估所有选项。宁少勿多——微量渐进性的削弱，尽可能少的破坏结构完整性。使用放大镜有所裨益；用至少 2.5 倍的头式放大镜可极大地提高准确性。使用软骨划碎器，其头端精细，一侧为光滑面，一侧为锯齿刃（或者有防护的锯齿刃），以便彻底掌控。较小区域削弱，用 Brown 血管钳好于软骨划碎器或手术刀。

外侧脚中断——横断或切除

需要外侧脚中断的情况罕见，但是下述情况有可能需要：

1. 两侧外侧脚长度差异超过比 3mm，并形成明显畸形（通常一侧更为弯曲，一种罕见情况）。
2. 鼻尖突度降低超过 4mm（明显过高的鼻尖突度）和 LCSS 与 DSS 无法矫正外侧脚弯曲。
3. 极度致密或扭曲的孤立区域（铰链样）产生明显的畸形，且无法被缝合技术或者外侧脚板条移植矫正。

降低过高鼻尖突度时，进行横断外侧脚并叠合修复，而非直接切除。

降低过高鼻尖突度时，万不得已时才进行横断外侧脚并叠合修复。若 LCSS、DSS、沿外侧脚长轴水平褥式缝合或外侧脚板条移植物无法矫正外侧脚弯曲，则在距穹窿外侧 15mm 以远的区域横断外侧脚（外侧较厚皮肤的深面），使两侧切缘充分叠合以矫正弯曲和 LAC。与此位置，用 5-0 聚丙烯线褥式缝合。如果外侧脚过薄或者过软，则用鼻中隔软骨板条移植物修复加强。

同样原则适用于矫正外侧脚软骨长度差异超过 3mm 的案例。尝试横断并重叠缝合，而非端对端缝合,并尽可能在远侧横断,以避免在软组织较薄的鼻翼缘中部的深面叠合,更易出现切迹和变形。大部分病例中,使用板条移植物加固。

若一侧外侧脚明显过长(图 10-99A),有可能需要切除软骨,使外侧脚等长对称。测量距穹窿外侧至少 15mm(图 10-99B),以便将切除修复区域置于鼻翼缘最薄弱区域的外侧(图 10-99C),即钳尖所示即软组织较厚的鼻翼底部。横断之后,叠合缝合修复重建外侧软骨(图 10-99D),任选一外侧脚板条移植物予以加固。半弧短弦小圆针 5-0 聚丙烯线组合便于术者进行褥式缝合,可穿经叠合的软骨而不穿透其深面的前庭黏膜。虽然可使用可吸收线进行修复,但我喜用不可吸收线,以增加修复的可靠性。注意图 10-99 中患者的鼻尖皮肤厚度。较厚的皮肤不仅可以掩饰软骨重建叠合区,而且还可以增加鼻翼缘支撑力。对皮肤较薄的患者,一定要慎用任何类型的软骨横断。即使非常精细地叠合联合板条移植物修复,该畸形仍可透皮可见。薄弱的皮肤无法增加支撑力,因此,鼻翼缘塌陷导致的夹捏鼻尖畸形和气道狭窄更常见于皮肤薄弱的患者。

对皮肤较薄的患者,一定要慎用任何类型的软骨横断。即使非常精细地叠合联合板条移植物修复,该畸形仍可透皮可见。

图 10-99　A

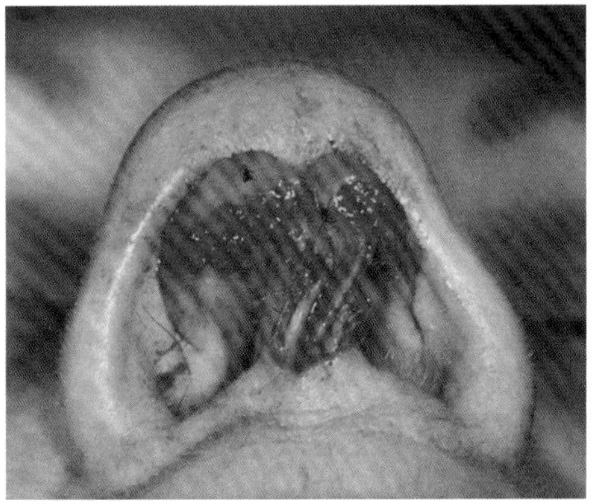

为了矫正孤立性的扭曲或致密凸起所造成的明显畸形,首先尝试用 Brown 血管钳、软骨划碎器或手术刀局部削弱。避免削弱过广,以免削弱无效,而需要切除,邻近的软骨则需要用于修复。如果区域局限,切线位削除即可去除凸起,且不完全离断软骨。

必须横断或者切断鼻翼缘软组织薄弱区域下方的外侧脚中段(距穹窿

B

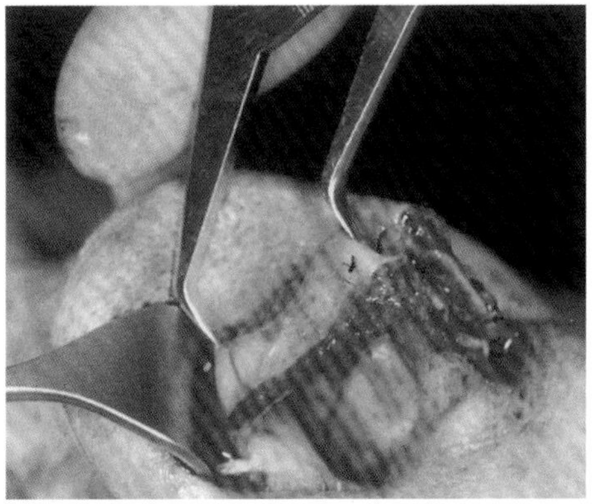

C

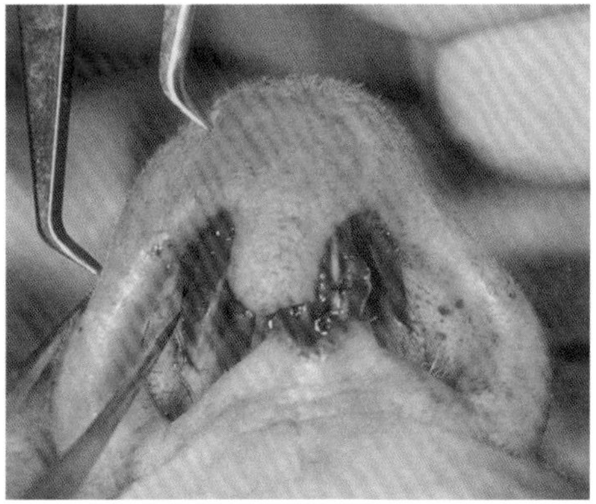

D

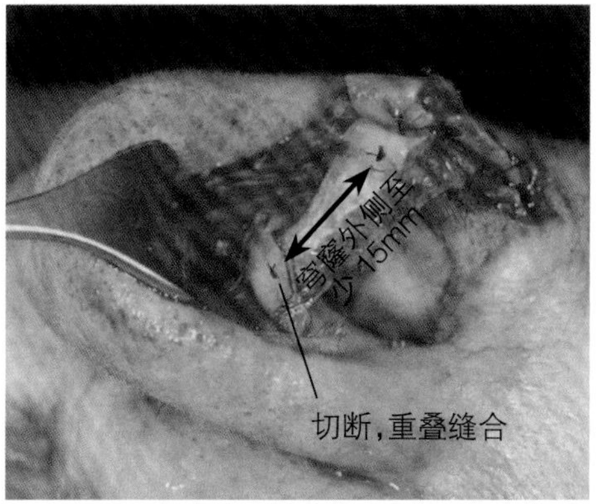

3~12mm)时,在修复的软骨结合处缝合固定软骨板条移植物,以防止鼻翼缘屈曲变形。增加一条中隔软骨、耳软骨或者切除的鼻翼软骨头端,可明显增加支撑力,并降低术后并发畸形的风险。与切除的或翻转的鼻翼软骨头端相比,中隔或者耳软骨可以提供更大幅度的支撑力。

穹窿离断及切除

穹窿离断

鉴于外科医生目前能够利用正常解剖结构创建额外的鼻尖突度及轮廓,以及穹窿离断所导致的可能后果,在绝大多数白种人现代鼻整形,为了获取额外的突度或轮廓,而离断穹窿使之靠近内侧脚及中间脚,不是合理之举。

鉴于外科医生目前能够利用正常解剖结构创建额外的鼻尖突度及轮廓,以及穹窿离断所导致的可能后果,在绝大多数白种人现代鼻整形,为了获取额外的突度或轮廓,而离断穹窿[1,3]使之靠近内侧脚及中间脚,不是合理之举。穹窿离断不仅会破坏完整性、支撑力以及内侧脚与中间脚的所有正常解剖关系,而且在大部分案例亦可形成不自然的鼻部外观及气道阻塞。本章前述的技术,可以在所有初次鼻整形中提升至少 3~4mm 的鼻尖突度,并且通过过度收紧 DSS 及靠近穹窿,可以取得与穹窿离断同样的鼻尖轮廓塑形效果,同时此过程中保护了自身的支撑结构。软骨脚内支撑移植物常结合穹窿离断技术(缝合与否均可),但与 CCS 相比,其增加鼻尖突度及掌控鼻小柱形态的效果欠佳。相比于穹窿离断及中间脚推进,单个 PCS 能够形成更多的突度。如果穹窿离断还有什么残余的适应证,可能就是皮肤极厚且鼻尖突度过低,合并薄而柔软的鼻翼软骨。然而,即使在这种类型的鼻子,相比于穹窿离断,非破坏性缝合技术依然是更为合理有效的选项。

穹窿切除——远期后果

初次鼻整形中,穹窿离断的后果可能会在几个月甚至几年后显现。初次鼻整形中,常规破坏鼻翼拱或穹窿,并用叠加移植物或支撑移植物修复,伴有明显的长期风险和弊端:

1. 破坏鼻翼拱结构完整性,丧失支撑。
2. 首要的需求——支撑移植物和鼻尖显形移植物重建,导入了鼻尖移植物与被覆皮肤接触的所有九种变量。
3. 为了获得短期的最佳轮廓或“格式化”外观,而增移植物压迫导致鼻尖软组织变萎缩的潜在风险。
4. 所有上述因素增加了需要二次矫正的继发畸形的风险。
5. 所有修复手术从开始即受限于前期手术对鼻翼软骨正常解剖结构完整性的破坏,且常受限于鼻尖软组织的厚度和柔韧性。

6. 修复手术时，仅有鼻尖移植物作为唯一的修复选项，陷入恶性循环——进一步的软组织萎缩和（或）移植物吸收，再次手术，更多的移植物，持续破坏或损害鼻尖的软组织。

外科医生应该慎重思考并摒弃穹窿离断等技术，虽然其可在初次鼻整形中形成较好的鼻尖外观，但会给患者带来明显的长期消极后果。在绝大多数初次鼻整形，若有替代技术能够取得良好效果，那么常规破坏结构完整性，随后用显形移植物重建结构，且有长期不良后果风险的技术，并非合理得当。在绝大多数初次病，利用正常解剖即可形成更为自然美观的外形，且其弊端、风险和长期不良后果极低。

穹窿切除

穹窿切除并被覆以移植物应该是初次鼻整形的万不得已之举。

穹窿切除并被覆以移植物应该是初次鼻整形的万不得已之举。穹窿切除有明显的弊端，虽然可用于某些极为棘手的修复案例，但是极少甚至从不适用于初次鼻整形。

穹窿切除破坏整个软骨拱穹窿的完整性，并不合理，具有破坏性，几乎所有初次鼻整形都不应使用。

随着穹窿切除，鼻尖支撑力急剧下降，伴有鼻翼软骨拱的连续性破坏，并常导致突度过度损失，超过所有鼻尖移植物能够重建的高度。鼻尖突度降低。植入移植物恢复鼻尖突度和形态，经常需要用多层叠加，导入多层叠加移植的所有相关的不可控变量。缝合固定多层移植物有难度，而不固定移植物则有移位的风险。划碎的移植物有吸收的风险。移植物表面的软组织可能萎缩且难以再次矫正。长期可靠地控制鼻尖的形态和突度的可能性微乎其微。若鼻尖支撑丧失而损害内鼻阀功能，则需要用扩展移植物。重点是？穹窿切除破坏整个软骨拱穹窿的完整性，并不合理，具有破坏性，几乎所有初次鼻整形都不应使用。

另一种用于矫正初次鼻整形严重穹窿畸形的方法（更为罕见）是，维持原有的穹窿，上覆移植缝合固定的鼻尖移植物，保留鼻尖支撑结构，并用尽量少的移植物来掩饰穹窿畸形。这种方法并未排斥今后其他选择，而且由于正常解剖结构形成大部分的突度，非解剖型的移植物对皮下脂肪的压力较低，因而鼻尖软组织萎缩较少。在最严重的案例中，会有移植物吸收和畸形复发，但是避免穹窿切除，从而保留了支撑结构和内鼻瓣的通畅和功能。进一步说，上覆移植一个虽有畸形但结构完整的穹窿而非将之切断，可以避免移植物本身的不可控变量所造成的畸形，某些甚至可能无法矫正（例如，软组织萎缩、变形），打破了恶性循环。

外侧脚移位程度迥异，而手术干预的临床适应证尚未明确。

穹窿区域孤立的铰链样或扭曲可导致明显的畸形，通常需要手术切除。使用原则与前述适用于外侧脚的相同。先尝试切削或局部削弱，必要时再选择切除。如果能够恢复穹窿的连续性，采用较大片的耳软骨替代。上述方法无法恢复连续及对称时，上覆缝合固定的鼻尖移植物。

外侧脚移位

Sheen[9] 定义的外侧脚移位是指外侧脚任何异于平行于鼻孔缘走行的位移，并列述了鼻部下外侧软骨移位后的特征：

1. 垂直位的鼻翼沟围绕鼻尖组成一对括号，使之外形圆钝。
2. 鼻翼缘切迹。
3. 鼻尖宽平。
4. 鼻底呈方形。

初次鼻整形中，关于外侧脚移位值得思考的几个问题：

1. 错位会导致多少明显的畸形？
2. 矫正明显的美观畸形，需要完全游离外侧脚吗？
3. 将外侧脚由前庭黏膜和被覆软组织彻底解剖游离，并重新定位外侧脚的风险、弊端及不可控变量是什么？
4. 若畸形不明显，在常规（非特异选择）案例所获得的矫正程度，是重新定位外侧脚的风险、弊端及不可控变量的正当理由吗？
5. 绝大多数整形外科医生是否掌握了安全可靠的非破坏性技术，以在初次鼻整形中游离及定位外侧脚？

其技术要求是将外侧脚由黏膜及皮肤中彻底游离出来。解剖时很容易损伤或撕裂外侧脚或者破坏前庭黏膜。彻底游离不可挽回地破坏了软组织与软骨的关系，外侧脚“在微风中摇曳”。精准和对称地定位外侧脚颇有难度，将其长期稳定于确定位置也难以预测。外侧脚向下移位时，内侧脚、中间脚及穹窿变形，需要用支撑移植物和隐形移植物重新定位。若外侧脚薄而柔软，其依然不能对鼻翼缘提供足够的支撑，尚需在外侧脚覆以板条移植物。总之，改变外侧脚位置导致了很多棘手，有时甚至是无法掌控的变量，若不成功，继发畸形显著增加。因此，完全游离和重新定位外侧脚必须有非常明确的适应证，非常可靠的技术，且其效果之好足以弥补其风险。

外侧脚移位程度迥异，而手术干预的临床适应证尚未明确。若有鼻翼缘支撑力的丧失，表现为扭曲及切迹，则有明确的矫正指征。但是当外侧脚轻度头侧旋转而无鼻翼缘变形时，重新定位则更为困难。每位外科医生必须依据具体情况做出独自判断。

外侧脚重新定位技术

外侧脚重新定位时，下述技术建议可能会有所裨益：

1. 尽可能采用开放式技术。开放入路提供了更好的控制度和精准性，并且容许使用其他附加技术。
2. 首先经软骨下切口，分离外侧脚前庭黏膜，随后再掀起软骨皮肤面的软组织。分离软骨表面黏膜时，被覆软组织可提供额外的稳定性，更易于牵拉和固定。
3. 略过步骤 1 鼻尖矫正。不要过早切除外侧脚的头端。
4. 在改变外侧脚位置之前，完成内鼻手术和截骨术。
5. 根据手术计划完成鼻背初次塑形。
6. 在步骤 2 置入 CCS 以建立并保持内侧脚和中间脚的形态。保持中间脚之间的外展角度。
7. 分离外侧脚的被覆软组织。
8. 在鼻翼缘皮肤和黏膜之间做一个袋状腔隙，以置入外侧脚，测量鼻孔顶点及鼻孔外侧缘附近的外侧前庭黏膜的对称标记点。这些参考点有助于将双侧外侧脚准确定位于相同的位置。
9. 若软骨过薄或者变形，用外侧脚板条移植物和（或）沿外侧脚长轴水平褥式缝合，将其塑形及加固。
10. 在外侧脚做褥式缝合穿过横向参考点并在同一点位翻转（从穹窿部测量）从而将外侧脚牵拉进盲袋。外科结固定但不要完全打死。
11. 外侧脚尾端移位时，传导力作用到穹窿和内侧脚，导致穹窿变形并改变中间脚间的外展角。用 FCS 和 DSS 矫正上述关系。
12. 回覆皮肤。如果鼻翼缘支撑力充足，则进行缝合伤口。如果鼻翼缘中段有薄弱迹象，表现为变形或过度外凸，切取一片中隔或耳软骨，作为外侧脚板条移植物加强支撑力度。确保充分矫正鼻翼拱过凸和（或）在底位观或前 - 后位观的扭曲变形。

初次鼻整形中的鼻尖移植物

少于 5% 的初次鼻整形病例需要鼻尖移植物，以获得突度、轮廓及自然美学的效果。鼻尖移植物是修复鼻整形的必备工具，但在初次鼻整形中过于滥用了。初次鼻整形中使用的少于 5% 的初次鼻整形病例需要鼻尖移植物，以获得突度、轮廓及自然美学的效果。鼻尖移植物是修复鼻整形的必备工具，但在初次鼻整形中过于滥用了。

鼻尖移植物衍生出九种改良，其中大部分是毫无必要的。本章描述了塑形及定位正常解剖的非破坏性技术，外科医生对该技术越熟悉、越有经验，需要鼻尖移植物的几率就越小。在初次病例，鼻尖移植物越少，就越少需要二次手术矫正鼻尖移植物的不可控变量。

初次鼻整形鼻尖移植物的适应证

初次鼻整形鼻尖移植物仍有适应证，包括以下：

1. 鼻尖下小叶段极短（提示中间脚长度严重不足），不能通过借取中间脚长度、或横断后延长、或凭借 CCS 推进予以矫正。
2. 单侧或双侧内侧和（或）中间脚重度发育不良，造成解剖材料的绝对缺乏，有时出现于唇裂鼻畸形和其他先天畸形。
3. 内侧脚和（或）穹窿部严重固有解剖畸形（严重卷曲、弯曲、不对称等），非破坏性技术无法矫正，甚至只能掩饰而非矫正。
4. 使用非破坏性技术及正常解剖不能达到预期鼻尖外观，通常是非常格式化或移植后的外观。
5. 鼻尖皮肤极厚者（某些中欧裔、混血儿或黑人的鼻子），在尝试用正常解剖无法成功获得预期外观后，需要创建明显的棱角或假性轮廓。

手术适应证总是相对的——相对于医生的技术体系和技能。与非破坏性技术艰苦的学习曲线相比，初次鼻尖移植物不失为一个诱人的选择，但是避免使用初次鼻尖移植物最终会回馈医患双方，能够避免没必要的和非可控的变量。

手术适应证总是相对的——相对于医生的技术体系和技能。与非破坏性技术艰苦的学习曲线相比，初次鼻尖移植物不失为一个诱人的选择，但是避免使用初次鼻尖移植物最终会回馈医患双方，能够避免没必要的和非可控的变量。

鼻尖移植物的种类

尽管全世界的医生已经使用种类繁多的鼻尖移植物，而且衍生了无数的改良，但大部分医生只认可两类鼻尖移植物：鼻小柱鼻尖移植物（Sheen[14]）和鼻尖盖板移植物（Peck[15]）。这两类移植物对鼻尖的作用，在理念及解剖上均有所不同。

鼻小柱 - 鼻尖移植物（图 10-100）通过对特定区域施压来影响鼻尖的形态：①鼻小柱 - 小叶交界区域（在移植物底部）；②穹窿区域（移植物顶端）；③鼻尖下小叶区域，倘若移植物叠加。压迫小柱 - 小叶区形成更锐的小柱 - 小叶角，压迫穹窿区域形成棱角以改善轮廓，有时会增加穹窿突度。叠加的移植物施压以改变鼻尖下小叶被覆皮肤的形态或轮廓。

鼻尖盖板移植物（图 10-101）施压于穹窿区被覆皮肤，可以产生额外的轮廓感或棱角以及增加突度，且不明显影响鼻尖下小叶的轮廓或鼻小柱 - 小叶的角度。

图 10-100

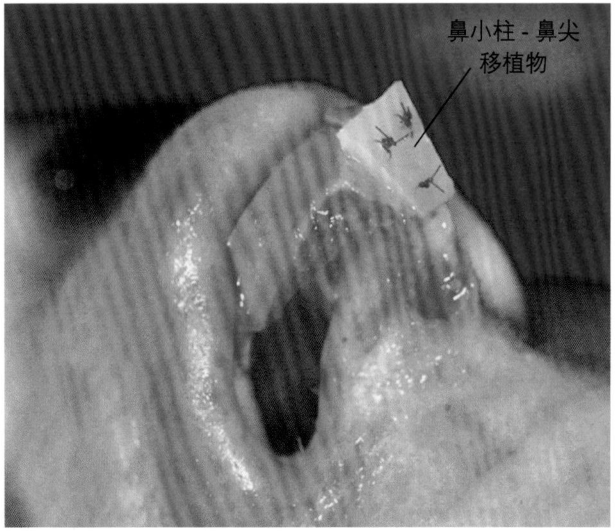

图 10-101

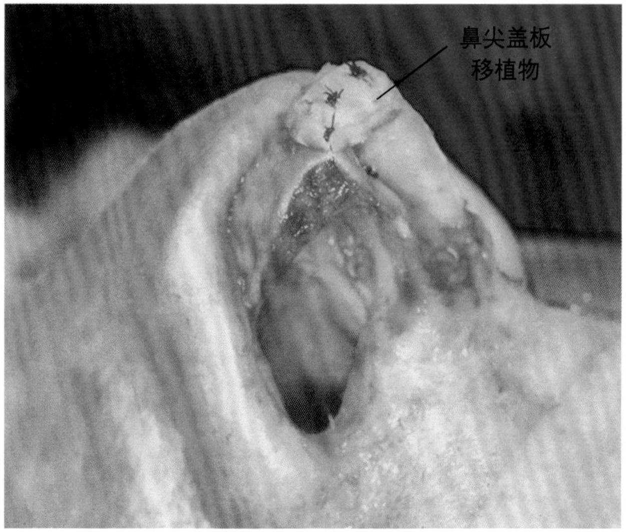

从概念上讲，鼻小柱 - 鼻尖移植物比鼻尖盖板移植物有更广泛的能力，因为除了改善穹窿轮廓和突度，其亦可影响鼻尖下小叶的形态和鼻小柱 - 小叶角。

从概念上讲，鼻小柱 - 鼻尖移植物比鼻尖盖板移植物有更广泛的能力，因为除了改善穹窿轮廓和突度，其亦可影响鼻尖下小叶的形态和鼻小柱 - 小叶角。两种类型的移植物也可以联合使用，先置入鼻小柱 - 鼻尖移植物，然后再加一个鼻尖盖板移植物或鼻尖下小叶移植物（叠压在鼻小柱 - 鼻尖移植物）。

移植物 - 软组织界面施力的后果

被覆软组织对移植物施力越大，移植物吸收或皮下组织萎缩的机率越大，通常位于压力最大位点。

一旦移植物将皮下软组织压薄，真皮获取"记忆力"，在随后的手术，改善轮廓和突度的唯一选择是使用更多和更强的鼻尖移植物，形成损伤软组织的恶性循环。

当任何一种鼻尖移植物施力于被覆组织，使之变形时（为了改善轮廓或突度），形变对抗力反作用于移植物。被覆软组织对移植物施力越大，移植物吸收或皮下组织萎缩的几率越大，通常位于压力最大位点。修复手术用相对表现点构建鼻小柱 - 鼻尖移植物时，穹窿区软骨表现点处的吸收通常更明显。鼻尖移植物亦是如此，叠加移植物（对被覆组织压力更大）及移植物最大反作用点处的再吸收率通常最高。修复时使用鼻尖移植常会发现皮下组织变薄，此即鼻尖移植物为什么会在远期逐渐透皮显形的主要原因。一旦移植物将皮下软组织压薄，真皮获取"记忆力"，在随后的手术，改善轮廓和突度的唯一选择是使用更多和更强的鼻尖移植物，形成渐进性损伤软组织的恶性循环。

鼻尖移植物形成的鼻尖突度通常较为夸张。一般不会为了增加区区 2mm 的长期突度，

而贸然使用鼻小柱 - 鼻尖移植物或鼻尖盖板移植物。在几乎所有初次鼻整形中，利用原有的解剖结构和非破坏性技术，完全可以不用任何类型的鼻尖移植物，而获得 2-3mm 的突度。

初次鼻整形中，用鼻尖移植物增加鼻尖突度，透支了未来过高的代价。短期的抬高鼻尖突度可能抵押了未来的突度、轮廓及鼻尖被覆软组织。与鼻尖移植物相反，正常解剖结构推进或重塑以形成额外突度时，不会显示吸收，也不会导致软组织萎缩。基于安全性和可靠性，初次鼻整形病例，在付诸于鼻尖移植物之前，首先采用正常解剖结构与非破坏性技术以保护突度。鼻尖移植物应位于初次病例技术选项的末位。

与鼻尖移植物相反，正常解剖结构推进或重塑以形成额外突度时，不会显示吸收，也不会导致软组织萎缩。

固定与浮动移植物

当移植物置入软组织腔隙内而不固定时，被覆软组织反作用于移植物的传导力只能由周围皮下组织对抗。甚至当腔隙与移植物完全匹配时，若没有缝合固定，其力度也足以导致被覆组织的明显改变，并造成移植物移位或周围组织的萎缩。

置入任何鼻尖移植物，其产生的力度足以升高突度时，合理的方式是将之固定于深面的软骨支架，以减少移植物移位的风险。

置入任何鼻尖移植物，其产生的力度足以升高突度时，合理的方式是将之固定于深面的软骨支架，以减少移植物移位的风险。鼻尖下小叶区增大型或塑形后的移植物，其固定的必要性仍有较大争议，因为外力很少导致其移位。然而，即使塑形鼻尖下小叶时，固定的移植物可以对抗术后的瘢痕挛缩，并且减少移植物移位和明显继发畸形的风险。

任何医生决定无需固定移植物时，都要面对两个显而易见的问题：

1. 移植物移位继发鼻尖畸形的征象是什么？
2. 外科医生精通精细缝合固定鼻尖移植物的技术吗？

结缔组织挛缩力有时可以扭曲或者移动初次手术缝合固定的移植物，因此，同样的力量显然也会移动非固定移植物。在鼻修复整形中，采用非常局限入路，将非固定移植物作为填充物，植入仔细分离的腔隙内，相比过度显露鼻部术野，其导致的风险或缺点更少。但是，在初次鼻整形中，若需要使用鼻尖移植物，采用开放入路，在直视下精确固定移植物，可以完全掌控与降低移位的风险。移植物移位修复手术的风险显著降低。

鼻尖移植物的适宜供区

由于鼻中隔的多能性、可靠性，且可避免鼻外的额外供区，成为初次鼻整形中几乎所有鼻尖移植物的适宜供区。

由于鼻中隔的多能性、可靠性，且可避免鼻外的额外供区，成为初次鼻整形中几乎所有鼻尖移植物的适宜供区。鼻中隔供区不足，无法提供鼻尖移植物的情况在初次病例中罕见，但可见于鼻中隔严重外伤或过度切除后，耳软骨是合理的第二选择。初次病例的鼻翼软骨或上外侧软骨切取后的软骨结构不足，不适用于鼻尖移植物，其他供区亦非满意的选择。

采集鼻中隔软骨时,切取软骨前,仔细规划所需的移植物总量(尺寸)。

采集鼻中隔软骨时,切取软骨前,仔细规划所需的移植物总量(尺寸)。设计好每一移植物的供区位置。采集前先用游标尺或卡尺测量中隔软骨,以确保采集足够的材料。需要大片鼻中隔软骨时,按第 8 章所描述的技术,切取整个大片的中隔软骨或中隔 - 筛骨,以确保获取足量完整的材料。

鼻小柱 - 鼻尖移植物——技术

在采集和修剪供区软骨前,设计好鼻小柱 - 鼻尖移植物的尺寸:

1. 以避免供区软骨获取不足。
2. 以避免采集过多软骨。
3. 以选择供区材料最佳采集区域。
4. 以彻底减少因调整尺寸而反复取出回植。
5. 以彻底减少移植物置入和固定后再次修整的需求。

在侧面观,用卡尺测量由鼻小柱 - 小叶预期转折角至穹窿预期突出点之间的距离(图 10-102A),确定鼻小柱—鼻尖移植物的适宜尺寸。在前位观己底位观,测量适宜的穹窿间距(图 10-102B)。为了最为有效地利用供区材料,并避免修剪失误,用无菌材料做一适宜尺寸的模片(图 10-102C)。在受区查看模片尺寸,并在采集的鼻中隔或耳软骨上标记模片轮廓(图 10-102D)。沿着标记线外缘切开,术者自动在移植物每一维度拓展大约 1~1.5mm,防止移植物尺寸不足。

图 10-102 A B C

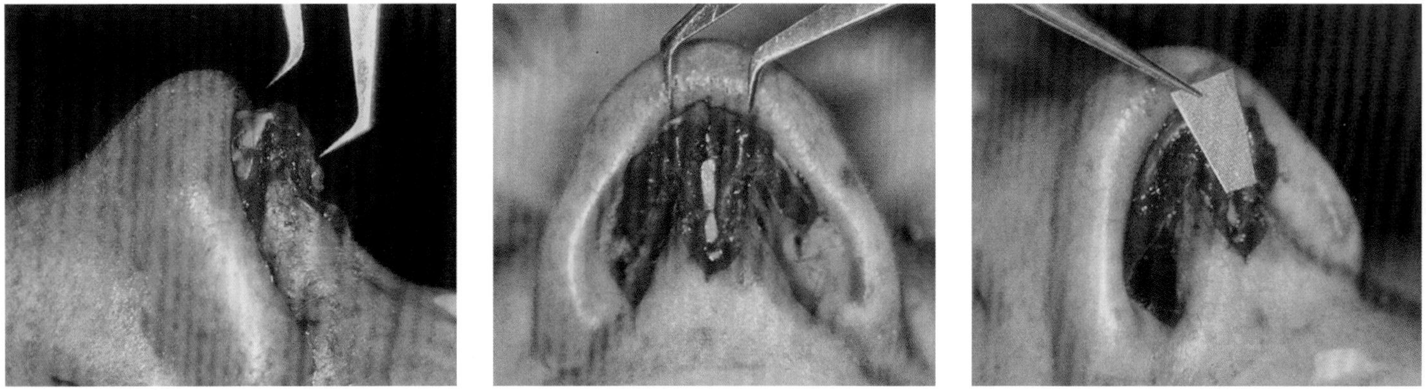

图 10-102（续）

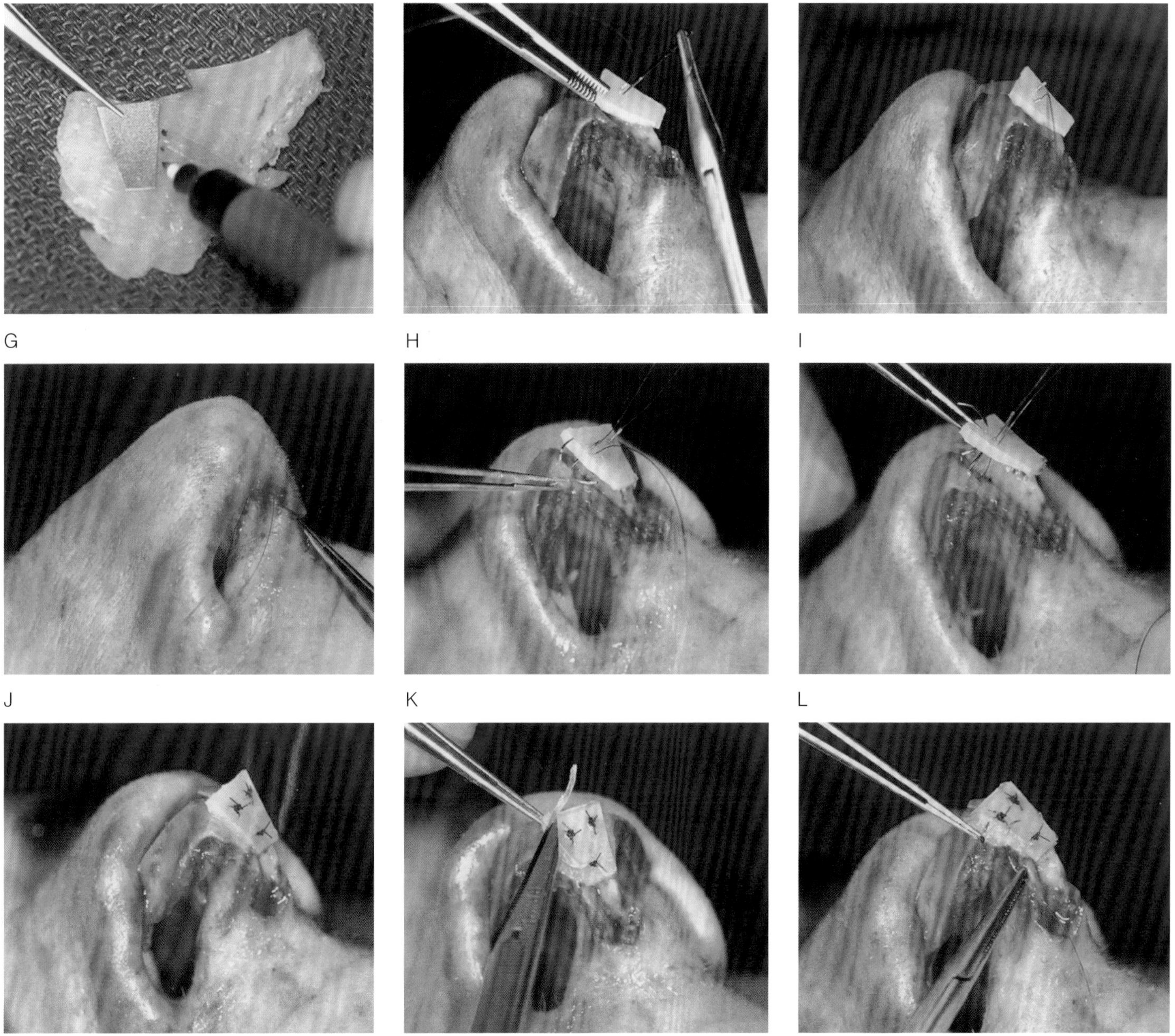

D　E　F　G　H　I　J　K　L

采用开放入路，侧位观察鼻部，将移植物仔细定位于适宜的位置。使用双头小直针带5-0聚丙烯线穿刺并固定移植物（图10-102E）。在适宜的位置，将缝针刺入内侧脚或软组织暂时固定移植物（图10-102F）。留下带针缝线，以便回撤缝针。将针几乎完全穿入移植物，回覆皮肤，查看移植物的位置和大小（图10-102G）。

先将鼻小柱-鼻尖移植物缝合固定于基础位置上，不缝合其边缘，使之在固定后仍可裁剪修薄移植物。

在回覆皮肤观察之前，绝不要轻易裁剪或修薄移植物，以避免过于修薄的边缘吸收和（或）过早修剪导致移植物不足等不必要的风险。

先将鼻小柱-鼻尖移植物缝合固定于基础位置上，不缝合其边缘，使之在固定后仍可裁剪修薄移植物。为了达到上述目的，首先进行褥式缝合固定，穿透移植物外表面，进入内侧脚或中间脚内表面，随之回穿移植物，在其近皮肤面打结。短弦半弧小圆针带5-0单丝聚丙烯线利于在内侧脚或中间脚的内面精准缝合。初期缝合点至少在移植物边缘内侧1~1.5mm处，以便于缝合固定后仍可裁剪移植物。

略微回拔移植物固定针，将移植物提起离开深面的中间脚，以便于穿过固定缝合线，且同时维持移植物的位置及固定（图10-102H）。缝合由移植物外面穿至内面，在移植物和软骨间穿出。随后使用短弦针穿过中间脚，仅穿透软骨但不穿透深面黏膜（图10-102I）。用同样方法缝合固定至少3处，所有缝线均位于移植物边缘内侧1~1.5mm以上（图10-102J）。收紧缝线时，注意移植物是否有旋转或扭曲。若有，则重新缝合，置入小直针贯穿固定移植物。在回覆皮肤观察之前，绝不要轻易裁剪或修薄移植物，以避免过于修薄的边缘吸收和（或）过早修剪导致移植物不足等不必要的风险。

必要时裁剪或修薄移植物外缘（图10-102K），并缝合移植物的一侧或两侧，需要的话充分缝合其边缘，以精准调整移植物的倾斜度，并将之牢固稳定在最终位置（图10-102L）。

在鼻尖下小叶处使用叠加移植物时，术者应该用相同的测量方法确定移植物尺寸。在固定到鼻部上之前先预制叠加移植物。用双头小直针带5-0聚丙烯线，穿过软骨至手术巾单上，固定移植物与供区材料（图10-103A）。按需修剪供区材料，获取适宜的叠加形态。用Brown血管钳将移植物从无菌巾夹起（图10-103B），将双针穿过移植物，在移植物底面将叠加固定线打结（图10-103C）。叠加固定缝线位于移植物边缘内侧，以便在移植物固定于内侧脚及中间脚前后，进一步裁剪修薄其边缘（图10-103D）。将组合叠加移植物置于鼻部，如前所述进行缝合固定。移植物固定就位后进行最终的修剪。如果需要，在回覆皮肤，缝合经鼻小柱切口及一侧软骨下切口后，进行附加的碎软骨移植，以改善形态。

初始固定后，如果在侧面观移植物显得过直（鼻尖下小叶曲度不足），在固定缝合线之间做横向划痕切口，以使移植物稍稍弯曲。谨慎使用划痕，必须精准划开部分厚度，避免横断移植物，招致移植物稳定欠佳的弊端。过多的叠加移植物或者碎裂移植物会在经鼻小柱切口和软骨下切口缝合后引起鼻尖上转折曲度过大。通过叠加额外的移植物，或缝合经鼻

图 10-103 A B C

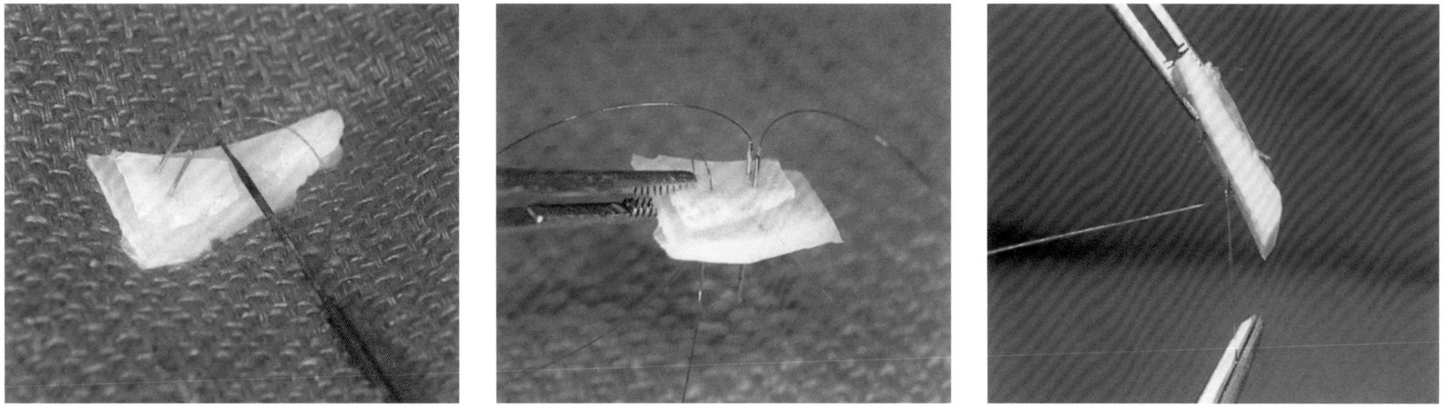

D

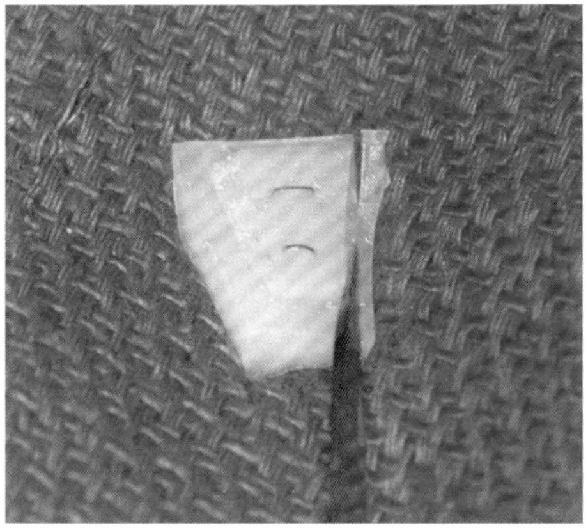

小柱切口及对侧软骨下切口后，进行附加的碎软骨移植，加大鼻尖下小叶的曲度。

完成固定后，移植物应该非常牢固精确地固定于适宜的位置。回覆皮肤确保精确定位，在最终缝合之前，若需要，可去除并重置固定缝合线，以确保精准地定位及固定。

鼻尖盖板移植物——技术

为确定鼻尖盖板移植物的适宜尺寸，医生应用游标卡尺测量适宜的穹窿间距（图 10-104A）和移植物的垂直向的适宜尺寸（图 10-104B）。从正位、底位和侧面观检查这些测量数值。如前所述制作模片，切取鼻中隔软骨或耳廓软骨。鼻翼软骨头侧切除部分偶尔可用于鼻尖盖板移植物，但需多层叠家方可获得1~2mm 厚度，而且，与单层移植物相比，多层更难以操控，长期效果更不可靠。

鼻尖盖板移植物固定技术采用与鼻小柱 - 鼻尖移植物同样的原则：

1. 将叠加移植物置入鼻子前，像前述鼻小柱 - 鼻尖移植物一样先预制多层移植物。用 ES-8 小直针带 5-0 Deklene Ⅱ 聚丙烯线将移植物暂时固定就位，内推固定针以使皮肤回覆，留下带针缝线，以便回撤缝针（图 10-104C）。回覆皮肤以确保移植物最佳的位置与形态（图 10-104D）。
2. 在适宜位置，提拉移植物离开中间脚，固定针仍留于原位。首先在移植物边缘内侧

图 10-104

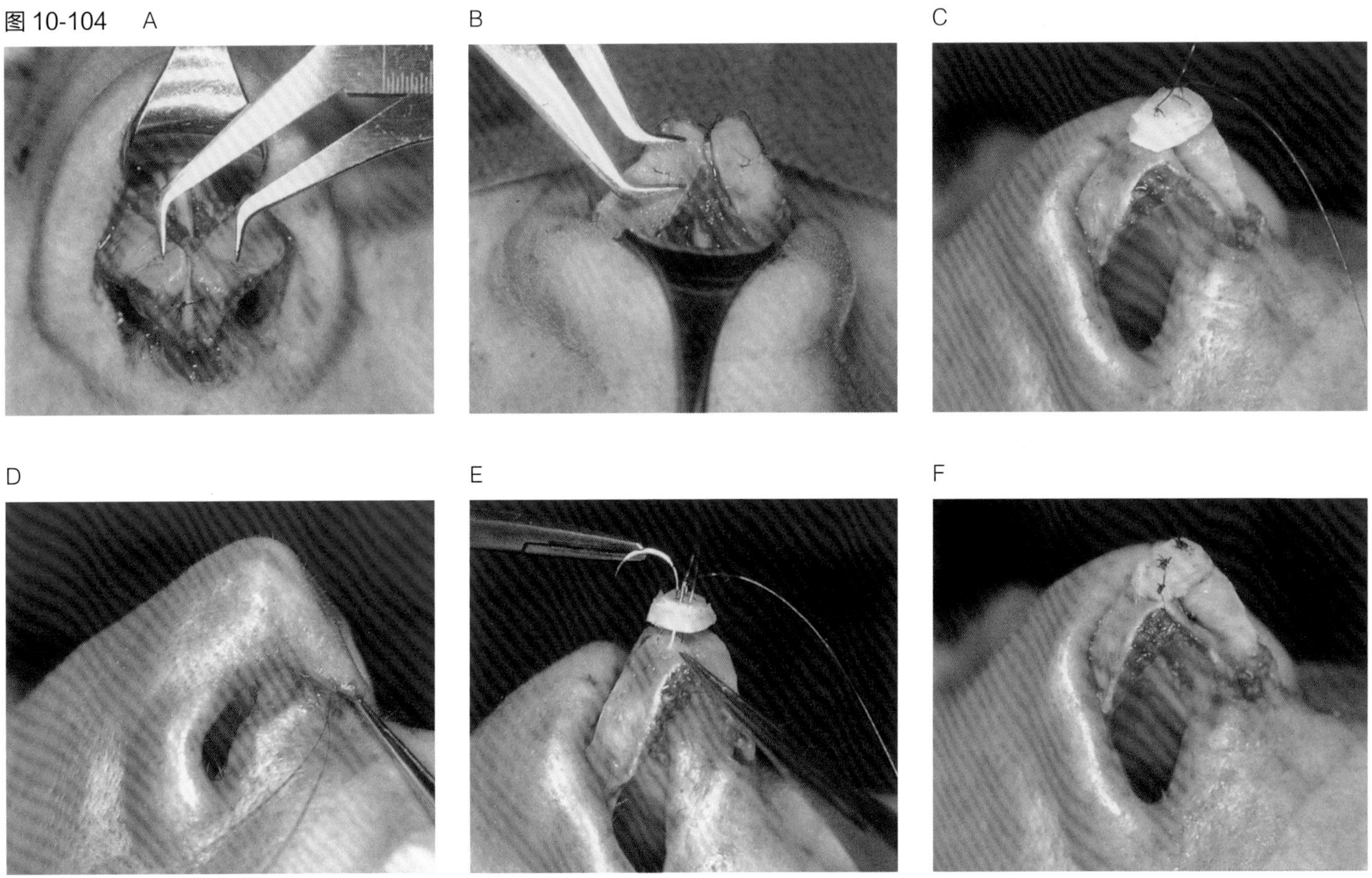

做褥式缝合,依照移植物适宜的位置及倾斜度,将之与软骨穹窿、中间脚或外侧脚近端缝为一体。用短弦弯针由移植物皮肤面入针,然后穿过穹窿软骨,环绕固定针后,回穿进入叠加移植物(图 10-104E)。在移植物皮肤面打结,初始两针固定缝合线位于移植物边缘内侧,以便需要时进一步裁剪。

3. 修剪移植物或移植物最终定型后,在其边缘按需要增添缝合,以调整最终位置(图 10-104F)。

图 10-104（续）　G　　H

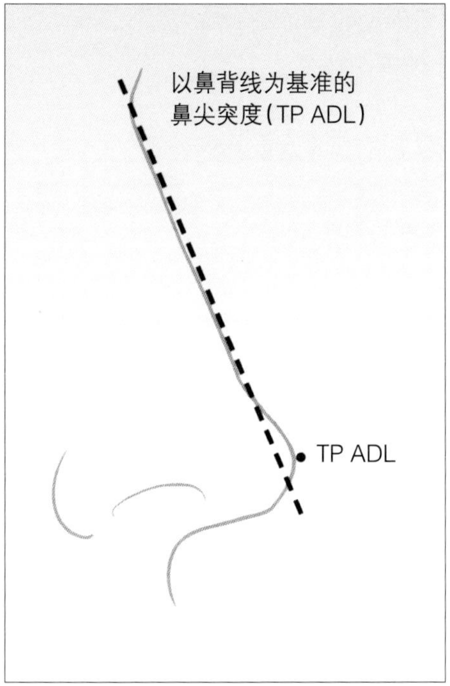

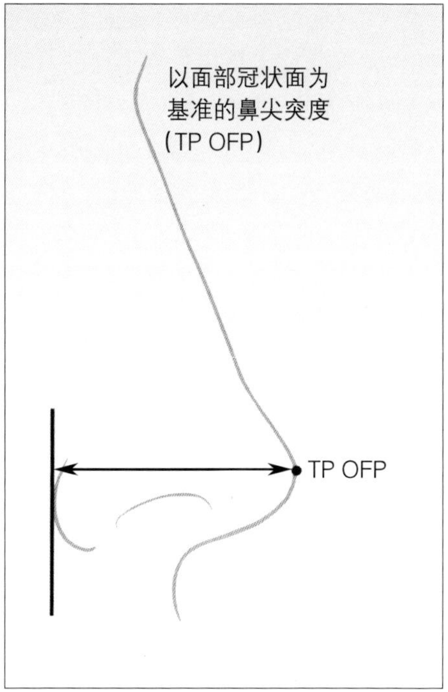

精准定位，并修薄鼻尖盖板移植物边缘以形成自然的外观。移植物在头 - 尾方向非常轻微的倾斜，即可在外表产生惊人的改变，因此，调整其倾斜度至关重要。初始固定缝合就位后，通过由移植物至中间脚的水平褥式缝合——移植物每侧各一——调整最终的倾斜度。缝线打外科结，收紧达到适宜的倾斜度，然后锁住缝线并用精细持针器固定线结，再多打 3~4 个结。将移植物边缘与中间脚或内侧脚边缘间断缝合为一体，也可以达到同样目的。

■ 采用非破坏性技术矫正鼻尖特殊畸形

宽大、球状、轮廓不清的鼻尖

许多不同的解剖异常都会形成宽大或球状的鼻尖外观。球状通常是描述鼻翼软骨外侧脚头端极度外凸，在鼻尖区域形成灯泡样形状。宽大，虽然有时用作球状的同义词，但是其含义更为广泛，用以形容穹窿间距过大、内侧脚和外侧脚之间的夹角过大、皮肤过厚、中间脚间的外展角过大，或者底位观 LACs 导致的方形而非三角形的轮廓。

经临床讨论，大部分宽大鼻尖具有下述的一种或几种解剖特点：

1. 鼻翼软骨外侧脚头端过大和（或）外凸。
2. LACs（穹窿的外侧凸起，通常在外侧脚中段）形成底位观方盒或梯形外观。
3. 穹窿间距增大。
4. 穹窿轮廓不佳，通常由外侧脚和中间脚之间的角度过钝所致。

使用非破坏性技术，缩窄过宽的鼻尖，需要遵循以下合理原则：

1. 先采用破坏性最小的技术，随后再采用破坏性更大的或导入更多变量的技术（例如，移植物）。
2. 尽可能少的去除鼻部的解剖及结构性成分。
3. 保护鼻翼软骨拱的结构完整性，仅在必须使两侧软骨的体积或大小等大时，或者非破坏性技术无法完成必要的调整时，才破坏其完整性。

2:RF

表 10-3 图示概述了鼻尖宽大基本治疗的决策推算流程图。DVD 中含有该决策推算流程图的 pdf 格式，利于在计算机和手持设备上传播使用。

左侧专栏列出特殊的解剖异常，右侧专栏概述了每一异常手术的决策以及技术。

鼻尖突度过高

突度过高这个术词可以描述相对于两种不同标志的过高的鼻尖突度：

1. 侧位观，冠状位（OFP）之上的鼻尖突度（TP），由鼻翼沟至鼻尖表现点。
2. 侧位观，鼻背线（ADL）之上的鼻尖突度（TP），鼻尖最高突出点相对于鼻背线的高度。

冠状位上的鼻尖突度对鼻尖突度与鼻长度间的均衡至关重要。当鼻尖突度相对大于长度时，鼻子显得过于突兀和较短。鼻背线之上的鼻尖突度决定鼻尖下转折的有无，一个大多数医患都期许的美学特征。

大部分突度过高的鼻尖具有下列 1 到多项解剖特征：

1. 过长的内侧（或中间）脚——鼻翼软骨拱的内臂。
2. 过长的外侧脚——软骨拱的外臂。
3. 被覆软组织前后方向的厚度过大。

表 10-3A　鼻翼缘软骨头端肥大所致的鼻尖宽大

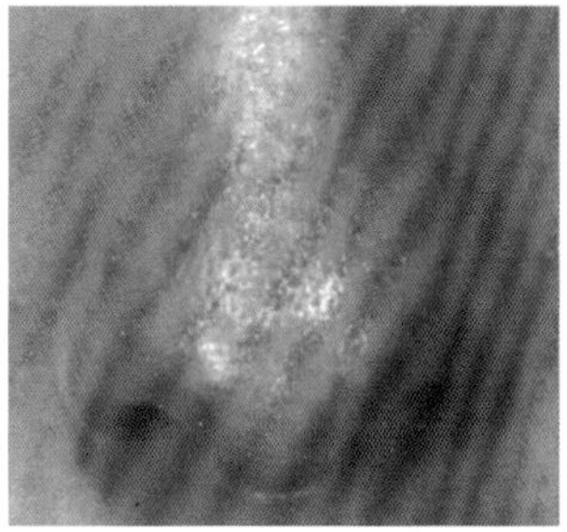

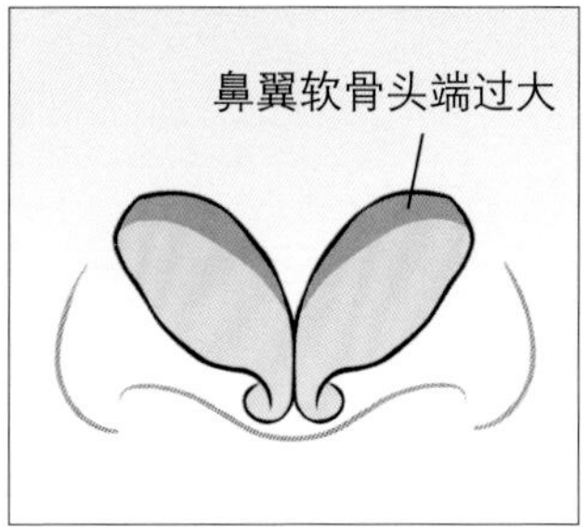

切口入路

软骨下 + 经鼻小柱(开放)

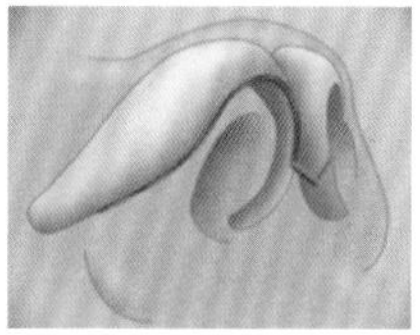

流程步骤

实施鼻尖初次塑形(参见第 6 章)

手术技术

仅仅切开,原位保留完整的软骨头端

↓

回覆皮肤,头端肥大依然存在吗?

- 否 → 不切除鼻翼软骨头端—保留其支撑"死腔"
- 是 ↓

切开、划碎软骨头端,原位保留

↓

表 10-3A **鼻翼缘软骨头端肥大所致的鼻尖宽大(续)**

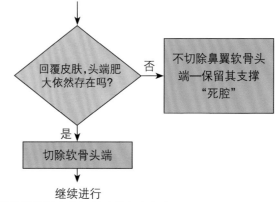

回覆皮肤,头端肥大依然存在吗?

否 → 不切除鼻翼软骨头端—保留其支撑"死腔"

是 → 切除软骨头端

↓

继续进行
鼻翼软骨外侧脚凸起所致的鼻尖宽大
或穹窿轮廓欠佳所致的鼻尖宽大

鼻翼软骨外侧脚凸起所致的鼻尖宽大

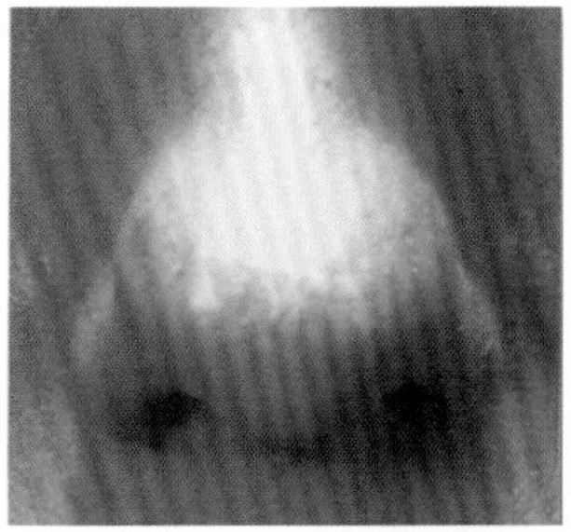

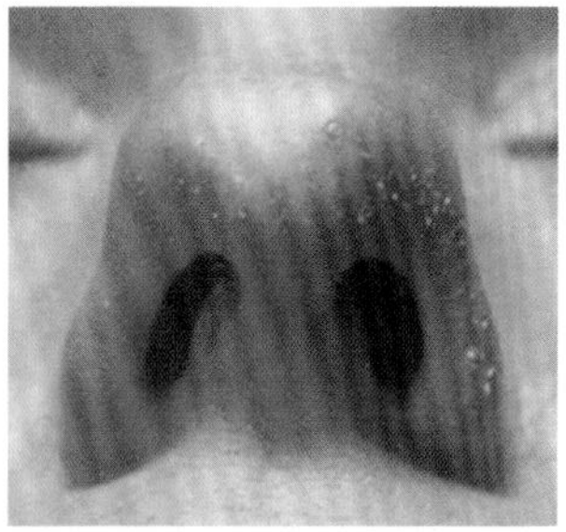

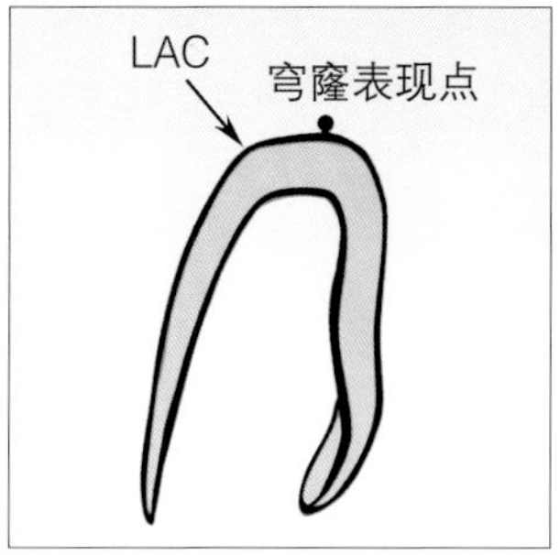

切口入路

软骨下 + 经鼻小柱
(开放)

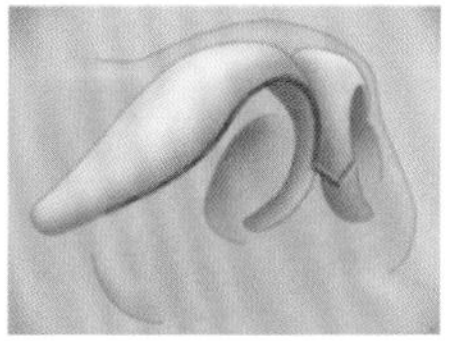

流程步骤

创建对称统一的鼻尖复合体

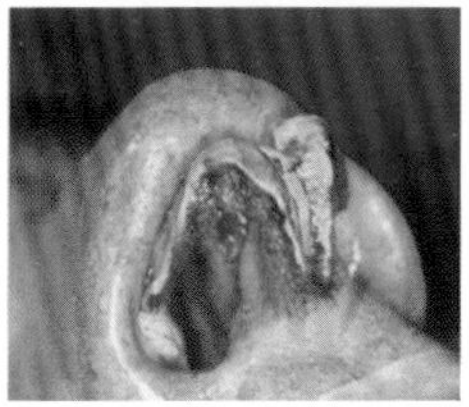

内侧脚固定缝合(MCFS)
置入 CCS 时稳定软骨脚

↓

鼻小柱控制支撑移植物(CCS)
鼻尖复合体整体回缩时,创建并维持鼻小柱适宜的形态

手术技术

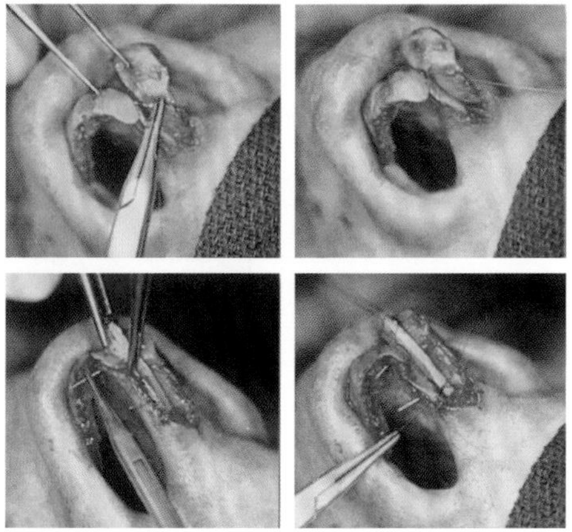

表 10-3A　**鼻翼缘软骨头端肥大所致的鼻尖宽大(续)**

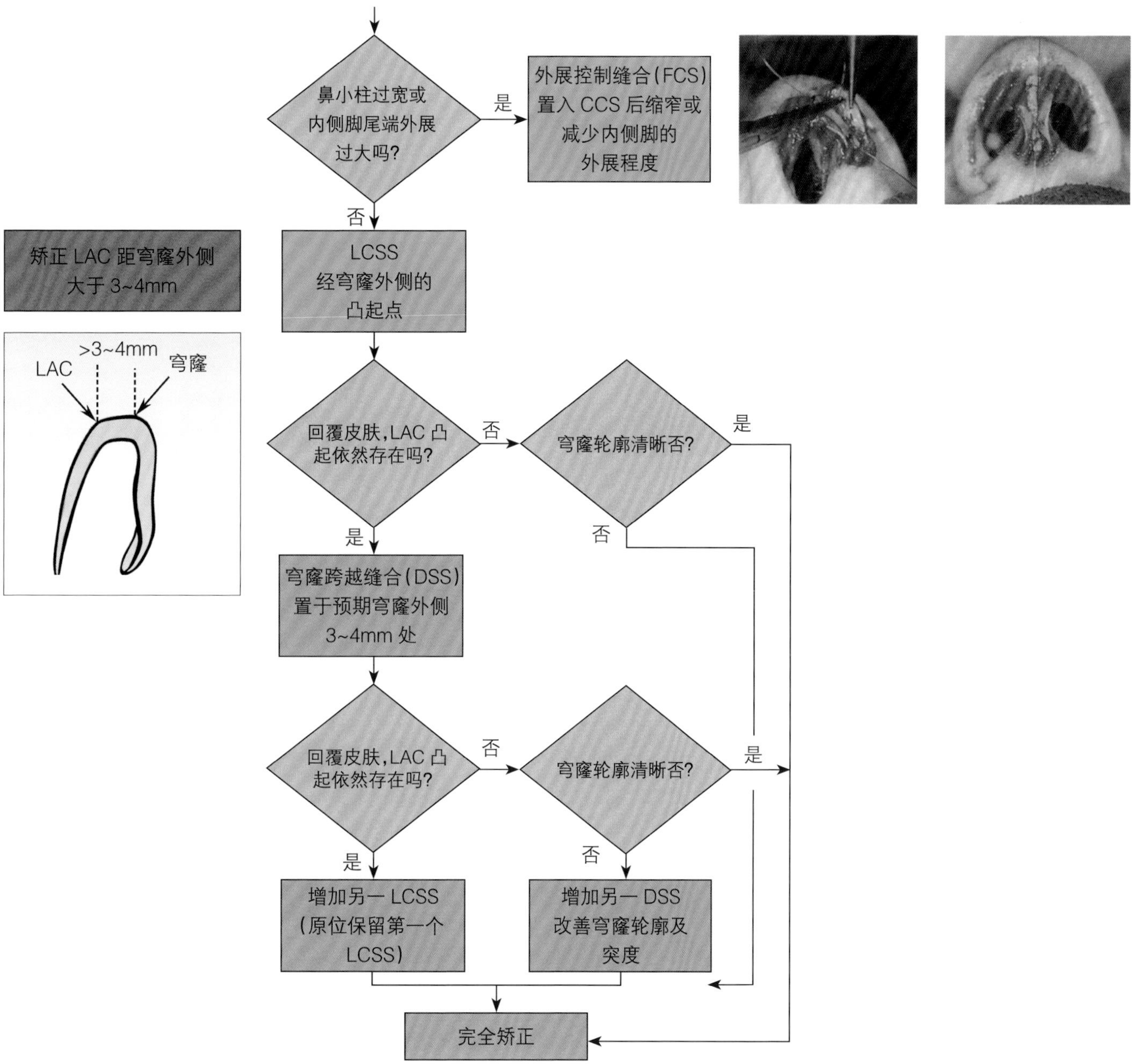

表 10-3B　**穹窿轮廓欠佳所致的鼻尖宽大**

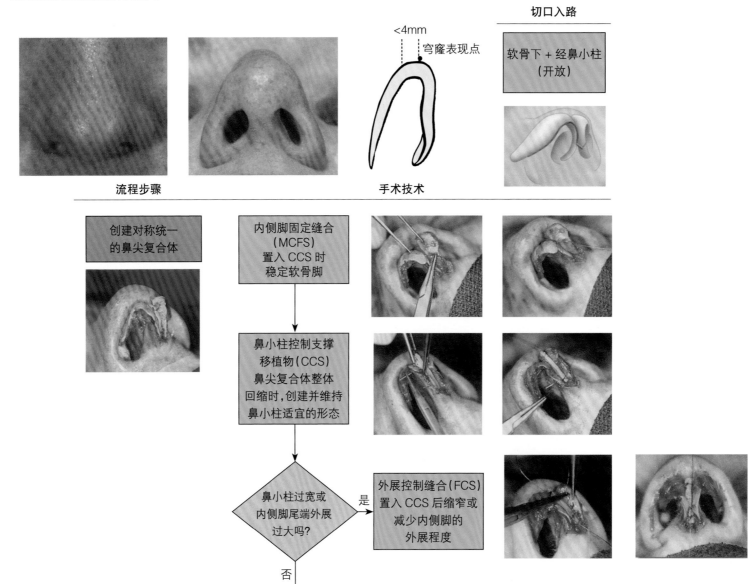

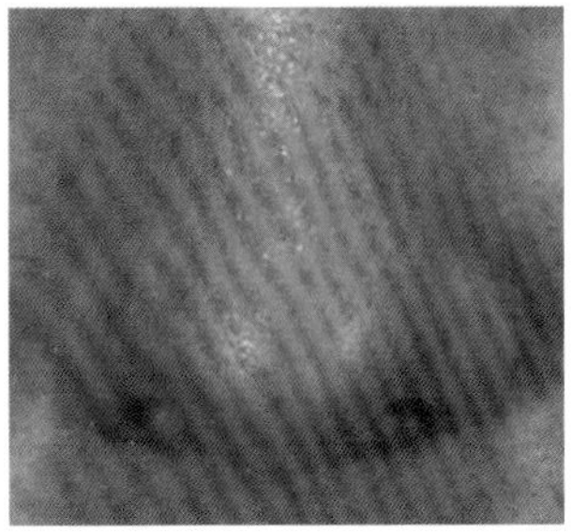

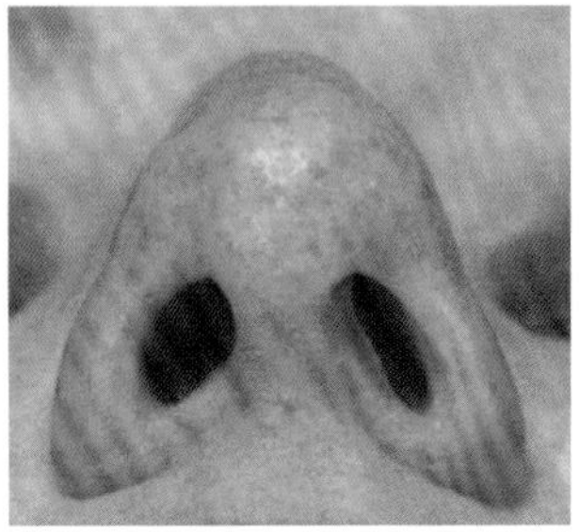

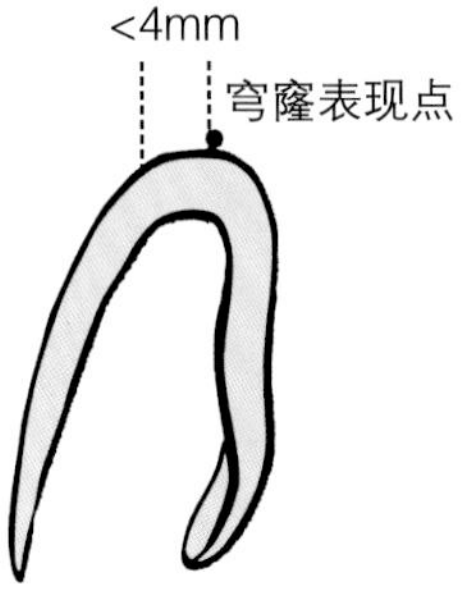

切口入路

软骨下 + 经鼻小柱（开放）

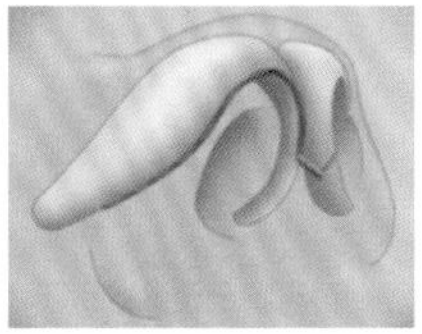

流程步骤

创建对称统一的鼻尖复合体

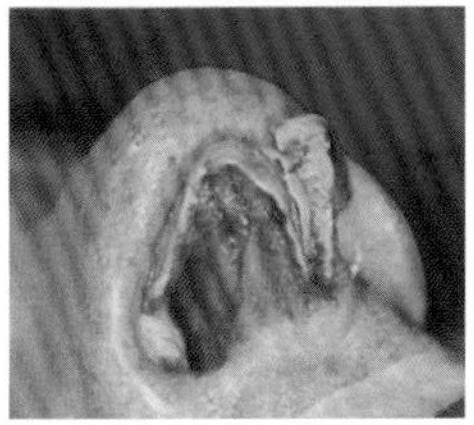

手术技术

内侧脚固定缝合（MCFS）置入 CCS 时稳定软骨脚

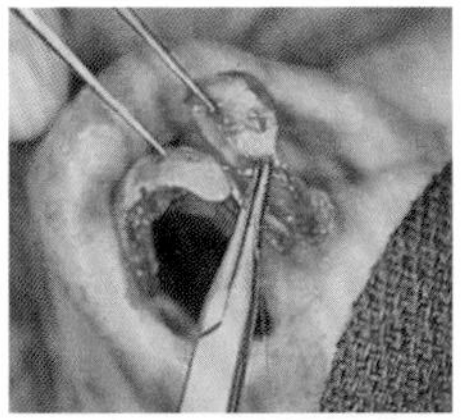

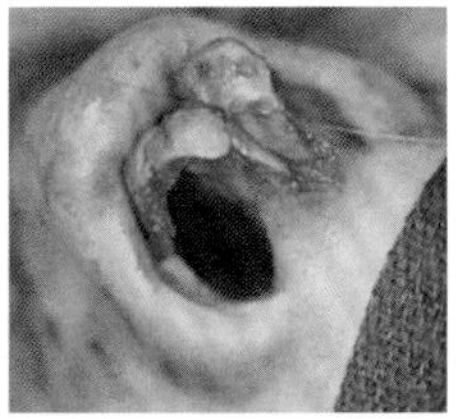

↓

鼻小柱控制支撑移植物（CCS）鼻尖复合体整体回缩时，创建并维持鼻小柱适宜的形态

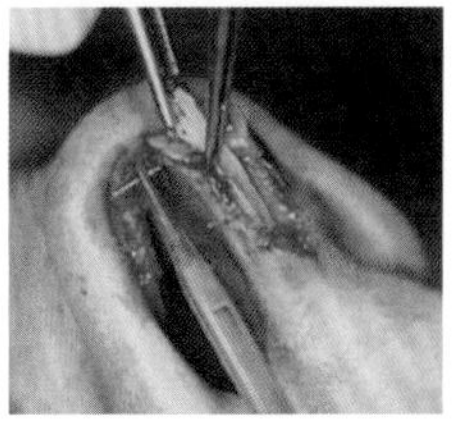

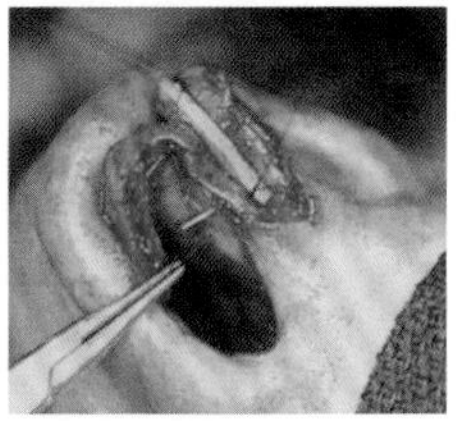

↓

鼻小柱过宽或内侧脚尾端外展过大吗？

是 → 外展控制缝合（FCS）置入 CCS 后缩窄或减少内侧脚的外展程度

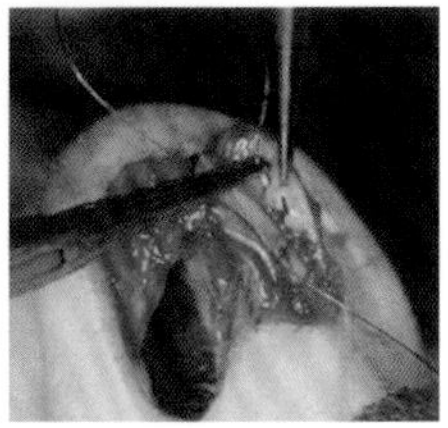

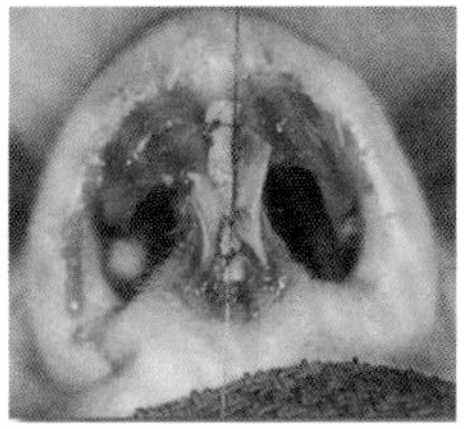

否 ↓

表 10-3B　穹窿轮廓欠佳所致的鼻尖宽大（续）

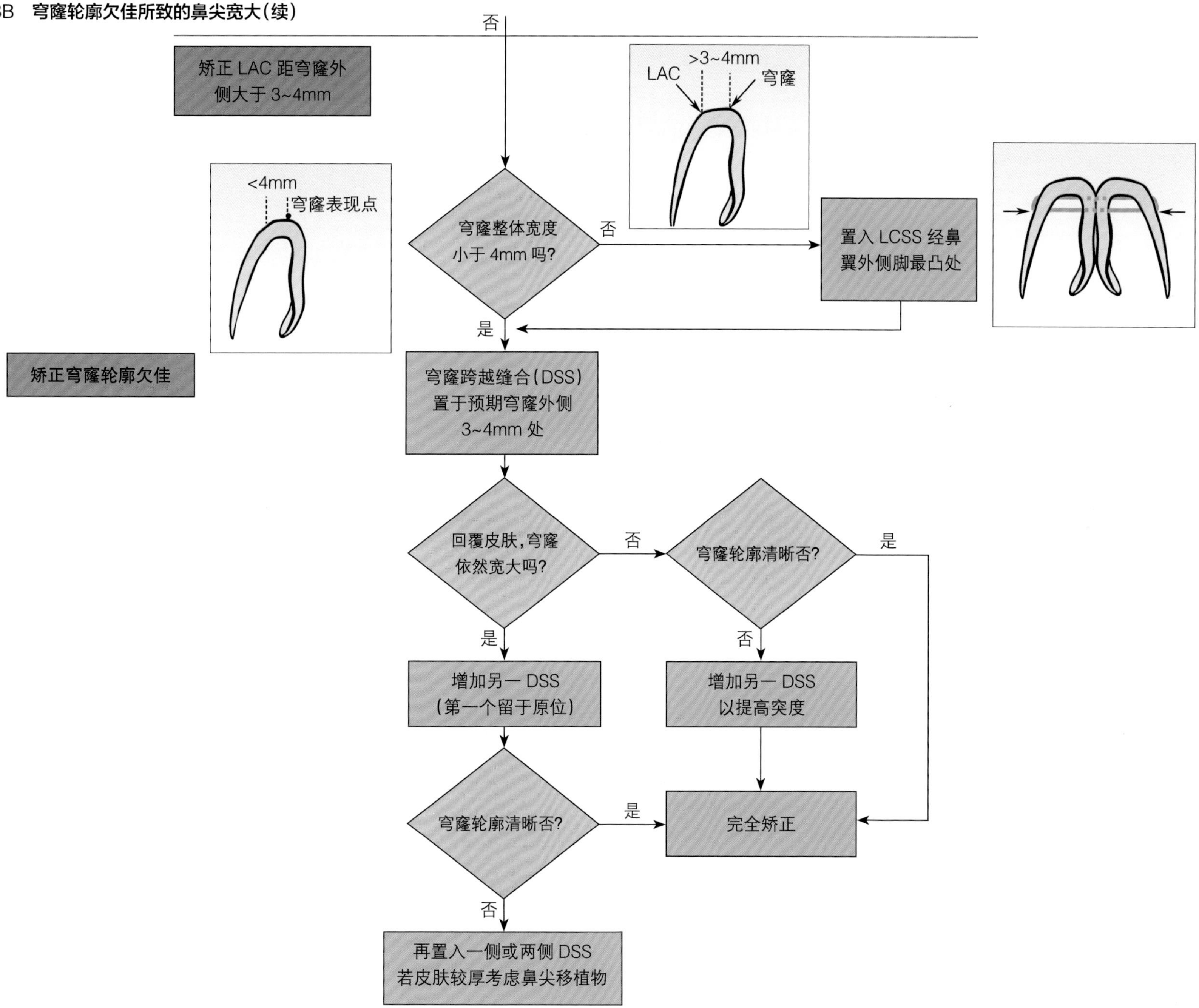
否
矫正 LAC 距穹窿外侧大于 3~4mm
<4mm
穹窿表现点
>3~4mm
LAC
穹窿
穹窿整体宽度小于 4mm 吗?
否
置入 LCSS 经鼻翼外侧脚最凸处
是
矫正穹窿轮廓欠佳
穹窿跨越缝合（DSS）置于预期穹窿外侧 3~4mm 处
回覆皮肤，穹窿依然宽大吗?
否
穹窿轮廓清晰否?
是
是
否
增加另一 DSS（第一个留于原位）
增加另一 DSS 以提高突度
穹窿轮廓清晰否?
是
完全矫正
否
再置入一侧或两侧 DSS 若皮肤较厚考虑鼻尖移植物

被覆软组织是降低突度的同时，保持美观的瓶颈因素。

被覆软组织是降低突度的同时，保持鼻尖突度、鼻尖下轮廓及美观的瓶颈因素。每一位鼻尖明显过突的患者都应该听医生说过，"我可以降低一些你的鼻尖突度，但不能减少太多"，换言之，"我不能够将一个过大或过高的鼻子安全地缩小，并保持轮廓及协调美观。"被覆软组织回缩至降低的骨软骨支架的能力有限——当支架降低或移位程度超出其回缩能力，必然会发生轮廓感丧失。

被覆软组织回缩至降低的骨软骨支架的能力有限——当支架降低或移位程度超出其回缩能力，必然会发生轮廓感丧失。

鼻尖突度降低的安全参考范围是2~3mm。降低超过3mm时，会出现明显的鼻尖轮廓丧失。当观看突出度过高的鼻子时，似乎过高超过3mm，但若精确测量，其实很少超过2~3mm。

鼻尖突度降低的安全参考范围是2~3mm。降低超过3mm时，会出现明显的鼻尖轮廓丧失。

支架显露过程中，软组织的广泛分离（参见第5章）十分重要，当降低过高的鼻尖时，可使其完美地回覆于鼻尖上区域。依照第5章所述，依序由上颌骨至与上颌骨紧邻的软骨进行广泛剥离，以保护血管。广泛剥离适宜于鼻尖预期回缩超过2mm者。

非破坏性技术利用对称统一的鼻尖复合体的移动性来降低过高的鼻尖。为了演示降低过高的突度，捏住自己的鼻小柱，在三面镜中观察，鼻尖后移2~3mm非常容易，且对鼻翼软骨外展或鼻翼基底宽度影响极小。此模拟了PCS的类似效果。采用PCS及非破坏性技术减低鼻尖时，首先置入CCS并缝合固定，以便在PCS施力后移鼻尖复合体时，保持鼻小柱及鼻小柱-小叶角的适宜形态及轮廓。减低突度时使用支撑移植物吗？当然。没有稳定的CCS，鼻尖后移时，内侧和中间脚向外弯曲，侧位观增加了了鼻小柱显露程度，并改变了鼻小柱-小叶角。

采用PCS及非破坏性技术减低鼻尖时，首先置入CCS并缝合固定，以便在PCS施力后移鼻尖复合体时，保持鼻小柱及鼻小柱-小叶角的适宜形态及轮廓。

当软骨拱的内臂随PCS后移时，外侧脚或穹窿会产生弯曲。在武断的决定横断或切除部分外侧脚或穹窿之前，先尝试用PCS后移整个复合体，然后用LCSS和DCS抵消弯曲。在绝大多数病例中，远远超过80%，没有必要横断或切除。若非破坏性技术无法奏效，通常选择横断并叠合修复或切除并上覆板条移植物重建，虽然进行了重建加强，但两者实质上损坏了支撑结构，有远期畸形的风险。

在武断的决定横断或切除部分外侧脚或穹窿之前，先尝试用PCS后移整个复合体，然后用LCSS和DCS抵消弯曲。在绝大多数病例中，远远超过80%，没有必要横断或切除。

创建对称统一的鼻尖复合体后，PCS后缩并降低鼻尖突度。若发生外侧脚弯曲，用LCSS将其矫正。若相对过长的软骨内移至穹窿区域，添加另一个LCSS或DSS，以保持穹窿的轮廓结构并消除外侧脚的凸出。使用LCSS及DSS后，若多余的长度仍会引起外侧脚过凸，在穹窿外侧15mm以外处，及鼻翼外侧组织最厚区域的下方，横断外侧脚软骨。叠合两侧软骨断端，并用不可吸收5-0聚丙烯线缝合重建。若软骨过薄、柔软或萎缩（或甚至有上述特征中的任何征象），采用鼻中隔软骨板条移植物加强外侧脚。为了预防鼻翼缘远期变形，值得付出时间和精力。

> 与踏板联合缝合或通过贯穿切口将其切除相比，皮肤和软骨椭圆形复合切除更为有效、简便，且同时可以矫正被覆皮肤“记忆性”导致的残留形变的问题。

接下来，检查内侧脚踏板的突度。与踏板联合缝合或通过贯穿切口将其切除相比，皮肤和软骨椭圆形复合切除更为有效、简便，且同时可以矫正被覆皮肤“记忆性”导致的残留形变的问题。椭圆形复合切除直接置于内侧脚踏板凸起的上方，其长轴与其下方的内侧脚长轴平行。最后，在回缩以及完成必要的鼻翼基底切除后，重新评估鼻翼基底的宽度和外展角。

> 先利用非破坏性技术尽可能多的降低鼻尖，从而减少横断或切除的软骨量，以获得足够的降低幅度。

置入 PCS，LCSS 和 DSS 仅需要不到 10 分钟的时间，即可明确，是否有可能在不破坏结构完整性及支撑力，以及无远期畸形风险的前提下，充分降低过高的突度。甚至在必须横断或切除的突度显著增高的严重畸形，首先采用非破坏性技术，也会比单用破坏性技术保留更多的支撑力度。先利用非破坏性技术尽可能多的降低鼻尖，从而减少横断或切除的软骨量，以获得足够的降低幅度。

2:RF

表 10-4 图示概述了鼻尖突度过高基本治疗的决策推算流程图。DVD 中含有该决策推算流程图的 pdf 格式，利于在计算机和手持设备上传播使用。

左侧专栏列出了矫正流程的基本步骤，右侧专栏概括了决策过程和特定技术。

鼻尖突度不足

鼻尖突度不足可能是：①冠状位上突度不足和（或）②鼻背线之上的突度不足。鼻尖突度不足通常有下述一到多个解剖特征：

1. 中间脚短，常会引起非常短的鼻尖下小叶（从鼻尖表现点到鼻小柱 - 小叶角）。
2. 内侧脚短。
3. 外侧脚短（虽然通常不像内侧或中间脚那么短）。
4. 鼻中隔尾端突起或凸出（可能有或可能没有）。

> 鼻尖突度具有视觉欺骗性，特别是在没有精确测量鼻面尺寸和计算鼻面间主要相互关系时。

> 尽管在支撑移植物上推进曾是提升突度广为使用的方法，但相比于使用 PCS 整体推进鼻尖复合体的潜力而言，其作用并不重要。

鼻尖突度具有视觉欺骗性，特别是在没有精确测量鼻面尺寸和计算鼻面间主要相互关系时。例如，圆钝形鼻尖，伴有鼻尖限定区域及小柱 - 小叶角轮廓不清时，可能貌似突度不足，但是事实上，相对于鼻长度和鼻面关系，其冠状面上的突度完全正常。反之，鼻背线之上的鼻尖下转折明显且鼻尖轮廓清晰，则鼻部貌似有良好突度，而实际上是鼻背过低时，形成的视觉错觉上的鼻尖突度。测量鼻翼沟到鼻尖点及其与鼻长度及鼻面相对关系时，此鼻尖突度事实上过低。当鼻子显示突度过低的特征时，术者在选择治疗技术前，必须仔细明确畸形的诊断标准及解剖病因。

> 当鼻子显示突度过低的特征时，术者在选择治疗技术前，必须仔细明确畸形的诊断标准及解剖病因。

表 10-4　**鼻尖突度过高**

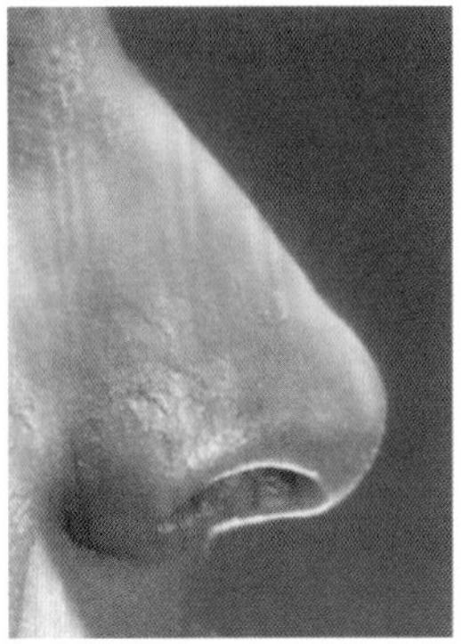

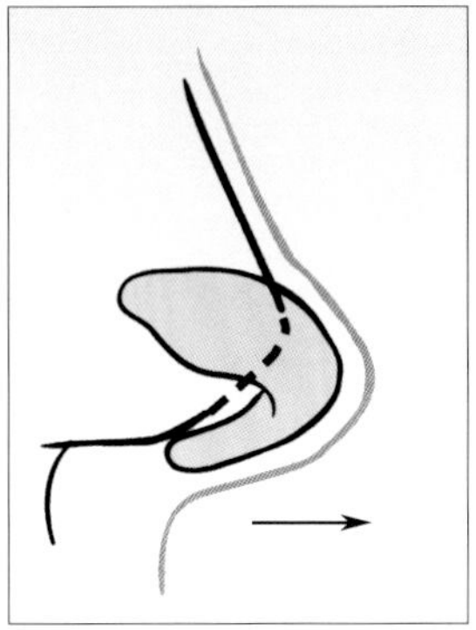

切口入路

软骨下 +
经鼻小柱 + 贯穿
(完全或扩展完全)

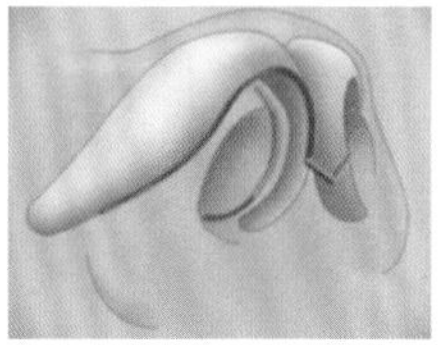

流程步骤　　**手术技术**

创建对称统一的
鼻尖复合体

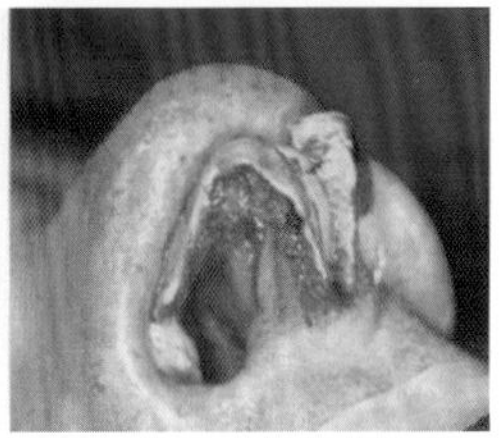

内侧脚固定缝合
(MCFS)
置入 CCS 时
稳定软骨脚

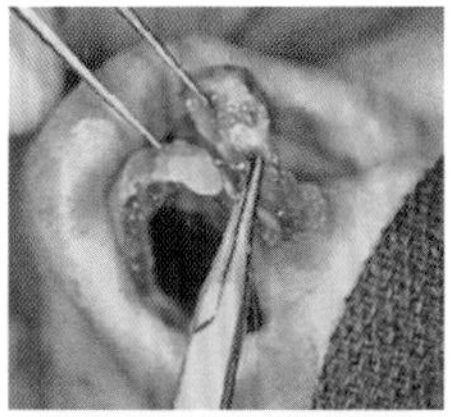

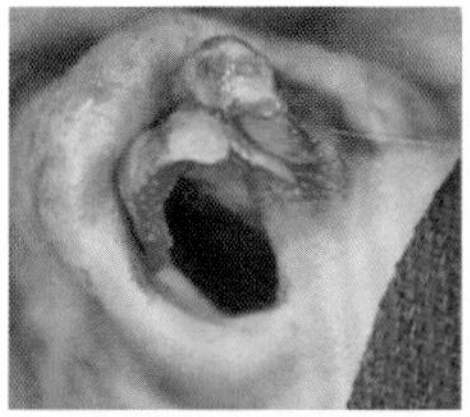

鼻小柱控制支撑
移植物(CCS)
鼻尖复合体整体回
缩时，创建并维持
鼻小柱适宜的形态

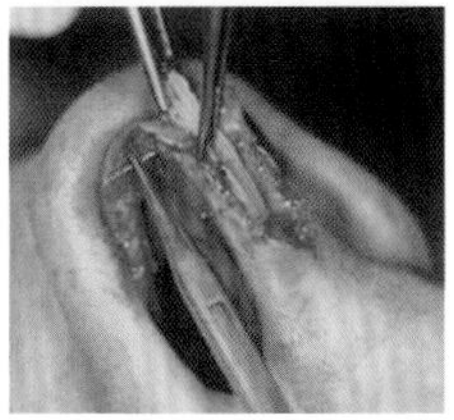

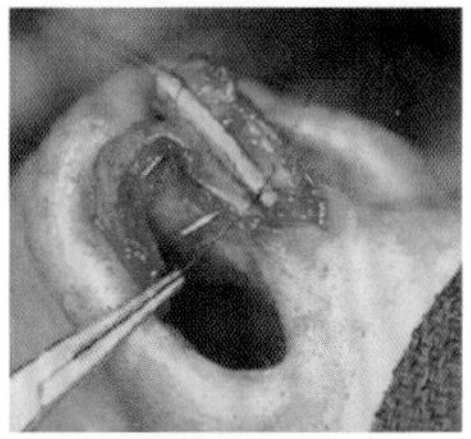

鼻小柱过宽或
内侧脚尾端过
度外展否?

是 → 外展控制缝合(FCS)
置入 CCS 后缩窄宽
度或减小内侧脚的
外展

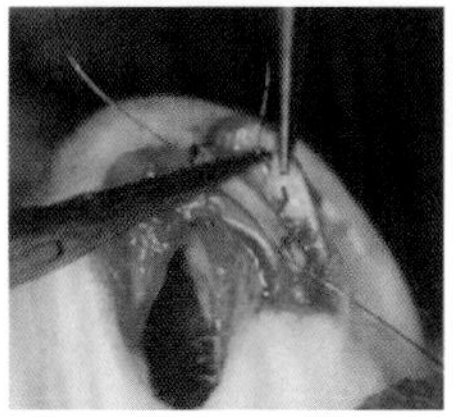

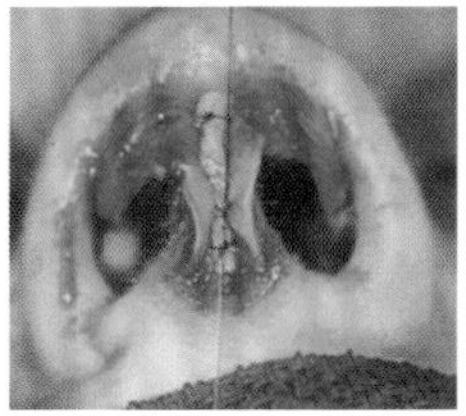

否 ↓

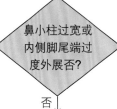

表 10-4　**鼻尖突度过高**(续)

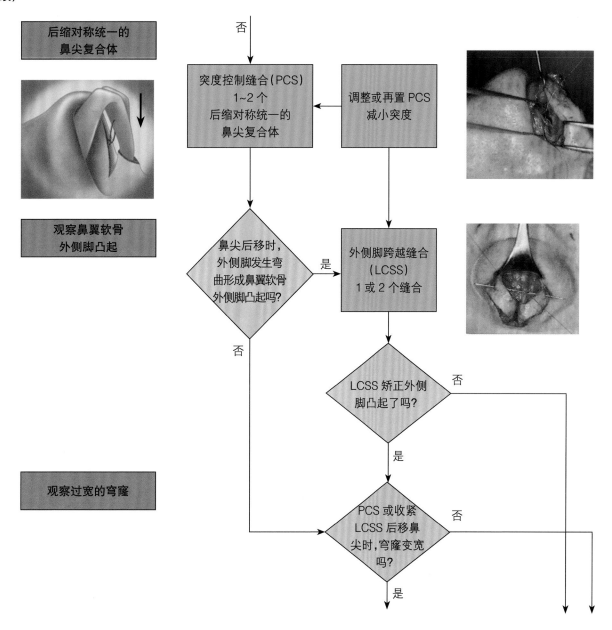

后缩对称统一的
鼻尖复合体

观察鼻翼软骨
外侧脚凸起

观察过宽的穹窿

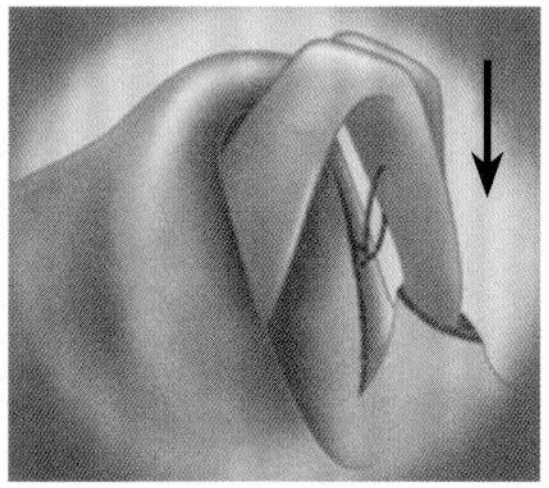

否

突度控制缝合(PCS)
1~2 个
后缩对称统一的
鼻尖复合体

调整或再置 PCS
减小突度

鼻尖后移时，
外侧脚发生弯
曲形成鼻翼软骨
外侧脚凸起吗？

是

外侧脚跨越缝合
(LCSS)
1 或 2 个缝合

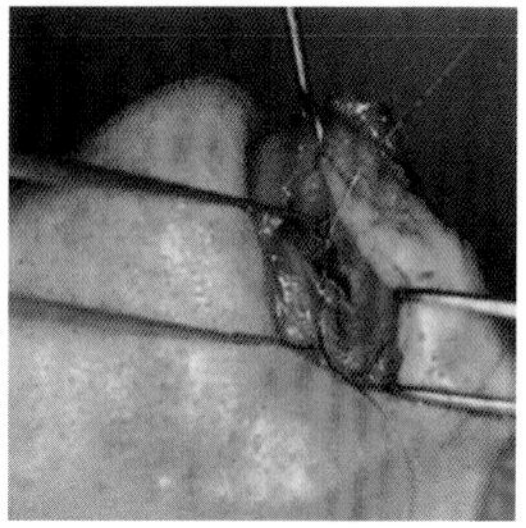

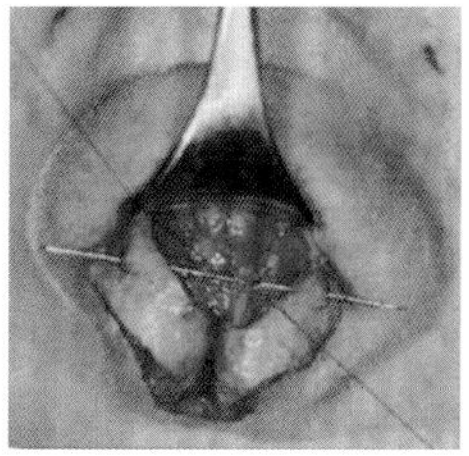

否

LCSS 矫正外侧
脚凸起了吗？

否

是

PCS 或收紧
LCSS 后移鼻
尖时,穹窿变宽
吗？

否

是

表 10-4 **鼻尖突度过高(续)**

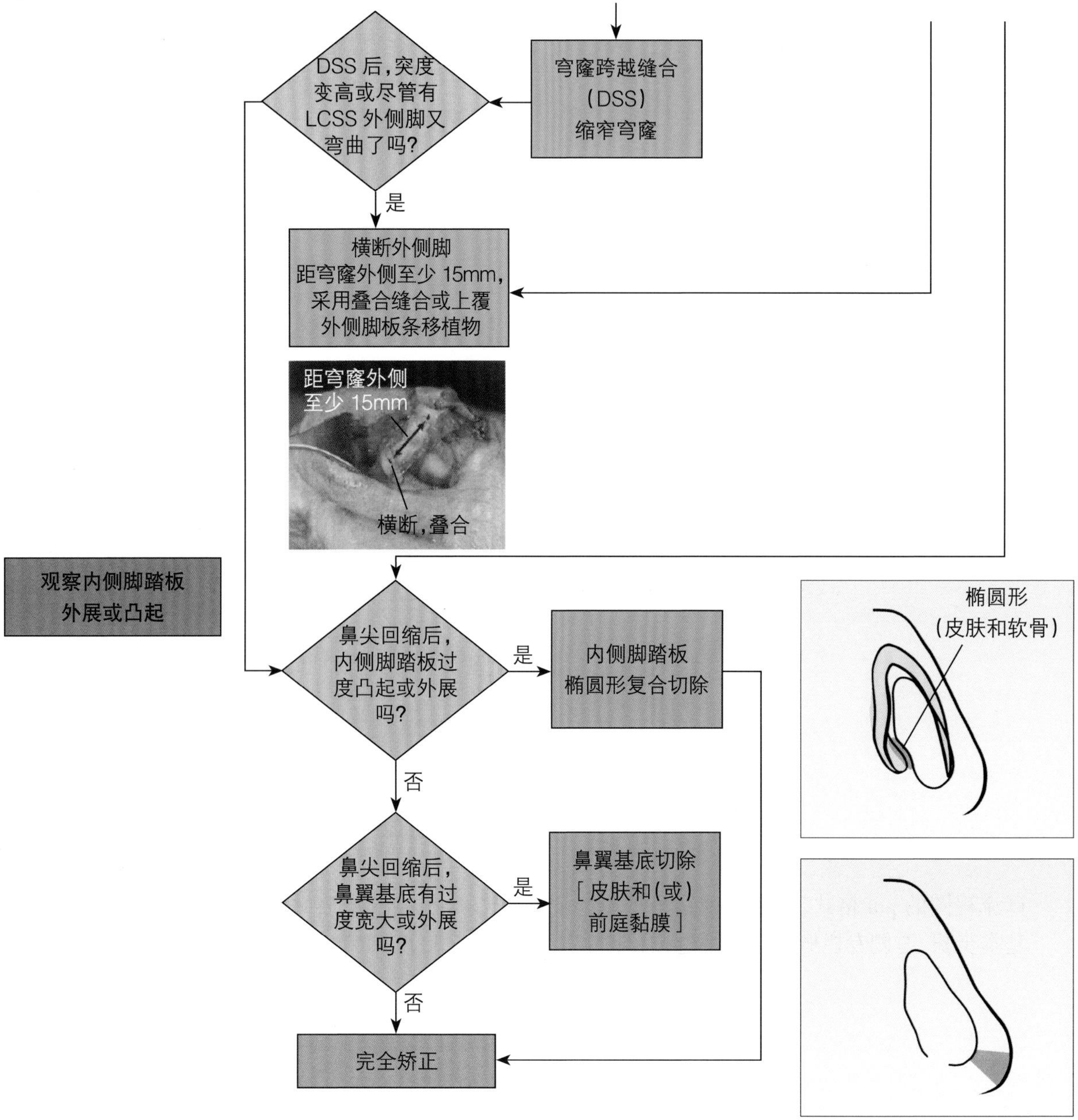

非破坏性矫正技术利用前述相同的鼻尖复合体整体移动来矫正过高的突度。首先采用 CCS 创建一个对称统一的鼻尖复合体，其原因有二：为了在支撑移植物上推进中间和内侧脚，以获得 1~2mm 的突度，以及在 PCS 向前牵拉中间和内侧脚时维护鼻小柱适宜的形态。在支撑移植物上推进中间和内侧脚，意味着在保持支撑移植物稳定（通过将支撑移植物推进鼻小柱基底的软组织内）的同时，用双钩提拉穹窿，随之在提升的位置将软骨脚固定于支撑移植物。尽管在支撑移植物上推进曾是提升突度广为使用的方法，但相比于使用 PCS 整体推进鼻尖复合体的潜力而言，其作用并不重要。在支撑移植物上前推最多可以获得 1~2mm 的长期提升，而将鼻尖复合体整体推进，不仅可以获得远大于其他方法的的提升（每例初次病例至少可以达到 3~4mm），而且可以更长时间的维持突度。在同一手术中使用非破坏性鼻尖技术的重要理念是，采用多种不同技术，渐进性小幅度增加额外的突度。采用多重缝合或技术，在每一技术的最佳功效范围内，避免了所有单一技术过度使用时，造成的解剖变形或弊端。

在同一手术中使用非破坏性鼻尖技术的重要理念是，采用多种不同技术，渐进性小幅度增加额外的突度。采用多重缝合或技术，在每一技术的最佳功效范围内，避免了所有单一技术过度使用时，造成的解剖变形或弊端。

CCS 使术者可以通过将鼻小柱 - 小叶转折点后移（塑形支撑移植物，使鼻小柱 - 小叶转折点更为后移，随之弯曲并固定软骨脚，使之匹配支撑移植物的形态），借取内侧脚的长度，以矫正过短的中间脚。

鼻小柱 - 小叶转折点的位置在前后方向上 1~2mm 极小幅度的移动，即可使鼻尖下小叶的长度产生巨大的变化。

鼻小柱 - 小叶转折点的位置在前后方向上 1~2mm 极小幅度的移动，即可使鼻尖下小叶的长度产生巨大的变化。中间脚极短伴有内侧脚极短（无可借取）的病例很少（少于 10%），采用缝合固定的初次鼻小柱 - 鼻尖（Sheen）移植物，延长鼻尖下小叶的长度。先采用 CCS 和 PCS 尽可能多的提升鼻尖突度，再置入鼻小柱 - 鼻尖移植物，这样做较为合理，且有利于长期效果——正常解剖结构而非移植物对鼻尖被覆软组织施压越大，作用于移植物的反作用力越小，从而避免移植物的吸收及皮下组织的萎缩。单独使用鼻小柱 - 鼻尖移植物仅增加少于 1~2mm 的鼻尖突度，然而非破坏性技术无需移植物即可更大幅度的提升，且有较少的弊端。

先采用 CCS 和 PCS 尽可能多的提升鼻尖突度，再置入鼻小柱 - 鼻尖移植物，这样做较为合理，且有利于长期效果——正常解剖结构而非移植物对鼻尖被覆软组织施压越大，作用于移植物的反作用力越小，从而避免移植物的吸收及皮下组织的萎缩。

表 10-5 图示概述了鼻尖突度不足基本治疗的决策推算流程图。DVD 中含有该决策推算流程图的 pdf 格式，利于在计算机和手持设备上传播使用。左侧专栏列出了矫正流程的基本步骤，右侧专栏概括了决策过程和特定技术。

2：RF

表 10-5　**鼻尖突度不足**

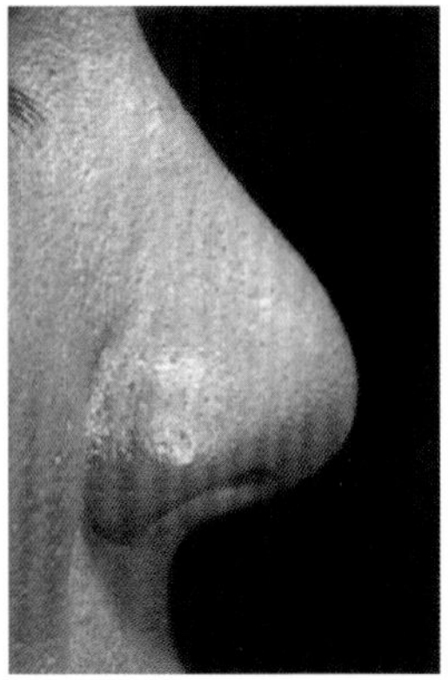

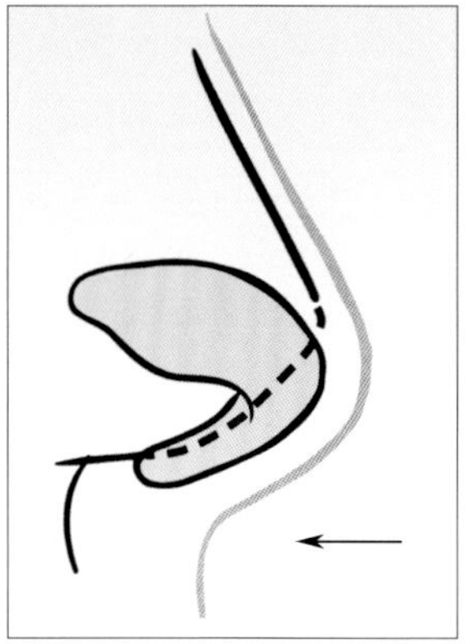

切口入路

软骨下 + 经鼻小柱 + 贯穿(部分，半侧或完全)

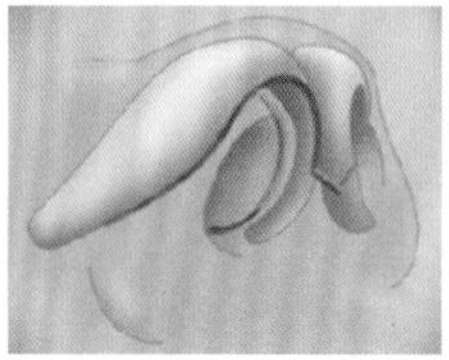

流程步骤

手术技术

创建对称统一的鼻尖复合体

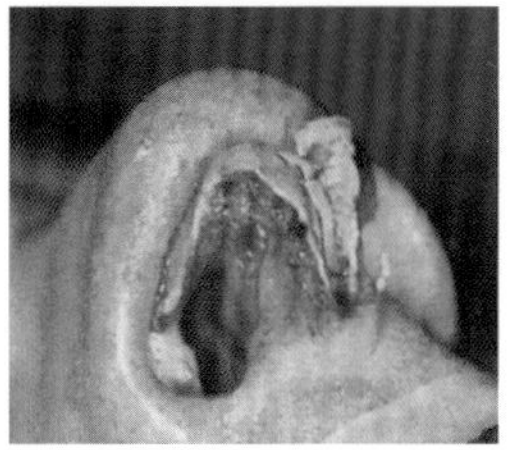

内侧脚固定缝合(MCFS)
置入 CCS 时稳定软骨脚

↓

鼻小柱控制支撑移植物(CCS)
在支撑移植物前推内侧脚并缝合固定增加 1~2mm，并在推进时位置鼻小柱形态

↓

鼻小柱过宽或内侧脚尾端过度外展吗？

是 → 外展控制缝合(FCS)
CCS 置入后缩窄宽度或减少内侧脚外展

否 ↓

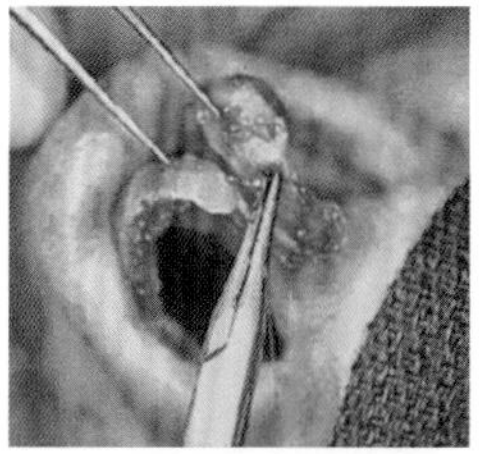

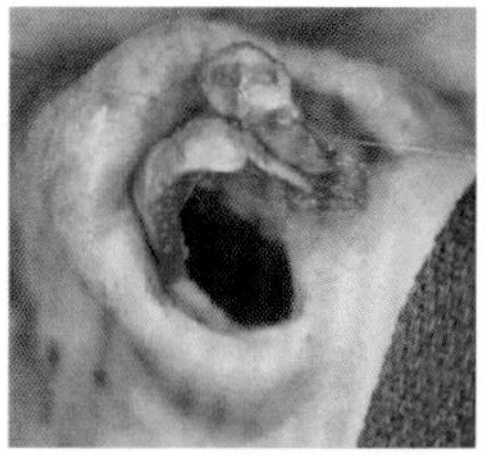

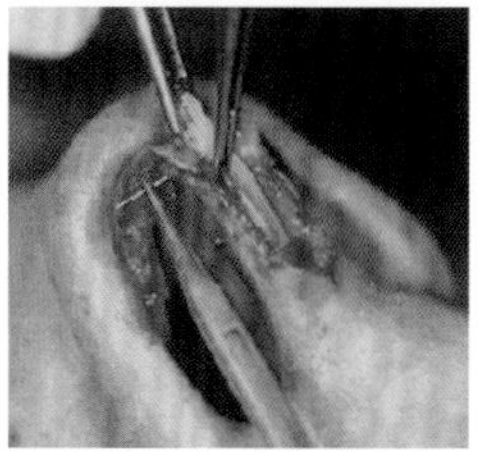

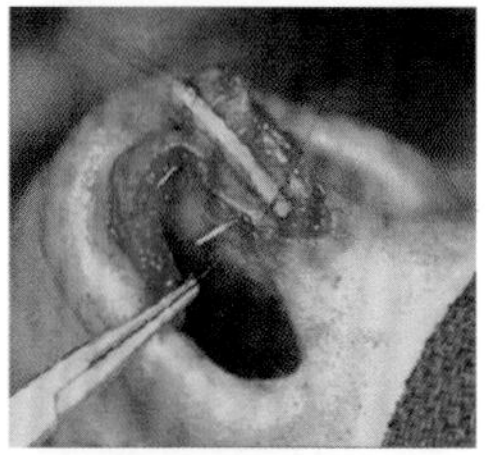

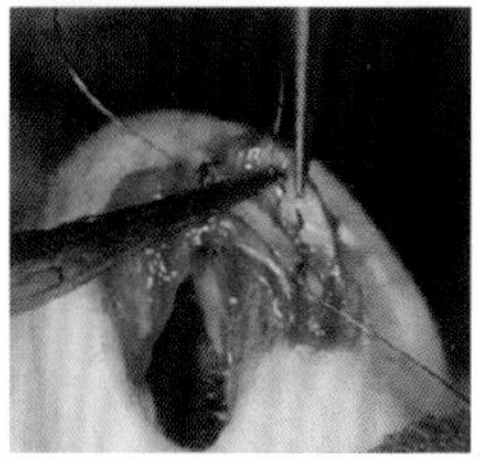

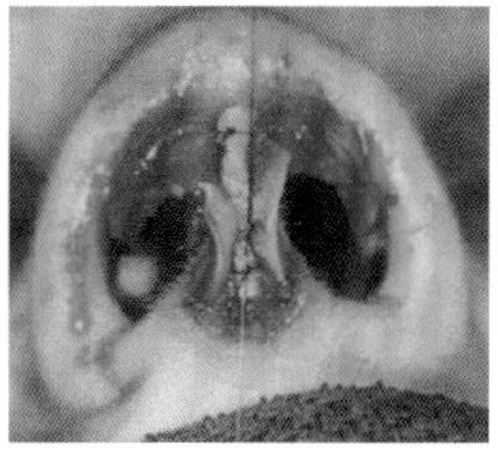

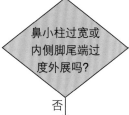

表 10-5　**鼻尖突度不足(续)**

推进对称统一的鼻尖复合体

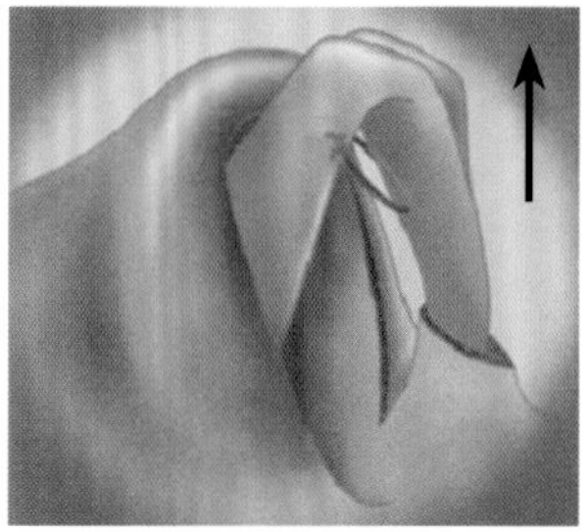

突度控制缝合(PCS)推进对称统一的鼻尖复合体 2~4mm

调整或再置 PCS 突度不足

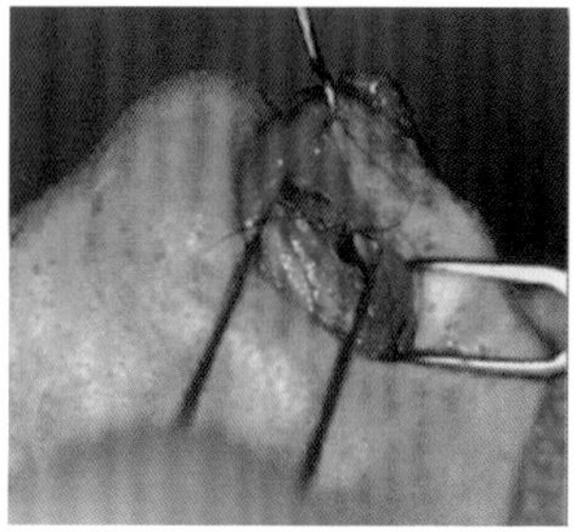

评估突度

突度足够吗？冠状面上的鼻尖突度鼻翼沟至鼻尖表现点

是

鼻尖突度过高吗？冠状面上的鼻尖突度鼻翼沟至鼻尖表现点

否

否

置入另一 PCS

评估穹窿

穹窿轮廓及突度合适吗？

否

穹窿跨越缝合(DSS)改善穹窿轮廓及突度

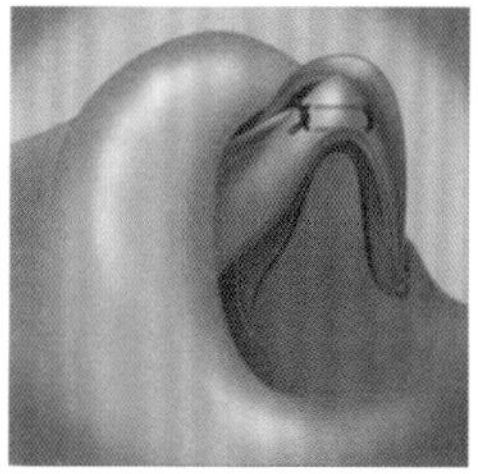

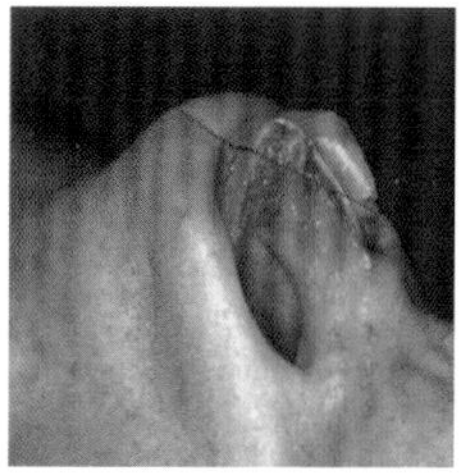

是

表 10-5 **鼻尖突度不足(续)**

评估鼻小柱侧面

PCS 前推鼻尖时,适宜的外形发生改变了吗?

是 → 调整 PCS 或 CCS

否 ↓

观察中隔尾端凸起

中隔尾端凸起吗?(可发生于鼻尖推进后)

是 → 保守切除中隔尾端凸起

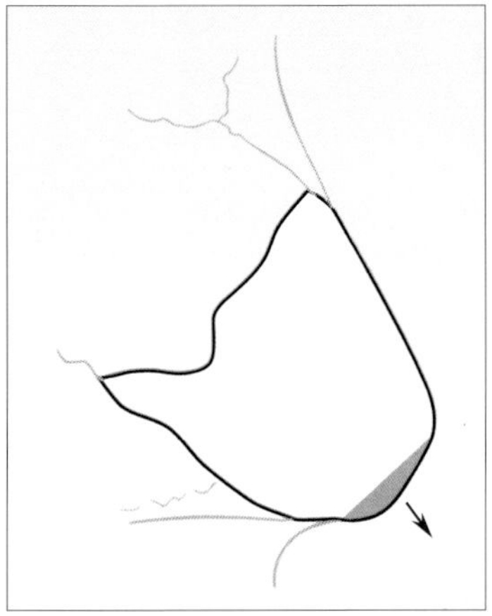

否 ↓

观察鼻尖下小叶极短

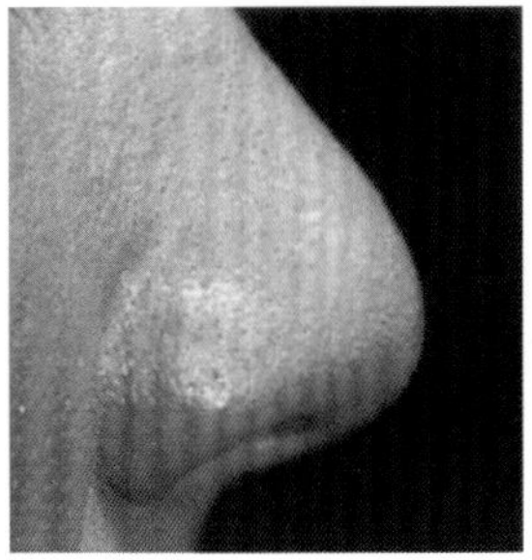

突度依然不足或鼻尖下小叶极短吗?

是 → 鼻小柱 - 鼻尖移植物缝合固定

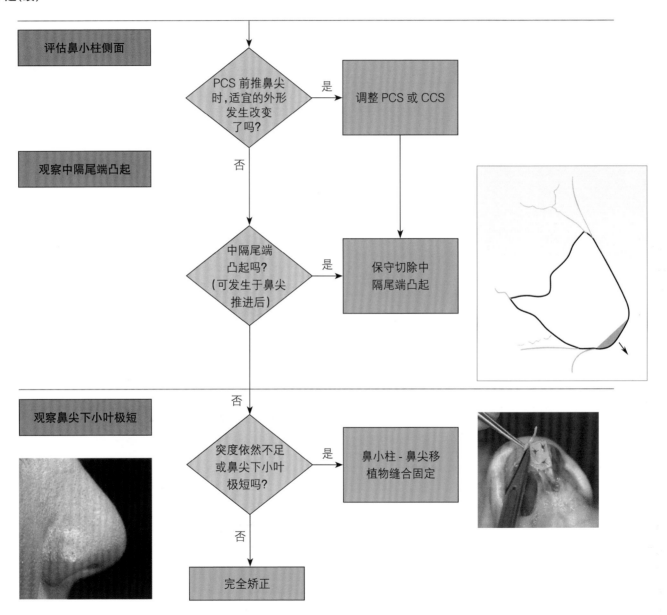

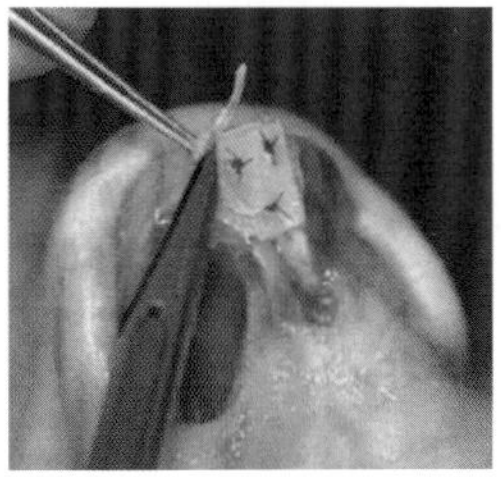

否 ↓

完全矫正

鼻背二次塑形

第 11 章

重塑鼻背——其逻辑思维

初次鼻背手术时轻微降低鼻背高度，在鼻整形术稍后阶段的二次鼻背手术时调整鼻背的最终高度，则更为可取。

鼻背的高度是非常重要的鼻美学特征。过度降低鼻背是鼻整形中一种常见的错误，经常需要再次手术和使用鼻背移植物。为了减少过度降低的风险并增加手术的可控性及可靠性，术者应该分两个阶段实施鼻背降低——初期保守降低以免过度降低，在鼻背二次塑形时做最终调整。

在第 7 章中阐述的这一理念强调了直到鼻整形的最后阶段才最终确定鼻背高度的重要性。鼻背的初次塑形确立了鼻尖 - 鼻背相互关系的初始形态，这是鼻整形前期序列中很重要的一个步骤。既然鼻整形中的其他步骤影响鼻背高度以及鼻背 - 鼻尖相互关系，因而合理的做法是直到其他步骤完成后再最终确定鼻背高度。

在大部分鼻整形案例中，两类主要的鼻整形操作影响鼻背——鼻中隔手术和截骨术。鼻中隔手术操作范围越大，中隔鼻背下陷的几率越大，尽管所有的手术措施都在预防鼻背高度的丧失。若鼻中隔的高度降低只有 1~2mm（经常会发生），如果在鼻初次塑形时没有刻意将之加高，鼻背最终会偏低。由于鼻尖上转折过大，鼻尖随之显得过高，需要降低鼻尖以平衡过低的鼻背或垫高鼻背以均衡鼻尖突度。

截骨可以对骨性鼻背产生相似的影响。根据鼻骨的形态、截骨的类型和方法以及软组织或黏膜与鼻骨联系程度，截骨定位后，鼻骨可以向上或下移动或维持原有高度。三个可能性中的两种能改变鼻背的高度。

由于鼻中隔和截骨手术的影响，术者应该在鼻中隔和截骨术后，重新处置鼻背以确保鼻背的精确高度和外形。鼻背“二次回访”使之有机会重新检查鼻背高度、鼻尖 - 鼻背相互关系以及鼻背重塑后轮廓细节等参数，潜在增加了结果的准确性。

从技术角度看，截骨术后能否重新调整鼻背取决于医生有能力最大限度的控制截骨后出血。

从技术角度看，截骨术后能否重新调整鼻背取决于医生有能力最大限度的控制截骨后出血。传统上，截骨是鼻整形最后的步骤，以便快速包扎及填塞，并加压固定止血。使用第9章中描述的技术，截骨后出血最少，容许重新复查鼻背并在鼻整形后期做适度修整。

另一种重要的技术考量是截骨后能够安全塑形鼻骨。即使最自信的医生，也不可能在截骨术后尝试用锉对鼻骨做微小调整。由于有外力和器械的涉入，截骨后锉磨会有撕脱骨片的风险。然而，截骨后采用适当的设备与技术，如电动磨钻可以简单、准确、安全地塑形。

鼻背的量身打造

骨性鼻背凹凸不平

系统的检查骨性鼻背，从鼻根点到键石区或骨与软骨交界区。检查一侧有无任何明显的畸形和不对称，随后检查另一侧。查看鼻部外观，在凹凸不平处用30g针头刺穿皮肤，以精确定位明显的不规则。将针固定，然后置入Aufricht牵开器显露被覆皮肤下的针尖。

如果鼻骨背侧的位置两侧明显不同，必须重新定位鼻骨。若一侧鼻骨仅仅略高于对侧或仅可察觉的微小不规则，插入改良Aufricht牵开器以保护软组织，电动磨钻设置为低速档位，将之磨除（图11-1）。

2:4:11

选择磨钻微量矫正突起或不对称时，选用细齿磨钻，其接触面与治疗区域匹配。定位磨头，使其在内至外而非上至下方向旋转，以消除电钻牵拉或撕脱鼻骨的所有可能。若鼻骨活动度极大，用20g针头刺透皮肤很容易将其准确固定（图11-2），并且内推鼻骨基底或用Tebbtts-Adson钳夹持鼻顾背侧或外侧。针头固定鼻骨在磨钻打磨鼻背时不影响术者的视野。

细致、系统的检查和鼻整形术中后期塑形鼻背，以避免继发畸形。

微量渐进的去除所有不对称或突起，不时停下来重新检查鼻背，但是避免过度“追逐”不对称的倾向。若被覆皮肤菲薄，即使最小的不规则也应予以矫正，但是在大多数常规病例及皮肤较厚的鼻部，微小的畸形可能在鼻内明显可见，但在外观并不明显。过度治疗微小畸形既没有必要，也易招惹麻烦，有可能导致过度降低。局部注射麻醉和软组织水肿会在术中掩盖鼻背微小的异常，水肿消退后会显示出来。细致、系统的检查和鼻整形术中后期塑形鼻背，以避免继发畸形。

图 11-1

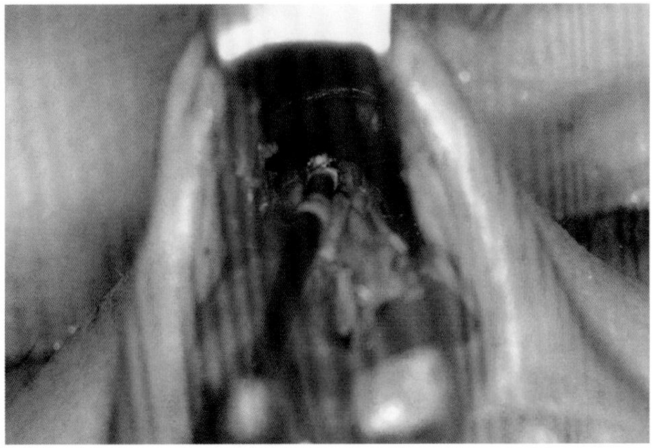

图 11-2

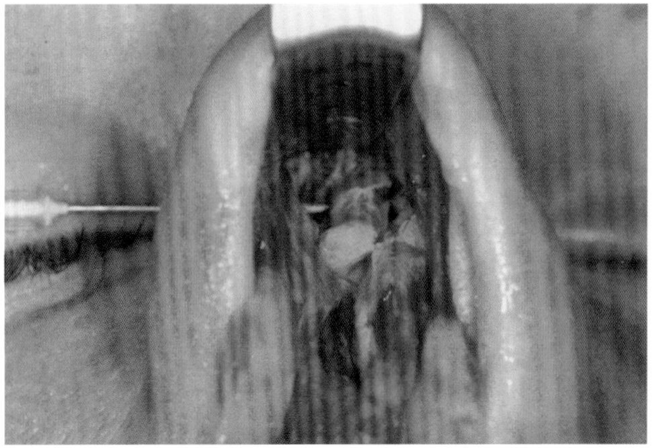

截骨后鼻背过高

如果鼻背和定型后的鼻尖相对过高，可以用前述的电动磨钻法进一步降低鼻背。为了整体降低鼻背高度，圆柱形或卵圆形磨钻比圆形磨钻打磨的更为平整。

反复微量渐进性依序调整鼻骨及鼻软骨，往往能取得更精准的效果，更加在调整的同时预防了过度降低。

如果鼻背骨性和软骨性均过高，以 0.5~1mm 的渐进量降低骨性鼻背，随之同等比例微量渐进的降低软骨鼻背。如果鼻背仍然过高，重复上述步骤。反复微量渐进性依序调整鼻骨及鼻软骨，往往能取得更精准的效果，更加在调整的同时预防了过度降低。若计划通过弯曲或折叠上外侧软骨来重建解剖性鼻背，记得要保持鼻背相对高于上外侧软骨。首先重建软骨性鼻背，随后修整降低骨性鼻背至适当的水平。

截骨术后骨性鼻背过低

广泛分离侧面时（在大部分鼻子，此项操作对安全地塑形完美的鼻尖上轮廓十分必要）减少了鼻骨的支撑力，黏膜成为支撑鼻骨最主要的软组织。用 2mm 骨刀经皮优化截骨技术可以最大限度地减少黏膜的损伤，且极少完全撕裂黏膜（经前庭使用防护式大骨刀时，常会发生）。然而，若用传统骨刀完全经鼻内截骨切断黏膜，而失去外侧软组织支撑时，会发生鼻骨后移。

截骨术后，若鼻骨出现后移，开放入路则有明显优势，可为悬挂鼻骨提供广泛的术野。

图 11-3

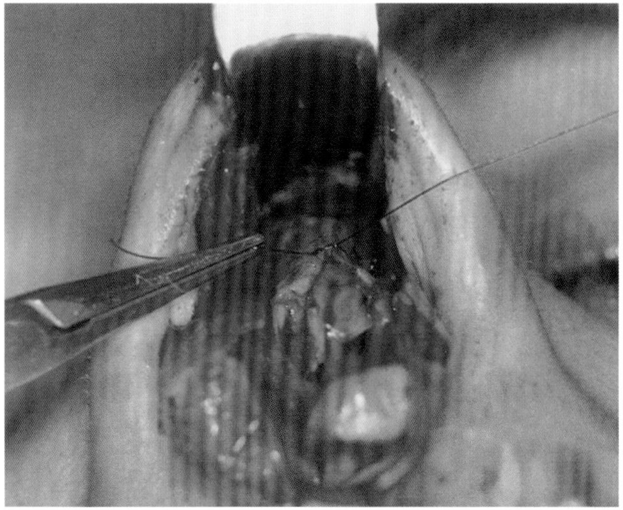

可用的固定措施有两种——其中一种更简单一些,当然两种都很有效。

后移 1~1.5mm 者,可采用 5-0 不可吸收单丝尼龙线或聚丙烯线,水平褥式缝合固定两侧鼻背上外侧软骨,以提拉悬挂鼻骨(图 11-3)。该技术需要上外侧软骨与鼻骨正常联结、键石区的中隔背侧高度适中,以及适当的缝针和器械。

先在侧面用短弧弯针带 5-0 单丝线,穿过鼻背上外侧软骨,随之为鼻中隔背侧、对侧上外侧软骨,再用相同方法返针。用 20g 针头经皮穿过外侧截骨线中段提升鼻骨,打一外科结,收紧缝线,其张力恰可维持鼻骨现有的位置。过紧则会夹捏鼻背上外侧软骨,导致畸形。

二次悬吊技术不必缝合软骨,即可以加强稳定性。将一大号 Keith 针插入骨针(C-wire)置入器或小卡钻。用针提高左侧鼻骨,并将之稳定于适宜的位置,另外用 Brown 钳将其夹持住。从底位观察鼻内,将针刺穿皮肤,转动穿透左侧鼻骨背侧,随后为筛骨垂直板、右侧鼻骨背侧(图 11-4A)。从钻夹撤出针,从针孔穿入两根 4-0 或 5-0 单丝线,以防万一有一根折断(图 11-4B)。用大号持针器夹持 Keith 针的针尖,旋转撤出鼻骨,针眼穿经每侧鼻骨时,依次将其牢牢夹持住。将缝合线回撤入被覆皮肤之内(图 11-4C),用侧面经皮固定针提升鼻骨,缝合线打结(图 11-4D)。

图 11-4 A B C D

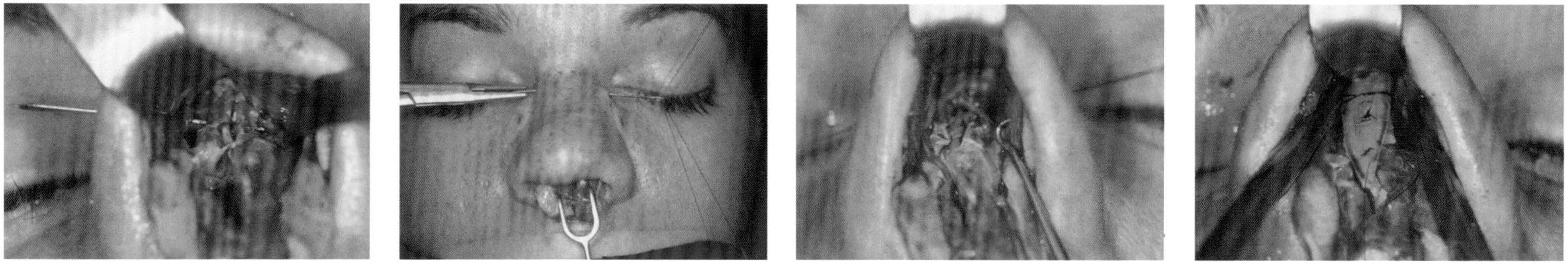

术者若使用过粗的 Keith 针，鼻骨上的钻孔过于贴近背侧缘，或者钻孔及撤针时鼻骨未充分稳定，则可能劈裂鼻骨。必须关注细节，不过该技术确实可靠有效。

截骨术后鼻背过宽

若截骨及内移鼻骨术后鼻骨过宽，首先确定过宽的原因：①鼻骨未充分内移；②筛骨垂直板过宽；或③鼻骨背侧过厚。

图 11-5

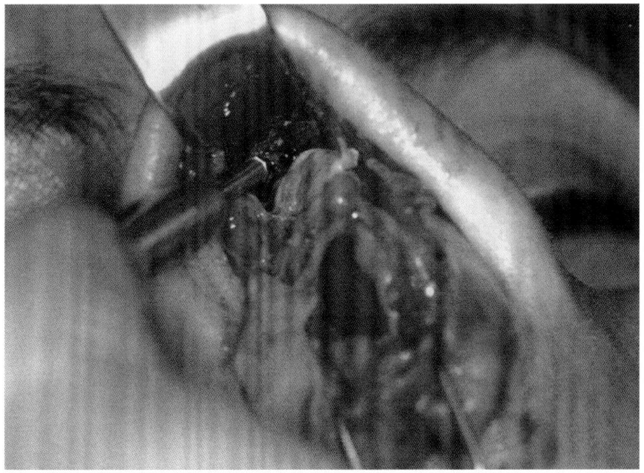

若鼻骨过于偏外，重新内移定位鼻骨。若其不能适当移动或不能稳定于适宜的位置，检查截骨是否充分，如有需要再次置入经皮 2mm 骨刀进一步截骨以改善移动性。

若筛骨垂直板过宽，用柱形切钻将之修薄或者用小的圆头或切钻将之降低，容许鼻骨背侧更为向内移位。如果鼻骨背侧看起来过厚，用同样小的圆头或切钻将之修薄。

键石区亦可过宽，鼻骨与上外侧软骨的骨 - 软骨交界处的凸起导致侧面过宽。其增宽的幅度貌似比实际情况更重，其实通常很容易矫正。用改良的 Aufricht 牵开器保护外侧软组织，采用柱形或圆形小磨钻，在与上外侧软骨连接点头侧 2~3mm 区域，修薄鼻骨的外侧（图 11-5）。这样既显露了深面的上外侧软骨又使其稍稍凸起。采用下述技术去除键石区背外侧凸起后，在开放、突出的上外侧软骨上，切线向削除所有的凸起。

■ 键石区凸起的软骨

在骨 - 软骨连接的键石区，鼻骨叠盖着上外侧软骨。用锉或磨钻降低鼻骨后，显露下方的上外侧软骨。显露的上外侧软骨往往向背侧或背外侧膨出，且易被忽略（图 11-6A）。

键石区每次去除鼻骨后，仔细检查上外侧软骨的小突起，若有，用手术刀切线位削平。

皮肤菲薄的鼻子，键石区显露的上外侧软骨上的残留突起，在术后（3~12 个月）可形成很小而明显的不规则畸形，水肿消退时会越来越明显。键石区每次去除鼻骨后，仔细检查上外侧软骨的小突起，若有，用手术刀切线位削平（图 11-6B）。非常小心精确地去除少量软骨。过度切除会遗留凹陷，消肿后可能会很明显。

图 11-6　A　　B

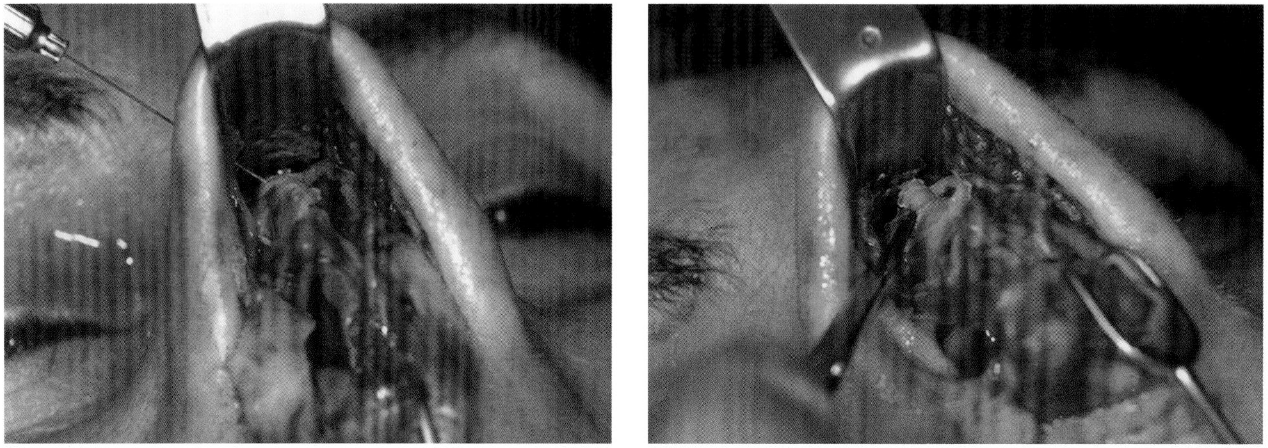

■ 评估和调整鼻背上外侧软骨

图 11-7

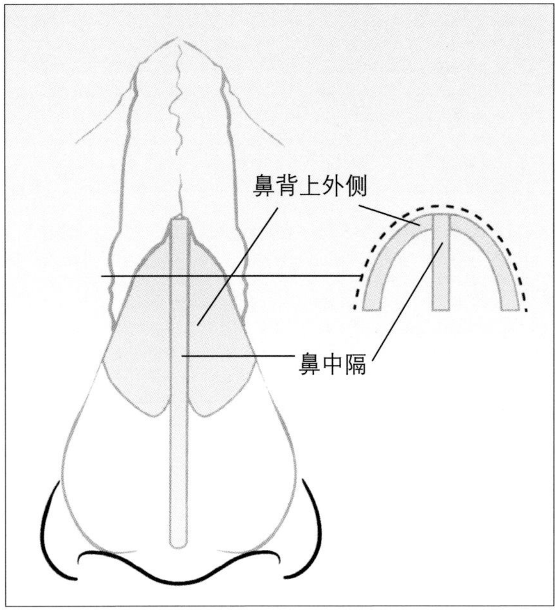

鼻背二次塑形的下一步骤是处理鼻背上外侧软骨的高度和形态。必须理解上外侧软骨的正常解剖及其与鼻中隔的关系，以明确适宜的高度和形态。

评判鼻背高度和形态时，亦须了解能够导致这些关系变形的收缩力。

鼻背上外侧软骨与鼻中隔横向连接，组成一个拱形，由此建立鼻背正常的解剖曲度(图 11-7)。降低鼻背破坏了该拱形结构，并将鼻背上外侧软骨垂直安置，平行于中隔背侧，致使鼻背过度狭窄。鼻背中 - 远三分之一处过度狭窄是鼻整形术后常见的后遗症，影响了自然美观的外形。为了避免过狭、过直的外观，利用正常解剖结构或采用软骨或黏膜的扩展移植物，重建鼻背宽度和曲度。皮肤和上外侧软骨较厚者比较薄者，畸形看起来不明显，但是在所有病例，利用越多的正常解剖结构予以重建，就越类似于正常解剖形态。

> 鼻背中 - 远三分之一处过度狭窄是鼻整形术后常见的后遗症，影响了自然美观的外形。

> 为防止上述畸形，用最小的力度向上牵拉 Aufricht 牵开器，检查及修剪鼻背上外侧软骨。

检查上外侧软骨及其与鼻中隔的关系时，置入 Aufricht 或类似的牵开器将软组织由鼻背提起。若上外侧软骨已与中隔分离，提升牵开

图 11-8

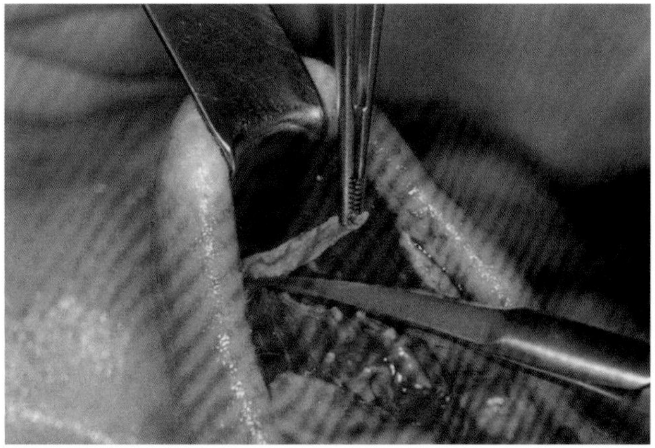

器也会将其提升。上外侧软骨的软组织分离的越广，其被牵开器提升的幅度越小。通常，由医生提拉牵开器，当医生修剪看起来高于中隔背侧的上外侧软骨时，则交由助手提拉。移除牵开器后，上外侧软骨下降到低于中隔背侧水平，形成了刀刃状中隔背侧畸形或键石区倒 V 畸形。为防止上述畸形，用最小的力度向上牵拉 Aufricht 牵开器，检查及修剪鼻背上外侧软骨。

去除任何上外侧软骨之前，确定是否能够或应该利用此处的软骨重建鼻背，使之更为合乎解剖形态。

去除任何上外侧软骨之前，确定是否能够或应该利用此处的软骨重建鼻背，使之更为合乎解剖形态。

需要降低鼻背上外侧软骨高度时，用锯齿刃剪刀（防止滑脱）或手术刀修整软骨（图 11-8）。若使用得当，直剪或者弯剪同样奏效。微量渐进性修剪，降低 Aufricht 牵开器时，仔细观察鼻内上外侧软骨与中隔背侧的相互关系。进一步修剪前，再次检查外观。

检查和调整鼻前庭背侧黏膜

鼻背单一结构降低塑形后，前庭黏膜通常保持完整。而鼻背复合性降低超过 2mm 时，经常会破坏前庭黏膜的完整性。

若黏膜完整，可作为黏膜支撑移植物，即简单地将之就位，增加上外侧软骨背侧缘与中隔之间的宽度（图 11-9A）。黏膜略微凸出于上外侧软骨之较为可取，因为其可形成更加自然的鼻背曲度。若黏膜过度凸出，并形成明显的外部畸形，将之修剪并用 5-0 铬制羊肠线修复。

准确缝合修复前庭背侧黏膜所有的破损，恢复正常的解剖，防止不可控性的二期愈合，并减少或消除鼻腔前庭与皮下腔隙的相通（图 11-9，B）。使用半弧短小缝针（AT-6，P2，或 G2）带 5-0 铬制羊肠线修复前庭背侧黏膜的破损，使之一期愈合，且炎性反应最小。仅仅小针距浅表缝合黏膜（而非上外侧软骨），防止破坏鼻背上外侧软骨精细的解剖。

图 11-9　A　　　　B

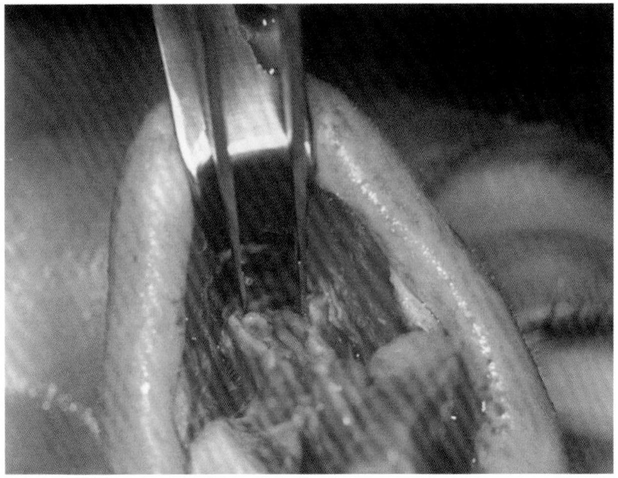

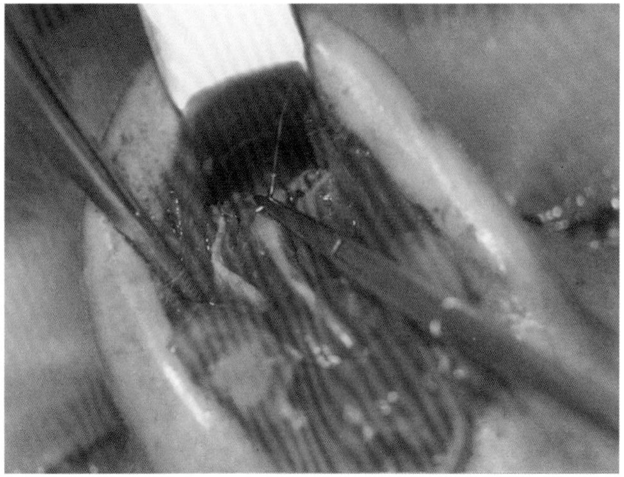

重建解剖型鼻背

原则和适应证

重建解剖型软骨鼻背，可避免鼻背的骨性与软骨性结构分离，形成倒 V 畸形、宽度不一致、或者塌陷。

鼻整形手术中精确复制一个完全合乎解剖形态的鼻背颇有难度。重建正常曲度的解剖形鼻背，可以防止鼻背过窄、过直，使鼻子显得更自然，没有人工痕迹。重建解剖型软骨鼻背，可避免鼻背的骨性与软骨性结构分离，形成倒 V 畸形、宽度不一致、或者塌陷。

是否需要复制解剖型鼻背，取决于临床表现和医患双方的期望。皮肤较厚的鼻子，略微降低（少于 2mm）软骨背侧，鼻前庭背侧黏膜作为天然扩展移植物，可防止上外侧软骨背侧垂直靠近中隔软骨背侧。厚皮肤回覆于略微降低的鼻背时，鼻背通常看起来相对正常。在某些案例中，患者特别希望整个鼻背窄而挺直，不希望完全合乎解剖形态的外形，即鼻背中部较宽。

然而，其他情况下，大部分总是要求某种形式的鼻背解剖型重建。例如，一个较窄的鼻子合并较大的驼峰鼻及鼻拱中段狭窄，至少需要一个倾斜截骨（最低限度的向内移动鼻骨基底，但倾斜鼻骨背侧以关闭开放屋顶畸形）。因为上外侧软骨垂直贴近鼻中隔，所以鼻背中下三分之二经常出现狭窄。增加鼻背中部的宽度，使骨与软骨移行区鼻背弯曲，形成鼻骨拱而非刀刃状鼻背。

重建解剖型鼻背，有三个重要原则（图 11-10）：

图 11-10

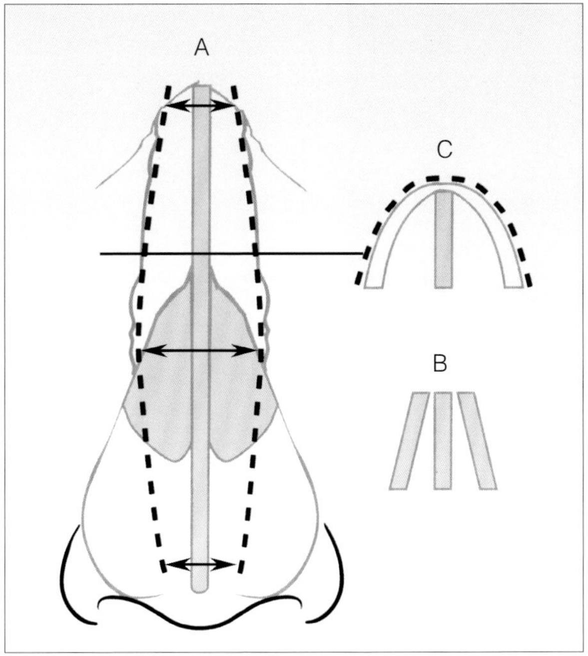

1. 鼻背的中部应较宽，而头尾端逐渐变窄（A）。
2. 鼻背上外侧软骨不应垂直贴近中隔（B）。
3. 鼻背在底位观应弯曲成拱状外形（C）。

若鼻背上外侧软骨有足够的高度和体积可资使用(或已经保留)，可将其折叠，使之相互贴近或相互瓦合，创建鼻背弧度(图 11-11A~E)。这种方法并非完全可靠，鼻背上外侧形成适宜的弧度有时颇有难度。保留黏膜并将其作为扩展移植物，并将鼻背上外侧软骨弯曲覆于黏膜之上的效果最好。模拟弯曲上外侧软骨使之相互贴近或相互瓦合的效果，以明确获得解剖形正常外观的最佳形态（图 11-11A）。在大部分病例中，间断缝合贴近两侧上外侧软骨缘，使之与鼻中隔连为一体（图 11-11B），会形成过度尖锐的鼻背脊（图 11-11C），而叠合重建软骨会形成更加自然的弧度。用短弦半弧小针（AT-6 或 G2）带 5-0 单丝线将瓦合的上外侧软骨固定，以重建更加完全合乎解剖的形态。缝合线穿过同侧上外侧软骨背侧缘，然后由外侧至背侧缘褥式缝合穿经对侧软骨，然后返回穿过同侧软骨的鼻背边缘（图 11-11D）。缝线打结（图 11-11E）使上外侧软骨叠合，以形成更加完全合乎

鼻背部宽度和曲度的手术控制，通常利用以下一种或多种元素：上外侧软骨背部、鼻前庭黏膜背部，以及黏膜或软骨构成的撑开移植物。

图 11-11　A

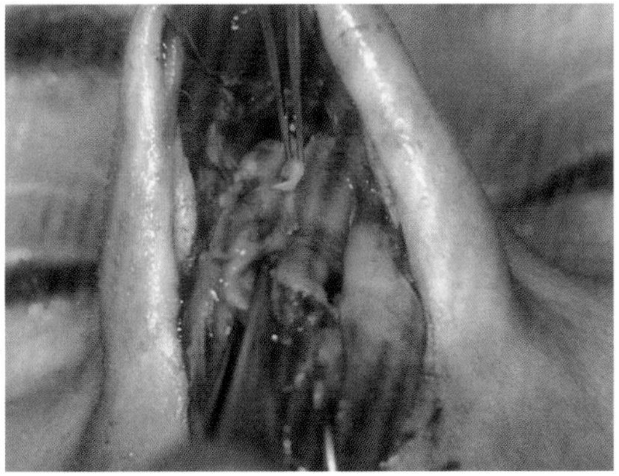

B

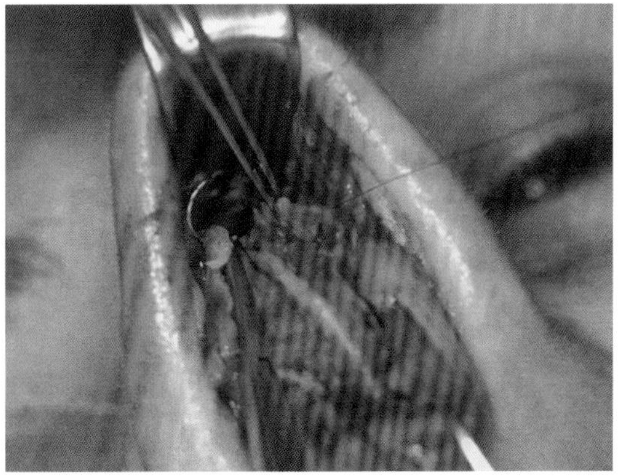

C

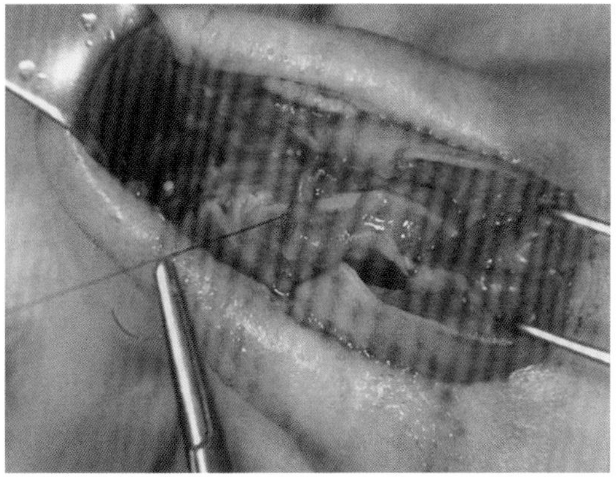

图 11-11 （续） D

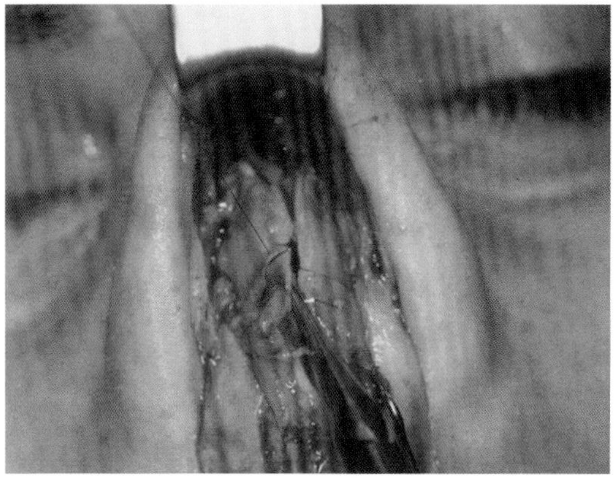

E

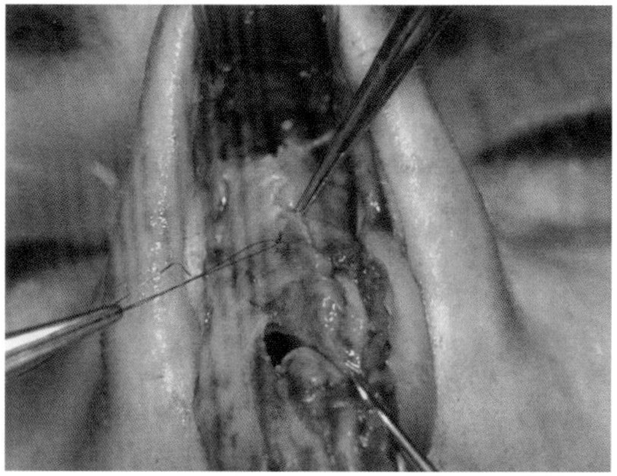

图 11-12

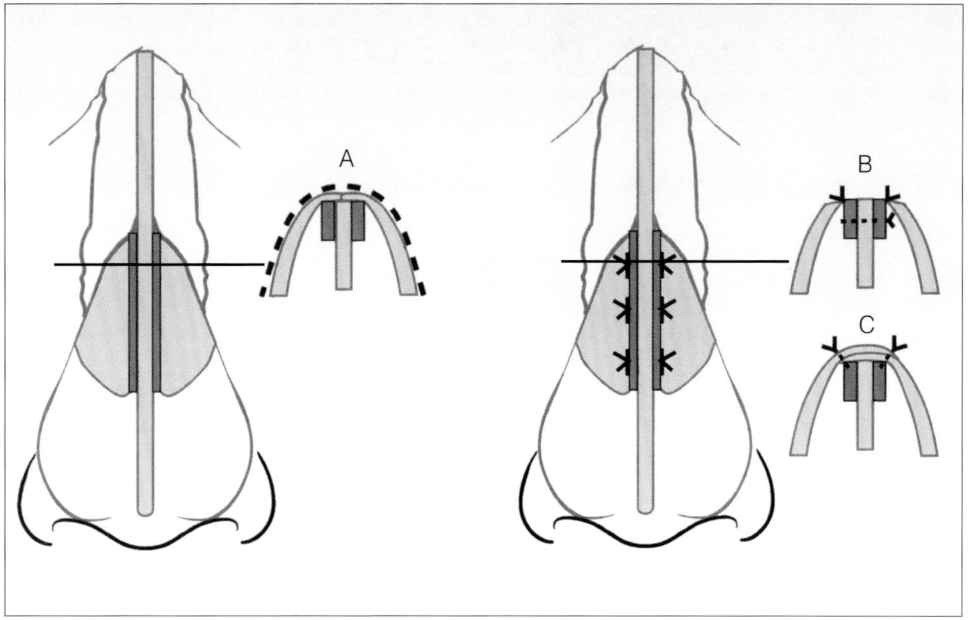

解剖的弧度。若同侧上外侧软骨的游离缘凸出,再间断缝合一针予以矫正。

解剖型重建的另一种方式是,采用水平或垂直放置于鼻中隔软骨的扩展移植物,控制鼻背宽度并形成底位观的拱形轮廓(图 11-12A)。将鼻背上外侧软骨与扩展移植物的两侧缝合(图 11-12B)或,如果有足够的高度可资利用,将上外侧软骨移折叠覆于扩展移植物上方(图 11-12C)。水平鼻背扩展移植物的优势将在本章后续章节讨论。

对于水平或垂直扩展移植

图 11-13　A　B

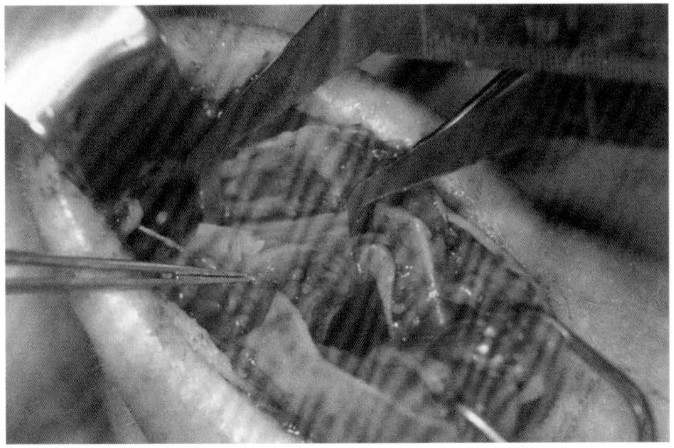

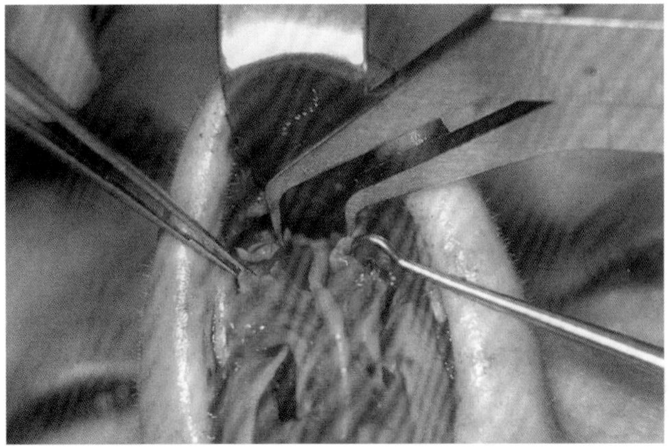

物，首先用卡尺测量键石区扩展移植物预期的头侧点至尾侧点的距离，尾侧通常位于鼻中隔角头侧 3~4mm（图 11-13A）。测量值即移植物的长度。在鼻背的最宽点，测量水平扩展移植物的适宜宽度（图 11-13B）。鼻中隔软骨通常厚约 1mm，但是在中隔 - 筛骨交界处往往较厚。采用垂直扩展移植物以使键石区厚度更厚，在采集的鼻中隔较厚区域标记适宜的大小，并用 11 号刀片切取扩展移植物。需要时修细或修薄移植物，使整个鼻背的各个位点都有适宜的宽度。放大镜有助于精确裁剪移植物。垂直扩展移植物的垂直高度不应该超过 3mm，以防止填充阻塞鼻前庭空间。

图 11-14

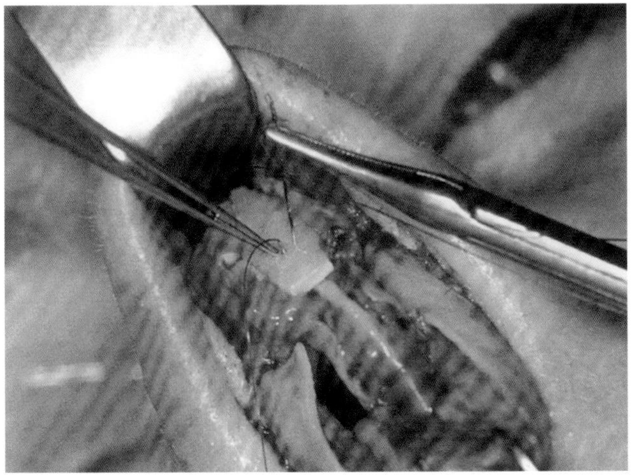

将水平扩展移植物修剪成基本适宜的大小后，将其置于鼻背上外侧软骨之间，并用双头短直针（KS-5 或等大）带 5-0 单丝线穿经移植物刺入中隔或黏膜（图 11-14）。将固定针插深没至针尾，以便术者回覆皮肤，从外面查看鼻背宽度及形态，并在缝合固定前精确裁剪水平扩展移植物。留下带针缝线，以便回撤缝针，且容许术者之后用此缝线缝合固定。水平扩展移植物的固定技术类似于成型鼻背移植物的固定技术，在本章后续章节详述。

为了稳定垂直扩展移植物便于缝合固定，依序将两枚圆角直针或 27g 注射针头穿过鼻背皮肤、鼻背上外侧软骨、扩展移植物、鼻中隔背侧、对侧上外侧软骨和皮肤(图 11-15A)。该稳定措施可以精确调整上外侧软骨、扩展移植物及中隔彼此的相对关系。在固定针上内外移动各组分便于置入固定缝线。固定针确定了缝合固定线精确适宜的穿刺点,缝线打结时,可形成完全相似的形态。

若鼻背上外侧软骨与扩展移植物边缘贴近,用半弧小针(AT-6、P2 或 G2)带 5-0 不可吸收单丝线褥式缝合,穿经上外侧软骨、中隔背侧和对侧上外侧软骨,随之折返回缝每一软骨,在上外侧软骨的外侧打结(图 11-15B)。固定缝合线保持低于鼻背至少 2mm。以容许修剪或折叠上外侧软骨的游离缘及扩展移植物,形成底位观拱形轮廓。通常两个固定缝合(线结

图 11-15 A B C D E

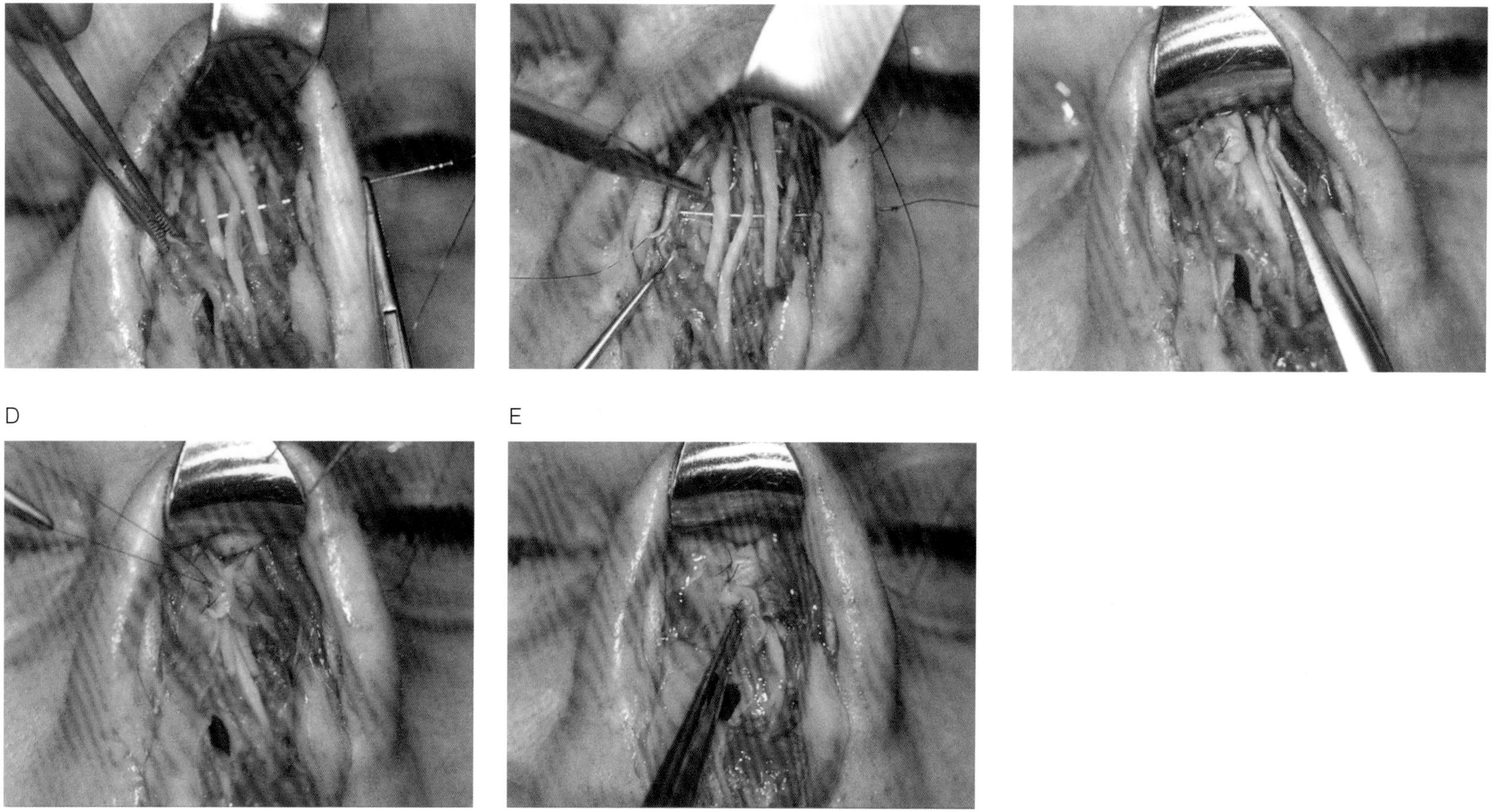

位于对侧）足矣。缝合并打结所有缝线后，移除固定针，其结构仍保持适宜的相互关系。

能够创建底位观鼻背弧度的选项有二——沿着鼻背上外侧软骨和扩展移植物的外侧缘斜行修剪，或相互折叠两侧上外侧软骨。如果之前的鼻整形中保留了足够垂直高度的上外侧软骨，本章前述的水平褥式缝合可以两侧上外侧软骨相互折叠并稳固（图 11-15D）。计划进行此项重建时，在上外侧软骨背侧缘下方至少 2~3mm 处穿过固定针，初始的缝合固定亦在同样位置，以便于随后上外侧软骨的折叠瓦合。另外间断缝合几针，将上外侧软骨折叠完全覆于扩展移植物之上，完成解剖型重建，同时保留了上外侧软骨在鼻中隔角附近正常的外展（图 11-15E）。

缝合固定线始终保持略低于鼻背，以容许修细或修薄鼻背边缘或扩展移植物边缘而不切断固定缝合线。需要额外的间断缝合调整中最形态。

缝合固定线始终保持略低于鼻背，以容许修细或修薄鼻背边缘或扩展移植物边缘而不切断固定缝合线。

扩展移植物

初次鼻整形中的适应证

初次鼻整形中使用扩展移植物的适应证如下：

1. 重建解剖型鼻背或者创建特定、适宜的鼻背宽度和形态。
2. 扩宽过度狭窄的中段鼻拱。
3. 矫正由鼻骨上撕脱的上外侧软骨。
4. 矫正和稳固偏曲的鼻中隔或中隔背部支撑软骨条。
5. 改善内鼻阀的气道阻塞。

前两种情况之前已经讨论，采用垂直或水平扩展移植物来增宽中段鼻拱或重建解剖型鼻背。

若锉平鼻骨时无意中撕裂上外侧软骨，扩展移植物对于重置和稳定被撕裂的软骨极为有用。使用前述的经皮针头稳固，提拉上外侧软骨，将之向头侧重新定位，贴近或滑动至鼻骨下方，随之在背侧刺入一两枚针将之穿透。将针穿经上外侧软骨，其后为扩展移植物和鼻中隔，在对侧增加一个扩展移植物以保持对称。如前所述精确固定，完成鼻背的解剖型重建。此外，将上外侧软骨固定于鼻骨的尾侧缘或毗邻的软组织。

在鼻骨背侧钻一小孔，以便其悬挂于筛骨背侧，适度分离鼻骨外侧软组织以显露术野，将 Keith 针插入骨针置入器或用 20G 注射针头，从侧面经皮进入，在鼻骨背侧钻一小孔。继续穿过筛骨，必要时穿透对侧鼻骨，以确保达到充分地固定。用此章前述的方法缝合固定。

扩展移植物在诸多方面对矫直或稳固鼻中隔支撑移植物有益（参见第 8 章）。鼻背存在偏曲时，完全横断支撑软骨条是最切实可行的矫正方法。保留背部支撑软骨条一侧的黏软骨膜，做斜向切口，缝合修复切口可恢复某些稳固度，但是在其单侧或双侧缝合板条或扩展移植物更好。不仅是板条或扩展移植物增加了支撑，而且有助于保持鼻中隔背侧挺直。

在极端情况下（初次鼻整形中罕见），在中隔 - 筛骨交界处的严重偏曲需要分离此区域，扩展移植物缝合于背部支撑软骨条，可以叠合于筛骨垂直板以增加支撑。为了防止扩展移植物背侧突出和显形，术者应用切钻或小圆钻头在垂直板两侧凿出一垂直的沟槽，以使扩展移植物的头侧端在此倚靠。若合适，将之固定于骨性鼻背，用骨针置入器将 Keith 针经皮钻孔贯穿鼻背所有结构，随后拉紧 Keith 针上的线，在被覆皮肤内将线取出，如本章前述在鼻背之上打结。

垂直扩展移植物

使用垂直扩展移植物外推上外侧软骨，解除内鼻瓣阻塞时，将其垂直放置限制了其作用效果。因为大部分鼻中隔软骨只有 1mm 厚，一个 1mm 厚的扩展移植物仅能将鼻背上外侧软骨外移 1mm。

Sheen[16] 报道的垂直导向扩展移植物（图 11-17）。既往应用扩展移植物的报道大多数使用了 Sheen 的垂直放置。垂直扩展移植物的一个理论性缺陷是，其向下凸入前庭背部的程度等同于其垂直高度。将扩展移植物精心裁剪至 3mm 的垂直高度，采用适宜的器械、缝线及技术仍可在此等高度进行精确缝合固定，即可有效避免上述弊端。

使用垂直扩展移植物外推上外侧软骨，解除内鼻瓣阻塞时，将其垂直放置限制了其作用效果。因为大部分鼻中隔软骨只有 1mm 厚，一个 1mm 厚的扩展移植物仅能将鼻背上外侧软骨外移 1mm。移动上外侧软骨，随之向后传递到内鼻瓣的中央区，在此区域其功效更低。增加扩展移植物以加大移位，增加了在前庭内的厚度和体积，而且多层的鼻中隔软骨也难以精确定位及固定。

水平扩展移植物

内鼻瓣阻塞在初次鼻整形相对少见，但是内鼻瓣区域过度狭窄的情况却在增多，扩展内鼻瓣即可改善功能。

水平扩展移植物是一种置上外侧软骨之间的鼻背移植物，与鼻中隔背侧形成 T 形。

需要扩展移植物扩展内鼻瓣时，水平放置的移植物更为有效。水平扩展移植物是一种置上外侧软骨之间的鼻背移植物，与鼻中隔背侧形成 T 型（图 11-14）。调整水平扩展移植物的宽度，移植物每一毫米的宽度均可致使上外侧软骨外移增加一毫米。水平扩展移植物不向后突入鼻前庭背侧，而且简单地塑形移植物，即可轻松掌控整个鼻背不同位点的宽度。

水平扩展移植物不向后突入鼻前庭背侧，而且简单地塑形移植物，即可轻松掌控整个鼻背不同位点的宽度。

精确测量移植物的适宜尺寸，采集并预制水平扩展移植物的技术，与其他鼻背移植物的完全一样，详见图 11-13。

由于置入了移植物，必要时在移植物固定前，将鼻中隔背侧降低 1~2mm（移植物的厚度），以保持鼻背适宜的高度。在进一步降低鼻背之前，先置入水平扩展移植物，用短直针暂时固定，以明确鼻背需要进一步降低。留下短直针及其所带的缝线，插入两枚针，穿经移植物进入鼻中隔鼻背缘或毗邻的黏软骨膜，直到针尾完全没入鼻背（图 11-14）。回覆软组织，检查鼻背高度。牵拉固定针所带的缝线，拔出针带线，以备后用。如有需要，在固定扩展移植物之前，调整其宽度及鼻中隔背侧的高度。

水平扩展移植物的固定与本章后面详述的其他鼻背移植物的固定类似。移植物用作水平扩展移植物时，首先用短直圆角针（ES-8）带 5-0 不可吸收单丝线配将其固定于鼻中隔背侧的两个位点——其一距键石区尾侧 3~4mm，其二距鼻中隔角头侧端 3~4mm。将初始的固定缝线置于移植物中央 2mm 处，以便垂直划刻切开弯曲软骨时，不切断缝合线。用半弧小针带同样的缝线将鼻背上外侧软骨与水平移植物的外侧缘间断缝合在一起，或折叠上外侧软骨覆于扩展移植物之上。为了防止鼻背过平，初期缝合固定后，在移植物边缘由头侧至尾侧，做两个纵行划刻切开部分厚度，中央缝合线两侧各有一划开切口，避免在上外侧软骨外侧缝合固定。轻轻折弯移植物贴近鼻背拱形或弧度，必要时可加深切口，以获得适宜的形态。在下一个主题，鼻背移植物，详述水平扩展移植物的制作和固定技术。

鼻背移植物

适应证

初次鼻整形很少需要鼻背移植，但也存在适应证，包括如下：

1. 矫正鼻背过度切除。
2. 掩饰鼻背偏曲，术者已经无法解剖性矫正（或者已选择掩饰而非矫正）。
3. 增加鼻背高度以改善鼻尖 - 鼻背关系（代替过度降低鼻尖突度）。
4. 重建严重的鼻背外伤畸形。

供区选择

鼻背移植物的供区选择按照我的偏好依序排列如下：

1. 鼻中隔
2. 自体肋软骨（或肋软骨与肋骨复合体）

3. 辐射处理后的同种异体肋软骨
4. 颅骨
5. 耳软骨

若数量足够，中隔软骨远胜其他所有的鼻背移植选项。中隔软骨易于雕刻、叠加和划刻，且避免了另外的供区。术后，其吸收和变形率最小。

若数量足够，中隔软骨远胜其它所有的鼻背移植选项。

对于鼻中隔常已破坏的创伤后重建，我喜用自体肋软骨，取第 9 或 11 肋较直的部分，包含骨及软骨，用于鼻背全长移植。用磨钻及 11 号手术刀分别雕塑骨及软骨。对所有自体移植材料，特别是肋软骨，外科医生应尽量减少对软骨的雕刻，将术后歪斜或吸收的几率降至最低。仔细选择供区，使采集的软骨略加修饰即可适用于缺陷处。

对所有自体移植材料，特别是肋软骨，外科医生应尽量减少对软骨的雕刻，将术后歪斜或吸收的几率降至最低。仔细选择供区，使采集的软骨略加修饰即可适用于缺陷处。

若患者没有足够的鼻中隔软骨又不接受取自体肋软骨，我会将患者转至他处。从这本书第 1 版开始的长期随访，使我不再用任何辐射处理的同种异体软骨或颅骨做鼻背移植。在大部分病例，辐射后同种异体软骨远期基本完全吸收（一小部分例外，但整体弊大于利）。

在我看来，对鼻背移植材料而言，颅骨是一个非常糟糕的选择。尽管某些医生持相反结论，但我始终不喜欢使用颅骨。它会导致一个刚性过强、不自然的鼻型，有极高而且不可预知的远期吸收率，即使是精细雕刻、严格精准的固定，几乎总是呈现远期明显的不规则。

最后，鼻背移植物的最终选择还有耳廓软骨。耳廓软骨基本不可能有足够的长度及直度，制成适当的鼻背移植物，用于正常的鼻子。即使采用所有已知的技术，去压扎、划刻、划碎、屈曲、雕刻和拼接耳廓软骨，这些移植物仍然形成远期变形或轮廓不规则显形等畸形。

原则上，在鼻部，自体材料总是好于非自体材料。非自体材料较为便利，且无供区继发合并症，因而对外科医生有吸引力——但常导致灾难性后果，特别是修复手术的病例。假使鼻整形中有使用非自体材料的适应证，那也是未经手术、软组织血运良好的初次鼻整形案例。例如，在东方人初次鼻整形，患者一贯拒绝使用肋软骨，富有经验的医生使用海量的硅胶假体置入，并取得很多好效果。关键词是“初次”鼻整形和“富有经验”的医生。经验丰富、判断准确的医生在初鼻案例中使用非自体材料可以取得良好效果，而经验匮乏的医生在修复病例使用则同样可能造成灾难性后果。

种类繁多的非自体材料和注射材料已使用于隆鼻术。基于曾经使用的众多材料，我的经验认为，没有一种能像自体材料一样有较低的并发症。虽然有些个别文献推荐了这些物质的功效，外科医生还是应该尽最大努力使用自体材料增高或重建鼻背。

使用任何非自体材料（甚至自体材料）做鼻背移植物时，有三条重要原则：

1. 确保最佳（初次）的被覆软组织，并且手术中精心保护其血运。

2. 强制保证移植物的腔隙与鼻内黏膜没有相通。规划及实施手术以保护黏膜完整性为首要目标。无论何种原因，若穿透进入了前庭黏膜，移植物感染的风险会大幅增加。细致缝合修复黏膜的所有洞穿区可以降低这一风险，但是无法消除它。
3. 固定所有移植物以防止其移位，并修剪和固定叠加移植物以尽可能地减少死腔。

强制保证移植物的腔隙与鼻内黏膜没有相通。规划及实施手术以保护黏膜完整性为首要目标。

制造鼻背移植物

设计鼻背解剖型移植物时，切除的鼻背组织解剖构型（图 11-16A 和 B）是一个理想的模拟模型。整片重建整个完整无损的鼻背通常需要大量的完整的鼻中隔软骨和筛骨软骨（图 11-16C）。采集的鼻中隔软骨的厚度和缺损的幅度决定所需的层数。软骨有足够厚度时，修薄其边缘使其与切除的鼻背组织边缘更加相似（图 11-16D）。

图 11-16　A　B　C　D

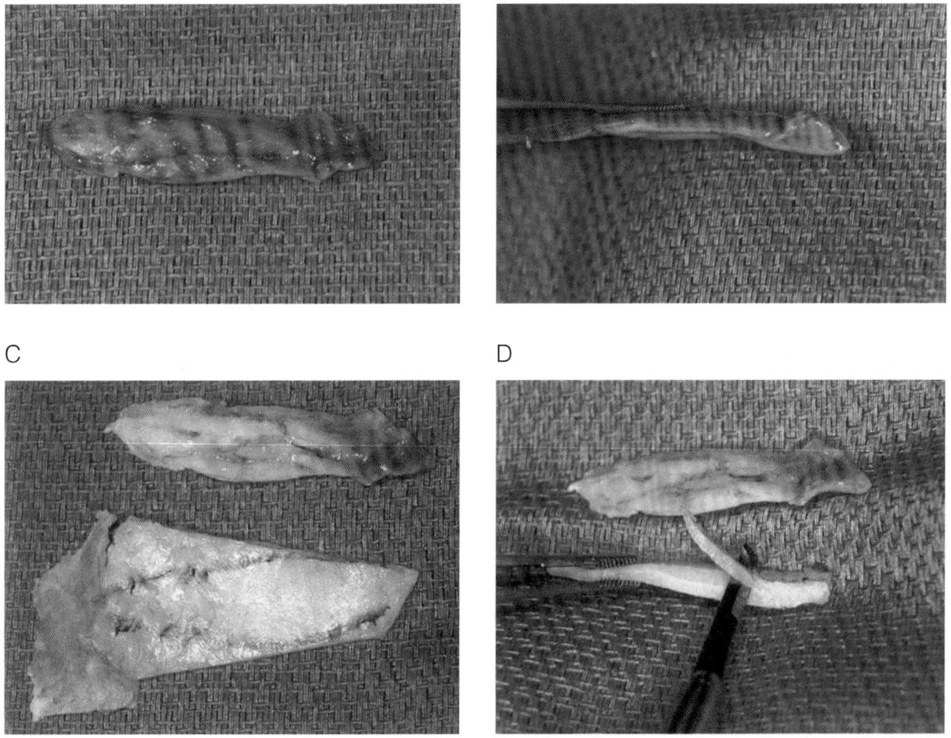

为了更加可靠自然地呈现长期效果，我喜欢用整片移植物，由鼻根点延伸至鼻中隔角。

永远在采集前测量移植物适宜的尺寸，并多预留 2 ~ 3mm 长度及宽度，以便最终调整长度和鼻背弧度。

为了更加可靠自然地呈现长期效果，我喜欢用整片移植物，由鼻根点延伸至鼻中隔角。术者可以雕刻并精细固定小节段移植物，但是大多数迟早会产生明显眼(或至少可触及)台阶感或不规则，且有更高几率的移位变形风险。明显的继发畸形多发生在皮肤较薄的鼻部，但是即使在皮肤较厚的鼻部也会发生。

在采集鼻中隔软骨或其他软骨之前，先用卡尺沿着鼻背测量其纵行长度，以确保其有足够的长度(图 11-13A)。在鼻背最宽点测量适宜的宽度以及此点到扩展移植物尾端的长度(图 11-13B)。将这些数据描绘至缝线包装纸板或其他无菌材料上并剪一个模版(图 11-17A)。永远在采集前测量移植物适宜的尺寸，并多预留 2~3mm 长度及宽度，以便最终调整长度和鼻背弧度。

查看模版的数据以确定移植物头侧端位于理想位点，从而在上睑板重睑皱襞投影水平处创建鼻根点或起始点(图 11-17A)。将模版放置在鼻背查看大小，确保其略宽一些以便于修剪。采集鼻中隔或肋软骨时，在鼻内使用模版，以确保长度足够，并在标记供区材料后，将之置于鼻背，在侧面观用测绘法再次查看测量数据(图 11-17B)。把模板覆于采集的软骨上，两枚针固定，用 11 号刀片切取移植物(图 11-18A)。

需要多层移植物时，制造移植物，使最长一片移植物接触软组织，其下方在特定区域增加额外的数层软骨，以获得适宜的鼻背高度。为了精确绘制鼻背不同位点上所需的高度，术

图 11-17 A B

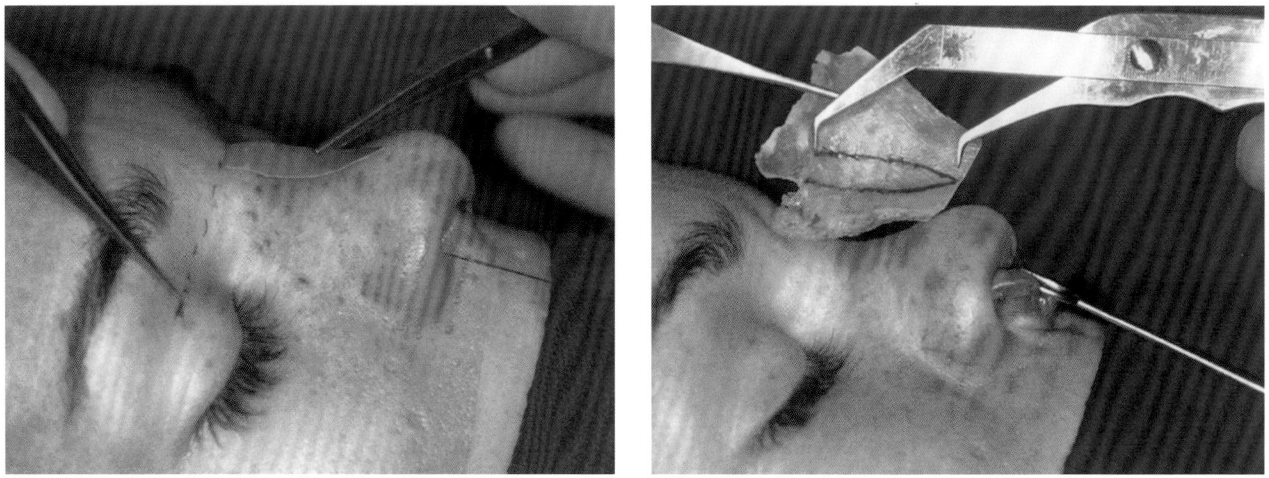

者在术前或术中可将压舌板劈开并放置于鼻背，卡尺测量不同位点所需高度。医生将压舌板一端放置在鼻根点，在鼻尖突出点切断另一端，随后沿着鼻背在压舌板上标记 3 或 4 个位点。在每一位点，测量压舌板底缘与鼻背间的差距，并初步评估该位点增高鼻背所需的高度。将数据记录于压舌板，叠加移植物时，以此为参考，确定鼻背不同位点的适宜厚度，以增加精确性和可控性。该方法也比较节省时间，更为重要的是，可以减少移植物反复拆除调整的次数，降低污染及反复缝合损伤软骨的风险。

需要多层移植物时，制造移植物，使最长一片移植物接触软组织，其下方在特定区域增加额外的数层软骨，以获得适宜的鼻背高度。

最适宜的固定针以及缝合固定针线组合极大便利了制造叠加移植物。采用两个双头短直圆角针带线用于固定及缝合固定。Brown 钳便于夹持移植物不易滑动，且对软骨的损伤最小。术者以标记好的压舌板为指导，切取剩余的供区材料，制备较小的移植物，以叠加于鼻背长片移植物之下。将第二片移植物置于第一片之下，用两枚针将两层移植物固定于手术巾单上（图 11-18B）。用双 ES-8 针带 5-0 单丝线，分别置于固定针两侧，缝线位于移植物边缘内侧至少 1~2mm，以便修剪。图 11-18B 显示了两枚固定针就位，一个固定缝合线已经打结（钳子尖端指向缝合线），两枚 ES-8 针位于第二枚固定针两侧，以置入第二根固定缝合线。在大多病例，第一根固定缝合线打结前，置入第二根固定缝合线，提起移植物（图 11-18C），用 11 号刀片做一纵行切口，划开部分厚度，以使移植物向背侧弯曲成自然的弧度（图 11-18D）。侧面的划刻切口最好在移植物固定后实施。固定之前斜行切除移植物边缘（图 11-18E），但固定后可能仍需进一步修剪。

图 11-18　A

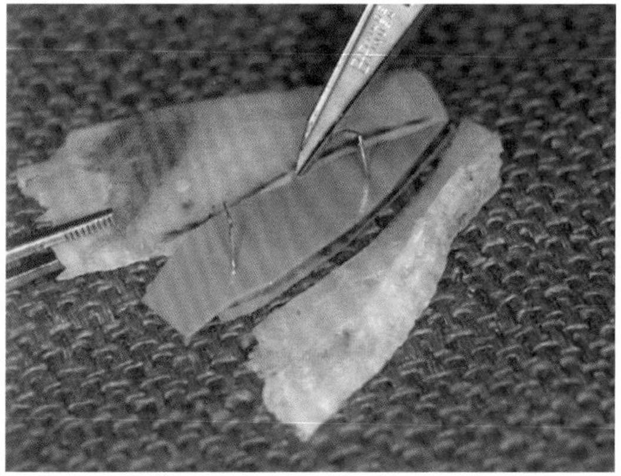

B

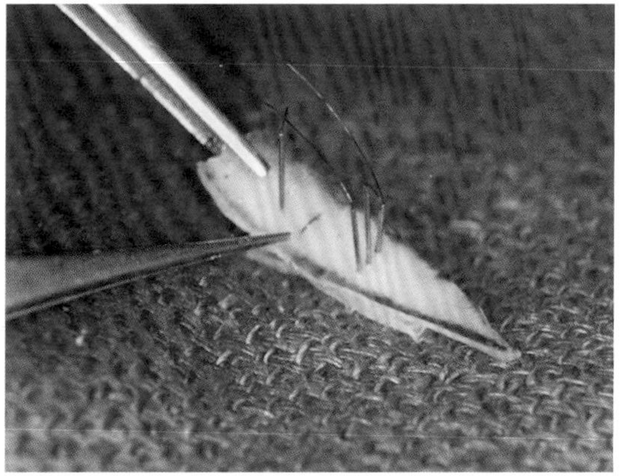

C

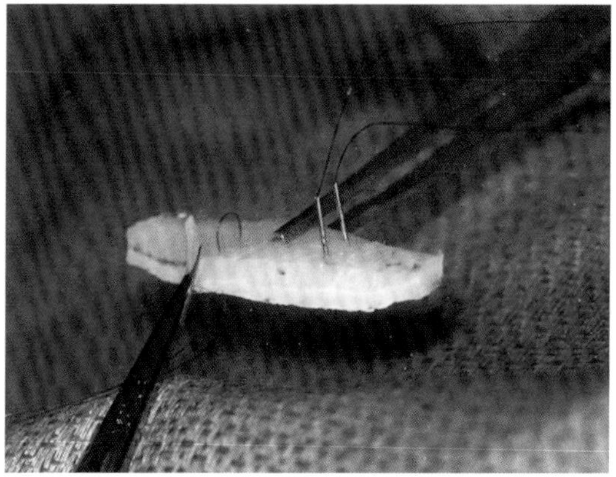

图 11-18（续） D E F

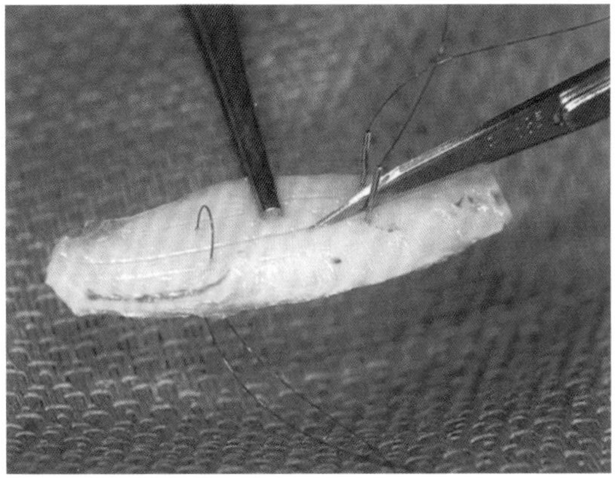

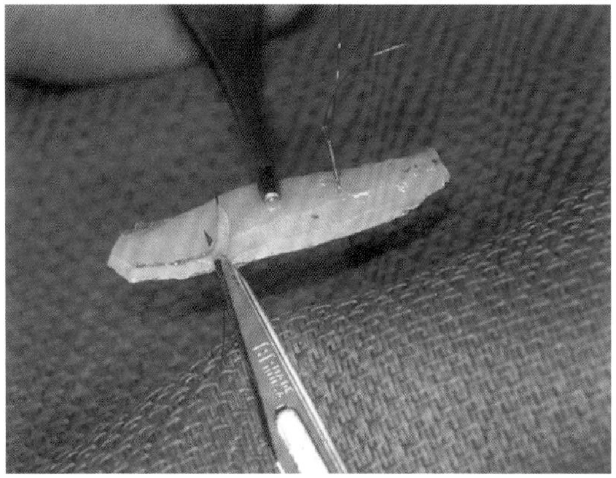

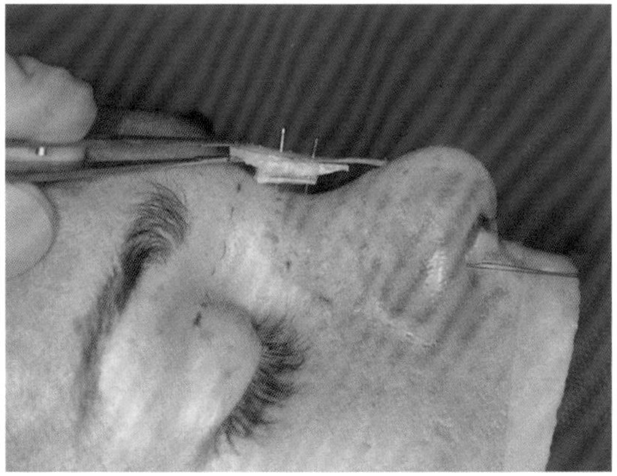

将第二片移植物与第一片准确置位，将之叠加于第一片之下，双针贯穿所有软骨予以固定（图 11-18B）。所有移植物就位后，将叠加移植物持于鼻背，由侧面观察鼻部，检查底层移植物的位置（图 11-18F）。必要时予以调整。

为了固定叠加移植物，使用短直圆角针带 5-0 不可吸收单丝线，在移植物中部 2~3mm 进行水平褥式缝合，以便在置入初始缝合固定线后，修剪移植物边缘以及纵行划刻将之弯曲（图 11-18B）。

肋软骨移植物弯曲性较差，必须雕刻成适宜的弧度，材料不容易折弯到位并且必须雕刻才能形成预想曲度，要认真遵循每侧去除等量横断面积的原则，以最大程度的减少变形。最好的解决办法是选择第 9 或 11 肋的一段放于鼻背上，几乎无需修剪。

图 11-19

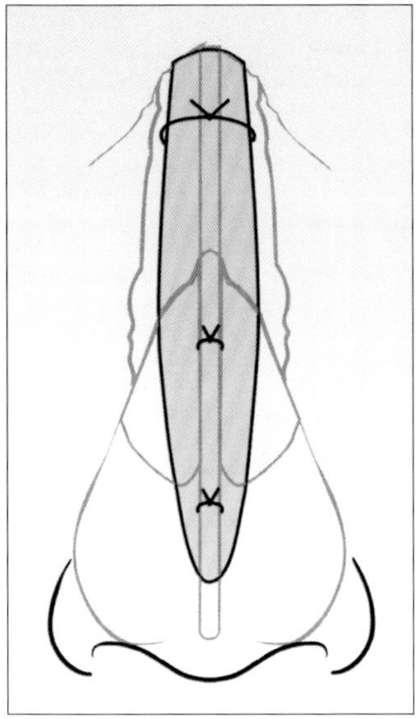

鼻背移植物的固定

鼻背全长移植物最好需要三个固定点——两个在鼻背软骨区（键石区尾侧 2~3mm 和鼻中隔角头侧 3~4mm 处），一个在骨性区（图 11-19）。先把移植物固定在软骨区上利于在鼻骨区的缝合固定。

为了在移植物和鼻中隔背侧的特定位点上做精确缝合，将移植物置入鼻背恰当位置，用两个直针（图 11-20A）穿透移植物和鼻中隔背侧，标记精确缝合位点。将穿经移植物或叠加移植物的固定针留于原位，取出移植物，持其靠近鼻部。双针带 5-0 单丝线，无论是短直圆角针还是短弦弯针，都更易于准确固定移植物。将一枚针穿过鼻中隔标记点，随之并紧邻标记点或固定针穿刺点向上穿过移植物。然后将另一枚针紧邻标记点向上穿过移植物（图 11-20B）。在鼻中隔角附近的尾侧固定点，先将一枚针穿过鼻中隔背侧，随后双针穿过移植物，将缝合线置于移植物外缘内侧至少 1~2mm 处（图 11-20C）。在固定缝合完成后（图 11-20D），再做附加纵向非全层划痕以利于进一步折弯移植物（图 11-20E）。相比固定之前没有必要的盲目划切，等移植物固定到位后再做这些划切更为合理可控，不会削弱移植物

图 11-20　A　B　C　D　E　F

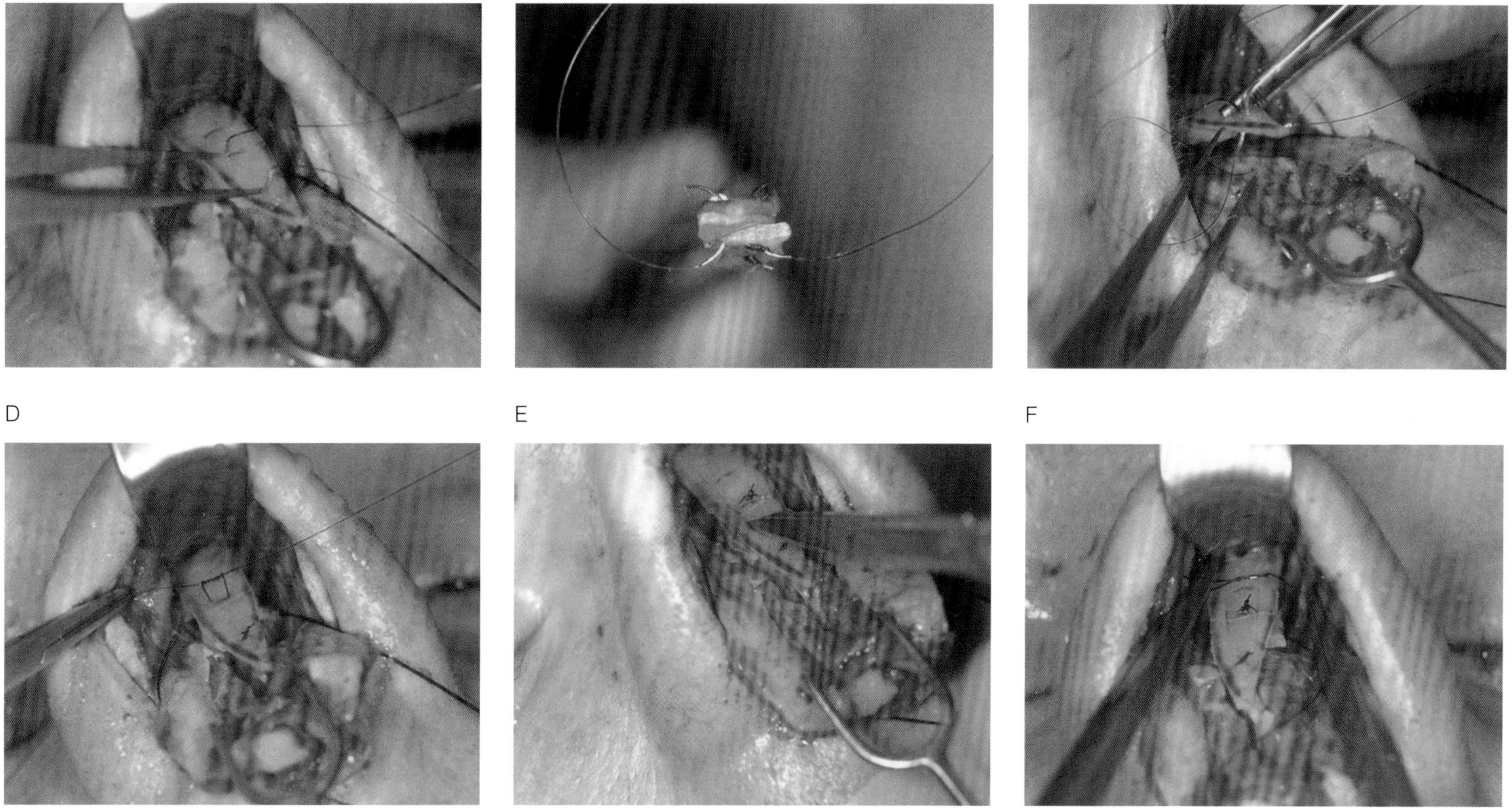

图 11-20 （续） G

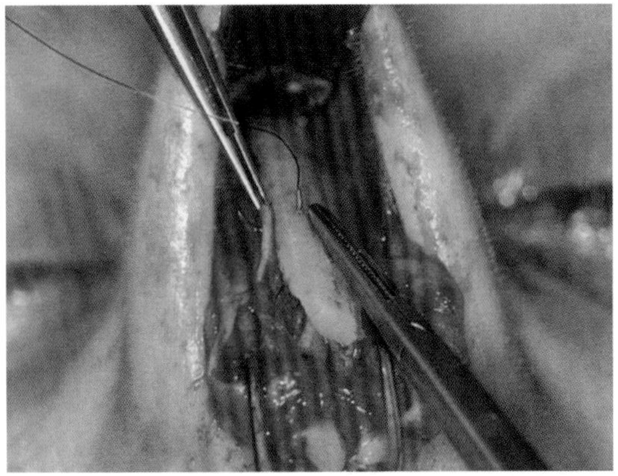

导致其更容易扭曲或吸收。制作划痕时使用放大镜非常有助于提高掌控度。用 5-0 单丝线环绕整个鼻背部分，以最终固定移植物和上外侧软骨（图 11-20F），将上外侧软骨的边缘缝合至鼻背移植物（图 11-20G），或本章前述的折叠上外侧软骨折覆于鼻背移植物上方。

缝合上外侧软骨至鼻背移植物之前，将鼻背移植物固定于鼻骨。固定缝合线越过鼻骨环绕移植物，所以在做固定缝合和环绕缝合打结之前，先完成鼻骨上移植物的所有裁剪。回覆皮肤，在鼻骨浅面外侧，鼻根点尾侧 3~4mm 与鼻背线后方 3~4mm 交界点做标记，以确保远低于鼻骨背侧缘将之穿透。

缝合上外侧软骨至鼻背移植物之前，将鼻背移植物固定于鼻骨。固定缝合线越过鼻骨环绕移植物，所以在做固定缝合和环绕缝合打结之前，先完成鼻骨上移植物的所有裁剪。

将 Keith 直针插入骨针（C-wire）置入器。将一个圆头皮肤双钩越过鼻背置入被覆皮肤里面，拉钩头端环绕皮肤标记点。骨针穿过鼻背时会穿过拉钩的曲面，并用拉钩将缝合线拉入被覆皮肤里面。转动 Keith 针透过皮肤和鼻背，触摸拉钩的位置，穿经拉钩两侧钩爪（图 11-21）。一旦骨针穿透对侧皮肤，将之由置入器中取出，经针眼穿入两根 4-0 不可吸收单丝线（以防打结时一根断裂）。用大号针持夹针尖，慢慢旋转，将针线拔出鼻骨。

图 11-21

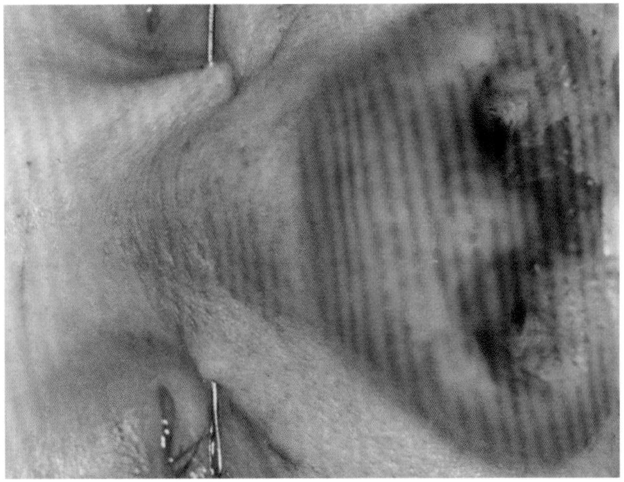

拉钩撤出鼻外，并把所有缝线拉入被覆皮肤里面，位于鼻骨及表面软组织之间。若缝线未在钩爪内，用 Aufricht 牵开器和单钩将其分别拉回，同时抓住缝线的另一端防止被拉出。缝线打一外科结，并用两个精细持针器或一个持针器及缝线推进器，将线结“赶”向头侧，就位后将缝线的一侧拉向外侧与对侧平行，以收紧锁定线结。再多打三四个结，然后旋转线结至外侧较厚软组织下方，以防可被触及。若有根线拉断了，第二根线可用，无需额外转孔，若不需要时可被去除。这种方法固定鼻背非常简便而且用途广泛，适用于各种的临床情况。

使用肋软骨 - 肋骨联合移植物做整个鼻背时，软骨部分的固定完全类似于前述鼻中隔移植物的方法。11 号刀片在眉间做一刺入口，1.5mm 自攻小螺丝钉经此置入固定骨性部分。在置入移植物前，仔细测量其厚度，以确定所需螺丝钉的长度，可以允许至少 5~6mm 螺丝穿透过鼻骨。螺钉不要拧得过紧，这可能会使其由鼻背滑脱或劈裂移植物。

鼻根移植物

鼻根移植物是已被滥用、利弊并存的移植物。虽然适用于某些案例，但这个孤立的片段移植物易被触及或显形，特别是未将其固定于鼻背时。会议中所展示的每一例效果良好的鼻根移植物案例，我怀疑其中有些是不满意或临界的，原因是患者可明显触及移动、明显移位，或者边缘不规则，或移植物太小对鼻根的效应极为有限。若采用切碎或者修薄来减少鼻根移植物可触及和显形问题，如同其他所有置入软组织内的移植物样，照样被吸收。

由于上述弊端，鼻根移植物的适应证应该非常有限，亦应严格把控。

由于上述弊端，鼻根移植物的适应证应该非常有限，亦应严格把控。换言之，若鼻根仅低 1~1.5mm，那么鼻根移植物可能不是一个好的风险 - 收益措施。我的经验是，患者更关注鼻根移植物的不良效果，而非略低的鼻根。若鼻根偏低超过 2mm，鼻骨亦低，将鼻背略微塑形后，使用全长鼻背移植物，通常优于鼻根节段移植物。鼻背全长移植物避免台阶畸形，并更易于精确牢固地固定就位。

若鼻根偏低超过 2mm，鼻骨亦低，将鼻背略微塑形后，使用全长鼻背移植物，通常优于鼻根节段移植物。

如果使用鼻根移植物，采用前述的一种方法将之固定于鼻背之上。让移植物漂浮在皮下腔隙中，会招致移植物的变量及前述的不良后果。

第12章 唇鼻复合体

鼻小柱

鼻小柱悬垂:畸形及矫正选项

鼻部侧位观最常见的表现是鼻小柱退缩或过度显露(悬垂)。鼻小柱退缩是,鼻小柱后2/3不够突出,低于鼻翼缘,因而无法视及(图12-1A)。悬垂的小柱则是,侧位观可见鼻小柱过多明显低于鼻翼(图12-1B)。由于鼻小柱的相对能见度也取决于鼻翼缘的位置,因此,制定治疗方案前,区分是鼻小柱退缩源于悬垂的鼻翼缘,还是鼻翼缘退缩源于悬垂的小柱。

1:1:11

Gunter[17]所描述的鼻翼-小柱关系的定义是最实用的临床方法。采用该方法,首先明确问题是悬垂的鼻翼,退缩的鼻小柱,还是退缩的鼻翼,或悬垂的鼻小柱。如果存在鼻小柱退缩,鼻小柱必须向下移位,恢复与鼻翼缘的适当关系以及正常的显露。如果是鼻小柱悬垂,必须将其上提到与鼻翼关系适当的位置。同样,鼻翼缘若位于异常位置,也需要提升或降低。

鼻小柱退缩

矫正鼻小柱退缩最有效的方法是下推式鼻小柱控制支撑移植物(PDCCS),其固定在内侧脚之间,且与鼻中隔尾侧端叠合或对接。

矫正鼻小柱退缩最有效的方法是下推式鼻小柱控制支撑移植物(push-pown control columellar strut,PDCCS),其固定在内侧脚之间,且与鼻中隔尾侧端叠合或对接。各种类型移植物,若只是单纯放置于膜性鼻中隔,而未固定于鼻中隔尾侧端及内侧脚,都缺少直接可靠的机械效应向下推动内侧脚。仅与鼻中隔尾端固定的移植物,可使移植物-内侧脚连接区有更多的移动度,但是也可使鼻小柱翻转到移植物的某一侧,导致偏斜。移植物固定于内侧脚之间,但未与中隔尾端固定有相似的弊端。移植物与中隔尾侧和内侧脚同时固定的弊端

图 12-1 A B

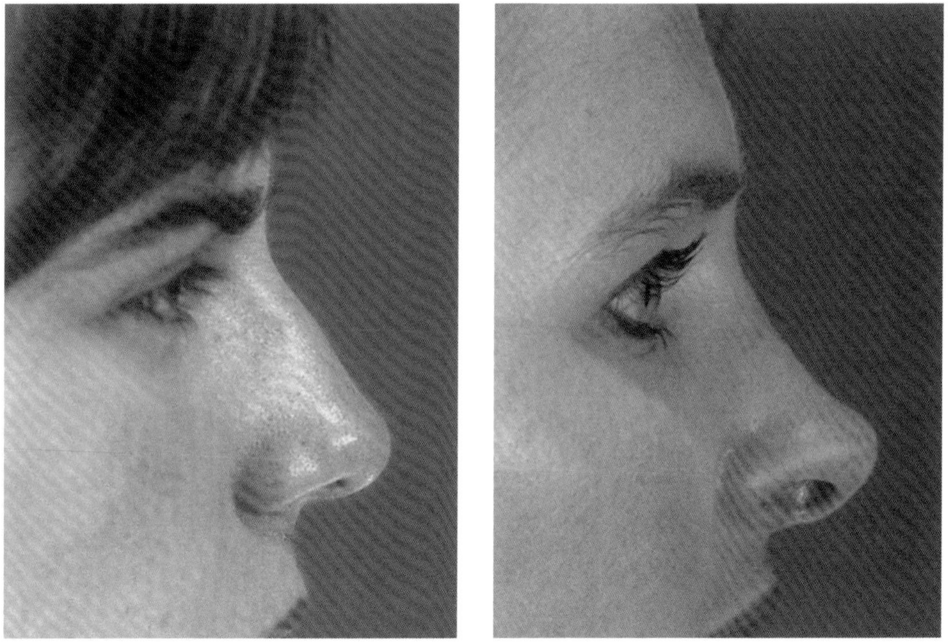

1:2:5
2:3:18
2:4:13

是略显过硬，但是矫正效果更为可靠，继发问题的可能性更低。术前要向患者解释这些利弊取舍，避免术后出现问题。

为什么是鼻小柱控制支撑移植物？

改良鼻小柱控制支撑移植物（control columellar strut，CCS）是矫正鼻小柱退缩独特、有效且用途广泛的方法，原因如下：

1. 其同时固定于鼻小柱和鼻中隔尾侧端。
2. 其可同时控制鼻小柱形状和鼻小柱 - 上唇角。
3. 鼻尖复合体上推或后缩，设定鼻尖突度与冠状面及骨软骨拱的相互关系时，其可维持适宜的鼻小柱角。
4. 其下推或上拉鼻小柱，以增加或减少鼻小柱显露时，可维持适宜的鼻小柱角。
5. 若需要塑形内侧脚或中间脚，或两者薄弱，其可同时起到支架作用。

为了更好的使用这些功能，重要原则如下：

1. 计划矫正所有鼻小柱退缩之前，先设计调整鼻小柱 - 小叶角、鼻小柱形态以及中间和内侧脚的所有塑形（缩短或延长）。
2. 切取鼻中隔软骨制作 PDCCS 之前，先做精准测量和制备模版。依照模版从供区材料切取移植物。
3. 若膜性鼻中隔的宽度（从鼻中隔尾侧缘到内侧脚头侧缘）测量值少于 4mm，从内侧脚之间进入中隔，尽可能保留完整的黏软骨膜（无贯穿切口）覆盖 PDCCS- 中隔连接处。若患者的膜性鼻中隔极短或挛缩，经贯穿切口放置 PDCCS 可能导致切口关闭时张力过大。若膜性鼻中隔高度测量大于 4mm（头 - 尾方向有足够的膜性鼻中隔），完全贯穿切口则是下推支撑移植物置入的最佳入路。
4. 设计鼻中隔手术时，计划分离掀起至少下 2/3 的鼻中隔两侧黏软骨膜。以使均等的向下牵拉回覆，以减少单侧分离所形成的不均等力量，导致 PDCCS 扭曲或扭转。
5. 如果鼻整形中鼻中隔软骨尚用于其他用途，采取前认真规划整体供区材料需求；PDCCS 需要大量的软骨材料。
6. 术中要有充足的时间来精确固定和调整 PDCCS。记住该技术需要同时调整数个变量。
7. 首先将 PDCCS 固定在中间和内侧脚，随之将支撑移植物暂时固定在鼻中隔尾端（见下文），在最终固定前仔细检查各种关系。

下推式鼻小柱控制支撑移植物

设计

> 设计 CCS，使其头 - 尾方向的最大尺寸足以获得适宜的效果，以用其延长鼻中隔尾端和（或）下推鼻小柱。将短直针由外侧临近内侧脚尾端穿过双侧内侧脚。

设计 CCS，使其头 - 尾方向的最大尺寸足以获得适宜的效果，以用其延长鼻中隔尾端和（或）下推鼻小柱。将短直针由外侧邻近内侧脚尾端穿过双侧内侧脚。将第二枚短直针在鼻中隔尾端头侧至少 7mm 处穿过鼻中隔尾侧（图 12-2A）。侧围观，钳夹鼻小柱，向下牵拉至相当于鼻翼缘适宜的位置，以使鼻小柱适宜地显露。将其固定于此，用卡尺测量两枚针之间的距离（图 12-2B）。该距离的毫米数值即 CCS 头 - 尾方向的尺寸，其中 7mm 与鼻中隔尾侧端重叠（图 12-2C）。

侧位观，测量从支撑移植物理想基底（通常是鼻小柱的基底附近）至理想鼻小柱 - 小叶角以及由此至穹窿最高突出点前方 2mm 处（图 12-3）。这些数值即 PDCCS 的尾侧数值。

用测量的数值在缝合线包装纸板或手套无菌包装纸，勾画 CCS 的轮廓并制作模版

图 12-2

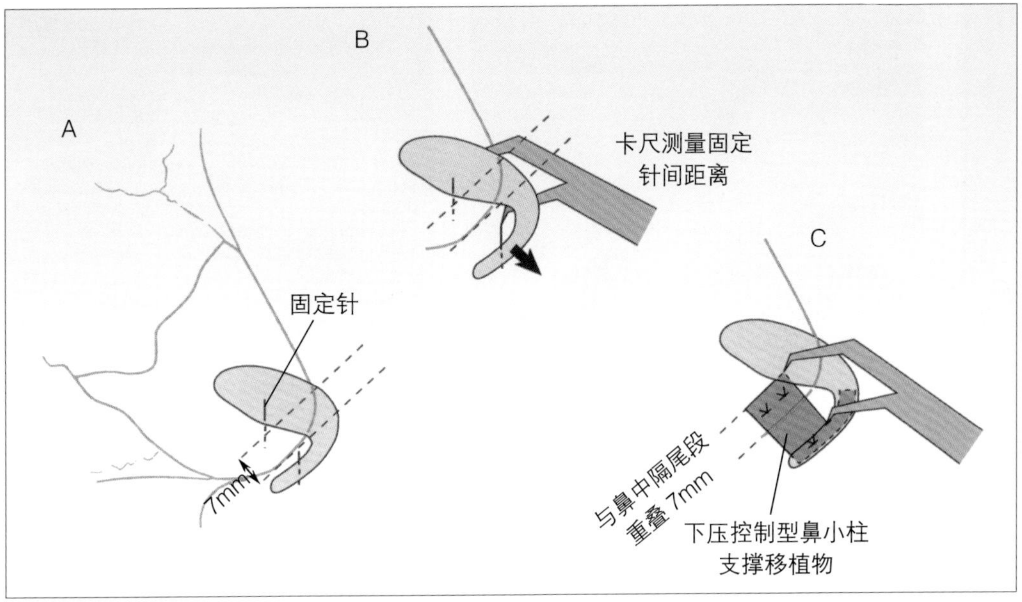

图 12-3

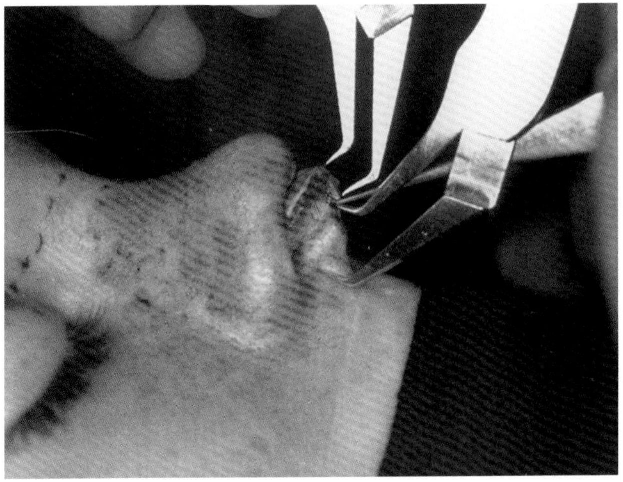

（图 12-4A）。若合乎要求，将模版尺寸略大于测量数值，再逐步修剪到精确的尺寸。再次钳夹鼻小柱下拉，并查看置于移植物位置的模板（图 12-4B）。PDCCS 可以设计为如图 12-4A 和 B 所示或如图 12-4C 所示，由移植物叠合鼻中隔部分延伸出较小的部分控制中间或内侧脚形态。根据供区可用软骨和鼻中隔尾端鼻翼软骨的特定解剖，按需调整形状和大小。如果想使中隔尾端与骨棘交界处更为突出，将支撑移植物相应区域设计的尺寸加大。模版合适时，将其置于移植物应在的位置，并用短直针临时固定。回覆软组织并仔细检查鼻小柱 - 鼻翼缘的关系。

手术技术

PDCCS 需要大量鼻中隔软骨。为了确保足够的供区材料，在分离黏软骨膜瓣前，将模板置于鼻中隔旁检查。若合乎要求，

图 12-4 A B C

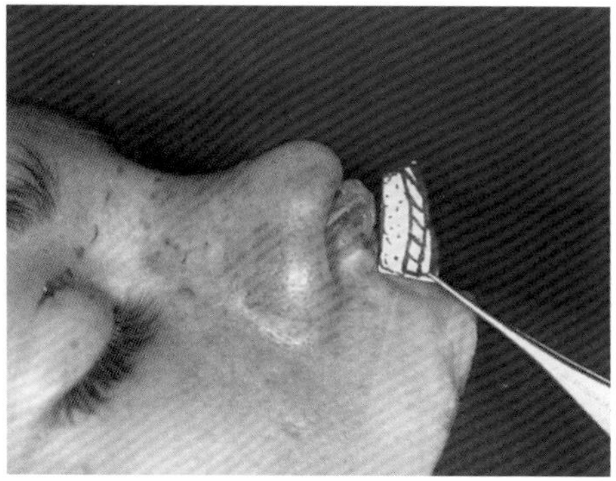

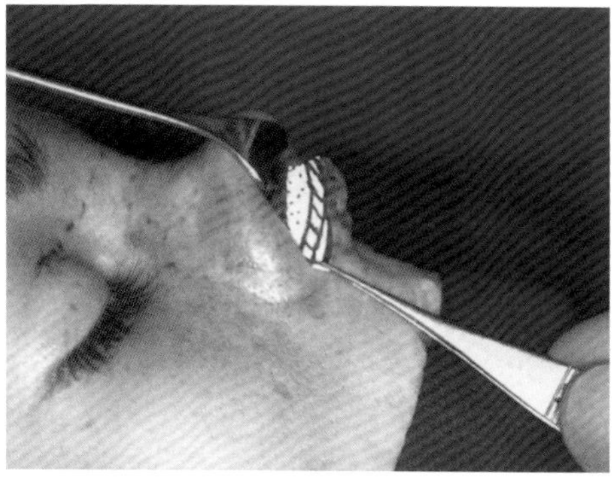

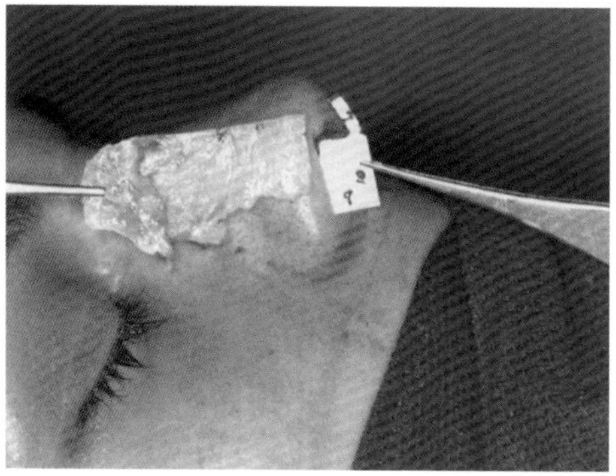

PDCCS 需要大量鼻中隔软骨。为了确保足够的供区材料，在分离黏软骨膜瓣前，将模板置于鼻中隔旁检查。

用 27G 针头或短直针蘸亚甲蓝穿刺并标记鼻中隔软骨，以确保能够切取足够量的软骨。或者，分离黏软骨膜后，用模板完成同样操作，或使用卡尺或带有刻度线的软骨膜剥离子将模版尺寸标记到鼻中隔。

切取鼻中隔软骨

从内侧脚之间进入鼻中隔，分离内侧脚间附着的软组织，并用 12mm 双钩将其下拉（图 12-5A 和 B）。由头端到尾侧缘解剖鼻中隔，膜部鼻中隔将在 CCS 置入后张力增大，仔细分离该区域黏膜，防止黏膜撕裂或洞穿。在鼻中隔的尾侧缘，用 67 号 Beaver 刀和放大镜在正确的层次剥离每一侧的黏软骨膜。用单钩从中隔角将中隔背侧向对侧牵拉，利于前述的剥离。用刀（或者锐性黏软骨膜剥离子）持续分离中隔尾端致密的附着组织，直至其全部游离，随后继续向头端按需进行锐性或钝性分离（参见第 8 章有关充分显露采集大片完整的中隔软骨及与其相连的筛骨垂直板的技术）。虽然 CCS 不用垂直板，但将其与中隔一起切取，可避免损伤鼻中隔 - 犁骨交界处软骨，已备其可能用于 CCS。切取前，使用模版或者带有刻度的剥离子，以确保供区软骨有足够的尺寸。

从内侧脚之间进入鼻中隔，分离内侧脚间附着的软组织，并用 12mm 双钩将其下拉。

切取前，使用模板或者带有刻度的剥离子，以确保供区软骨有足够的尺寸。

为了维护置入 CCS 时术野的显露，用一个或两个自固定双钩，橡皮带连接其钩柄并订于手术巾单上（图 12-5A）。此外，背部皮肤拉钩和小伸展拉钩（图 12-5B）利于更好的显露。切取软骨前，将模版就位后仔细检查，或如第 8 章所述，采取最大量软骨，背侧及尾侧保留 1cm 的支持软骨条（图 12-5A）。

图 12-5　A

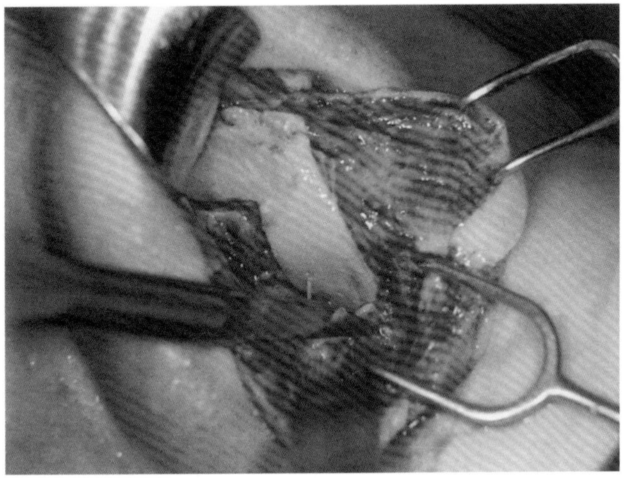

B

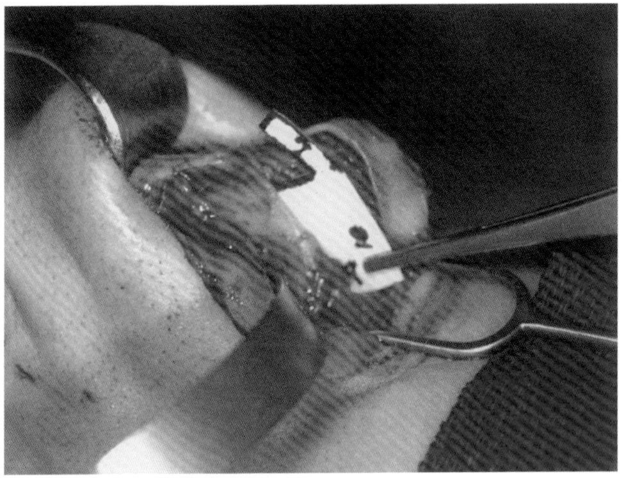

修剪和固定

将供区材料放在多层手术巾上，并将模版放置在适宜位置，用针将其固定就位（图 12-6）。在采集的软骨上定位模版，以使 CCS 最厚的区域恰为移植物就位时与中隔叠合的区域。这样设计常常可以将软骨纵向劈开 4~5mm，使之楔形覆于中隔尾端。用 11 号刀片或 67 号 Beaver 刀，切取 PDCCS（图 12-7A 和 B）。图 12-7A 是一个 PDCCS 设计为与中隔叠合较少，伴有一个延伸以控制中间脚。这种设计比图 12-7B 中的 PDCCS 更节省供区软骨，后者头端有更多的中隔叠合区域（模版的虚线区域），并向尾侧及后方扩展，以增加唇 - 鼻交界区的突起。

在采集的软骨上定位模版，以使 CCS 最厚的区域恰为移植物就位时与中隔叠合的区域。

图 12-6

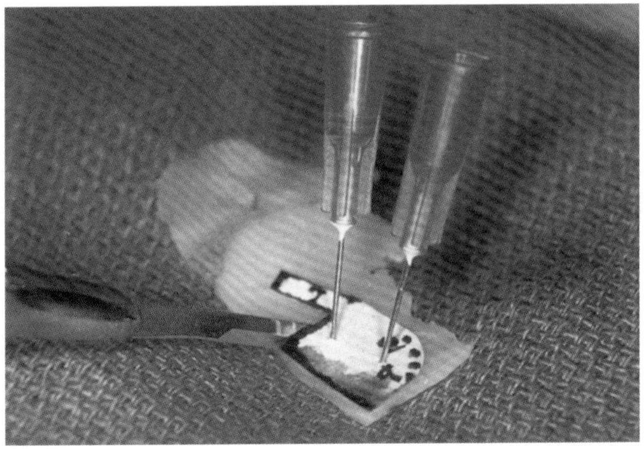

有两种同样有效的固定次序——先将支撑移植物固定于中间脚和内侧脚间固定或先固定于鼻中隔。在大部分病例，我倾向与先将 PDCCS 固定于软骨脚上，然后移动整个鼻尖复合体至与鼻中隔相对适宜的位置。在置入数次此类支撑移植物后，术者对 PDCCS 的正确定位形成非常精确的洞察力，使其能够先将之准确固定于鼻中隔。

首先将支撑移植物固定于软骨脚时，PDCCS 置位于内侧脚之

图 12-7　A　　　　　B

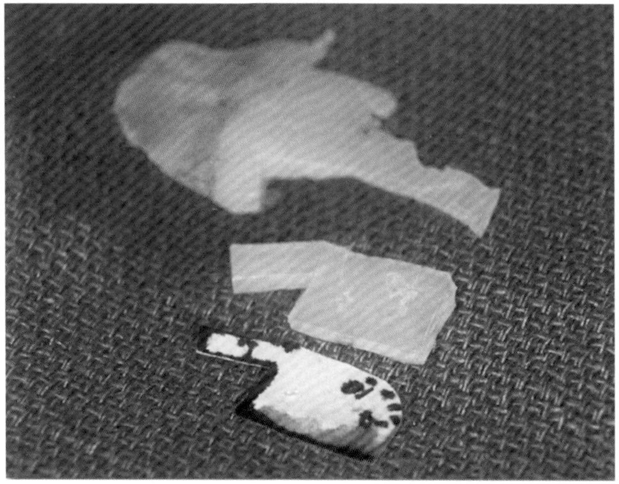

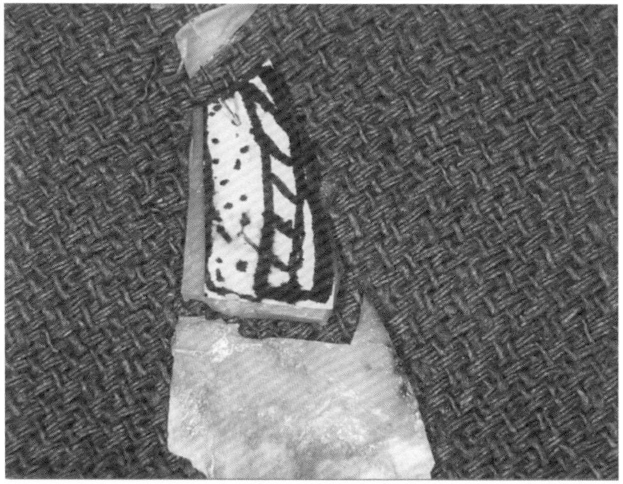

间，采用第 10 章所述的精确技术将软骨脚弯曲成适宜的形态，用针将其暂时固定于支撑移植物（图 12-8A），用半弧小圆角针带 5-0 不可吸收聚丙烯线完成支撑移植物的固定（图 12-8B）。支撑移植物与内侧及中间脚固定一起，形成了统一的鼻尖复合体。鼻小柱的形态和角度与

图 12-8　A　　　　　B

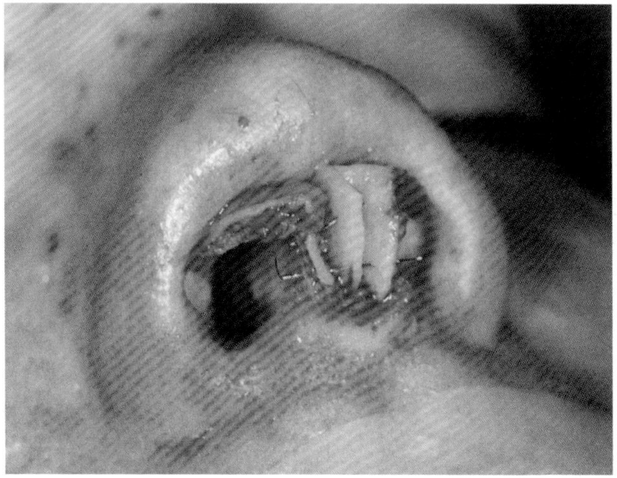

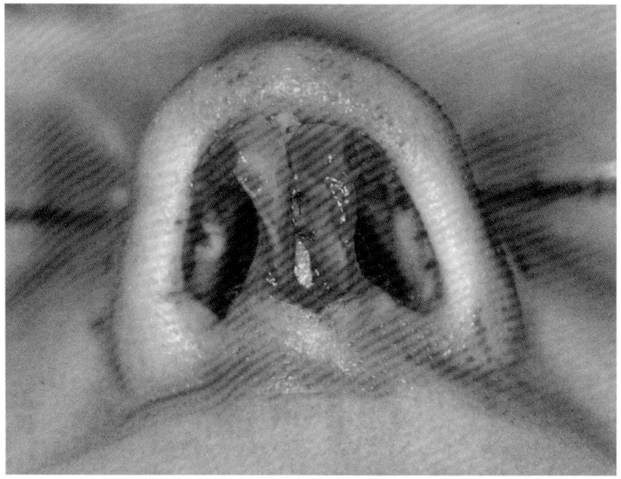

图 12-9

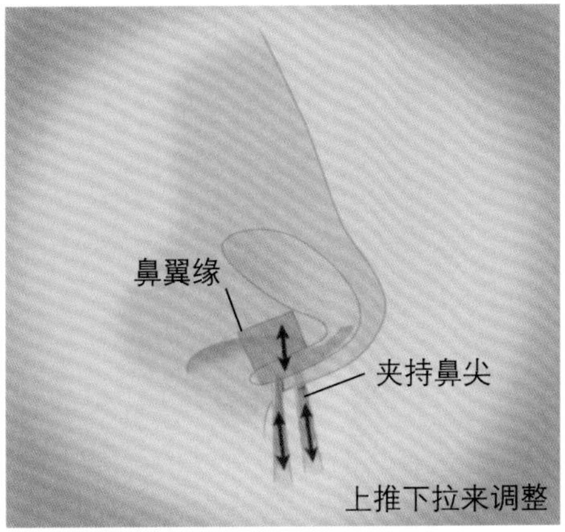

图 12-10

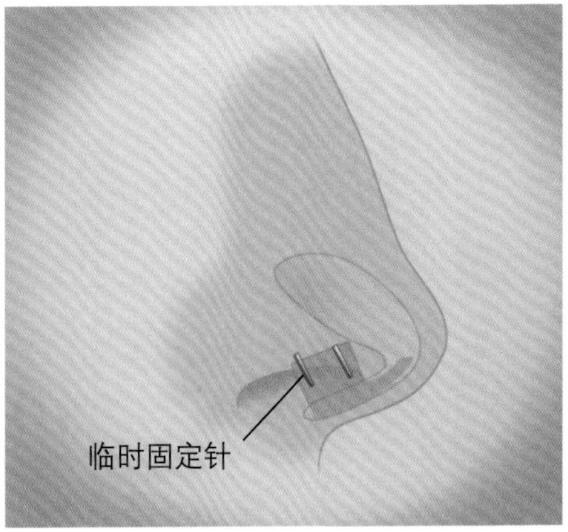

支撑移植物尾侧缘设计的形态完全匹配，形成适宜的鼻小柱 - 小叶角和鼻尖下小叶的长度。若支撑移植物尺寸过大（除外头侧范围），拆除临时固定针，修剪 CCS，再完成固定。

回覆软组织皮，如果需要，临时缝合经鼻小柱切口。侧面观察鼻子，夹持鼻小柱上下移动，建立其与鼻翼缘适宜的相对关系（图 12-9）。从两侧观察鼻翼 - 鼻小柱的相互关系。将鼻尖复合体向前、后整体移动，建立适宜的鼻尖突度和鼻尖 - 鼻背相对关系。

图 12-11

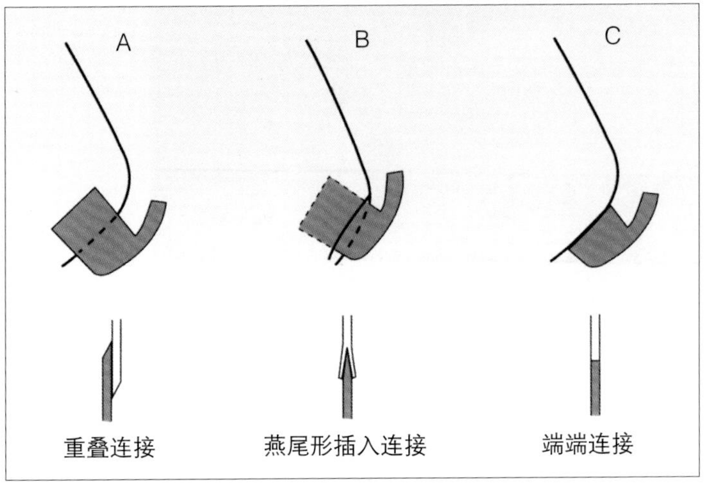

将小柱和鼻尖置于适宜位置，用两枚短直针穿过鼻中隔尾侧端和 CCS，将支撑移植物和鼻尖稳定在恰当的位置（图 12-10）。将固定针置于鼻孔内，使之无法损伤鼻翼缘，然后再次从两侧仔细检查鼻翼 - 鼻小柱的所有相对关系。将 CCS 与鼻中隔尾端叠合的头侧位点，虚线标记于鼻中隔和支撑移植物，以便在需要修剪支撑移植物而去除临时固定时，重新创建精确的位点。

将 PDCCS 固定于鼻中隔尾端的三种基本方法是叠合连接、楔形连接及端端连接（图 12-11A~C）。首选是楔形连接，但其技术性要求更高和需要足够厚度的中隔软骨。叠合连接最为牢固，且最容易调整，但是术前必须告知患者，并接

将小柱和鼻尖置于适宜位置，用两枚短直针穿过鼻中隔尾侧端和 CCS，将支撑移植物和鼻尖稳定在恰当的位置。

将 PDCCS 固定于鼻中隔尾端的三种基本方法是叠合连接、楔形连接、及端端连接（图 12-11A~C）。首选是楔形连接。

图 12-12

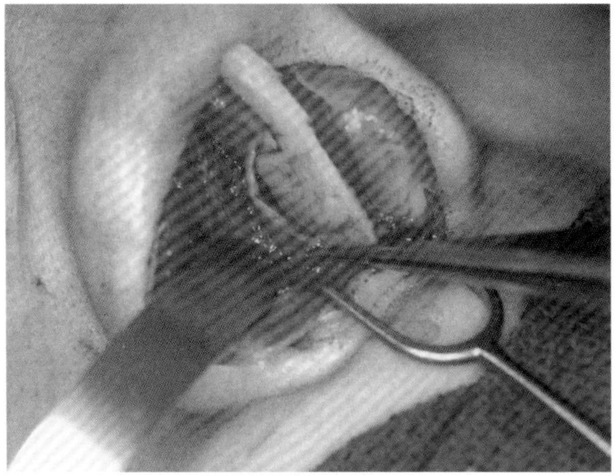

受可能在鼻内叠合侧触及支撑移植物。术者可以在叠合区域斜向切削 CCS，有助于减少“台阶”感（图 12-11A）。叠合连接的鼻中隔偏斜最大程度是中隔软骨的厚度，通常约 1mm，一般不影响鼻子的外观。

若中隔尾端软骨的厚度足够（1.5mm 或更厚），楔形连接最佳，因为其可将中隔 -PDCCS 连接的铰链及偏斜的可能性降至最低。如上所述定位及标记 CCS 与中隔后，去除固定针，用 65 号 Beaver 刀和放大镜在中隔尾端中线劈开约 3~5mm（图 12-12）。PDCCS 置于劈开处，用短直针带 5-0 聚丙烯线穿过鼻中隔尾端和支撑移植物暂时固定。

斜面切削叠合连接区域，用同样的方法但是相反方向，斜面切削 CCS 和鼻中隔 5~7mm 叠合区域的末端（图 12-11A）。67 号 Beaver 刀或 11 号 Bard-Parker 刀便于斜面切削，术野显露与楔形切开相同。

端端连接是三种类型中最不可靠的，因为无论采用何种缝合方式都形成铰链的很大风险（例如八字缝合、双侧反向褥式缝合等等）。优点是简单，缺点是远期效果和治疗效果不稳定。

鼻棘处加强稳定性有助于所有三种固定方法的固定。在大部分病例，我更喜欢在鼻棘上钻一个洞（图 12-13A），用 4-0 单丝线做 8 字缝合将支撑移植物后侧固定于鼻棘，并在两侧

图 12-13 A

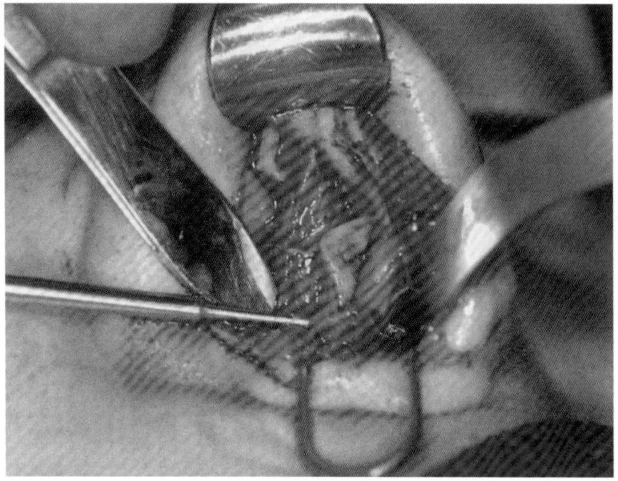

B

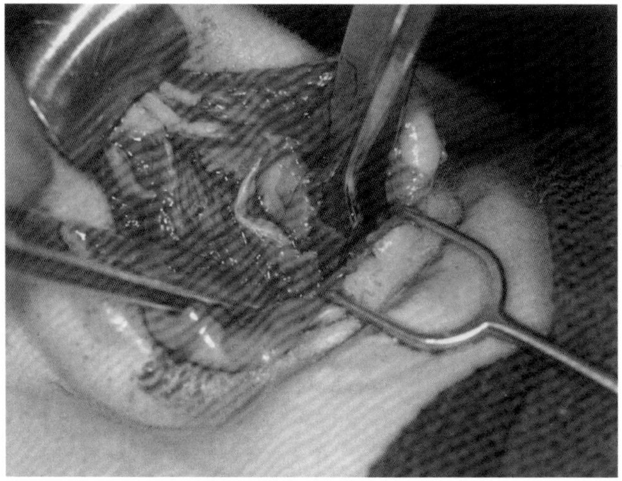

将之缝合固定于鼻棘骨膜。鼻棘宽度有 3mm 时，可用骨刀将之劈开（图 12-13B），用类似的方法固定楔形连接。

对支撑移植物或鼻中隔做调整时，术者要始终避免缩短中隔尾侧，因为其不可逆。反之，修剪 PDCCS 的头端或改变与鼻中隔重叠的面积。

对支撑移植物或鼻中隔做调整时，需避免缩短中隔尾侧，因为其不可逆。反之，修剪 PDCCS 的头端或改变与鼻中隔重叠的面积。

首先将 PDCCS 固定于鼻中隔时，将支撑移植物的尾端和内侧脚及中间脚定位于适宜的位置，形成鼻小柱所需要的显露程度（图 12-14）。将支撑移植物尾端鼻翼定位于略偏向软骨脚尾端头侧，随之将其用短直针带 5-0 聚丙烯线临时固定。若在临时固定及回覆皮肤检查支撑移植物的位置时，保留双针所带的缝合线，可在最终固定时使用该缝合线。

图 12-14

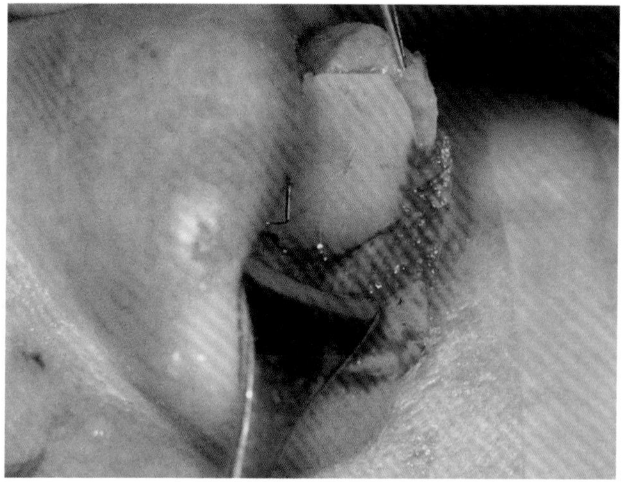

在做最终固定之前，仔细检查下述几项：

1. 鼻翼缘 - 鼻小柱的相互关系。
2. 鼻尖 - 鼻背的相互关系。
3. 鼻小柱 - 小叶角及鼻小柱的形态。
4. 上唇 - 鼻交界处软组织的轮廓。

必要时调整所有区域。大多数细微调整无需去除临时固定针，但需要的时候，去除及重置固定针以确保准确性。

将临时固定针保留于原位，用另一双头 ES-8 短直针带 5-0 聚丙烯线穿过中隔和 PDCCS 水平褥式缝合。通常需要固定缝合 2~3 针（图 12-15A 和 B）。若保留了临时固定针的缝合线，缝合固定 2 针后可用此线缝合固定。用 5-0 聚丙烯线再间断缝合几针，以提供更为坚强的固定。

重新调整黏软骨膜瓣位置以备固定，将 0.9mm 头端的手术钳置于每侧中隔角附近的前庭背侧顶点将之上推。用另一手术钳或 7mm 双钩，牵拉黏膜对侧表面的对应位点，并同时固定。该方法可避免因术中或术后牵拉组织瓣，无意将中隔黏软骨膜瓣过于偏后粘连及鼻尖结构向后移位。

5-0 可吸收线在中隔角下方 4~5mm 处穿过双侧组织瓣水平褥式缝合，以便需要时修剪前庭背侧黏膜，而不剪断固定缝合线。用小直针带 4-0 普通肠线将组织瓣褥式缝合，先向前、再向后、随后再转向前连续缝合（采用第 8 章举例说明的技术）。需要加强稳定或消除皮瓣间死腔的区域增加间断褥式缝合。若连续缝合置入正确，则无需鼻内夹板和填塞。

术中即可看到鼻小柱退缩得以明显矫正（图 12-16A），且术后得以维持（图 12-16B 和 C）。

图 12-15　A　　B

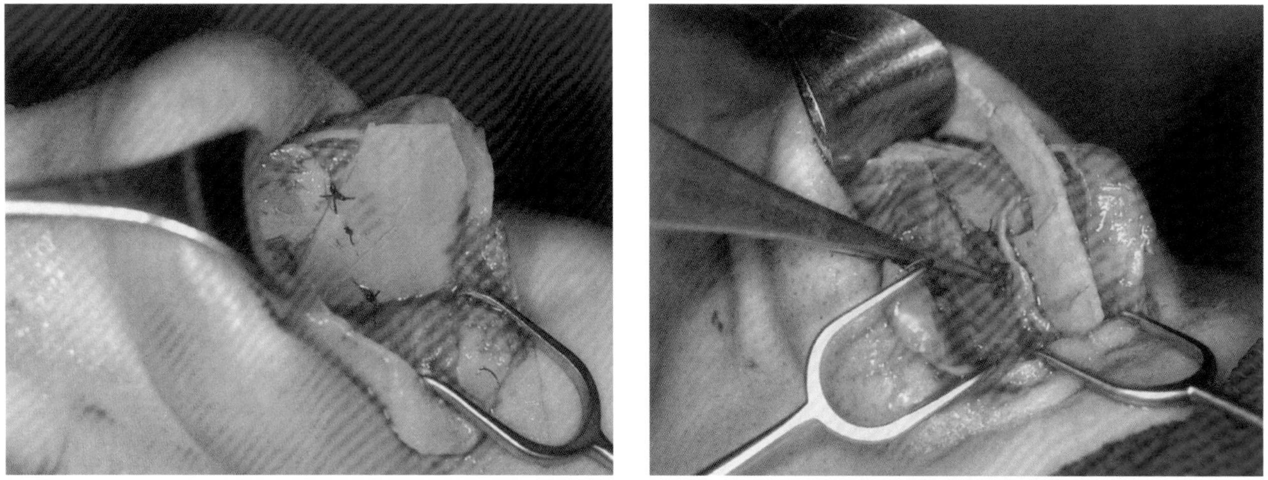

图 12-16　A　　B　　C

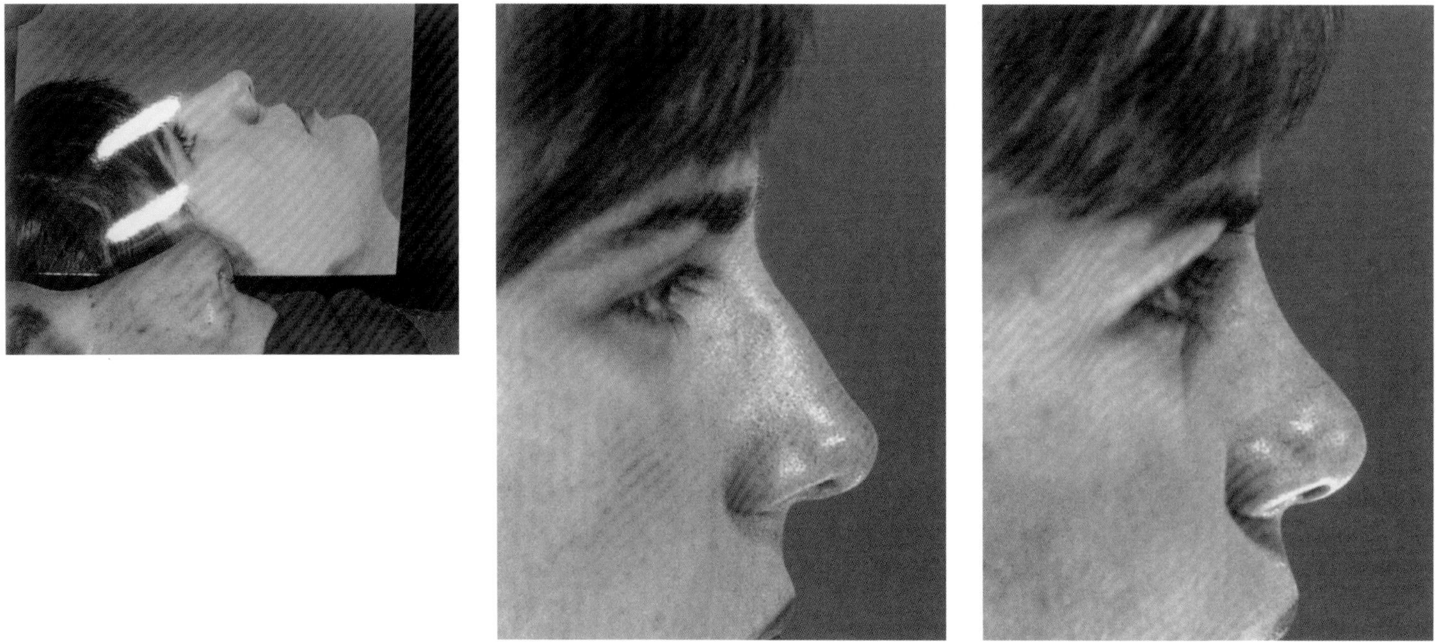

PDCCS 是我所知的矫正鼻小柱退缩最精确有效的方法，并同时维持中间与内侧脚的形态与轮廓以及鼻小柱 - 小叶角。

鼻小柱悬垂

鼻小柱悬垂这一词描述了鼻部侧位观鼻小柱过多显露或可见。鼻小柱过多显露的解剖学成因如下：

1. 鼻翼拱过高
2. 内侧脚的头 - 尾方向过高
3. 中间和(或)内侧脚过长，导致屈曲
4. 膜性鼻中隔头 - 尾方向过长
5. 鼻中隔尾端过长
6. 上述的组合

规划矫正鼻小柱悬垂的系统化措施，首先依序排列上述每一组分，结合临床发现，并选择特定技术处理每一畸形。表 12-1 概述了可能导致鼻小柱悬垂的畸形，及其手术矫正的建议选项。DVD 中含有决策流程图的 pdf 格式，利于在计算机和手持设备上传播使用。

矫正鼻小柱悬垂的分级渐进方法最大程度地减少了变量及不可靠性。

矫正鼻小柱悬垂的分级渐进方法最大程度地减少了变量及不可靠性。若临床评估后仍怀疑导致畸形的原因，按推算流程继续进行，在继续下一步骤前仔细评估每一步骤。选用下述表 12-1 推算流程中的手术序列，以最精确的矫正鼻小柱悬垂：

1. 若鼻小柱悬垂是因为鼻翼拱过高，首先矫正鼻翼。距离外侧脚下缘上方 5~6mm 处，做一经软骨切口(软骨劈开)，以矫正鼻翼拱过高。分离外侧脚头侧和尾侧节段(切口上、下方)的被覆软组织。侧位观，用小双钩将鼻翼缘下拉至适宜位置，并测量经软骨切口缘之间的鼻内间隙。将该数值加大约 20%，以弥补复合移植物的回缩，测量椭圆形缺损内 - 外方向的尺寸。从耳甲腔切取前侧皮肤软骨耳廓复合移植物，供区瘢痕尽可能偏向外侧。(从后面切取亦可，但是皮肤的充分利用曲度错误)必须需要轻微的曲度，因为移植物通常为 3~4mm × 11~15mm 大小。5-0 铬肠线间断缝合将移植物固定就位，并内外放置 Telfa 纱布卷打包固定 5~7 天。由于矫正鼻翼拱过高而招致了复合移植物所有的变量，因而在鼻翼拱轻度过高使用该项技术。改为，将内侧脚相对中隔尾端提高。
2. 鼻小柱悬垂相对罕见的原因是中间和(或)内侧脚过长，因此初次鼻整形中很少需要节段切除这些区域过长的长度。无论两者何者过长，常会引起鼻小柱 - 小叶角过锐。

表 12-1 **矫正鼻小柱悬垂**

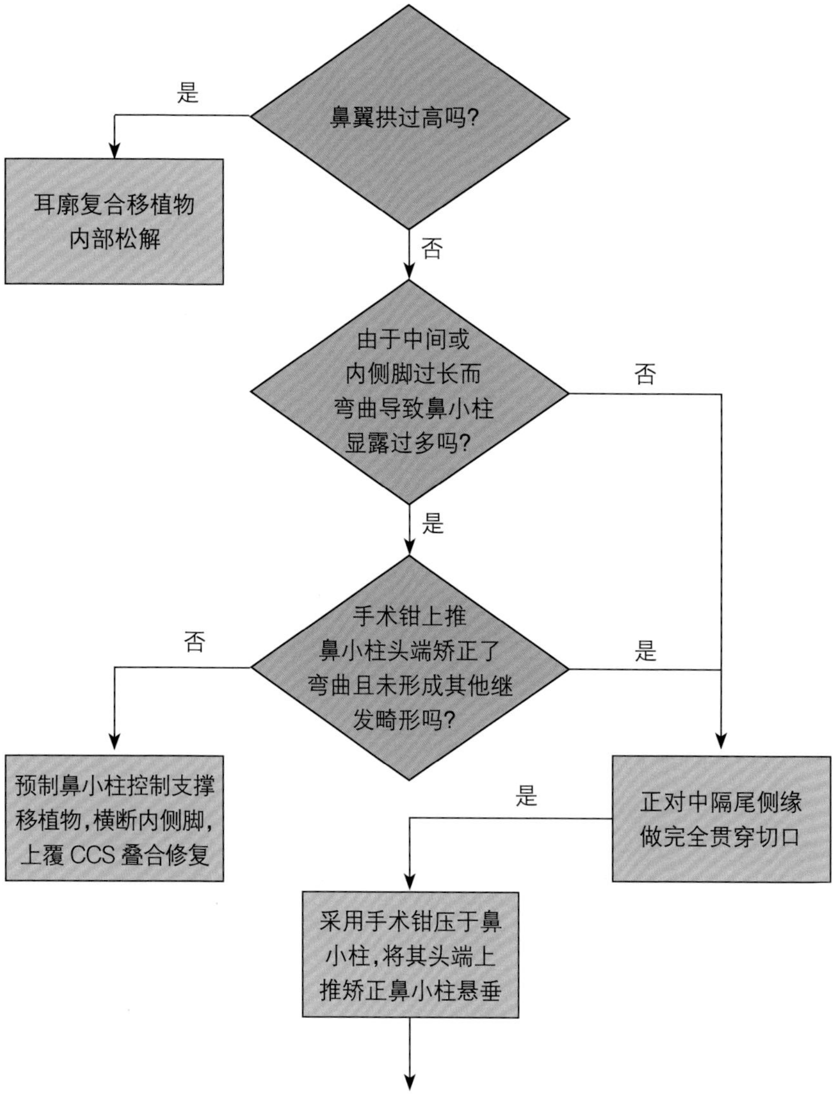

表 12-1　**矫正鼻小柱悬垂(续)**

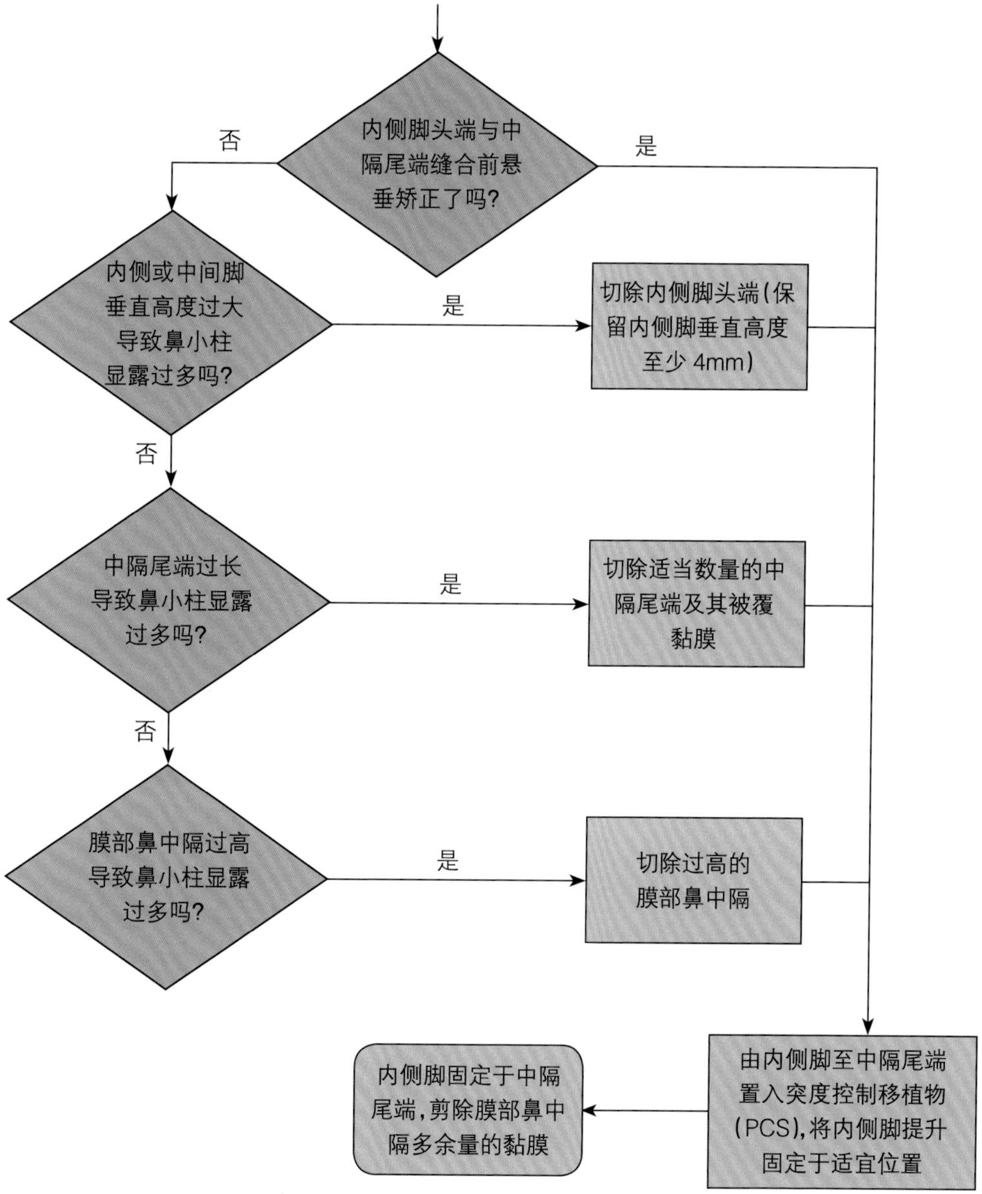

在大部分病例，采取中间或内侧脚节段切除之前（参见第 10 章中软骨脚切除的讨论），依照前述步骤矫正鼻小柱悬垂更为安全，且涉及更少的不可靠变量。做贯穿切口后，检查中间和内侧脚的相对长度，同时检测手术钳上推鼻小柱矫正畸形的效果。若手术钳紧靠中间或内侧脚上推能够矫正，节段切除则毫无必要。相反，用突度控制缝合（PCS）和（或）CCS 来提升悬垂的鼻小柱，若需要节段切除中间或内侧脚，首先测量并修剪 CCS 至适宜尺寸的鼻小柱以及适宜的鼻小柱 - 小叶角（参见第 10 章）。将之偏后固定，随后在适当的位置切开软骨，以便中间或内侧脚自我叠合，贴合 CCS 的形态。完成支撑移植物的固定，用半弧短圆角针带 5-0 聚丙烯线将合并短缩后的软骨脚缝合重建。下述步骤完成剩余的矫正。

鼻小柱悬垂相对罕见的原因是中间和（或）内侧脚过长，因此初次鼻整形中很少需要节段切除这些区域过长的长度。

图 12-17

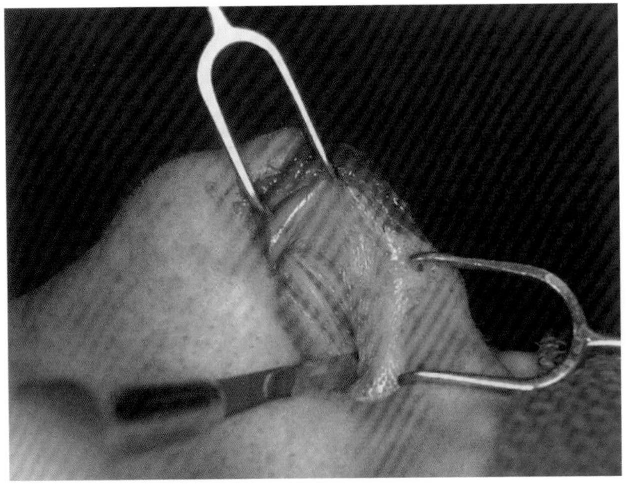

3. 若在上述步骤 2 中手术钳施压可以矫正畸形，则正对中隔尾侧缘做双侧完全贯穿切口（图 12-17）。将一个 12mm 双钩置于鼻孔顶端，另一 12mm 双钩将鼻小柱拉向对侧，确定中隔尾端黏膜折射处。正对中隔尾侧缘做完全贯穿切口，将拉钩移至鼻小柱另一侧，并在对侧做相同的贯穿切口。切开膜性鼻中隔软组织将两者连为一体。侧方观察鼻小柱，0.9mm 尖端手术钳置于鼻小柱两侧上推，以矫正鼻小柱悬垂，恢复其与鼻翼拱的正常关系（图 12-18A）。移动钳压点直至找到最佳形态，然后用针在内侧脚处标记两点，并穿过软骨但不穿透前庭黏膜，从贯穿切口出针（图 12-18B）。标记针（双针带 5-0 聚丙烯线）即 PCS 初始置入位置，将会提升鼻小柱。
4. 上推时，关注内侧脚头侧缘与中隔尾侧缘之间的距离是否足以得到充分矫正。若内侧脚头侧缘和中隔尾侧缘对接且畸形未能矫正，将需要把鼻中隔尾侧或内侧脚去除 1~2mm 的软骨及其被覆黏膜。然而，在大部分病例，膜性鼻中隔的垂直高度（内侧脚头侧缘和鼻中尾侧缘之间）足以予以矫正，无需去除软骨。若手术钳施压在内侧头侧缘与中隔尾侧缘对接前即已矫正畸形，由内侧脚至中隔尾端置入 PCS（参见第 10 章）以提升内侧及中间脚头侧缘。去除所有多余的膜性鼻中隔黏膜，并关闭贯穿切口。
5. 若内侧脚头侧缘与鼻中隔尾端对接，但鼻小柱仍有悬垂，则需要切除内侧脚头端或中隔尾端软骨。测量内侧脚的垂直高度（图 12-19）。若其超过 5mm，用 11 号 Bard-Parker 刀或 65 号 Beaver 刀椭圆形复合切除 1~2mm 内侧脚软骨条及其被覆黏膜（图 12-20）。

图 12-18　A

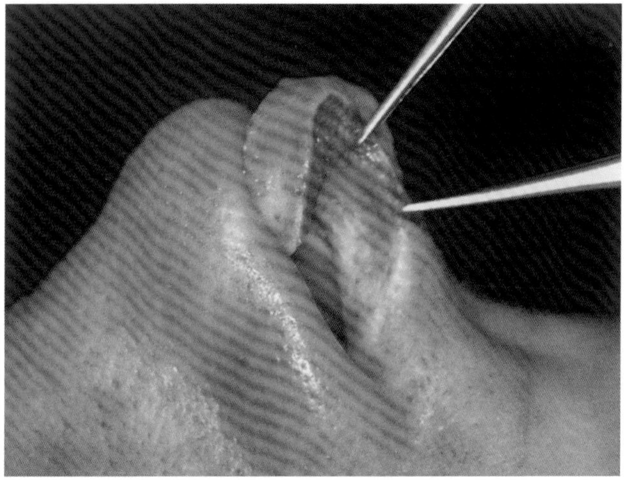

B

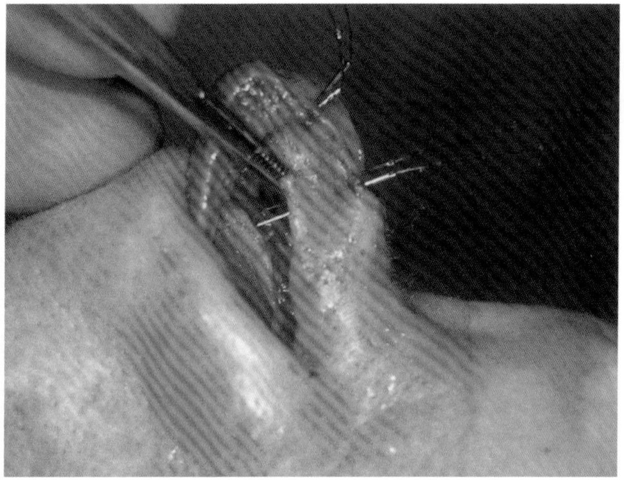

图 12-19

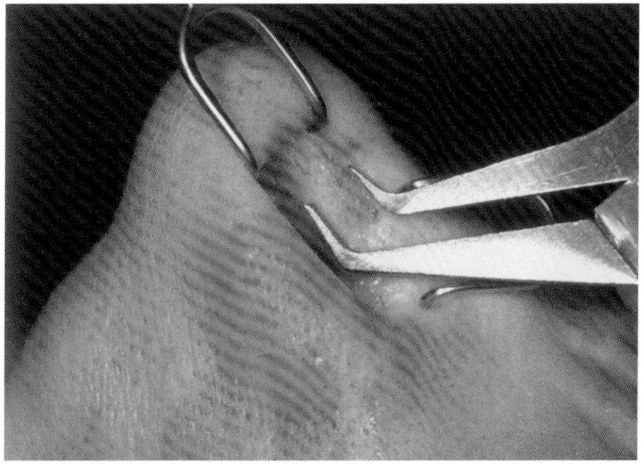

图 12-20

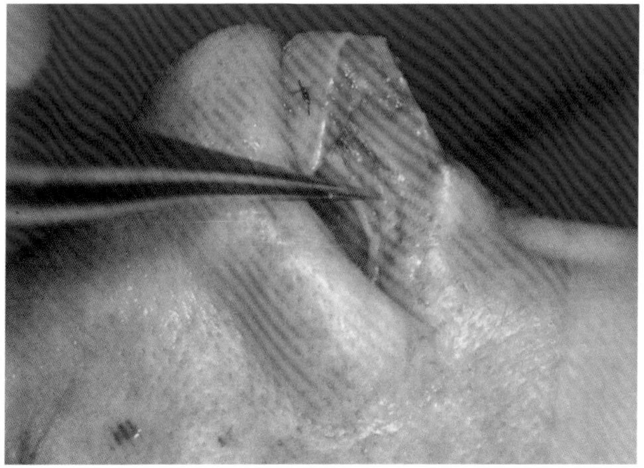

图 12-21

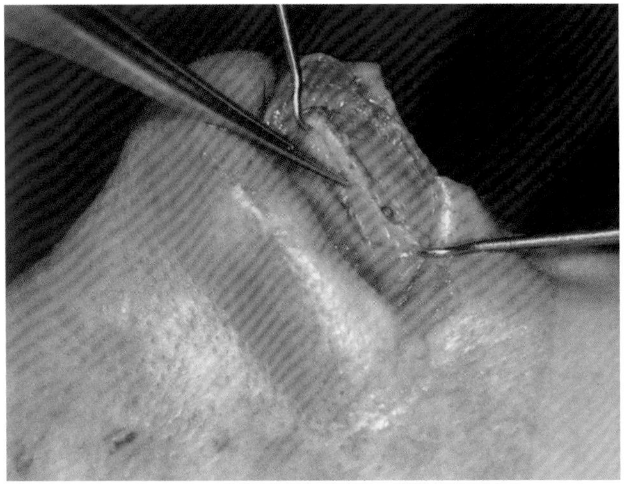

若其少于 5mm,在中隔尾侧而非内侧脚做同样切除(图 12-21),去除等量的中隔尾侧软骨及被覆黏膜。做上述切除时,用单钩稳定椭圆形两端的软骨和黏膜,并在两侧精确测量、标记及切除,以确保准确与对称。

6. 每侧各缝合 1~2 针以关闭贯穿切口或暂时用短针穿过中隔尾侧和膜性鼻中隔黏膜。若由于膜性鼻中隔过高,仍然存在鼻小柱悬垂,椭圆形切除多余膜性鼻中隔(图 12-22)。无论是否需要切除软骨,固定 PCS 以将内侧脚头侧向上牵拉靠近中隔尾端,显著提高了矫正的精确性和可靠性。手术钳将鼻小柱上推,确定两个标记点,使用双直针带 4-0 或 5-0 聚丙烯线由基底入路置入两个 PCS(第 10 章所述),每点各一(图 12-23)。分别穿经中隔前侧、后侧或穿经内侧脚穿入点的同一水平各自形成上提、后缩、或相同的鼻尖突度。每一 PCS 打一个外科结,并逐步收紧以形成适宜的矫正,随后交互拉紧缝线两端锁住线结。回覆软组织,并检查两侧矫正效果,确保对称。采用用双针底部入路技术相比经贯穿切口置入缝合的措施,更加精确,且产生鼻小柱不对称旋转的可能性更小。

无论是否需要切除软骨,固定 PCS 以将内侧脚头侧向上牵拉靠近中隔尾端,显著提高了矫正的精确性和可靠性。

图 12-22

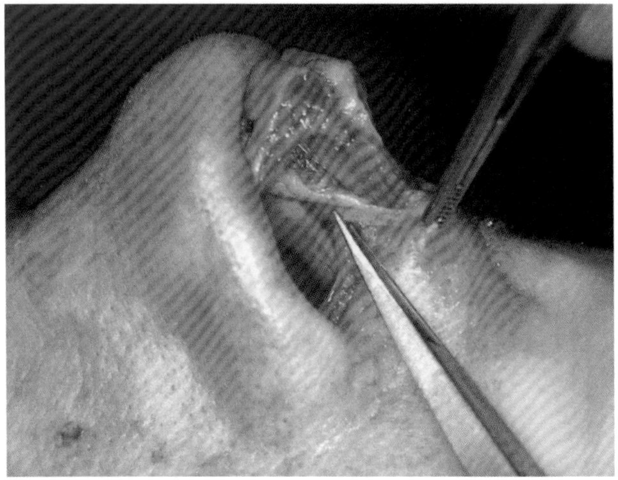

图 12-23

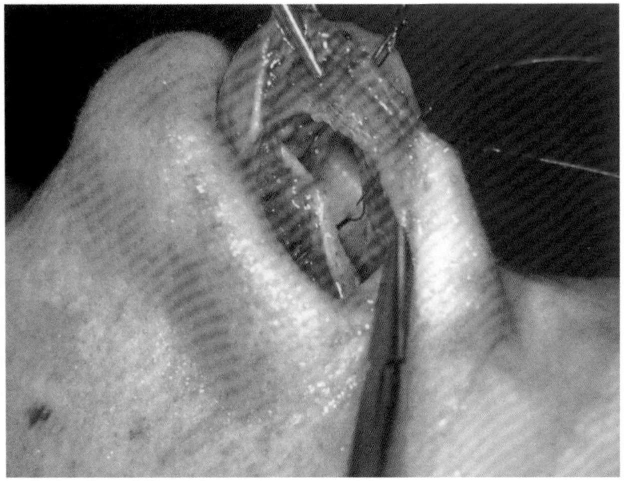

未用 PCS 将内侧脚固定于中隔尾端，就去除膜性鼻中隔黏膜，可导致鼻小柱悬垂复发。

7. 鼻小柱悬垂畸形矫正后，重新检查贯穿切口的黏膜，并去除切口处重叠或多余的膜性鼻中隔黏膜。与早期盲目去除黏膜相比，先矫正所有导致鼻小柱悬垂的异常软骨关系，并缝合固定矫正效果，再适当去除黏膜，更加一目了然与准确。未用 PCS 将内侧脚固定于中隔尾端，就去除膜性鼻中隔黏膜，可导致鼻小柱悬垂复发。关闭贯穿切口完成矫正。

鼻中隔尾端 - 鼻棘复合体

解剖及临床畸形

虽然隔尾端凸起及鼻棘凸起均可单独或联合导致鼻小柱与上唇交界处突出，但该畸形大多由前者而非由后者所致。

虽然隔尾端凸起及鼻棘凸起均可单独或联合导致鼻小柱与上唇交界处突出，但该畸形大多由前者而非由后者所致。同样，该区域的后移也多源于中隔尾端的凸起不足。这些观察的临床重要性在于，切除鼻棘而未切除中隔尾端凸起难以矫正张力或凸起，而矫正后移通常需要扩增中隔尾端。

对于任何畸形，正确的诊断需要术中良好的显露和检查。虽然临床检查不无裨益，但术中检查鼻中隔和鼻棘的解剖才起决定作用。

显露

为了矫正中隔尾端 - 鼻棘区域畸形，充分显露非常重要。能够提供该区域良好显露的入路有二：①内侧脚之间，分离中间和内侧脚间的软组织，并向后侧及下方剥离，使两侧内侧及中间脚分开（图 12-24A）；②经贯穿切口（图 12-24B），无论是做半贯穿或是完全还是延伸型完全贯穿都取决于存在的其他畸形。贯穿切口延续为软骨间切口时，整个鼻尖复合体向下回缩，提供了更广的显露（图 12-26）。如果实施得当，两种入路都会提供良好的显露。

除非中隔尾端 - 鼻棘的畸形合并需要 CCS 的鼻小柱畸形，半贯通切口入路无需分离内侧脚之间软组织，避免在此区域留下额外的瘢痕。若因其他原因需要做贯穿切口（见第 4 章），可将其用为进入中隔尾端 - 鼻棘区域的入路。若鼻小柱退缩伴有鼻小柱 - 上唇交界处后移，内侧脚间入路的优点同前述的 PDCCS。

经贯穿切口，鼻小柱置入 12mm 双钩，向下牵拉，在拉钩凹槽内随意置入一橡皮带，订于手术巾单上，形成自动收紧状态。鼻槛处置一小鼻背弹性牵开器，提供更好的显露和术野（图 12-25）。显露内侧脚间入路同前述的 PDCCS。

图 12-24 A

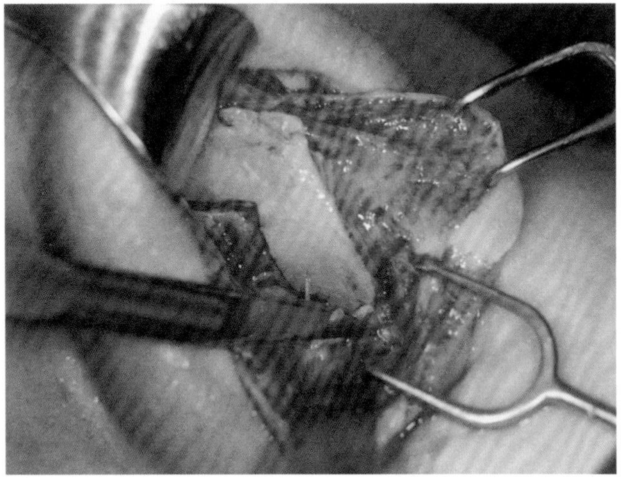

B

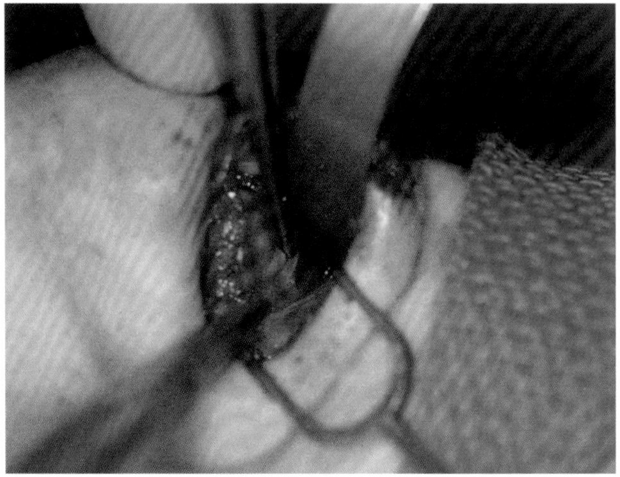

图 12-25

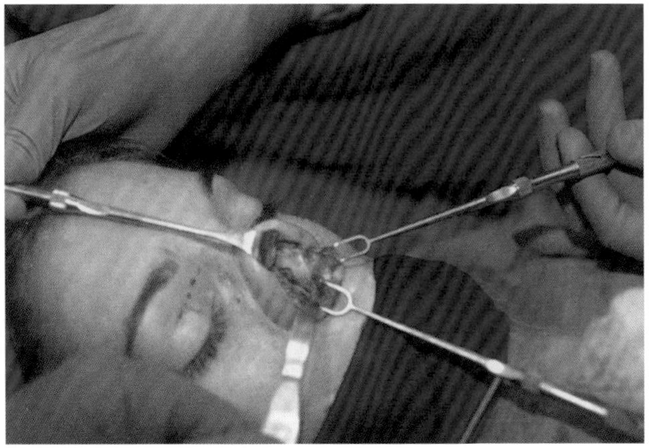

图 12-26

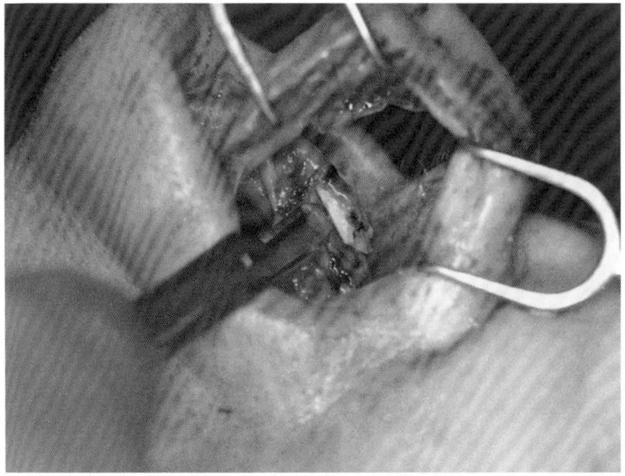

针式精细电凝仪可以防止中隔尾端和鼻棘区域明显出血的可能性，因而对分离显露该区域极为有益。合理使用电凝仪的电切、电凝模式，可以清晰显露全部区域。显露中隔尾端 - 鼻棘复合体时，保留鼻棘两侧的骨膜及毗邻的软组织，作为与中隔尾端的缝合固定点。

显露中隔尾端 - 鼻棘复合体时，保留鼻棘两侧的骨膜及毗邻的软组织，作为与中隔尾端的缝合固定点。

鼻小柱 - 上唇交界处突出

为了矫正唇 - 鼻交界处突出，首先仔细检查鼻棘和中隔尾端，去除牵开器，回覆软组织，以明确两者或其一是否会产生突出。通常中隔尾侧的最后段是问题所在，该区域做 2~3mm 三角形切除即可解决问题（图 12-26）。

鼻小柱 - 上唇交界处出现突出而且不确定成因时，首先剪除中隔尾侧 2~3mm，回覆软组织后再次检查，用手指按压软组织，迫使其显现唇 - 鼻交界区域的形态。在大部分病例，单纯切除中隔尾侧凸起即可解决问题。若仍有突出，微量（1~2mm）渐进性切除鼻棘，并反复检查（图 12-27A 和 B），过量切除鼻棘会导致明显的后移畸形，并且在术后头 6 个月到 1 年更加明显。

矫正鼻小柱 - 上唇交界处凸起时，避免过度切除中隔尾侧和（或）鼻棘——微量切除常可达到明显的改善，过度切除却常可导致明显的继发畸形。

鼻小柱 - 上唇交界处若有凸起，术中切除中隔尾侧和（或）鼻棘后，其软组织回覆后顺应性不佳。回覆后，术者常会发现变化甚微，从而试图切除更多的中隔尾端及鼻棘。唇 - 鼻交界区的准确切除最好通过触觉而非视觉来评估。该区域任一切除后，指压后推软组织直至

图 12-27　A　　B

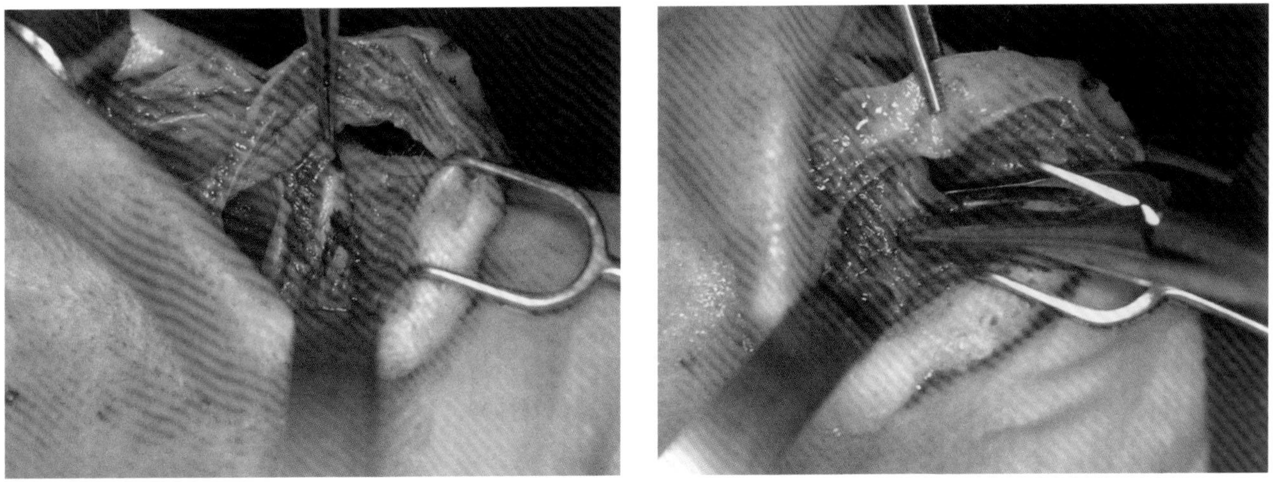

触及深面的中隔-鼻棘，然后从侧面观察形态。矫正鼻小柱-上唇交界处凸起时，避免过度切除中隔尾侧和（或）鼻棘——微量切除常可达到明显的改善，过度切除却常可导致明显的继发畸形。

鼻小柱-上唇交界处后移

鼻小柱-上唇交界处后缩可合并上颌发育不良或中面部后移，首先确定这些畸形是否需要手术。不管出于什么原因，无法或没必要实施正颌外科时，矫正退缩的重点集中在填充缺损区域。

很多不同的材料曾经用来填充中隔尾端-鼻棘区域。非自体材料的拥趸吹捧其简便性以及无供区并发症，但在此区域其远期效果很差。我的观点，非自体材料用在鼻小柱-上唇交界区应该是最后的应急措施而非首选。

在唇-鼻交界区，将未固定移植物“塞”进软组织腔隙内也不可靠（通常很差）。

在唇-鼻交界区，将未固定移植物“塞”进软组织腔隙内也不可靠（通常很差）。虽然外科医生断断续续地展示了在此区域使用浮动移植物良好的效果，但依据我的经验，其远期效果难以预测、令人失望。我认为使用该技术取得良好效果是因为精心挑选的病例，并不代表大部分病例或说明这是一个可靠的技术。各式各样的注射物和非自体材料均已被用于唇-鼻交界区，但尚无科学严谨的研究证明这些产品的远期效应。

术中测量确定有充足的供区中隔软骨之前，绝不要选择中隔尾端折叠移植物来矫正唇-鼻交界处的后移。

鼻中隔软骨是中隔尾端-鼻棘区域自体组织填充的最佳供区。两种有效技术是：①PDCCS向后延伸至鼻-鼻棘区域（图12-7）；②固定于中隔尾侧和鼻棘表面的中隔尾端折叠移植物，向前和向下推动软组织（图12-28A）。若因为其他原因需要置入CCS（适应证见第10章），在移植物上增加一个向后的延伸对应鼻棘区域，其修剪和固定于本章前述的PDCCS完全一样，是矫正鼻小柱退缩合理的技术。若没有CCS的适应证，倘若有充足的供区软骨可以选用，中隔尾端折叠移植物是非常有效的选项。术中测量确定有充足的供区中隔软骨之前，绝不要选择中隔尾端折叠移植物来矫正唇-鼻交界处的后移。

该移植物的主要优点之一是固定于中隔尾端时比较稳固。切取前，先用模板和预测尺寸以判定鼻中隔油充足的供量。用缝线包装纸板或类似材料设计一个中隔尾端折叠移植物的模板。折叠模版材料并描绘移植物适宜的形状，并裁出模板，保持折叠的完整性。将模板置于唇-鼻交界处的适宜位置，并用ES-8短直针将之临时固定于中隔尾端。回覆软组织，侧位观评估软组织的改变。按需裁剪模板，但是不要做得过小。

展开模版，测量其尺寸，经鼻背入路分离掀起黏软骨膜瓣后（参见第8章），直视下查看鼻中隔软骨的充足量。展开模版，并在切取的中隔软骨上描摹其轮廓（图12-28B）。用模版和固定针从供区软骨上雕刻出移植物。在放大镜下沿着移植物的长轴做非全层切开，以便其对折，保留内层软骨膜纤维完整，充当铰链。移植物折叠并覆盖鼻中隔尾侧，在图 12-28C 和 D 中用黄色背景材料模仿。

把移植物在鼻内覆盖于中隔尾侧和鼻棘之上，用两枚短直针穿过移植物折叠一侧，再穿经鼻中隔及移植物另一侧做临时固定。回覆软组织并评估形态的变化。按需裁剪后，用 5-0 不可吸收单丝线传经移植物两侧和鼻中隔尾端，进行反向水平褥式缝合，以完成固定

图 12-28　A

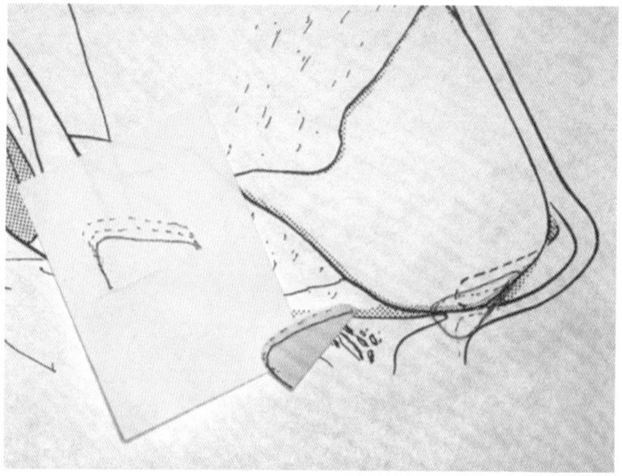

B

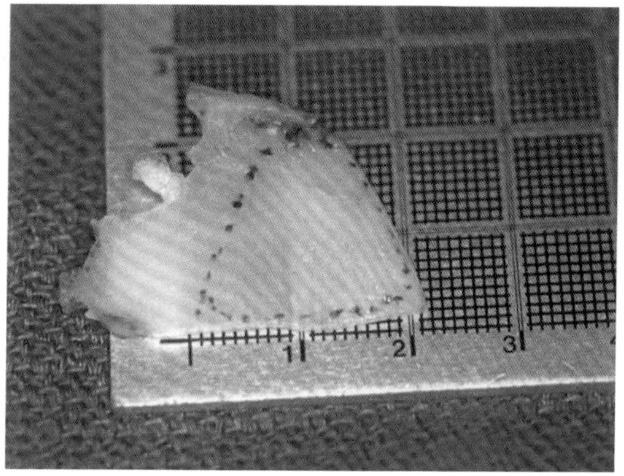

C

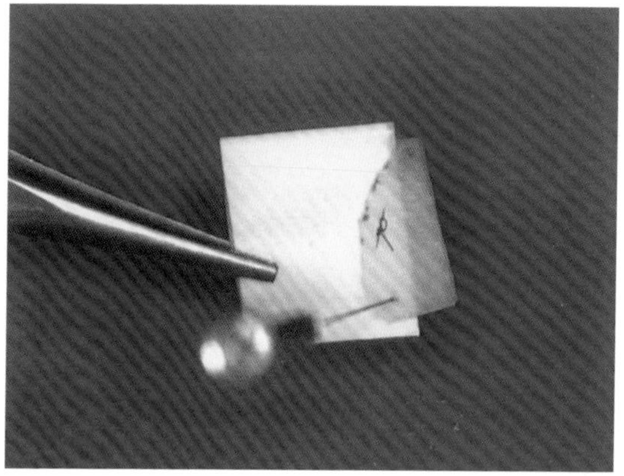

D

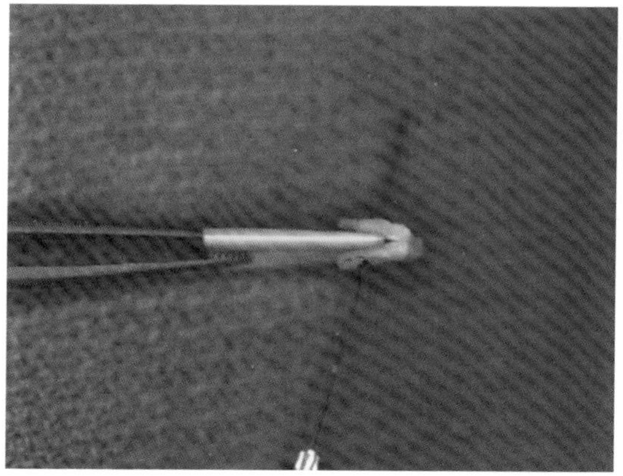

E

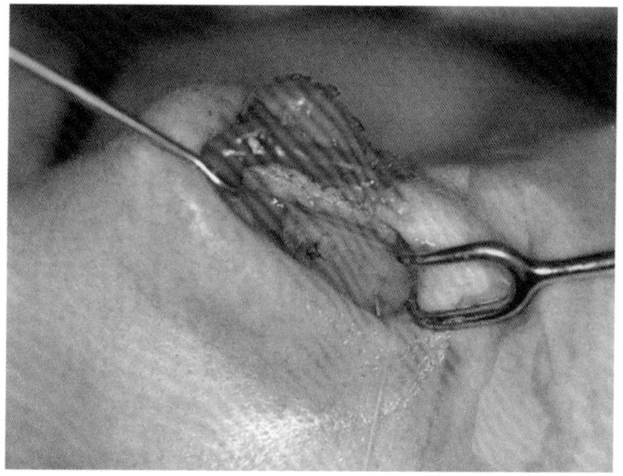

F

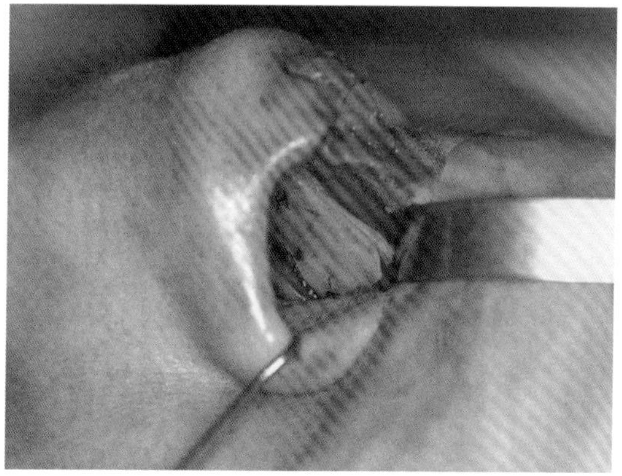

图 12-28（续） G H I

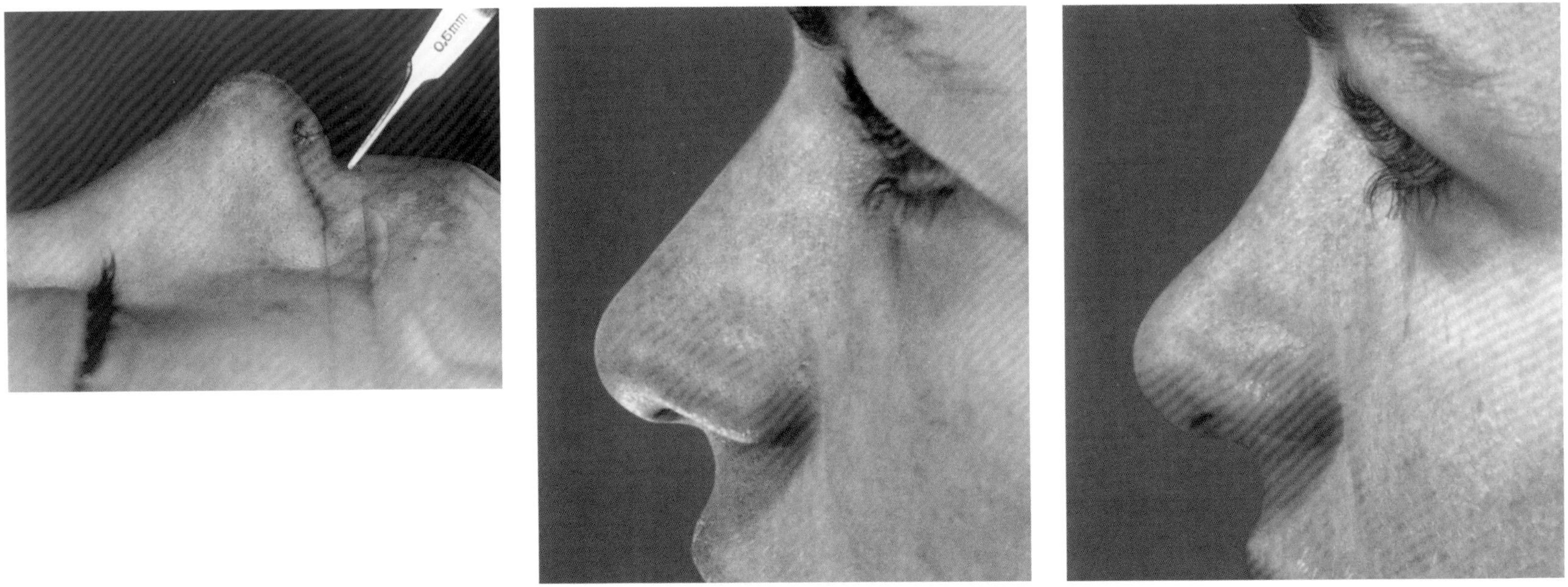

（图 12-28E）。在移植物最终固定就位后，其向尾侧散开（图 12-28F），施压将软组织移推向尾侧的唇 - 鼻交界处。该移植物极为稳定，术中彻底矫正了唇 - 鼻交界处的后移（图 12-28G），且术后长期效果良好（图 12-28H 和 I）。

鼻翼基底塑形、前庭黏膜及关闭切口 第13章

鼻翼基底塑形

鼻翼基底过宽是很常见的鼻畸形，但在初次鼻整形中经常被忽视或得不到充分纠正。其他鼻翼基底异常较为少见，本章没有涵盖。在我的印象中，很多医生避开鼻翼基底切除，因为他们对此技术不像对鼻整形中的其他技术那样熟知，也因为其效果并不自然对称。虽然取得鼻翼基底切除自然可靠的效果颇有难度，但是持续关注计划和技术细节必有裨益。在初次鼻整形中，鼻翼基底和谐自然的外观及其与上、中鼻部的比例协调是取得一流效果的必要条件。未能认识到鼻翼基底切除的必要性并做适当的调整，令鼻整形的效果大打折扣。

1:1:13

鼻翼基底过宽收窄的适应证

初鼻的临床评估通常有两种方法评估鼻翼基底的宽度——一种更客观，而另一种更主观。

若鼻翼基底宽度大于内眦间距（图 13-1A），则有可能过宽，通常需要缩窄。

若鼻翼基底宽度大于内眦间距（图 13-1A），则有可能过宽，通常需要缩窄。单纯做此评估，虽然客观，但不理想，因为其没有考虑鼻部其他结构以及鼻面比例与鼻翼基底之间的关系。鼻翼基底宽度大于内眦间距是一个良好的初始指标，以提醒术者鼻翼基底可能需要缩窄，并且有必要进一步考虑鼻部和面部与鼻翼基底的比例关系。

虽然更主观，鼻翼基底缩窄的最重要的适应证是鼻翼基底宽度与整个鼻部宽度比例失调（特别是鼻部中 1/3 宽度），以及鼻面比例失衡。

虽然更主观，鼻翼基底缩窄的最重要的适应证是鼻翼基底宽度与整个鼻部宽度比例失调[特别是鼻骨基底的中 1/3 宽度（图 13-1B）]，以及鼻面比例失衡。术前设计方案时，术者必须预判由于鼻背高度降低或鼻尖突度减少，所引起的术中鼻翼基底宽度的可能改变，并且把预判的改变与截骨改变鼻骨位置后上 1/3 宽度的变化联系起来。但是相对于鼻面关系的鼻翼基底宽度，通常需要术中评估后才能最终确定，因为术中很多的调整影响鼻翼基底宽度

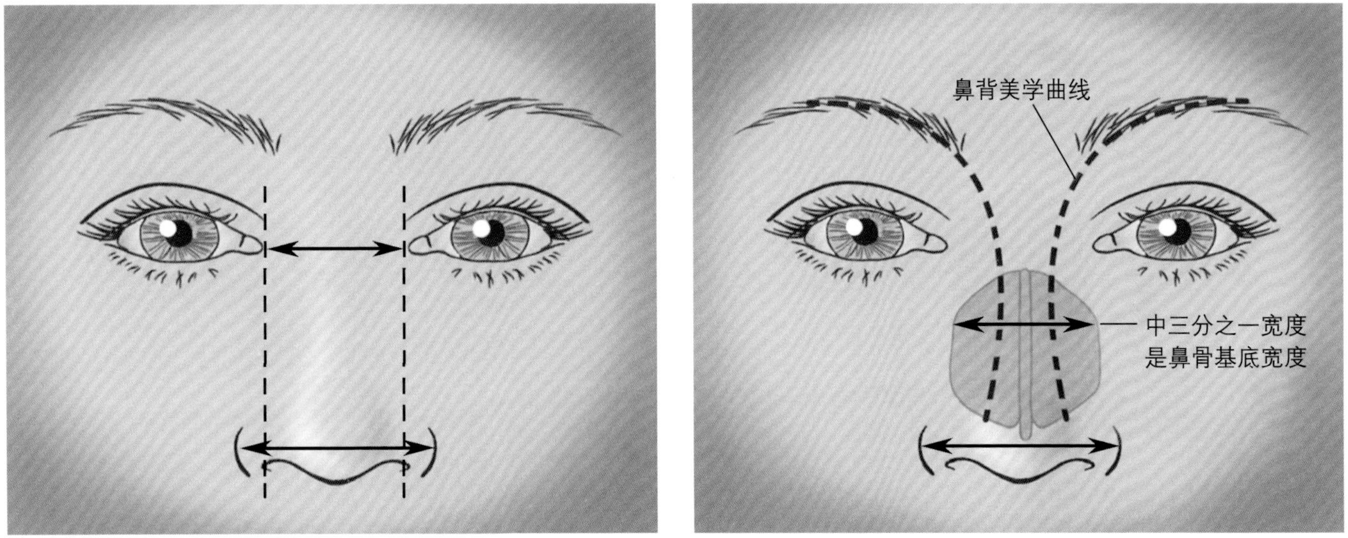

图 13-1 A B

及其与鼻、面部的整体平衡。

术中忽视鼻翼基底缩窄的原因之一就是，术前就没有意识到其可能需要缩窄。例如，在评估鼻骨基底过宽或鼻尖突度过高时，鼻翼基底宽度或许没有超过内眦间距。但是在鼻骨基底内移位置后，鼻部中 1/3 缩窄，与之相比鼻翼基底宽度可能相对增宽。此外，降低鼻尖突度常会增加鼻翼基底的外展和（或）宽度。接近术终时，易于忽视这些改变及其对鼻翼基底比例的影响，而且，由于水肿以及不能在立位面对面评估面部，评估比例有些难度。

手术计划包含下述内容时，对术中可能出现鼻翼基底增宽有所意识，并制定相应术前规划十分关键：

1. 缩窄（内移位置）鼻骨基底。
2. 降低冠状面的鼻尖突度。
3. 减少鼻部高度或降低鼻背，特别是鼻尖上转折区域。

> 鼻翼基底过度外展也可能不引起视觉上的鼻翼基底过宽。

鼻翼基底过度外展也可能不引起视觉上的鼻翼基底过宽。鼻尖突度轻中度减低时，鼻翼基底更偏向水平位，先产生外展，再产生真正的鼻翼基底增宽。手术操作流程中的最后检查非常重要，应该包括评估鼻翼基底外展是否合并鼻翼基底过宽。

> 手术操作流程中的最后检查非常重要，应该包括评估鼻翼基底外展是否合并鼻翼基底过宽。

图 13-2

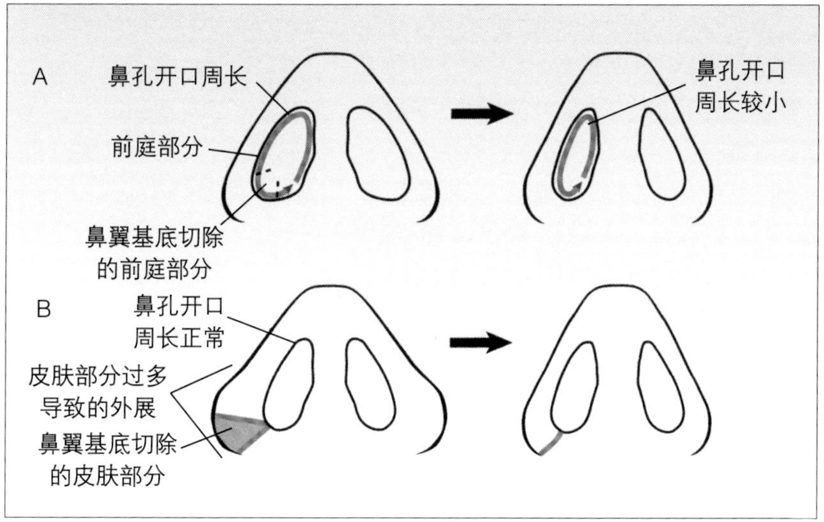

设计鼻翼基底切除

Sheen[18] 强调了鼻翼基底切除分别设计皮肤部分及前庭部分的的重要性，识别两者的全部或其一需要切除或保留（图 13-2）：

1. 若鼻孔开口的大小（周长）过大，可能需要去除某些前庭部分。
2. 若皮肤部分存在过度外展或过宽，需要切除皮肤部分。

没有必要将皮肤部分和前庭部分两者都常规切除，除非鼻孔外展、鼻翼基底过宽，和鼻孔周长过大同时存在。

减小鼻孔开口周长（前庭切除）会缩窄气道，切除过度会产生症状性通气障碍。设计鼻翼基底切除时，一般要保守些，特别是拟行前庭部分切除时。需要增加前庭部分的切除量非常容易，但是过度切除则难以矫正。

设计鼻翼基底切除时，一般要保守些，特别是拟行前庭部分切除时。需要增加前庭部分的切除量非常容易，但是过度切除则难以矫正。

表 13-1 作为白种患者鼻整形中设计鼻翼基底切除的起点，是一个有益的指南。在其他种族及某些白人患者，矫正需要更大量的切除，但是，为了避免过度矫正缩窄气道或形成几乎无法矫正的畸形，首先保守切除至关重要。

在几乎所有类型的初鼻整，保守切除鼻翼基底的皮肤或前庭部分会产生明显的视觉效果。过度切除会形成明显的畸形和潜在的气道阻塞。

在几乎所有类型的初次鼻整形中，保守切除鼻翼基底的皮肤或前庭部分会产生明显的视觉效果。过度切除会形成明显的畸形和潜在的气道阻塞。

表 13-1　白种患者鼻部切除设计矫正鼻翼外展畸形

鼻翼基底外展	皮肤部分切除	鼻孔周长	前庭部分切除
轻	2mm	正常	无
中	2~3mm	正常或轻度减少	1~2mm
重	3~5mm	增加	2~3mm

原则、有效或无效的技术及常见错误

大部分经验丰富的专家实施鼻翼基底切除，也难以获得可靠自然的外观。完全对称几乎不可能。因此，在术前和患者沟通讨论弊端（例如，明显的瘢痕和气道有可能轻度狭窄）非常重要。指出术前的不对称，并强调术后肯定有轻微不对称。

> 大部分经验丰富的专家实施鼻翼基底切除，也难以获得可靠自然的外观。完全对称几乎不可能。

总而言之，我已有的经验是鼻翼束带技术（不可吸收缝线由鼻翼基底至另一侧基底，将基底向内侧牵拉）的效果并不持久可靠（即使广泛松解软组织和多点缝合）。微笑时，面部肌肉侧向矢量的牵拉会拮抗缝合与组织的聚合力。唯一例外的是鼻翼束带技术联合双侧 V-Y 推进，将鼻翼基底内移至鼻槛处，并将去表皮的鼻槛缝合至深面的鼻棘（如双侧唇裂鼻畸形所为）。因此在初次美容性鼻子整形，我发现在大多数病例，适度的鼻翼基底切除长期效果更为可靠。

为了防止鼻槛切迹，术者必须在鼻槛处遗留足够的皮肤及皮下组织。Sheen[18] 通过在鼻槛切除的一侧构建一内侧皮瓣，以遵循此重要原则。该内侧皮瓣可以确保鼻槛切除的区域有额外的皮肤及皮下组织，以预防切迹及避免鼻槛线性瘢痕。虽然这是一个良好有效的技术，但某些外科医生难以理解继而未付诸于行动。技术要点见本章后续章节。

> 为了防止鼻槛切迹，术者必须在鼻槛处遗留足够的皮肤及皮下组织。

鼻翼基底与面颊部交界处复杂的解剖难以手术重建。若术者将鼻翼基底切口恰好置于翼面沟内，术后结果通常呈现黏合于面颊的外观（图 13-3A）。鼻翼基底切口要适当高于翼面沟 1~1.5mm，保留正常的鼻翼 - 面颊交界，同时将瘢痕置于鼻翼内表面，则瘢痕极不明显（图 13-3B）。

> 鼻翼楔形切除的切口通常止于鼻翼沟外侧 3 点或 9 点处。

鼻翼皮肤切除 3~4mm 或更少时，鼻翼 - 面颊交界处切口不需要也不应该过于偏外（鼻翼沟之上）。过度向外扩展切除皮肤无助于矫正，且可能危及对鼻尖皮肤的血供至关重要的侧鼻动脉分支，也会增加瘢痕的显露。鼻翼楔形切除的切口通常止于鼻翼沟外侧 3 点或 9 点处。切口上下缘的不等长椭圆形切除，以易于伤口的关闭。

最终，根据鼻槛的形状与轮廓以及拟行切口的长度，定制设计每侧鼻翼基底切口，穿经过鼻槛最隐蔽的位置。调整切口穿经鼻槛的内 - 外方向位置，以最大限度地减少对鼻槛正常解剖和曲度的破坏。

> 根据鼻槛的形状与轮廓以及拟行切口的长度，定制设计每侧鼻翼基底切口，穿经过鼻槛最隐蔽的位置。

鼻翼基底切除的测量和标记

精确标记鼻翼基底切除必须用非常精细的皮肤画线笔和卡尺。记住 1~1.5mm 误差（宽头画线笔即有此宽度）就可能导致明显的不对称。

图 13-3　A　B

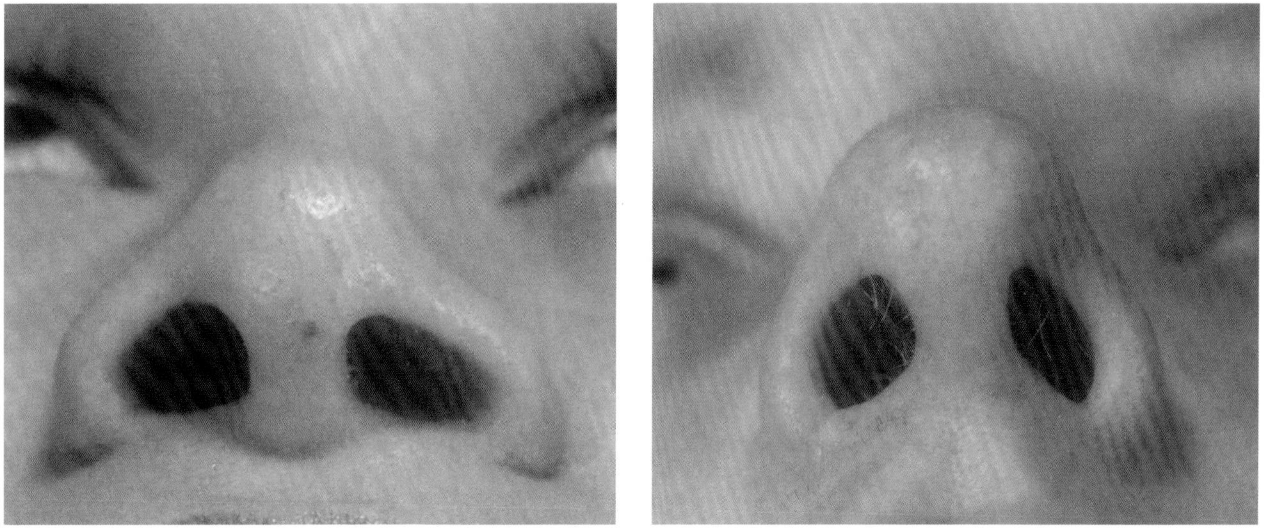

首先标记鼻翼楔形切口下缘，位于鼻翼沟（虚线）上方 11~1.5mm 处，外侧止于鼻翼沟 9 点位置和内侧止于鼻槛缘下方 2~3mm 处（图 13-4）。皮肤切除少于 31~4mm 时，缩短外侧切口，止于鼻翼沟 7 点或 8 点位置。用卡尺测量鼻翼中部的拟行切除宽度（或高度）并点状标记。经此点画出上缘切口，外侧与下缘切口汇合，内侧止于鼻槛下方 2~3mm（图 13-5）。

选择最适宜的切口位置穿经鼻槛，以最低限度破坏鼻槛的正常解剖。通常，避免切除鼻槛下方鼻翼沟精巧移行区域内侧的前庭或鼻槛组织（图 13-6）。前庭切口位于皮肤切口线外侧，以保留此区域作为一部分内侧皮瓣。卡尺测量鼻槛 / 前庭拟行切除的宽度，并在鼻槛上标记两点，确定切除宽度。注意鼻槛下方皮肤切除线尾端的位置（图 13-6，箭头），试图由皮肤的切除抵消前庭的切除，从而避免线性瘢痕。依据鼻槛上两点的宽度，画出适宜的椭圆形进入前庭。最终，弯曲并延伸皮肤切除线与前庭切除线相连，将皮肤椭圆形和前庭椭圆形连为一体（图 13-7）。

此项标记拟行切除范围的技术完全汲取了 Sheen 的内侧皮瓣相同的原理，只不过是 Z-改型原理的另一种应用。由皮肤椭圆形抵消前庭椭圆形（或切口线穿经鼻槛的位点），形成一个皮瓣，并防止线性瘢痕穿经鼻槛形成切迹。原则上，始终尝试将所需要的前庭椭圆形，置于相对于皮肤椭圆形更为偏外侧的方向及位置，以保护鼻槛内侧组织。此外，设计好皮肤

由皮肤椭圆形抵消前庭椭圆形（或切口线穿经鼻槛的位点），形成一个皮瓣，并防止线性瘢痕穿经鼻槛形成切迹。

图 13-4

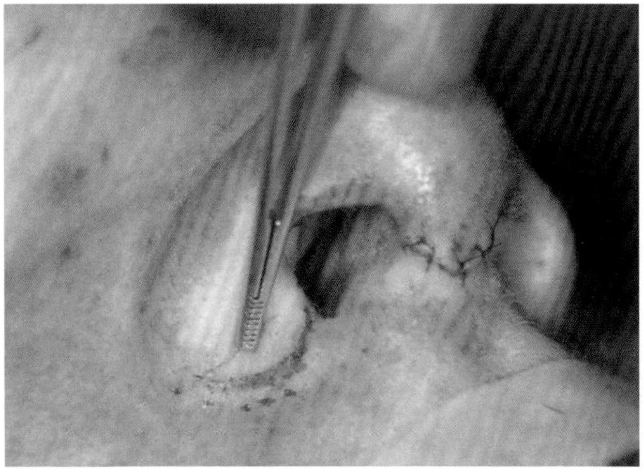

图 13-5

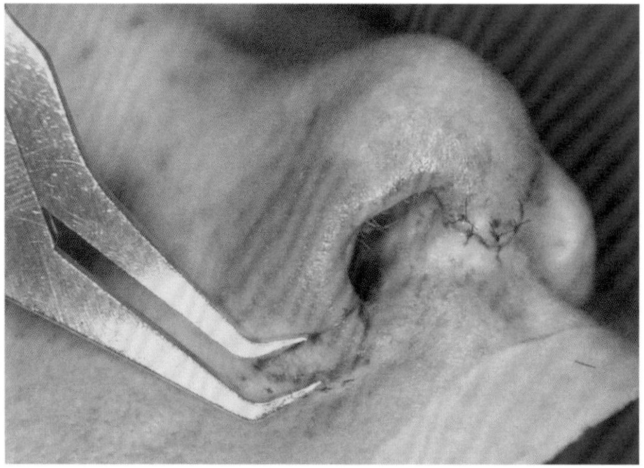

图 13-6

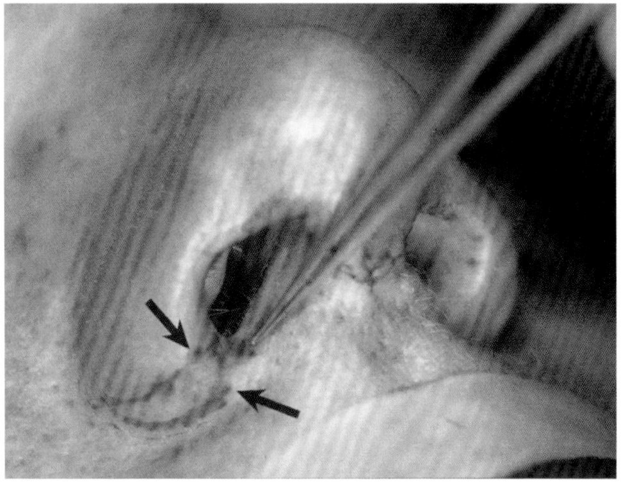

图 13-7

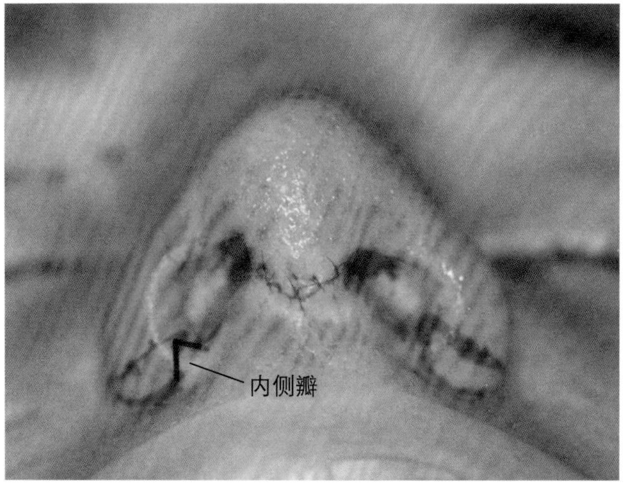

与前庭的切除比例，以确保沿鼻孔缘有相对充裕的软组织量。鼻孔缘相对充裕的软组织，包括皮下组织及肌肉，可确保伤口外翻缝合，最大限度地减少切迹的风险。

若不需要切除前庭，皮肤切除止于鼻槛下方（图 13-8A）。在许多初次美容鼻整形中，都需要轻至中度缩窄鼻翼基底或仅减少鼻翼基底外展，该项优秀技术将对鼻槛精细区域的破坏或瘢痕形成降至最低（图 13-8B 和 C）。

图 13-8

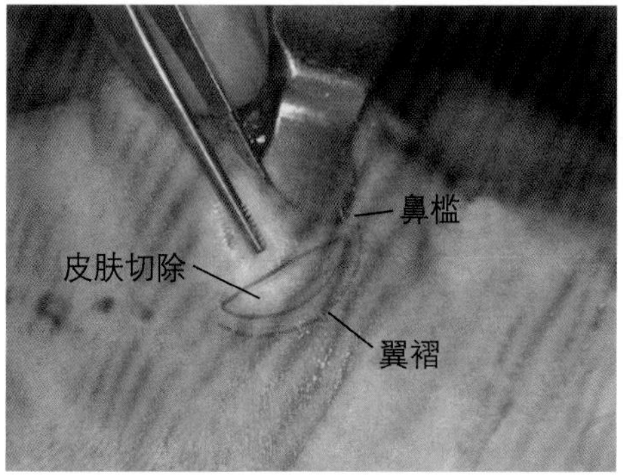

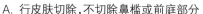

A. 行皮肤切除，不切除鼻槛或前庭部分

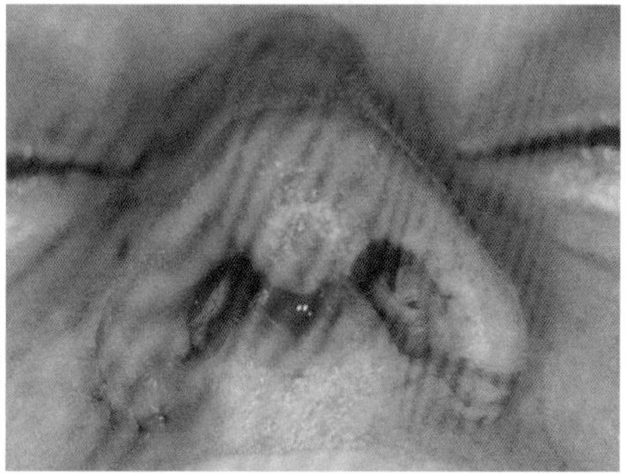

B

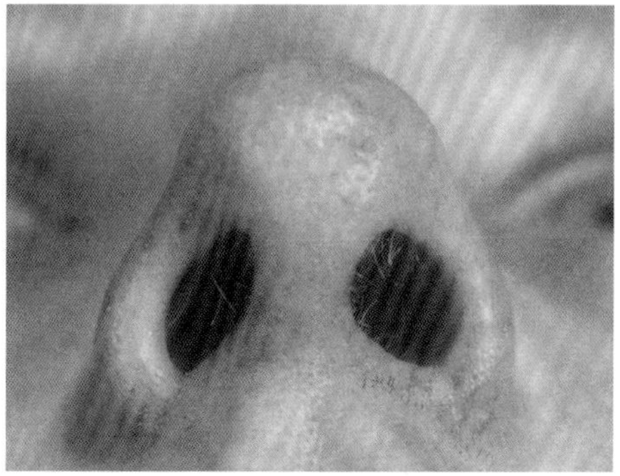

C

图 13-9

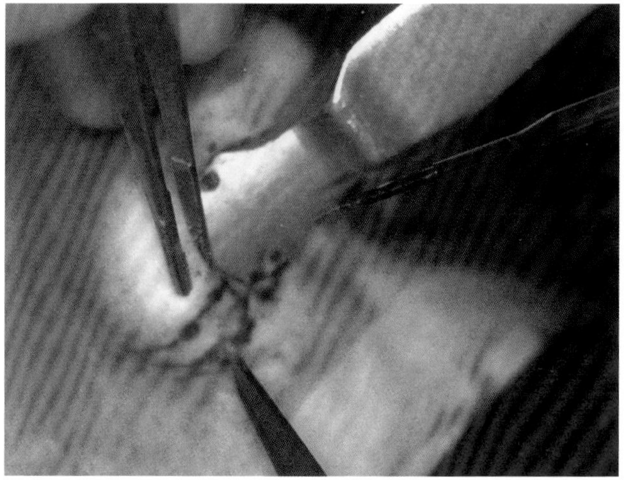

鼻翼基底切除的手术技术

鼻翼基底的精确切除要求精确地标记、稳定组织、切开及关闭。标记后，注射含有肾上腺素的局麻药物，在开始切除鼻翼之前，至少等待 5 分钟。鼻孔内置入鼻翼稳定器械，以最佳显露及稳定术区，同时解放术者双手，助手在稳定器械上施压，外推切除区域，压平并稳定组织，同时更好地显露切口线（图 13-9）。

术者用 Brown 钳稳定鼻翼外侧，采用 11 号 Bard-Parker 刀沿标记线仅切开皮肤。常见错位是，切口切割过深，累及切口深层的肌肉及随后的切除，产生相对组织缺损，形成切迹。初始阶段仅仔细切开皮肤（图 13-10A）保留下方的肌肉（图 13-10B），以提供组织填充椭圆形切口深部，避免死腔血肿和继发的收缩和

保留鼻翼基底切除区深层所有的肌肉是避免术后切迹的重要原则。

图 13-10 A B

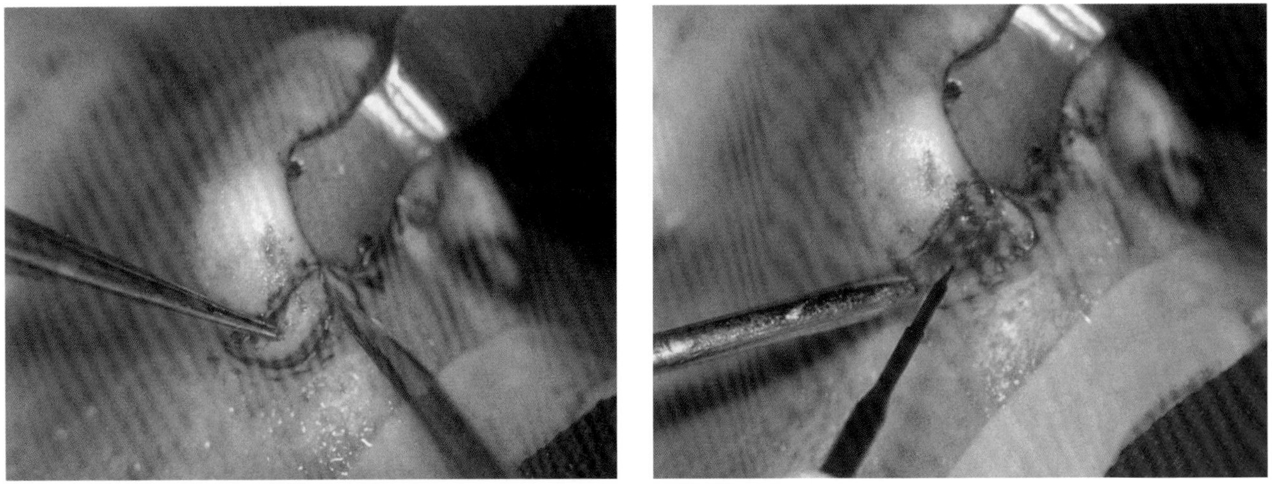

切迹。保留鼻翼基底切除区深层所有的肌肉是避免术后切迹的重要原则。不管切除区域多宽，保留肌肉的体积，极少引起过度饱满，而切除肌肉常导致切迹。

对合鼻翼基底椭圆形区的深层组织很重要，可以消除创面深处的死腔，以免其积液、纤维化及挛缩，导致切迹。

完成切除后，切口深层可见肌肉，皮肤与前庭联合椭圆形切除的内侧切缘长度长于外侧缘（图 13-11）。对合鼻翼基底椭圆形区的深层组织很重要，可以消除创面深处的死腔，以免其积液、纤维化及挛缩，导致切迹。用 5-0 可吸收线（我更喜欢铬肠线），正对鼻槛顶点，在两侧真皮深层和深面肌肉之间反向缝合（图 13-11，箭头）。若缝合妥当，锋线打结时，鼻槛准确对合，鼻槛缘处的切口两侧的组织明显外翻（图 13-12）。若未能完美对合与外翻，重新缝合。切除较宽者，可能需要在更偏外侧加缝一针，以利于更好地对合。

椭圆形切口内、外侧缘的长度差，常在初始深层缝合后自行矫正（图 13-11，图 13-12）。若第二针深层缝合后仍不等长，由外侧开始缝合，逐渐缝向内侧，通常可以矫正长度差。最后用圆尖针带 6-0 聚丙烯线缝合皮肤，可减少出血，并在术后沿着缝合线引流积液（图 13-8B）。术后第 4 或 5 天拆线，防止缝线引起的鼻翼沟处切割线痕。

花费 5 分钟的时间再次切除，好于初始就过度切除，产生不可矫正的畸形。

关闭一侧后，重新评估矫正的程度及与健侧的对称度，如有需要调整另一侧的标记（图 13-13A）。术前原有的鼻孔严重不对称（图 13-7）一般不会完全矫正（图 13-13B），尽管鼻翼基底对称性良好；因此，识别鼻孔不对称形态及术前与患者讨论可能矫正的程度非常重要。

图 13-11

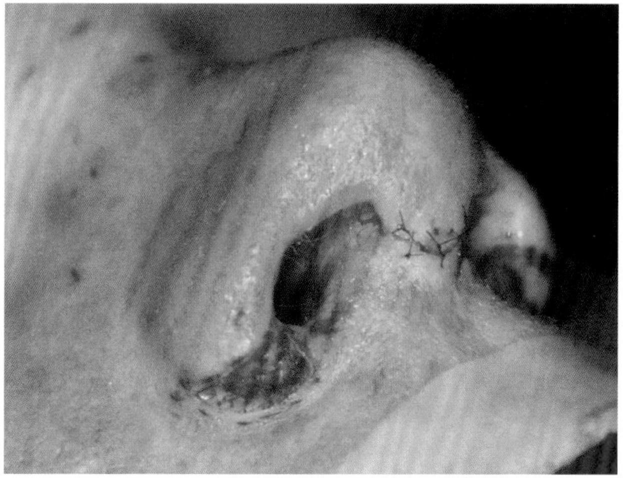

图 13-12

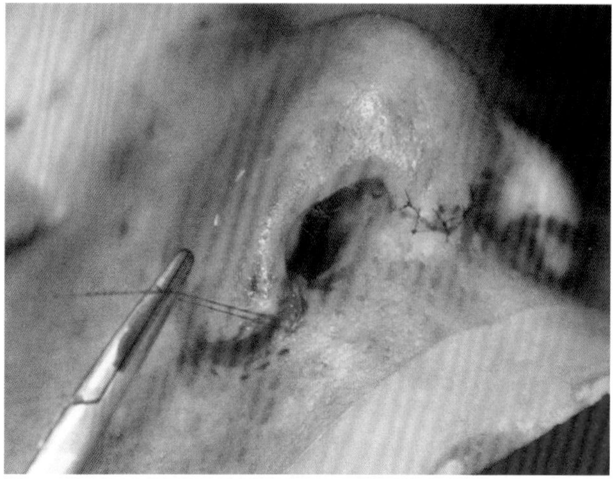

图 13-13　A

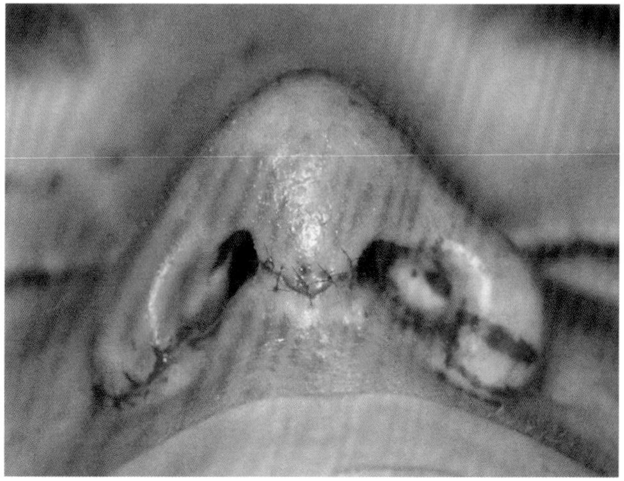

B

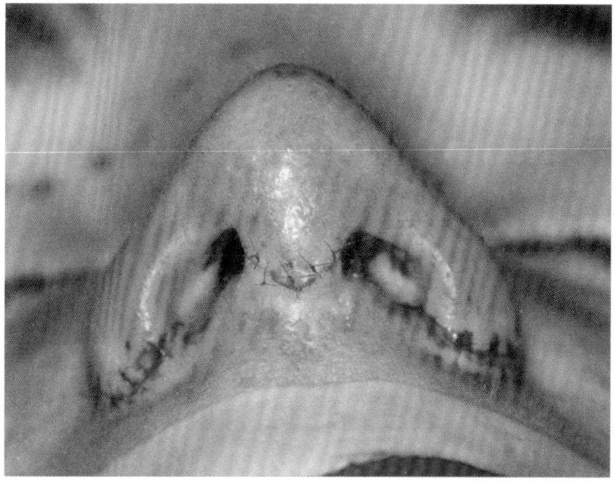

在此患者，上颌骨轻度发育不良且两侧不对称，导致鼻翼基底及鼻孔不对称。至少每三个病例中就有一个，我会拆除某一侧缝线，略微切除或调整，以改善对称。花费 5 分钟的时间再次切除，好于初始就过度切除，产生不可矫正的畸形。

鼻翼基底填充

鼻翼基底填充的详细讨论未纳于本章的范畴，但是某些基于个人经验的想法可能会有所裨益。当上颌骨明显发育不足且不需要或不接受上颌前推术时，填充鼻翼基底深面的上颌骨可以改善低平外观及鼻翼 - 面颊交界处鼻翼沟区域的过深。我个人认为，若不联合其他延长鼻翼拱中间臂（内侧及中间脚），大多数的填充不会明显增高鼻尖突度。仔细权衡鼻翼基底填充的适应证与远期效果的可靠性及潜在弊端和并发症。虽然鼻翼基底填充对某些初次鼻整形有令人心动的效果，但依然没有一项高度可靠、长期有效、弊端最少的鼻翼基底填充技术。

鼻翼基底填充少量软骨根本不会产生明显的效果。大块儿软骨，例如肋软骨，则过于坚硬，感觉不自然，而且即使缝合固定，亦有远期变化无常的移位的趋势。所有的非自体材料，包括硅胶、膨体（Gore-Tex™）以及各种丝网片等也有类似的弊端，况且若长入的组织发生感染，可能难以取出。

■ 初次鼻整形中的前庭衬里

前庭衬里是初次鼻整形中最重要却被忽视的组织之一。

前庭衬里是初次鼻整形中最重要却被忽视的组织之一。在降低性鼻整形的初期（不幸的是，有时是最近），软骨切除联合前庭衬里切除产生明显的气道狭窄畸形。结果，很多外科医生记住了“任何理由也绝不切除衬里”的信条。绝不切除衬里的信条，虽然好过始终切除衬里，但其所遗留的松垂黏膜，或产生的切口关闭不良，导致延期愈合及狭窄，一样可以产生前庭关键区域的阻塞。

绝不切除衬里的信条，虽然好过始终切除衬里，但其所遗留的松垂黏膜，或产生的切口关闭不良，导致延期愈合及狭窄，一样可以产生前庭关键区域的阻塞。

鼻部中、下 1/3 软骨支架结构的修整，常在无形中改变了前庭黏膜与修整后软骨支架的关系。设计初次鼻整形方案时，需要预估拟行的软骨塑形及重新定位对前庭黏膜的相关改变的结果。此外，术者应该设计前庭黏膜塑形及调整的幅度与拟行鼻尖软骨塑形或其他操作的幅度要一致。

数代外科医生从他们导师那里学习到了特定区域的鼻衬里在手终之前并不需要缝合关闭。例如在驼峰截除后的前庭背侧黏膜，以及软骨内切口或经软骨切口。在大量的鼻整形

图 13-14

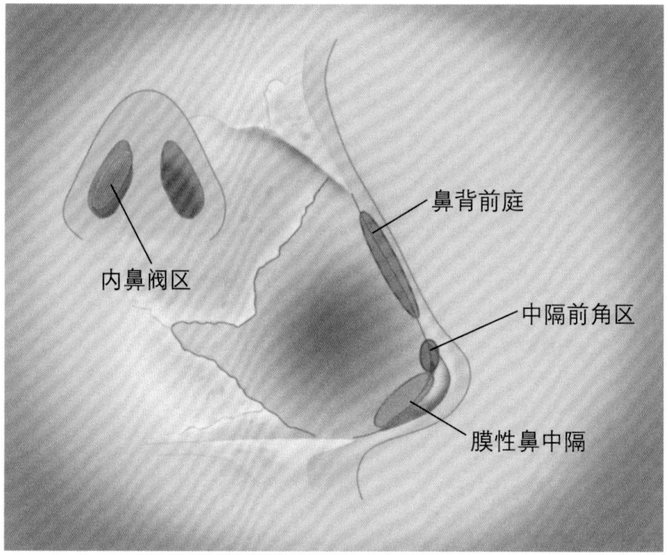

实践中，实施缝合的技术难度和需要付出额外的时间等，可能促进了上述逻辑的发展。在现代鼻整形中，可控性和可靠性至为关键，形成一期愈合而非延迟愈合，以便彻底掌控效果的关键步骤是精确地关闭所有衬里切口。

在现代鼻整形中，可控性和可靠性至为关键，形成一期愈合而非延迟愈合，以便彻底掌控效果的关键步骤是精确地关闭所有衬里切口。

关键区域的黏膜管控

在特殊解剖区域，衬里的塑形会影响美学效果和气道功能(图 13-14)：

1. 前庭背部。
2. 膜性鼻中隔(贯穿切口的区域)。
3. 鼻中隔角区域(软骨间切口与贯穿切口的交界处)。
4. 软骨间切口区域(内鼻瓣)。

关闭切口时，依照上述区域排列次序，精确缝合重新对合切口，增加了可控性及远期可靠性，同时极大减少了前庭挛缩的几率。鼻整形术中，特定的操作可能导致黏膜冗余或错位，术者在关闭切口时必须予以调整。依据所罗列的次序关闭会逐步将黏膜移向头侧，持续评估内鼻瓣区域相对冗余度，直到最终精准地切除，重建内鼻瓣的精细解剖结构。

前庭背部

鼻背各组分切除大于 3mm，通常会导致前庭背部所保留黏膜的冗余。鼻背复合切除 3mm 或更为常见的鼻背驼峰(上外侧软骨和鼻中隔)去除会同时切除一些前庭背部黏膜。鼻背各组分切除(参见第 7 章)，鼻背上外侧软骨和前庭背部黏膜横转向外侧，保留了完整的前庭背部黏膜。处理所保留黏膜的选项包括：①切除后重新对位缝合；②用做鼻背扩展移植物；或③将黏膜垂入前庭背部。

鼻背拟行切除 3mm 或更多(极少)时，要么将多余的黏膜用作扩展移植物，要么将之切除及重新对位缝合，以免多余的黏膜阻塞前庭背部。一般用 5-0 可吸收线对位缝合前庭背部黏膜(复合或部分切除术后)，避免延迟愈合所导致的前庭背部狭窄和罕见的鼻背假性囊肿。

膜性鼻中隔

> 术者在切除中隔尾端以缩短鼻部或调整唇鼻角（鼻小柱-上唇）时，应该切除等量的黏膜与中隔，以维持鼻尖的预期位置。

术者在切除中隔尾端以缩短鼻部或调整唇鼻角（鼻小柱-上唇）时，应该切除等量的黏膜与中隔，以维持鼻尖的预期位置。将多余的黏膜留于膜性鼻中隔区域会促使鼻尖复合体再度下降，除非由内侧脚至中隔尾端置入突度控制缝合（PCS）将之固定就位。仔细考量任何中隔尾端和黏膜的切除，并保守切除，因为该区域的过度切除是某些最明显且难以矫正的继发畸形的常见原因，例如鼻小柱退缩，鼻小柱悬垂，或鼻尖下小叶或鼻小柱的不对称。

在前-后方向及头-尾弧度上改变鼻尖复合体的突度及旋转度时，膜性鼻中隔的黏膜随着整个鼻尖复合体移动，重新调整与中隔尾端黏膜的相对关系。若有贯穿切口，置入PCS或鼻尖旋转缝合改变整个鼻尖复合体位置后，重新定位导致膜性鼻中隔黏膜叠合，可能会发生膜性鼻中隔的交叠，可能需要修剪。

中隔角区域

> 位于软骨间切口和贯穿切口交汇处的鼻中隔角区域是前庭黏膜最重要的区域之一，各种不同的鼻整形措施都对其有影响。

位于软骨间切口和贯穿切口交汇处的鼻中隔角区域是前庭黏膜最重要的区域之一，各种不同的鼻整形措施都对其有影响。几乎在每一例鼻整形，该区域的前庭黏膜都会重新定位，特别是进行下列治疗措施时：

1. 减低中隔角背侧。
2. 鼻尖复合体头侧旋转。
3. 推进或后缩整个鼻尖复合体，以增加或降低冠状面的鼻尖突度。
4. 中隔尾端切除，缩短鼻部或调整鼻小柱-小叶角。
5. 矫正鼻背或中隔尾端偏曲。

中隔角黏膜（及其他区域的前庭黏膜）的管控包括九条基本原则：

1. 手术初期保护所有黏膜。
2. 定位及固定（尽可能）所有支架构件。
3. 若有贯穿切口将之关闭。
4. 评估中隔角连接处的冗余黏膜。
5. 修剪存在冗余黏膜的区域，形成前庭衬里平滑的解剖性轮廓。
6. 若有软骨下切口将之关闭。
7. 评估内鼻瓣区域的黏膜冗余度。
8. 若需要去除内鼻瓣区域多余的黏膜，可做一软骨下切口。

9. 精确关闭切口，形成正常解剖复位和一期愈合。

修剪多余的前庭背部黏膜时，特别是在鼻整形早期，多保留中隔角附近的黏膜和稍之再予以评判。若鼻尖突度增高，保留的黏膜是鼻尖前庭衬里充足所必需的，并且在鼻尖突度增高时被拉向前方。关闭贯穿切口后(如果存在)，评估最低限度回缩鼻尖时中隔角区域的冗余。若存在冗余，在冗余区切除一小三角形，注意避免将切除范围延伸至沿着上外侧软骨尾缘的内鼻瓣区域，用 5-0 铬肠线精准缝合黏膜。

软骨间切口区域（内鼻瓣）

绝大多数初次鼻整形，术中上外侧软骨尾侧缘和下外侧软骨头侧缘之间区域（内鼻瓣区域）的黏膜产生变化。该区域的冗余或狭窄会明显损害气道功能且极难矫正。下列每一项鼻整形措施都会引起该区域前庭衬里的重新定位：

1. 鼻翼软骨头侧切除。
2. 鼻尖复合体头侧旋转。
3. 切除上外侧软骨尾侧缘（或卷轴区）。
4. 切除中隔尾端延伸至中隔角。
5. 推进或后缩鼻尖复合体，增高或降低冠状面上的鼻尖突度。

管控软骨间切口区域的前庭黏膜包括七条基本原则：

1. 手术初期保护所有黏膜。
2. 定位及固定（尽可能）所有支架构件。
3. 若有贯穿切口将之关闭。
4. 若有软骨下切口将之关闭。评估中隔角连接处的冗余黏膜。
5. 评估及矫正中隔角区域的松垂黏膜。
6. 评估内鼻阀区域上外侧软骨尾侧缘剩余的冗余，并适当调整，形成前庭黏膜平滑的解剖形轮廓。
7. 精确关闭切口，形成正常解剖复位和一期愈合。

最重要的是，在其他所有切口关闭之前，不要修剪内鼻瓣区域的黏膜。

最重要的是，在其他所有切口关闭之前，不要修剪内鼻瓣区域的黏膜。关闭其他所有的前庭切口会将衬里头侧移位。只有在此之后才能精准评估软骨间切口区域可能的冗余。若内鼻瓣区域有明显黏膜冗余，但是视觉上不明显，则没必要也不应该切除黏膜。轻度的冗余黏膜术后可以收缩及重新分布。

■ 关闭切口

关闭是鼻整形术的最终步骤。既往，很多外科医生忽视了关闭的重要性。事实上，某些医生声称没有必要关闭鼻整形切口。

关闭切口是鼻整形中最重要的步骤之一。此项动态操作可通过影响一期愈合或由于牵拉等，对支架各组成部分的位置有重大影响。切口未关闭或者关闭不良，会导致二期愈合而非一期愈合。精准关闭伤口是后期影响瘢痕挛缩的少数可控因素之一。一期愈合的影响难以预测，二期愈合的影响则根本无法预测。专注于鼻整形切口的缝合较为合理，可保护及预测鼻整形其他操作的远期效果。

> 关闭切口是鼻整形中最重要的步骤之一。此项动态操作可通过影响一期愈合或由于牵拉等，对支架各组成部分的位置有重大影响。

次序

鼻整形切口关闭的合理次序，增加了评估内鼻瓣区域冗余度及其对气道功能远期影响的准确性。在大部分初次鼻整形，术者应该按照下列次序关闭切口：

1. 贯穿切口
2. 软骨下切口
3. 经鼻小柱切口
4. 软骨间切口

每一切口的关闭（依序）会将衬里向头侧移位。只有在其他所有切口都关闭之后，才能准确地评估软骨间切口区域的黏膜冗余。

> 在大部分初次鼻整形，术者应该按照下列次序关闭切口：
> 1. 贯穿切口
> 2. 软骨下切口
> 3. 经鼻小柱切口
> 4. 软骨间切口

贯穿切口

贯穿切口的关闭确定了中隔尾端与鼻小柱的相互关系，并且可以影响鼻尖突度和旋转度。关闭切口的关键点是贯穿切口与软骨间切口在中隔角的交汇点。此处缝合偏差或错位会导致前庭背部及内鼻瓣区域明显狭窄。

> 贯穿切口的关闭确定了中隔尾端与鼻小柱的相互关系，并且可以影响鼻尖突度和旋转度。

对齐贯穿切口顶端的黏膜（鼻中隔角附近）并用4-0或者5-0铬肠牵引缝合线在鼻中隔角包绕缝合膜性鼻中隔和鼻尖黏膜（图13-15）。打结后，标记缝线的一端，将之上提，确定膜性鼻中隔黏膜的交叠或将松垂。仅将上述区域黏膜保守去除。

持续向上牵拉中隔角处的缝合线，用5-0铬肠线分别精确地缝合贯穿切口的两侧。贯穿缝合关闭贯穿切口并不确切，且不能精确调整常见的黏膜两侧不对等，特别若有中隔尾端

图 13-15

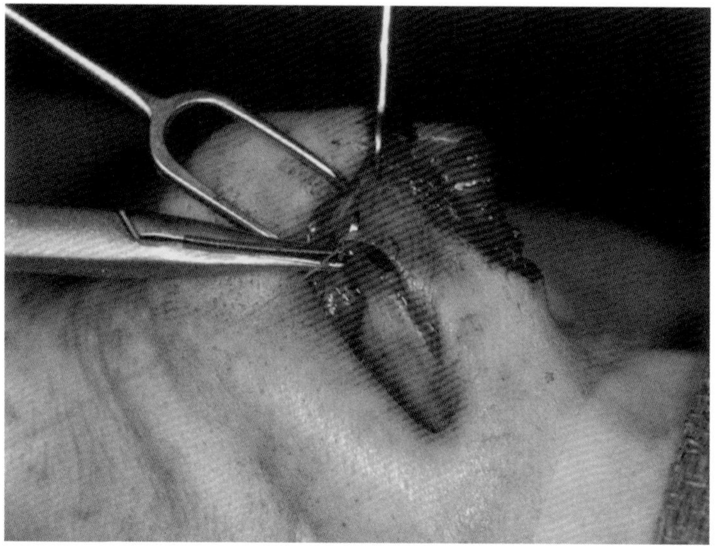

偏曲时。连续缝合(图 13-16A)患者触及线结最少,且利于术后积液的排出,但是,如果助手在由中隔角开始缝合至整个缝合过程中,没有持续向上牵拉,其可将鼻尖拉低。间断缝合(13-16B)能更精确地调整缝合,以弥补黏膜的重新定位。

间断缝合能够更精确地调整切口两侧黏膜的不对等(图 13-16A),但是线结容易粘集残渣,术后患者可触及。若两侧长度差异较小,连续缝合关闭可最大限度地避免上述麻烦(图 13-16B)。使用连续缝合时,保持初始牵引缝合时的向前牵拉,直至打结,以免缝合张力将鼻尖向后方牵拉。5-0 铬肠线可提供足够力度以关闭贯穿切口,且无需过大的直径或过长的寿命。缝线过粗或者吸收时间过长会引起不必要的麻烦。

若 PCS 定位固定软骨各部分,且黏膜修剪适当,贯穿切口可无张力关闭。因而过粗或者吸收时间过长的缝

图 13-16　A

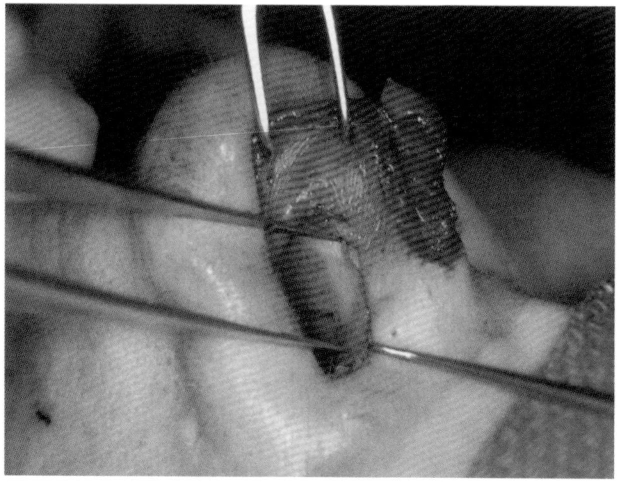

B

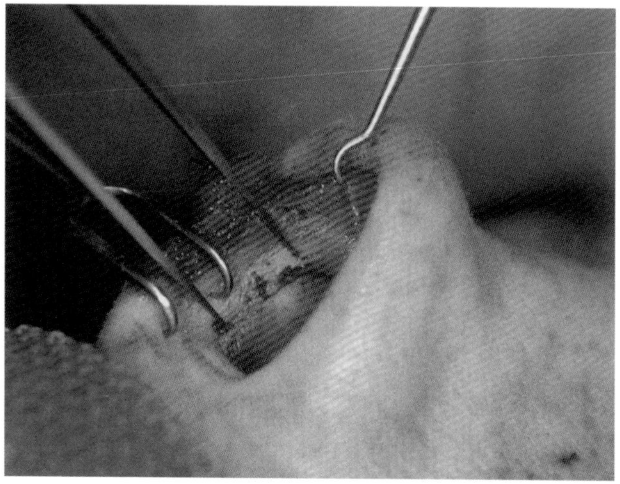

线只是增添麻烦及发病率。

鼻孔顶端区域缝合错位或针距过大，肯定会形成底位观鼻孔顶端扭曲——鼻孔顶端通常没有正常曲度，形成点状或尖顶状轮廓伴有鼻翼缘退缩。

软骨下切口

关闭软骨下切口明确了鼻翼缘皮肤 - 软骨间的关系，且影响鼻孔顶端的轮廓。亦可导致鼻翼复合体向头侧移位，改变了内鼻瓣处沿软骨间切口线的组织交叠。

关闭软骨下切口明确了鼻翼缘皮肤 - 软骨间的关系，且影响鼻孔顶端的轮廓。亦可导致鼻翼复合体向头侧移位，改变了内鼻瓣处沿软骨间切口线的组织交叠。

鼻小柱软组织瓣放置一单钩以防止钳夹损伤。将皮瓣上下牵拉，识别切口每侧鼻孔顶端点的确切位置。该位置就是关闭软骨下切口的最关键点。鼻孔顶端区域缝合错位或针距过大，肯定会形成底位观鼻孔顶端扭曲——鼻孔顶端通常没有正常曲度，形成点状或尖顶状轮廓伴有鼻翼缘退缩（图 13-17，左侧鼻孔）。

图 13-17

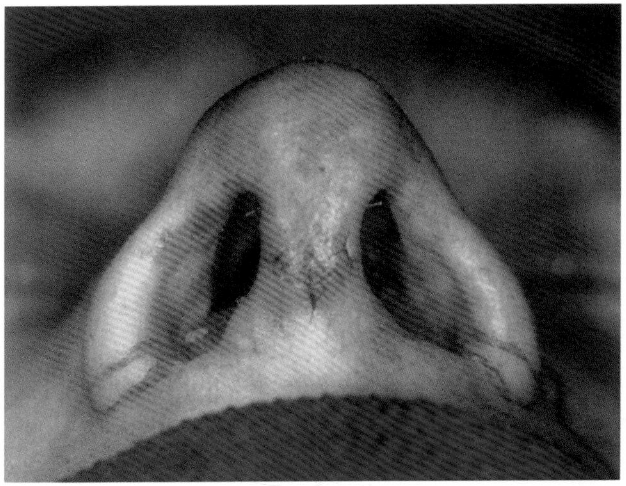

用 5-0 可吸收线以极小的针距分别穿行软骨下切口的两边，间断缝合鼻孔顶端（图 13-18A 和 B）。试图一针跨越两边缝合，或试图在经鼻小柱切口缝合后再关闭，几乎不可能正确对位缝合。鼻孔顶端的技术错误或错位缝合常常形成该区域的畸形（术者秀其最佳案例时，特别关注该区域底位观）。

鼻孔顶端的技术错误或错位缝合常常形成该区域的畸形。

随之，钳夹鼻尖前庭黏膜前后移动，确定平滑闭合软骨下切口的最佳位点。通常，夹持鼻尖前庭黏膜切口偏头侧一边的外侧，将之向前轻轻牵拉（因为其在切开后向后下垂），以利于妥善关闭。外侧缝合一针（图 13-19），然后在其与鼻孔顶端缝合之间加缝一针（图 13-20）。向内，沿鼻小柱外侧缘，则在关闭经鼻小柱切口后，再最终缝合，以便准确对合鼻小柱侧缘。完成关闭后（图 13-21），所有区域的衬里都应该平顺一致对合良好。

经鼻小柱切口

关闭经鼻小柱切口重建了鼻小柱软组织的关系，且影响经鼻小柱瘢痕的质量。

关闭经鼻小柱切口重建了鼻小柱软组织的关系，且影响经鼻小柱瘢痕的质量。

经鼻小柱切口深面的死腔积液及收缩，有形成切迹的风险。缝合皮肤前，对合鼻小柱深层组织消灭死腔，避免其积液及随之机化收缩。对合深层组织也会减少皮肤缝合张力、阻止瘢痕变宽，特别是明显抬高鼻尖突度抬高的治疗之后。

用 5-0 可吸收线非常精准对合鼻小柱深层软组织，但不要携带真皮层（图 13-22A）。若缝线携带真皮，反应较多，延长瘢痕发红时间。深层缝合后，皮肤缘应该无张力对合，因此，

图 13-18　A

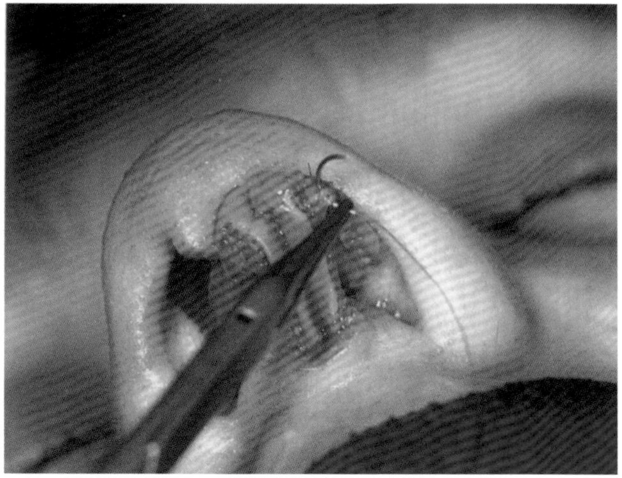

B

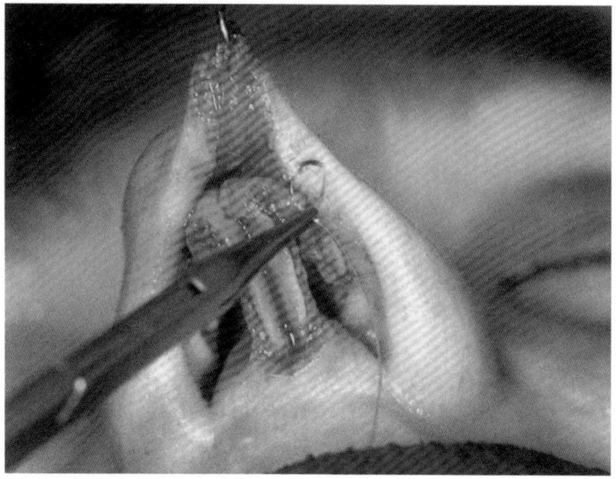

图 13-19

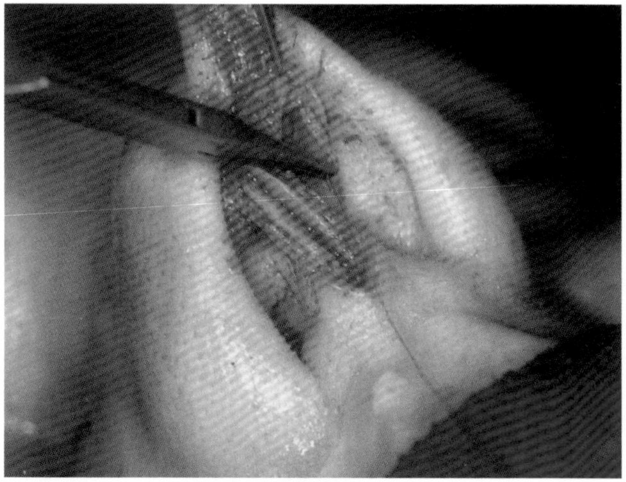

图 13-20

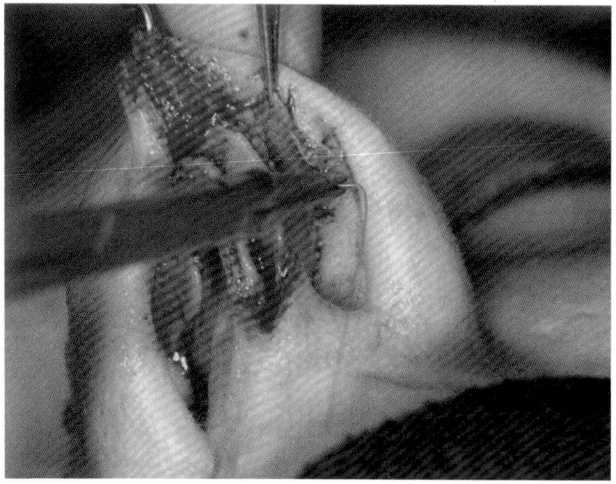

图 13-21

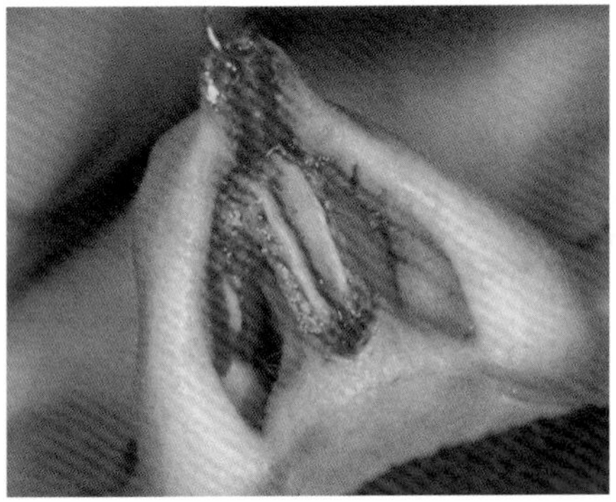

图 13-22　A　　B

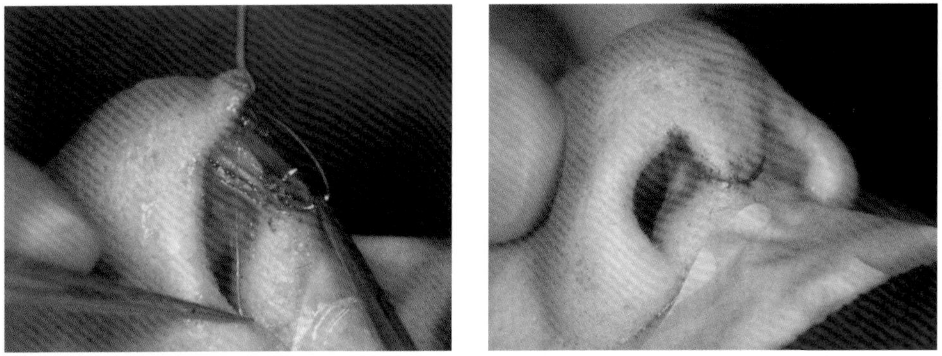

皮肤缝合仅是对齐切缘(图 13-22B)。若鼻整形明显增加了冠状面上的鼻尖突度,经鼻小柱切口处将会承受更大的张力,长效可吸收线缝合是一很好的折中,虽然其反应略重及瘢痕发红时间延长。

最后用 6-0 单丝线在放大镜下精准缝合皮肤(图 13-23A),圆尖针创伤小并且避免锐针导致的出血。避免的线结过紧以防擦伤及再上皮化("轨道")。关闭皮肤后(图 13-23B),最

图 13-23　A　　B

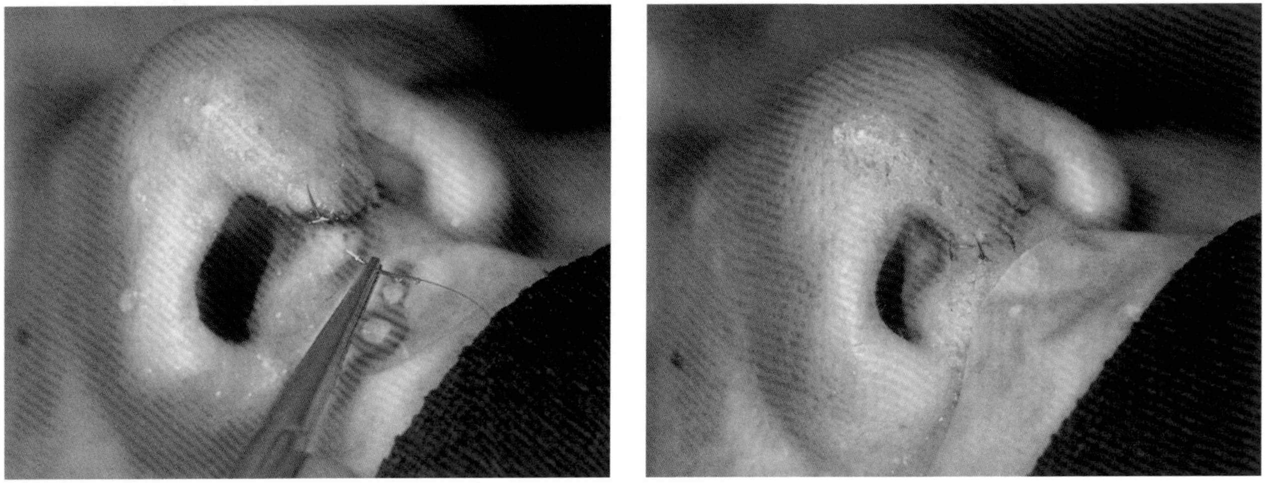

图 13-24　A　B　C

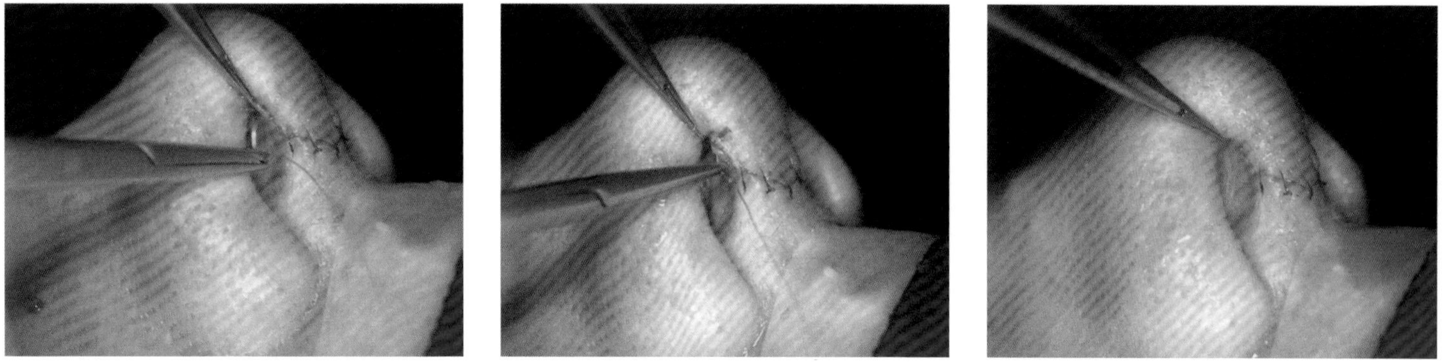

终用 5-0 可吸收线缝合鼻小柱侧面两边的软骨下切口线(图 13-24A~C)。

软骨间切口

上述关闭完成后,再关闭软骨间(或者若有软骨下)切口,以准确评估其他切口完全关闭后,内鼻瓣组织的冗余量和轮廓。

上述关闭完成后,再关闭软骨间(或者若有软骨下)切口,以准确评估其他切口完全关闭后,内鼻瓣组织的冗余量和轮廓。缝合此处时,精准地裁剪软骨和黏膜,将内鼻瓣的畸形和功能障碍降至最低。

在闭合的软骨下切口头侧的鼻翼缘置入 12mm 宽的双钩,轻柔暴露软骨间切口线。用镊子将黏膜头侧端舒平,同时彻底放松拉钩。评估鼻中隔角处黏膜的冗余,若有明显冗余,保守切除一小三角形黏膜(图 13-25A)。保留轻度的松垂总是好于过度切除衬里。放松拉钩,连续按压鼻尖衬里头侧端以确定冗余存在的量,若没有软骨间切口,用相同的方法来评估黏膜的冗余。若存在明显的冗余黏膜(通常是在鼻缩短或鼻尖头侧旋转后),做一软骨间切口去除多余的黏膜。

保留轻度的松垂总是好于过度切除衬里。

用细尖标记笔精确标记重叠(冗余)黏膜,并用剪刀或手术刀适当修剪(图 13-25B)。非常保守的逐渐切除,以使该区域衬里达到完美流畅自然的形态。尽最大努力避免过度切除。

用 5-0 可吸收线间断缝合关闭软骨间切口(图 13-25C),由外侧开始,如同关闭软骨下切口时,略微向内推进鼻尖衬里。需要时重新分配衬里尽可能达到光滑平顺地关闭切口。

图 13-25　A　　B　　C

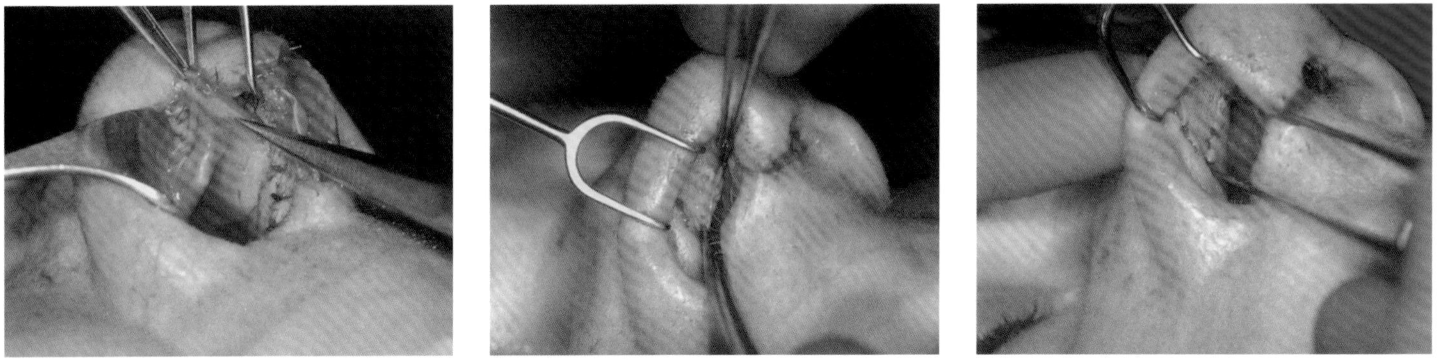

缝合回覆鼻尖上区较厚皮肤

鼻尖上区皮肤极厚的患者，行鼻尖上区切除后（不是在常规初次鼻整形），鼻尖上区域皮肤回覆后往往不能充分贴合。缝合回覆技术有时有助于更为有效地将较厚皮肤牵拉到鼻尖上区域，但是要求操作精准以规避不良问题。

必须先在鼻尖上区域向侧面广泛分离软组织，以使回覆皮肤可以适当横向分布而无侧面打褶。用 11 号刀在鼻尖上区鼻背每侧做一 1mm 微小穿刺孔（图 13-26A）。拇指和中指将鼻尖上区皮肤推至鼻背（图 13-26B），用 Keith 直针穿过皮肤和鼻背软骨，由对侧穿刺口退出。维持对皮肤的向后压力，打结 5-0 铬肠线（或单丝线），将线结埋于软组织深层（图 13-26C）。穿刺伤口可以自行愈合或用小胶带闭合。

此项皮肤回覆缝合技术毁誉参半。若缝合后出现任何皮肤扭曲或打褶，将之拆除或重新缝合。在常规初次鼻整形，侧面分离充分及胶带固定后，正常皮肤可恰当地回覆，无需应用该项缝合。该技术专用于鼻尖皮肤极厚且充分分离后亦绝不可能回覆者。

经皮截骨术的穿刺

2mm 锐性骨刀所制作外侧经皮截骨术的穿刺口，在包扎前仅贴小免缝胶带（Steri-strip）即可。无需缝合皮肤，其通常会产生较红的小瘢痕。若穿刺点出血或者裂开（提示某些技术问题），用单针 6-0 单丝或可吸收线间断缝合每一穿刺口。

图 13-26　A　B　C

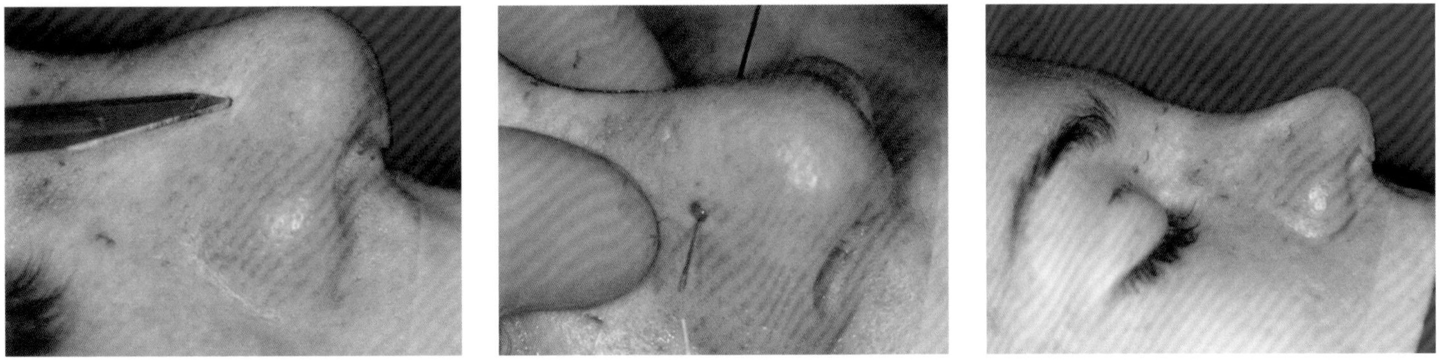

第 14 章 固定夹板和敷料

原则和基本理论

大部分鼻整形手术中都会将鼻内的前庭黏膜和黏软骨膜与软骨分离，掀起软骨支架表面的被覆软组织，并经常移动鼻骨。填塞固定、胶带和夹板(鼻内、外)的主要目的是重建黏膜、软骨和皮肤之间的结合；将软组织和鼻骨固定在适宜位置；消除软组织与深面支架结构之间的死腔。填塞和敷料固定也对软组织施加了压力，以减少术后的出血和水肿。

现代鼻整形术中，电凝和血管收缩剂联合鼻内夹板可吸收线固定彻底将鼻内止血，消除了对填塞固定的需要。

鼻整形敷料每一部分的使用理由都是由特定手术技术的后果演变而来。许多鼻内手术的经典技术都涉及广泛地分离，并产生了黏软骨膜的广泛破坏。由于精细缝合重建黏膜完整性又耗时技术要求又高，更为便利的方法是在鼻部使用填塞固定，“重新对合”衬里与软骨，以使衬里缺损或者“裸露区域”二期愈合。其也是治疗轻度手术出血的权宜之策。采用更复杂的技术，衬里缺如更为罕见，缝合修复衬里的完整性是取得可靠效果的前提。现代鼻整形术中，电凝和血管收缩剂联合鼻内夹板可吸收线固定彻底将鼻内止血，消除了对填塞固定的需要。

2:4:16

使用较大保护式骨刀经鼻内入路鼻骨外侧截骨，经常产生明显出血，并使鼻骨移动过大。需要鼻腔内填塞固定，以减少截骨时鼻内黏膜撕脱引起的出血，且需要鼻外夹板来定位及稳定移位的鼻骨。使用 2mm 小骨刀的经皮截骨术更为精确，限制了软组织损伤程度、出血量以及鼻骨的过度移位。极少需要鼻内填塞固定，且鼻骨的定位和稳定性极佳，无需鼻外夹板固定。

胶布固定的依据是，将被覆软组织贴附于深面的软骨及骨支架上以消除死腔，同时减少出血和水肿。在某种程度上，胶带具有“术后魔力”——其可以产生术中不可能获得的鼻尖的形态及位置。不幸的是,胶带对鼻尖形态及位置的作用短暂,只有术中塑形的效果才能长久。

鼻内夹板及填塞固定

鼻内夹板及填塞固定却是患者不适和发病率的主要原因。

鼻内夹板及填塞固定有四个目的:将中隔固定于特定位置,将黏软骨膜瓣贴附于中隔上或相互贴附,临时防止与对侧衬里裸露区域的粘连,以及减少出血。然而,鼻内夹板及填塞固定却是患者不适和发病率的主要原因。鼻内气道阻塞需要张口呼吸,导致鼻咽干燥。填塞物通常会产生口内不适的气味和味道。对患者来说,取出鼻内夹板和填塞物亦很痛苦,会额外消耗术者或工作人员的时间,且去除时会产生出血或黏膜撕裂。从降低发病率的实用角度看,在没有填塞或夹板即可获得同等或更好效果的条件下,若将两者去除更能满足医患双方的需要。

由于本书所有的鼻内技术都强调通过直接缝合修复鼻中隔和鼻甲黏膜的完整性,若这些技术运用合理,术终基本不会残留裸露创面。

由于本书所有的鼻内技术都强调通过直接缝合修复鼻中隔和鼻甲黏膜的完整性,若这些技术运用合理,术终基本不会残留裸露创面。我们的病例,只有不到 2% 的初次鼻整形需要鼻腔内填塞,只有在技术上无法彻底止血及恢复黏膜完整性时才需要填塞。

在初次鼻整形中,超过 95% 的病例使用可吸收线做连续或间断褥式缝合固定收紧鼻中隔,无需鼻腔内的夹板。

在初次鼻整形中,超过 95% 的病例使用可吸收线做连续或间断褥式缝合固定收紧鼻中隔,无需鼻腔内的夹板。偶尔,在同时切断中隔背侧及尾侧支撑软骨条联合鼻骨过度移动(常见于极重度歪鼻),需要鼻中隔广泛重建时,鼻内夹板可为中隔提供临时支撑以求安心。在所有可能性中,唯一有效的支撑是支撑性重建,即使用加强型板条移植物重建支撑软骨条,并紧邻其下褥式缝合对合黏软骨膜以稳定之(图 14-1)。

若需要鼻内夹板固定,我们的经验是连有通气管的软硅胶夹板功能最佳(图 14-2)。术后通气管很少完全撑开,因而转变功能,通过与鼻腔外侧壁及鼻甲相接触,成为鼻中隔的解剖型居中装置。仔细修剪夹板,使之与中隔匹配,以防止夹板折叠并便于移除。用抗生素软膏润滑夹板可能便于置入,由于软膏迅速消散,并不能对粘连或移除有明显作用。

仅有少于 2% 的初次鼻整形需要填塞,凡士林油纱填塞即可有效,亦可刮除纱布条上的石油制品凡士林,将之由少量的复方多黏菌素 B 软膏(Polysporin)代替。置入填塞物时,一定要避免将之塞入切口内或在支架和软组织之间挤入过多的软膏。在我使用填塞的寥寥几例患者,填塞期间我给予口服预防性抗生素,并在术后第 5 天将所有填塞物祛除,以减少中毒性休克综合征的风险。

图 14-1

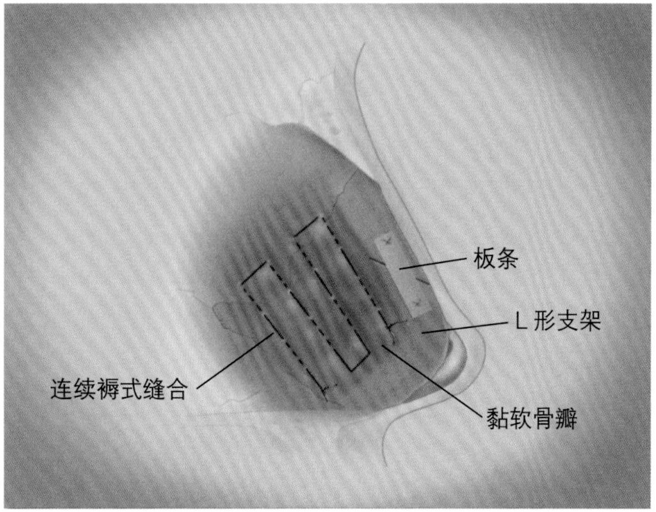

图 14-2

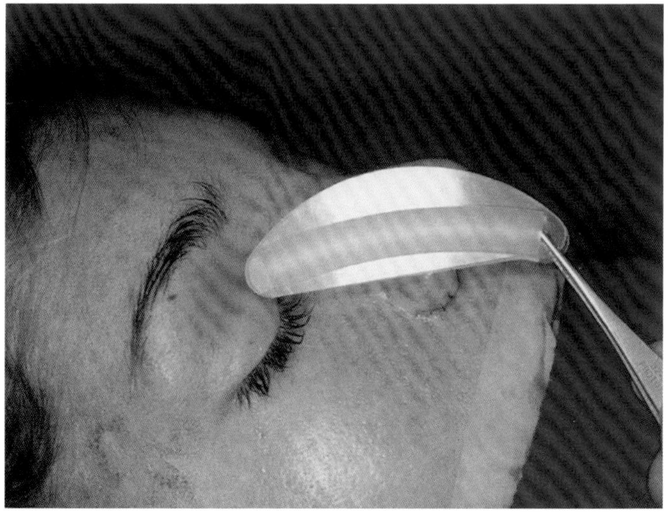

胶带加压、回覆及固定软组织

鼻背上应用胶带可能不会明显消除死腔或将组织贴附于支架，尽管术者的直觉认为其会奏效。纸质胶带是鼻夹板的有效基座，可防止夹板与皮肤直接接触造成粘连或磨损。安息香黏附剂与皮肤油脂结合后很快失效，某些患者会出现严重皮疹。Mastisol™ 黏附剂比其更为有效，而且似乎黏附的更好、皮肤刺激更少。然而，两者均非皮肤护理的适宜物品，因为其可堵塞毛孔，妨碍正常的脱皮和皮脂腺分泌物的消散。

> 鼻整形术终，“所见即所得”。胶带对鼻尖的塑形及定位，可能会让术者安心，但对最终效果的影响极为有限。

鼻整形术终，“所见即所得”。胶带对鼻尖的塑形及定位，可能会让术者安心，但对最终效果的影响极为有限。胶布固定可能真正有效的区域是鼻尖上区，该区域支架与软组织之间有明显的死腔。支架结构和被覆软组织之间存在明显的死腔。获得良好的鼻尖上转折的唯一最重要因素是，术中确保穹窿点高于中隔背部 7~8mm，而非依靠术后用胶带加压固定鼻尖上区。后者可能有助于消除某些死腔，但必须操作正确，以避免将皮肤挤压进入鼻尖上区域引起畸形。

鼻部胶带使用技术

为了提高效率，所有包扎材料都应放在单独的手术桌上，以便术终使用（图 14-3）。

图 14-3

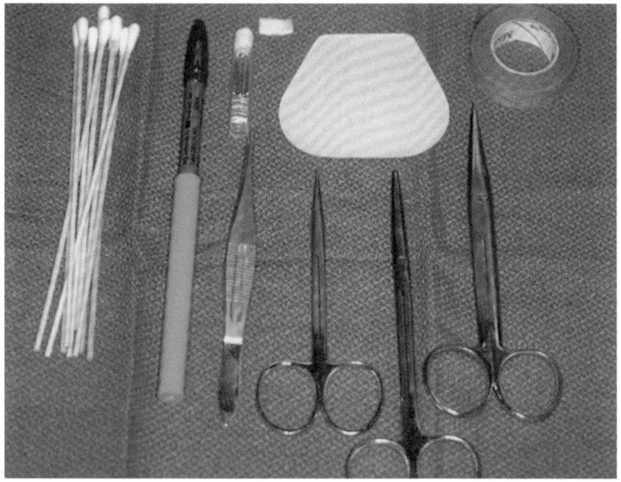

图 14-4

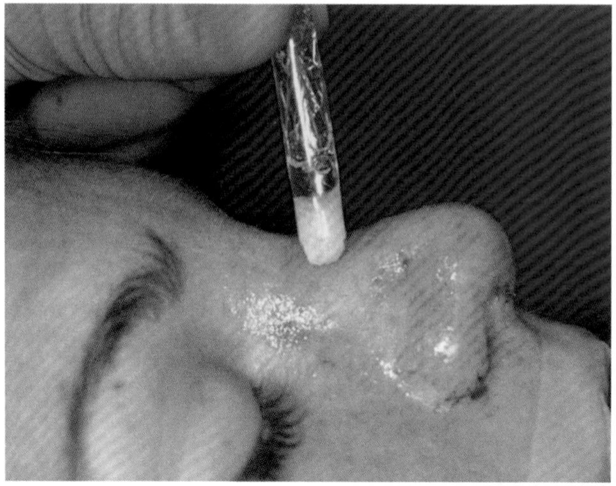

鼻部使用 Mastisol™,以便在出汗和皮肤分泌时保持黏附性。由于鼻整形并非是无菌手术,所以黏附剂或胶带的无菌性也不成问题。然而,液体胶黏剂还是应该被分置于单独的容器内,而非将喷头浸入原储容器中。或者,使用自给式推注器包装的 Mastisol™(图 14-4)。从无菌的观点,无菌胶带或免缝胶带完全没有必要。

我用过很多不同类型的胶带,更喜欢肉色的 Dermicel™ 胶带,因为它有足够的黏附性,且相对容易祛除,因此皮肤刺激最小,而且比其他显眼的敷料更为美观。大多数品牌的免缝胶带都过黏,去除时往往将皮肤牵拉离开支架,偶尔会导致皮下出血。

与其用预制式胶带,倒不如"任意剪裁"模式可以更精确地裁剪胶带。若实施了经皮外侧截骨术,修剪两细条胶带,作为"迷你免缝胶带",用 0.5mm 镊子将其覆于穿刺点(图 14-5)。从头侧开始,将胶带贴附于鼻部上、中三分之一处。

鼻尖胶带固定的通用方法是用一段长胶带(通常是在胶带上做一个 V 形切口),围绕鼻尖将之缩窄,然后向头侧牵拉胶带,将鼻尖抬高至适宜的位置。想用此方法获得良好的鼻尖上转折会适得其反,因为它会把皮肤挤压进入鼻尖上区域。鼻尖固定胶带前,先用一条胶带横向牢固地贴附于鼻尖上区(图 14-6)。必要时,可在此胶带下面放一小块泡沫垫或 Telfa,以增加鼻尖上区域的压力。然后再贴鼻尖胶带,但并非拉向头侧,而是将胶带贴于鼻尖,将鼻尖上区皮肤轻轻推向尾侧,同时将胶带向上贴于鼻尖上区(图 14-7)。该技术更为有效地

用胶布向头侧牵拉鼻尖以获得良好鼻尖上转折的方法会适得其反,因为它会把皮肤挤压进入鼻尖上区域。

图 14-5

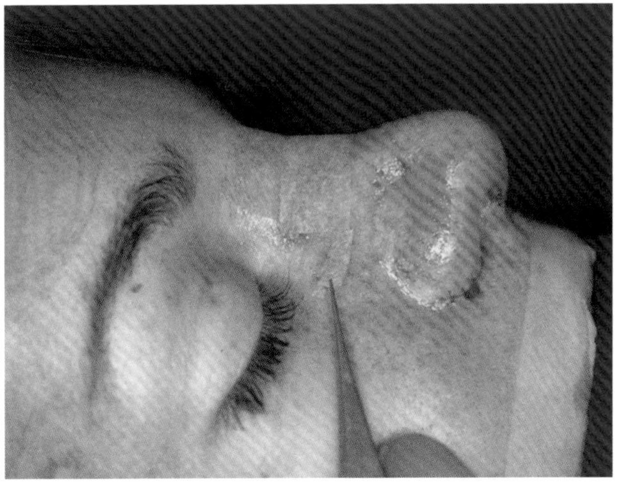

图 14-6

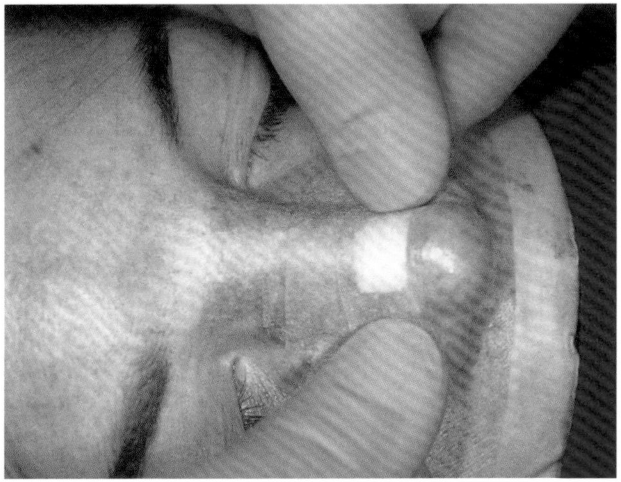

图 14-7

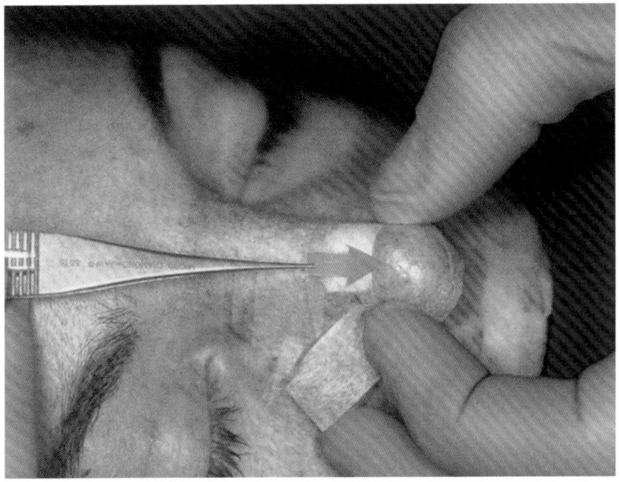

将皮肤平覆于鼻尖上区，避免了打褶，并更为有效地减少鼻尖上区的死腔。

鼻骨夹板固定

截骨术可能是鼻整形手术中最不精细准确、最无法掌控的技术之一，因此需要在术后使用夹板固定鼻骨。除了显然定位及稳定鼻骨之外，不可思议的理由有“夹板提醒患者他们历经了一次手术”。大多数鼻整形患者都清楚地知道他们经历了一次手术——不管有无夹板。夹板在术后早期可以提供某些程度的保护，但大多数夹板在 5 到 7 天内被移除，所以保护功能非常短暂。若鼻夹板有过什么真正的功能，就是在短期内将鼻骨固定于预期位置。

若鼻夹板有过什么真正的功能，就是将鼻骨固定于预期位置。

最权威的专家也难以获得及保持想鼻骨的预期位置。精细地实施截骨技术是影响鼻骨最终形态唯一的最重要因素。若要鼻夹板对鼻骨定位及稳定有预期的作用，则夹板必须：

最权威的专家也难以获得及保持想鼻骨的预期位置。精细地实施截骨技术是影响鼻骨最终形态唯一的最重要因素。

1. 足够薄，以使术者使用夹板时能够准确地对局部施压并且评估鼻骨位置。

2. 准确“贴附于”鼻骨特定区域，该区域需要施压影响鼻骨位置。若夹板施压于固定的上颌骨鼻突而非鼻骨基底，则无法可靠定位鼻骨。
3. 要么作为夹板要么作为“鼻部铸型”（夹板延伸超过鼻骨、上外侧软骨至鼻尖上区）。若其与上颌骨额突叠合或作为扩展铸型，则不能有效定位鼻骨。

笨重而厚的鼻夹板，附带厚衬垫、尼龙搭扣或其他材料，可能有权宜作用，但其绝不可能准确定位鼻骨，因为术者根本无法透过厚厚的夹板观察鼻骨位置的细微之处。

笨重而厚的鼻夹板，附带厚衬垫、尼龙搭扣或其他材料，可能有权宜作用，但其绝不可能准确定位鼻骨，因为术者根本无法透过厚厚的夹板观察鼻骨位置的细微之处。粗厚的夹板系统遮挡了鼻骨拱的形状和轮廓，如果更看重精准度和可控性，则为次选。

在尝试了几乎所有种类的鼻夹板材料后，我目前的倾向是，当鼻骨完全稳定并在截骨后处于良好位置时，至少 40% 的初次病例根本不需要夹板。未行鼻骨截骨则完全不需要鼻夹板。若截骨后，鼻骨基底位置有移动或轻微不对称，我就修剪一薄铝夹板以精确匹配鼻骨(由于夹板非常小)，仅将其覆于骨拱之上。我个人喜用夹板材料是，一种肉色的薄铝制夹板伴有带保护层的自粘面，数个供应商均有售。订购中型或大尺寸的并适度裁剪到适合的尺寸，一种尺寸即可适用所有鼻子。

鼻骨夹板的使用技巧

在皮肤轻微标记出外侧截骨线和鼻骨尾缘的轮廓。通过所勾勒区域的范围确定鼻夹板的尺寸。若夹板外侧延伸超出截骨线之外，则其施压于上颌骨额突而非鼻骨基底，因此无法有效作用于鼻骨基底位置。

将夹板材料置于鼻背，标记鼻骨尾侧范围，修剪夹板头 - 尾方向的尺寸与鼻骨的高度匹配(图 14-8A)，并剪除多余的夹板(图 14-8B)。在鼻背上轻轻将夹板折弯，并在夹板上标记出外侧截骨线，沿着截骨线边缘内侧 2~3mm 标记皮肤(图 14-9)。使用夹板时，也要标记夹板及其深面胶带的正中线，以便准确调整。

仔细去除夹板的保护层(以避免误将夹板背面与保护层贴合的粘接剂去除)，并沿鼻背正中标记准确放置夹板。将其慢慢地向底部弯曲，并确保夹板不会横向延伸到外侧截骨线外。从头位、正位和底位观察鼻子，经夹板施压于鼻骨基底直至最佳位置。必要时在夹板上覆于另一层胶带，完成包扎(图 14-10)。

这种类型的夹板和包扎高效且隐蔽，可以极为准确地定位鼻骨，而且无需显眼的大量敷料。过犹不及。

图 14-8 A

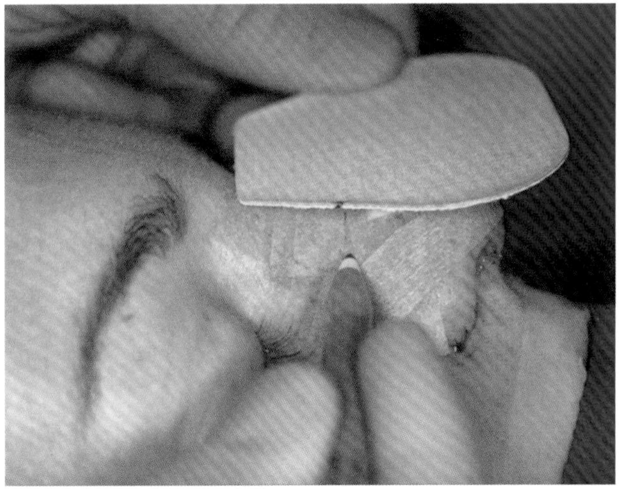

B

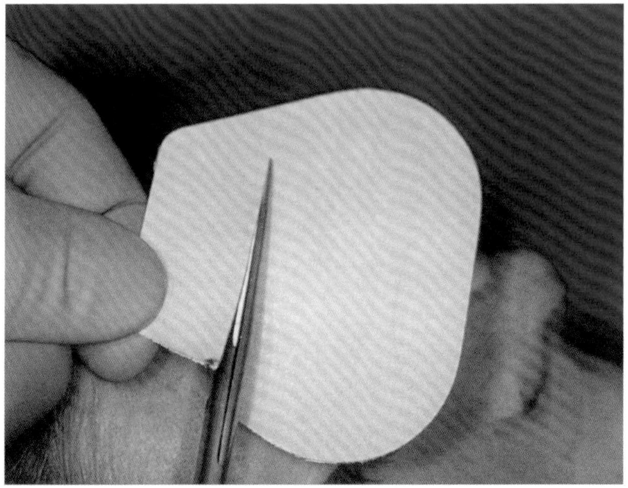

图 14-9

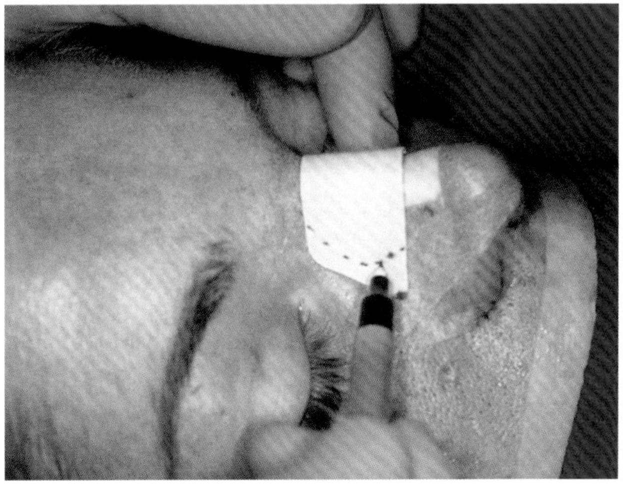

图 14-10

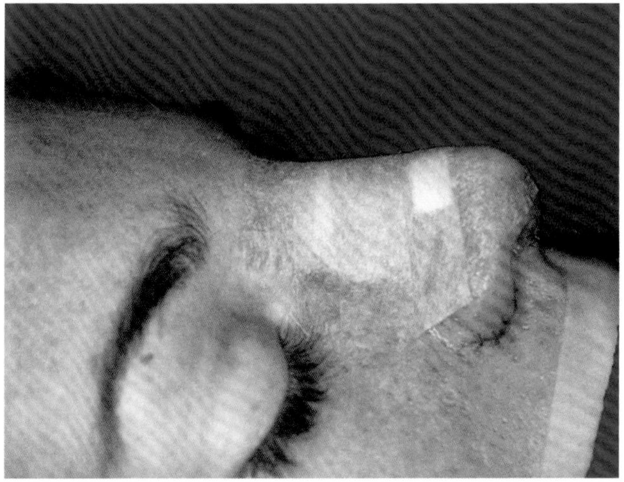

术前准备、麻醉以及术后管理

第 15 章

原则和基本理论

围术期经验

患者角度

手术效果会始终伴随患者，并且他们会铭记围术期的经历。围术期的经历包括恢复期及其后期间，显著影响患者心态与态度的一系列事件和行为。患者围术期各方面越积极，则术后的护理越简单，患者就越有可能建立积极的心态。积极的心态便于医患双方更好地康复，使患者相信外科医生和工作人员的能力和信誉，提升患者的自信心对术后是否发生不良事件或结果极具价值。

在所有手术之前，患者通常都很焦虑。经过沉稳自信的外科医生和工作人员的全面介绍和说明，可以减缓大多数患者的焦虑及恐惧。患者期待有正面的围术期体验，但外科医生和工作人员通常不能有效处理支配患者体验的所有微小细节。围术期的事件会使患者内心否定最专业的手术判断和技术，负面心态会持续至术后，并影响患者对效果的看法。关注围术期的每一细节才最有可能获得围术期的正面体验。

医生角度

外科医生的心态倾向于更多的关注手术方案和操作技术，而非医 - 患之间的沟通、术前用药及其时间、围术期各事件的时间、麻醉方式的细微差别以及术后管理的细节。很少有外科医生能真正意识到上述每个领域的细节所产生的潜在影响力，直到某个不良体验或事件出现，需要外科医生花费大量宝贵的时间去解决。

术者理想的态度应聚焦于准备集中在识别、了解及掌控围术期的每一细节。关键词是掌控，而掌控需要事无巨细，均应关注。合理分配外科医生最宝贵的资源——时间，将之有效应用于避免不良事件的发生，而非浪费更多的时间去处理问题。

外科医生最终决定围术期体验的每一方面。外科医生选择工作地点，并选择治疗过程中负责围术期管理的人选。若外科医生不能在任何手术机构有效实施手术方案，其将不可能实现最佳的围术期管理和术后效果。外科医生还通过制定详细的方案并且监督工作人员认真遵守方案，以确保护理水准。外科医生在方案制定和执行方面的组织能力越强，患者的围术期体验就越好。

术前护理

术前宣教与知情同意

术前告知详尽的患者，相比术前未告知或告知甚少者，更有可能拥有正面的围术期体验。外科医生和工作人员常常忽视术前宣教和签署知情同意书的过程对患者围术期体验的影响。附录D详细说明了我们在鼻整形手术对患者宣教以及知情同意书的内容及交付方式。有条理地告知手术相关信息，以及在签署知情同意书的过程中予以帮助，极大地改善了患者的心态和围术期体验的舒适程度。

麻醉前护理

麻醉工作人员的术前宣教

许多患者关心麻醉胜于鼻整形手术。在患者临近手术时，麻醉医生对待她们的态度会深刻影响其舒适度和信心。我在一个有资质的门诊手术机构实施所有的鼻整形手术，要求我的麻醉工作人员在手术前一天晚上电话拜访患者，回答患者的提问，以减轻患者的恐惧，并获取完整的既往史及既往麻醉史。术者应至少列出电话交流内容的大纲，抑或完整的脚本，以确保患者获知全面准确的医疗信息。DVD中含有我们麻醉前电话交流提纲的pdf格式，利于在计算机和手持设备上传播使用。若麻醉医生对此次交流的医学或非医学方面有任何 2:RF

疑惑，我会取消手术并在重新安排手术之前适当地解决这些问题或忧虑。

患者第二次见麻醉师是在术晨麻醉医生开始给患者静脉输液时。为了患者有更多的时间与麻醉医生接触，我更倾向于由麻醉医生完成此操作而非其他人员，使患者由更少的工作人员体验个人护理，并使麻醉医生承担保持静脉通路通畅的责任。

术前药物

一个较为简便全面的麻醉方案，应给予较少药物及较低剂量，其药物副作用及不良反应较少，从而获得最佳围术期体验的几率最大。若患者既往麻醉有严重的恶心症状，可以在麻醉诱导前至少 30 分钟静脉给予术前用药 4mg 恩丹西酮（Zofran），但无此类症状，给予患者唯一抑制恶心的药物是静脉给予地塞米松（Decadron）5mg。

鼻整形手术前的常规用药（表 15-1）包括头孢唑林　2g IV、胃复安、10mg IV（若有严重的恶心或者呕吐病史，恩丹西酮 4mg IV）、胃肠宁 0.2mg IV 和咪达唑仑 2mg。

表 15-1　鼻整形麻醉前用药方案

开始静脉输液，下述药物缓慢静脉滴注：
- 咪达唑仑（Versed）2mg
- 头孢唑林（Ancef）2g IV
- 胃复安（Reglan）10mg IV［若有严重的恶心或者呕吐病史，恩丹西酮（Zofran）4mg IV］
- 胃肠宁（Robinul）0.2mg IV

DVD 中含有我们麻醉前用药方案的 pdf 格式，利于在计算机和手持设备上传播使用。 2:RF

鼻整形的麻醉

局部与全身麻醉

可行时，通常采用经气管插管全身麻醉，以保障患者的安全和手术的操控水平，局部麻醉和静脉复合麻醉则无法保障。误吸非常罕见，但是最危险的术中并发症之一，而且由于分泌物必然会返流到咽后，因而每一例鼻整形手术均有此风险。合适尺寸的气管插管与气囊，可以防止误吸的发生，这是任何类型的局部麻醉与镇静麻醉都无法实现的。此外，全麻在术中可以更为有效地控制血压,减少了出血的相关风险及发病率。减少出血为术者提供了更清晰的术野及更好的掌控。患者的放松及制动增加了术者的掌控程度,虽然局部麻醉和深度镇静麻醉亦可能做到,但远不及全身麻醉,而且缺乏抽吸分泌物的保护。

气管插管全身麻醉技术

简介

仔细摆放患者在手术台的体位后,先行给患者吸氧,再给予麻醉药物。在诱导前,给予患者静脉缓慢推注 50mg 1% 利多卡因(Xylocaine)。诱导时,先给予患者 200mg(或 2~2.5mg/kg)丙泊酚,随后在插管前给予 2cc 芬太尼及 4mg 顺 - 阿屈库铵(Nimbex)使肌肉松弛。因为不需要患者全身肌肉松弛,所以不需要也没必要给予额外的肌肉松弛剂。肌肉松弛剂的拮抗剂可增强麻醉药的作用,并可能引起恶心和呕吐,因此麻醉医师应避免过多使用肌肉松弛剂。以 3L 的流速供给氧气以确保最佳的血氧浓度,麻醉医师分别为女、男性患者插入 6.5mm 或 8mm 的 RAE 气管套管,并给予套囊充气。患者入睡后,开始手术时麻醉医师静脉给予患者 4mg 地塞米松,术终再给予 4mg 地塞米松以减轻水肿和恶心。经口胃管(oral-gastric tube OGT)有助于麻醉医师在术中术后排空胃部,以减少恶心、呕吐以及误吸的风险。在整个过程中需要监测体温。

图 15-1

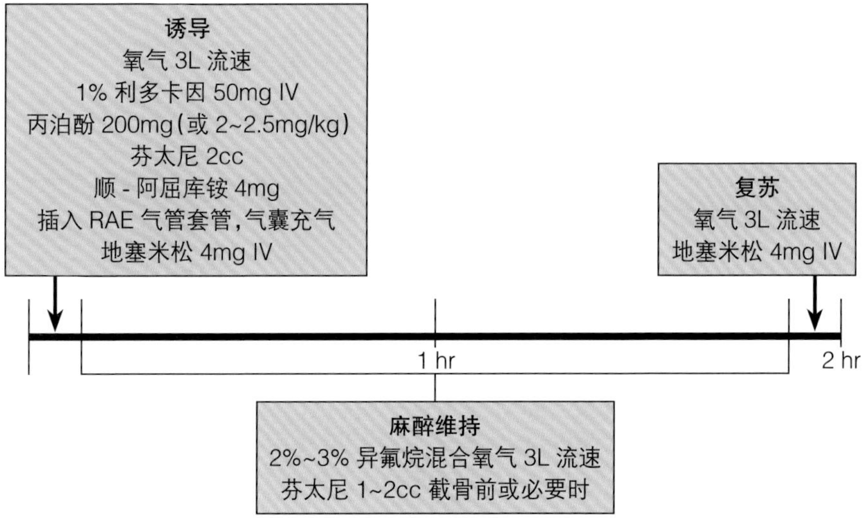

图 15-1 是鼻整形手术两小时的手术时间曲线,它涵盖了各种事件、药物管理的大致时间和药物剂量。DVD 中含有时间曲线的 pdf 格式,利于在计算机和手持设备上传播使用。 2:RF

麻醉维持

麻醉中期,患者以 3L 的流速吸入 2%~3% 异氟烷与氧气的混合气体,并在截骨前补加

1cc 芬太尼，需要减少交感神经系统反应时，追加 0.5~1.0cc 小剂量芬太尼。有高血压病史的患者，术前 1 小时给予 0.1~0.2mg 氯硝胺口服少量水送下。术中高血压，若患者在术中需要降低交感神经系统敏感性，给予芬太尼 1cc 通常即可奏效，若不需要时，给予其他抗高血压药物。

复苏期

术者完成鼻整形手术时，患者快速平稳的苏醒极为重要，避免气管插管或移动导致的呛咳，以及术者包扎及夹板固定的关键结构移位的风险。经过麻醉工作人员的精心监测和管理，采用 OGT 和鼻腔吸引管清空胃部和鼻咽的分泌物，在患者呼吸良好且不会过度躁动和呛咳时去除气管插管。

麻醉后病房护理

简介

大部分认证的外科机构遵循由美国围麻醉护理学会（www.aspan.org）制定的麻醉前、后指南及规范。虽然该指南确实适用于鼻整形患者麻醉前、后的护理，但外科医生制定更为特定的方案，对处理此类患者的特殊要求极有帮助。

患者进入麻醉恢复室或麻醉术后监护室（postanesthetic care unit PACU）后，首先关注患者的气道。确保气道通畅和吸净分泌物后，工作人员应确保通风良好，检查并记录生命特征，并适度抬高患者的头部。另外三个需要关注的问题是——焦虑，高血压和恶心。虽然鼻整形手术不会引起明显的疼痛，但焦虑和交感神经系统的应激会导致血压增高，从而增加出血的风险。恶心和不安会导致干呕和 / 或呕吐，在每次屏气用力的同时导致收缩压和动脉压上升以及间歇的静脉性高压。上述任何一种或者所有担忧都会导致鼻整形术后的严重问题。

麻醉药物确实可以缓解患者的不适和不安，但遗憾的是，麻醉止痛类药物亦是引起恶心和便秘的主要原因。因为鼻整形术后患者会溢出及吞咽数量不等的血液，恶心是其固有的反应，而麻醉药物只是增加了这种风险。因此，虽然需要麻醉药品，但必须仔细监控，以尽量减少麻醉药物的剂量。

对于鼻整形的医患双方，高血压和出血都是很严重的问题。既往有高血压病史的患者，应由治疗其高血压的内科医生检查并允许方可手术。与内科医生协商后，可以选择在术前用药的时候给患者口服依洛尼定 0.2mg 口服少量水送服。

DVD 中含有我们的 PACU 基础方案的 pdf 格式,利于在计算机和手持设备上传播使用。 2:RF

二级病房及出院管理

二级病房护理

当患者复苏并恢复正常的自主呼吸和生命体征时,工作人员将患者从 PACU 或恢复室转移到手术机构二级病区的私人病房。患者45°半卧位卧于躺椅上,工作人员继续催醒患者,帮助他们从麻醉镇静作用中恢复清醒。假使患者没有恶心,鼓励其在出院前饮用非碳酸饮料。在我与患者的看护人员交谈之后,患者咨询师或护士会陪同其到二级病房,并接受进一步的指导。患者转至二级病房后就不再给予额外的止痛药物了。

出院前、后指导

出院前指导

所有患者出院前在手术机构的二级病房接受出院前指导。患者咨询师或注册护士将陪同患者回家的看护带至二级病房,并做如下安排:①与患者及其看护一起复习出院后恢复指导表;②向他们介绍有可能发生的身体不适、肿胀、淤血和渗出;③演示用棉签和双氧水清洁鼻孔的正确方法,以防止过深刺入鼻腔;④复习出院带药的使用间隔和剂量;⑤向患者及其看护答疑。

在此过程中,我们向患者及其看护强调了下述几个要点,其后打印版的出院后指导文件描述了更多细节,DVD 中含有其 pdf 格式: 2:RF

- 不会感到任何严重不适,因此不需要强力的麻醉止痛药,我们也不会开具处方,因为药物可能导致恶心和便秘。
- 预计鼻子会有几个星期的不通畅。需要用嘴呼吸时,我们发现咀嚼喜欢的任何一种薄荷糖或口香糖都可以帮助保持口腔湿润和呼吸顺畅。
- 预计几天到几周内睡眠模式可能会改变,直到鼻子通畅、呼吸正常后。在这段时间里,由于强力安眠药有可能成瘾,且其长效镇静作用会影响正常活动和驾驶车辆,因此我们不会开具处方。

- 鼻子与其邻近区域数个地方可能会有数月的麻木感觉。鼻子麻木时，会感觉变大，如同看完牙医后，嘴唇可能麻木并感觉变大，可能会将这种感觉转变为确信自己的鼻子真的变大。若出现此种感觉，随着感觉恢复将会消失。
- 会注意到，随着肿胀消退，鼻子会非常缓慢发生改变，而且这种变化会持续至少 6 个月到 1 年。不管是哪种变化，我们在 1 年之内将无法对鼻子的最终效果做出准确预判。
- 保持鼻子的清洁，但不必过于纠结，并且不要过多照镜子。这样做可能会让自己过于担心及忧虑愈合的变化，而医患双方都无法掌控这些变化。若每周只关注一次鼻子，会更容易度过恢复期。

手术后的指导材料

所有患者在出院前接受口头和书面的宣教。我的工作人员会向患者的看护提供一份我们术后指导规则的复印件，打印在亮粉色的纸上，便于查找，并在患者手术时要求看护仔细阅读。工作人员告知看护，我会在手术结束后立刻与之交谈，并可能会向其提问一些有关指南的问题，来确保其能够理解指南(将会有个测试)。随后，当我术后与之交谈，询问其是否有什么问题时，答案是几乎一致的，“哦，没有 Tebbetts 博士，我们已经了如指掌。这个指导表非常全面。”鼓励其全面阅读该指南，对每个人都有益处，同时最大程度减少了没有必要的问题。DVD 中含有我们对患者的术后指南的 pdf 格式，利于在计算机和手持设备上传播使用。 2:RF

鼻部清洁

术后，大多数患者会将鼻子堵塞视为过脏而想要清洁鼻子。为防止损伤触觉减退会缺失的鼻腔衬里，告知患者使用沾有双氧水的棉签清洁鼻孔，但不要插入过深，超过棉签头端长度。

术后即刻开始，我们鼓励患者在其想要保持鼻腔湿润时，经常使用盐水喷雾剂(海洋喷雾 Ocean Spray 或类似物)。术后第 3 天开始，我们允许其用盛有盐水(半汤匙盐 / 每杯温水)的耳科喷壶冲洗鼻子。去除鼻内的碎屑，并鼓励其在冲洗后用适宜的漱口水消除盐水的气味洗。大多数患者都能很好地冲洗(有些人过于谨慎)，这是一种很好的鼻内清洁方法，即使在水肿的情况下亦能最大程度的开大气道。

出院带药

患者出院带药和剂量列表如下：

- 需要消除不适时每间隔 6 小时给予布洛芬 800mg。
- 失眠时可以给予二苯肼 50mg。
- 为了减轻水肿和恶心症状可以参照地塞米松最低的单次剂量给予。

自从本书第 1 版，我就停止使用强力止痛药，因为不需要使用，反而会导致恶心和便秘。尽管有一些外科医生担心使用布洛芬会增加出血风险，但在过去的 10 年里，我们有 3000 多名隆胸和鼻整形术患者的使用经验，并没有增加血肿或出血的发生率，可极好地消除不适感未有任何副作用。从本书的第 1 版开始，我报道的两例出血事件，需要患者停服术前曾经服用的扑热息痛和可待因止痛药物，在改用布洛芬治疗不适感后，没有一例鼻整形患者出现明显的术后出血。苯海拉明对睡眠有效，可以帮助我们规避安眠药物的反复使用及其药物依赖问题。我并不术后常规使用抗生素，仅对使用鼻内夹板或填塞的罕见病例使用。对于这些罕见病例，我开具低剂量的口服头孢菌素，直至夹板或填塞去除。

出院后管理

出院后电话随访与回访

我们在所有患者的术后当晚以及之后 3 天的每一天都给她们打电话。若恢复正常，根据患者和我们的日程安排，第一次随访是在术后的 3 到 5 天。经鼻小柱和鼻翼基底(若有的话)缝合线和鼻夹板，在第一次随访时拆除。在第 3 天还是第 5 天拆除缝合线并没有显著差异，但超过 5 天以上的话，经鼻小柱切口缝合线会产生更多不必要的刺激，并可能影响瘢痕质量。

我不相信鼻部夹板在 3 天后还会起到任何确切的作用(除非保留其 3 周)，而且患者很喜欢早点去除夹板，因为外观看起来会更正常，皮肤刺激也更少同样，

我不相信鼻部夹板在 3 天后还会起到任何确切的作用(除非保留其 3 个星期)，而且患者很喜欢早点去除夹板，因为外观看起来会更正常，皮肤刺激也更少同样，我不相信鼻部夹板在 3 天后还能起到任何确切的作用(除非是固定 3 周)，而且患者很喜欢早期去除夹板，因为外观会看起来更正常，皮肤刺激也更少。鼻骨的移位并不是问题。在去除鼻部夹板时，重要的是在侧面向下推动皮肤，同时轻柔地提起夹板以避免将皮肤从支架上剥离，偶尔会导致皮下出血。

在去除鼻部夹板时，重要的是在侧面向下推动皮肤，同时轻柔地提起夹板以避免将皮肤从支架上剥离，偶尔会导致皮下出血。

剩余的术后随访通常安排在第 3 周、3 个月、1 年、2 年、以及其后每 2 年。长期随访对于所有外科医生来说都是绝对必要的，以真正理解他或她在鼻整形术中所使用的技术所可能引发的后果。术后 3 个月和 1 年常规拍摄术后照片。采用本书中的技术，大多数患者在

第 3 个月时可以消除 90% 的水肿并获得非常好的鼻尖形态，并且很喜欢拿走术前和术后的照片以自用。一年及其后的照片才能更明确地评估术后远期效果。

并发症的防治与修复

在过去 23 年中，有两名患者发生术后出血，需要通过填塞加压包扎来止血。无感染发生。自从创建非破坏性鼻尖塑形和定位技术后，鼻尖修复极为罕见——在初次鼻整形中只占不到 1%。总体的返修率约为 2.5%。大部分是鼻背小的不规则，可能是由于切除不足或者术中不明显的不规则。在过去的 18 年里，有 3 名患者想要更明显的鼻尖轮廓和折角，超过我们采用固有解剖所能达到的能力所及，对这些患者，我们采用鼻尖移植物试图获得更明显的折角。2 名患者很满意，1 名不满意。一名患者术后即刻鼻部遭受撞击，破坏了外侧脚跨越缝合，丧失其鼻翼外侧凸起畸形的矫正效果。即刻给予再次缝合，恢复矫正效果，远期效果良好。

我实施的所有有指征的修复手术均未收取患者的手术费用。患者仅支付手术机构的费用。若患者无论何种原因感到不满意（无论是效果还是任何治疗方面，鼻整形术或其他美容手术），我都强调我对他们所做的满意度承诺，并询问他们希望我做什么。如果我觉得他们因不切实际的期望而要求再次手术，或者是我没有把握在合理的风险及弊端下完成，我会提议将他们推荐给其他专业的鼻整形外科医生咨询。若患者接受建议，我就电话联系其他医生，若该医生觉得有手术指征，且患者愿意由其实施修复手术的话，那么我会坚持补偿该医生的咨询及手术费用。若患者无论何种原因对整体效果或治疗感到不满，并要求退还手术费用（部分或全部），若患者签署了法律责任免除书，我将详尽记录具体的讨论和原因，并退还手术费用（非机构费用）。这在我的工作经历中只发生过一次，而且不是鼻整形术患者。

关于修复手术的时机和方式的一些原则：

1. 若在术后即刻出现的问题，且诊断明确，在最初几天至两周内立即将之矫正（缝合破坏、矫正不足等）。2 周后，组织变得不再柔韧，最好等到所有组织都软化后（3 个月到 1 年，取决于患者）。
2. 若你不确定是否存在问题，不要通过手术来解决直至你确定。没有明确诊断和手术计划时就不要进行手术，这个经典原则适用于此。
3. 记住你的最好机会就是你的第一次机会。保持修复的重点，采用特定有限的技术处理限定的区域。试图重新调整全部手术通常是一个失败的方案。
4. 若你对当前的问题不确定或不自在，就把患者推荐给他人，其可能会给你其他建议或者帮你手术修复。与患者诚实地探讨你认为你能做和不能做的事情,并且毫不犹豫地寻求更多的建议或帮助。

5. 永远不要臆断或告知患者某个问题并不存在,或者它肯定会消失。相反,安抚他们并强调,最为重要的是明确判断,并且讨论选项和权衡利弊之后,再进行手术修复。向他们保证,只要有可能,你就会解决这个问题。
6. 在一期手术时确保规划方案并强制性执行,以避免二次修复。在从事鼻整形的初期,不要接手那些你内心不愿应对的病例。将其推荐于同事,并协助同事手术以获取经验。

附录A 个案研究

■ 格式

若要达到确切满意的鼻整形效果，细致的临床分析和照片分析以及周密的手术规划必不可少。作为一名鼻整形医生，持续提高的最佳方法是术中调整的文字记录（特别是与术前计划有异者），随后的术后分析与效果的细致评判。个案研究的格式设计遵循分析、评价、规划、技术选择及术后效果分析等特定程序。

采用复制的分析单替代每一个案的测试及分析，圈出或记录每一视角的异常。

每一个案研究的前两页显示鼻部的八个视角，罗列出每一视角相关的解剖异常。阅读分析前，复制一份下两页的鼻面部分析单。采用复制的分析单替代每一个案的测试及分析，圈出或记录每一视角的异常，随后比较您与作者的分析结果。

每一个案研究接下来的两页罗列出分析页的异常结果，并列出处置每一畸形或异常的特定手术技术。在随后两页中，左页的手术计划单列出规划的步骤，右侧对开页的绘图模版显示术中实施的步骤。复制下页的手术规划单，练习手术规划。用复印件覆盖作者的技术选择，仅可看到左侧罗列的异常。为每一种异常选择矫正技术。

复制下页的手术规划单，练习手术规划。用复印件覆盖作者的技术选择，仅可看到左侧罗列的异常。为每一种异常选择矫正技术。

每一个案研究最后的 4 页显示术前及术后效果。列出每一视角的异常以及所选择的矫正措施，随后是对矫正效果的分析。在阅读作者的分析前，遮盖相关内容，自行分析效果。

鼻整形手术计划患者：____________________ **手术日期：**____________________

入路
❑ 开放 ❑ 闭合
切口
❑ 软骨下 ❑ 经软骨 ❑ 内 ❑ 内侧
❑ 贯穿 ❑ 完全 ❑ 扩展 ❑ 部分
初次鼻尖
❑ 外侧脚头端切除___mm × ___mm，保留尾侧端___mm
❑ 软骨完整 ❑ 软骨中断
❑ 其他：________________
初次鼻背
软骨
❑ 减低___mm ❑ 背侧鼻中隔 ❑ 上外侧软骨
■■ 增加___mm 供区：____________
❑ 切除 / 回植___mm：___mm
❑ 其他：________________
骨性部分
❑ 降低___mm 键石区
❑ 增加___mm 供区：____________
❑ 外侧横突降低 ❑ 左侧 ❑ 右侧
❑ 其他：________________
鼻中隔
入路 ❑ 背侧 ❑ 贯穿 ❑ Killian ❑ 左 ❑ 右
组织瓣分离 右 ❑ 彻底 ❑ 非彻底
组织瓣分离 左 ❑ 彻底 ❑ 非彻底
SMR ❑ 中心 ❑ 棱状凸起 ❑ 左 ❑ 右 ❑ 基底 ❑ 头侧端
残留___mm 背侧___mm 尾侧支撑软骨条
鼻中隔成形术 ❑ 背侧支撑软骨条 ❑ 尾侧支撑软骨条
❑ 切除部分 ❑ 基底
❑ 中段 ❑ 其他：__________
筛骨 ❑ 中间的切除 ❑ 其他：__________
犁骨 ❑ 棱状凸起切除 ❑ 左侧 ❑ 右侧
鼻中隔尾侧 ■■ 重新定位鼻中隔尾侧支撑软骨条 ❑ 切除___mm 尾侧支撑软骨条基底
其他：❑________________
鼻甲
❑ 部分切除 ❑ 左侧 ❑ 右侧
❑ 黏膜下 ❑ 切除 / 电灼
❑ 电灼 ❑ 注射
截骨术
❑ 鼻外 ❑ 鼻内
❑ 低到高 ❑ 低到低
❑ 内侧 ❑ 中段水平
❑ 青枝骨折 ❑ 完全离断
❑ 内侧移位 ❑ 左侧_ ❑ 右侧_
鼻尖二次塑形
■ MCFS- 内侧脚固定缝合
■ CCS- 鼻小柱支撑移植物控制缝合___mm × ___mm × ___mm
❑ 合并___度 鼻小柱 - 小叶角
■ LCSS- 外侧脚跨越缝合 ❑ 联合鼻中隔背侧
■ LCSG- 外侧脚跨越移植物___mm × ___mm
■ DSS- 穹窿跨越缝合 ❑ 左侧___ ❑ 右侧___
■ PCS- 突出度控制缝合 ❑ 鼻尖抬高___mm ❑ 鼻尖降低___mm
■ TRS- 鼻尖旋转缝合
■ RCG- 旋转控制移植物___mm × ___mm
■ FCS- 外展度控制缝合________
❑ 内侧脚尾侧端修剪
❑ 鼻翼缘软骨带离断___mm 穹窿外侧 ❑ 重叠，缝合
■ 鼻翼缘软骨带切除___mm；___mm 穹窿外侧；___形状
❑ 划碎___mm；___穹窿外侧
❑ 穹窿：❑ 划刻 ❑ 划碎 ■ 切除位置：
❑ 鼻尖抬高 ■■ 鼻尖盖板移植物 ■■ 鼻小柱 - 鼻尖移植物尺寸：___ × ___mm
❑ 内侧脚：❑ 划碎 ❑ 横断 ■ 切除位置：
鼻背二次塑形
❑ 骨性鼻背修剪 ❑ 检查鼻背键石区软骨突出
❑ 调整鼻背上外侧软骨 ❑ 修复背侧黏膜和上外侧软骨
■ 重建解剖形鼻背
■ 撑开移植物 ❑ 水平位 ❑ 垂直位
■■■ 鼻背移植物 大小：___ × ___ × ___mm
来源：____________ ■■■ 缝合固定
❑ 其他：________________
鼻尖 - 上唇复合体
❑ 鼻中隔尾侧端突出部分切除
■■ 鼻中隔尾侧端加强 大小：___ × ___mm 供区：______
❑ 鼻棘切除
❑ 其他：________________

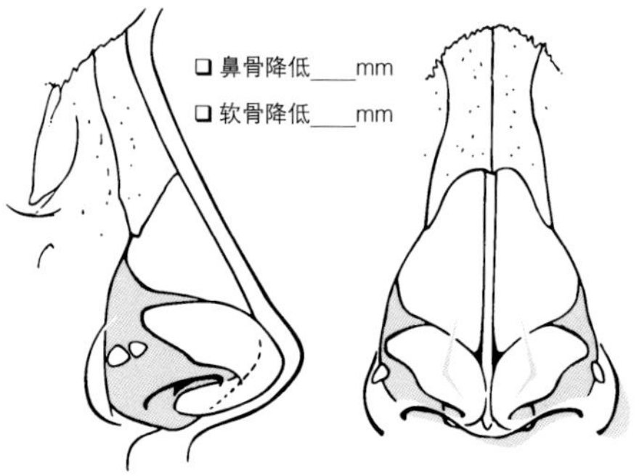

❑ 鼻尖旋转缝合___
❑ 突出度控制缝合___
❑ 鼻翼软骨尾侧节段___mm 垂直，___mm 水平至穹窿
❑ 鼻翼缘残留软骨带垂直高度___mm

❑ 内侧脚固定缝合
❑ 外展度控制缝合___

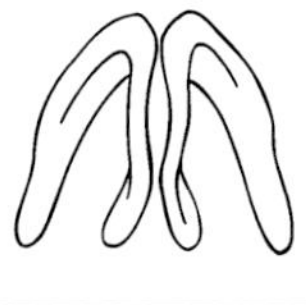

❑ 外侧脚跨越缝合___

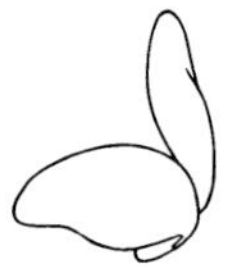

❑ 穹窿跨越缝合___

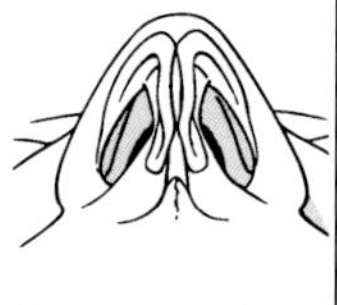

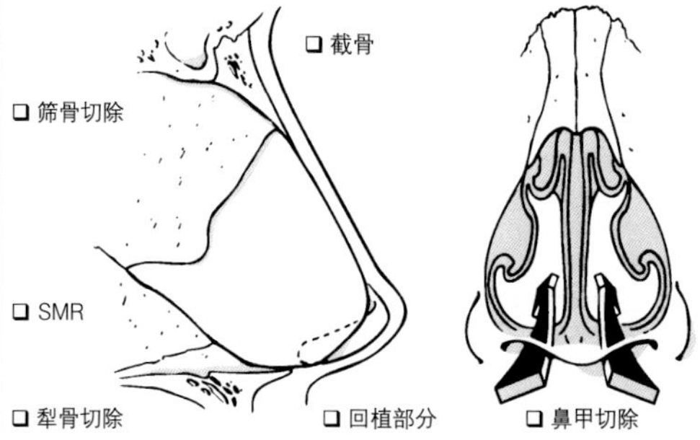

前庭黏膜
❑ 修整内鼻瓣区多余黏膜 / 卷曲
❑ 修整中隔角背侧黏膜
❑ 修整膜性鼻中隔
❑ 其他：________________
鼻翼基底
❑ 鼻翼基底皮肤切除___mm；前庭___mm
■ 鼻翼基底紧缩
❑ 鼻翼基底填充___mm；供区：________
❑ 其他：________________
关闭
❑ 顺序：❑ 贯穿 ❑ 横跨 ❑ 下方 ❑ 内
❑ 其他：________________
夹板
❑ 鼻内夹板 ❑ 鼻中隔褥式缝合 ❑ Doyle 夹板
❑ 鼻外夹板 ❑ 铝板夹板 ❑ 无

医疗及鼻部既往史

年龄:	❑ 过敏史___	❑ 可卡因使用	私人医生:
❑ 呼吸困难	❑ 治疗过敏方法___	❑ 高血压	___
❑ 左 ❑ 右	用药___	❑ 出血或血凝块	上次会见:___
❑ 间断性 ❑ 持续性	❑ 已解释且患者知晓过敏及其他鼻黏膜刺激症状不能通过手术缓解	**药物过敏:**❑NKA	结果:❑ 健康
❑ 既往鼻部外伤史		❑___	❑___
❑ 既往鼻部手术史		**近期患病:**❑ 无	陪同人员:___
❑ 其他___	❑ 长期鼻喷剂使用	❑___	关系:___

John B. Tebbetts 博士的鼻整形临床评估

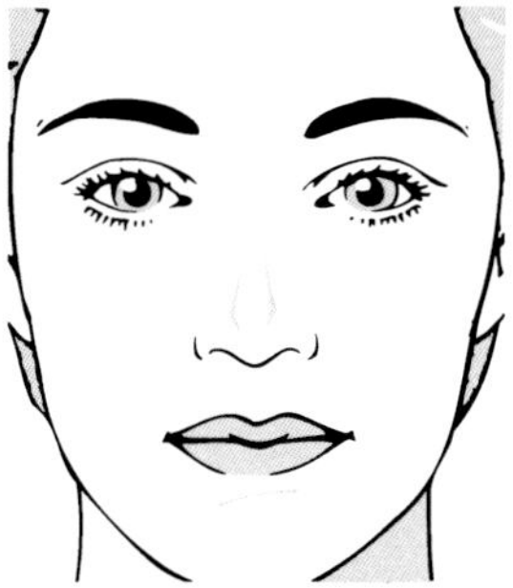

MFH=___

LFH=___

SMe_s=___

RT=___

ACJ-TP=___

CP-RP=___

ChP-NLCP=___

RT_1=❑ SMe_s 或 ❑ 0.67MFH=___

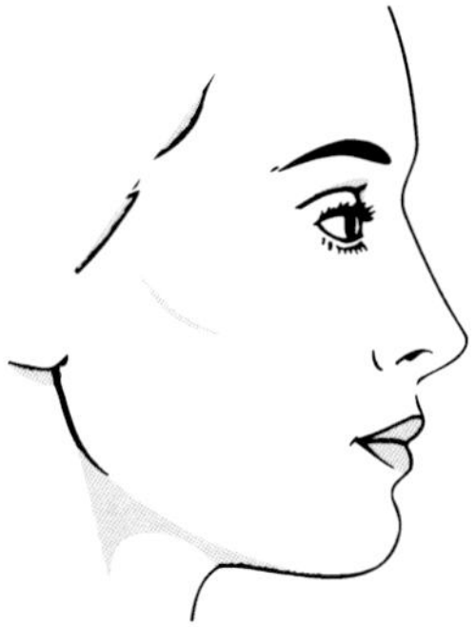

改善的目标

鼻上部
- ❑ 鼻根起点过高
- ❑ 鼻根起点过低
- ❑ 侧方突起
- ❑ 鼻背驼峰畸形
- ❑ 鼻骨过宽
- ❑ 弯曲 / 偏曲
- ❑ 鼻过高
- ❑ 鼻过低
- ❑ 其他___

鼻尖
- ❑ 球状鼻尖畸形
- ❑ 鼻尖不对称
- ❑ 盒状(方形)鼻尖
- ❑ 鼻高
  - ❑ 相对面平面过高
  - ❑ 鼻背线上高度不足
- ❑ 鼻小柱"显露"❑? ❑?
- ❑ 鼻小柱 - 小叶角
  - ❑ 过小 ❑ 过大
- ❑ 鼻翼基底过宽 / 张角过大
- ❑ 其他___

鼻:上唇结合处
- ❑ 鼻唇角
  - ❑ 过大
  - ❑ 过小
  - ❑ 突出
  - ❑ 其他___

下颌及侧貌平衡
- ❑ 下颌前突
  - ❑ 突出__mm
- ❑ 下颌垂直高度
  - ❑ 过高__mm
  - ❑ 不足__mm
- ❑ 其他___

鼻内及气道
- ❑ 气道阻塞
  - ❑ 左__% ❑ 右__%
- ❑ 鼻中隔偏曲
  - ❑ 内侧 ❑ 左 ❑ 右
  - ❑ 尾侧 ❑ 左 ❑ 右
  - ❑ 鼻背 ❑ 左 ❑ 右
- ❑ 筛骨突起 ❑ 左 ❑ 右
- ❑ 鼻甲肥大 ❑ 左 ❑ 右
- ❑ 其他___

与患者交代手术特定的局限性
- ❑ 目标是改善,不是追求完美
- ❑ 不完全对称是不可避免的
- ❑ 所有风险 / 局限性都在手术同意书中写明
- ❑ 其他___
- ❑ 与患者交代外部切口及遗留瘢痕,患者知晓
- ❑ 患者在手术同意书上声明对所有风险 / 局限性知情并接受

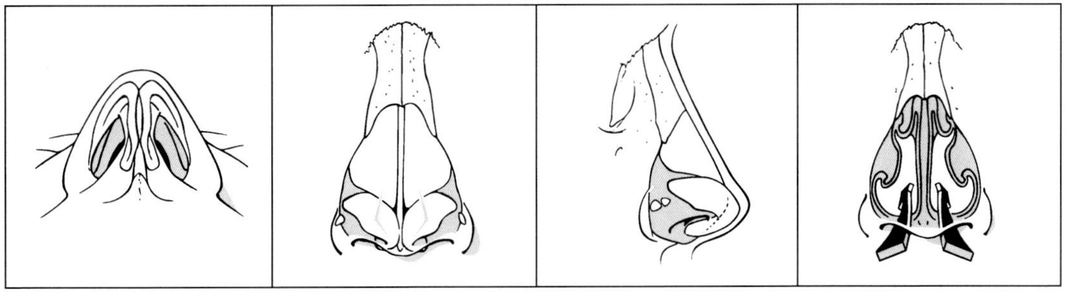

推荐手术 ❑ 鼻整形 ❑ ENR ❑ SMR ❑ 鼻中隔成形术 ❑ 其他___

个案研究 1

照片分析

该患者在 Baker Gordon 专题研讨会上进行了现场手术,500 余名整形外科医生观看了实况直播。观注本书附送的 DVD,包含全部手术过程。

前后位观

面下 1/3 狭窄
鼻部上 2/3 与下 1/3 不均衡
左侧鼻骨基底宽于对侧
上 1/3 鼻底部向右偏曲
中 1/3 突出——轻度驼峰鼻
右中 1/3 中隔偏曲
鼻尖过度宽大
鼻尖不对称
鼻尖右侧偏曲
鼻尖穹窿间距过宽
左侧穹窿比右侧更偏向头侧
存在鼻翼外侧凸起
外侧脚头端凸出
鼻小柱右侧偏移
中间脚右侧偏移
中间 / 内侧脚分叉
鼻孔不对称
左侧鼻孔上移显露
右侧鼻翼基底小叶小于左侧

基底位观

基底呈梯形(方形)
穹窿间距宽
穹窿突度不对称
右侧穹窿突度高于左侧
穹窿形态不对称
穹窿间距过大
穹窿过宽
穹窿轮廓不清晰
存在外侧脚凸起
中间脚与内侧脚相比较短
内侧 - 中间脚折角过大
两侧内侧脚踏板过度外展,形成分叉(沟槽)
左侧内侧脚踏板外凸
鼻孔不对称
鼻翼缘中段薄弱 / 塌陷型鼻翼缘中段
中隔尾端后方可能偏向左侧
鼻尖下小叶基底—小叶比值增加

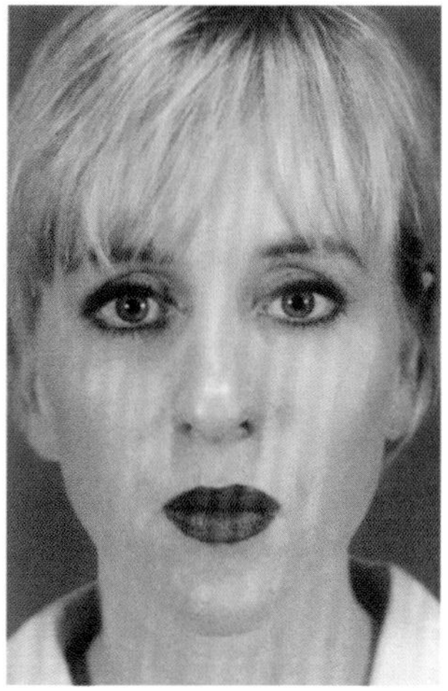

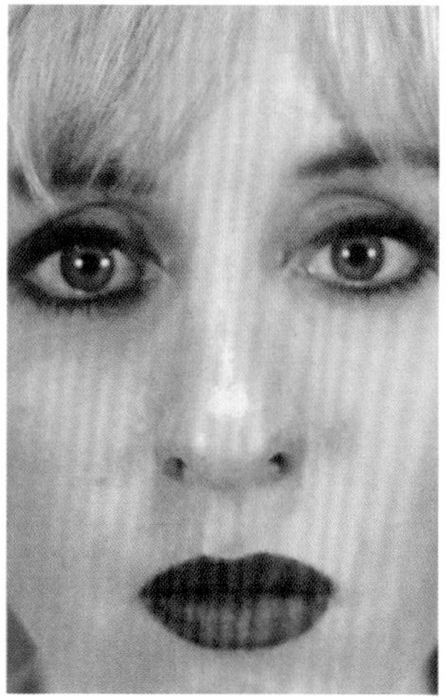

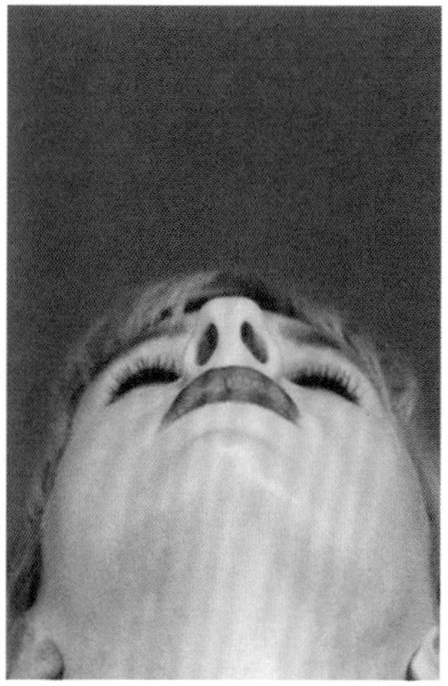

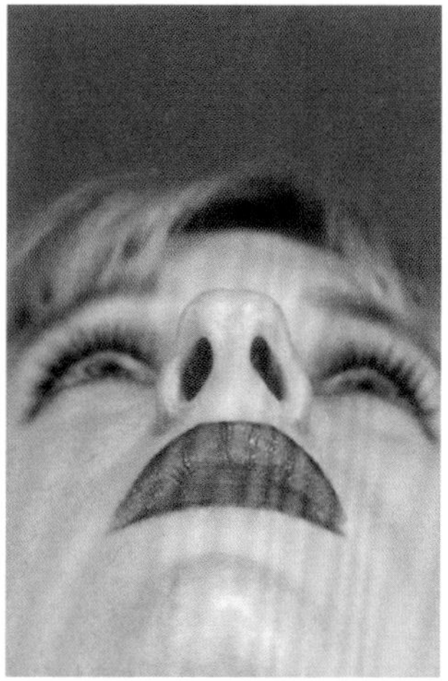

侧位观

与鼻长度相比，面部冠状面鼻尖突度过高
面部冠状面鼻尖突度过高
中下 2/3 背部过高
鼻根点轻度下移
中 1/3 区域上外侧软骨及中隔高度略高
中 1/3 区域鼻背微小驼峰
鼻背侧线平面鼻尖突度不足
面部冠状面鼻尖突度过高
内侧脚长，中间脚短
外侧脚头端凸起
外侧脚略向头端移位
外侧脚薄弱（切迹）鼻翼中段
鼻翼基底 - 鼻尖下小叶比值增加
鼻尖下小叶短
鼻小柱 - 小叶角减小
鼻小柱 - 上唇角轻度降低
鼻中隔尾端长度轻度增长
中隔左侧基底轻微凸起
下颌轻度后缩

斜位观

鼻根点轻度下移
背外侧驼峰 右侧 > 左侧
鼻骨上 1/3 背外侧凸起
上外侧软骨中 1/3 增高
面部冠状面鼻尖突度过高
外侧脚位置略向头端
外侧脚头端凸起 左 > 右
侧脚长度略短
穹窿间距宽，分叉鼻
内侧及中间脚尾端分离
内侧与中间脚之间分叉鼻沟槽

中隔及鼻甲

中隔背侧中段右侧偏曲
中隔中央区左后方及尾端偏曲
左侧中隔 - 犁骨棱状凸起
鼻棘处中隔尾端轻度左侧偏曲
右侧下鼻甲肥大

27 岁
患者的关注点：通气不畅
鼻尖宽大
鼻部“过长”
鼻音过重

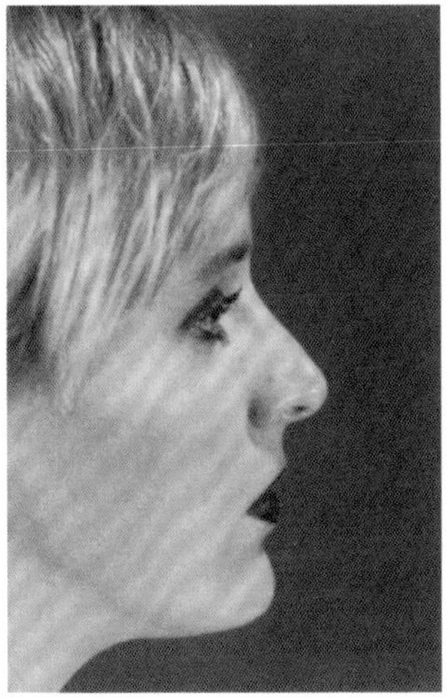
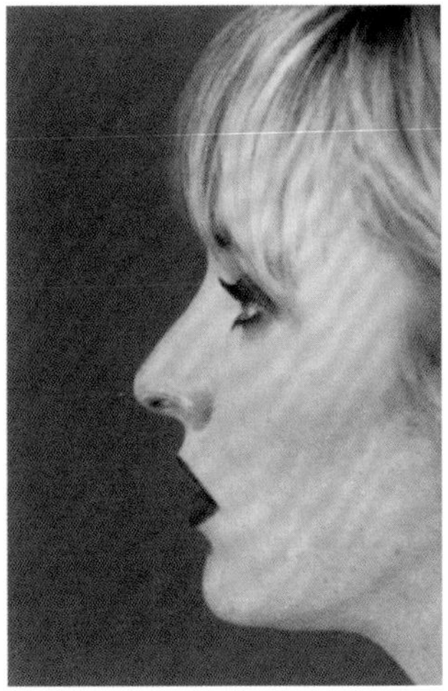
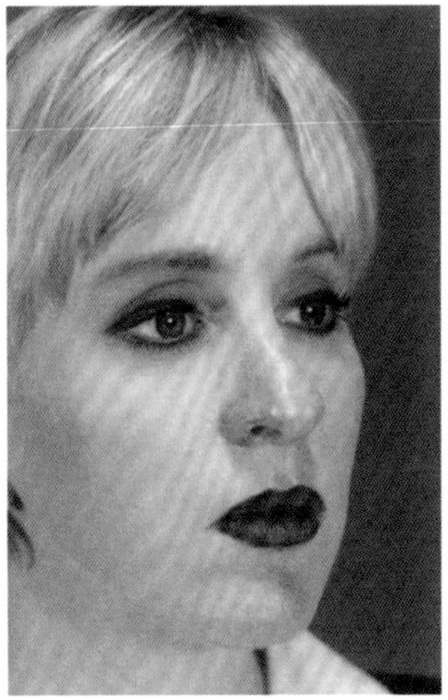
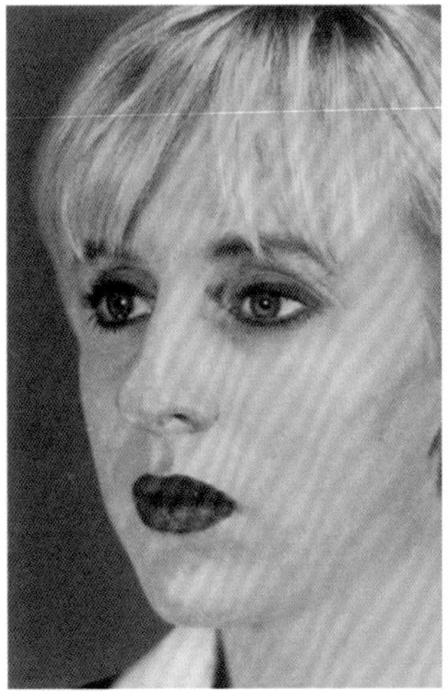

个案研究 1:**技术选择**	
前后位观	
畸形	**技术选择**
面下 1/3 狭窄	
鼻部上 2/3 与下 1/3 不均衡	截骨,LCSS,DSS
鼻骨左侧基底宽于对侧	低至高截骨,基底更为内移
鼻底部向右上 1/3 偏曲	LTH 截骨,基底复位
中 1/3 突出——轻度驼峰鼻	降低鼻背
右中 1/3 中隔偏曲	L 型截面支撑,重建
鼻尖过度宽大	MCFS,CCS,LCCS,DSS
鼻尖不对称	外侧脚头端修剪,LCCS,DSS
鼻尖右侧偏曲	中隔背侧尾端复位
鼻尖穹窿间距过宽	MCFS,CCS,DSS
左侧穹窿比右侧更偏向头侧	MCFS
存在鼻翼外侧凸起	LCCS
外侧脚头端凸出	修剪外侧脚头端,LCCS 以旋转外侧脚
鼻小柱右侧偏移	中隔尾端偏曲复位
中间脚右侧偏移	中隔尾端偏曲复位
中间 / 内侧脚分叉	FCS
鼻孔不对称	中隔尾端复位,必要时椭圆形切除左内侧脚踏板复合组织
左侧鼻孔上移显露	中隔角处复位偏曲的中隔尾端
右侧鼻翼基底小叶小于左侧	无矫正计划
底位观	
畸形	**技术选择**
基底呈梯形(方形)	LCSS
穹窿间距宽	MCFS 更为前置,以减少展开角度
穹窿突度不对称	MCFS,CCS,DSS
右侧穹窿突度高于左侧	采用 MCFS 或 CCS 后退缩

底位观(续)	
畸形	**技术选择**
穹窿形态不对称	采用不对称 DSS 进行调整
穹窿间距过大	MCFS 更为前置或采用 FCS 与 CCS 略向前移,以缩窄展开角
穹窿过宽	DSS
穹窿轮廓不清晰	DSS
存在外侧脚凸起	LCSS
中间脚与内侧脚相比较短	CCS——弯曲内侧脚,使鼻小柱 - 小叶角更为后移
内侧 - 中间脚折角过大	MCFS 更为前置或采用 FCS 与 CCS 略向前移,以缩窄展开角
两侧内侧脚踏板过度外展,形成分叉(沟槽)	FCS
左侧内侧脚踏板外凸	若中隔复位未能矫正,必要时椭圆形切除复合组织
鼻孔不对称	中隔尾端偏曲复位
鼻翼缘中段薄弱 / 塌陷型鼻翼缘中段	必要时外侧脚板条移植
中隔尾端后方可能偏向左侧	中隔尾端复位
鼻尖下小叶基底—小叶比值增加	设计 CCS 以延长中间脚
侧位观	
畸形	**技术选择**
与鼻长度相比,面部冠状面鼻尖突度过高	采用 PCS 退缩整个鼻尖复合体
面部冠状面鼻尖突度过高	采用 PCS 退缩整个鼻尖复合体
中下 2/3 背部过高	切除中隔背侧、鼻骨及上外侧软骨
鼻根点轻度下移	无矫正计划
中 1/3 区域上外侧软骨及中隔高度略高	背侧切除
中 1/3 区域很小的驼峰	背侧切除
鼻背侧线平面鼻尖突度不足	背侧少量切除,采用 PCS 调整至合适的位置
面部冠状面鼻尖突度过高	采用 PCS 退缩整个鼻尖复合体
内侧脚长,中间脚短	设计 CCS 使鼻小柱 - 小叶角更偏向后方,弯曲内侧脚适配支撑软骨

侧位观(续)	
畸形	**技术选择**
外侧脚头端凸起	修剪头侧,采用 LCSS 向内旋转头侧缘
外侧脚略向头端移位	不矫正
外侧脚薄弱(切迹)鼻翼中段	必要时外侧脚板条移植
鼻翼基底 - 鼻尖下小叶比值增加	设计 CCS 使鼻小柱 - 小叶角更偏向后方,弯曲内侧脚适配支撑软骨
鼻尖下小叶短	设计 CCS 使鼻小柱 - 小叶角更偏向后方,弯曲内侧脚适配支撑软骨
鼻小柱 - 小叶角降低	设计 CCS 使鼻小柱 - 小叶角更偏向后方,弯曲内侧脚适配支撑软骨
鼻小柱 - 上唇角轻度降低	少量切除中隔尾端及其被覆黏膜
鼻中隔尾端长度轻度增长	少量切除中隔尾端及其被覆黏膜
中隔左侧基底中度凸起	复位,必要时少量切除
下颌轻度后缩	不处理,依照患者选择
斜位观	
畸形	**技术选择**
鼻根点轻度下移	不处理
背外侧驼峰 右侧 > 左侧	电钻切除鼻骨,削除软骨
鼻骨上 1/3 背外侧凸起	电钻切除鼻骨
上外侧软骨中 1/3 增高	背部修剪
面部冠状面鼻尖突度过高	采用 PCS 退缩整个鼻尖复合体
外侧脚位置略向头端	不复位
外侧脚头端凸起 左 > 右	外侧脚头端修剪
外侧脚长度略短	必要时外侧脚板条移植
穹窿间距宽,分叉鼻	MCFS,CCS 联合 FCS
内侧及中间脚尾端分离	FCS
内侧与中间脚之间分叉鼻沟槽	FCS

中隔及鼻甲	
畸形	**技术选择**
背侧中隔中段右侧偏曲	中隔尾端复位，核查，必要时切断或重建
中央区中隔左后方及尾端偏曲	中隔 - 筛骨中央区切除，形成L型支撑软骨
左侧中隔 - 犁骨棱状凸起	切除中隔及犁骨
鼻棘处中隔尾端轻度左侧偏曲	L型支撑软骨尾端复位
右侧下鼻甲肥大	黏膜下切除鼻甲及肥厚的黏膜，缝合黏膜完全复位

术式
☑ 开放 ❑ 闭合
切口
☑ 软骨下 ☑ 经鼻小柱 ☑ 软骨内 ❑ 软骨间
☑ 贯穿 ☑ 完全 ❑ 延伸 ❑ 部分
初次鼻尖
☑ 外侧脚头侧切除 4 mm × 12 mm，尾侧剩余 6 mm
☑ 完整软骨条 ❑ 切断软骨条
❑ 其他___
初次鼻背
软骨
☑ 降低 2 mm ❑ 背侧中隔 ❑ 上鼻侧软骨
■■ 增高___mm 供区：___mm
❑ 切除 / 置换___mm：___mm
❑ 其他___
鼻骨
☑ 键石区降低 1.5 mm
❑ 增高___mm 供区：___
☑ 侧突降低 ☑ 左 < ☑ 右
❑ 其他___
中隔
术式 ☑ 背侧 ❑ 贯穿 ❑ ❑ ❑
黏膜瓣 右 ☑ 完全 ❑ 不完全
黏膜瓣 左 ☑ 完全 ❑ 不完全
SMR ☑ 中央 ☑ 中隔犁骨棱状凸起 ☑ 左 ❑ 右 ☑ 底部 ☑ 头端
背侧剩余 15 mm，尾侧剩余 15 mm 支撑
中隔整形 ☑ 背侧支撑 ❑ 尾端支撑
❑ 节段切除 ❑ 底部
❑ 中央 ❑ 其他___
筛骨 ☑ 中央切除 ❑ 其他___
犁骨 ☑ 切除棱状凸起 ☑ 左 ❑ 右
中隔尾端 ✔■ 尾端定位支撑 ☑ 切除 1 mm 尾端基底支撑
其他 ❑___
鼻甲
☑ 部分切除 ❑ 左 ☑ 右
☑ 黏膜下 ❑ 切除 / 灼烧
❑ 灼烧 ❑ 注射
截骨
☑ 鼻外 ❑ 鼻内
☑ 低至高 ❑ 低至低
❑ 内侧 ❑ 中间
☑ 青枝骨折 ❑ 完全
☑ 内侧移位 ☑ 左 > ☑ 右↓
仅倾斜
二期鼻尖
✔ MCFS- 内侧脚固定缝合
✔ CCS- 鼻小柱控制移植 7 mm × 6 mm × 3 mm
☑ 折入 15 度鼻小柱 - 小叶角
✔ LCSS- 外侧脚跨越缝合 ❑ 并入中隔背侧
■ LCSG- 外侧脚跨越移植___mm × ___mm
✔ DSS- 穹窿跨越缝合 ☑ 左___ ☑ 右___
✔ PCS- 突度控制缝合 ❑ 抬高鼻尖___mm ☑ 降低鼻尖 1~2 mm
■ TRS- 鼻尖旋转缝合
■ RCG- 旋转控制移植___mm × ___mm
✔ FCS- 展开控制缝合 2
❑ 修剪内侧脚尾侧
❑ 横断鼻翼缘软骨条___mm 外侧至穹窿；❑ 折叠，缝合
■ 节段切除鼻翼缘软骨条___mm；___mm 外侧至穹窿；___塑形
❑ 切碎___mm；___外侧至穹窿
❑ 穹窿 ❑ 划刻 ❑ 切碎 ■ 切除 ❑ 位置：
❑ 鼻尖扩大 ■■ 鼻尖盖板 ■■ 鼻小柱：鼻尖比值：___ × ___mm
❑ 内侧脚： ❑ 切碎 ❑ 横断 ■ 切除 位置：
❑ 其他：
二期鼻背
☑ 裁剪骨性鼻背 ☑ 检查键石区凸起的软骨
☑ 调整鼻背上外侧 ☑ 复位背侧黏膜及上外侧
✔ 重建解剖型鼻背
✔ 扩展移植 ❑ 水平 ☑ 垂直 若切除背侧支撑时，用于板条移植
■■■ 背部移植 面积：___ × ___ × ___mm
供区：___ ■■■ 缝合固定
❑ 其他：___
鼻尖 - 上唇复合体
❑ 切除中隔尾侧凸起
■■ 增加中隔尾端 尺寸：___ × ___mm 供区：___
❑ 切除鼻棘
❑ 其他：___

前庭衬里
❑ 修剪内鼻阈处松垂 / 卷曲的黏膜
❑ 修剪中隔背侧角黏膜
❑ 修剪膜部中隔
❑ 其他___
鼻翼基底
❑ 鼻翼基底切除 皮肤___mm；前庭___mm
■ 鼻翼基底束带
❑ 鼻翼基底增高___mm；来源：___
❑ 其他___
关闭
☑ 顺序 ☑ 贯穿 (1) ☑ 经鼻小柱 (3) ☑ 软骨下 (2) ☑ 软骨间 (4)
❑ 其他___
夹板
☑ 鼻内固定 ☑ 中隔褥式缝合 ❑ Doyle 夹板
☑ 鼻外固定 ❑ 薄铝板 ❑ 无

个案研究 1

手术计划

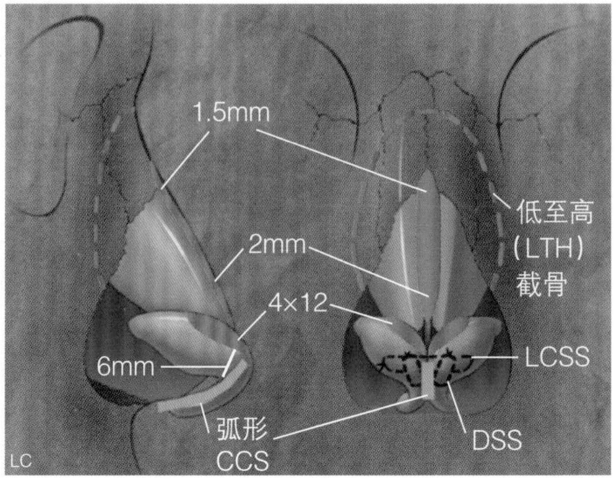
1.5mm
低至高
(LTH)
截骨
2mm
4×12
6mm
LCSS
弧形
CCS
DSS
LC

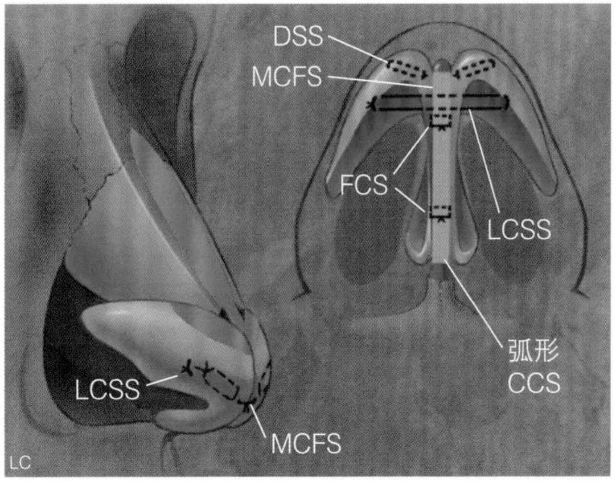
DSS
MCFS
FCS
LCSS
弧形
CCS
LCSS
MCFS
LC

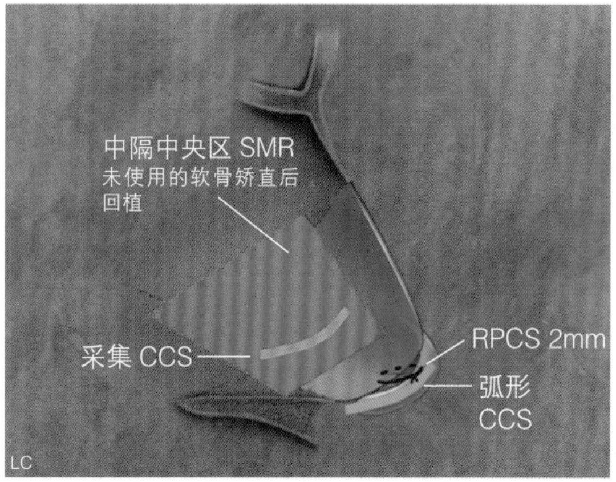
中隔中央区 SMR
未使用的软骨矫直后
回植
采集 CCS
RPCS 2mm
弧形
CCS
LC

个案研究 1

评判

前后位观

面下 1/3 狭窄
鼻部上 2/3 与下 1/3 不均衡——鼻尖变窄,比例失调改善
鼻骨左侧基底宽于对侧—鼻骨位置的对称性改善
鼻底部向右上 1/3 偏曲——偏曲改善,但未完全矫正
中 1/3 突出——轻度驼峰鼻——去除
右中 1/3 中隔偏曲——改善
鼻尖过度宽大——鼻尖变窄
鼻尖不对称——鼻尖的对称性改善
鼻尖右侧偏曲——鼻尖居中
鼻尖穹窿间距过宽——穹窿间距变窄
左侧穹窿比右侧更偏向头侧—左侧穹窿尾侧移位
存在鼻翼外侧凸起——减少
外侧脚头端凸出——减少
鼻小柱右侧偏移 ——居中
中间脚右侧偏移——中间脚位置改善
中间 / 内侧脚分叉——矫正
鼻孔不对称——改善
左侧鼻孔上移显露——改善

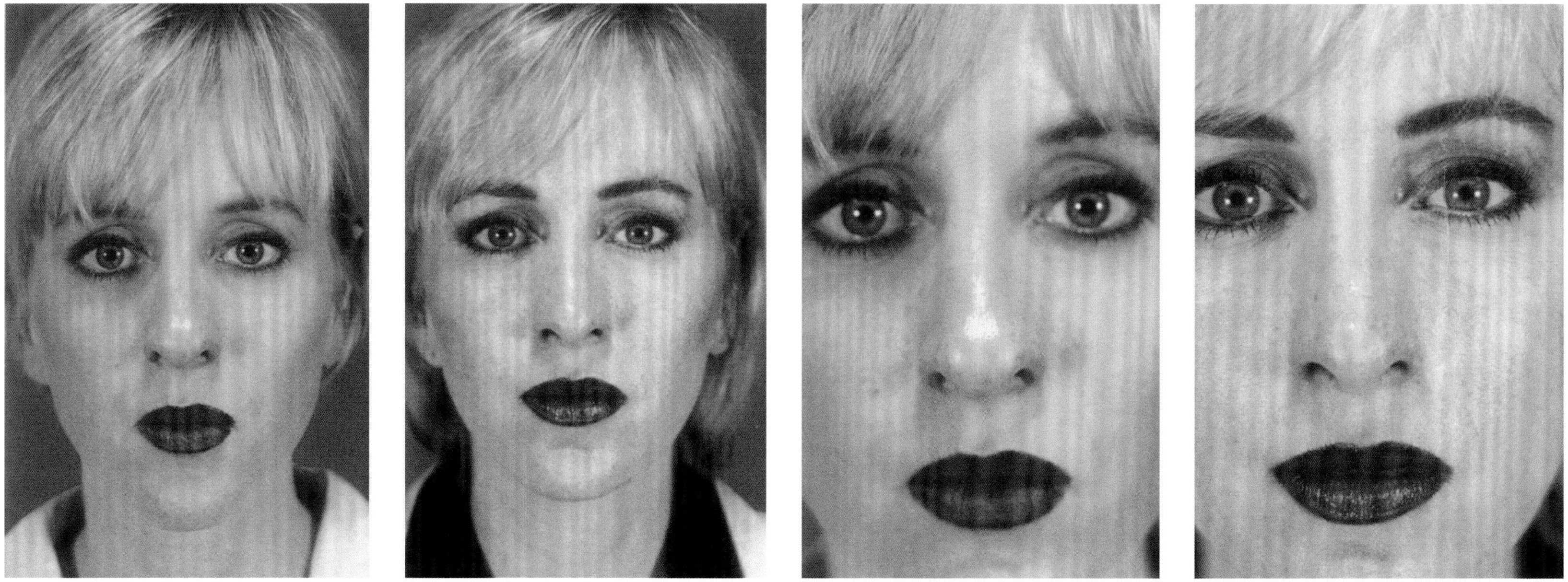

个案研究 1

评判

底位观

基底呈梯形(方形)—转变为三角形,更为流畅、对称的穹窿轮廓

穹窿间距宽—减少

穹窿突度不对称—改善

右侧穹窿突度高于左侧—对称性改善

穹窿形态不对称—改善

穹窿间距过大—减小

穹窿过宽—穹窿宽度减少

穹窿轮廓不清晰—穹窿轮廓改善

存在外侧脚凸起—外侧脚凸起消失

中间脚与内侧脚相比较短—此视角未见改善

内侧 - 中间脚折角过大—减小

E 两侧内侧脚踏板过度外展,形成分叉(沟槽)—沟槽消失

左侧内侧脚踏板外凸—改善

鼻孔不对称—改善

鼻翼缘中段薄弱 / 塌陷型鼻翼缘中段—依然存在,中度

中隔尾端后方可能偏向左侧—矫正

鼻尖下小叶基底—小叶比值增加——当鼻尖突度由面部冠状面降低时,鼻翼基底高度 / 鼻尖小叶高度降低,比值改善

鼻翼基底轻度外展,证明鼻翼基底切除不足

鼻翼缘略显薄弱,证明外侧脚板条力度不足

鼻孔顶部略显“尖锐”—可能归咎于 DSS 过紧或关闭鼻孔顶部的软骨下切口时,缝合黏膜过多

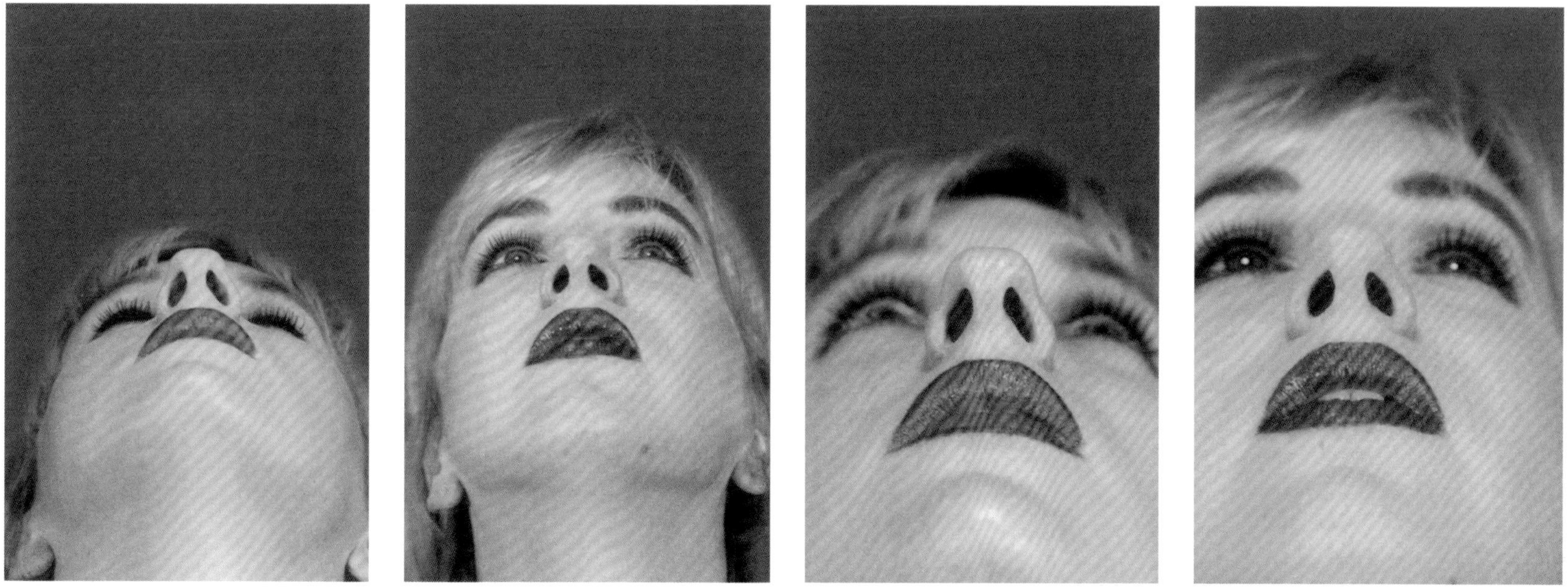

个案研究 1

评判

侧位观

与鼻长度相比,面部冠状面鼻尖突度过高——面部冠状面鼻尖突度降低

面部冠状面鼻尖突度过高——面部冠状面鼻尖突度降低

中下 2/3 背部过高——背部降低

鼻根点轻度下移——未矫正,在该病例,在此区域移植弊大于利

中 1/3 区域上外侧软骨及中隔高度略高—上外侧软骨及中隔降低

区域微小的驼峰——去除背部微小驼峰

鼻部背侧线鼻尖突度不足——术后鼻尖突度略高于鼻部背侧线,伴有精巧的鼻尖上转折

面部冠状面鼻尖突度过高——鼻尖突度在面部冠状面降低,同时形成高于背侧线的鼻尖突度

内侧脚长,中间脚短——采用鼻小柱控制支撑延长了中间脚,后移鼻小柱 - 小叶角,略微加强显形;并相对缩短内侧脚

外侧脚头端凸——改善鼻尖上区域

外侧脚略向头端移位——无变化

外侧脚薄弱(切迹)鼻翼缘中段—— 术后凸起略减低呈低平状,鼻翼缘中段略微头侧退缩

鼻翼基底 - 鼻尖下小叶比值增加—鼻尖下小叶延长,内侧脚相对长度变短,比例改善

鼻尖下小叶短——鼻尖下小叶(鼻尖表现点至鼻小柱 - 小叶角)延长

鼻小柱 - 小叶角降低—角度增加

鼻小柱 - 上唇角轻度降低——角度略微增加

鼻中隔尾端长度轻度增长——中隔尾端缩短

中隔左侧基底中度凸起—— 术后右侧位观凸起降低

下颌轻度后缩——无变化

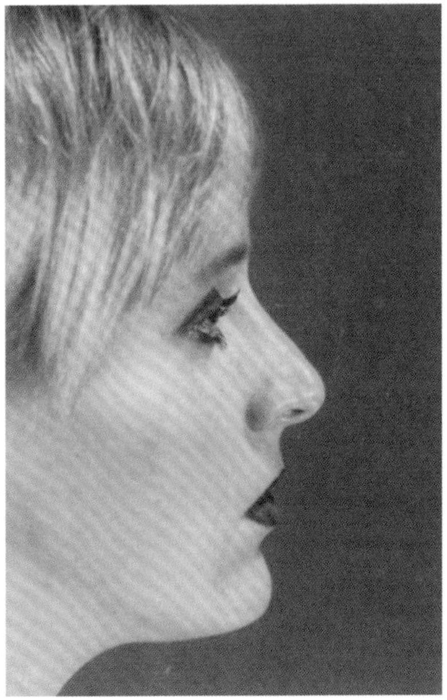

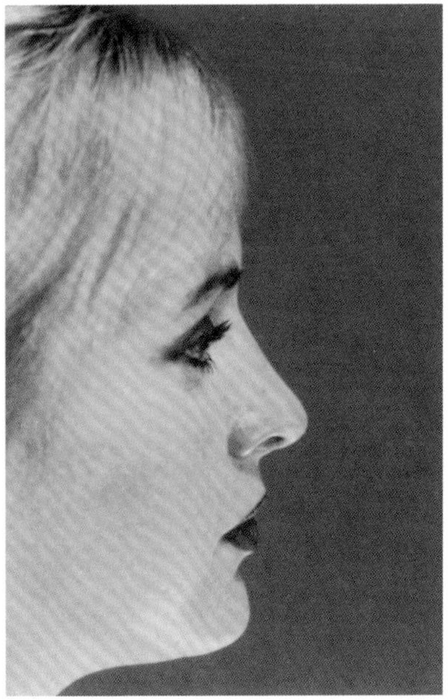

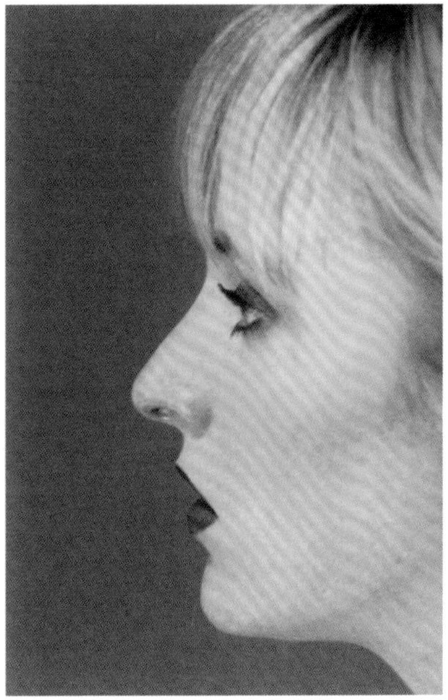

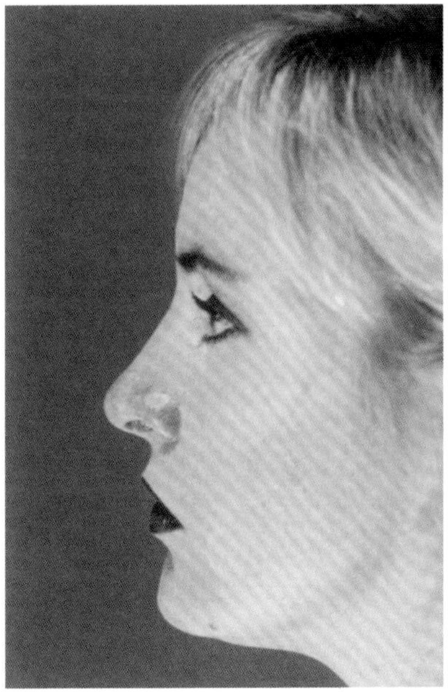

个案研究 1

评判

斜位观

鼻根点轻度下移——无变化

背外侧驼峰 右侧 > 左侧 —改善，术后残留轻微右背外侧凸起

鼻骨上 1/3 背外侧凸起——改善

上外侧软骨中 1/3 增高——降低

面部冠状面鼻尖突度过高——减小

外侧脚位置略向头端——无变化

外侧脚头端凸起 左 > 右 ——凸起降低，对称性改善

外侧脚长度略短——无变化

穹窿间距宽，分叉鼻——穹窿间距变窄，分叉鼻矫正

内侧及中间脚尾端分离——尾端分离减少

内侧与中间脚之间分叉鼻沟槽——沟槽消失

中隔及鼻甲

背侧中隔中段右侧偏曲——改善，但未完全矫正

中央区中隔左后方及尾端偏曲 ——已矫正，气道更为通畅

左侧中隔 - 犁骨棱状凸起偏大——已矫正

鼻棘处中隔尾端轻度左侧偏曲——已矫正

右侧下鼻甲肥大——已矫正

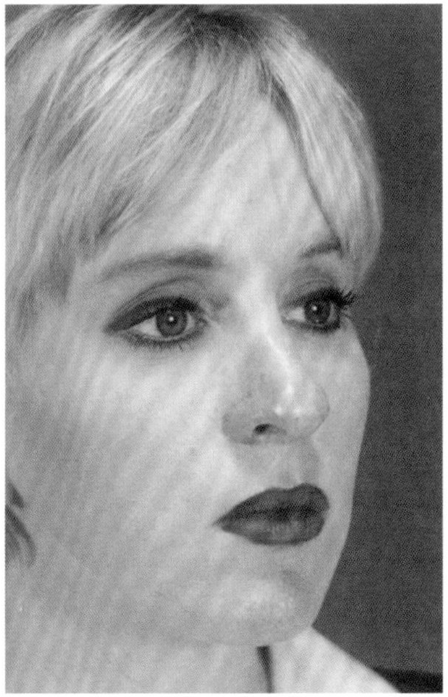

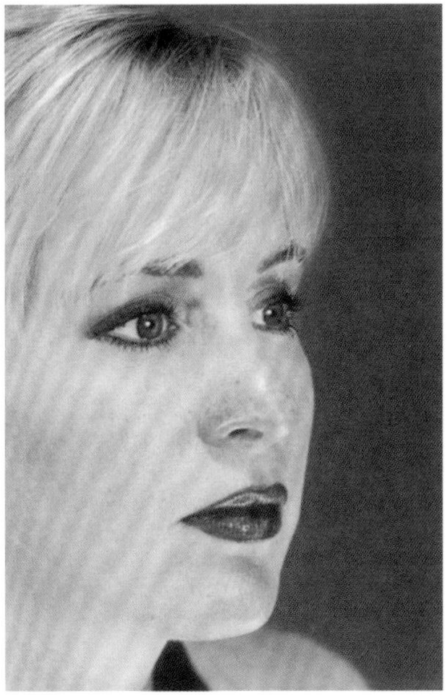

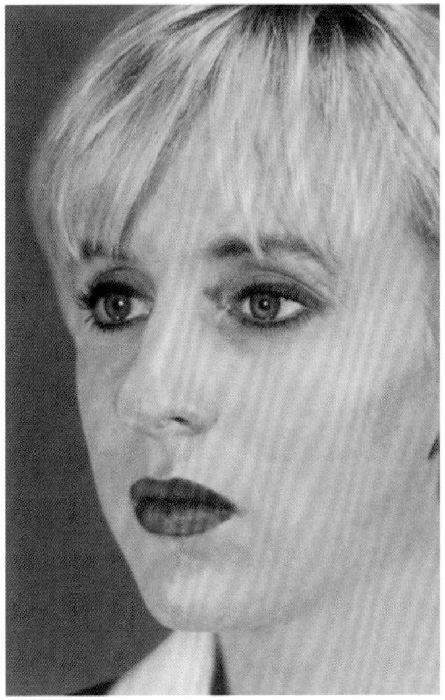

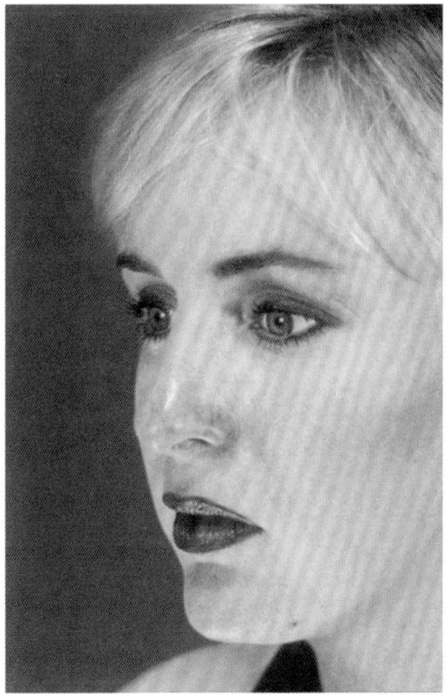

个案研究 2

照片分析

该病例的鼻尖展现了显著改变，鼻背依照患者要求形成低凹的曲线，使术后鼻面相互关系的视觉效果得以明显改变。

前后位观

鼻部宽度比例失调，下 1/3 宽
右侧鼻骨基底较左侧略微偏外
鼻尖宽大
外侧脚头端过度凸起，且不对称
外侧脚在头 - 尾方向明显凸起
穹窿宽，轮廓不清晰
穹窿间距增大
内侧脚至中间脚的折角过大
穹窿高度不对称，左侧比右侧更偏向头侧
鼻翼外侧凸起
分叉鼻伴有穹窿间沟槽
鼻孔不对称，可能由于中隔尾端右侧偏曲、中隔角左侧偏曲所致
鼻翼基底宽度略宽（鼻尖退缩矫正突度过高将会增加该宽度，而突度过高一般是 LCSS，DSS 塑形鼻尖增加了其突度所致）

底位观

梯形（方形）鼻尖伴有明显不对称的鼻翼外侧凸起
鼻尖小叶 - 鼻翼基底高度比值降低伴有鼻尖下小叶较短
中间脚短
与左侧相比，右侧鼻翼基底小叶发育不良
鼻小柱右侧偏曲，可能继发于中隔尾端偏曲
鼻孔不对称，继发于中隔尾端偏曲
内侧脚踏板凸起，右 > 左

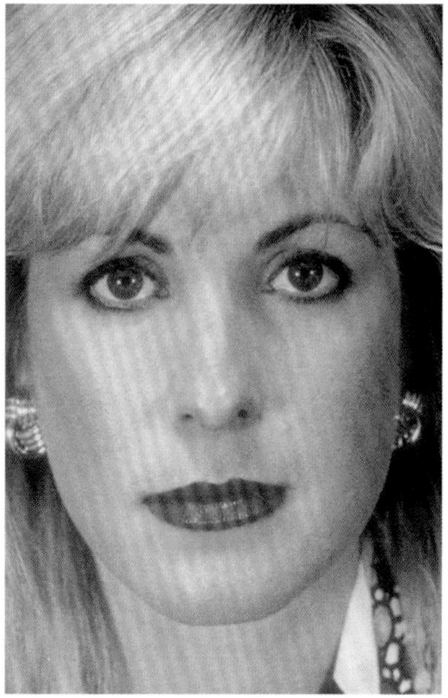
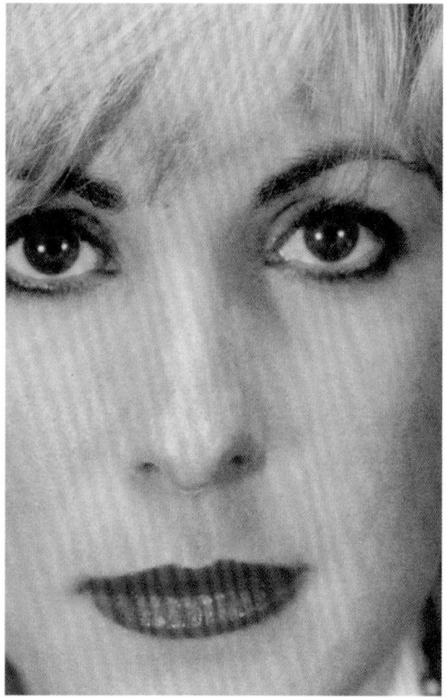
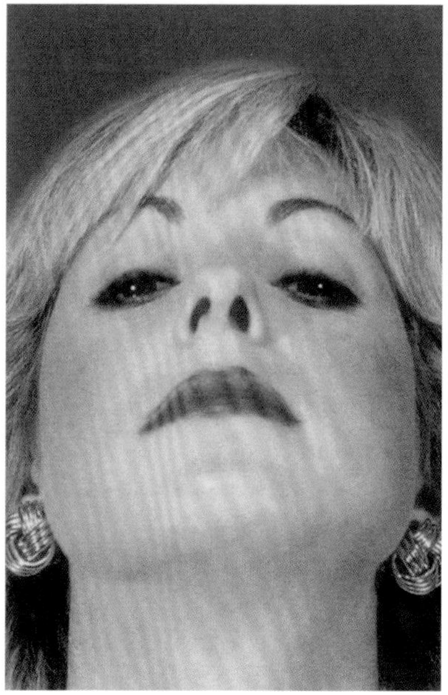
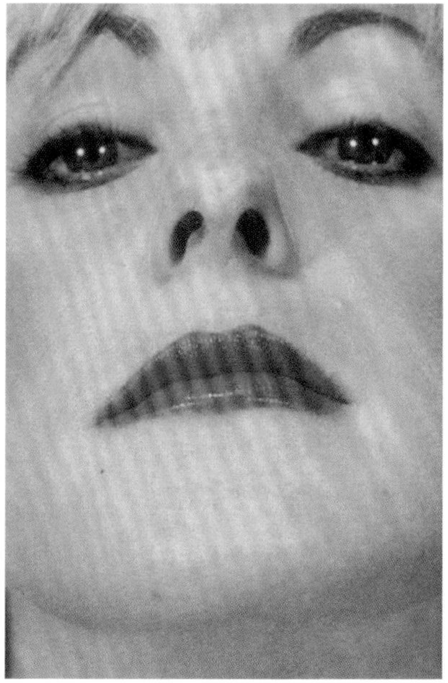

侧位观
鼻根轻度下移
相对于鼻部长度，面部冠状面鼻尖突度中度增高
鼻部背侧线鼻尖突度正常
内侧脚长
中间脚短伴有鼻尖下小叶短
外侧脚头侧凸起
鼻小柱 - 小叶角过度前移
左侧鼻翼轻度头端退缩
鼻小柱 - 上唇角处中隔尾端轻度肿大凸出，伴有上唇相对过短

斜位观
鼻背驼峰畸形，右侧 > 左侧
外侧脚凸起、过大、臃肿
鼻尖分叉伴有穹窿间沟槽

中隔及鼻甲
鼻棘处中隔尾端右侧偏曲，中隔角处左侧偏曲
右侧中段中隔偏曲，阻塞右侧气道
左侧中隔 - 犁骨棱状凸起

34 岁
患者的关注点及期望
鼻尖宽大——期望变窄
期望背部呈凹形
期望鼻尖抬高

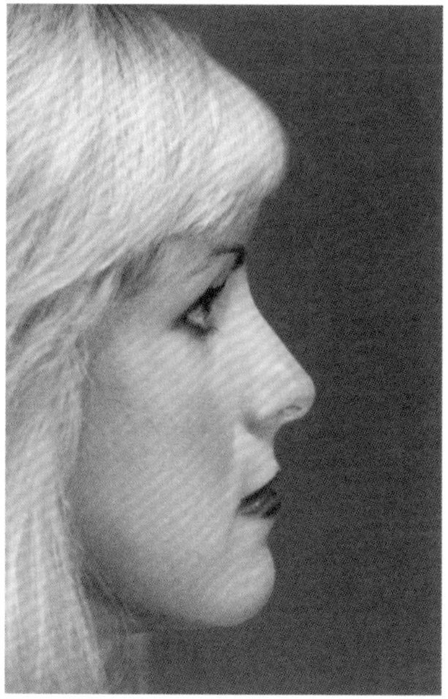
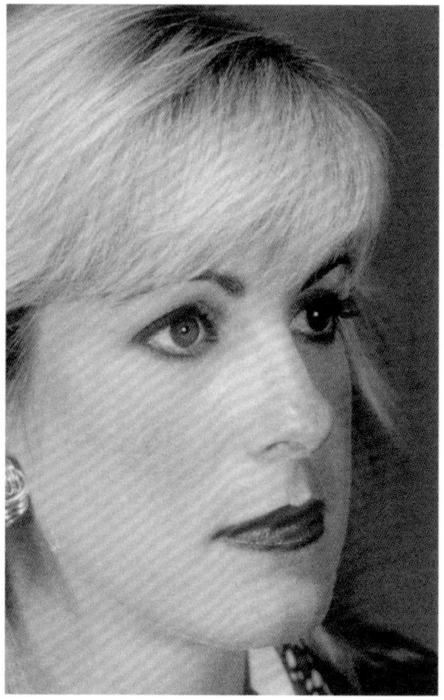
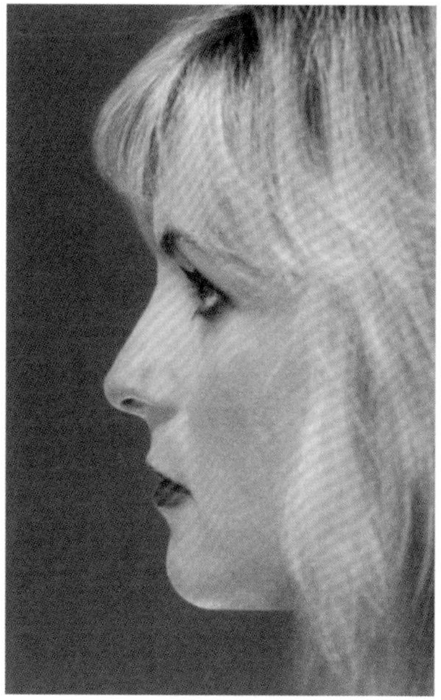
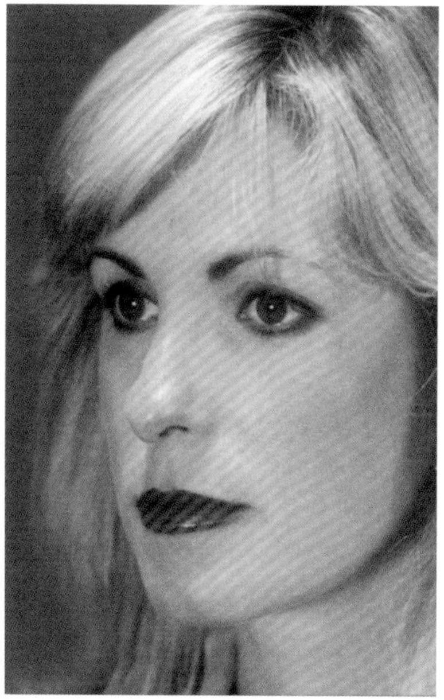

个案研究 2:**技术选择**

前后位观

畸形	**技术选择**
鼻部宽度比例失调,下 1/3 宽	采用 LCSS,DSS 缩窄鼻尖
右侧鼻骨基底较左侧略微偏外	低至高截骨,倾斜背部以关闭开放的鼻骨顶端,微量不对等移位鼻骨基底
鼻尖宽大	层叠的 LCSS 以矫正外侧鼻翼凸起以及外侧脚头至尾向凸起,DSS
外侧脚头端过度凸起,且不对称	不对等修剪外侧脚头侧,以使剩留的外侧脚对称,尽可能多的保留外侧脚
外侧脚在头 - 尾向明显凸起	叠加 LCSS 以矫正外侧鼻翼凸起以及外侧脚头至尾向凸起
穹窿宽,轮廓不清晰	叠加、不对等 DSS
穹窿间距增大	MCFS,CCS 与 FCS 固定
内侧脚至中间脚的折角过大	植入 FCS 将 CCS 固定于术前折角点之前,以缩窄展开角度
穹窿高度不对称,左侧比右侧更偏向头侧	定位穹窿,使其高度对称,植入 CCS 前先固定 MCFS,将 FCS 与 CCS 固定,或者尾端植入 CCS,调整微小的突度差异
鼻翼外侧凸起	叠加 LCSS
分叉鼻伴有穹窿间沟槽	缩窄穹窿间距,见上
鼻孔不对称,可能由于中隔尾端右侧偏曲、中隔角左侧偏曲所致	制作 L 型支撑软骨,中隔尾端中线复位,中隔偏曲及中隔角左侧偏曲。检查中隔角支撑软骨,必要时切断及盖板重建
鼻翼基底宽度略宽(鼻尖退缩矫正突度过高将会增加该宽度,而突度过高一般是 LCSS,DSS 塑形鼻尖增加了其突度所致)	必要时鼻翼基底切除,仅皮肤

底位观

畸形	**技术选择**
梯形(方形)鼻尖伴有明显不对称的鼻翼外侧凸起	LCSS,单层或叠加,双侧或必要时单侧
鼻尖小叶 - 鼻翼基底高度比值降低伴有鼻尖下小叶较短	设计 CCS 增长中间脚节段,以延长鼻尖下小叶及中间脚,鼻小柱 - 小叶角移至支撑物后方,弯曲内侧脚匹配支撑软骨,固定于 FCS
中间脚短	见上
与左侧相比,右侧鼻翼基底小叶发育不良	鼻翼基底小叶皮肤不对等楔形去除
鼻小柱右侧偏曲,可能继发于中隔尾端偏曲	中隔尾端支撑软骨复位至中线,固定于鼻棘
鼻孔不对称,继发于中隔尾端偏曲	见上
内侧脚踏板凸起,右 > 左	缝合两侧内侧脚踏板,降低凸起

侧位观	
畸形	**技术选择**
鼻根轻度下移——无鼻根或鼻背移植的规划	与患者探讨利弊后，患者选择更凹的鼻背及下移的鼻根
相对于鼻部长度，面部冠状面鼻尖突度中度增高	LCS 及 DSS 矫正鼻尖，将会更加增高突度。采用 RPCS 使整个鼻尖复合体下降至相对于鼻背的理想位置
鼻部背侧线鼻尖突度正常	RPCS 如上
内侧脚长	设计 CCS，内侧脚节段较短，中间脚节段较长，鼻小柱小叶更向后方复位，弯曲内侧脚匹配 CCS，固定于 FCS
中间脚短伴有鼻尖下小叶短	见上，CCS
鼻小柱 - 小叶角重度前移	见上，CCS
外侧脚头侧凸起	修剪外侧脚头侧，LCSS
左侧鼻翼轻度头端退缩	避免过度切除外侧脚头端或过紧固定 LCSS，以避免左侧鼻翼退缩的恶化
鼻小柱 - 上唇角处中隔尾端轻度肿大凸出，伴有上唇相对过短	保守切除突出的中隔尾端
斜位观	
畸形	**技术选择**
鼻背驼峰畸形，右侧 > 左侧	电钻缩小
外侧脚凸起、过大、臃肿	修剪外侧脚头侧，LCSS
鼻尖分叉伴有穹窿间沟槽	采用 CCS 与 FCS 固定，缩窄穹窿间距
中隔及鼻甲	
畸形	**技术选择**
鼻棘处中隔尾端右侧偏曲，中隔角处左侧偏曲	制作 L 形支撑软骨，中隔尾端支撑软骨复位
右侧中段中隔偏曲，阻塞右侧气道	黏膜下切除中隔中部，采集 CCS，回植未用的中隔软骨
左侧中隔 - 犁骨棱状突起	黏膜下切除

术式
☑ 开放　☐ 闭合
切口
☑ 软骨下　☑ 经鼻小柱　☐ 软骨内　☐ 软骨间
☑ 贯穿　☑ 完全　☐ 延伸　☐ 部分
初次鼻尖
☑ 外侧脚头侧切除 5 mm × 12 mm，尾侧剩余 6 mm
☑ 完整软骨条　☐ 切断软骨条
☐ 其他____
初次鼻背
软骨
☐ 降低____mm　☐ 背侧中隔　☐ 上鼻侧软骨
■■ 增高____mm　供区：____mm
☐ 切除 / 置换____mm：____mm
☐ 其他____
鼻骨
☑ 键石区降低____mm
☐ 增高____mm　供区：____mm
☐ 侧突降低　☐ 左 < ☐ 右
☐ 其他____
中隔
术式　☐ 背侧　☑ 贯穿　☐　☐　☐
黏膜瓣 右 ☑ 完全　☐ 不完全
黏膜瓣 左 ☐ 完全　☑ 不完全
SMR　☑ 中央　☑ 中隔犁骨棱状凸起　☑ 左　☐ 右　☐ 底部　☐ 头端
背侧剩余 15 mm，尾侧剩余 15 mm 支撑
中隔整形 ☐ 背侧支撑　☑ 尾端支撑
☐ 节段切除　☐ 底部
☐ 中央　☑ 其他 中线复位 / 固定
筛骨　☑ 中央切除　☐ 其他____
犁骨　☑ 切除棱状凸起　☑ 左　☐ 右
中隔尾端 ☑■ 尾端定位支撑　☐ 切除____mm 尾端基底支撑
其他 ☐____
鼻甲
☐ 部分切除　☐ 左　☐ 右
☐ 黏膜下　☐ 切除 / 灼烧
☐ 灼烧　☐ 注射
截骨
☑ 鼻外　☐ 鼻内
☑ 低至高　☐ 低至低
☑ 内侧　☐ 中间
☑ 青枝骨折　☐ 完全
☐ 内侧移位　☐ 左____☐ 右　仅倾斜
二期鼻尖
☑ MCFS- 内侧脚固定缝合
☑ CCS- 鼻小柱控制移植 7 mm × 6 mm × 3 mm
☑ 折入 15 度鼻小柱 - 小叶角
☑ LCSS- 外侧脚跨越缝合　☑ 并入中隔背侧
■ LCSG- 外侧脚跨越移植____mm × ____mm
☑ DSS- 穹窿跨越缝合　☑ 左 2　☑ 右 2
☑ PCS- 突度控制缝合　☑ 抬高鼻尖 2 mm　☐ 降低鼻尖____mm
■ TRS- 鼻尖旋转缝合
■ RCG- 旋转控制移植____mm × ____mm
☑ FCS- 展开控制缝合 2
☐ 修剪内侧脚尾侧
☐ 横断鼻翼缘软骨条____mm　外侧至穹窿；☐ 折叠，缝合
■ 节段切除鼻翼缘软骨条____mm；____mm 外侧至穹窿；____塑形
☐ 切碎____mm；____外侧至穹窿
☐ 穹窿　☐ 划刻　☐ 切碎　■ 切除　☐ 位置：
☐ 鼻尖扩大　■■ 鼻尖盖板　■■ 鼻小柱：鼻尖比值：____ × ____mm
☐ 内侧脚：　☐ 切碎　☐ 横断　■ 切除　位置：
☐ 其他：____
二期鼻背
☑ 裁剪骨性鼻背　☑ 检查键石区凸起的软骨
☑ 调整鼻背上外侧　☑ 复位背侧黏膜及上外侧
☑ 重建解剖型鼻背
■ 扩展移植　☐ 水平　☐ 垂直　若切除背侧支撑时，用于板条移植
■■■ 背部移植　面积：____ × ____ × ____mm
供区：____　■■■ 缝合固定
☐ 其他：____
鼻尖 - 上唇复合体
☑ 切除中隔尾侧凸起
■■ 增加中隔尾端　尺寸：____ × ____mm　供区：____
☐ 其他：____

鼻翼基底切除　前庭衬里
☐ 修剪内鼻阈处松垂 / 卷曲的黏膜
☐ 修剪中隔背侧角黏膜
☐ 修剪膜部中隔
☐ 其他____
鼻翼基底
☑ 皮肤 2~3 mm；☐ 前庭____mm
☑ 鼻翼基底切除
■ 鼻翼基底束带
☐ 鼻翼基底增高____mm；供区：____
☐ 其他____
关闭
☑ 顺序　☑ 贯穿 1　☑ 经鼻小柱 3　☑ 软骨下 2　☐ 软骨间
☐ 其他____
夹板
☑ 鼻内固定　☑ 中隔褥式缝合　☐ Doyle 夹板
☑ 鼻外固定　☑ 薄铝板　☐ 无

个案研究 2

手术计划

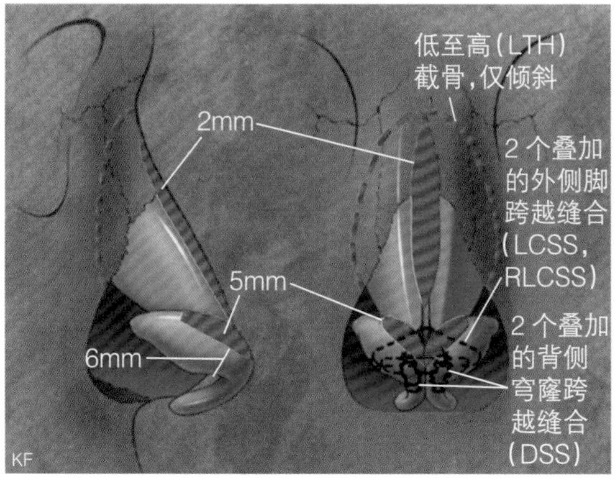

低至高(LTH)
截骨,仅倾斜
2mm
2 个叠加
的外侧脚
跨越缝合
(LCSS,
RLCSS)
5mm
2 个叠加
的背侧
穹窿跨
越缝合
(DSS)
6mm
KF

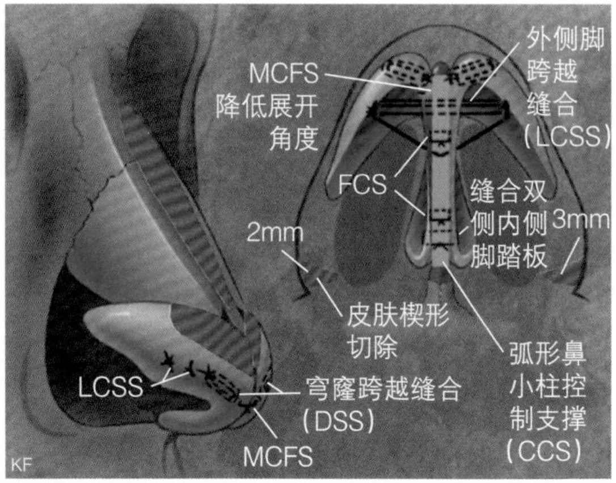

MCFS
降低展开
角度
外侧脚
跨越
缝合
(LCSS)
FCS
缝合双
侧内侧 3mm
脚踏板
2mm
皮肤楔形
切除
弧形鼻
小柱控
制支撑
(CCS)
LCSS
穹窿跨越缝合
(DSS)
MCFS
KF

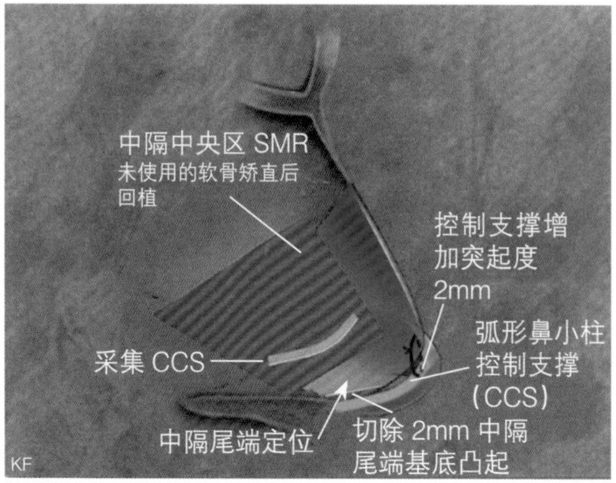

中隔中央区 SMR
未使用的软骨矫直后
回植
控制支撑增
加突起度
2mm
弧形鼻小柱
控制支撑
(CCS)
采集 CCS
中隔尾端定位
切除 2mm 中隔
尾端基底凸起
KF

个案研究 2

评判

前后位观

鼻部宽度比例失调，下 1/3 宽——下 1/3 鼻尖宽度变窄，与上、中 1/3 协调

右侧鼻骨基底较左侧略微偏外——截骨矫正，基底复位，倾斜关闭鼻骨顶部

鼻尖宽大——改善明显

外侧脚头端过度凸起，伴有不对称 ——凸起减轻，不对称改善，但右侧剩余外侧脚头侧仍有轻度凸起

外侧脚在头 - 尾向明显凸起——改善，未完全矫正

穹窿宽，轮廓不清晰——穹窿变窄，穹窿轮廓改善

穹窿间距增大——穹窿间距减少

内侧脚至中间脚的折角过大——内侧脚至中间脚的折角减少

穹窿高度不对称，左侧比右侧更偏向头侧——穹窿高度对称性改善

鼻翼外侧凸起——鼻翼外侧凸起减轻，左侧仍有轻度凸起

分叉鼻伴有穹窿间沟槽——矫正，沟槽消失

鼻孔不对称，可能由于中隔尾端右侧偏曲、中隔角左侧偏曲所致——前后位观鼻孔对称性基本无改变

鼻翼基底宽度略宽（鼻尖退缩矫正突度过高将会增加该宽度，而突度过高一般是 LCSS，DSS 塑形鼻尖增加了其突度所致）——采用 RPCS 下降鼻尖、皮肤楔形切除后，鼻翼基底小叶变窄

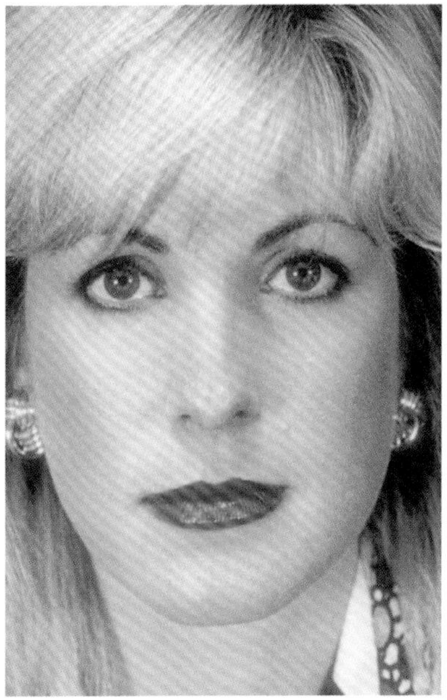

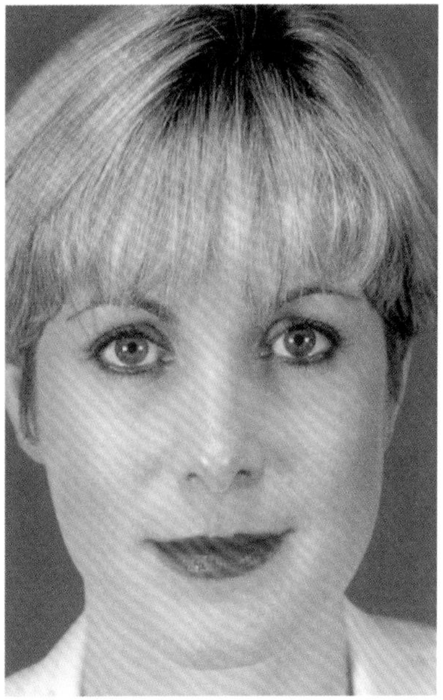

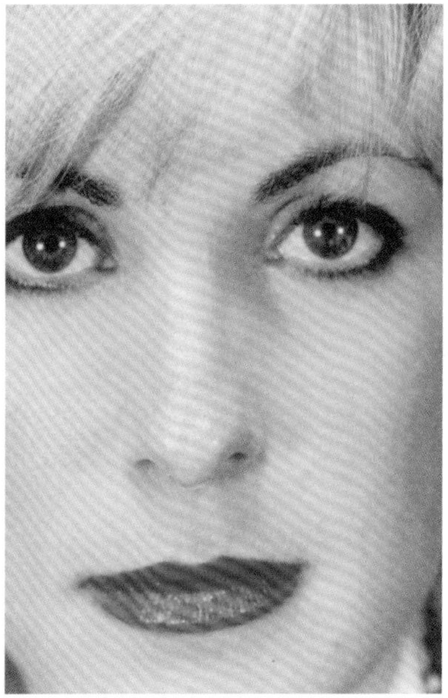

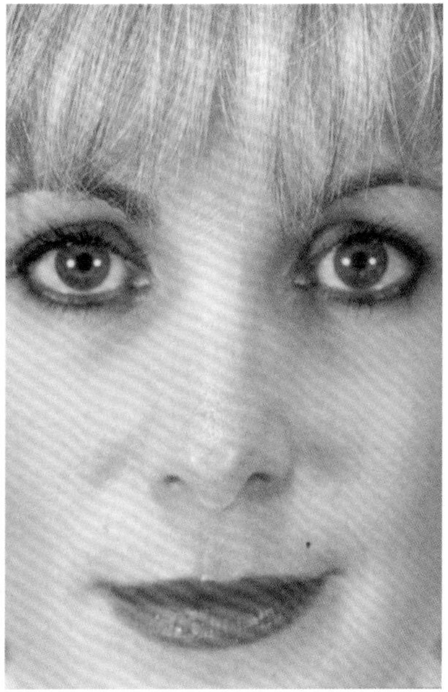

个案研究 2

评判

底位观

梯形(方形)鼻尖伴有明显不对称的鼻翼外侧凸起——转变为更接近三角形的轮廓

鼻尖小叶 - 鼻翼基底高度比值降低伴有鼻尖下小叶较短——比例改善,内侧脚节段缩短,中间脚节段延长

中间脚短——较内侧脚相对延长

与左侧相比,右侧鼻翼基底小叶发育不良——无改变

鼻小柱右侧偏曲,可能继发于中隔尾端偏曲——鼻小柱居中

鼻孔不对称,继发于中隔尾端偏曲——改善,未完全矫正

内侧脚踏板凸起,右 > 左——左侧较右侧改善明显,右侧前庭皮肤的"记忆功能"使凸起依然存在,软骨及黏膜复合组织椭圆形切除可能是更好的选择

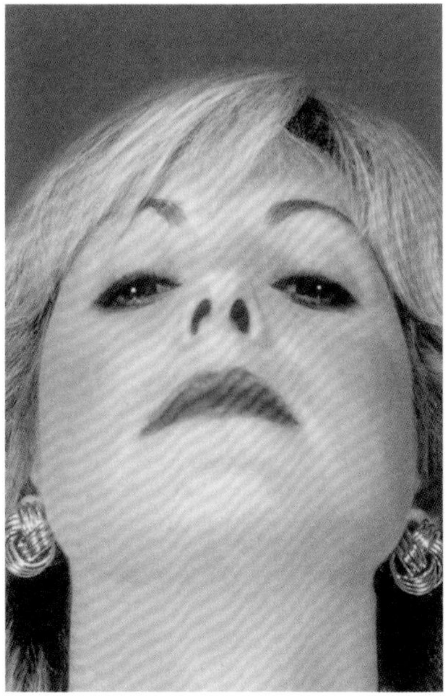
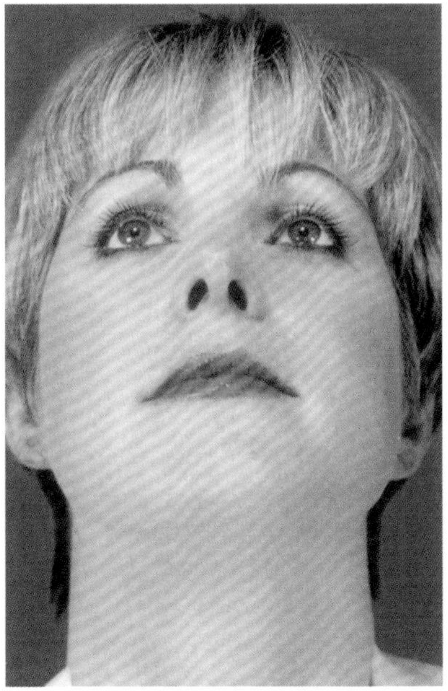
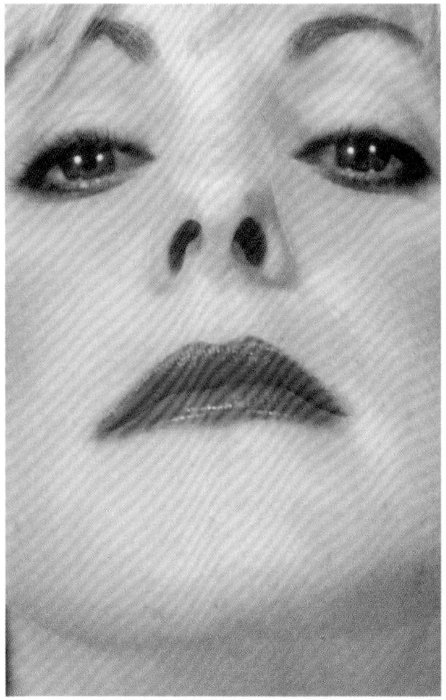
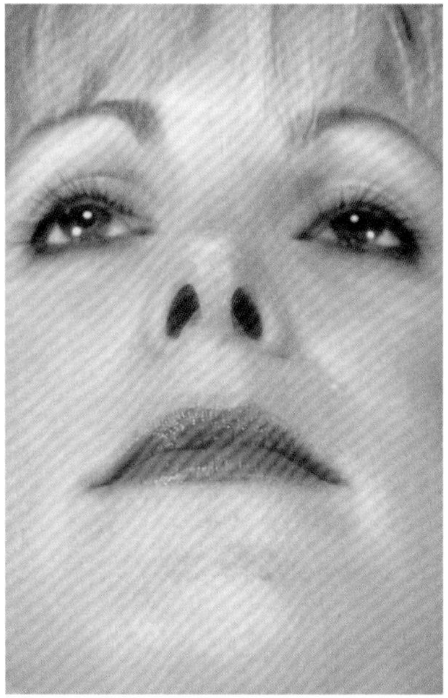

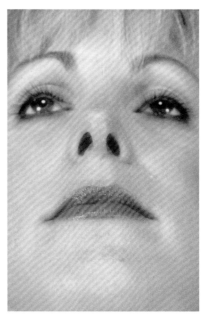

个案研究 2

评判

侧位观

鼻根轻度下移——未改变，但形成的凹型鼻背使整体较为协调

相对于鼻部长度，面部冠状面鼻尖突度中度增高——采用 RPCS 调整面部冠状面鼻尖突度，使之与鼻长度协调

鼻部背侧线鼻尖突度正常——背部中段降低，使鼻尖突度高于背侧线，采用 RPCS 控制鼻尖高度

内侧脚长——较中间脚相对缩短

中间脚短伴有鼻尖下小叶短——较内侧脚相对延长，鼻尖下小叶延长

外侧脚头侧凸起——改善，左侧较右侧仍有轻度凸起

鼻小柱 - 小叶角重度前移——采用 CCS 后移

左侧鼻翼轻度头端退缩——术后轻微改善，右侧好于左侧

鼻小柱 - 上唇角处中隔尾端轻度肿大凸出，伴有上唇相对过短——臃肿减少，上唇相对延长

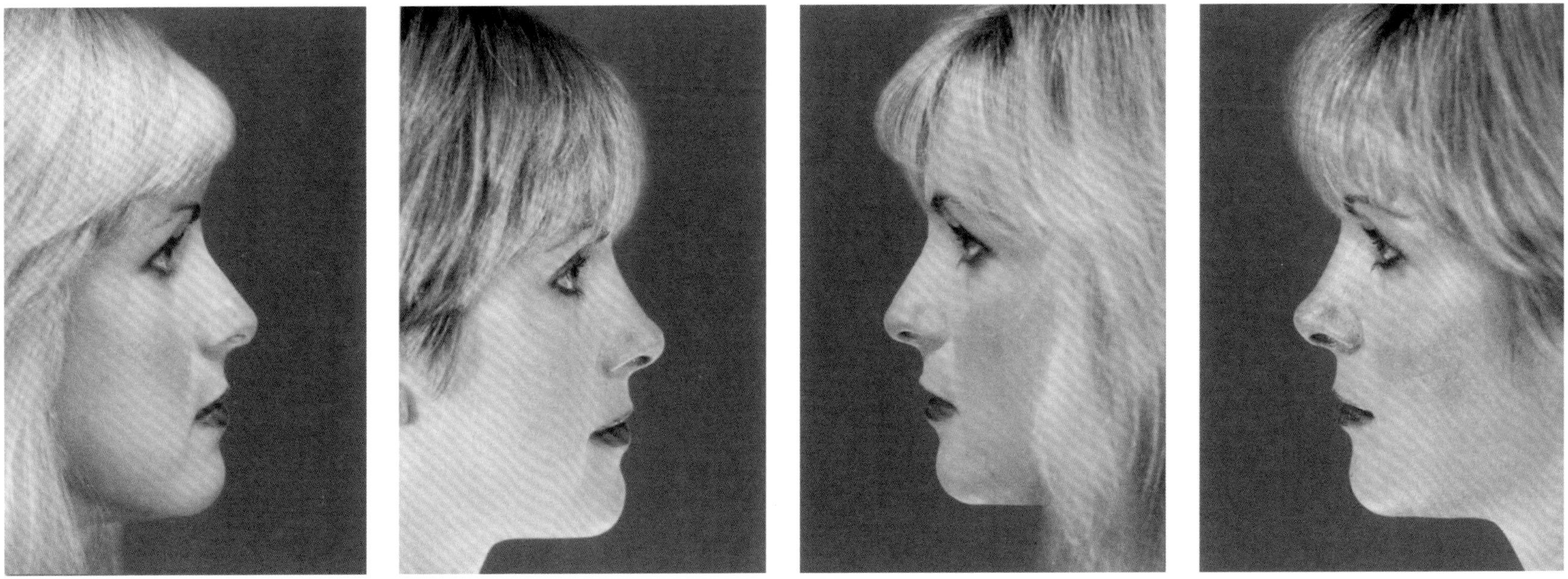

个案研究 2

评判

斜位观

鼻背驼峰畸形，右侧 > 左侧——突起矫正

外侧脚凸起、过大、臃肿——改善，未完全矫正

鼻尖分叉伴有穹窿间沟槽——分叉鼻矫正，沟槽消失

中隔及鼻甲

鼻棘处中隔尾端右侧偏曲，中隔角处左侧偏曲——单纯中隔尾端复位矫正偏曲，中隔角无需额外矫正

右侧中段中隔偏曲，阻塞右侧气道——阻塞消失

左侧中隔 - 犁骨棱状凸起——矫正

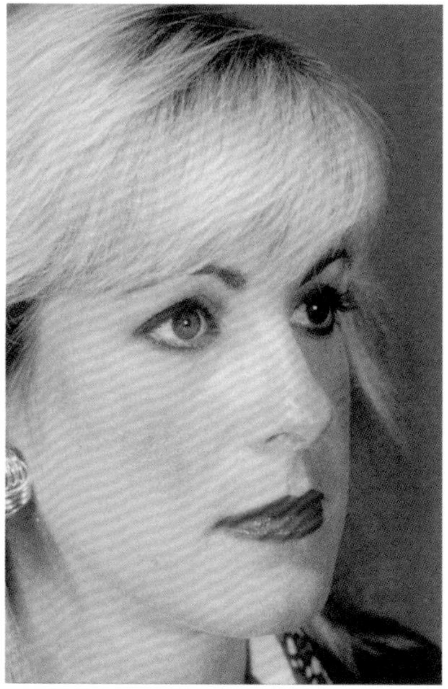

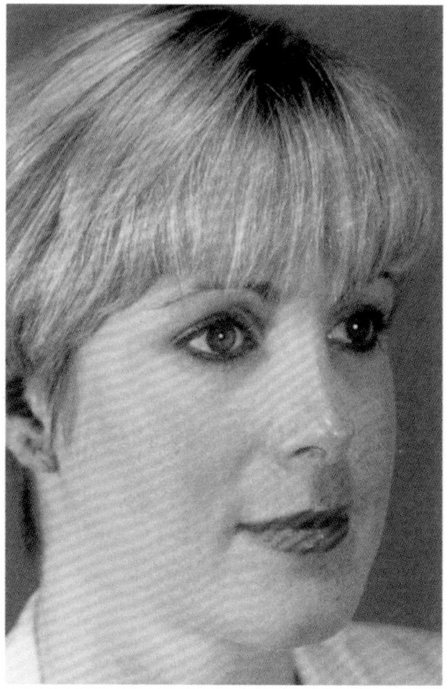

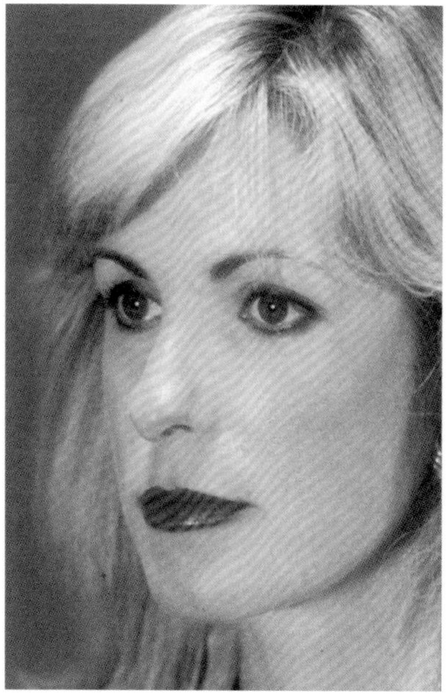

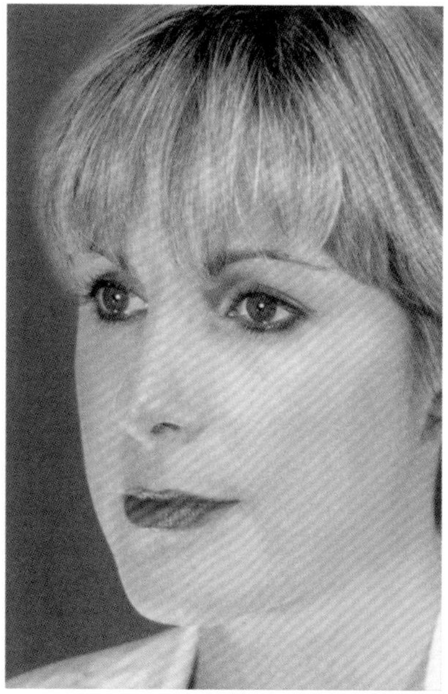

个案研究 3

照片分析

我选择这个令人关注的病例，以展示（如何）选择技术，改善鼻部与面部的整体平衡，以及调整鼻部的特定区域（尤其是鼻尖）与未彻底矫正的其他区域（鼻翼小叶发育不良，鼻翼基底宽度相对较窄）的平衡。

前后位观

面部上 1/3 较宽，中、下 1/3 较窄
鼻部外观较长（未显露鼻孔）
与上 2/3 相比，鼻部下 1/3 较宽
鼻部上、中 1/3 右侧偏曲
鼻骨基底不对称
鼻骨左侧较右侧更为内凹
左侧鼻骨基底较右侧更偏向外侧
上中 1/3 交界处背部驼峰突出可见
下 1/3，鼻尖宽
鼻尖轮廓不清晰伴有外侧脚头侧凸出
穹窿水平面不对称（右侧穹窿高于左侧）
外侧脚的走向较为垂直
鼻翼外侧凸起，不对称
左侧中间脚较右侧长
左侧内侧及中间脚尾侧缘较右侧更偏向尾侧
鼻尖偏向左侧（可能归咎于中隔角的偏曲）
鼻孔不对称
由于鼻部过长和（或）鼻尖小叶下悬，鼻孔显露不足
鼻翼小叶发育不良

底位观

鼻翼外侧凸起形成梯形（方形）鼻
穹窿宽，不对称
穹窿间距略宽
鼻翼缘外侧中段薄弱（向内凹陷的倾向）
中间脚较内侧脚短（鼻小柱 - 小叶折角的凸起在鼻孔顶点前方）
左侧中间脚尾缘较右侧凸起
鼻孔不对称
内侧脚踏板凸起，不对称

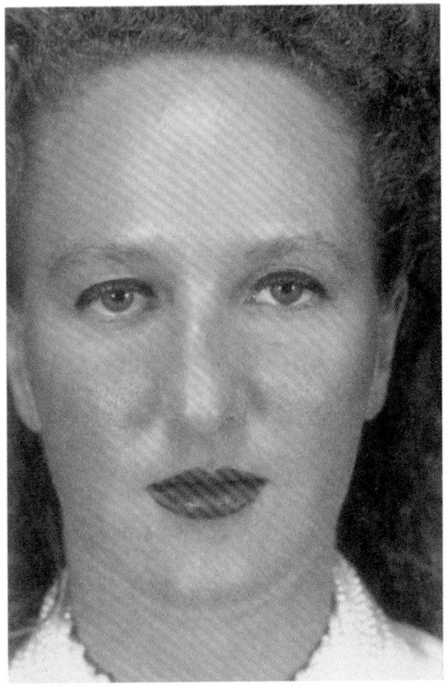
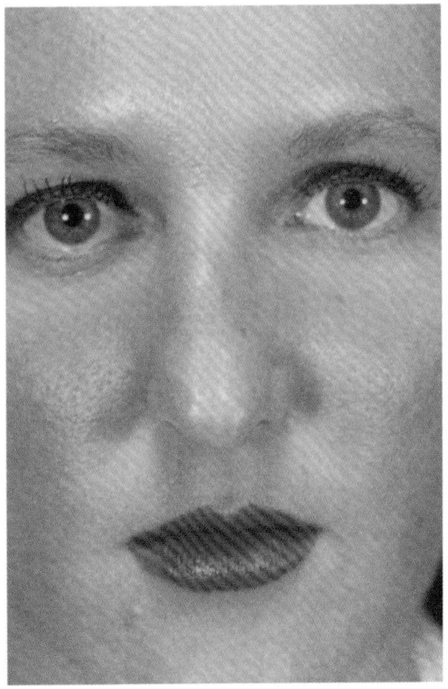
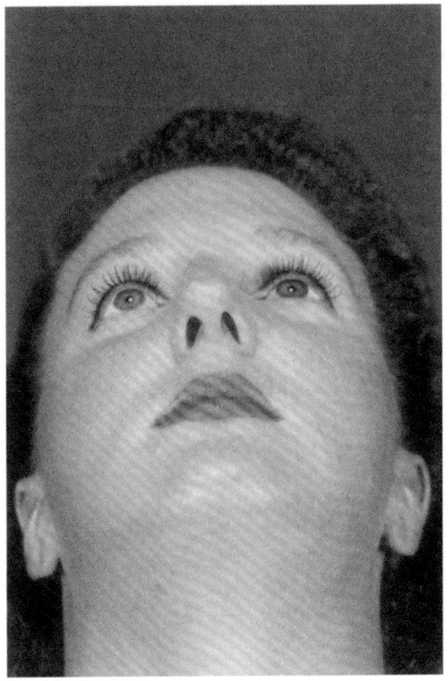
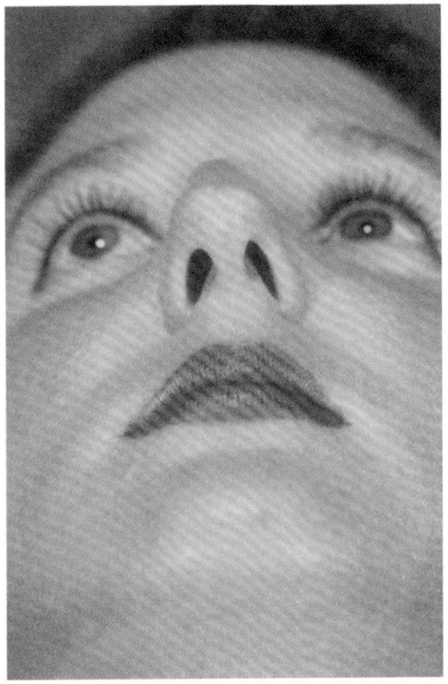

侧位观

与 SMeS 及面下 1/3 相比，鼻部较长
相对于鼻部理想长度，面部冠状面鼻尖突度过高(鼻部缩短后，鼻尖突度会过高)
中下 2/3 鼻背过高
鼻部背侧线上的鼻尖突度不足
内侧脚较中间脚为长
中间脚短，鼻尖下小叶短
鼻小柱 - 小叶角过于偏前
鼻小柱 - 上唇角处中隔尾端凸起
鼻小柱 - 上唇角过锐
鼻翼基底小叶发育不良
与下唇相比，上唇中度缩短及后缩
下颏部外突

斜位观

背侧偏曲
背侧驼峰畸形
背外侧驼峰畸形凸起不对称　右 > 左
面部冠状面鼻尖突度过高
鼻尖形态不对称
中间脚短，鼻尖下小叶短

中隔及鼻甲

背部中段处中隔背侧右侧偏曲
中隔中段重度左侧偏曲
中隔尾端左侧中度偏曲
筛骨棘中央偏左
中隔 - 犁骨左侧棱状凸起
右侧下鼻甲肥大

25 岁
患者关注点

鼻尖宽大	鼻部偏曲
通气	鼻尖下垂
鼻背驼峰	鼻部过大

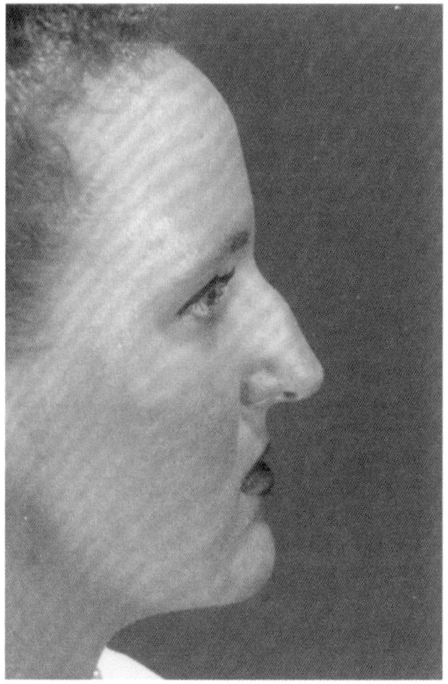
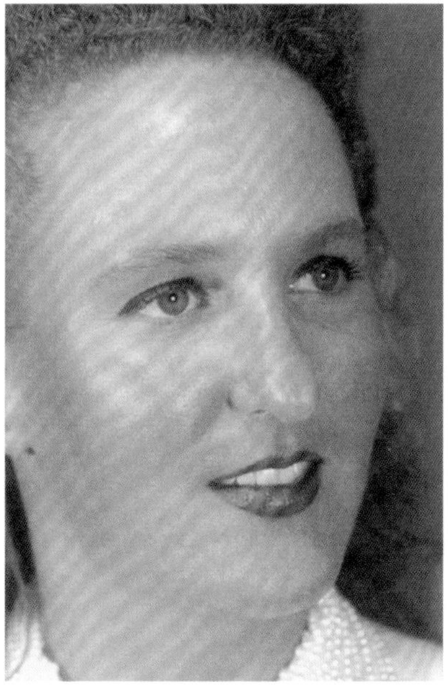
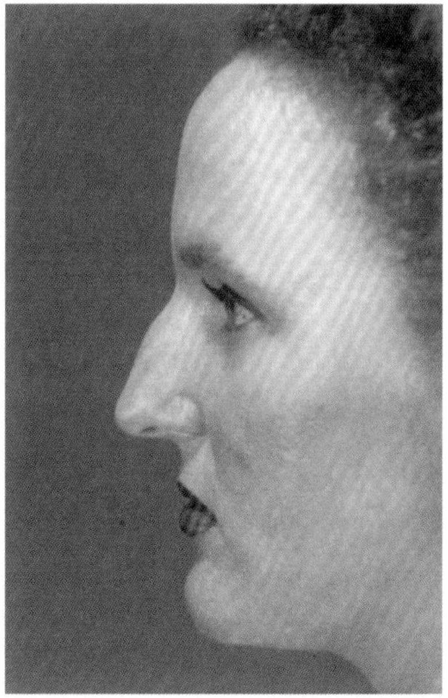
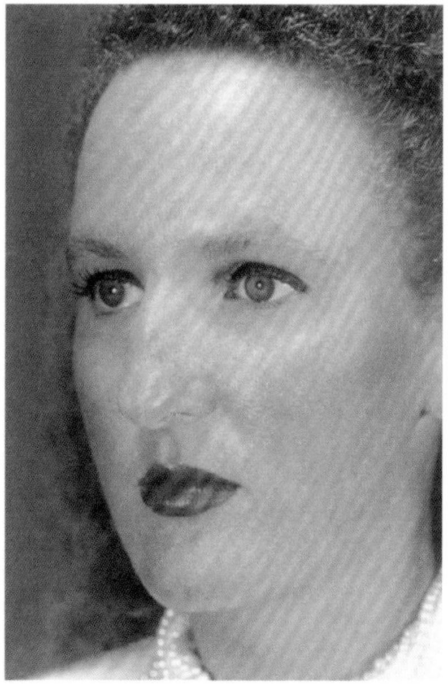

个案研究 3:**技术选择**	
前后位观	
畸形	**技术选择**
面部上 1/3 较宽,中、下 1/3 较窄	
鼻部外观较长(未显露鼻孔)	三角形切除软骨及等量黏膜,缩短中隔尾端
与上 2/3 相比,鼻部下 1/3 较宽	采用中度 LCSS、DSS 缩窄鼻尖
鼻部上、中 1/3 右侧偏曲	双侧低至高截骨,双侧背侧截骨,将鼻背鼻骨与筛骨分离,上外侧与中隔背侧分离;切除中隔 / 筛骨中部,制成 L 形支撑,尾端支撑定位于中线,横断偏曲的背侧,采用板条扩展移植物重建
鼻骨基底不对称	低至高截骨后,鼻骨基底不对等复位
鼻骨左侧较右侧更为内凹	右鼻骨双层面截骨(低至低及中层面)不能充分矫正两侧差异——基底复位后的差异可接受
左侧鼻骨基底较右侧更偏向外侧	左侧鼻骨基底定位较右侧偏内侧
上中 1/3 交界处背部驼峰突出可见	背侧驼峰复合组织切除
下 1/3,鼻尖宽	MCFS,LCSS,DSS
鼻尖轮廓不清晰伴有外侧脚头侧凸出	
穹窿水平面不对称(右侧穹窿高于左侧)	采用 MCFS 及 CSS/FCS 调整
外侧脚的走向较为垂直	完全切除及定位外侧脚不能充分“移位”,权衡利弊
鼻翼外侧凸起,不对称	LCSS,双侧或单侧,单层或必要时叠加
左侧中间脚较右侧长	设计 CCS 将鼻小柱 - 小叶角更加后移,弯曲内侧脚,相对延长中间脚,缩短内侧脚
左侧内侧及中间脚尾侧缘较右侧更偏向尾侧	植入 FCS 以固定 CCS 时定位头端——植入 FCS,右侧接近尾侧缘,左侧偏头端

前后位观(续)	
畸形	**技术选择**
鼻尖偏向左侧(可能归咎于中隔角的偏曲)	采用前述方法矫正中隔角偏曲,必要时横断及重建
鼻孔不对称	椭圆形切除内侧脚踏板凸起处的软骨及被覆黏膜皮肤复合组织,两侧不对等
由于鼻部过长和(或)鼻尖小叶下悬,鼻孔显露不足	缩短中隔尾端,采用 RCS 由中间脚向中隔背侧旋转鼻尖
鼻翼小叶发育不良	无需矫正
底位观	
畸形	**技术选择**
鼻翼外侧凸起形成梯形(方形)鼻	LCSS,双侧或单侧,单层或必要时叠加
穹窿宽度不对称	DSS,不对等和(或)叠加
穹窿间距略宽	采用 FCS 固定于 CCS 以缩小
鼻翼缘外侧中段薄弱(向内凹陷的倾向)	不矫正,保留大而完整的外侧脚的支撑力,若术中发现其较软,降至下移定位于接近鼻翼缘处,或采用外侧脚板条移植
中间脚较内侧脚短(鼻小柱 - 小叶折角的凸起在鼻孔顶点前方)	设计 CCS 使中间脚节段较长,弯曲内侧脚适配支撑移植物,FCS 固定
左侧中间脚尾缘较右侧凸起	植入 FCS 固定 CCS 时上提
鼻孔不对称	中隔尾端 L 形支撑定位于中线,复合组织椭圆形切除矫正内侧脚踏板凸起
内侧脚踏板凸起,不对称	椭圆形切除软骨及前庭被覆皮肤复合组织,矫正内侧脚踏板凸起,双侧不对等
侧位观	
畸形	**技术选择**
与 SMeS 及面下 1/3 相比,鼻部较长	三角形切除中隔尾端的软骨及等量被覆黏膜

侧位观(续)	
畸形	**技术选择**
相对于鼻部理想长度，面部冠状面鼻尖突度过高(鼻部缩短后，鼻尖突度会过高)	植入 CCS 后，采用 RPCS 降低整个鼻尖复合体至少 2~3mm，以保持中间及内侧脚理想的形态，降低后检查鼻翼展开角度增大
中下 2/3 鼻背过高	切除鼻背复合组织(等量切除或最高点超高 3mm)
鼻部背侧线上的鼻尖突度不足	制作整体对称鼻尖复合体后，用 RPCS 将鼻尖置于鼻背线之上适宜的位置
内侧脚较中间脚为长	设计 CCS 使中间脚节段较长，弯曲内侧脚适配支撑移植物，FCS 固定
中间脚短，鼻尖下小叶短	设计 CCS 使内侧脚节段较短，弯曲内侧脚适配支撑移植物，FCS 固定
鼻小柱 - 小叶角过于偏前	设计 CCS 使鼻小柱 - 小叶有适宜的位置及角度，弯曲内侧脚，FCS 固定
鼻小柱 - 上唇角处中隔尾端凸起	保守切除 2mm
鼻小柱 - 上唇角过锐	三角形切除中隔尾端软骨及等量被覆黏膜
鼻翼基底小叶发育不良	不矫正
与下唇相比，上唇中度缩短及后缩	不填充上唇，依据患者的选择
下颏部外突	若患者要求可考虑二期缩小——我认为颏部缩小手术的弊端(主要是软组织的松垂或畸形)可能大于益处，因此若患者要求的话，二期实施手术
斜位观	
畸形	**技术选择**
背侧偏曲	见前后位观所列的矫正方法
背侧驼峰畸形	鼻背复合组织切除
背外侧驼峰畸形凸起不对称：右 > 左	电钻缩小矫正
面部冠状面鼻尖突度过高	RPCS

斜位观(续)	
畸形	**技术选择**
鼻尖形态不对称	采用不对等或叠加的 DSS 进行调整
中间脚短,鼻尖下小叶短	设计 CCS 增长中间脚,使之延长鼻尖下叶,弯曲内侧脚适配 CCS,FCS 固定
中隔及鼻甲	
畸形	**技术选择**
背部中段处中隔背侧右侧偏曲	中隔 - 筛骨黏膜下中央切除,制备 L 型支撑,首先定位尾端支撑,横断残留的支撑软骨的偏曲,采用扩展板条移植修复
中隔中段重度左侧偏曲	黏膜下中央切除
中隔尾端左侧中度偏曲	尾端支撑软骨定位于中线,固定于鼻棘
筛骨棘中央偏左	黏膜下切除
中隔 - 犁骨左侧棱状凸起	黏膜下切除
右侧下鼻甲肥大	必要时,黏膜下切除鼻甲及肥大黏膜,黏膜彻底完整缝合复位

术式
☑ 开放　☐ 闭合
切口
☑ 软骨下　☑ 经鼻小柱　☑ 软骨内　☐ 软骨间
☑ 贯穿　☑ 完全　☑ 延伸　☐ 部分
初次鼻尖
☑ 外侧脚头侧切除 7 mm × 14 mm,尾侧剩余 6 mm
☑ 完整软骨条　☐ 切断软骨条
☐ 其他____
初次鼻背
软骨
☑ 降低 3 mm　☐ 背侧中隔　☐ 上鼻侧软骨
■■ 增高___mm　供区:____
☐ 切除 / 置换___mm:___mm
☐ 其他____
鼻骨
☑ 键石区降低 2 mm
☐ 增高___mm　供区:____mm
☑ 侧突降低　☐ 左　☑ 右
☐ 其他____
中隔
术式　☑ 背侧　☐ 贯穿　☐　☐　☐
黏膜瓣 右 ☑ 完全　☐ 不完全
黏膜瓣 左 ☑ 完全　☐ 不完全
SMR　☑ 中央　☑ 中隔犁骨棱状凸起　☑ 左　☐ 右　☐ 底部　☐ 头端
背侧剩余 15 mm,尾侧剩余 15 mm 支撑
中隔整形　☑ 背侧支撑　☑ 尾端支撑
☑ 节段切除　☐ 底部
☐ 中央　☑ 其他 横断,背部板条支撑移植
筛骨　☐ 中央切除　☑ 其他 必要时背侧支撑交界处青枝骨折
犁骨　☑ 切除棱状凸起　☑ 左　☐ 右
中隔尾端　☑■ 尾端定位支撑　☑ 切除 3 mm 尾端基底支撑
其他 ☐____
鼻甲
☑ 部分切除　☐ 左　☑ 右
☑ 黏膜下　☐ 切除 / 灼烧
☐ 灼烧　☐ 注射
截骨
☑ 鼻外　☐ 鼻内
☑ 低至高　☐ 低至低
☑ 内侧　☐ 中间
☑ 青枝骨折　☐ 完全
☑ 内侧移位　☑ 左 > ☑ 右
二期鼻尖
■ MCFS- 内侧脚固定缝合
☑ CCS- 鼻小柱控制移植 5 mm × 7 mm × 3 mm
☑ 折入 30 度鼻小柱 - 小叶角
☑ LCSS- 外侧脚跨越缝合　☐ 并入中隔背侧
■ LCSG- 外侧脚跨越移植___mm ×___mm
■ DSS- 穹窿跨越缝合　☐ 左___　☐ 右___
☑ PCS- 突度控制缝合　☑ 抬高鼻尖___mm　☑ 降低鼻尖 3 mm
☑ TRS- 鼻尖旋转缝合
■ RCG- 旋转控制移植___mm ×___mm
☑ FCS- 展开控制缝合 2
☐ 修剪内侧脚尾侧
☐ 横断鼻翼缘软骨条___mm　外侧至穹窿;☐ 折叠,缝合
■ 节段切除鼻翼缘软骨条___mm;___mm 外侧至穹窿;___塑形
☐ 切碎___mm;___外侧至穹窿
☐ 穹窿　☐ 划刻　☐ 切碎　■ 切除　☐ 位置:
☐ 鼻尖扩大　■■ 鼻尖盖板　■■ 鼻小柱:鼻尖比值:___×___mm
☐ 内侧脚:　☐ 切碎　☐ 横断　■ 切除　位置:
☑ 其他:鼻尖切除后检查踏板
二期鼻背
☑ 裁剪骨性鼻背　☑ 检查键石区凸起的软骨
☑ 调整鼻背上外侧　☑ 复位背侧黏膜及上外侧
☑ 重建解剖型鼻背
☑ 扩展移植　☐ 水平　☑ 垂直　若切除背侧支撑时,用于板条移植
■■■ 背部移植　面积:___×___×___mm
供区:____　☑☑☑ 缝合固定
☐ 其他:____
鼻尖 - 上唇复合体
☑ 切除中隔尾侧凸起
■■ 增加中隔尾端　尺寸:___×___mm　供区:____
☐ 其他:____

前庭衬里
☑ 修剪内鼻阈处松垂 / 卷曲的黏膜
☑ 修剪中隔背侧角黏膜
☑ 修剪膜部中隔
☑ 其他____
鼻翼基底
☐ 鼻翼基底切除　☐ 皮肤___mm;☐ 前庭___mm
■ 鼻翼基底束带
☐ 鼻翼基底增高___mm;供区:____
☑ 其他____
关闭
☑ 顺序　☑ 1 贯穿　☑ 3 经鼻小柱　☑ 2 软骨下　☑ 4 软骨间
☐ 其他____
夹板
☑ 鼻内固定　☑ 中隔褥式缝合　☐ Doyle 夹板
☑ 鼻外固定　☑ 薄铝板　☐ 无

个案研究 3

手术计划

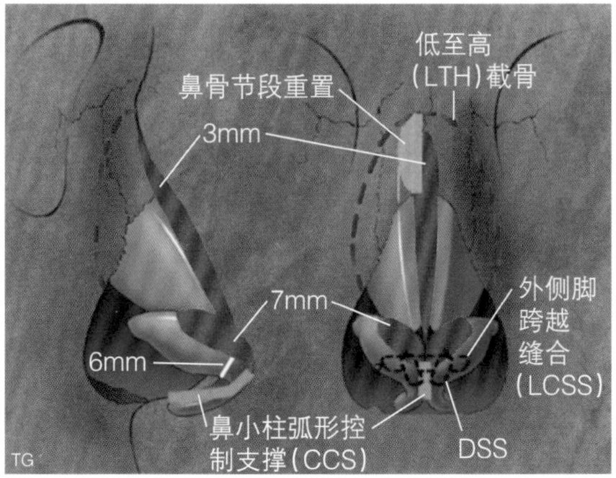
低至高
(LTH)截骨
鼻骨节段重置
3mm
7mm
6mm
外侧脚
跨越
缝合
(LCSS)
鼻小柱弧形控
制支撑(CCS)
DSS
TG

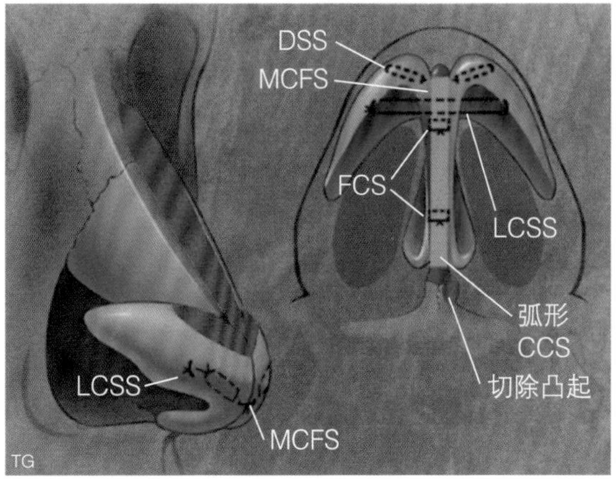
DSS
MCFS
FCS
LCSS
弧形
CCS
切除凸起
LCSS
MCFS
TG

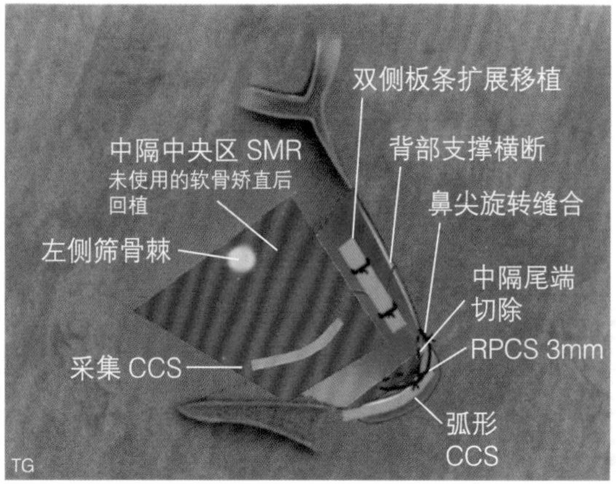
双侧板条扩展移植
中隔中央区 SMR
未使用的软骨矫直后
回植
背部支撑横断
鼻尖旋转缝合
左侧筛骨棘
中隔尾端
切除
RPCS 3mm
采集 CCS
弧形
CCS
TG

个案研究 3

评判

前后位观

面部上 1/3 较宽,中、下 1/3 较窄——面 - 鼻整体平衡改善

鼻部外观较长(未显露鼻孔)——鼻部缩短,鼻孔现形改善,但仍有轻度不对称

与上 2/3 相比,鼻部下 1/3 较宽——鼻部下 1/3 缩窄,与发育不良的鼻翼基底小叶更为协调

鼻部上、中 1/3 右侧偏曲——偏曲改善

鼻骨基底不对称——对称性提高,左侧鼻骨基底位置更为偏内侧,可见轻微脊状(位置最好在实际截骨线之前)

鼻骨左侧较右侧更为内凹——对称性改善,但左侧鼻骨仍较凹

左侧鼻骨基底较右侧更偏向外侧——左侧鼻骨基底位置改善

上中 1/3 交界处可见背部驼峰突出——未再见凸起,驼峰移除处鼻背变宽,鼻背美学线整体改善

下 1/3,鼻尖宽——下 1/3 与中、上 1/3 更为协调,术中过多缩窄外侧脚导致前庭缩窄,因此,上鼻侧软骨尾端—外侧脚头端区域的剩余宽度要使气道保持通畅,此区域剩余宽度略宽可以接受

鼻尖轮廓不清晰伴有外侧脚头侧凸出——鼻尖轮廓及外侧脚凸起均有改善

穹窿水平面不对称(右侧穹窿高于左侧)——穹窿高度对称性改善

外侧脚的走向较为垂直——无改变

鼻翼外侧凸起,不对称——LCSS 缩窄前庭的起始处改善

左侧中间脚较右侧长——中间脚长度更为对称,双侧中间脚变长,鼻尖下小叶长度增加,外形改善

左侧内侧及中间脚尾侧缘较右侧更偏向尾侧——对称性改善——左侧尾缘不再悬垂

鼻尖偏向左侧(可能归咎于中隔角的偏曲)——鼻尖居中

鼻孔不对称——改善,未完全对称

由于鼻部过长和(或)鼻尖小叶下悬,鼻孔显露不足——鼻孔显露改善——鼻翼小叶发育不良——未矫正,但整体更为协调,因为鼻尖已经缩窄,鼻尖偏曲已经矫正,使双侧小叶更多显露

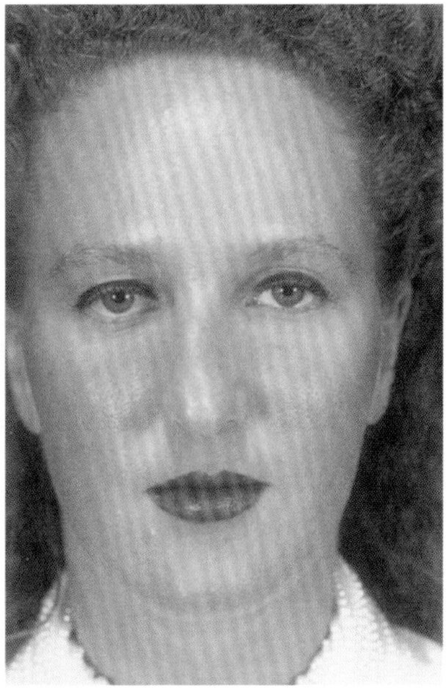
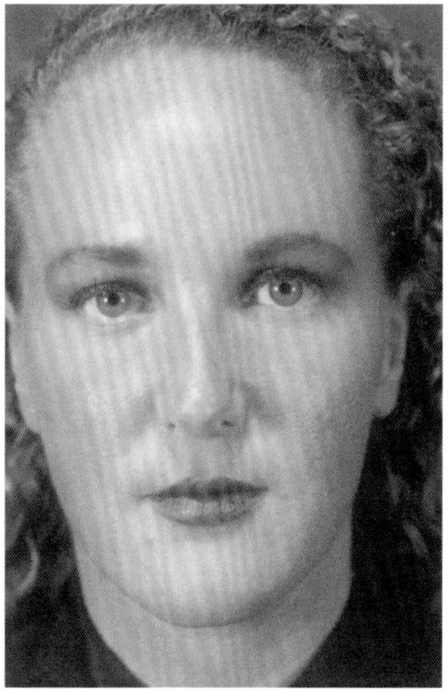
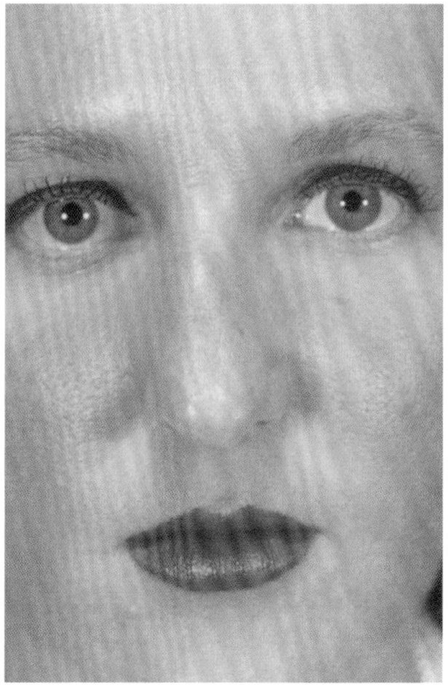
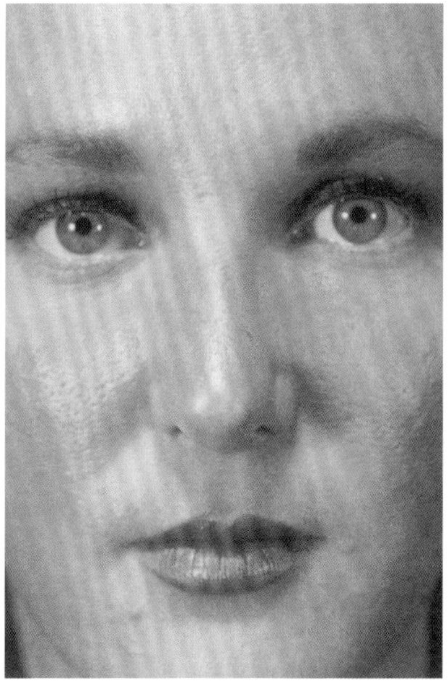

个案研究 3

评判

底位观

鼻翼外侧凸起形成梯形(方形)鼻——方形轮廓变为三角形

穹窿宽度不对称——穹窿缩窄,对称性改善

穹窿间距略宽——穹窿间距变窄

鼻翼缘外侧中段薄弱(向内凹陷的倾向)——术后凹陷未增加——采用非结构破坏技术保留完整的外侧脚,无需外侧脚定位或板条移植,消除了其弊端

中间脚较内侧脚短(鼻小柱-小叶折角的凸起在鼻孔顶点前方)——中间脚相对延长,伴有鼻小柱-小叶角更为后移,其弯曲更为圆润,凸起消失

左侧中间脚尾缘较右侧凸起——矫正

鼻孔不对称——改善

内侧脚踏板凸起,不对称——改善,仍略有不对称

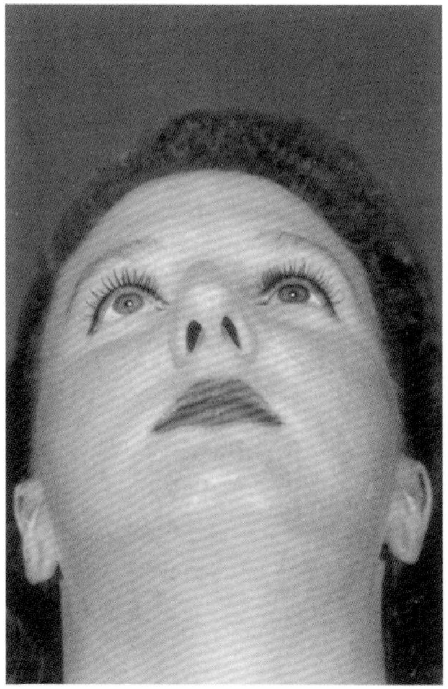
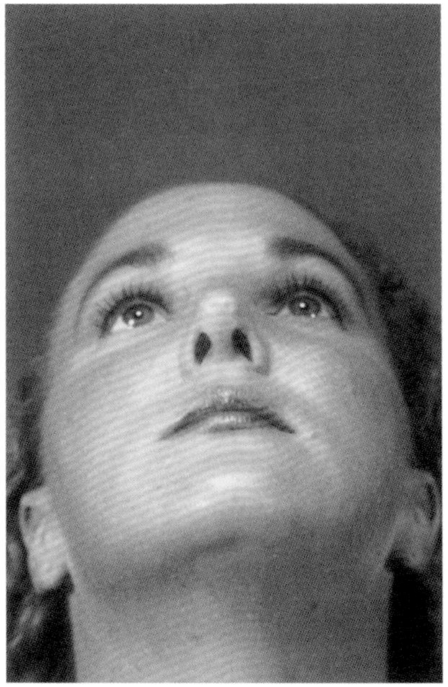
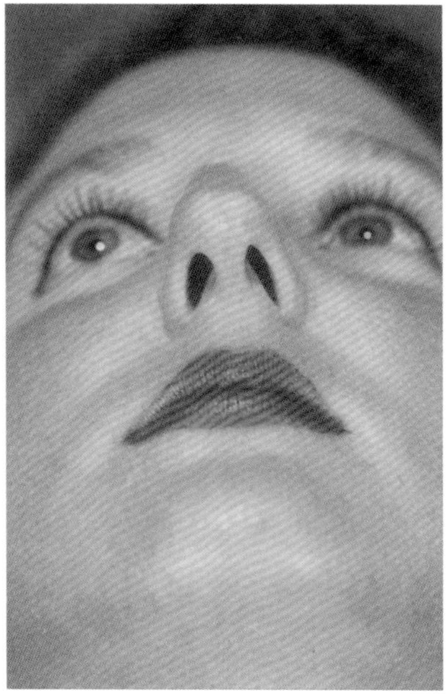
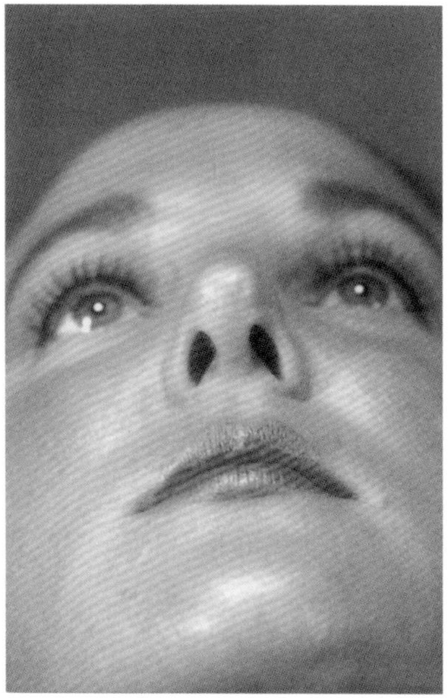

个案研究 3

评判

侧位观

与 SMeS 及面下 1/3 相比，鼻部较长——鼻部缩短，与下 1/3 面部更为协调

相对于鼻部理想长度，面部冠状面鼻尖突度过高（鼻部缩短后，鼻尖突度会过高）——面部冠状面鼻尖突度已降低 2mm，同时保留足够的突度，与强壮的颏部匹配，且使鼻尖突起度在鼻背线之上

中下 2/3 鼻背过高——背部高度降低，驼峰去除，鼻背 - 鼻尖相互关系和谐

鼻部背侧线上的鼻尖突度不足——鼻尖突起度在鼻背线之上

内侧脚较中间脚为长——内侧脚较中间脚相对缩短

中间脚短，鼻尖下小叶短——中间脚延长，鼻尖下小叶延长

鼻小柱 - 小叶角过于偏前——鼻小柱 - 小叶角更为前移，形成圆润的弧度

鼻小柱 - 上唇角处中隔尾端凸起——鼻小柱 - 上唇连接处凸起改善，上唇相对较长

鼻小柱 - 上唇角过锐——鼻小柱 - 上唇增加

鼻翼基底小叶发育不良——未矫正，但鼻翼基底 - 小叶比例更为协调，因为鼻尖突度已降低，鼻尖下小叶已延长

与下唇相比，上唇中度缩短及后缩——无改变

下颏部外突 ——无改变

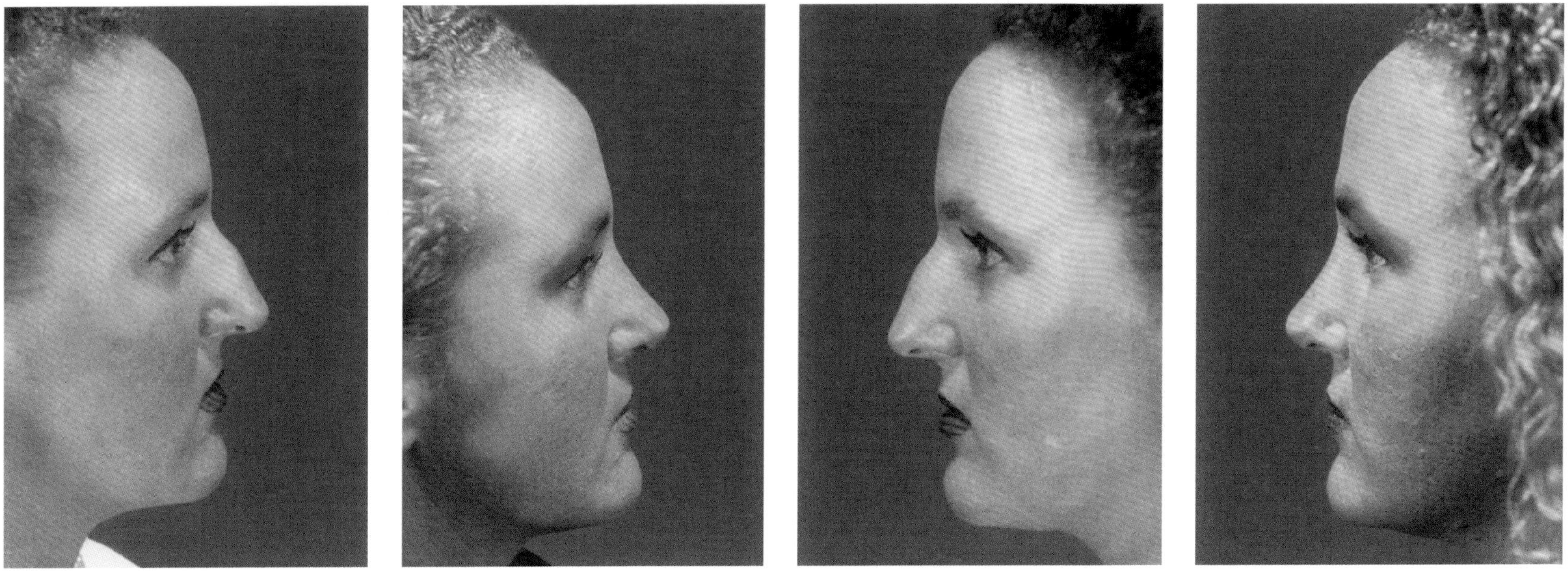

个案研究 3

评判

斜位观

背侧偏曲——改善
背侧驼峰畸形——改善
背外侧驼峰畸形凸起不对称 右 > 左——对称性改善
面部冠状面鼻尖突度过高——降低
鼻尖形态不对称——对称性改善
中间脚短，鼻尖下小叶短——中间脚、鼻尖下小叶延长

中隔及鼻甲

背部中段处中隔背侧右侧偏曲——偏曲矫正
中隔中段重度左侧偏曲——矫正，患者气道变宽
中隔尾端左侧中度偏曲——矫正
筛骨棘中央偏左——气道阻塞矫正
中隔 - 犁骨左侧棱状凸起——矫正，无气道底部阻塞
右侧下鼻甲肥大——矫正，气道阻塞消失

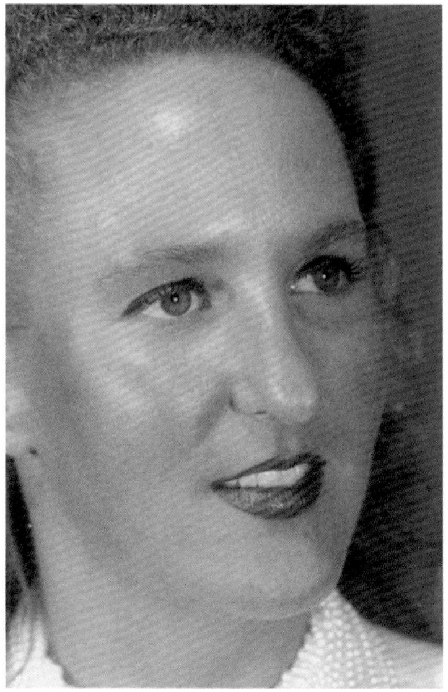
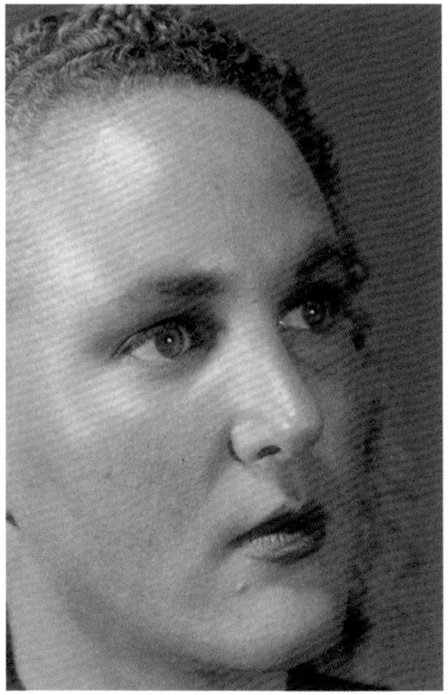
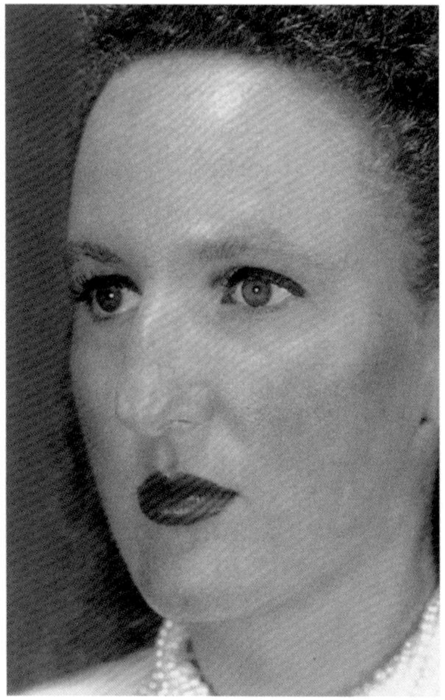
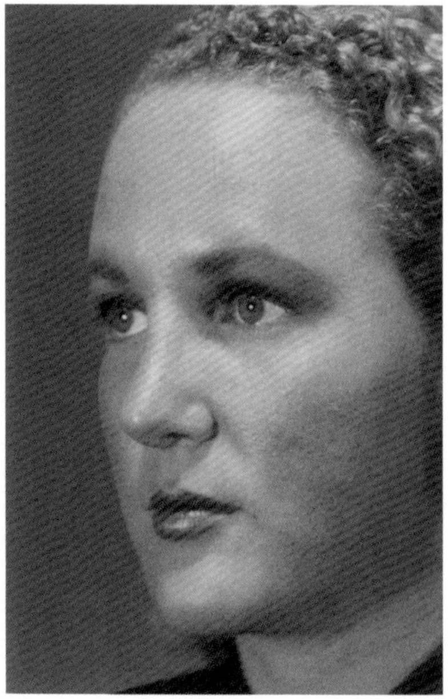

个案研究 4

照片分析

以该个案为例说明，一名鼻部偏曲的男性，伴有鼻尖突度过高以及一些区域的不对称，通过矫正改善了整体的平衡，同时保留了男性特征，并避免了鼻部或鼻尖的过大狭窄。术后仍可见残留的不对称，提示鼻尖皮肤较厚的男性治疗更为困难，以及必须尽可能减少外侧脚头端的切除量，以避免鼻翼术后退缩。

前后位观

与上、中 1/3 相比，面部下 1/3 较窄
鼻部比例失调，下 1/3 较宽
上、中 1/3 鼻背明显右侧偏曲
鼻骨基底宽大、偏曲、不对称
右侧鼻骨基底较左侧更为偏外
鼻尖宽大伴有穹窿间距宽
内侧脚延伸至中间脚的折角过大
穹窿不对称，可能继发于中隔角处中隔偏曲所致的位移
外侧脚头端凸起，轻度
鼻尖下小叶短平
鼻孔不对称
左侧鼻翼基底与面颊部连接处位置上移，可能归咎于中隔背侧偏曲

底位观

上颌骨外侧至鼻翼基底平直
鼻尖梯形形态，轻至中度
鼻尖突度过于前移（相对于鼻部长度，侧位观可以更好地显示）
穹窿间距过宽
内侧脚延伸至中间脚的折角过大
中间脚尾侧缘凸起、外展
内侧脚之间分叉沟槽
穹窿高度不对称，左侧较右侧更为突出
右侧鼻孔顶部软三角较大，伴有切迹
鼻翼缘薄，伴有软三角区外侧至穹窿的微量退缩
右侧内侧脚轻度凸起，可能是由于中隔尾端偏曲

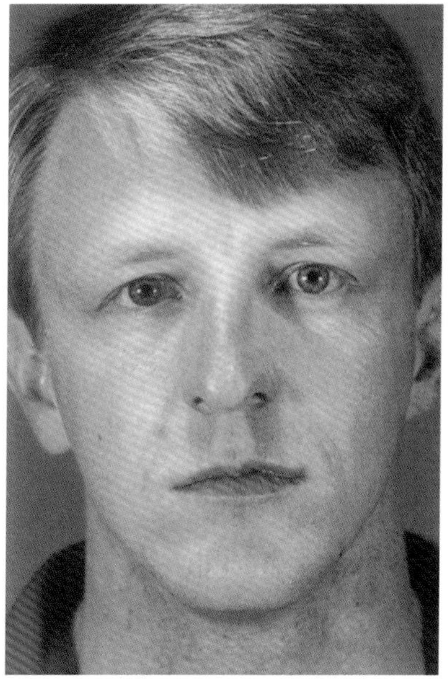

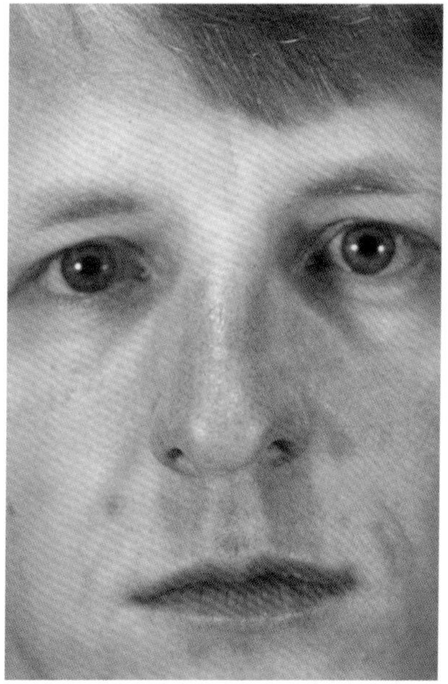

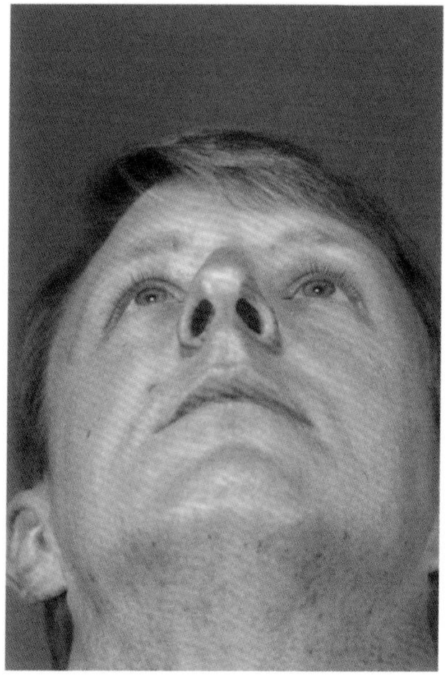

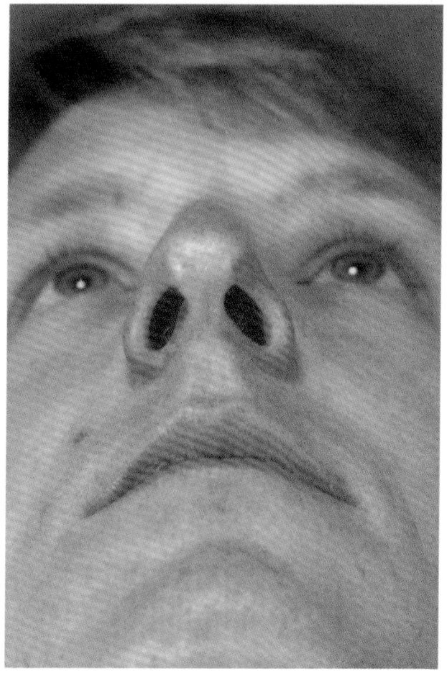

侧位观
相对于鼻部长度,面部冠状面鼻尖突度过高
背侧线的鼻尖突度不足
鼻背过高,伴有驼峰
鼻尖下小叶短长
鼻小柱 - 小叶角过于偏前
内侧脚较中间脚长
鼻尖下小叶 - 基底高度比值降低
鼻小柱 - 上唇角处中隔尾端凸起,上唇相对较短
相对于鼻突度,颏部轻度后缩

斜位观
对照斜位观,背部貌似偏曲
背外侧凸起,右 > 左,中 1/3
与右侧相比,左侧鼻骨貌似较凹
分叉鼻,伴有穹窿间沟槽
穹窿区域及中间脚尾侧缘不对称

中隔及鼻甲
背侧中 1/3 明显右侧偏曲
中隔尾端底部轻度右侧偏曲
左侧中隔 - 犁骨棱状凸起

32 岁
患者关注点:鼻部偏曲
呼吸困难
鼻尖宽大
鼻部过长

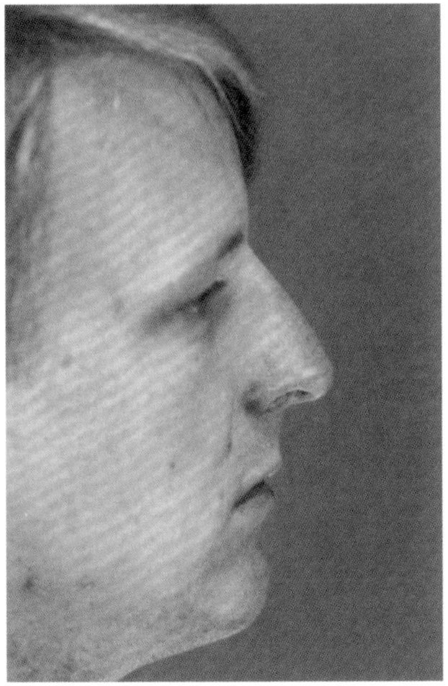

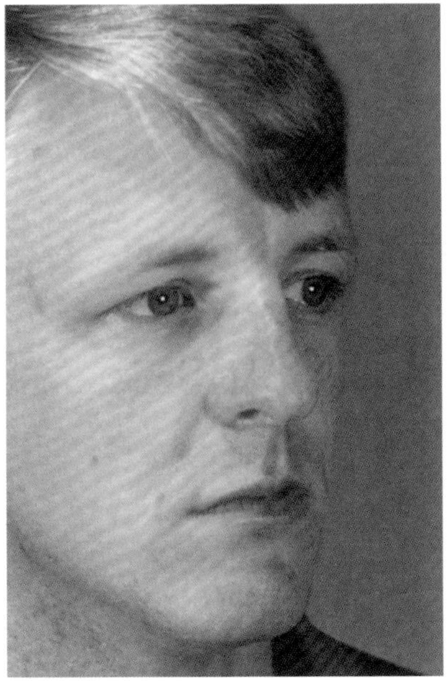

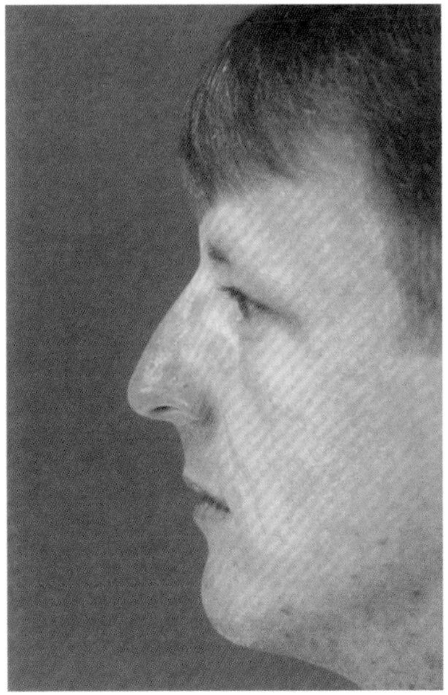

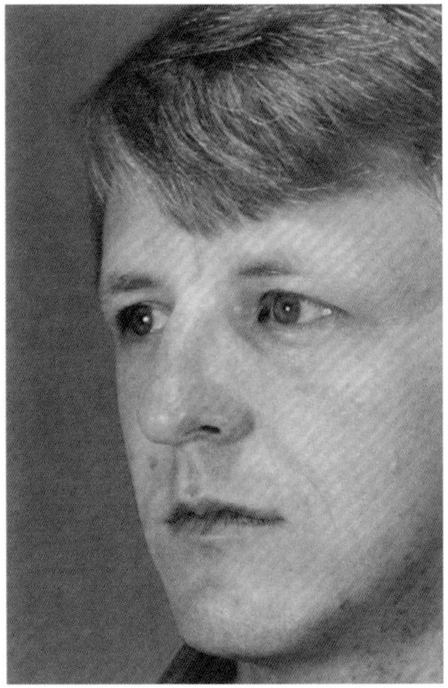

案例研究 4:技术选择

前后位观	
畸形	**技术选择**
与上、中 1/3 相比,面部下 1/3 较窄	
鼻部比例失调,下 1/3 较宽	LCSS,DSS,CCS
上、中 1/3 鼻背明显右侧偏曲	中隔及筛骨中央区黏膜下切除,形成 L 型支撑骨软骨,支撑软骨尾端中线定位,固定于鼻嵴,背侧支撑紧邻中隔筛骨交界处的筛骨青枝骨折,横断背侧残留的偏曲,采用扩展板条移植重建
鼻骨基底宽大、偏曲、不对称	鼻骨基底低至高截骨,不对等复位;背正中线截骨,将鼻骨与背侧筛骨支撑骨分离
右侧鼻骨基底较左侧更为偏外	右侧鼻骨基底复位较左侧更为偏内
鼻尖宽大伴有穹窿间距宽	MCFS,CCS 联合 FCS 固定缝合置于术前中间脚分叉点之前
内侧脚延伸至中间脚的折角过大	见上
穹窿不对称,可能继发于中隔角处中隔偏曲所致的位移	中隔角偏曲矫正如前所述,采用单个或叠加 DSS 矫正残余的穹窿不对称
外侧脚头端凸起,轻度	保守修剪外侧脚头侧
鼻尖下小叶短平	设计 CCS,弯曲内侧脚,使中间脚相对较长,FCS 固定 ,以延长鼻尖下小叶
鼻孔不对称	矫正中隔尾端偏曲,右侧内侧脚踏板凸起,采用 RPCS 退缩鼻尖整体后,鼻翼如前所示随之改变
左侧鼻翼基底与面颊部连接处位置上移,可能归咎于中隔背侧偏曲	矫正中隔偏曲,反之,无需矫正
底位观	
畸形	**技术选择**
上颌骨外侧至鼻翼基底 平直	不矫正,依据每个患者的需求
鼻尖梯形形态,轻至中度	DDS,LCSS
鼻尖突度过于前移(相对于鼻部长度,侧位观可以更好地显示)	如前所示采用 RPCS 退缩整个鼻尖复合体,以降低其在面部冠状面上的突度;降低背部高度,定位鼻尖,使其突度高于鼻部背侧线
穹窿间距过宽	采用 MCFS,CCS 将 FCS 固定于现有分叉点之前,以减小间距
内侧脚延伸至中间脚的折角过大	见上
中间脚尾侧缘凸起、外展	将 FCS 尾端置于 CCS,减轻畸形
内侧脚之间分叉沟槽	将 FCS 尾端置于 CCS,减轻畸形
穹窿高度不对称,左侧较右侧更为突出	采用 MCFS,CCS 固定于 FCS,调整穹窿高度

底位观（续）	
畸形	**技术选择**
右侧鼻孔顶部软三角较大，伴有切迹	软骨下切口头侧延伸至软三角，关闭时在顶部多留些黏膜
鼻翼缘薄，伴有软三角区外侧至穹窿的微量退缩	外侧脚头端少量切除，避免 LCSS 过紧
右侧内侧脚轻度凸起，可能是由于中隔尾端偏曲	矫正中隔尾端偏曲，L 形支撑足底部复位，固定于鼻嵴，椭圆形复合组织切除矫正剩余内侧脚踏板凸起
侧位观	
畸形	**技术选择**
相对于鼻部长度，面部冠状面鼻尖突度过高	形成对称统一的鼻尖复合体，必要时采用 RPCS 退缩
背侧线的鼻尖突度不足	降低鼻背高度后，采用 PCS 将鼻尖突度置于背侧线之上
鼻背过高，伴有驼峰	鼻背复合组织切除
鼻尖下小叶短	设计 CCS，弯曲内侧脚，使中间脚相对较长，FCS 固定，以延长鼻尖下小叶
鼻小柱 - 小叶角过于偏前	设计 CCS 使鼻小柱 - 小叶角后移，弯曲内侧脚匹配 CCS，FCS 固定
内侧脚较中间脚长	CCS 如上
鼻尖下小叶 - 基底高度比值降低	CCS 如上，矫正内侧及中间脚长度的相对关系
鼻小柱 - 上唇角处中隔尾端凸起，上唇相对较短	保守切除中隔尾端凸起
相对于鼻突度，颏部轻度后缩	不矫正，依据患者需求
斜位观	
畸形	**技术选择**
对照斜位观，背部貌似偏曲	如上所述矫正背部偏曲
背外侧凸起，右 > 左，中 1/3	电钻降低背外侧凸起
与右侧相比，左侧鼻骨貌似较凹	低至高截骨后，右侧鼻骨基底略微内移
分叉鼻，伴有穹窿间沟槽	采用 MCFS，CCS 偏前固定于 FCS，缩窄穹窿间距
穹窿区域及中间脚尾侧缘不对称	调整不对称，单片或叠加 DSS
中隔及鼻甲	
畸形	**技术选择**
中 1/3 背侧明显右侧偏曲	中央区黏膜下切除，形成 L 形支撑软骨，采集 CCS 及背部板条扩展移植物
中隔尾端底部轻度右侧偏曲	L 形支撑足底部复位
L 左侧中隔 - 犁骨棱状凸起	黏膜下切除中隔及犁骨凸起

术式
☑ 开放　❑ 闭合
切口
☑ 软骨下　☑ 经鼻小柱　❑ 软骨内　❑ 软骨间
❑ 贯穿　❑ 完全　❑ 延伸　❑ 部分
初次鼻尖
☑ 外侧脚头侧切除__12__mm×__6__mm,尾侧剩余____mm
☑ 完整软骨条　❑ 切断软骨条
❑ 其他________________
初次鼻背
软骨
☑ 降低__3__mm　❑ 背侧中隔　❑ 上鼻侧软骨
■■ 增高____mm　供区:________________
❑ 切除 / 置换____mm;____mm
☑ 其他 从中隔分离 UL's
鼻骨
☑ 键石区降低__2__mm
❑ 增高____mm　供区:________________mm
❑ 侧突降低　❑ 左　❑ 右
❑ 其他________________
中隔
术式　☑ 背侧　❑ 贯穿　❑　❑　❑
黏膜瓣 右 ☑ 完全　❑ 不完全
黏膜瓣 左 ☑ 完全　❑ 不完全
SMR　☑ 中央　☑ 中隔犁骨棱状凸起　☑ 左　❑ 右　❑ 底部　❑ 头端
背侧剩余__15__mm,尾侧剩余__15__mm 支撑
中隔整形　☑ 背侧支撑　☑ 尾端支撑
❑ 节段切除　❑ 底部
❑ 中央　❑ 其他________________
筛骨　☑ 中央切除　❑ 其他________________
犁骨　☑ 切除棱状凸起　☑ 左　❑ 右
中隔尾端　■■ 尾端定位支撑　❑ 切除__1__mm 尾端基底支撑
其他 ❑________________
鼻甲
❑ 部分切除　❑ 左　❑ 右
❑ 黏膜下　❑ 切除 / 灼烧
❑ 灼烧　❑ 注射
截骨
☑ 鼻外　❑ 鼻内
☑ 低至高　❑ 低至低
☑ 内侧　❑ 中间
☑ 青枝骨折　❑ 完全
☑ 内侧移位　☑ 左__<__☑ 右
二期鼻尖
■ MCFS- 内侧脚固定缝合
☑ CCS- 鼻小柱控制移植__7__mm×__7__mm×__3__mm
☑ 折入__20__度鼻小柱 - 小叶角
☑ LCSS- 外侧脚跨越缝合　❑ 并入中隔背侧
■ LCSG- 外侧脚跨越移植____mm×____mm
✓ DSS- 穹窿跨越缝合　☑ 左__1__　☑ 右__1__
■ PCS- 突度控制缝合　❑ 抬高鼻尖____mm　❑ 降低鼻尖__1~2__mm
■ TRS- 鼻尖旋转缝合
■ RCG- 旋转控制移植____mm×____mm
☑ FCS- 展开控制缝合__2__
❑ 修剪内侧脚尾侧
❑ 横断鼻翼缘软骨条____mm　外侧至穹窿;❑ 折叠,缝合
■ 节段切除鼻翼缘软骨条____mm;____mm 外侧至穹窿;____塑形
❑ 切碎____mm;____外侧至穹窿
❑ 穹窿　❑ 划刻　❑ 切碎　■ 切除　❑ 位置:
❑ 鼻尖扩大　■■ 鼻尖盖板　■■ 鼻小柱:鼻尖比值:____×____mm
❑ 内侧脚:　❑ 切碎　❑ 横断　■ 切除　位置:
二期鼻背
☑ 裁剪骨性鼻背　☑ 检查键石区凸起的软骨
☑ 调整鼻背上外侧　☑ 复位背侧黏膜及上外侧
☑ 重建解剖型鼻背
■ 扩展移植　❑ 水平　❑ 垂直　若切除背侧支撑时,用于板条移植
■■■ 背部移植　面积:____×____×____mm
供区:________　■■■ 缝合固定
❑ 其他:________________
鼻尖 - 上唇复合体
☑ 切除中隔尾侧凸起
■■ 增加中隔尾端　尺寸:____×____mm　供区:________
❑ 其他:________________

前庭衬里
❑ 修剪内鼻阈处松垂 / 卷曲的黏膜
❑ 修剪中隔背侧角黏膜
❑ 修剪膜部中隔
❑ 其他________________
鼻翼基底
☑ 鼻翼基底切除　☑ 皮肤__3__mm;☑ 前庭__2__mm
■ 鼻翼基底束带
❑ 鼻翼基底增高____mm;供区:________________
❑ 其他________________
关闭
☑ 顺序　❑ 贯穿　☑ 经鼻小柱(2)　☑ 软骨下(1)　❑ 软骨间
❑ 其他________________
夹板
☑ 鼻内固定　☑ 中隔褥式缝合　❑ Doyle 夹板
☑ 鼻外固定　☑ 薄铝板　❑ 无

个案研究 4

手术计划

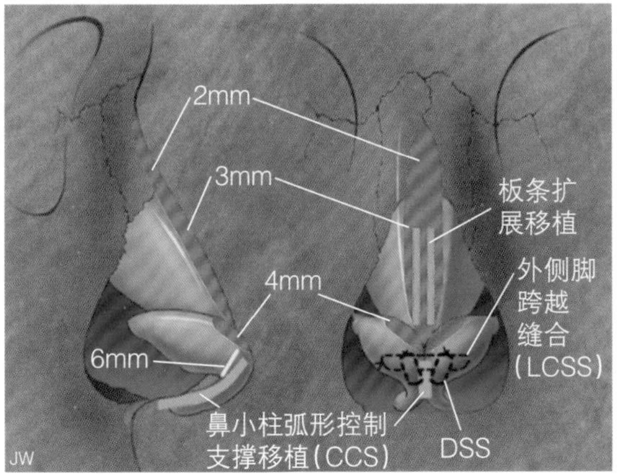
2mm
3mm
板条扩展移植
4mm
外侧脚跨越缝合(LCSS)
6mm
鼻小柱弧形控制支撑移植(CCS)
DSS
JW

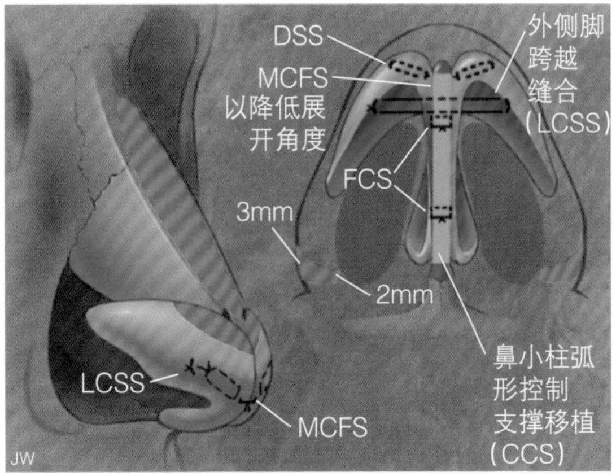
DSS
MCFS以降低展开角度
外侧脚跨越缝合(LCSS)
FCS
3mm
2mm
LCSS
MCFS
鼻小柱弧形控制支撑移植(CCS)
JW

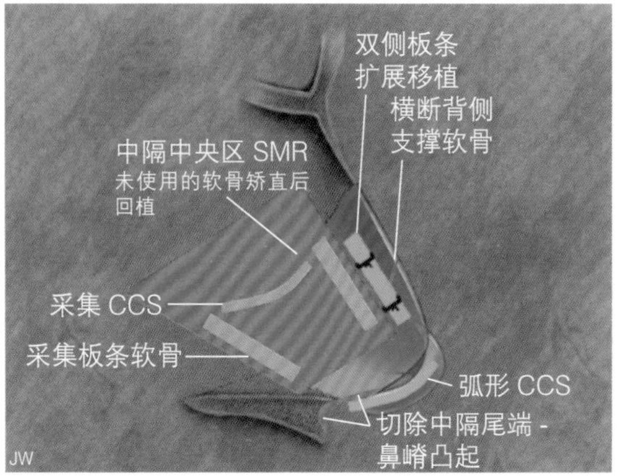
双侧板条扩展移植
横断背侧支撑软骨
中隔中央区 SMR
未使用的软骨矫直后回植
采集 CCS
采集板条软骨
弧形 CCS
切除中隔尾端 - 鼻嵴凸起
JW

个案研究 4

评判

前后位观

与上、中 1/3 相比,面部下 1/3 较窄

鼻部比例失调,下 1/3 较宽——下 1/3 变窄,与上、中 1/3 的协调性改善

上、中 1/3 鼻背明显右侧偏曲——偏曲轻微过度矫正,鼻背中 1/3 略微左侧偏曲

鼻骨基底宽大、偏曲、不对称——对称性改善,左侧鼻骨较右侧仍略凹,基底对称性较好

右侧鼻骨基底较左侧更偏向外侧——右侧鼻骨基底位置改善

鼻尖宽大伴有穹窿间距宽——穹窿间距减小,鼻尖变窄

内侧脚延伸至中间脚的折角过大——折角中度减小,避免过窄

穹窿不对称,可能继发于中隔角处中隔偏曲所致的位移——改善,未完全对称

B 外侧脚头端凸起,轻度——改善

鼻尖下小叶短平——鼻尖下小叶略圆润,略长

鼻孔不对称——改善,但仍有不对称

左侧鼻翼基底与面颊部连接处位置上移,可能归咎于中隔背侧偏曲——矫正中隔背部偏曲后改善,仍略高于左侧

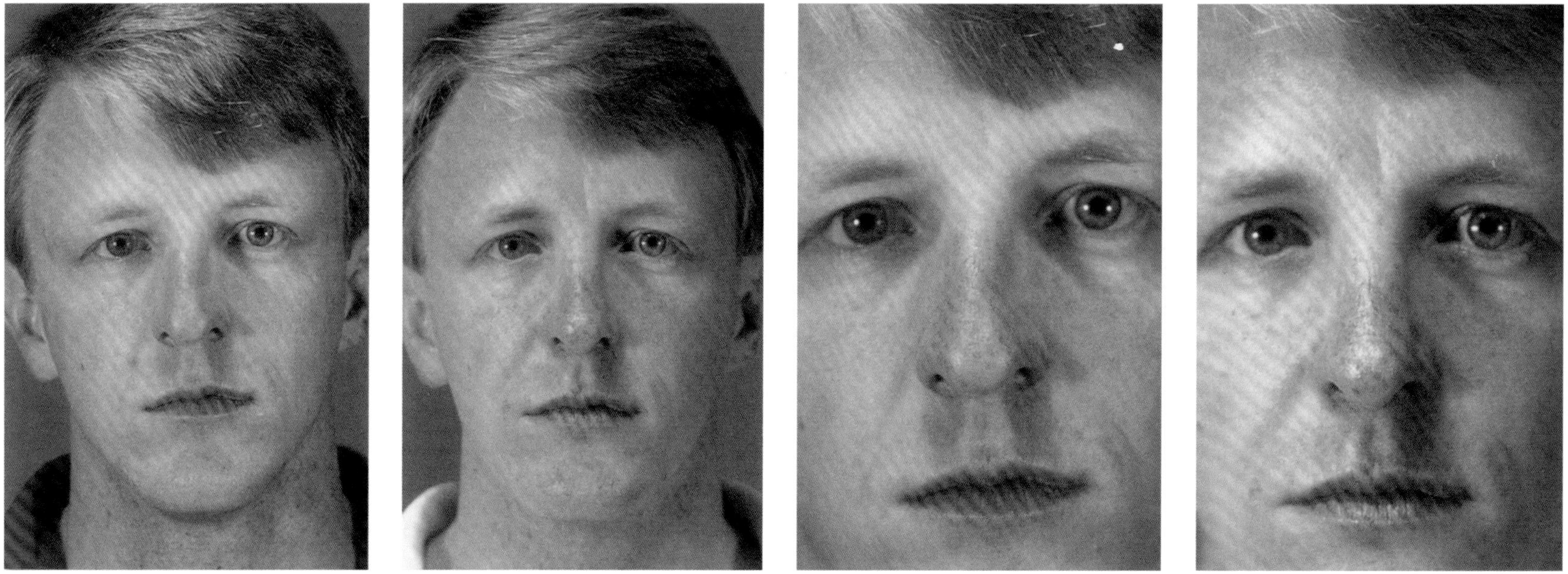

个案研究 4

评判

底位观

上颌骨外侧至鼻翼基底平直——无改变

鼻尖梯形形态,轻至中度——无明显改变

鼻尖突度过于前移(相对于鼻部长度,侧位观可以更好的显示)——鼻尖突度降低

穹窿间距过宽——尽管缩窄了软骨,穹窿间距未见改变

内侧脚延伸至中间脚的折角过大——折角少量减少

中间脚尾侧缘凸起、外展——改善,左侧中间脚仍略微可见

内侧脚之间分叉沟槽——沟槽消失

穹窿高度不对称,左侧较右侧更为突出——矫正不充分,左侧仍较右侧突出

右侧鼻孔顶部软三角较大,伴有切迹——底位观变化轻微,但侧位观回缩增加

鼻翼缘薄,伴有软三角区外侧至穹窿的微量退缩——侧位观见鼻翼回缩,不切除外侧脚头端或植入 LCSS 可能会更好

右侧内侧脚轻度凸起,可能是由于中隔尾端偏曲——已矫正,通过矫正中隔尾端偏曲(未行椭圆形复合组织切除)

右侧鼻翼基底皮肤切除增加了术后鼻尖的退缩,从而减少了鼻翼基底小叶的展开角度,并改善了鼻孔的对称性。鼻孔仍未完全对称

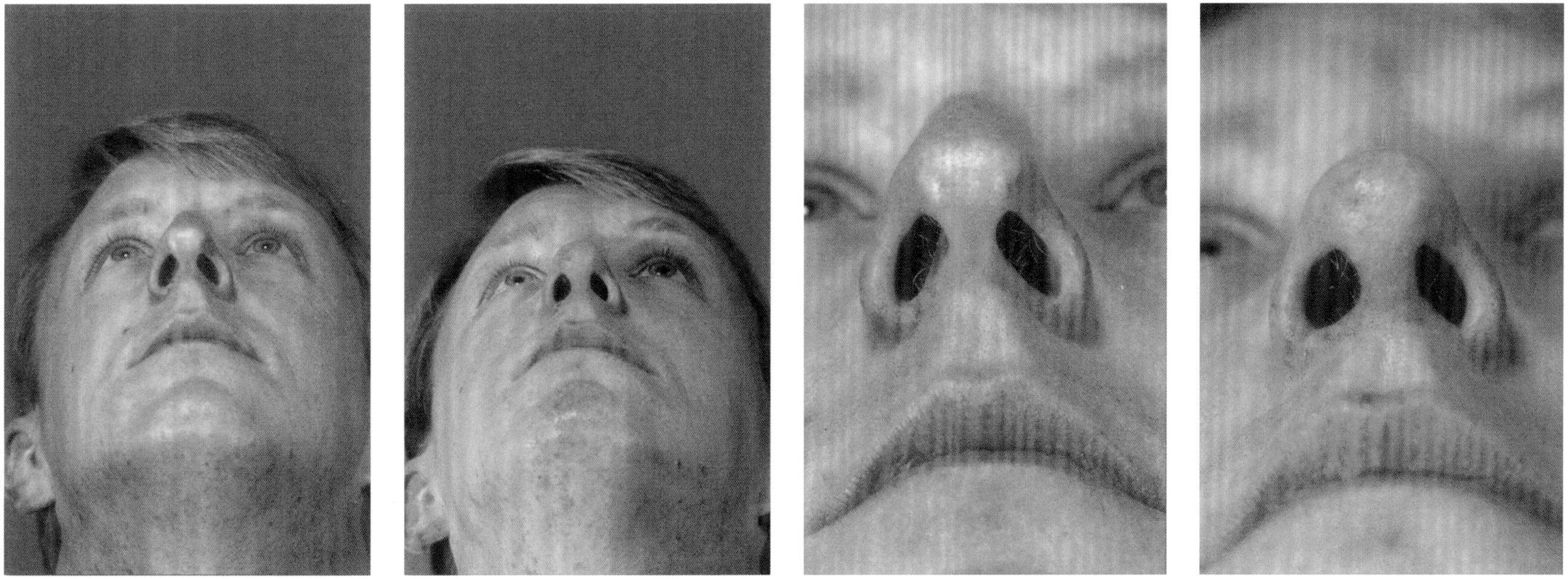

个案研究 4

评判

侧位观

相对于鼻部长度,面部冠状面鼻尖突度过高——面部冠状面鼻尖突度降低

背侧线的鼻尖突度不足——背侧线的鼻尖突度增加

鼻背过高,伴有驼峰——鼻背驼峰移除,为了呈现更健壮的鼻背,可在中 1/3 略微增加高度

鼻尖下小叶短——鼻尖下小叶延长

鼻小柱 - 小叶角过于偏前——折角后移,以延长中间脚及鼻尖下小叶

内侧脚较中间脚长——改善,见上

鼻尖下小叶 - 基底高度比值降低——小叶相对延长,内侧脚相对缩短,比例改善

鼻小柱 - 上唇角处中隔尾端凸起,上唇相对较短——凸起已矫正,上唇延长

相对于鼻突度,颏部轻度后缩——无改变

双侧侧位观鼻翼头端退缩增加,可能原因是外侧脚头端过度切除和(或)LCSS 或 DSS 过紧

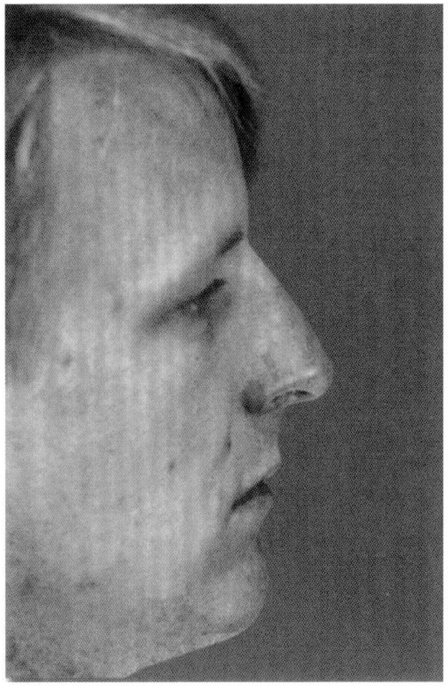
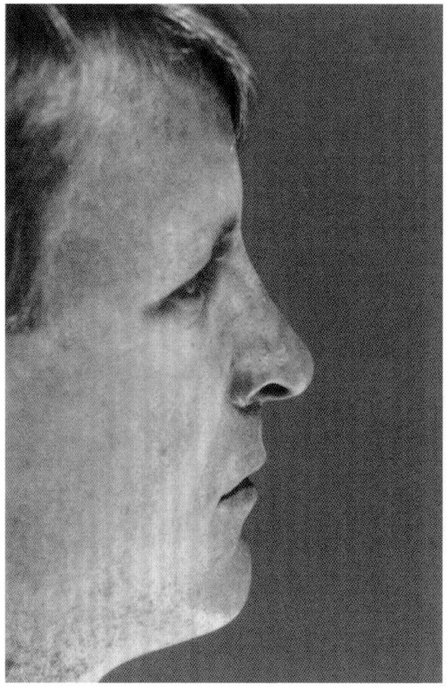
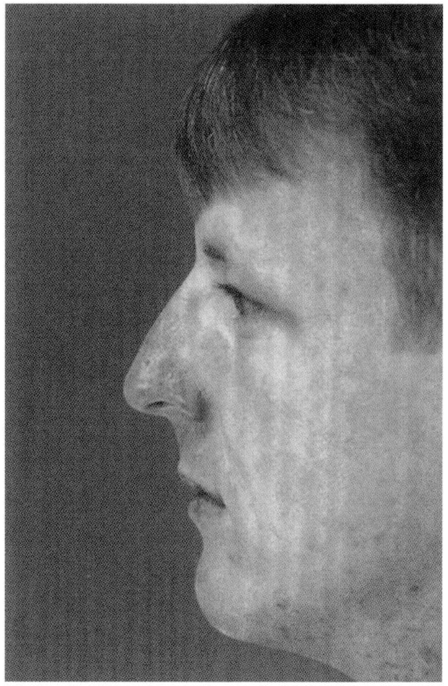
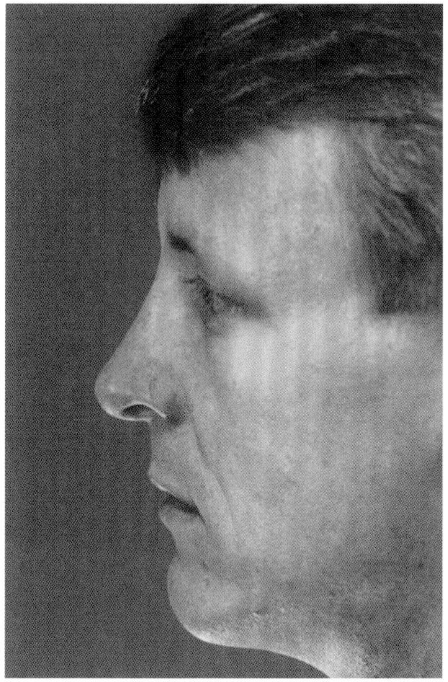

个案研究 4

评判

斜位观

对照斜位观，背部貌似偏曲——改善，鼻背变直

背外侧凸起，右 > 左，中 1/3——改善

与右侧相比，左侧鼻骨貌似较凹——改善

分叉鼻，伴有穹窿间沟槽——沟槽消失

穹窿区域及中间脚尾侧缘不对称——改善，未完全对称

中隔及鼻甲

中 1/3 背侧明显右侧偏曲——明显改善，略微过度矫正（见前后位观）

中隔尾端底部轻度右侧偏曲——偏曲矫正

左侧中隔 - 犁骨棱状凸起——矫正，气道显然增宽

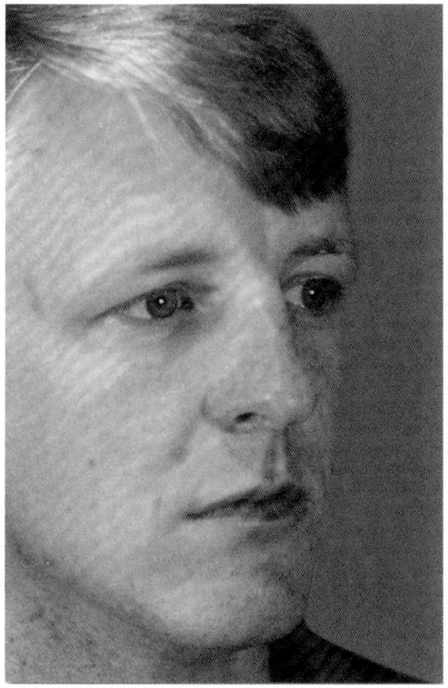

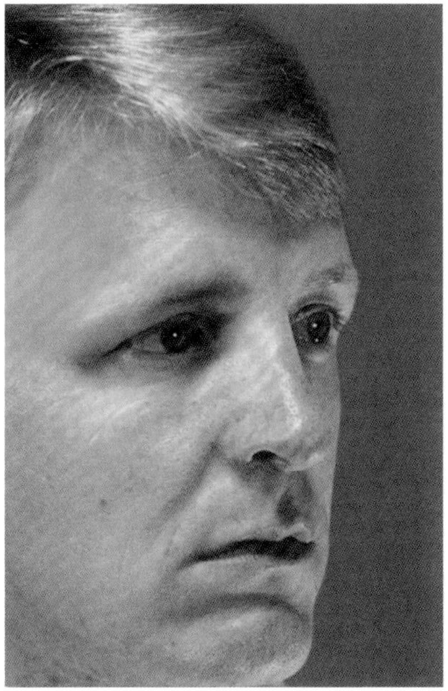

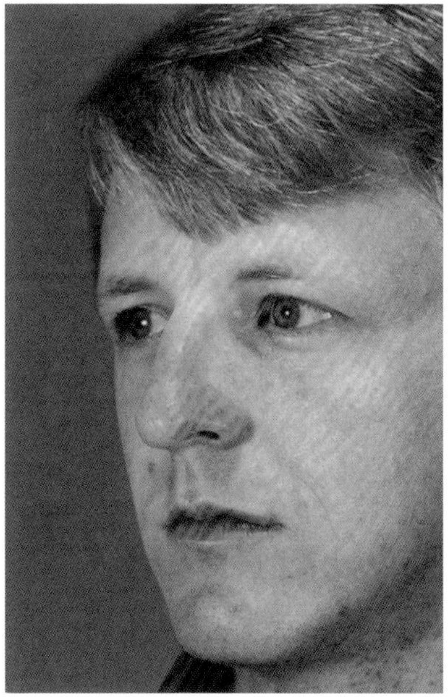

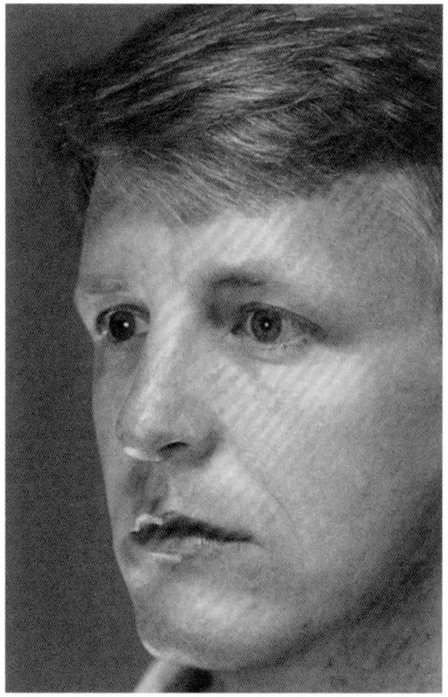

个案研究 5

照片分析

该个案是最早全部采用非破坏性技术塑形及定位鼻尖的患者之一。虽然，其效果不像其后的某些病例一样满意，但该病例使我很早就确信，单纯缝合可以有效矫正复杂严重鼻尖畸形。其矫正效果已经保持超过了11 年。

前后位观

面型方而宽大
鼻部长度貌似较短
鼻部下 1/3 宽，比例失调
鼻尖过于宽大
鼻尖轮廓不清晰
鼻尖不对称
穹窿宽大，轮廓不清，不对称
外侧脚过于偏向头侧，伴有不对称
外侧鼻翼明显凸起
外侧脚尾侧缘凸起
左侧鼻翼基底连接面颊处较右侧略高（可能是由于表情肌略微活动所致）
鼻孔不对称

底位观

梯形轮廓，由于外侧鼻翼凸起
穹窿明显宽大、轮廓不清、不对称
穹窿间距宽
内侧脚延伸至中间脚的折角过大
双侧鼻翼外侧脚明显凸起
鼻翼缘外侧中段轻度薄弱
右侧鼻翼缘中段较右侧薄
鼻孔顶端软三角较大
鼻孔不对称
左侧内侧脚踏板较右侧凸起
中隔尾端可能右侧偏曲

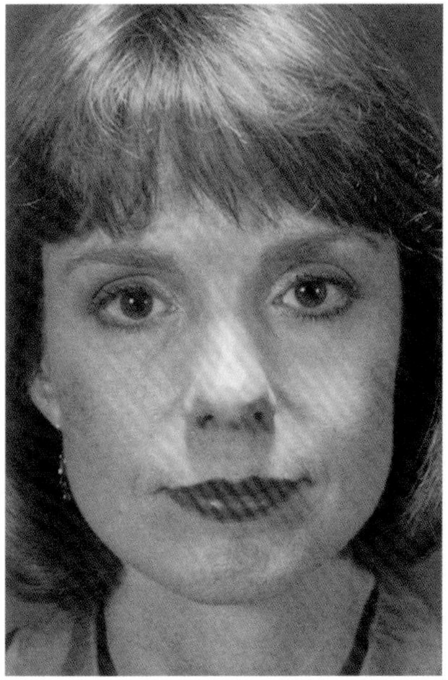

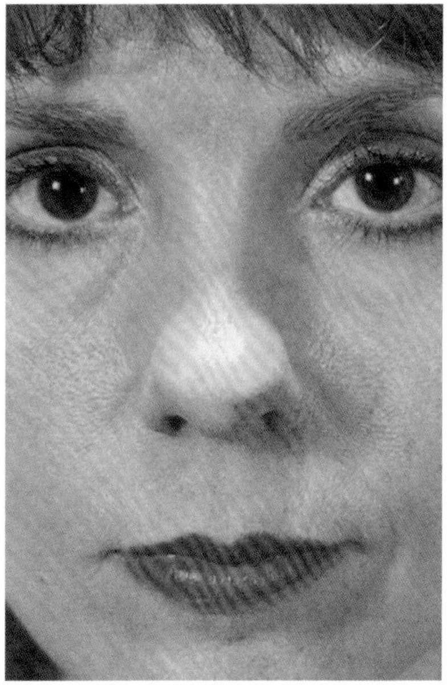

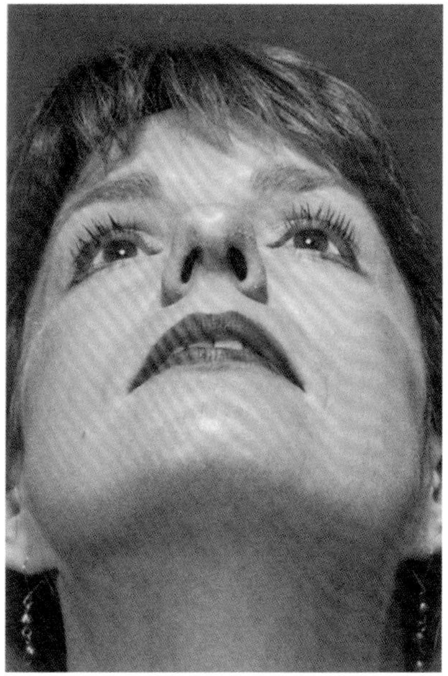

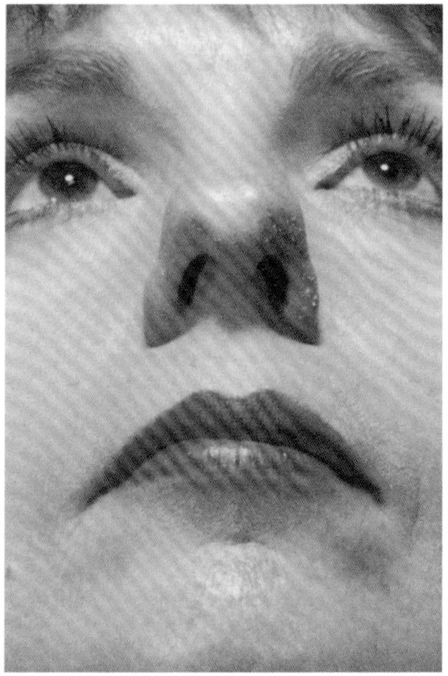

侧位观
与下 1/3 相比，面中部显得较短
鼻部貌似较短，但与 SMeS 大体相等
颧骨突度降低
与鼻长度相比，面部冠状面的鼻尖突度过高
鼻背中、下 1/3 较高，轻度
面部冠状面的鼻尖突度过高(鼻翼 - 面颊连接处至鼻尖)
鼻尖轮廓不清伴有过于圆钝鼻尖小叶
内侧脚相对短，中间脚相对较长
鼻小柱 - 小叶折角不足
垂直面的外侧脚较大，头侧凸起
右侧鼻翼缘轻度下垂，减少了右侧鼻小柱的显露(可能由于头部向外侧轻度倾斜)

斜位观
面部冠状面鼻尖突度过高
穹窿较宽、轮廓不清、不对称
外侧脚头侧肿大
外侧脚尾侧缘凸起
鼻尖下小叶较长(中间脚过长)
内侧脚延伸至中间脚的折角过大
中间脚尾端展开角度过大

中隔及鼻甲
无明显异常
中隔尾端无偏曲

26 岁
患者关注点
鼻尖较宽
鼻尖突度过高

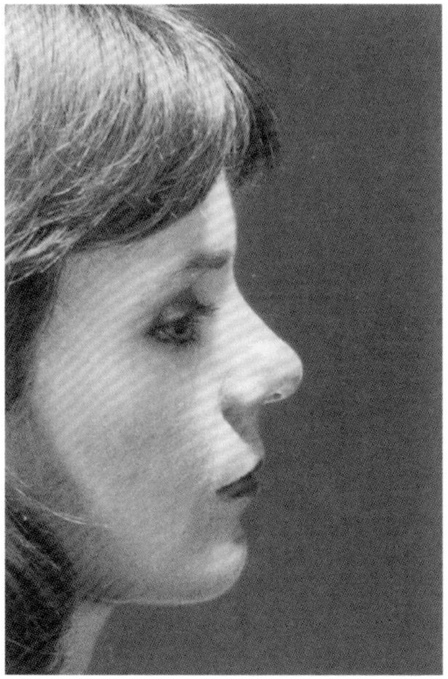
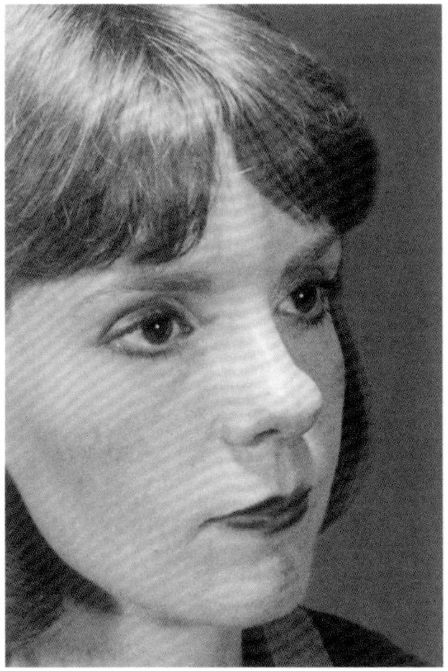
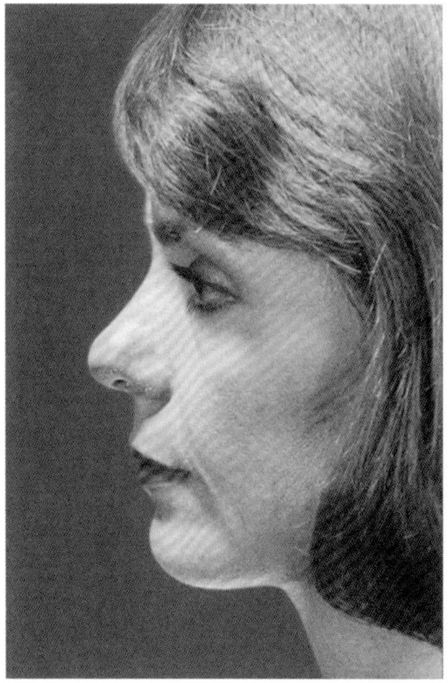
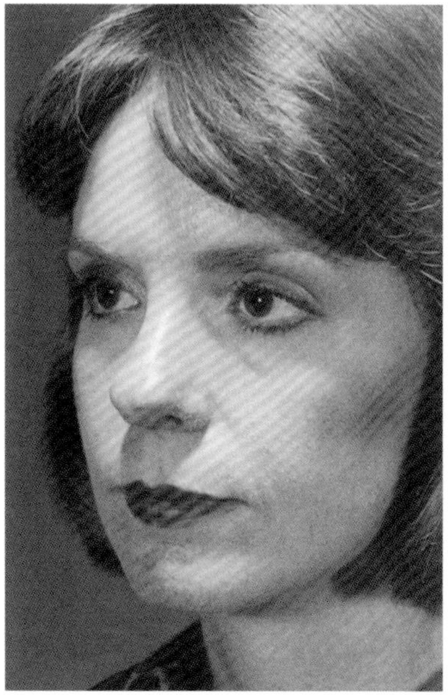

个案研究 5:技术选择

前后位观	
畸形	**技术选择**
面型方而宽大	避免鼻部过窄
鼻部长度貌似较短	鼻部尚无需采用背部移植或其他方法延长
鼻部下 1/3 宽,比例失调	修剪外侧脚头端,MFCS,LCSS,DSS
鼻尖过于宽大	修剪外侧脚头端,MFCS,LCSS,DSS
鼻尖轮廓不清晰	不对等或叠加 DSS
鼻尖不对称	修剪头端使双侧外侧脚大小相等
外侧鼻翼明显凸起	LCSS
C 外侧脚尾侧缘凸起	植入 LCSS 尝试向内旋转外侧脚尾缘
左侧鼻翼基底连接面颊处较右侧略高(可能是由于表情肌略微活动所致)	不拟行矫正
鼻孔不对称	必要时椭圆形切除内侧脚踏板处复合组织
底位观	
畸形	**技术选择**
梯形轮廓,由于外侧鼻翼凸起	LCSS 以消除外侧鼻翼凸起
穹窿明显宽大、轮廓不清、不对称	不对等或叠加 DSS 缩窄穹窿间距
内侧脚延伸至中间脚的折角过大	MCFS,CCS,FCS
双侧鼻翼外侧脚明显凸起	LCSS
鼻翼缘外侧中段轻度薄弱	不拟行矫正,必要时外侧脚板条移植
右侧鼻翼缘中段较右侧薄	不拟行矫正
鼻孔不对称	必要时椭圆形切除内侧脚踏板处复合组织
左侧内侧脚踏板较右侧凸起	必要时椭圆形切除内侧脚踏板处复合组织
中隔尾端可能右侧偏曲	中隔尾端若有偏曲需复位
侧位观	
畸形	**技术选择**
与下 1/3 相比,面中部显得较短	
鼻部貌似较短,但与 SMeS 大体相等	

侧位观(续)	
畸形	**技术选择**
颧骨突度降低	不矫正,依据患者的需求
与鼻长度相比,面部冠状面的鼻尖突度过高	必要时采用 RPCS 退缩整个鼻尖复合体
鼻背中、下 1/3 较高,轻度	背部中、下 1/3 部分切除
面部冠状面的鼻尖突度过高(鼻翼 - 面颊连接处至鼻尖)	必要时采用 RPCS 退缩整个鼻尖复合体
鼻尖轮廓不清伴有过于圆钝鼻尖小叶	修剪外侧脚头端,LCSS,DSS,CCS,FCS
内侧脚相对短,中间脚相对较长	FCS 固定 CCS,弯曲内侧脚及中间脚,加强鼻小柱 - 小叶角
鼻小柱 - 小叶折角不足	FCS 固定 CCS,弯曲内侧脚及中间脚,加强鼻小柱 - 小叶角
垂直面的外侧脚较大,头侧凸起	修剪外侧脚头端
右侧鼻翼缘轻度下垂,减少了右侧鼻小柱的显露(可能由于头部向外侧轻度倾斜)	植入 LCSS 后检查,必要时单侧 LCSS 置于中隔背部以提升
斜位观	
畸形	**技术选择**
面部冠状面鼻尖突度过高	必要时采用 RPCS 退缩整个鼻尖复合体
穹窿较宽、轮廓不清、不对称	DSS,不对等或叠加
外侧脚头侧膨大	修剪外侧脚头端
外侧脚尾侧缘凸起	采用 LCSS 尝试向内旋转
鼻尖下小叶较长(中间脚过长)	设计 CCS 以缩短中间脚,加强鼻小柱 - 小叶角
内侧脚延伸至中间脚的折角过大	MCFS,CCS
中间脚尾端展开角度过大	FCS
中隔及鼻甲	
畸形	**技术选择**
无明显异常	不拟行矫正
中隔尾端无偏曲	

术式
☑ 开放　❑ 闭合
切口
☑ 软骨下　☑ 经鼻小柱　❑ 软骨内　❑ 软骨间
☑ 贯穿　☑ 完全　☑ 延伸　❑ 部分
初次鼻尖
☑ 外侧脚头侧切除__6__mm×__13__mm，尾侧剩余__6__mm
☑ 完整软骨条　❑ 切断软骨条
❑ 其他________________
初次鼻背
软骨
☑ 降低__1~2__mm　❑ 背侧中隔　❑ 上鼻侧软骨
■■ 增高____mm　供区：________________
❑ 切除 / 置换____mm：____mm
❑ 其他________________
鼻骨
☑ 键石区降低__1__mm
❑ 增高____mm　供区：________________mm
❑ 侧突降低　❑ 左 < ❑ 右
❑ 其他________________
中隔
术式　❑ 背侧　❑ 贯穿　❑　❑　❑
黏膜瓣 右 ❑ 完全　❑ 不完全
黏膜瓣 左 ❑ 完全　❑ 不完全
SMR　☑ 中央　❑ 中隔犁骨棱状凸起　❑ 左　❑ 右　❑ 底部　❑ 头端
背侧剩余__15__mm，尾侧剩余__15__mm 支撑软骨
中隔整形　❑ 背侧支撑　❑ 尾端支撑
❑ 节段切除　❑ 底部
❑ 中央　❑ 其他________________
筛骨　❑ 中央切除　❑ 其他________________
犁骨　❑ 切除棱状凸起　❑ 左　❑ 右
中隔尾端　■■ 尾端定位支撑　❑ 切除____mm 尾端基底支撑
其他 ❑________________
鼻甲
❑ 部分切除　❑ 左　❑ 右
❑ 黏膜下　❑ 切除 / 灼烧
❑ 灼烧　❑ 注射
截骨
❑ 鼻外　❑ 鼻内
❑ 低至高　❑ 低至低
❑ 内侧　❑ 中间
❑ 青枝骨折　❑ 完全
❑ 内侧移位　❑ 左____ ❑ 右
二期鼻尖
☑ MCFS- 内侧脚固定缝合
☑ CCS- 鼻小柱控制移植__7__mm×__6__mm×____mm
❑ 折入__15__度鼻小柱 - 小叶角
☑ LCSS- 外侧脚跨越缝合　❑ 并入中隔背侧
■ LCSG- 外侧脚跨越移植____mm×____mm
☑ DSS- 穹窿跨越缝合　☑ 左__1__　☑ 右__1__
☑ PCS- 突度控制缝合　❑ 抬高鼻尖____mm　❑ 降低鼻尖__2__mm
☑ TRS- 鼻尖旋转缝合
■ RCG- 旋转控制移植____mm×____mm
☑ FCS- 展开控制缝合__2__
❑ 修剪内侧脚尾侧
❑ 横断鼻翼缘软骨条____mm　外侧至穹窿；❑ 折叠，缝合
■ 节段切除鼻翼缘软骨条____mm；____mm 外侧至穹窿；____塑形
❑ 切碎____mm；____外侧至穹窿
❑ 穹窿　❑ 划刻　❑ 切碎　■ 切除　❑ 位置：
❑ 鼻尖扩大　■■ 鼻尖盖板　■■ 鼻小柱：鼻尖比值：____×____mm
❑ 内侧脚：　❑ 切碎　❑ 横断　■ 切除　位置：
二期鼻背
☑ 裁剪骨性鼻背　☑ 检查键石区凸起的软骨
☑ 调整鼻背上外侧　❑ 复位背侧黏膜及上外侧
■ 重建解剖型鼻背
■ 扩展移植　❑ 水平　❑ 垂直　若切除背侧支撑时，用于板条移植
■■■ 背部移植　面积：____×____×____mm
供区：____________　■■■ 缝合固定
❑ 其他：________________
鼻尖 - 上唇复合体
❑ 切除中隔尾侧凸起
■■ 增加中隔尾端　尺寸：____×____mm　供区：__________
❑ 其他：________________

前庭衬里
❑ 修剪内鼻阈处松垂 / 卷曲的黏膜
❑ 修剪中隔背侧角黏膜
❑ 修剪膜部中隔
❑ 其他________________
鼻翼基底
☑ 鼻翼基底切除　☑ 皮肤__3__mm；☑ 前庭__2__mm
■ 鼻翼基底束带
❑ 鼻翼基底增高____mm；供区：________________
❑ 其他________________
关闭
☑ 顺序　☑ 贯穿(1)　☑ 经鼻小柱(3)　☑ 软骨下(2)　❑ 软骨间
❑ 其他________________
夹板
☑ 鼻内固定　☑ 中隔褥式缝合　❑ Doyle 夹板
☑ 鼻外固定　☑ 薄铝板　❑ 无

个案研究 5

手术计划

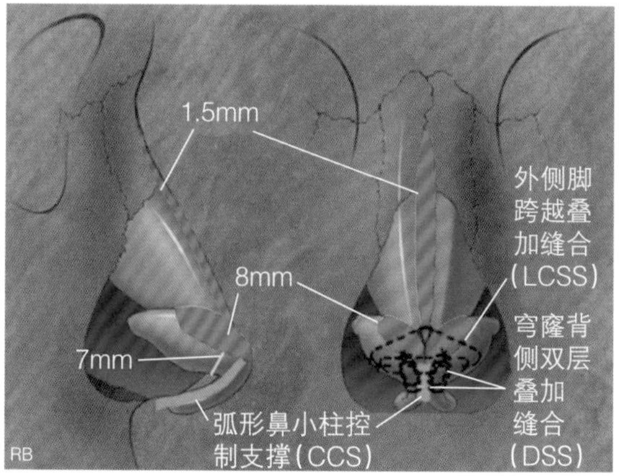
1.5mm
外侧脚跨越叠加缝合(LCSS)
8mm
穹窿背侧双层叠加缝合(DSS)
7mm
弧形鼻小柱控制支撑(CCS)
RB

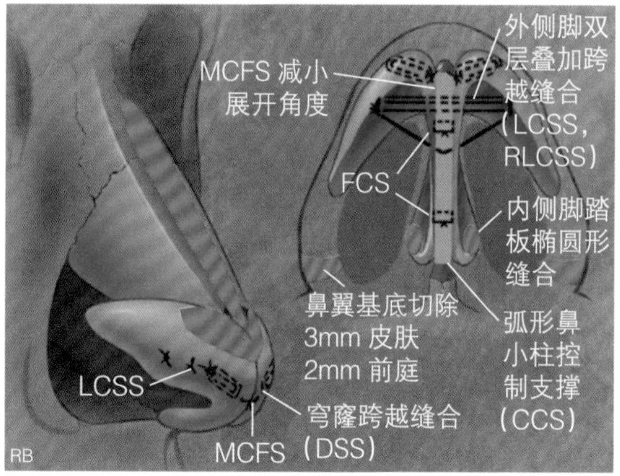
MCFS 减小展开角度
外侧脚双层叠加跨越缝合(LCSS，RLCSS)
FCS
内侧脚踏板椭圆形缝合
鼻翼基底切除 3mm 皮肤 2mm 前庭
弧形鼻小柱控制支撑(CCS)
LCSS
穹窿跨越缝合(DSS)
MCFS
RB

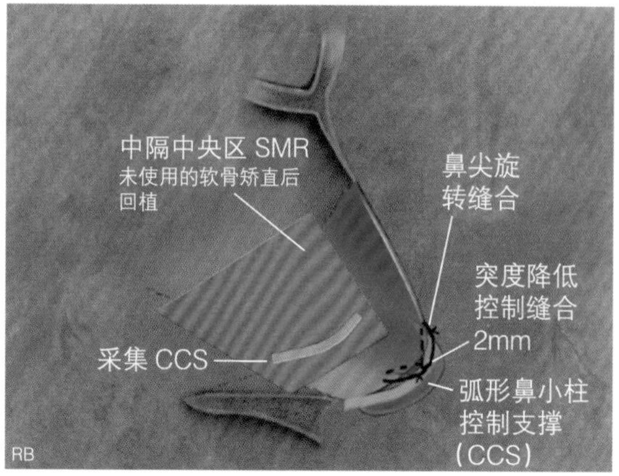
中隔中央区 SMR
未使用的软骨矫直后回植
鼻尖旋转缝合
突度降低控制缝合
2mm
采集 CCS
弧形鼻小柱控制支撑(CCS)
RB

个案研究 5

评判

前后位观

面型方而宽大

鼻部长度貌似较短——未矫正

鼻部下 1/3 宽，比例失调——下 1/3 变窄

鼻尖过于宽大——鼻尖变窄

鼻尖轮廓不清晰——鼻尖轮廓改善

鼻尖不对称——鼻尖对称性改善，未完全矫正

穹窿宽大，轮廓不清，不对称——穹窿变窄，轮廓较清晰，对称性改善

外侧脚过于偏向头侧，伴有不对称——改善，未完全对称，右外侧脚残留的鼻翼缘软骨条较右侧（原文如此，疑为左侧）仍有轻度膨大

外侧鼻翼明显凸起——明显改善

外侧脚尾侧缘凸起——没有实质性改善

左侧鼻翼基底连接面颊处较右侧略高（可能是由于表情肌略微活动所致）——未改变

鼻孔不对称——仅有轻微改善，矫正不足

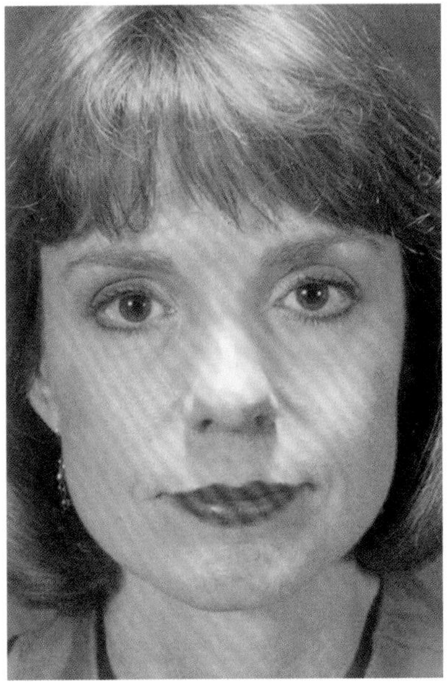
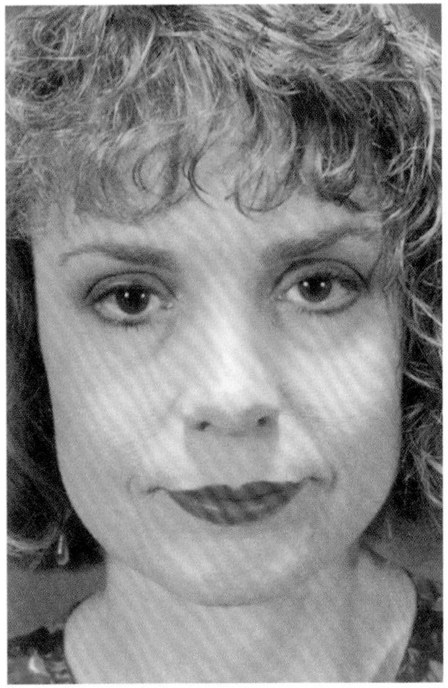
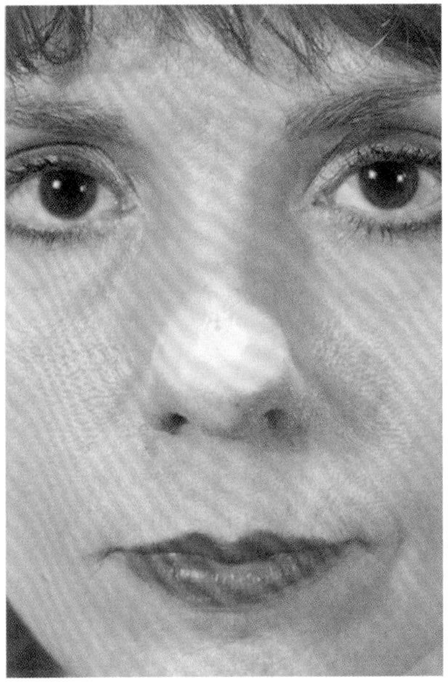
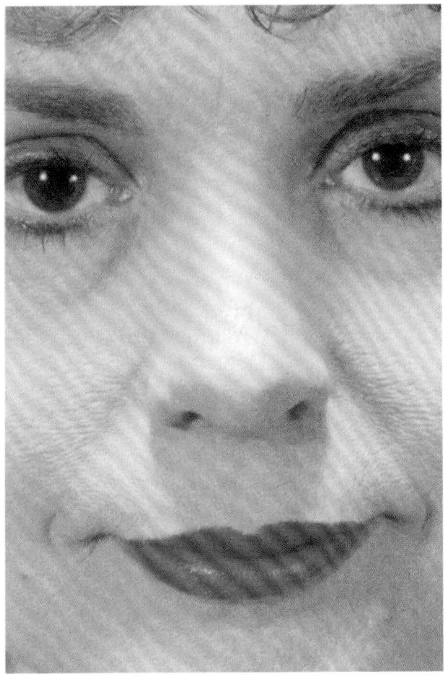

个案研究 5

评判

底位观

梯形轮廓，由于外侧鼻翼凸起——形成三角形轮廓

穹窿明显宽大、轮廓不清、不对称——穹窿变窄，轮廓较清晰，对称性改善

穹窿间距宽——采用 MCFS，FCS 缩窄穹窿间距

内侧脚延伸至中间脚的折角过大——采用 CCS，FCS 减小折角

双侧鼻翼外侧脚明显凸起——采用 LCSS 改善

鼻翼缘外侧中段轻度薄弱——术后无改变——保留足够的外侧脚，避免进一步变弱

右侧鼻翼缘中段较右侧薄——无改变

鼻孔顶端软三角较大——术后软三角无变形

鼻孔不对称——仅有轻微改善

左侧内侧脚踏板较右侧凸起——轻微改善，右侧椭圆形复合组织切除的宽度不足

中隔尾端可能右侧偏曲——术中未见偏曲

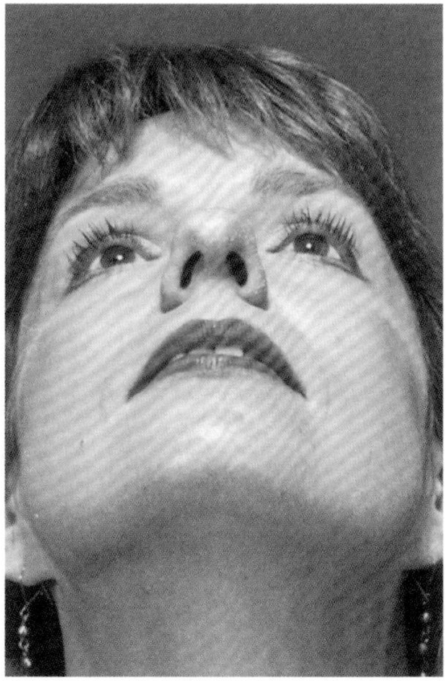

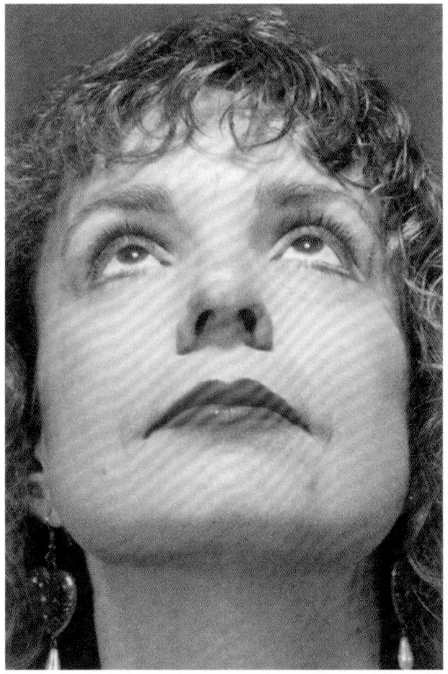

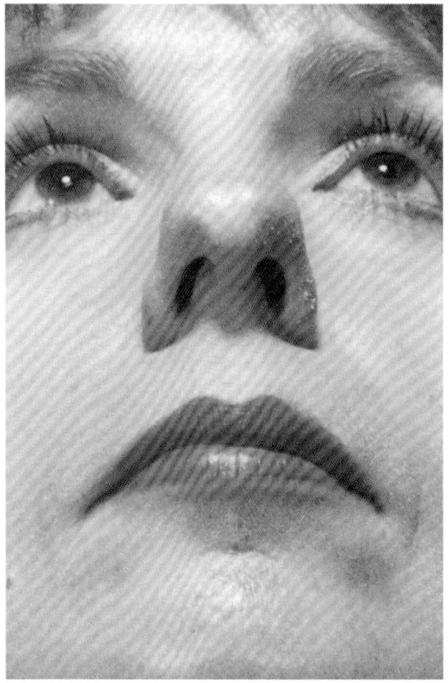

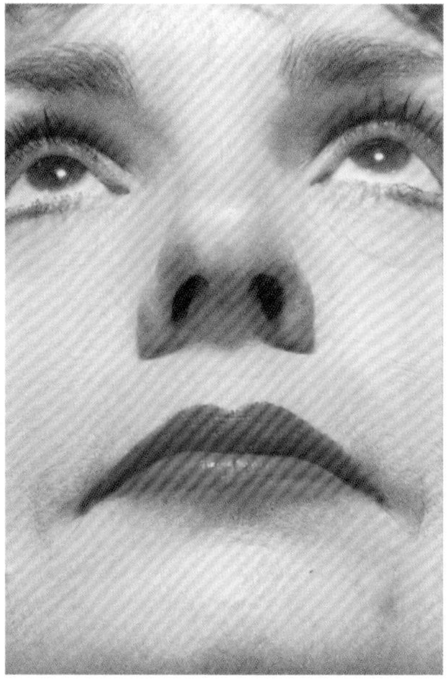

个案研究 5

评判

侧位观

与下 1/3 相比，面中部显得较短——无改变

鼻部貌似较短，但与 SMeS 大体相等——无改变

颧骨突度降低——无改变

与鼻长度相比，面部冠状面的鼻尖突度过高——面部冠状面鼻尖突度降低，突度—长度比例改善

鼻背中、下 1/3 较高，轻度 ——降低鼻背中、下 1/3 高度，使之与面部冠状面降低的鼻尖突度更为协调，遗留的鼻尖突度在背侧线之上，以改善鼻尖上转折

面部冠状面的鼻尖突度过高（鼻翼 - 面颊连接处至鼻尖）——降低

鼻尖轮廓不清伴有过于圆钝鼻尖小叶——鼻尖轮廓改善，鼻尖小叶有更好的角状形态

内侧脚相对短，中间脚相对较长——中间脚仍略长，应该在 CCS 之上不对等弯曲内侧脚，使鼻小柱 - 小叶折角略微再向前移

鼻小柱 - 小叶折角不足——鼻小柱 - 小叶折角改善

垂直面的外侧脚较大，头侧凸起——头侧凸起减少

右侧鼻翼缘轻度下垂，减少了右侧鼻小柱的显露（可能由于头部向外侧轻度倾斜）——貌似改善，可能仅仅是拍摄时头部倾斜

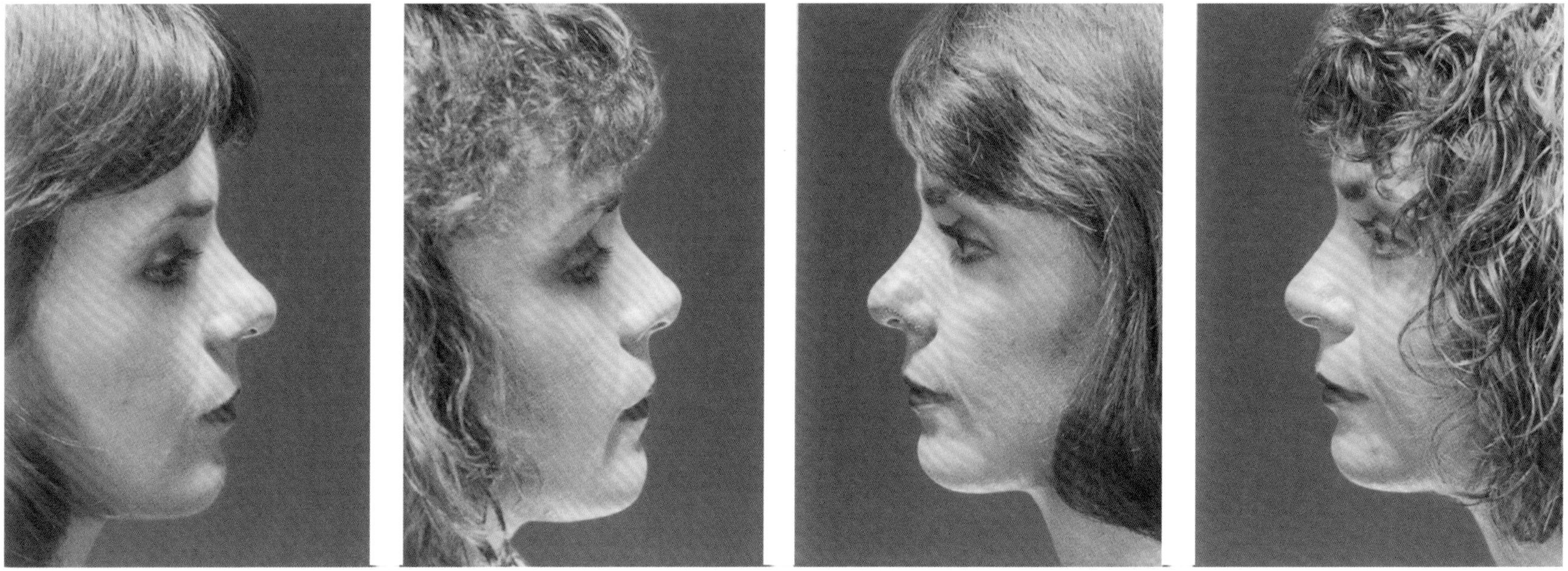

个案研究 5

评判

斜位观

面部冠状面鼻尖突度过高——减少

穹窿较宽、轮廓不清、不对称——穹窿变窄,轮廓较清晰,对称性改善

外侧脚头侧膨大——减少,右斜位观仍可见左侧头侧稍微有点膨大

外侧脚尾侧缘凸起——改善(见左斜位),未完全矫正

鼻尖下小叶较长(中间脚过长)——矫正不足,无实质改变

内侧脚延伸至中间脚的折角过大——改善,鼻尖下小叶变窄

中间脚尾端展开角度过大——改善

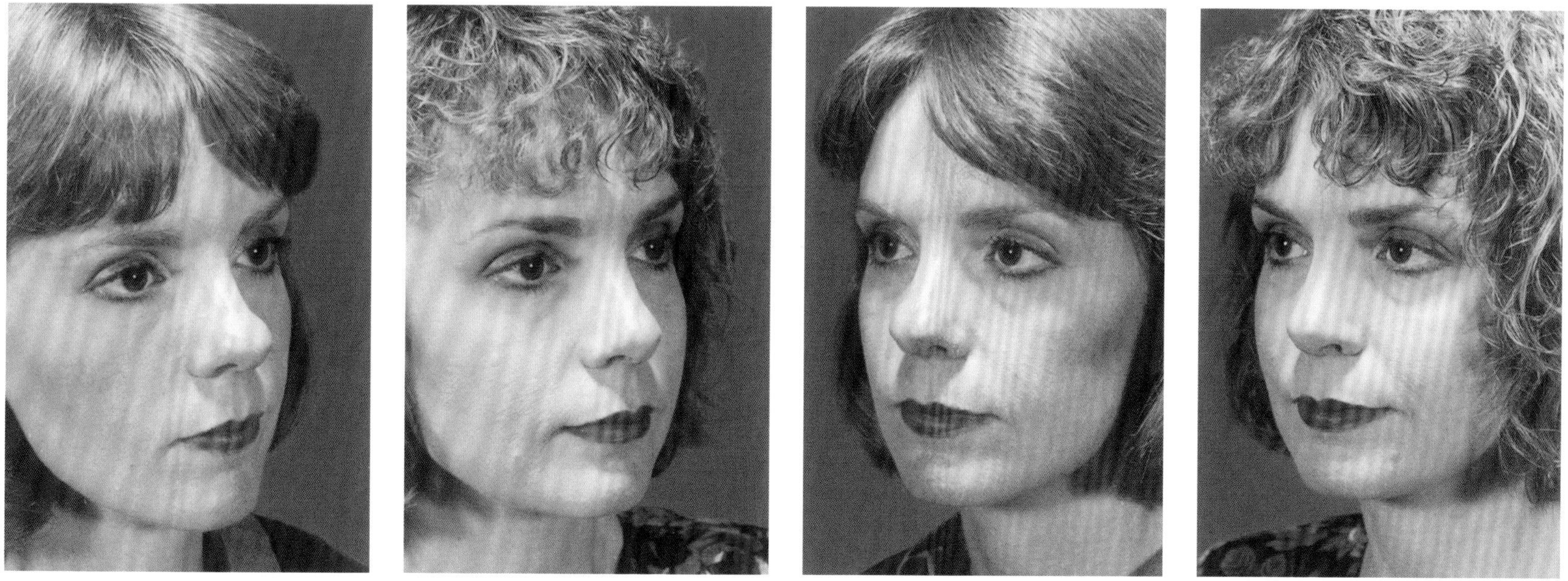

附录 B 鼻整形的摄像及计算机辅助影像

鼻整形的影像

鼻整形外科医生没有高质量的术前照片或数字打印图像以及完备的手术方案，不应进入手术室。

高质量的数字影像或照片对于一流的鼻整形非常重要。与临床检查相比，许多畸形在图像上更为明显，而且图像容许术者同时观察数个角度，以更好地明确畸形。整形外科年会上展示的大部分术前术后图像的质量令人沮丧。一名外科医生的习惯映现于其临床实践的方方面面。一名痴迷于鼻整形的外科医生亦会痴迷于摄像。鼻整形外科医生没有高质量的术前照片或数字打印图像以及完备的手术方案，不应进入手术室。

摄影与成像——模拟与数字摄影

在整形外科临床实践中，数字成像及数字摄影已取代了传统摄像。

在整形外科临床实践中，数字成像及数字摄影已取代了传统摄像。数字成像像素逐渐提高，可满足鼻整形外科医生的所有要求。采用先进的数据库管理，存储与检索数字图像，便于外科医生查找使用数字图片，比传统照片方式便利。数字图片的处理及存储更为廉价，占用 35mm 或打印图片大小的空间（图 B-1 和图 B-2）。外科医生可以在患者示教、图像评估及测量、手术规划、保险公司资料、讲演、网络发布、出版打印等诸多方面便利地使用——均为电子化、远程存储。

电子成像系统

目前大部分成像系统包含图像捕捉、操作处理、图像存档等模块。现有数家供应商提供模块产品。略通计算机者即可操作图像捕捉及处理，掌握计算机应用的外科医生，能够使用 IBM 或 Macintosh 电脑及 Adobe Photoshop 软件汇编上述功能，其花费远低于图像处理专

7. 如何将图像由照相机传输至电脑?

现有的数字相机使用两种主要的图像传输方式——相机与电脑的有线连接[通过小型计算机系统总线(SCSI bus)、USB 总线或 Firewire™ 连接],或某种移动闪存卡或记忆卡。有线连接可永久安置于摄像室,比移动硬盘步骤简化、传输速度快。但是,使用移动媒介的相机也有优点,便于携带,可在诊室及手术室使用同一相机,只是价格昂贵一些。传输及标记图像的时间也明显增加。

数字系统的适宜功能

拟购买图像软件及硬件时,应考虑系统具有下述适宜功能:

提防那些选择性兼容的供应商——期望能够购买最好类型的模块,并非购买同一供应商的所有模块,来管理临床实践。

1. 图像捕捉或操作软件与患者办公管理软件兼容吗?图像数据库与其他供应商的程序兼容吗?或者必须在同一供应商购买所有办公软件吗(不一定尽如人意)?办公管理软件已经输入患者的人口信息数据。若图像程序相容欠佳,在照相时需要再次输入每一患者的相关信息。最后,图像数据库应该兼容开放式数据库公约(open database convention ODBC)。若的确需要将患者的数据转移至其他程序,若供应商停业或选择其他软件,ODBC 则十分重要。供应商说其软件兼容时,购买前要求其用办公软件演示。宣传兼容比兑现要容易得多。确保有软件的驱动(兼容程序),且与办公软件兼容。提防那些选择性兼容的供应商——期望能够购买最好类型的模块,并非购买同一供应商的所有模块,来管理临床实践。

您应该能够为您实施每一例手术的图像(成批捕捉)指定特定的数字次序,而且系统容许您依次成批捕捉图像,随后直接下载并标记您指定的信息。

2. 能成批捕捉图像并成批下载,且系统自动标记每一图像指定的数据吗?图像最耗时的方面是照相、下载以及标记图像特定信息。应该能够实施每一例手术的图像(成批捕捉)指定特定的数字次序,而且系统容许依次成批捕捉图像,随后直接下载并标记患者指定的信息。

应该能够快速直观地检索与观看图像。

3. 应该能够快速直观地检索与观看图像。应该能够快速浏览患者的缩略图,点击并拖动希望查看的图像进入浏览窗口。软件应自动改变图像大小,以匹配屏幕,或指定的打印尺寸用于显示或打印特定的图像。
4. 能够输出不同类型的文件格式。软件应该容许单个或成批输出 JPEG 或 TIFF 格式,这些格式能够用于多种用途。输入、输出功能应非常简洁直观。
5. 存档及检索速度是关键问题,受限于图像软件及存储设备。谨慎选择存储设备,购买前要求其在一个存储大量图像的大型数据库演示检索功能。尽可能用软件对比不同的存储设备,以明确何者成本 - 绩效方面最佳。

> 图像存储数据库要么是自由格式，容许每一位患者的数据增加字段标记信息，要么是数个附加定制字段，所有字段均可检索。

6. 图像存储数据库要么是自由格式，容许对每一位患者的数据增加字段标记信息，要么是数个附加定制字段，所有字段均可检索。后者容许在拍照时“飞速”增添信息，尤其是常规数据库可能未包含的特殊信息。举例说明，若随访患者时看到其有一特殊特征，并希望将来可以检索到，例如“夸张的鼻尖上折角”，可以在数据库输入此信息，确保将来录入“鼻尖上折角”可以检索到。

> 不要考虑那些不能在线存储的软件，以备需要时可以打印，选择能够提供良好售后支持的软件公司。

7. 软件的存储与支持非常重要。不要考虑那些不能在线存储的软件，以备需要时可以打印，选择能够提供良好售后支持的软件公司。与当前用户一起检查预期购买的软件。购买前仔细检查存储功能，评估信息的可用性和完整性。公司提供的培训视频最好是单独的培训课程，因为将来参考视频或 CD 时有的放矢。规划图像软件的年度更新及售后服务的费用，确保其最佳性能。

办公室及手术室的便携式摄影系统

> 对于更为立体的鼻整形照片，更深的景深（对象对焦的范围）一般会形成更为清晰的图像。

许多外科医生喜爱价廉便利的便携式摄影装置——常常使用同一照相机及闪光灯拍摄办公室及手术室照片。便携系统，换言之，照相机及与其相连的闪光灯的图像能够非常不错，假使闪光灯有足够的强度且与照相机的相对位置恰当的话。总之，闪光灯的强度越大越好，因为其能够使用较高的光圈数值设定，导致照片中更深的景深。对于更为立体的鼻整形照片，更深的景深（对象对焦的范围）一般会形成更为清晰的图像。鼻面部阴影对于“立体感”也同样重要——即所谓“建模”效应。

> 使用照相机自身的光源作为唯一的光源常会产生背景阴影，产生干扰。

对于便携式系统，单个闪光灯置于照相机上方即可拍摄出所有视角最美观的建模或立体感。环状光源可以同时在所有角度提供光，将阴影降至最低，但导致图像较为扁平或立体感较差——适用于手术室内的某些特写，但不适用于显示鼻部外部轮廓的细微之处。照相机两侧双光源提供更多的光（因此景深较深），且比照相机上方的单光源光影效果更好。使用照相机自身的光源作为唯一的光源常会产生背景阴影，产生干扰。照相机正确置位能够减轻背景阴影，但一般不会解决该问题。

专用照相室

> 无论是使用传统胶卷、模拟影像相机还是数字相机捕捉图像，最佳的光线是最佳照片或图像的最重要的因素之一。

便携式照相系统不可能达到专用照相室的质量及协调一致的演播室灯光。演播室光源强度更高（因而景深更深），“建模性”及“立体感”更好，并通过减少便携式系统中的许多固有变量而取得更好的一致性。便携式系统是手术室的必需品，但诊所专用照相室的明显优势是可获得高质量的手术前后图像。无论是使用传统胶卷、模拟影像相机还是数字相机捕捉图像，最佳的光线是最佳照片或图像的最重要的因素之一。

许多人误认为专用照相和(或)成像室必须很大。$2.5m^2$ 的房间即可放置全套演播室系统，当然，$3\sim3.7m^2$ 就更为舒适了。在我们诊所，图像归档的滑动式横排档案柜置于空闲的墙壁，计算机成像系统可进一步最大限度地利用地面面积(图 B-3)。

吊顶照明(图 B-4)虽然比座地式照明更为昂贵，但使用较为方便，保持地面整洁。轨道系统装有传统的闪光灯与演播室光源，可在传统成像与数字成像之间快速转换，或者联合使用。

无论是外科医生还是摄影者进行拍照，若合理设计、安排以加速患者的流动，专用照相室可以加快患者的管理。专用照相室其他“值得花费”的支出有确保图像最佳质量及便利办公室工作流程等方面。此外，一流的照相室亦向患者展示了承诺卓越的信息。

无论是外科医生还是摄影者进行拍照，若合理设计、安排以加速患者的流动，专用照相室可以加快患者的管理。

外科医生与摄影者相比

我喜欢代替摄像者或助理拍摄有许多理由。我比任何人都清楚需要更好的观察什么——因此，我需要特殊视角时，就直接拍摄。透过镜头我会看到在临床评估、照片或数字图像评估时所忽视之处。拍摄过程中，在演播室光源下观看患者鼻部时，我的所思或所见常会影响我的设计决策。患者似乎十分赞赏我亲自关注细节。

我喜欢亲自拍摄的理由很多。我比任何人都清楚需要更好的观察什么——因此，我需要特殊视角时，就直接拍摄。

外科医生拍摄的明显缺点是耗时及图像质量。两者随着拍摄技术的提高均会解决。我进入照相室完成鼻整形拍摄的整体时间少于 5 分钟。经过多年来一直努力工作，变得高效和熟练，我认为这个时间花得值。

图 B-3

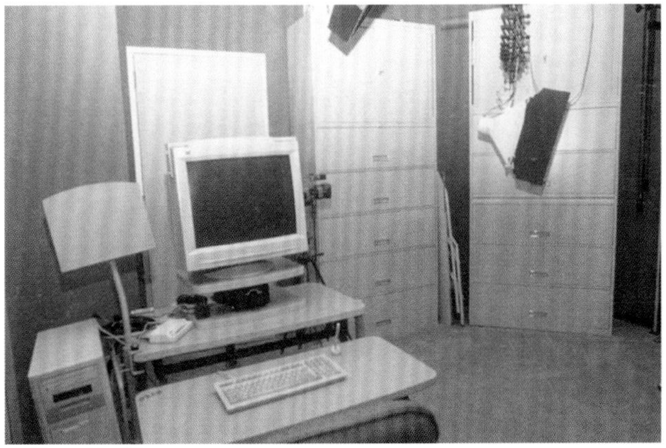

图 B-4

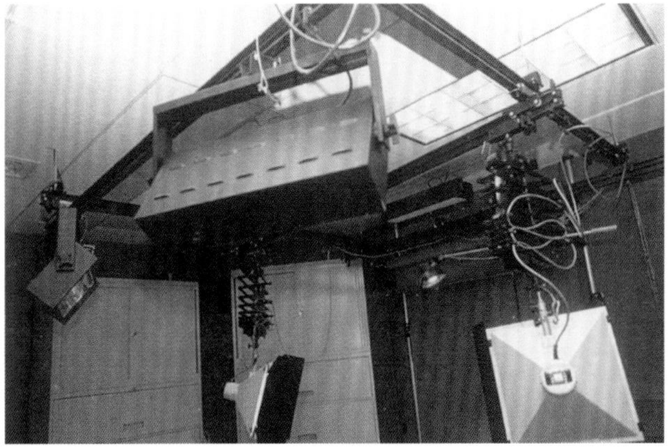

多数外科医生喜欢使用摄像师——专用或是外雇，此种方式确有优势。其质量与一致性好于多数外科医生，尤其是对摄影不感兴趣者。但使用专业摄影师时，在初期及其后间隔几段时间与其一起工作，确保质量及一致性。

安装照相室

吊顶轨道系统用途广泛，可承载所有的演播室光源与传统的闪光灯光源，并转换使用，保持了地面整洁。

诊所内照相室的设备有许多好的安置方式。图 B-5A 和 B 显示了我们照相室的基本设备及安置。常规鼻整形拍摄使用表 B-1 罗列的演播室光源替代了传统的闪光灯光源，但我仍保留着后者以匹配较为远期的随访患者的光源。吊顶轨道系统用途广泛，可承载所有的演播室光源与传统的闪光灯光源，并转换使用，保持了地面整洁。

安装设备时，仔细规划地面面积及流量，以充分有效利用。患者由门口到背景前的位置

图 B-5　A

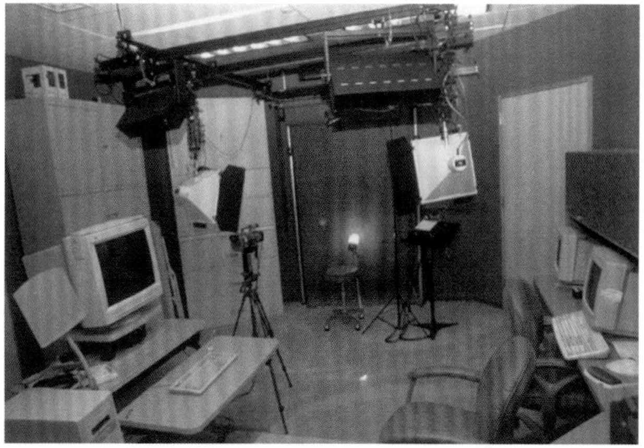

B

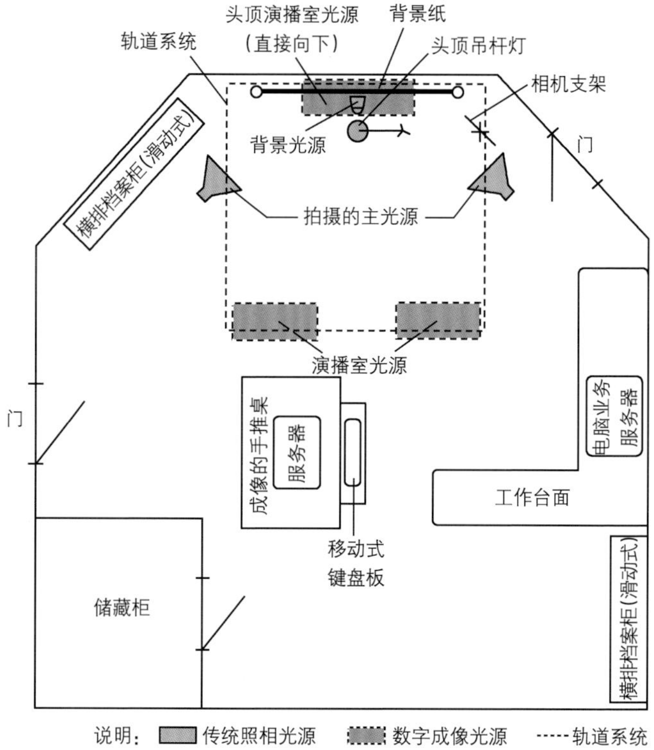

表 B-1　**数字成像与轨道系统的光源**

数量	物品
3	1-BL-2 MVP 演播室光源及灯具（两个主光源，一个头顶光源）
5	Bogen7’6” 轨道 0904
8	Bogen 全线路吊顶杆 0939
2	Bogen 缩放仪系统 0911（承载主闪光灯光源，可上下调整）
2	Bogen 带刹车的滑动车厢 0922
2	Bogen5/8” 插入适配器 0930
4	Bogen 带刹车的双车厢 0922
5	Bogen 安全电缆 0933
4	Bogen4 个终点挡板套件
4	Bogen 电缆厢 0933
2	Bogen 第 4 型长弹簧
1	Bogen 轨道系统安装工具

演播室光源产地：Solar Kinetics，Dallas，Texas，或任何专业演播室光源供应商
轨道系统产地：Victor Duncan，Dallas，Texas，或任何专业演播室供应商

要有直接通道。尽可能不在地板走行线路——最好经过吊顶或轨道系统。

卷轴式背景纸系统可置入不同颜色的背景纸，根据需要转动出不同颜色的背景。整个系统设计的较为灵活，随着技术的发展可重新组合。

成像设备最好放置于独立手推桌，需要时可以移动。手推桌附带可伸缩的监视器架及键盘架便于拍摄者捕捉图像，或与患者讨论图像（图 B-6）。

图 B-6

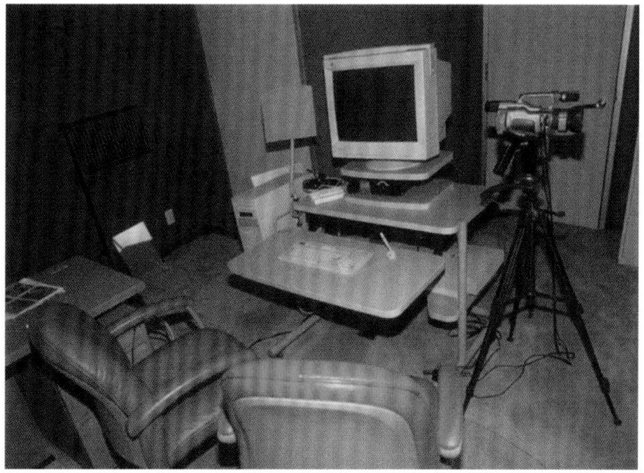

相机与镜头

选择镜头的关键因素是镜头与被摄物焦距约为会话距离——正面位 0.9~1.2m。

所有可装卸便携镜头（焦距全帧 CCDs 约为 100mm，半帧 CCDs 约为 50mm）的高质量相机均适用于鼻整形拍摄。重要的是避免使用较短或较长焦距的镜头，以免使图像及鼻面关系失真。选择镜头的关键因素是镜头与被摄物焦距约为会话距离——正面位 0.9~1.2m。

相机取景器屏幕画有网格线是一个较好的功能，可以保持面部特征的位置在每一特定视角的一致性，增加了可重复性。

目前有种类繁多的数字相机，特点不一。技术发展过于迅猛，以至于每 6 个月或更少的时间即会更新换代。

光源——概述

图 B-7A 和 B 显示了临床拍摄的传统基础 4- 闪光灯光源系统。4 个光源均由交流电源供电。每一光源含有环状闪光灯管建模光源，在触发闪光灯前转换至预览光线效果时，保持发亮。

主光源为带有软箱的闪光灯——白色面软箱稍微分散光线，使阴影稍微不那么刺眼。

主光源（main lights，ML）为带有软箱的闪光灯——白色面软箱稍微分散光线，使阴影稍微不那么刺眼。ML 有无软箱均可使用。软箱稍微分散光线，不会使图像模糊——其仅仅稍微柔和刺眼阴影，使光线定位不那么精确。

背景光源消除了背景阴影。

背景光源（background light，BGL）消除了背景阴影。由于其为“裸管”光源，因而向所有方向发光，若准确定位，可同时突出鼻小柱轮廓及下颌缘。吊臂灯（Boom mounted light BML）位于患者头顶，突出头发及鼻部侧面轮廓线。斜位观正确放置，其可遮住面部侧面远离相机，进一步突出鼻部。

吊臂灯位于患者头顶，突出头发及鼻部侧面轮廓线。

理解光线最简单的方式是使用它。

理解光线最简单的方式是使用它。光源连接电源后，将护士或助理位于鼻整形视角所需要的每一个位置。在每一位置建模光下，移动光源至不同位置，观察面部及鼻部光影效果的变化。图 B-8A~E 显示了我在不同视角所喜用的获取光影及“立体感”基本的光源布置。一旦建立喜用的模式，坚持使用，保持一致性。

图 B-7 A

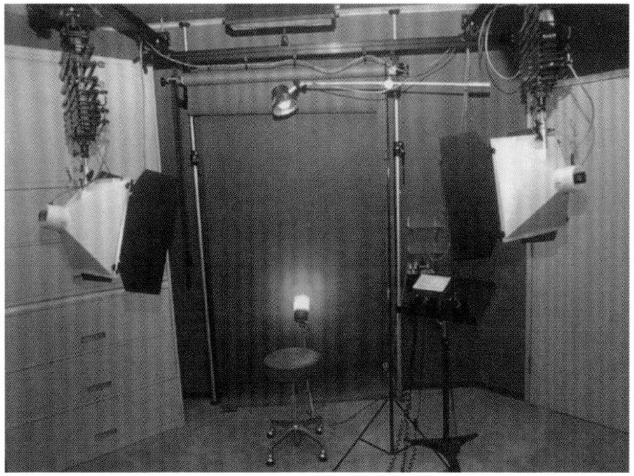

B

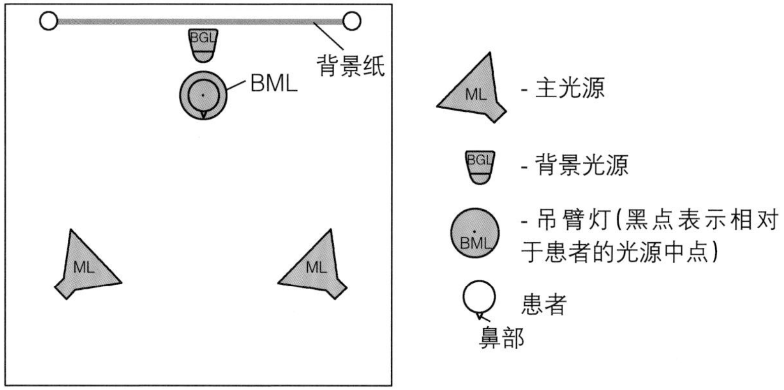

图 B-8　A

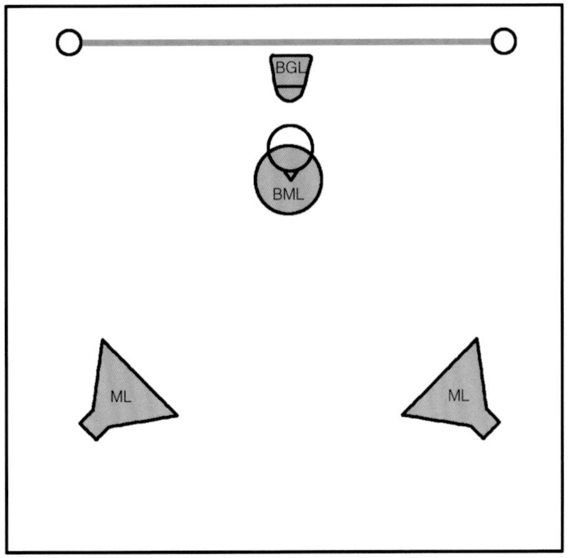

视角照明：
- AP，AP 比例尺，AP 特写
- 底位观，底位观特写

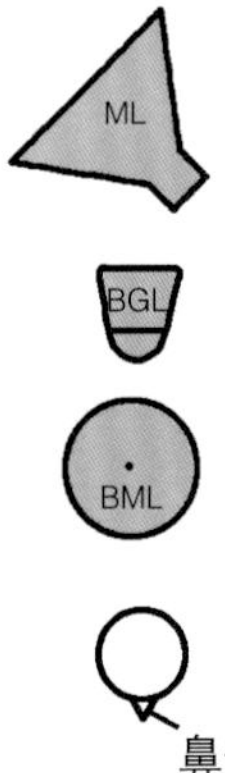

- 主光源
- 背景光源
- 吊臂灯（黑点表示相对于患者的光源中点）
- 患者

鼻部

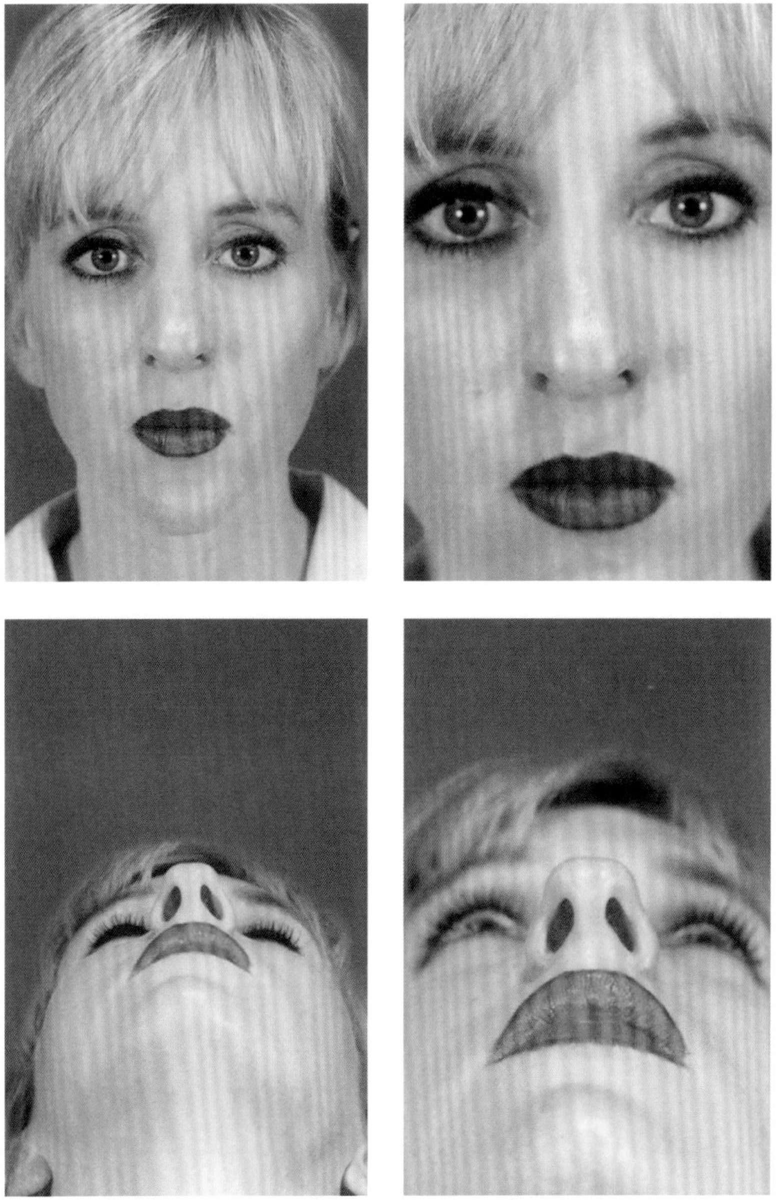

图 B-8 （续） B

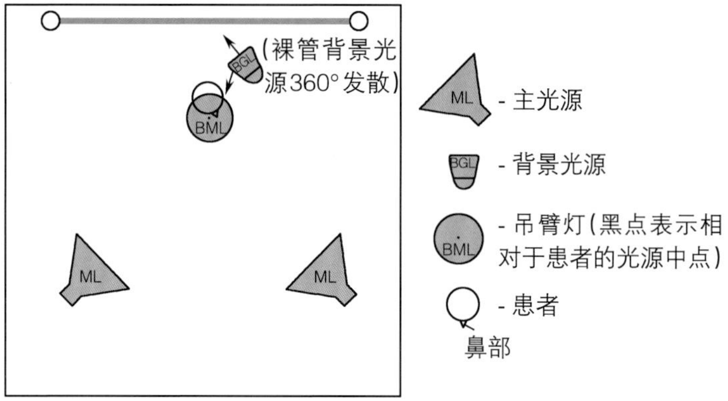

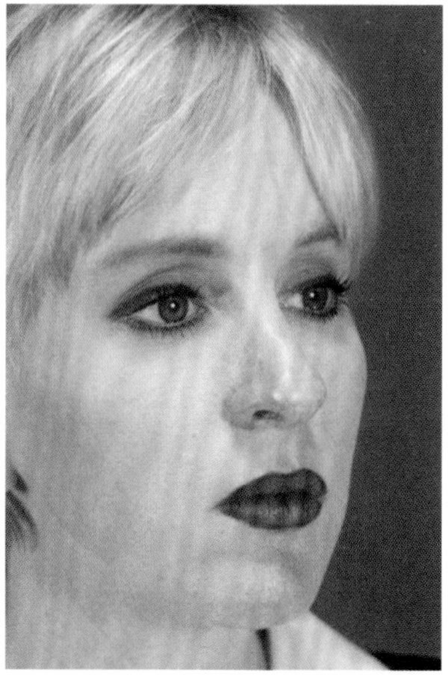

视角照明：
- 右斜位观

C

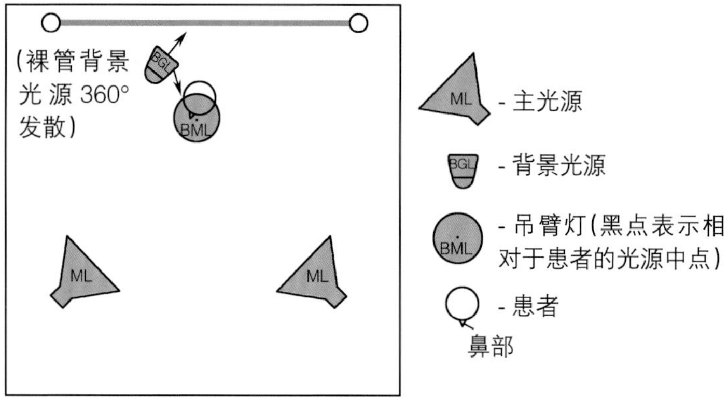

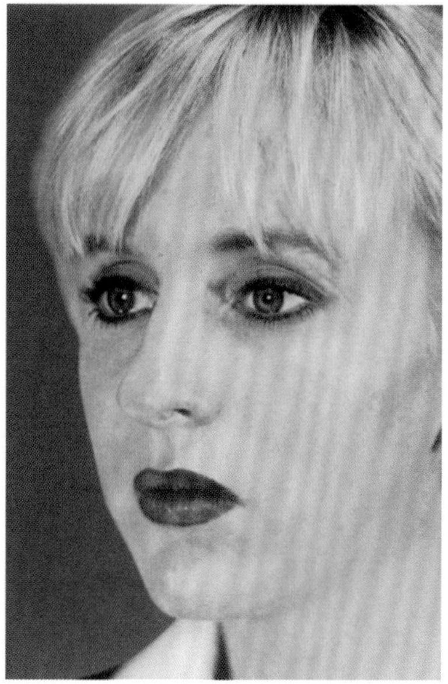

视角照明：
- 左斜位观

图 B-8（续） D

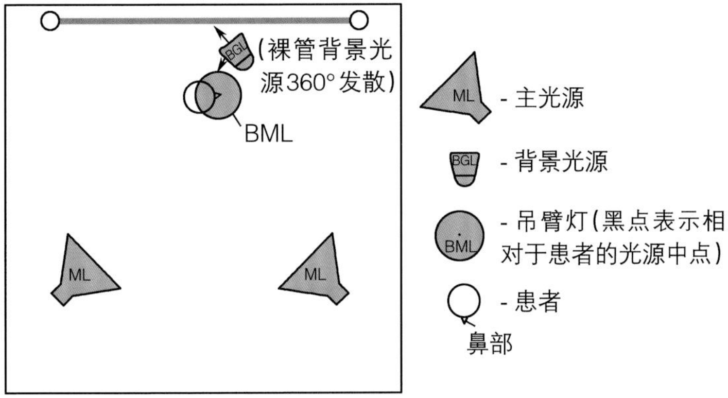

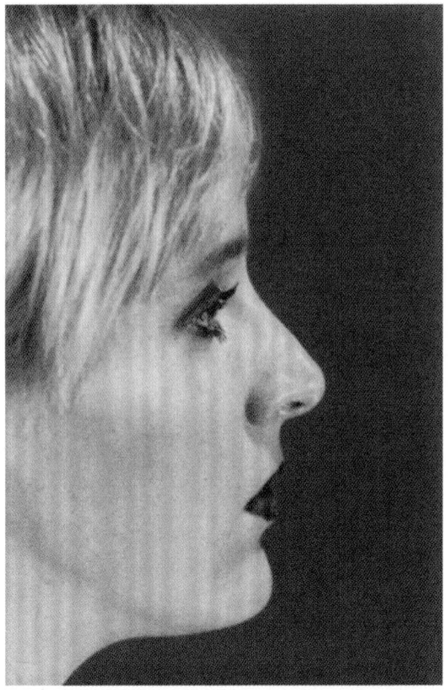

视角照明：
- 右侧位观

E

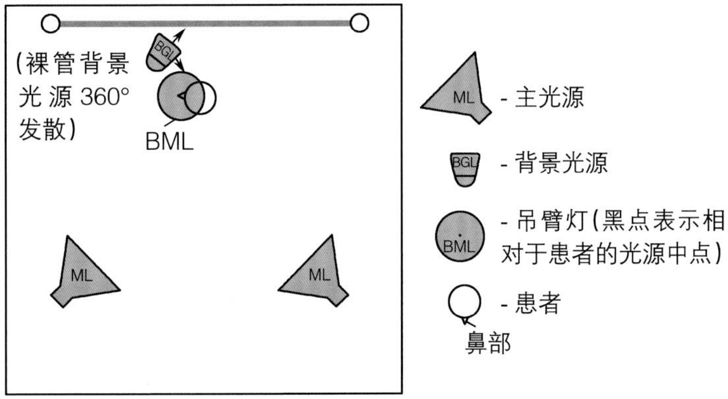

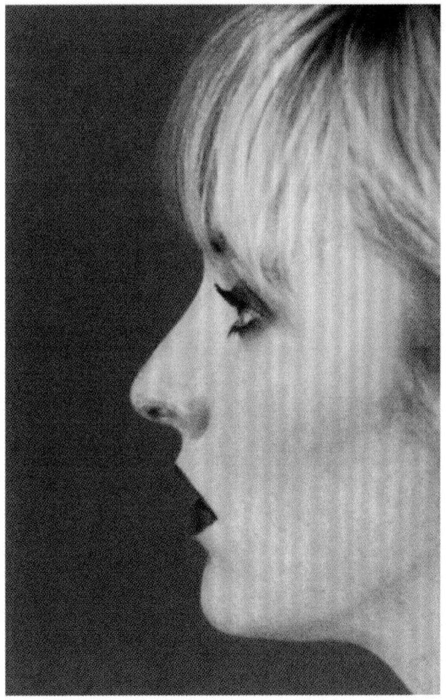

视角照明：
- 左侧位观

数字成像的光源遵循类似的原则。对于多数外科医生,单一光源的数码相机足矣,但是更佳的图像及立体感(建模)需要至少双或三光源系统,或者前述的演播室三光源系统。图 B-9 显示了我在数字成像时使用光源的基本位置。

图 B-9

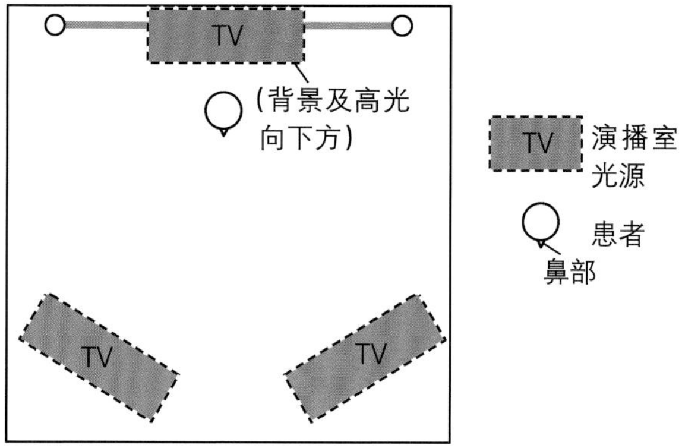

拍照——系统化

建立鼻整形照相的系统化模式,以提高效率,保持一致性。我的个人模式总结如下:

1. 在每一视角,将相机设定为固定的焦距,前后移动直至某一面部特征聚焦为止,以确保拍摄图像的尺寸一致。
2. 定位患者头部,并仔细检查。要求患者凝视某一特定点,确保眼睛位置一致。
3. 将面部某一特定特征定位于取景器网格的特定点,确保面部位置与框架的一致性。查看解剖标志,确保定位(例如,确定在侧位观仅能看到一侧人中嵴)。
4. 观察患者眨眼情况,在其眨眼后迅速拍照,以免拍到闭眼图像。

鼻整形视角

RL——右侧位观
RO——右斜位观
AP——前后位观
APC——前后位观特写
APS——前后位观比例像(加有标尺,* 可选)
B——底位观
BC——底位观特写
LO——左斜位观
LL——左侧位观
LLS——左侧位观比例尺(加有标尺,* 可选)

* 用标尺标记比例或真人大小的照片有助于教学活动,但是标记与准确测量鼻部尺寸与变化的所有体系与技术,都有其固有的不精确性以及操作者的主观性。外科医生可以基于兴趣通过标记比例得出结论,但不要将之奉为原则。

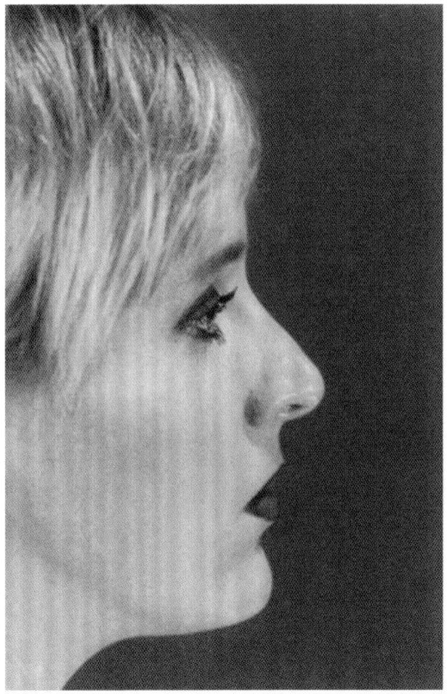

鼻部照相和成像的定位辅助手段

RL——右侧位观

头部旋转至患者左侧，面部右侧靠近相机，直至上唇人中嵴成一直线（仅有一侧人中嵴可见）

患者向前平视——眼睛固定于平视水平（镜子或墙上标记）

头部居于框架正中，鼻尖位于十字准线或选定的网格点

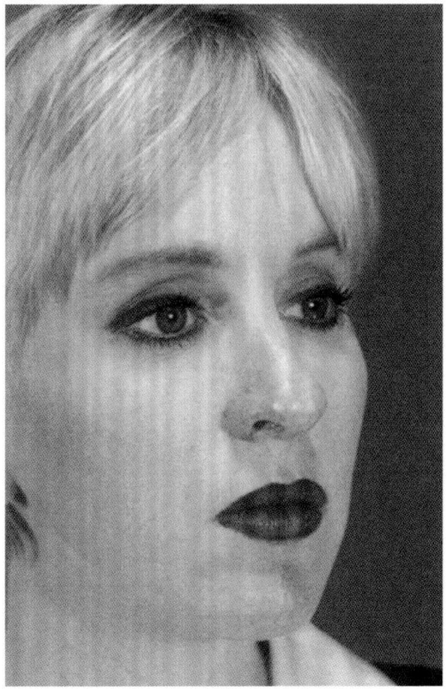

RO——右斜位观

头部旋转至患者左侧，面部右侧靠近相机，直至鼻部的背侧轮廓线与左侧内眦相交

头部居于框架正中，鼻尖位于十字准线或选定的网格点

AP——前后位观(冠状面)
相机位于鼻尖水平
患者平视相机
头部居于框架正中,鼻尖位于十字准线或选定的网格点

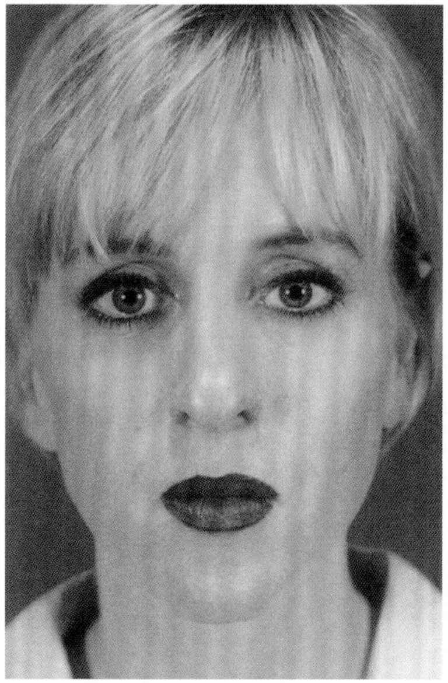

APC——前后位观特写
相机位于鼻尖水平
患者平视相机
外眦及下唇刚刚位于框架内
头部居于框架正中,鼻尖位于十字准线或选定的网格点

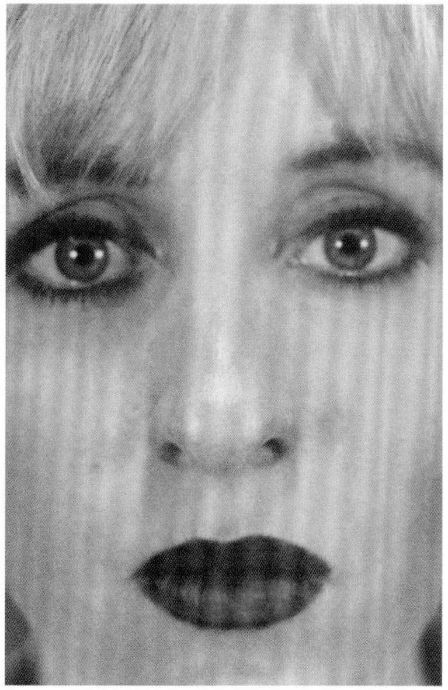

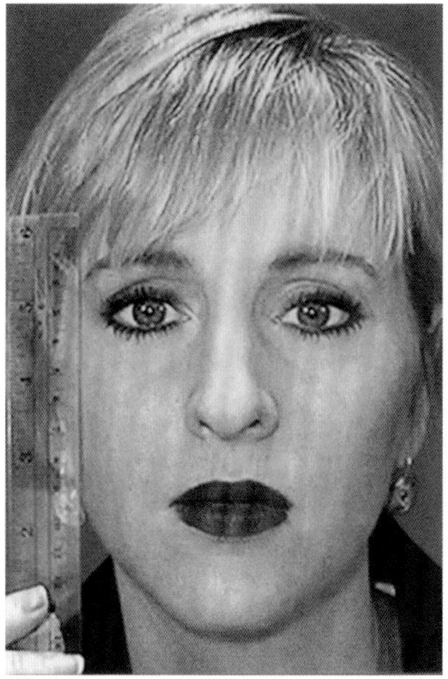

APS——前后位观比例像

与上述 AP 类似

手持厘米刻度的透明塑料尺，置于患者右侧，勉强与面颊部接触

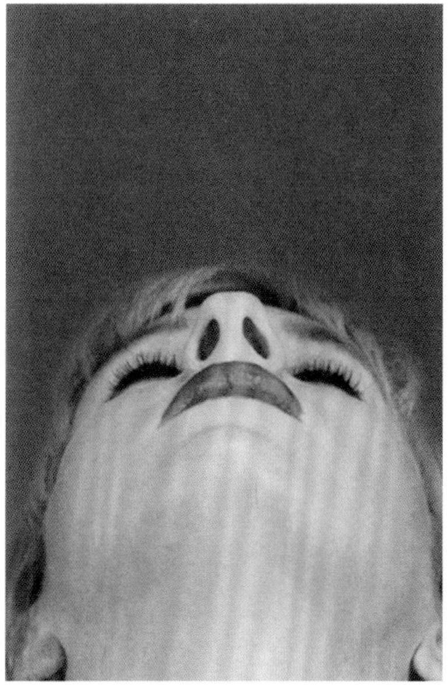

B——底位观

患者仰头向后直至鼻尖与双侧眉毛连成直线

头部居于框架正中，鼻尖位于十字准线或选定的网格点

BC——底位观特写

患者仰头向后直至鼻尖与双侧眉毛连成直线

外眦刚刚位于框架内

头部居于框架正中，鼻尖位于十字准线或选定的网格点

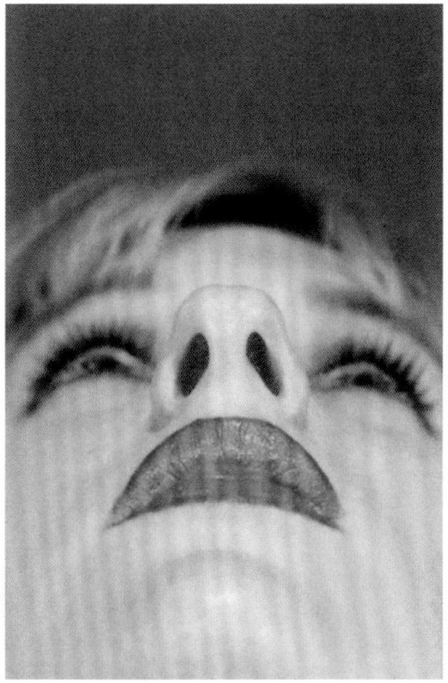

LO——左斜位观

头部转向患者右侧，面部左侧靠近相机直至鼻部背侧轮廓线与右侧内眦相交

头部居于框架正中，鼻尖位于十字准线或选定的网格点

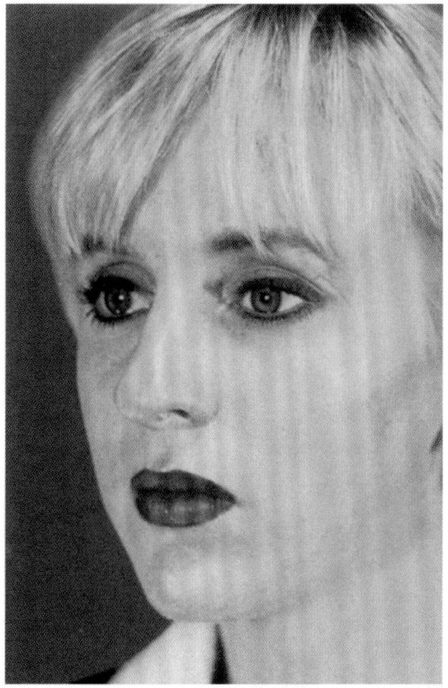

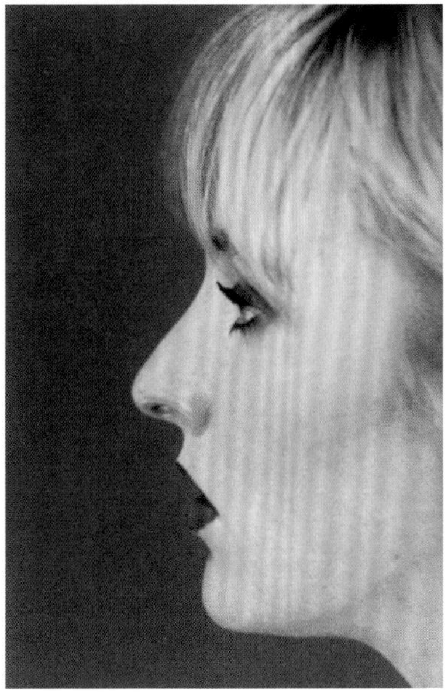

LL——左侧位观

头部转向患者右侧，面部左侧靠近相机，直至上唇人中嵴成一直线（仅有一侧人中嵴可见）

患者向前平视——眼睛固定于平视水平（镜子或墙上标记）

头部居于框架正中，鼻尖位于十字准线或选定的网格点

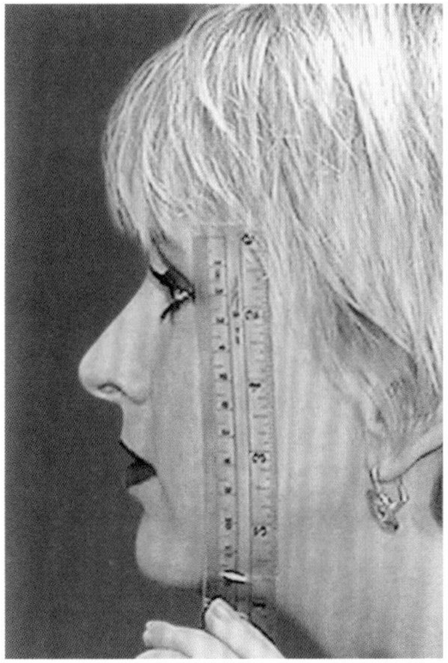

LLS——左侧位观比例像

与左侧位观类似

手持厘米刻度的透明塑料尺垂直于鼻尖平面置于鼻尖或面颊部之前

附录 C　鼻整形手术器械与缝线：一个独特的整合体系

■ 鼻整形专用器械

倘若技术娴熟，称手的器械能够减少发病率，并可以提高鼻整形的掌控性及精确性——最终改善了远期效果。

高端器械不能使医生变得高端，但是劣质器械却会毁坏一个卓越的鼻整形医生的能力和手术效果。

1:1:1-3

鼻整形是技术要求最高的整形外科手术之一。倘若技术娴熟，称手的器械能够减少发病率，并可以提高鼻整形的掌控性及精确性——最终改善了远期效果。与其他整形外科器械相比，鼻整形器械功能繁多，而且需要特殊设计以达到最佳功效。若其设计得当，就需要更少的器械，且常可实施多个功能。器械的材质和工艺的质量决定了其性能和使用寿命。高质量的器械价格昂贵，但是性能优越并且使用寿命长。廉价器械并不廉价，由于性能有限或者需要反复维修、使用时间有限。高端器械不能使医生变得高端，但是劣质器械却会毁坏一个卓越的鼻整形医生的能力和手术效果。

器械维护

鼻整形器械磨损或损害的唯一重要因素是器械维护不良——相比之下，手术频繁使用则微不足道。

顶级的塑料消毒托盘有每个器械的单独隔断，防止其与其他器械或托盘碰撞而损坏。

器械堆砌于盆内难免会损坏剪刀缘、镊子及拉钩的精细尖端。

精细器械的最大敌人是维护不良。大多数医生对仪器的维护很少关注，尤其是在医院里很多医生都使用同一套器械时。外科医生个人购买器械时，就会有更强烈的动力来最佳维护自己的器械，但是繁忙的日程和人事变动常常会违背初心。鼻整形器械磨损或损害的唯一重要因素是器械维护不良——相比之下，手术频繁使用则微不足道。

良好的器械维护始于存储。与其他器械和金属托盘接触会导致切缘变钝、毁损精细的器械表面、或弯曲器械精细部位。顶级的塑料消毒托盘有每个器械的单独隔断，防止其与其他器械或托盘碰撞而损坏（图 C-1）。

器械损坏的另一常见原因是手终器械护士将器械随意（通常是快速）堆积于盆内清洗。器械堆砌于盆内难免会损坏剪刀缘、镊子及拉钩的精细尖端。鼻整形术终，将器械还

图 C-1

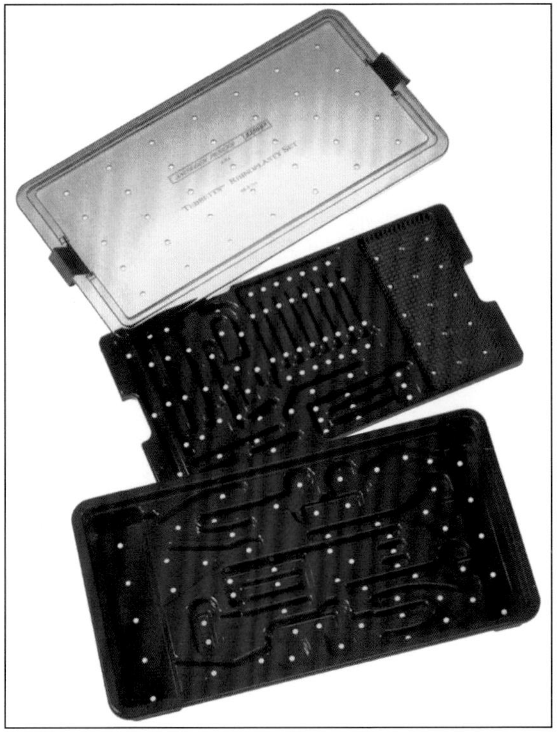

图 C-2

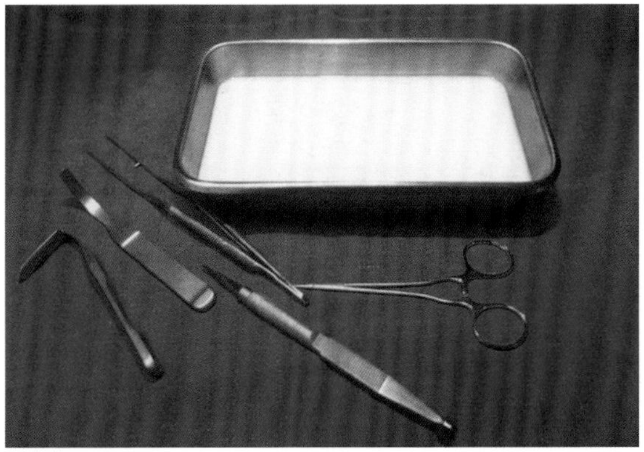

纳回带有隔断的器械盘或者用手术巾单覆盖的扁平托盘上，预防损坏器械。

器械损坏的其他常见因素是器械表面生锈。虽然大部分器械是不锈钢材质的，但是个别特殊器械的表面、尖端或者焊接处含有高碳钢，其更易锈蚀表面。器械的最佳性能需要高碳钢，但是在清洗和消毒时要更加注重细节以防止生锈。避免生锈的关键是精心的清除器械上所有的血渍或残存污秽，清洗后彻底擦干，并在每次消毒前用器械乳液或类似的润滑剂润滑器械表面（图 C-2）。器械打包消毒灭菌时，残留于器械的任何的水分或碎屑都会产生表面锈蚀。

避免生锈的关键是精心的清除器械上所有的血渍或残存污秽，清洗后彻底擦干，并在每次消毒前用器械乳液或类似的润滑剂润滑器械表面。

蒸汽高压灭菌法时最常见的消毒方式，但是相比气体灭菌法会对器械产生更多的损害——通常为表面生锈或者剪刀等器械轴节面的锈涩。若可以气态灭菌，器械老化的速度会减缓。若只能蒸汽灭菌，在灭菌前要仔细擦干器械并且每次都要用器械乳液润滑。为了能在一天内用于多个病例，新式湿性灭菌技术成为了权宜之计，但是在手术间从无菌托盘中取出器械的时候要仔细擦干每一件器械以防继发锈蚀。器械是为特定的用途而设计的，超出其设计或预期的功能错误操作器械，会大大降低其使用寿命和性能。软组织解剖剪刀不是用来修剪筛骨垂直板的—甚至是用精细剪刀切取鼻中隔软骨等等都会产生损害。

器械是为特定的用途而设计的，超出其设计或预期的功能错误操作器械，会大大降低其使用寿命和性能。

开放式与闭合式鼻整形的手术器械

很多为闭合式鼻整形设计的器械可正常应用于开放式鼻整形的某些方面，但其他方面则无法使用。通过增加术者的术野及其所掌握的技术数量，开放式鼻整形在鼻尖和鼻背的操作远比闭合式精确得多。一些为闭合式鼻整形设计的器械就不像专为开放式鼻整形设计的器械那么好用了。

本附录中介绍的鼻整形器械，是首批专门设计用于提高开放式及闭合式鼻整形掌控性及准确性的手术器械。

本附录中介绍的鼻整形器械，是首批专门设计用于提高开放式及闭合式鼻整形掌控性及准确性的手术器械。其在开放式或闭合式均运用自如。这些器械的研发时间为 5 年，需要在很多不同的国家经过复杂的工序来完成。一些器械改良于其他医生的设计——通过改良手柄或刀刃，使手柄更为舒适易用，以及改良器械的其他许多方面，提高其精准性、稳定性和舒适度，迎合特殊的人体力学及技术要求，提升功效和稳定性。某些器械全新设计，专用于开放式鼻整形的特定用途——例如，用于鼻尖与鼻背的软组织分离剪刀以及用于外侧脚塑形的鼻翼软骨稳定支具。鼻内手术新型设计产品（例如，新型卡口的持针器和镊子样品）极大便利了保持或恢复后鼻甲及中隔－筛骨区域黏膜完整性的操作——大幅度降低了鼻内手术的发病率。

外科医生要合理购买，每件器械都应该有特定的单项或多项用途，每件器械都应该使用最好的原材料，并根据自己的喜好制作，其性能好于同类器械。一套适宜的鼻整形器械仅仅包含外科医生所需要的器械——而非大量无用的器械。随着外科医生技能的提高，仅需要有限的器械即可有效掌控鼻整形。术者选择的器械质量越高，就越能加强其技能。

随着外科医生技能的提高，仅需要有限的器械即可有效掌控鼻整形。术者选择的器械质量越高，就越能加强其技能。

准确有效地使用器械

每个医生选择和使用的器械都不一样。准确有效要求不仅选择用于特定目的的适宜器械，而且选择特定组合的器械以在鼻整形的不同阶段加强彼此的功能。为了系统化优化效率，请考虑以下几点：

1. 器械或者使用的那些器械是否能体现出技术水准并能够顾及细节？器械以及正确使用器械能够影响效果，在鼻整形中可能更为显著。
2. 如何在手术每一步骤将器械和手术技巧妥善结合？规划最为有效地使用器械（能确保充分显露及有效操作的最少数量的器械）以优化手术操作。
3. 术者能否空出手来完成最关键的操作？尽可能让助手或使用自动固定器械牵拉，以使术者及助手腾出手来完成更重要的操作。
4. 每件器械都最适用于所需的功能吗？若非，选择其他器械。
5. 器械之间的功能可以协同吗？在鼻整形的特定阶段，精选的器械经常会加强同时使用的其他器械的功效。
6. 器械转换是否合理和有效？当手术进入下一步骤时，两个步骤共用的器械应放于原位，无需经器械护士之手来会传递。在多数病例，将梅奥支架放于手术台头端外科医生触手可及的范围，便于其拿取器械，而无需浪费时间询问器械护士。回放时，术者必须将器械放至梅奥支架的准确位置。
7. 清洁器械以保持其最佳功能了吗？术中，器械护士在手术每个阶段都应该清理器械的血渍或组织碎屑。

8. 梅奥支架或套装中的器械很少用于鼻整形吗？准确选择器械，彻底精简套装内器械的数量，以能够完成最为复杂的鼻整形和鼻中隔手术为限。无用的器械会使器械盒、梅奥支架或者手术桌杂乱无章。

鼻整形特定步骤使用的器械

下列术中照片展示了特定的器械组合在大部分鼻整形中常见的特定步骤方便了手术操作。最佳的技术需要充分的显露。下述器械应用指南应该对学习鼻整形的外科医生有所裨益，对因为显露不足或掌控不佳而觉得鼻整形颇有难度的外科医生们亦有所帮助。

熟练掌握鼻整形每一阶段的基础器械配置可以提高效率和手术精确度。鼻整形的每一阶段都对应一组照片和插图，显示了能够优化效率与精确度的器械基本配置。每件器械的特定功能及其应用的手术原则在鼻整形基础阶段中予以详述。

Tebbetts™ 鼻整形手术器械和 Tebbetts™ 鼻整形器械套装由 Cardinal Snowden Pencer 公司推广。

A

B

C

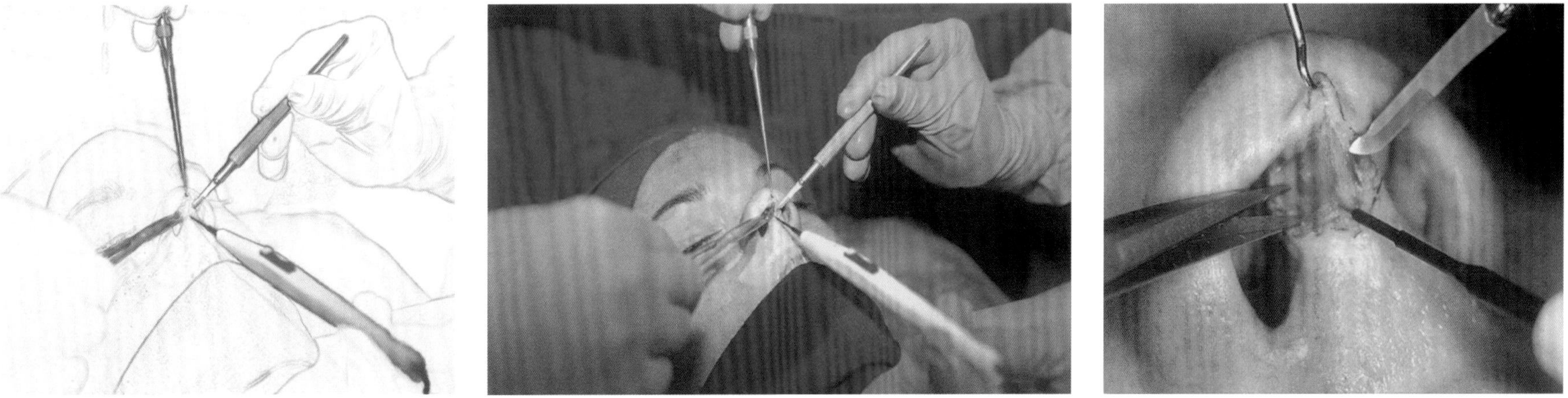

鼻小柱支架显露 1:1:5

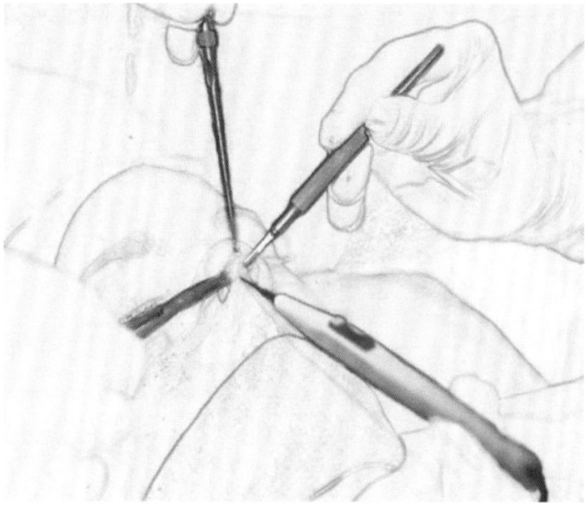

器械

- Beaver 刀片和刀柄
- 剪刀
- 单钩
- Olsen 单极电凝微镊
- 笔式手控微剥离针

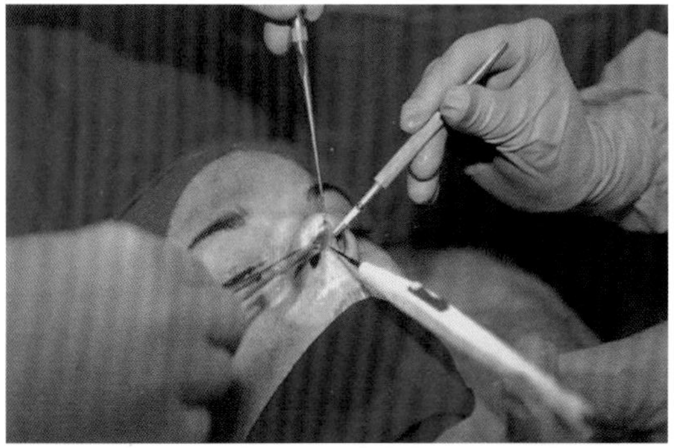

器械功能

1. 微创分离鼻小柱皮瓣。
2. 分离显露以进入鼻小柱区域的软骨膜下平面。
3. 分离鼻小柱皮瓣及软骨脚间内的所有软组织。
4. 掌控鼻小柱动静脉。

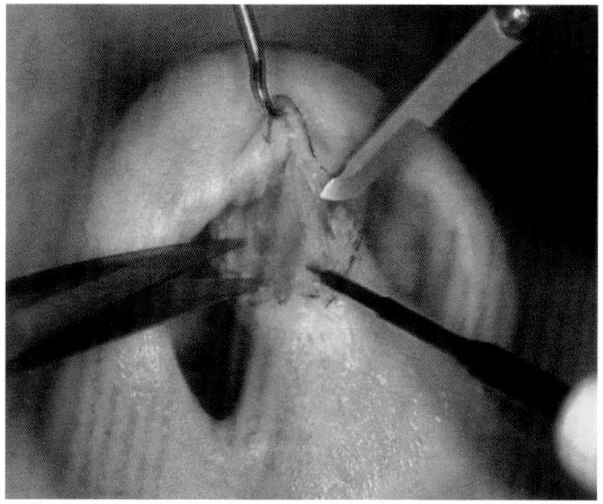

手术原则

1. 仅切开真皮层，用单钩拉起皮瓣。避免单钩过细而撕裂皮瓣。
2. 紧贴内侧脚撑开剪刀尖端，进入双侧软骨膜下平面。
3. 松解分离内侧脚之间包含鼻小柱动、静脉的所有软组织。

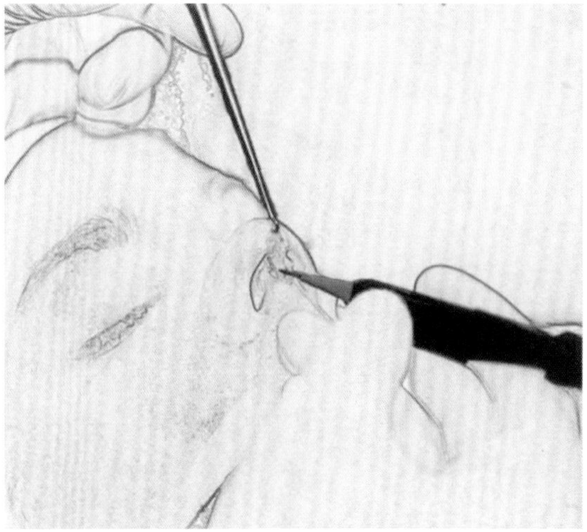

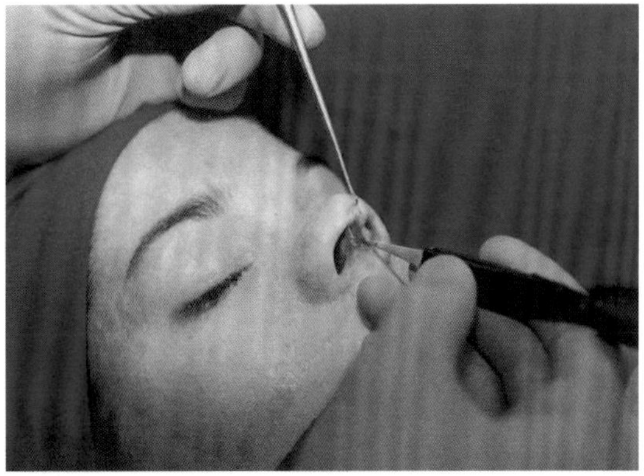

手术原则（续）

4. 用单极微电凝器电凝鼻小柱动静脉

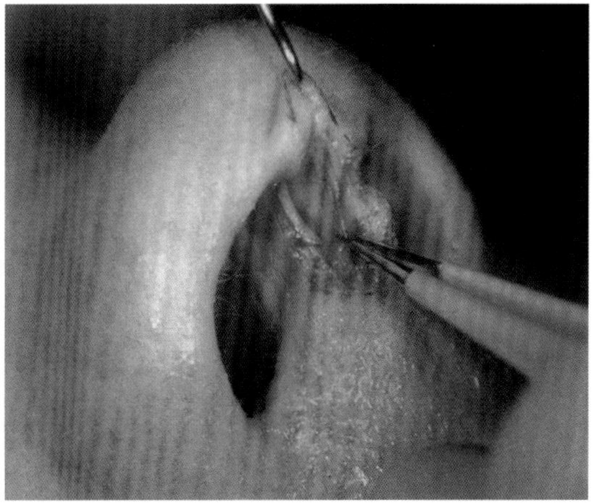

穹窿部支架显露

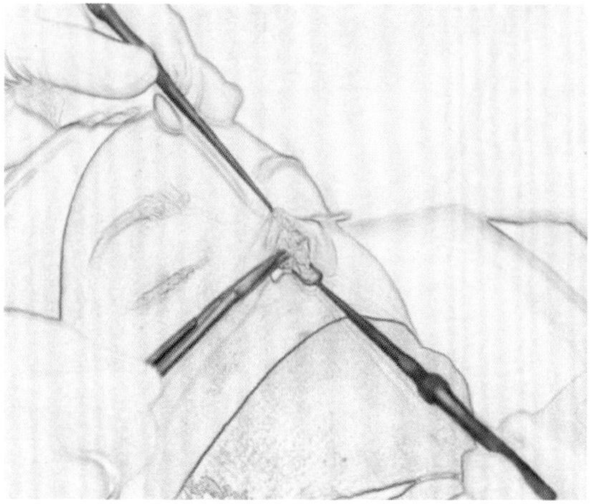

器械

- 单钩
- 7mm 双钩
- 剪刀

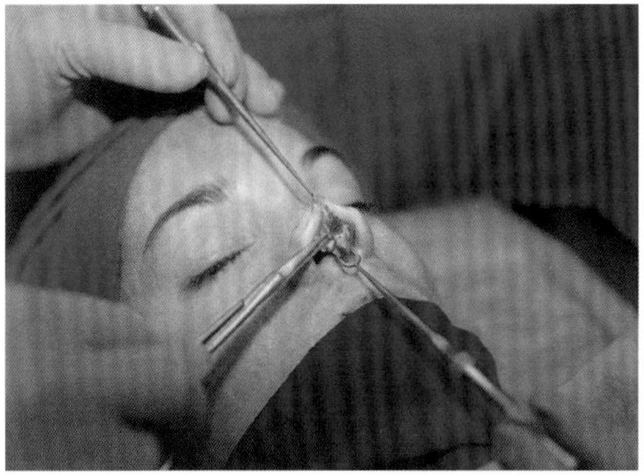

器械功能

1. 用 7mm 双钩向下、后方牵拉穹窿(当向上提拉软组织时,反向牵拉确定软组织与软骨之间的层次)。
2. 用单钩向上牵拉鼻小柱皮瓣。
3. 剪刀紧贴软骨浅面的层次分离软组织,将软骨浅面的软组织彻底分离。

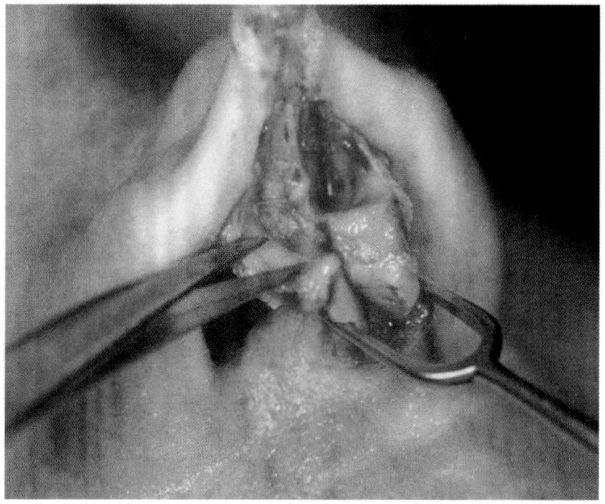

手术原则

1. 7mm 拉钩头端向上置于穹窿下方,向下、后方牵拉以确定穹窿上方软骨及软组织之间的层次。
2. 继续用单钩向上牵拉鼻小柱皮瓣。不要用镊子来钳夹鼻小柱皮瓣。
3. 继续用剪刀在已创建的紧贴软骨的层次撑开分离,将软骨表面软组织彻底分离,并避免分离到被覆软组织内,导致出血增加。

■ 外侧脚支架显露

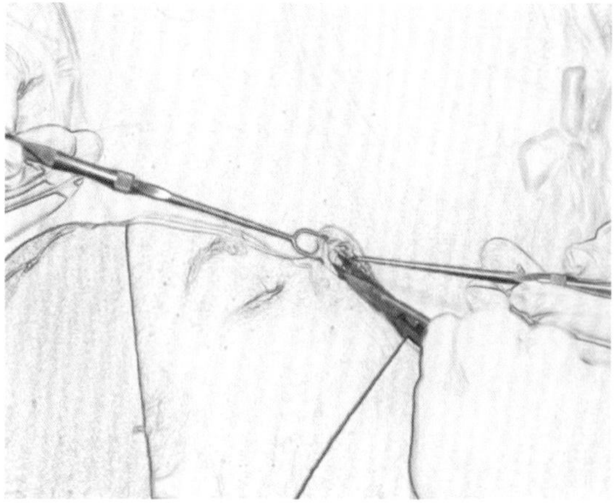

器械

- 12mm 双钩
- 单钩
- 剪刀

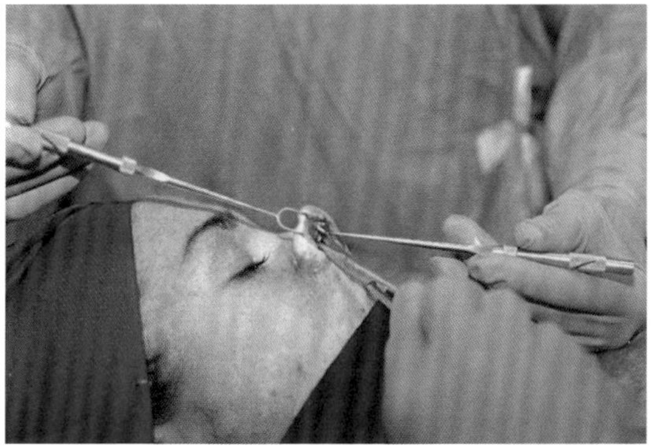

器械功能

1. 用 12mm 双钩向头侧端牵拉鼻翼缘软组织。
2. 用单钩拮抗牵拉外侧脚黏膜面。
3. Sci 剪刀分离层次立刻延伸到毗邻的下外侧软骨支架。

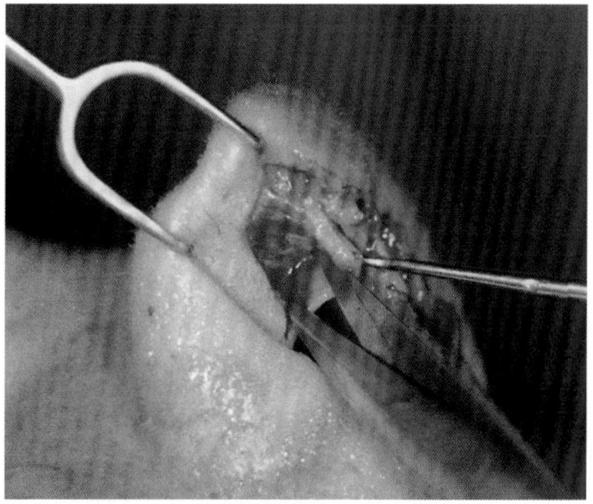

手术原则

1. 将 12mm 宽的双钩置于鼻翼缘软组织并向头侧牵拉。较宽的钩可更为有效地保持鼻翼缘内 - 外方向的张力。
2. 用一个单钩或者 8mm 双钩向下对抗牵拉,可以最为有效地确定紧贴软骨的层次。
3. 平行于外侧较长轴紧邻软骨支架的层面,用剪刀撑开分离,避免进入被覆软组织,而造成不必要的出血和软组织损伤。

鼻尖至鼻背移行区支架显露

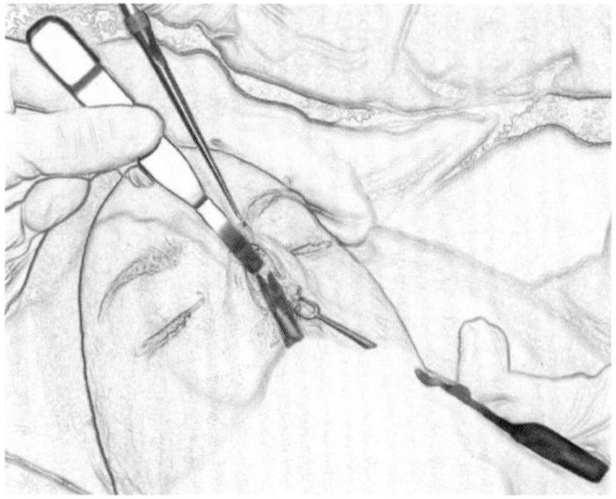

器械

- 单钩
- 带状牵拉器
- 12mm 双钩
- 剪刀
- Olsen 单极微电凝

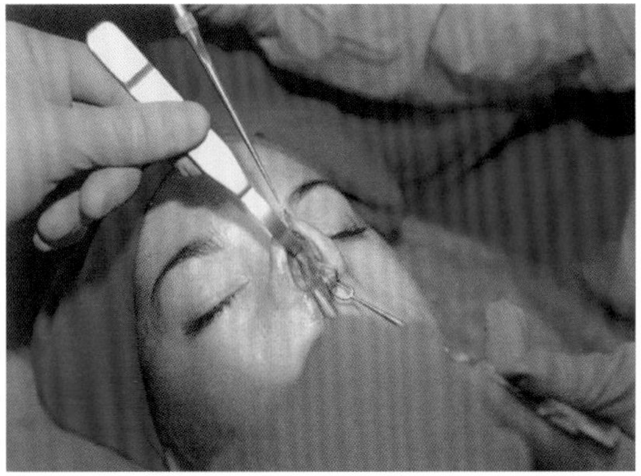

器械功能

1. 将向头端牵拉鼻小柱皮瓣的单钩置换为带状牵拉器，向头侧及前方牵拉，确定软组织与鼻背软骨间的层面。
2. 12mm 双钩置于穹窿及鼻翼软骨外侧脚，向下、后方对抗牵拉，确定中隔角与鼻背软骨，以使见到进入紧邻软骨的层面。
3. 剪刀将外侧脚及其被覆软组织分离，与内侧穹窿附近的支架显露连为一体。

手术原则

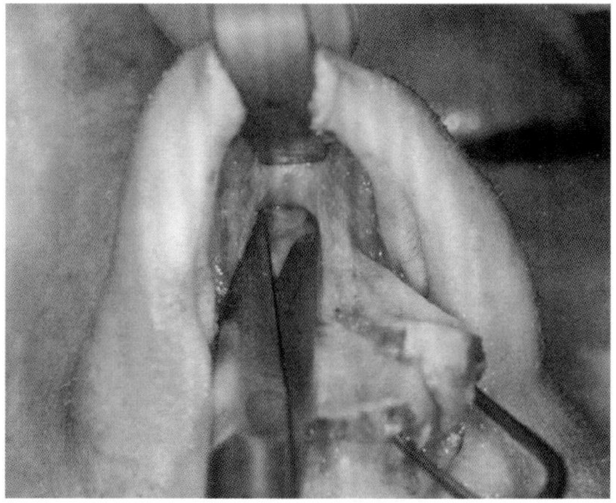

1. 将 12mm 双钩头端向上置于穹窿下方，向尾侧及后方牵拉整个鼻尖复合体。或者，用同样的 12mm 双钩头端向下置于穹窿尾侧缘之上，将穹窿后推并向尾侧牵拉，以确定中隔角。
2. 单钩持续牵引，将带状牵拉器头端紧贴软骨置入，向头端及前方牵拉，向上分离过程中，牵拉器头端贴近软骨不断移动。
3. 剪刀进入鼻背软骨及其被覆软组织之间的层次后迅速向头侧至鼻中隔角。紧贴软骨撑开分离，可以最大限度减少出血和损伤。
4. 中隔角附近有一个小动脉向前走行进入软组织，一般单极微电凝或者针式电灼止血。鼻背下中线两旁，一般各有一根小静脉紧贴软骨，沿鼻背软骨向头端走行。

鼻背中上部支架显露

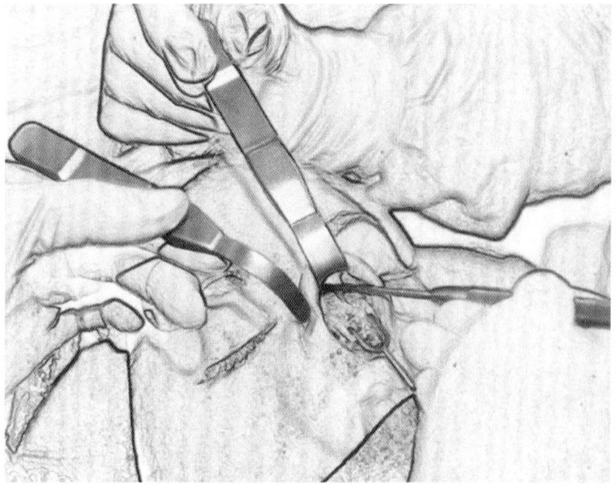

器械

- 带状牵开器
- Aufricht 牵开器
- 12mm 双钩
- 剪刀
- 骨膜剥离子
- 笔式手控微剥离针

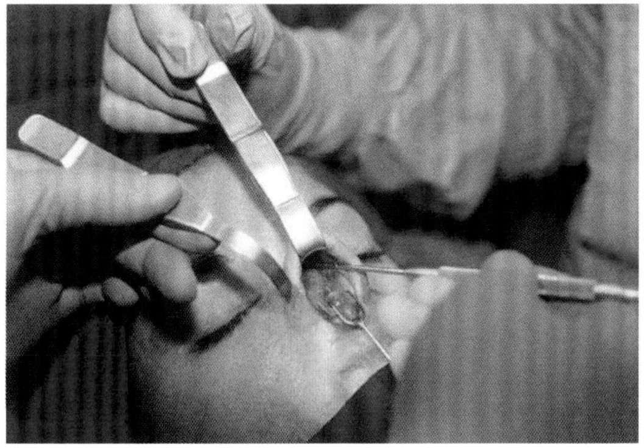

器械功能

1. 带状牵开器向头侧及前方牵拉，确定紧贴软骨或骨的层面。
2. 在键石区用 Aufricht 牵开器代替带状牵开器，以更为有效牵拉，直接显露至鼻根区域。
3. 12mm 双钩连接橡皮带牵引，将鼻尖复合体向尾侧牵拉。
4. 在骨性鼻背及鼻拱之上，用骨膜剥离子代替剪刀将软组织由鼻骨和鼻背骨性鼻拱分离掀起。

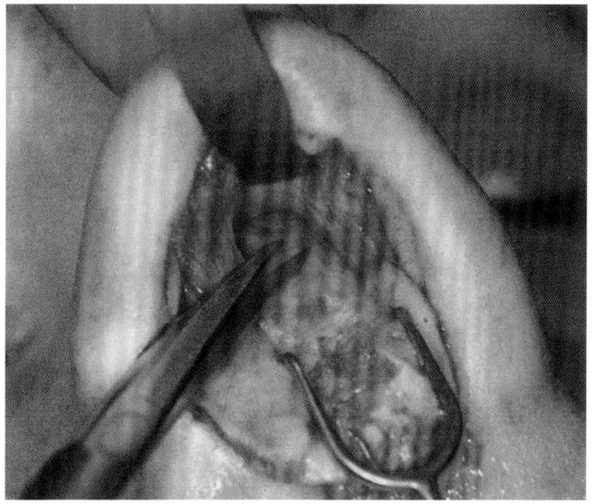

手术原则

1. 用之前放置 12mm 双钩继续牵拉鼻尖复合体。橡皮带连接拉钩根部卡槽，并固定于下方的手术巾单，解放助手的手。橡皮带容许 Aufricht 牵开器向上牵拉的同时，避免拉钩撕脱外侧脚头侧缘的风险。
2. 分离靠近骨软骨交界（键石区）区域时，用 Aufricht 牵开器代替带状牵开器。Aufricht 牵开器可直接显露整个骨性鼻背至头端的鼻根区域。

手术原则（续）

3. 剪刀紧贴软骨表面撑开分离软骨性鼻背上方最为有效。骨性鼻背上方,则骨膜剥离子更易分离软组织。
4. 使用锐性骨膜剥离子,紧贴骨表面将软组织掀离骨性鼻背。首先,直接分离鼻背,然后向外侧及下方摆动剥离子,分离鼻骨外侧及上外侧软骨表面残留的软组织,直至外侧范围适宜。

鼻尖初次塑形 1:1:6

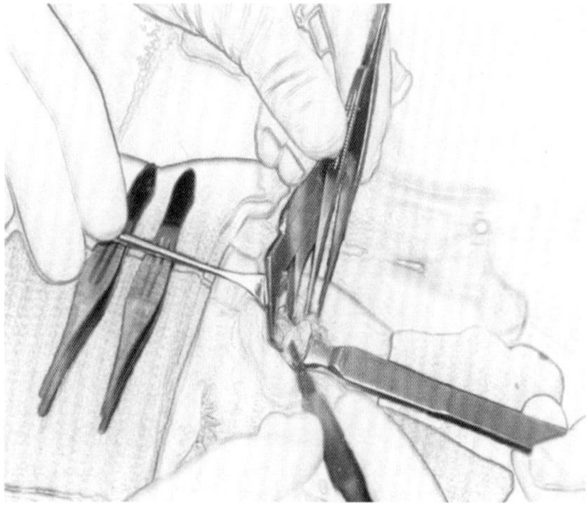

器械

- 鼻背皮肤牵开器
- 鼻翼稳定支具
- 单钩
- 卡尺
- Beaver 刀片
- Tebbetts-Brown-Adson 镊
- 0.5mm 和 0.9mm 镊

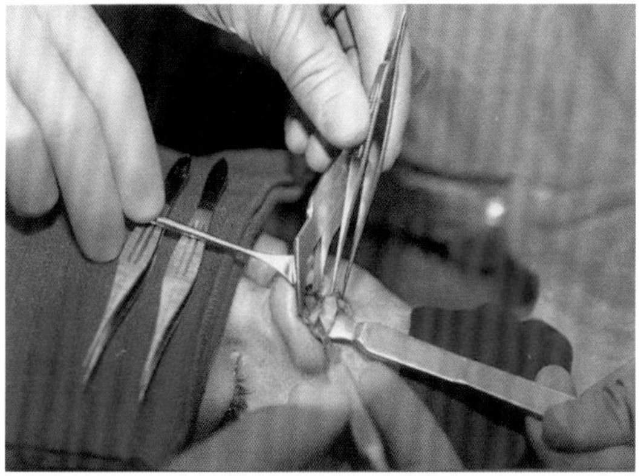

器械功能

1. 鼻背皮肤牵开器想头侧无损伤牵拉被覆皮肤。
2. 助手手持鼻翼稳定支具：(a)稳定外侧脚，腾出术者的手，以使其最为精确的苏醒过外侧脚；(b)支具上的针穿透外侧脚，作为标记提醒术者，保护至少 5mm 宽的完整的外侧脚尾侧软骨条，以及距穹窿外侧 13mm 以远切除外侧脚。

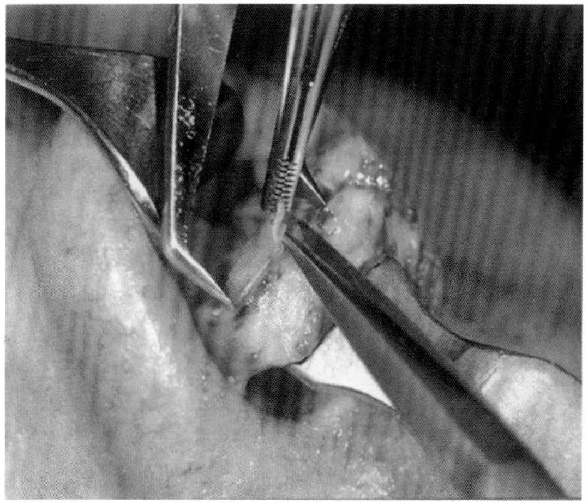

3. 用卡尺精准测量双侧外侧脚的修整，以确保鼻尖处遗留双侧大小对称的软骨条。
4. Brown -Adson 镊夹持修整后的或切除的软骨片最为有效。
5. 切开外侧脚时，头端 0.9mm 或 0.5mm 宽的镊子可有效操控或稳定外侧脚。

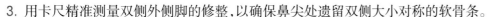

器械功能（续）

6. 鼻尖软骨做切口时，使用 Beaver 刀片及刀柄以获得最佳的精确度。
7. 需要时切除，使用精细剪刀将软骨片由深面黏膜分离。

手术原则

1. 鼻尖初次塑形仅仅是在需要时做外侧脚头端减容。在鼻整形后期的鼻尖二次塑形时进行外侧脚的所有缝合塑形。
2. 鼻翼稳定支具的双针直接置于鼻翼穹窿下方，尾侧的针恰好位于穹窿尾侧缘，头侧的针在穹窿头侧 5mm 处穿出。支具上的其他针在穹窿外侧大约 13mm 处的外侧脚穿出，尾侧的针恰恰位于外侧脚外侧缘，头侧的针位于尾侧缘头侧 5mm 处。
3. 鼻翼稳定支具置于黏膜面，将针定位于前述的点。随后使用 4×4 纱布海绵将外侧脚按压向支具，使针穿过外侧脚，可在软骨表面视及。
4. 术者进行必要的塑形时，助手手持鼻翼稳定支具向前强力施压，向前保持稳定的压力，以保持外侧脚稳定舒展。
5. 若需要头侧切除，用卡尺测量和标记预期切除区域，然后用 67 号 Beaver 刀片切开软件。支具上的点提示术者外侧脚头端切除矫正球状鼻尖很少需要超过穹窿外侧 13mm，而且没有必要将尾侧残余软骨条窄于 5mm。
6. 切除穹窿外侧 13mm 以远的外侧脚软并不能明显改善球状鼻尖，且有鼻翼缘抬高、外侧脚凹陷以及鼻翼缘可能术后薄弱或屈曲等风险。
7. 用 Brown 镊提起拟切除的软骨片，用精细剪刀将之与深面的黏膜分离，去除外侧脚头端软骨片。
8. 大多沿设计的切除线切开头端软骨片，然后松动后留于原位，以支撑对抗术后头端的挛缩，并使软骨片向内塌陷（通过打断外侧脚头 - 尾方向的弧度）。软骨片向仅需要向内（向后并略微向内侧）塌陷 1 或 2mm，以矫正鼻尖球状，此种程度的内陷并不影响内鼻阀。或者，将软骨片划碎并留于原位，理由同上。剩余的外侧脚尾端、穹窿和内侧脚绝不能被划刻、划碎、切断或横断，除非尝试所有非破坏性技术失败后。

复合鼻背切除　1:1:7

器械

- Aufricht 撑开器
- 67 号 Beaver 刀片
- 11 号刀片
- 卡尺
- 双面保护骨刀

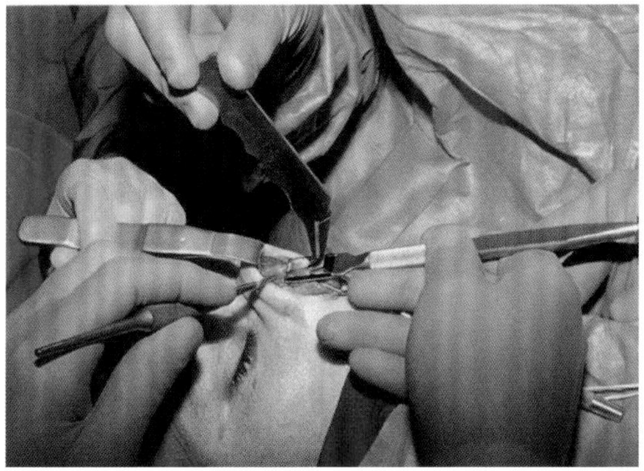

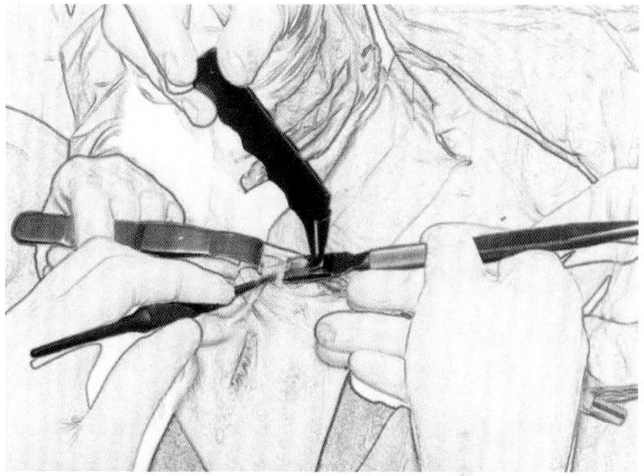

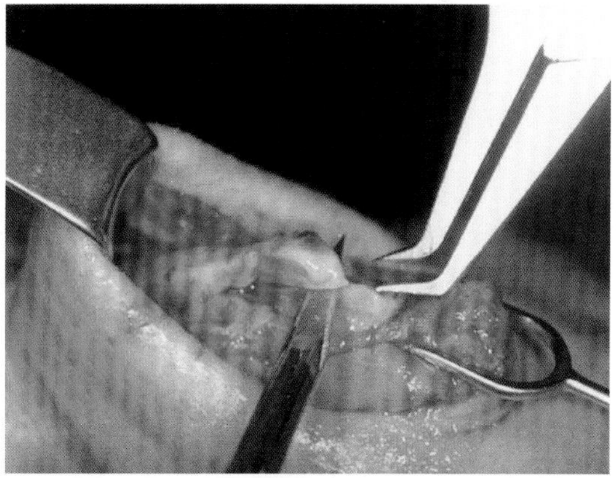

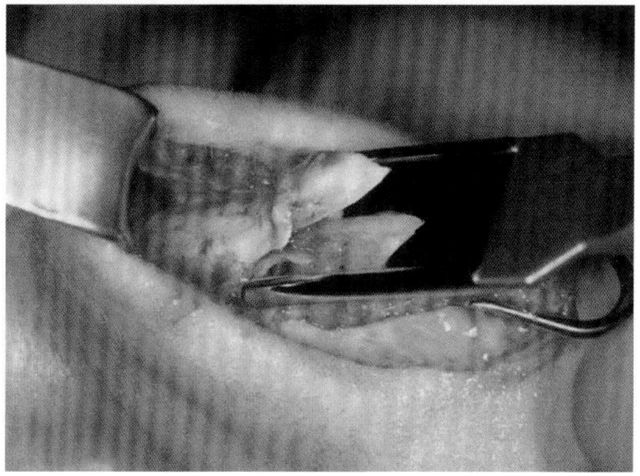

器械功能

1. Aufricht 牵开器显露整个鼻背以塑形鼻背。
2. 11 号 Bard-Parker 刀片利于鼻背软骨塑形。
3. 卡尺用来精确测量预期的鼻背塑形。
4. 双面保护骨刀可以用于直视下精确复合切除鼻背骨与软骨。

手术原则

1. 将 Aufricht 牵开器的头端完全置入至头侧的鼻根，直接显露整个鼻背。确保充分松解外侧的软组织，以充分显露整个鼻背，并且避免残留软组织与切除部分相连。
2. 用棉签沾干鼻背的软骨和骨，然后精确测量并标记预期的复合切除区域。
3. 用 11 号刀片，在鼻根尾侧 1~2cm 处刺穿鼻背上外侧软骨与中隔背侧，向尾侧切开鼻背至中隔角，以精确确定鼻中隔角的切除程度。
4. 将锋利的双面保护骨刀置于 11 号刀片的切开处，沿着两侧预期切除标记线轻柔推向头侧，穿经软骨性鼻背。
5. 在与鼻性鼻背交界处，用木槌轻轻敲击骨刀完成截骨，截骨全程要保持骨刀头端在直视范围内。
6. 若能直视骨刀头端，则鼻骨截骨精度可达 0.5mm。回覆皮肤置于骨刀上方，经皮观察截骨，比直视下截骨粗糙的多。骨刀必须非常锋利以便彻底掌控。

鼻背组件切除　1:1:7

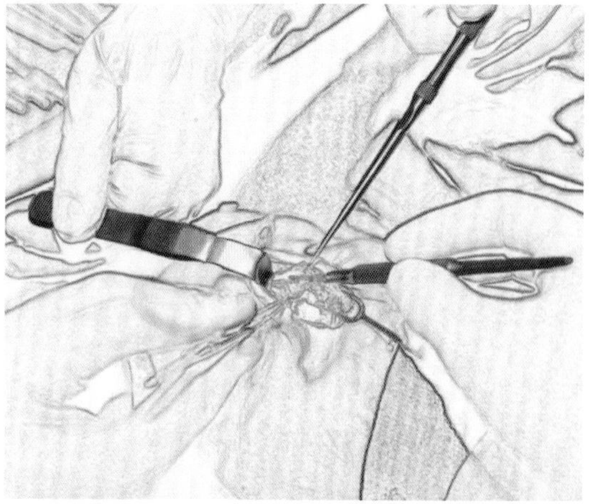

器械

- Aufricht 牵开器
- 单钩
- 卡尺
- 67 号 Beaver 刀
- 11 号刀片
- 剪刀

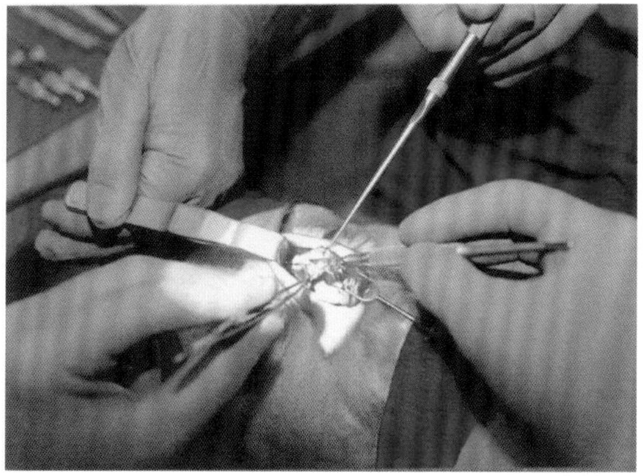

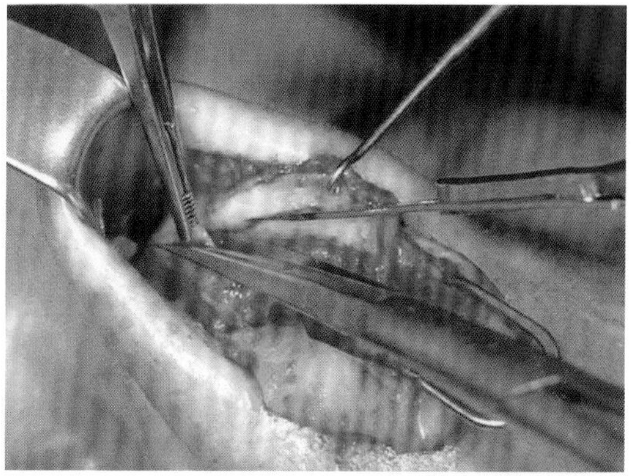

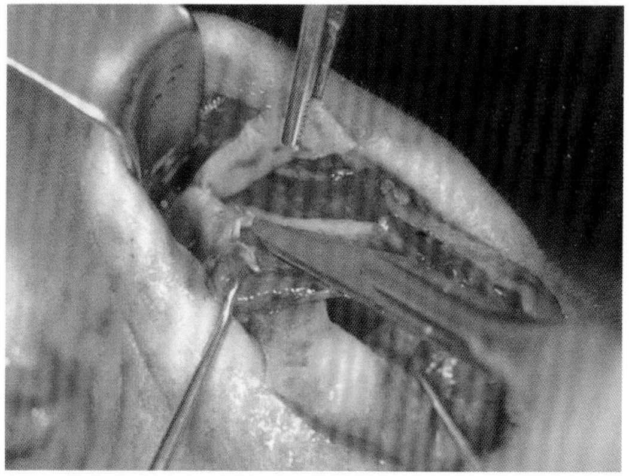

器械功能

1. Aufricht 牵开器显露整个鼻背，以塑形鼻背。
2. 用 67 号 Beaver 刀将鼻背上外侧软骨及完整的前庭黏膜与鼻中隔分开。
3. 11 号 Bard-Parer 刀便于修整鼻中隔背侧和(或)上外侧软骨。
4. 细头、锯齿状剪刀也可以用于剪除鼻背上外侧软骨。

器械功能（续）

5. 在中隔角处用单钩对抗牵拉中隔背侧，便于将鼻背上外侧软骨及完整的前庭黏膜与鼻中隔分离。
6. 用卡尺准确测量拟切除范围。

手术原则

1. 将 Aufricht 牵开器的头端完全置入至头侧的鼻根，直接显露整个鼻背。确保充分松解外侧的软组织，以充分显露整个鼻背。
2. 单钩置于中隔角处，由助手牵拉中隔角远离术者。
3. 术者用 Brown 镊夹持中隔角背侧的前庭黏膜，牵拉黏膜，用 67 号 Beaver 刀紧贴中隔软骨，建立准确的层次，将黏膜分离背侧鼻中隔。沿着鼻背继续向头侧将鼻背上外侧软骨与中隔背侧分离，全程紧邻中隔软骨，并位于前庭黏膜内侧。前庭背侧黏膜保持完整，并随同鼻背上外侧软骨向外侧折转。
4. 需要时，用精细剪刀略微分离鼻背上外侧软骨及相连前庭黏膜。
5. 必要时，切除中隔背侧，用卡尺测量并标记，随后用 11 号刀片切除。
6. 必要时，切除鼻背上外侧软骨，精细测量并标记，用精细锯齿剪刀剪除。

骨性鼻背塑形 1:1:7

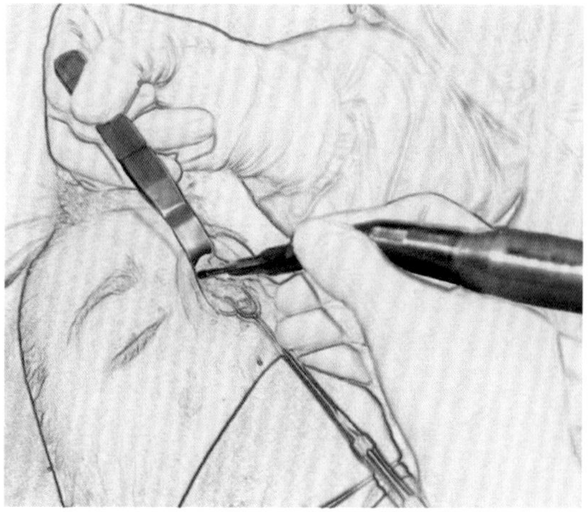

器械

- Aufricht　牵开器
- Micro Aire 成角机头
- 椭圆形或卵圆形磨头
- 圆形磨头

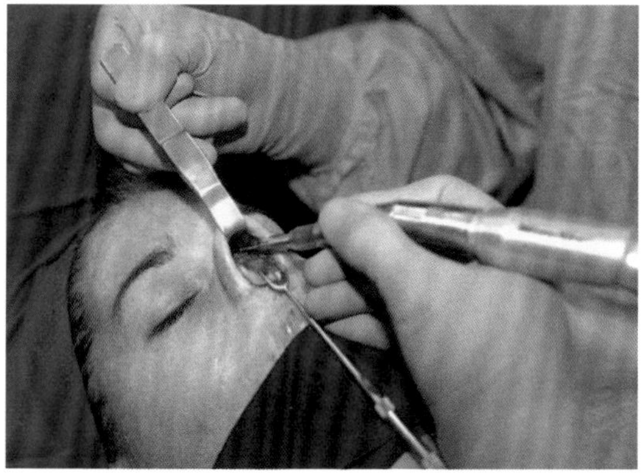

器械功能

1. Aufricht 牵开器显露整个鼻背，容许在直视下精确塑形。
2. 在截骨前或后，用 Micro Aire 成角精细调整电动机头联合椭圆卵形或圆形磨钻进行大部分的鼻背精细塑形。

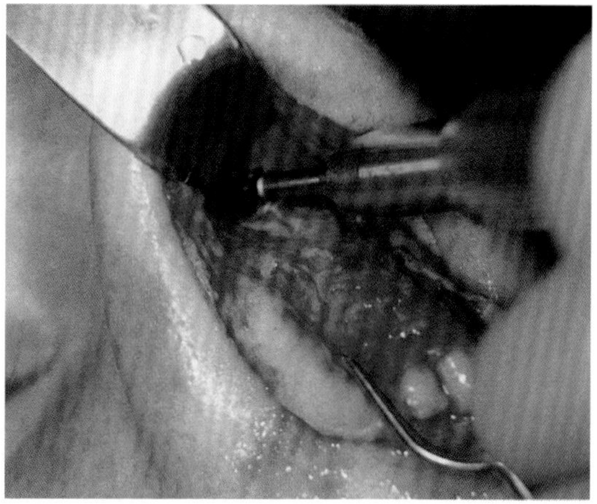

手术原则

1. 外科医生传统上用锉进行骨性鼻背塑形。锉的主要缺点是阻碍术者无法直视鼻骨需要塑形的准确区域，降低了塑形的准确性。
2. 圆形或椭圆形磨头联合精确可控成角电动机头容许在直视下精细塑形骨性鼻背的所有区域。

手术原则(续)

3. 椭圆形或圆形磨头采用极低转速(RPM)模式。电动机头的低转速功能远优于气动机头,可精准塑形骨性鼻背。
4. 成角机头好于直机头,因为其将术者的手偏离查看磨头的视线。
5. 采用正确的低转速模式通常无需冲洗。进行微小塑形,再次评估,需要时给予冲洗去除骨屑,需要时再继续修整塑形。
6. 截骨后若需要,旋转磨头以塑形鼻骨背侧,相比之下,截骨后若使用骨锉,则有撕脱鼻骨的风险。

鼻中隔——背侧 - 外入路　1:1:7

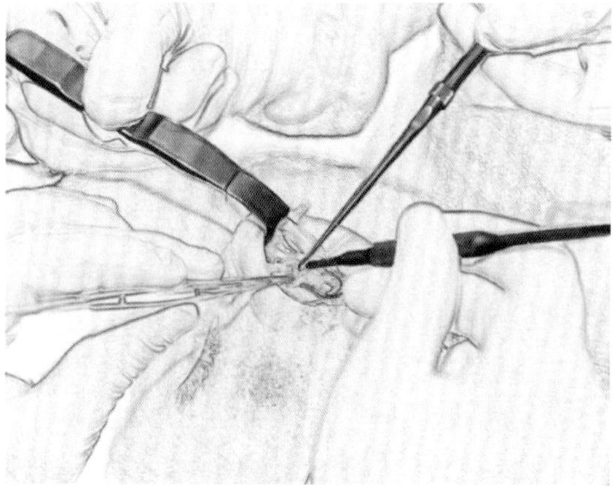

器械

- Aufricht 牵开器
- 单钩
- 67 号 Beaver 刀
- 骨膜 - 软骨膜剥离子

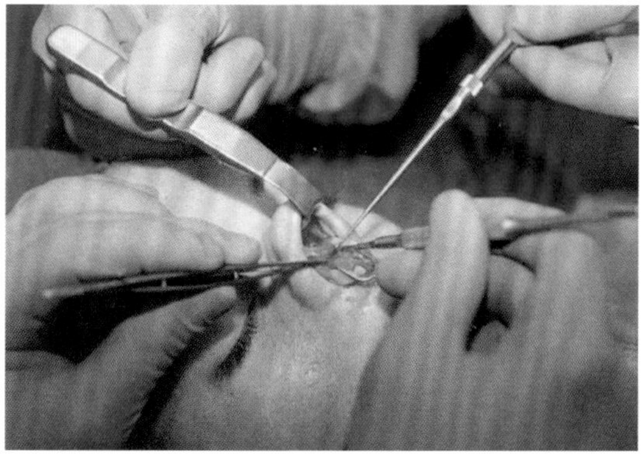

器械功能

1. Aufricht 牵开器显露整个鼻背，利于鼻中隔的背侧 - 外入路。
2. 用 67 号 Beaver 刀将鼻背上外侧软骨及上完整的前庭黏膜与中隔背侧分离。
3. 双头锐性（头端不同的弯度）骨膜 - 软骨膜剥离子分离鼻中隔、犁骨和筛骨的黏软骨膜瓣。
4. 单钩在中隔角处对抗牵拉中隔背侧，便于将鼻背上外侧软骨及前庭黏膜与中隔背侧分离。

手术原则

1. 将 Aufricht 牵开器的头端完全置入至头侧的鼻根，直接显露整个鼻背。确保充分松解外侧的软组织，以充分显露整个鼻背。
2. 将单钩置于中隔角，由助手牵拉中隔角远离术者。
3. 术者用 Brown 镊夹持中隔角背侧的前庭黏膜，牵拉黏膜，用 67 号 Beaver 刀紧贴中隔软骨，建立准确的层次，将黏膜分离背侧鼻中隔。沿着鼻背继续向头侧将鼻背上外侧软骨与中隔背侧分离，全程紧邻中隔软骨，并位于前庭黏膜内侧。前庭背侧黏膜保持完整，并随同鼻背上外侧软骨向外侧折转。

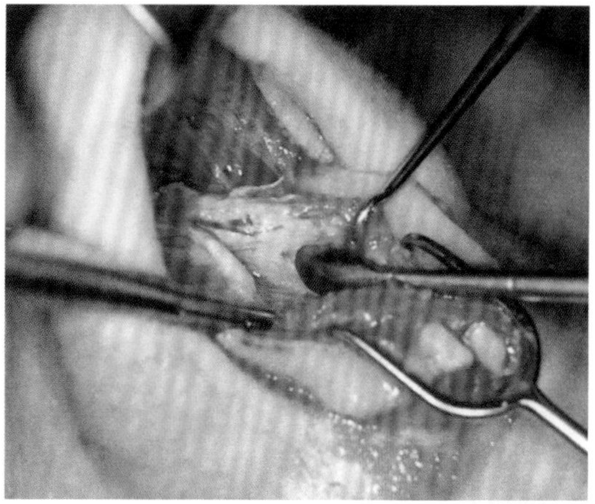

手术原则(续)

4. 用 Beaver 刀紧贴软骨创建正确的层次后,改用骨膜 - 软骨膜剥离子分离黏软骨膜瓣。
5. 按下述顺序剥离黏软骨膜瓣:(a)沿鼻背,将鼻背上外侧软骨与鼻中隔分离,并保持前庭背侧黏膜的完整;(b)沿鼻背穿经鼻中隔 - 筛骨交界处,然后将剥离子直接转向后方,穿经筛骨 - 犁骨交界处至中隔 - 犁骨交界处后方,中隔 - 犁骨交界处组织瓣粘连较紧;(c)向后在筛骨浅面以及向下在犁骨浅面创建层次后,紧贴犁骨小心向前滑动剥离子,沿中隔 - 犁骨交界处分离组织瓣。本次序可避免组织瓣分离时的笨拙、耗时和通常无效的"双隧道"技术。

中隔支架显露

器械

- 鼻窥镜
- 骨膜 - 软骨膜剥离子
- 中隔剪刀
- 中隔平钳
- Bayonet Adson-Brown 镊

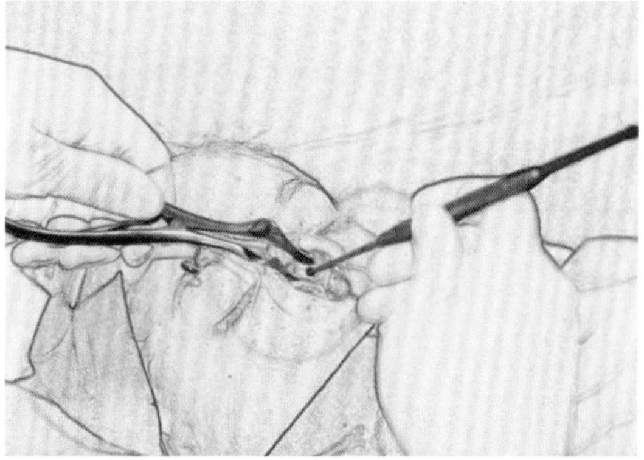

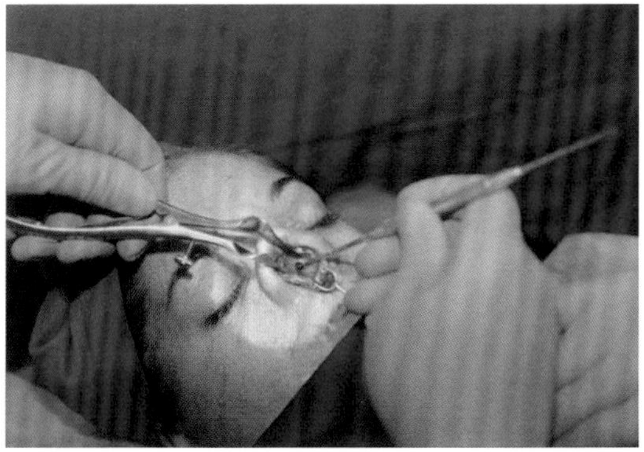

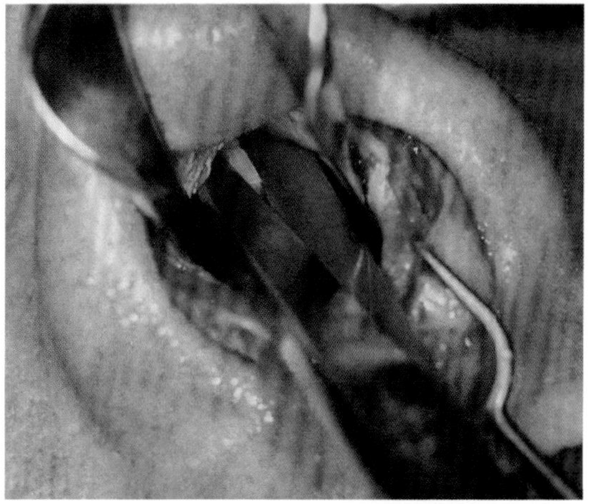

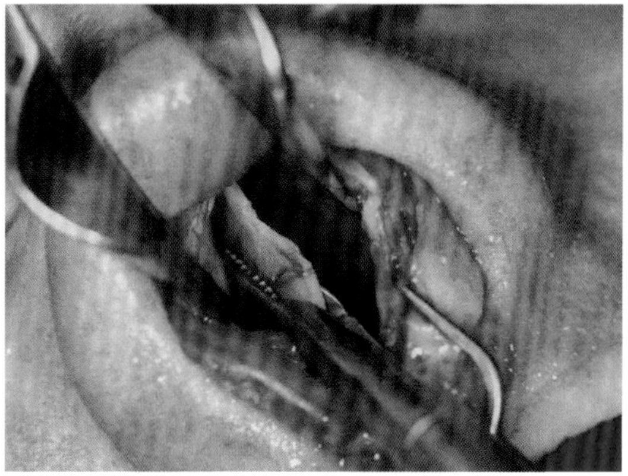

器械功能

1. 至少两种长度的鼻镜利于鼻中隔塑形时的显露。
2. 骨膜 - 软骨膜剥离子分离鼻中隔、犁骨及筛骨的黏软骨膜瓣。
3. 需要切除筛骨 - 中隔复合节段，矫正阻塞或采集鼻背移植物时，可以用鼻中隔剪刀剪除中隔软骨或筛骨垂直板。
4. 鼻中隔平钳有足够的臂长跨越中隔 - 筛骨交界处夹持，有利于完整切除大块中隔 - 筛骨节段，而不会将中隔由其与筛骨交界处折断。
5. Bayonet Adson-Brown 镊最适合夹持修整后的鼻中隔、筛骨、犁骨节段。

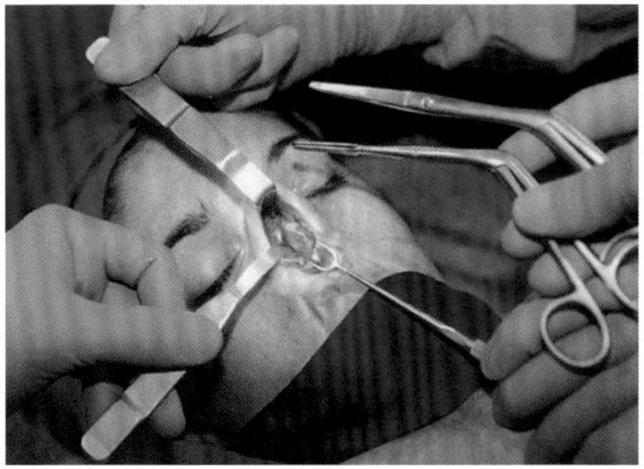

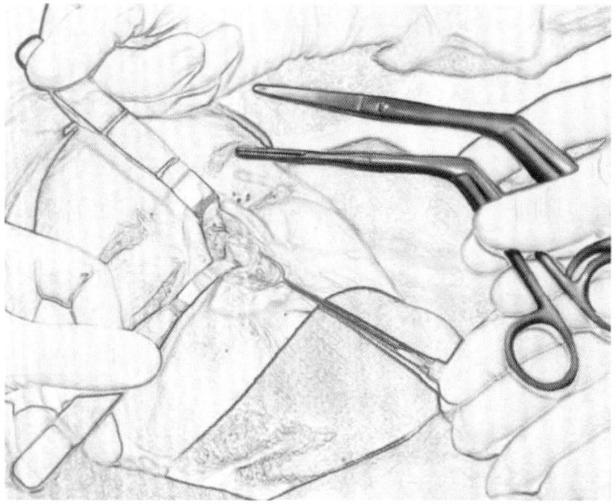

手术原则

1. 若处理数处畸形（背侧及尾侧端联合偏曲；鼻中隔、犁骨和筛骨复合畸形；以及鼻中隔其他复杂畸形）则需要彻底分离双侧黏软骨膜瓣。通过 Killian 或贯穿切口分离局限的组织瓣更适用于较为简单局限的问题（参见第 8 章）。
2. 为了切除黏膜下鼻中隔中部（若需要较长的节段用于鼻背移植物，则包括筛骨），测量并标记 L 形支撑软骨条，至少保留 15mm 宽的背侧和尾侧支撑软骨条。用手术刀切开软骨时，将鼻窥镜的两臂分别置入鼻中隔软骨两边，并向外侧牵拉，以保护两侧的黏软骨膜瓣。
3. 用骨膜剥离子将鼻中隔与犁骨离断。
4. 沿着之前创建的软骨切开线，将中隔剪刀两侧刃部分别置于筛骨两边，向头侧继续切开中隔软骨背侧进入筛骨区域。仔细确保黏软骨膜瓣已向头侧充分松解，避免意外撕裂。按需向头侧剪开筛骨。
5. 用鼻中隔平钳夹持鼻中隔 - 筛骨松解节段，确保钳臂越过中隔 - 筛骨交界处。轻柔弯曲折断筛骨头端剩余的连接处，取出中部节段。
6. 通过已创建的广泛显露，按需实施额外的中隔支撑软骨条、犁骨或筛骨塑形。

鼻中隔后侧和鼻甲　1:1:8

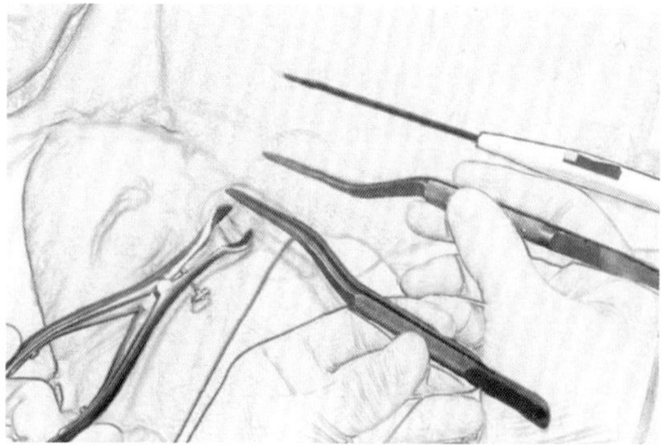

器械

- 鼻窥镜
- 针式解剖型手控电凝
- 枪刺式持针器
- 枪刺式 Diamond-Jaw® 镊

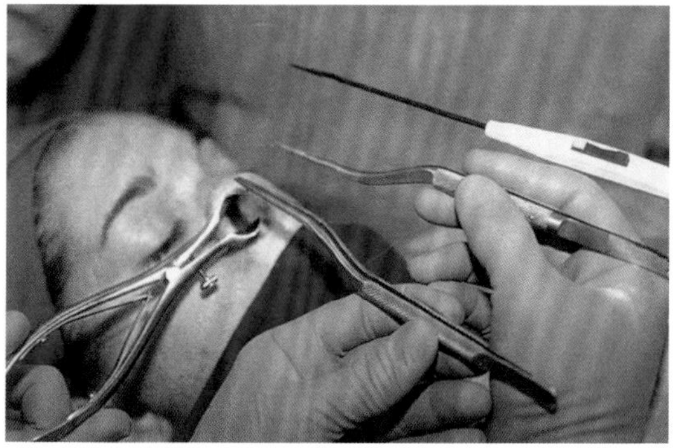

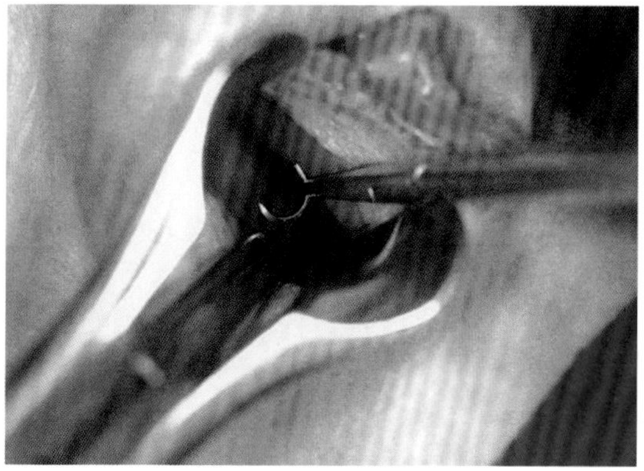

器械功能

1. 较长的鼻窥镜优化了鼻中隔后侧及鼻甲的显露。
2. 延长型针式手控电凝笔用于分离和切割鼻甲黏膜瓣。
3. 枪刺式针持在直接缝合黏膜瓣完整覆盖切除后的鼻甲以及缝合修复鼻中隔黏膜撕裂时不可或缺。
4. 缝合黏膜或黏软骨膜瓣时，使用枪刺式 Diamond-Jaw® 镊夹持缝合针以及轻柔夹持黏膜瓣。

手术原则

1. 黏软骨膜瓣的所有撕裂都可以并且应该直接缝合修复，避免鼻内延迟愈合，并减少了鼻中隔穿孔及与毗邻组织粘连的风险。鼻内深层缝合技术细节参见第 8 章。
2. 鼻腔深处操作时，枪刺式针持和镊子相比传统器械好用得多，因为其不易妨碍术者的视线。
3. 带 4-0 或 5-0 铬肠线的半弧小针（G2，Ethicon）减少了针的弧度（其弦长非常短），在鼻腔深部黏软骨膜的针距较小。
4. 需要黏膜下切除鼻甲时，用针式电凝器切开黏膜以减少出血。分离并切除过度肥大的黏膜和 / 或鼻甲（技术细节参见第 8 章）后，将鼻甲上方与下方的黏膜瓣直接缝合覆盖鼻甲。恢复黏膜的完整覆盖，消除了夹板或填塞的需求，极大降低了发病率，并减少了术后并发症的风险。

鼻尖二次塑形

1:1:6
1:2:1-9

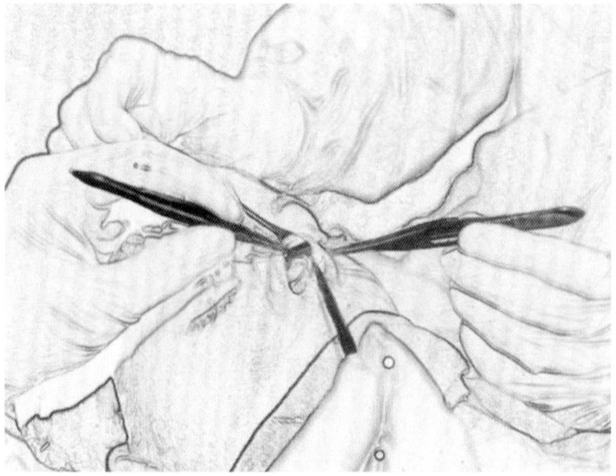

器械

- 鼻背皮肤牵开器
- 精细持针器
- 0.5mm 镊
- 0.9mm 镊

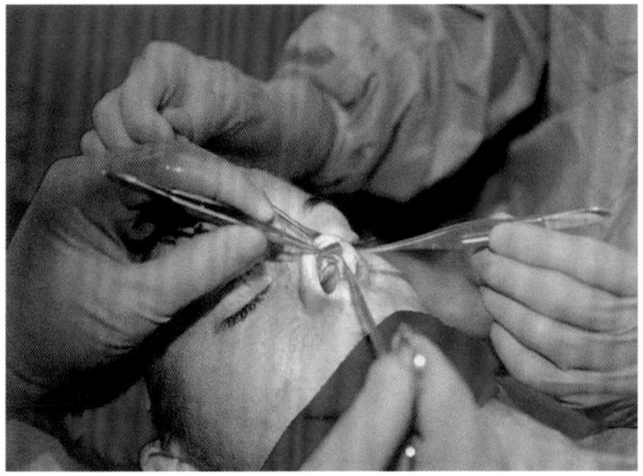

器械功能

1. 鼻背皮肤牵开器可以将被覆皮肤向头侧无创性牵拉，以充分显露鼻尖复合体。
2. 精细持针器可以用于鼻尖非破坏性塑形与定位的所有缝合。
3. 头端宽度为 0.5mm 和 0.9mm 的镊子，嵌入用于夹持缝针的钻石纹理，可用其头端操控及缝合组织。

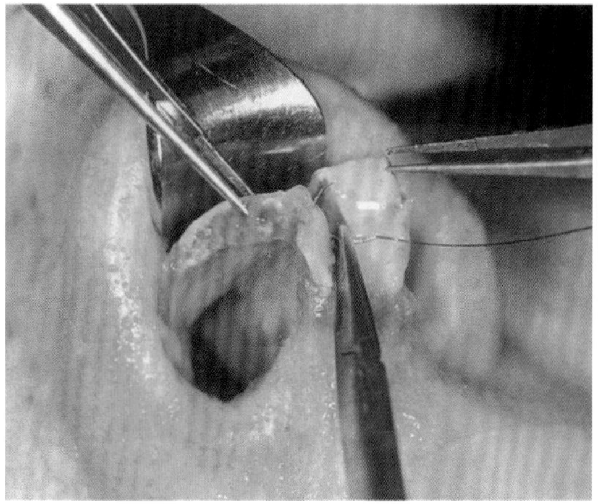

手术原则

1. 一定要在未置入牵拉器的状态下，评估现有的鼻翼软骨解剖，以避免牵拉力干扰现有解剖结构及其相互关系的细节。
2. 设计预期塑形后，置入鼻背皮肤牵开器，略微向上牵拉，以将牵拉力的变形效率降至最低，被覆皮肤被牵拉至头侧。
3. 用精细针持，0.5 和 0.9mm 镊子以及附录中介绍的专用针和针带线体系，进行鼻尖复合体的非破坏性塑形与定位。

手术原则（续）

4. 第 10 章中详细介绍了非破坏性缝合技术，以及每项技术中专用的最佳缝合针与针带线。
5. 鼻尖塑形的所有非破坏性缝合技术中，打结缝线前先插入固定针，并利用固定针的摩擦力精确收紧缝线。所有缝合技术最常见的失误是缝合过紧。收紧每一缝线时，经皮看到其仅够矫正畸形即可，并避免破解任何正常的解剖关系。

鼻-上唇交界区 1:1:11

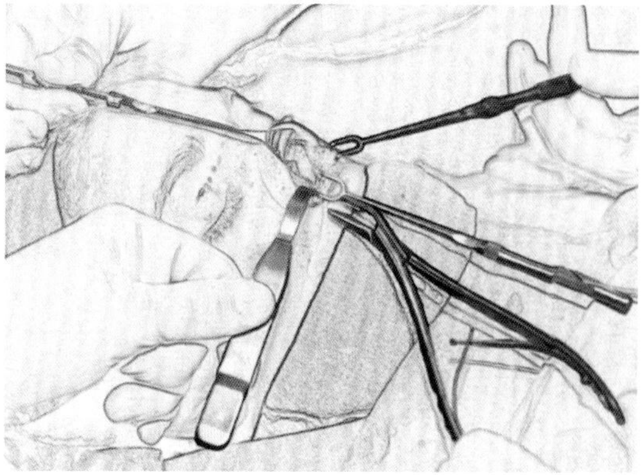

器械

- 12mm 双钩
- 7mm 双钩
- 带状牵开器
- 咬骨钳
- 11 号刀片
- D 鼻背皮肤牵开器

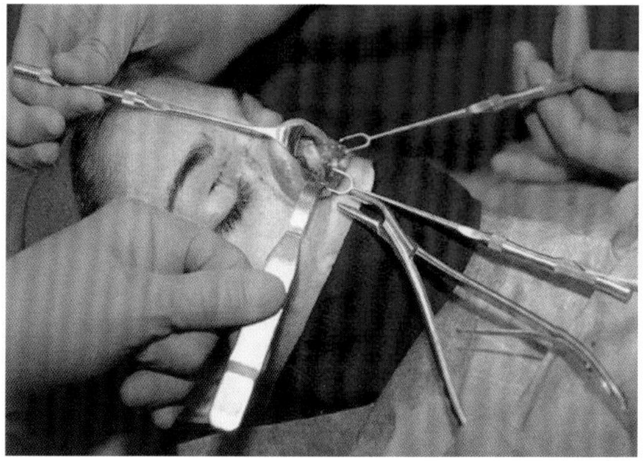

器械功能

1. 12mm 双钩用于牵拉鼻槛，以充分显露鼻小柱尾端基底和鼻棘。
2. 7mm 双钩向尾侧牵拉对侧鼻翼软骨，以充分显露鼻棘区域。
3. 带状牵开器置于侧面，向外牵拉鼻翼基底，并沿着犁状孔附近的前庭底面，显露鼻棘外侧的软组织和骨膜。
4. 鼻背皮肤牵开器向头侧牵拉鼻背被覆皮肤。
5. 用成角的咬骨钳按需少量咬除鼻棘、中隔尾侧基底或犁骨。

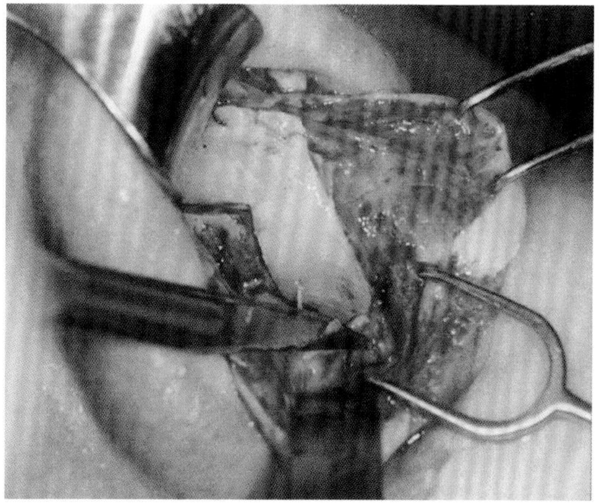

手术原则

1. 直接广泛地显露鼻中隔基底及其与鼻棘交界处，以及沿着犁状孔前壁的整个鼻槛深面组织，对于精确修整上述区域非常重要。
2. 将 12mm 双钩置于鼻翼软骨内侧脚之间，向尾侧牵拉，并将与其相连的橡皮带固定在手术巾单上。
3. 置入另一 7mm 双钩将，向尾侧及后方牵拉对侧鼻翼软骨。
4. 将带状牵开器头端置于鼻棘基底，按需移动，以充分显露前述区域。
5. 需要时，鼻背皮肤牵开器可以向头侧进一步牵拉被覆皮肤。

■ TEBBETTS™ 鼻整形器械 *

下述每一件器械都有特定的设计特征以实现鼻整形的特定功能。为了对照,仔细审查,并与现有的鼻整形器械对比其特征。

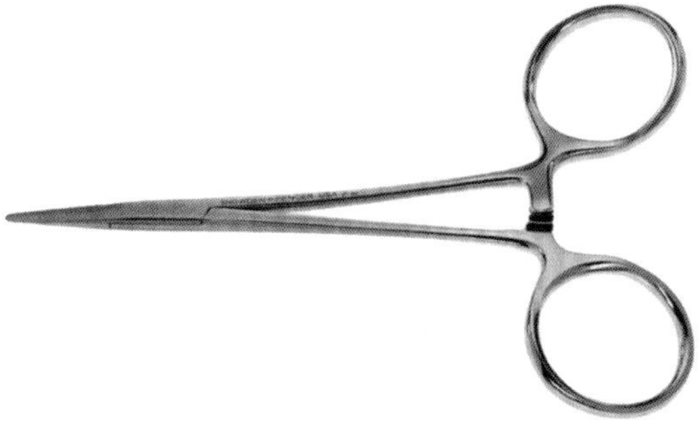

Tebbetts™ 超精细持针器(32-5406)

精细的头端可轻柔地进行纤弱的软组织手术。适用于 6/0 和更精细的针带线。

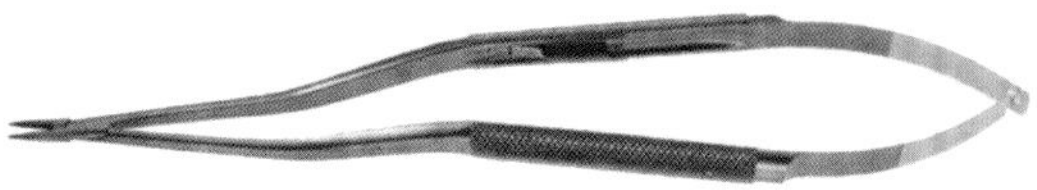

Tebbetts™ 鼻内枪刺式持针器(32-0395)

圆柄枪刺式针持的指尖掌控性最好,且对术野影响最小。设计适用于多种缝合,比如鼻内黏软骨膜瓣、鼻中隔穿孔修复、鼻中隔褥式缝合、或黏软骨膜撕裂修复。也用于鼻甲粘骨膜切口缝合以修复黏膜的完整性。适用于 4/0 和 5/0 缝线。

---

* 列出的数字是 Cardinal Snowden Pencer 公司每一种器械的库存编号。

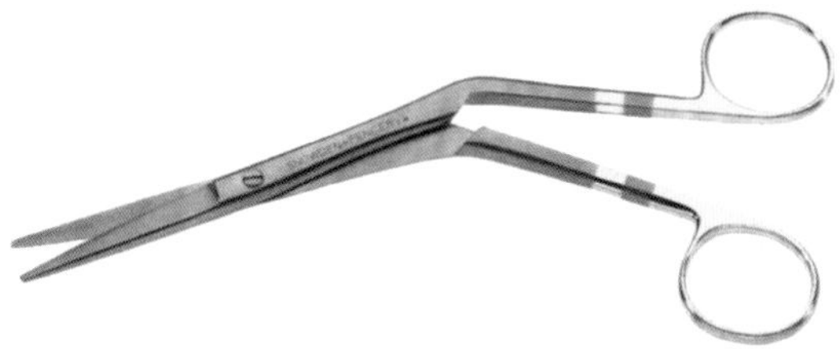

Tebbetts™ 鼻中隔剪刀（32-5838）

设计用来高效和灵活的进行多种鼻中隔区域手术操作。较长的刃部可以轻松进入鼻中隔、筛骨和下鼻甲的后方。锯齿状碳钨钢刀片可以同时剪开鼻中隔和筛骨，以采集较长的节段。

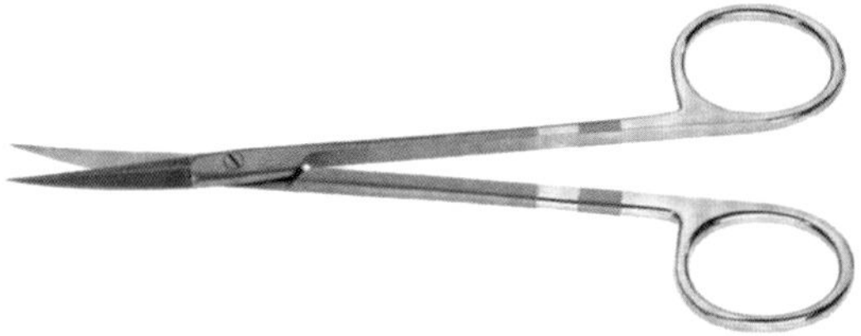

Tebbetts™ 精细解剖剪刀（32-5950）

设计用来多种精细解剖操作。锐性尖端可以精准的进入附着的软组织层面。用锯齿状含碳钨钢刀片可长久保持锋利。适用于软组织解剖、软骨支架裁剪以及鼻中隔手术。

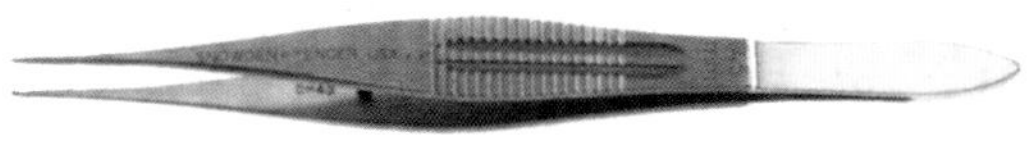

Tebbetts™ 精细组织镊（32-5515）

设计用来精准的组织操作和夹持缝针。精细齿和 Diamond-Jaw® 打结平面使之牢固夹持精细的缝针及组织。人体力学设计和防滑手柄使之非常顺手，容易掌控。适用于在眼睑成型术、除皱术和鼻整形术中夹持皮肤、黏膜、软骨。

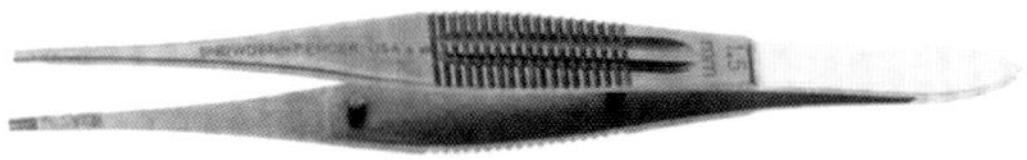

Tebbetts™-Brown 镊(32-5518)

精细多齿纹理可以安全牢固地夹持纤弱的软组织。人体力学设计和防滑手柄使之非常顺手,容易掌控。适用于在眼睑成型术、除皱术和鼻整形术中夹持皮肤、黏膜、软骨。

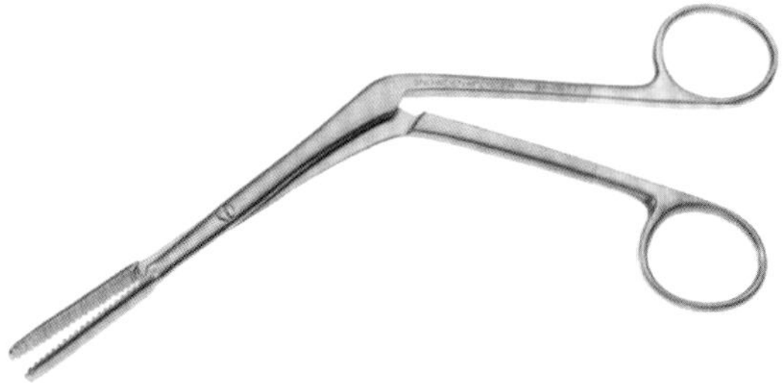

Tebbetts™ 鼻中隔平钳(88-0677)

独特鄂状形态的中隔夹持钳可最为有效的夹持。利于采集大片完整的中隔或中隔 - 筛骨移植物,不会将之折断。也适用于去除鼻中隔、筛骨或犁骨的偏曲部分,定位或压迫黏膜下切除的鼻甲。

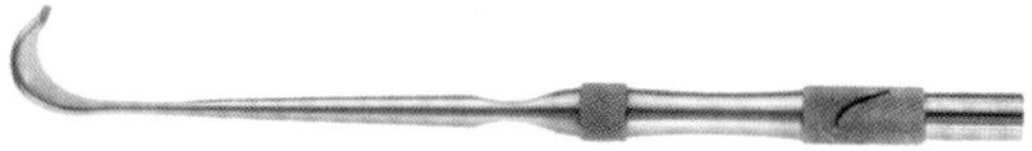

Tebbetts™ 自动固定鼻部皮肤牵开器(88-1077)

特别设计将开放式鼻整形中对鼻尖皮肤损伤度降到最低。圆形、圆锥形边缘以及凹槽状头端可以稳定的倚靠于鼻背,并最大限度减低皮肤损伤。人体力学设计的手柄以及获得专利的自动固定功能使之非常稳定顺手。将无菌弹力带挂于其角槽上,随之固定(缝合或者钉住)于巾单上,器械就会被固定住,无需助手牵拉。

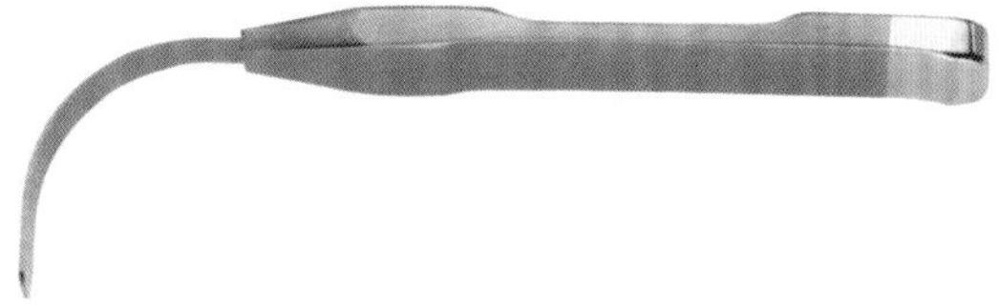

Tebbetts™ 带式牵开器(88-1078)

薄而柔韧的叶片在牵拉过程中，可充分显露，且对组织的牵拉损伤最小。符合人体力学形状的手柄非常顺手，容易掌控。在开放和闭合式鼻整形、眼睑整形以及眼眶手术中都非常有用。极好的通用牵开器。

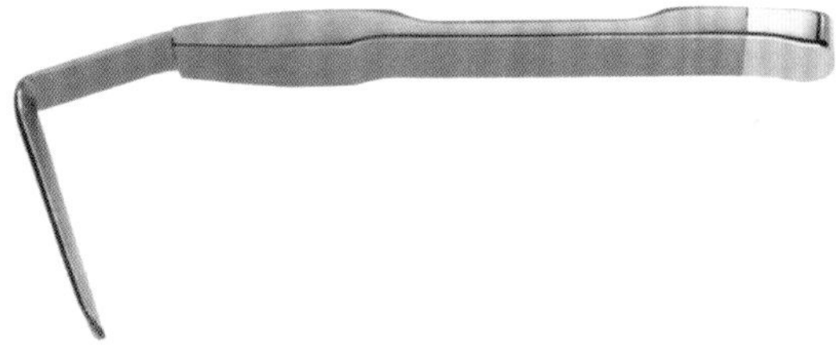

Tebbetts™-Aufricht 牵开器(88-1079)

Aufricht 改良的设计可以广泛显露整个鼻背区域。设计为定制的弧形和无创稳定齿型的头端，可以稳定置于鼻背。符合人体力学形状的手柄非常顺手，容易掌控。

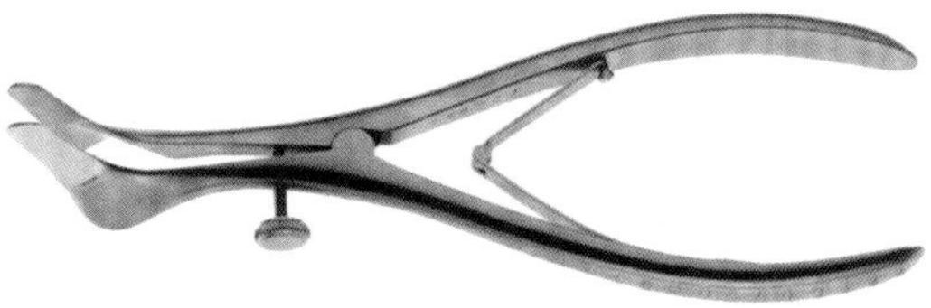

Tebbetts™ 鼻窥镜(88-1441)

鼻窥镜有宽而薄的叶片及符合人体力学的手柄。宽薄的叶片利于充分暴露。加长手柄和精密弹簧结构增加了舒适度和掌控度。翼形螺钉具有自固定功能。

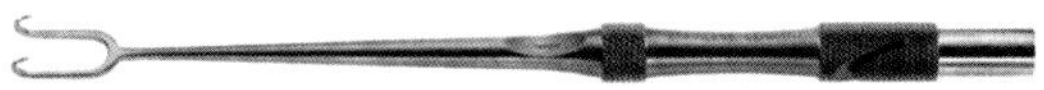

Tebbetts™ 自固定皮肤拉钩(88-1546)

在鼻整形和其他整形手术中较为好用的常规拉钩。符合人体力学设计的手柄以及获得专利的自固定功能使之非常称手稳定。将无菌弹力带置于其角槽,随之固定(用缝合或钉住)于无菌巾上,器械固定于原位,无需助手操作。

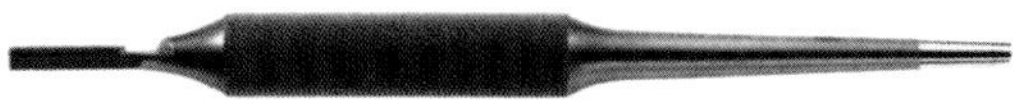

Tebbetts™ P 精细刀柄(88-2012)

符合人体力学设计的手柄利于指尖旋转及掌控,其精度及效率更高。

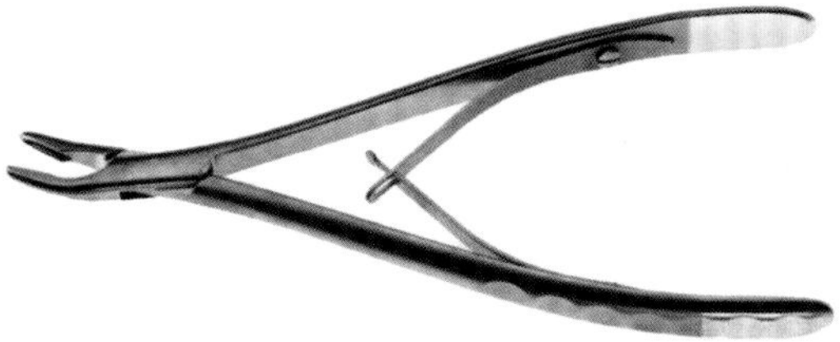

Tebbetts™ 鼻咬骨钳(88-3015)

设计用于精细去除鼻棘、犁骨或鼻甲骨。也适用于切除少量鼻骨或软骨,以及修剪鼻中隔、犁骨或筛骨节段。精细的头端增大了显露及精确度。手柄和弹簧的设计利于最为有效的切除和舒适性。

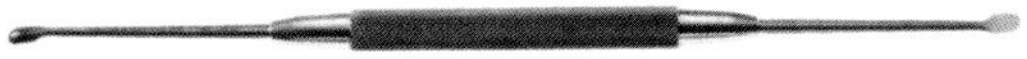

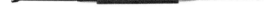

Tebbetts™ 鼻中隔剥离子(88-3856)

设计用来更有效地分离鼻中隔黏软骨膜瓣。头部的设计易于进入最佳组织层次,在利于分离骨膜或软骨膜的同时,减少损伤或撕裂的可能。

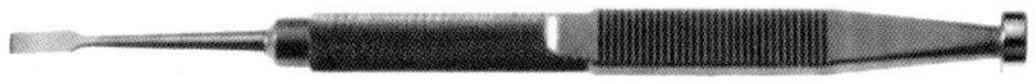

Tebbetts™ 鼻内骨凿(1313-4050)

设计用于犁骨、筛骨或者鼻甲骨的精准切除。符合人体力学形状的手柄非常称手,容易掌控。锯齿矩形部分在木槌击打时可成分掌控保持稳定。花纹柱形部分利于指尖旋转,使之更为准确有效。充足的长度可以防止手被木槌砸伤。

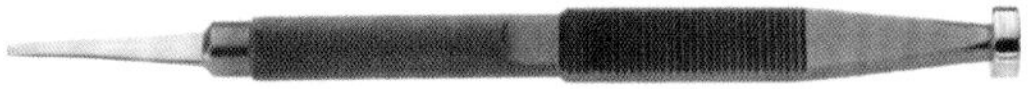

Tebbetts™ 鼻骨刀(88-4052)

非常适用于多种截骨操作。可以经皮进行精准的鼻骨内侧或外侧截骨以及筛骨与犁骨截骨。符合人体力学形状的手柄非常称手,容易掌控。锯齿矩形部分在木槌击打时可成分掌控保持稳定。花纹柱形部分利于指尖旋转,使之更为准确有效。充足的长度可以防止手被木槌砸伤。

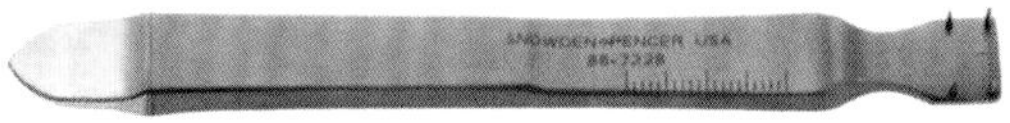

Tebbetts™ 鼻翼稳定支具(88-7228)

具有精巧的凸起针尖以及毫米刻度等独特设计,适用于鼻翼软骨精细切除或塑形时,提供稳定性及参考点。置于鼻翼软骨下方时,针尖固定并舒平鼻翼软骨。一枚针尖穿经鼻翼穹窿点作为关键参考点,而其他针作为精确切除的参考以及保留足够外侧脚尾侧软骨条的参考。

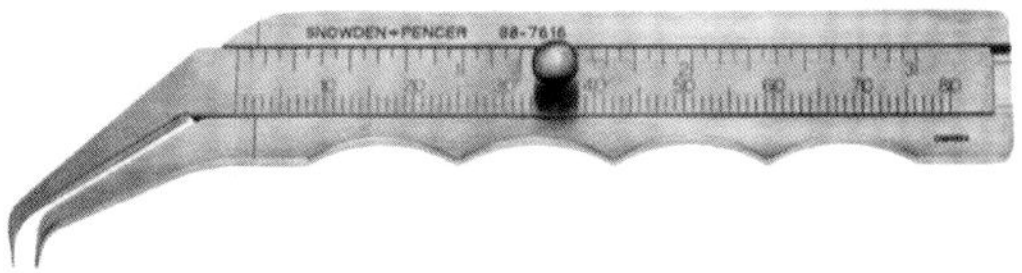

Tebbetts™ 精密卡尺(88-7616)

纤细圆锥形和成角的头端可确保精度,并保持良好视野。符合人体力学形状的手柄非常称手,容易掌控。适用于鼻整形、眼睑成型、眉上提、耳成形和唇腭裂手术。

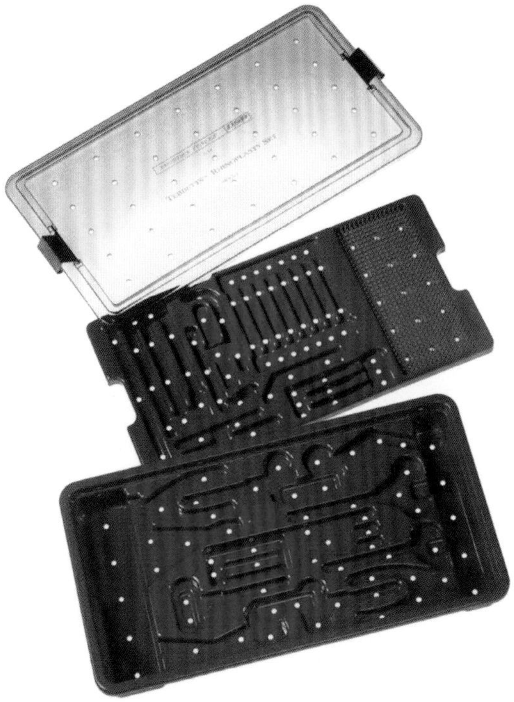

Tebbetts™ 鼻整形器械盒(88-6270)

鼻整形特定缝合针线

传统角针在缝合操作时,对精细的鼻翼软骨造成不必要及不可取的损伤,例如,收紧缝线时对软骨不必要的损害,使之撕裂。

非破坏性鼻尖整形技术需用特定的针和针带线以达到最佳效果(图 C-3)。传统角针在缝合操作时,对精细的鼻翼软骨造成不必要及不可取的损伤,例如,收紧缝线时对软骨不必要的损害,使之撕裂,或反复缝合造成严重撕裂。可逆性——非破坏性技术最主要的优势之一——为了最佳效果可能需要反复缝合。鼻整形最佳缝合针应该能完成三个目标:

1. 微创适度穿透软骨(图 C-4)。
2. 样式(直的和弯的)、长度及弦长容许在有限术野进行精准操作(图 C-5)。
3. 缝合操作时可起固定作用(图 C-6)。

图 C-3

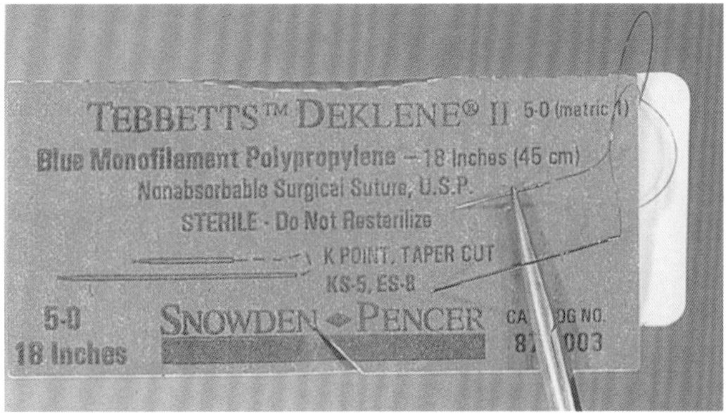

图 C-4

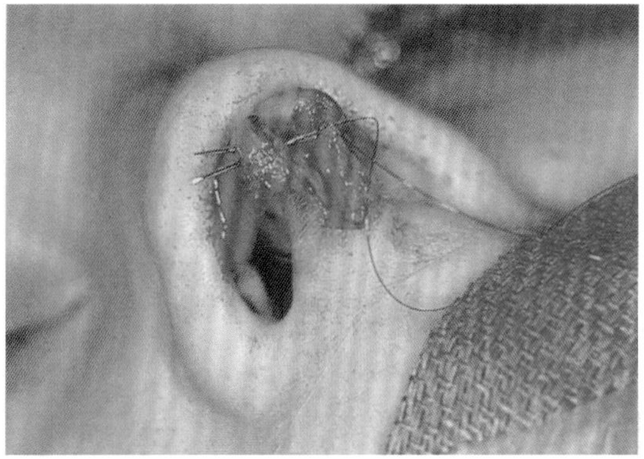

图 C-5

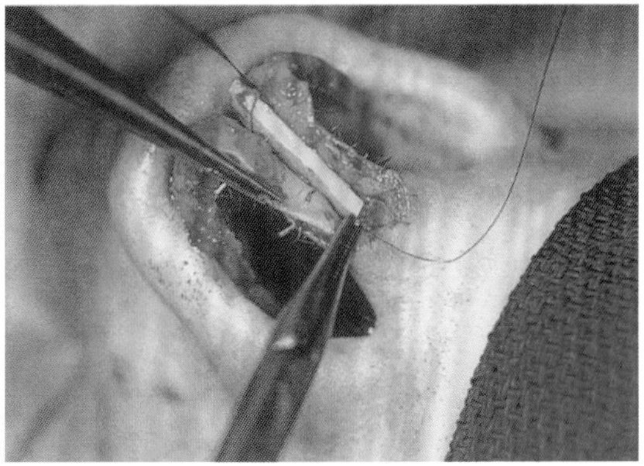

图 C-6

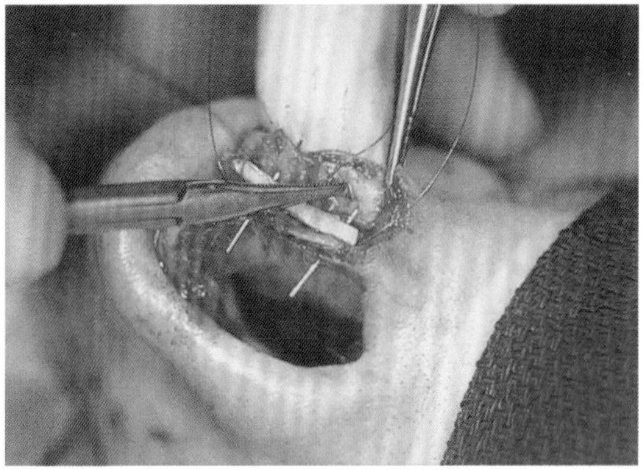

选用合金材质可使针的直径较细且可维持强度，其较短的圆尖形针尖易于微创穿透软骨。直针的长度设计用于特定技术，并有缝合及固定双重功能。半弧针的弦长容许在狭小的术野精细操作——3/8 弧针或长弦长较长者则不可能进行操作。

图 C-7　特殊颜色缝线对照特殊技术的手术计划表

鼻整形手术计划患者:________________　**手术日期:**________________

入路
❑ 开放　❑ 闭合
切口
❑ 软骨下　❑ 经软骨　❑ 内　❑ 内侧
❑ 贯穿　❑ 完全　❑ 扩展　❑ 部分
初次鼻尖
❑ 外侧脚头端切除___mm×___mm,保留尾侧端___mm
❑ 软骨完整　❑ 软骨中断
❑ 其他:________________
初次鼻背
软骨
❑ 减低___mm　❑ 背侧鼻中隔　❑ 上外侧软骨
■■ 增加___mm　供区:________________
❑ 切除 / 回植___mm:___mm
❑ 其他:________________
骨性部分
❑ 键石区降低___mm
❑ 增加___mm　供区:________________
❑ 外侧横突降低　❑ 左侧　❑ 右侧
❑ 其他:________________
鼻中隔
入路　❑ 背侧　❑ 贯穿　❑ Killian　❑ 左　❑ 右
组织瓣分离 右　❑ 彻底　❑ 非彻底
组织瓣分离 左　❑ 彻底　❑ 非彻底
SMR　❑ 中心　❑ 棱状凸起　❑ 左　❑ 右　❑ 基底　❑ 头侧端
残留___mm 背侧___mm 尾侧 支撑软骨条
鼻中隔成形术　❑ 背侧支撑软骨条　❑ 尾侧支撑软骨条
❑ 切除部分　❑ 基底
❑ 中段　❑ 其他:________________
筛骨　❑ 中间的切除　❑ 其他:________________
犁骨　❑ 棱状凸起切除　❑ 左侧　❑ 右侧
鼻中隔尾侧　■■ 重新定位鼻中隔尾侧支撑软骨条　❑ 切除___mm 尾侧支撑软骨条基底
其他:❑________________
鼻甲
❑ 部分切除　❑ 左侧　❑ 右侧
❑ 黏膜下　❑ 切除 / 电灼
❑ 电灼　❑ 注射
截骨术
❑ 鼻外　❑ 鼻内
❑ 低到高　❑ 低到低
❑ 内侧　❑ 中段水平
❑ 青枝骨折　❑ 完全离断
❑ 内侧移位　❑ 左侧__　❑ 右侧
鼻尖二次塑形
■ MCFS- 内侧脚固定缝合
■ CCS- 鼻小柱支撑移植物控制缝合___mm×___mm×___mm
❑ 合并___度　鼻小柱 - 小叶角
■ LCSS- 外侧脚跨越缝合 ❑ 联合鼻中隔背侧
■ LCSG- 外侧脚跨越移植物___mm×___mm
■ DSS- 穹窿跨越缝合　❑ 左侧___　❑ 右侧___
■ PCS- 突出度控制缝合　❑ 鼻尖抬高___mm　❑ 鼻尖降低___mm
■ TRS- 鼻尖旋转缝合
■ RCG- 旋转控制移植物___mm×___mm
■ FCS- 外展度控制缝合 (s)___
❑ 内侧脚尾侧端修剪
❑ 鼻翼缘软骨带离断___mm 穹窿外侧　❑ 重叠,缝合
■ 鼻翼缘软骨带切除___mm;___mm 穹窿外侧;___形状
❑ 划碎___mm;___穹窿外侧
❑ 穹窿:❑ 划刻　❑ 划碎　■ 切除　位置:
❑ 鼻尖抬高　■■ 鼻尖盖板移植物　■■ 鼻小柱 - 鼻尖移植物尺寸:___×___mm
❑ 内侧脚:❑ 划碎　❑ 横断　■ 切除位置:
鼻背二次塑形
❑ 骨性鼻背修剪　❑ 检查鼻背键石区软骨突出
❑ 调整鼻背上外侧软骨　❑ 修复背侧黏膜和上外侧软骨
■ 重建解剖形鼻背
■ 撑开移植物　❑ 水平位　❑ 垂直位
■■■ 鼻背移植物　大小:___×___×___mm
来源:________________　■■■ 缝合固定
❑ 其他:________________
鼻尖 - 上唇复合体
❑ 鼻中隔尾侧端突出部分切除
■■ 鼻中隔尾侧端加强　大小:___×___mm 供区:________
❑ 鼻棘切除
❑ 其他:________________

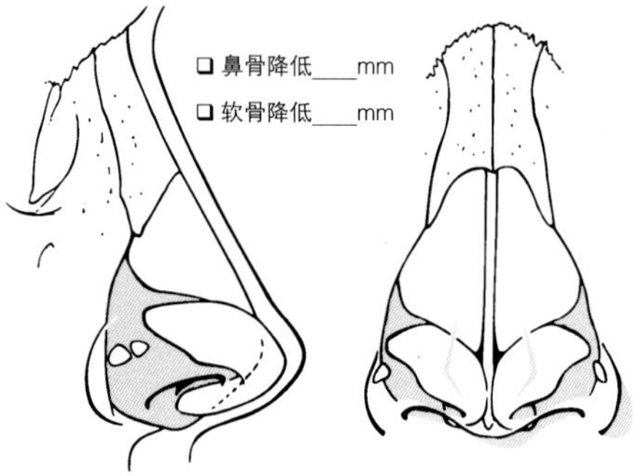

❑ 鼻尖旋转缝合___
❑ 突出度控制缝合___
❑ 鼻翼软骨尾侧节段___mm 垂直,___mm 水平至穹窿
❑ 鼻翼缘残留软骨带垂直高度___mm

❑ 内侧脚固定缝合
❑ 外展度控制缝合___

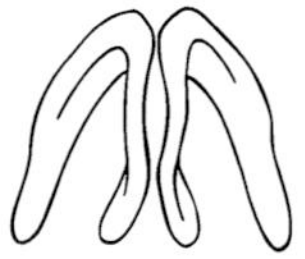

❑ 外侧脚跨越缝合___

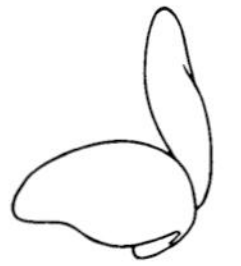

❑ 穹窿跨越缝合___

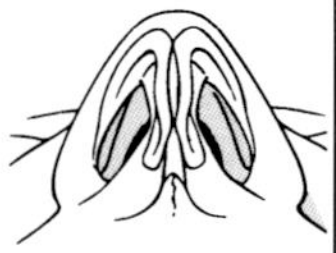

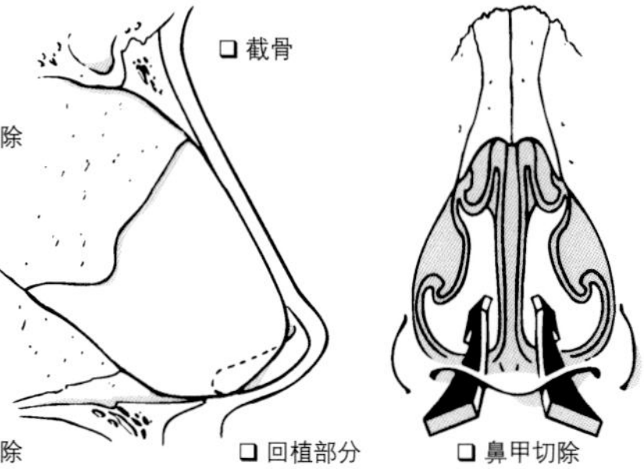

前庭黏膜
❑ 修整内鼻瓣区多余黏膜 / 卷曲
❑ 修整中隔角背侧黏膜
❑ 修整膜性鼻中隔
❑ 其他:________________
鼻翼基底
❑ 鼻翼基底皮肤切除___mm;前庭___mm
■ 鼻翼基底紧缩
❑ 鼻翼基底填充___mm;供区:___
❑ 其他:________________
关闭
❑ 顺序:❑ 贯穿　❑ 横跨　❑ 下方　❑ 内
❑ 其他:________________
夹板
❑ 鼻内夹板　❑ 鼻中隔褥式缝合　❑ Doyle 夹板
❑ 鼻外夹板　❑ 铝板夹板　❑ 无

图 C-8

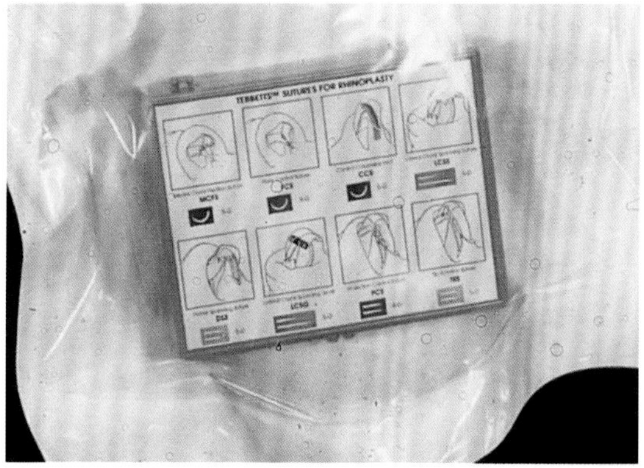

图 C-9

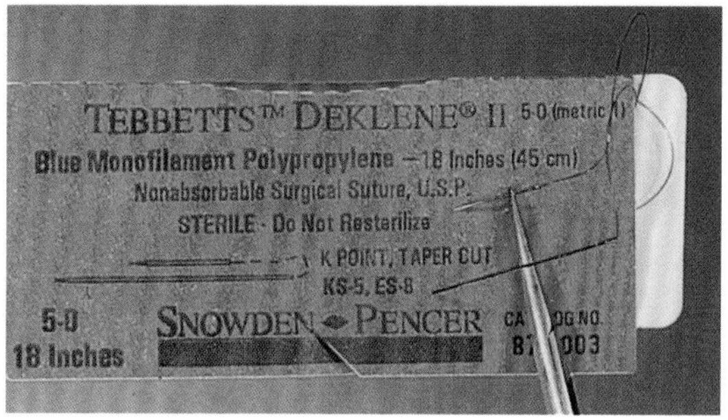
TEBBETTS™ DEKLENE® II 5-0 (metric 1)
Blue Monofilament Polypropylene — 18 Inches (45 cm)
Nonabsorbable Surgical Suture, U.S.P.
STERILE - Do Not Resterilize
K POINT, TAPER CUT
KS-5, ES-8
5-0
18 Inches
SNOWDEN PENCER

图 C-10

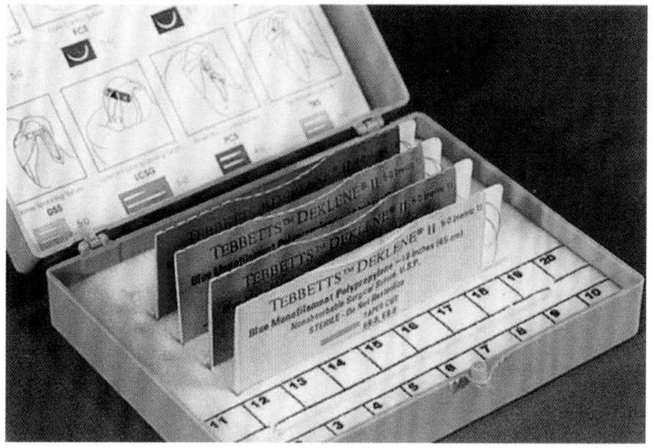
TEBBETTS™ DEKLENE® II

图 C-11

鼻整形手术计划患者：________________________ **手术日期：**________________________

入路
❑ 开放 ❑ 闭合
切口
❑ 软骨下 ❑ 经软骨 ❑ 内 ❑ 内侧
❑ 贯穿 ❑ 完全 ❑ 扩展 ❑ 部分
初次鼻尖
❑ 外侧脚头端切除___mm × ___mm，保留尾侧端___mm
❑ 软骨完整 ❑ 软骨中断
❑ 其他：________________
初次鼻背
软骨
❑ 减低___mm ❑ 背侧鼻中隔 ❑ 上外侧软骨
■■ 增加___mm 供区：________________
❑ 切除 / 回植___mm：___mm
❑ 其他：________________
骨性部分
❑ 键石区降低___mm
❑ 增加___mm 供区：________________
❑ 外侧横突降低 ❑ 左侧 ❑ 右侧
❑ 其他：________________
鼻中隔
入路 ❑ 背侧 ❑ 贯穿 ❑ Killian ❑ 左 ❑ 右
组织瓣分离 右 ❑ 彻底 ❑ 非彻底
组织瓣分离 左 ❑ 彻底 ❑ 非彻底
SMR ❑ 中心 ❑ 棱状凸起 ❑ 左 ❑ 右 ❑ 基底 ❑ 头侧端
残留___mm 背侧___mm 尾侧 支撑软骨条
鼻中隔成形术 ❑ 背侧支撑软骨条 ❑ 尾侧支撑软骨条
❑ 切除部分 ❑ 基底
❑ 中段 ❑ 其他：________________
筛骨 ❑ 中间的切除 ❑ 其他：________________
犁骨 ❑ 棱状凸起切除 ❑ 左侧 ❑ 右侧
鼻中隔尾侧 ■■ 重新定位鼻中隔尾侧支撑软骨条 ❑ 切除___mm 尾侧支撑软骨条基底
其他：❑________________
鼻甲
❑ 部分切除 ❑ 左侧 ❑ 右侧
❑ 黏膜下 ❑ 切除 / 电灼
❑ 电灼 ❑ 注射
截骨术
❑ 鼻外 ❑ 鼻内
❑ 低到高 ❑ 低到低
❑ 内侧 ❑ 中段水平
❑ 青枝骨折 ❑ 完全离断
❑ 内侧移位 ❑ 左侧___ ❑ 右侧
鼻尖二次塑形
■ MCFS- 内侧脚固定缝合
■ CCS- 鼻小柱支撑移植物控制缝合___mm × ___mm × ___mm
❑ 合并___度 鼻小柱 - 小叶角
■ LCSS- 外侧脚跨越缝合 ❑ 联合鼻中隔背侧
■ LCSG- 外侧脚跨越移植物___mm × ___mm
■ DSS- 穹窿跨越缝合 ❑ 左侧___ ❑ 右侧___
■ PCS- 突出度控制缝合 ❑ 鼻尖抬高___mm ❑ 鼻尖降低___mm
■ TRS- 鼻尖旋转缝合
■ RCG- 旋转控制移植物___mm × ___mm
■ FCS- 外展度控制缝合 (s)___
❑ 内侧脚尾侧端修剪
❑ 鼻翼缘软骨带离断___mm 穹窿外侧 ❑ 重叠，缝合
■ 鼻翼缘软骨带切除___mm；___mm 穹窿外侧；___形状
❑ 划碎___mm；___穹窿外侧
❑ 穹窿：❑ 划刻 ❑ 划碎 ■ 切除 位置：
❑ 鼻尖抬高 ■■ 鼻尖盖板移植物 ■■ 鼻小柱 - 鼻尖移植物尺寸：___ × ___mm
❑ 内侧脚：❑ 划碎 ❑ 横断 ■ 切除位置：
鼻背二次塑形
❑ 骨性鼻背修剪 ❑ 检查鼻背键石区软骨突出
❑ 调整鼻背上外侧软骨 ❑ 修复背侧黏膜和上外侧软骨
■ 重建解剖形鼻背
■ 撑开移植物 ❑ 水平位 ❑ 垂直位
■■■ 鼻背移植物 大小：___ × ___ × ___mm
来源：________________ ■■■ 缝合固定
❑ 其他：________________
鼻尖 - 上唇复合体
❑ 鼻中隔尾侧端突出部分切除
■■ 鼻中隔尾侧端加强 大小：___ × ___mm 来源：________
❑ 鼻棘切除
❑ 其他：________________

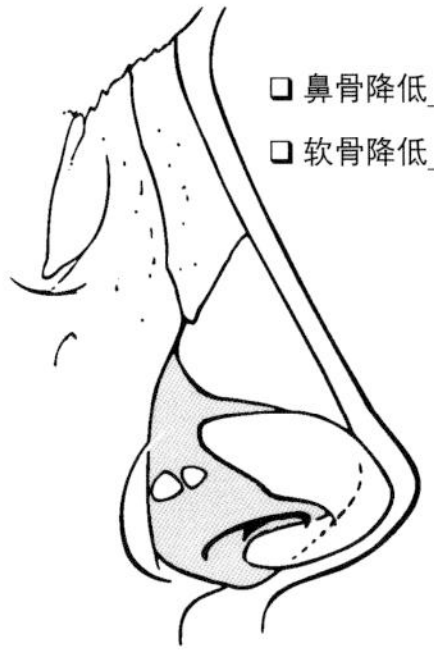

❑ 鼻骨降低___mm
❑ 软骨降低___mm

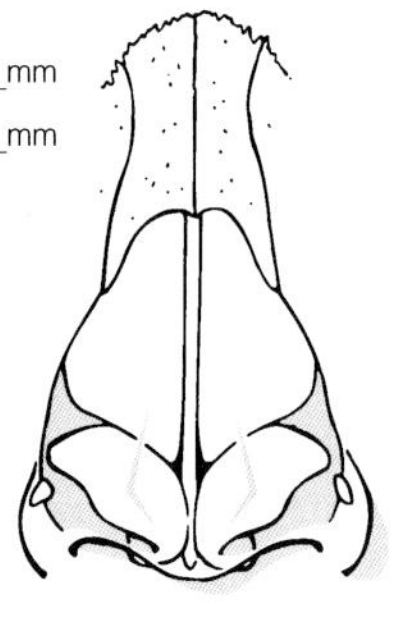

❑ 鼻尖旋转缝合___
❑ 突出度控制缝合___
❑ 鼻翼软骨尾侧节段___mm 垂直，___mm 水平至穹窿
❑ 鼻翼缘残留软骨带垂直高度___mm

❑ 内侧脚固定缝合
❑ 外展度控制缝合___

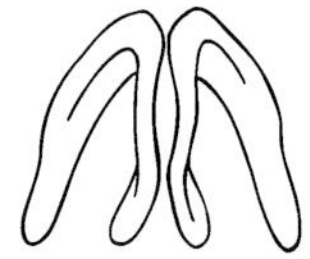

❑ 外侧脚跨越缝合___

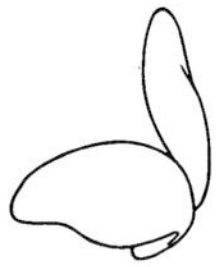

❑ 穹窿跨越缝合___

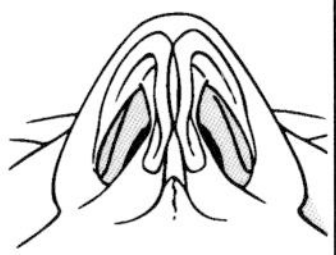

❑ 截骨
❑ 筛骨切除
❑ SMR
❑ 犁骨切除

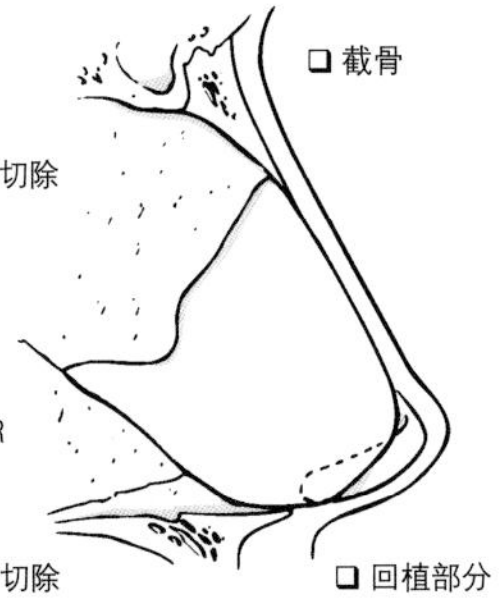

❑ 回植部分

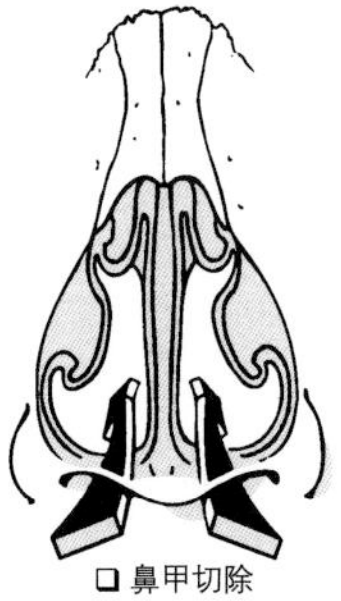

❑ 鼻甲切除

前庭黏膜
❑ 修整内鼻瓣区多余黏膜 / 卷曲
❑ 修整中隔角背侧黏膜
❑ 修整膜性鼻中隔
❑ 其他：________________
鼻翼基底
❑ 鼻翼基底皮肤切除___mm；前庭___mm
■ 鼻翼基底紧缩
❑ 鼻翼基底填充___mm；供区：___
❑ 其他：________________
关闭
❑ 顺序：❑ 贯穿 ❑ 横跨 ❑ 下方 ❑ 内
❑ 其他：________________
夹板
❑ 鼻内夹板 ❑ 鼻中隔褥式缝合 ❑ Doyle 夹板
❑ 鼻外夹板 ❑ 铝板夹板 ❑ 无

图 C-12

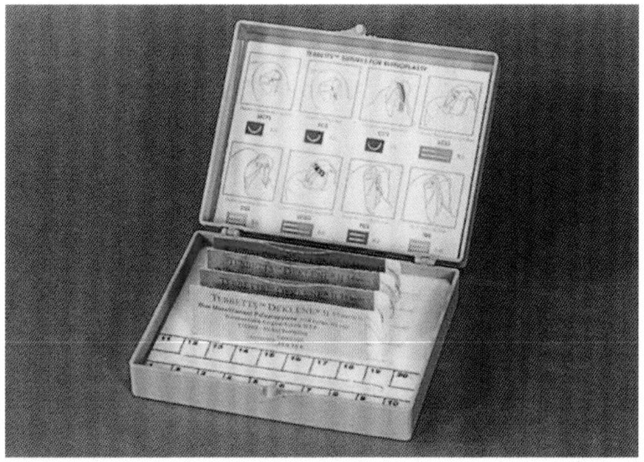

图 C-13　器械标记的大示意图
鼻整形特定阶段所使用器械的大示意图
器械使用的特写图
显露鼻小柱动脉

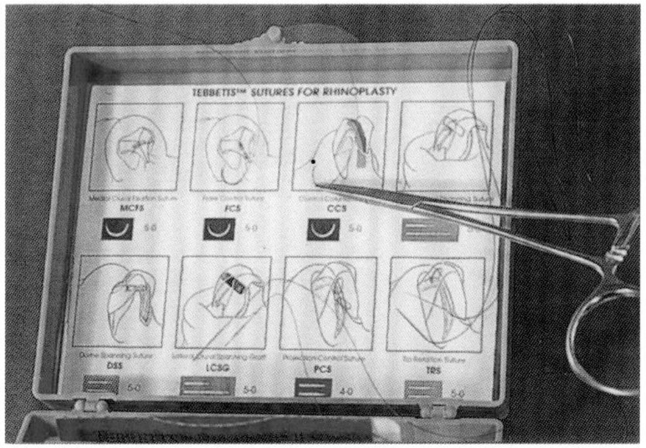

表 C-1

手术技术	DSP 特制圆尖形针带线			
	87-1000	87-1001	87-1003	87-1004
	ES-8,ES-8 直 4-0 Deklene II	ES-8,ES-8 直 5-0 Deklene II	ES-8,KS-5 直 5-0 Deklene II	AT-6,AT-6 1/2 弧 5-0 Deklene II
内侧较固定缝合(MCFS)				●
外展控制缝合(FCS)				●
鼻小柱支撑移植物固定(CCS)				●
外侧脚跨越缝合(LCSS)			●	
外侧脚跨越移植物(LCSG)			●	
穹窿跨越缝合(DSS)		●		
突度控制缝合(PCS)	●			
鼻尖旋转缝合(TRS)		●		
旋转控制移植物(RCG)		●		
鼻背移植物固定,暂时	●			
鼻背移植物固定,永久		●		●
鼻背骨软骨拱重建				●
垂直及水平扩展移植物固定		●		●
移植物固定以利于修剪与嵌入			●	
移植物叠加、弯曲、固定		●	●	●
盖板及鼻小柱 - 鼻尖移植物固定		●		●
中隔稳定及重建	●			
改变中隔尾侧支撑软骨条位置——固定	●			●

* 特定技术标记的缝线超过一种时,该技术可使用一种或多种类型

用以固定的针确定准确的施力位点，容许更为准确的逐渐收紧缝合线，产生更为精确的改变，避免了过度拉紧缝线。

使用非破坏性技术进行缝合时，缝合穿刺点的精准度决定了施力点的准确定位，后者可改变鼻翼软骨形态和位置。缝合穿刺点越精准，缝线收紧时的改变效果越精确。缝合针的优化设计极大地提高了首次缝合的精度及速度，减少了时间浪费以及软骨损伤的可能。用以固定的针确定了准确的施力位点，容许更为准确的逐渐收紧缝合线，产生更为精确的改变，避免了过度拉紧缝线。

附录 D　鼻整形应用管理文件

表 D-1　鼻整形文件的应用管理

电脑批量打印	文件	文件使用
患者首次电话索取资料后	鼻整形患者信息	患者电话索取资料或者预约时，予其邮寄、传真或邮件
安排患者与咨询师首次见面咨询时	人口统计信息	咨询师首次面诊时，由患者完成
	既往病史	咨询师首次面诊时，由患者完成
	鼻整形咨询清单	咨询师首次面诊时，由咨询师完成，并由患者签字
首次咨询后，安排患者与 Tebbetts 医生面诊	鼻整形临床评估	首次医生面诊时，由 Tebbetts 医生完成
	外科医生咨询记录单	首次医生面诊时，由 Tebbetts 医生完成
	鼻整形手术计划	手术前，由 Tebbetts 医生完成
	建议概要	由工作人员完成建议概要和报价
安排患者手术时	手术和术后清单	安排患者手术时，放置在图表前面——不同人员完成部分和签名
	财务制度	工作人员与患者讨论并复制一份交于患者
	鼻整形手术信息公开和同意书	面诊和（或）安排手术时医患双方讨论，签字并见证
	重要药物信息	手术安排时给予或邮寄患者
	鼻整形术后须知	术晨给患者家属阅读并带回家
	术后患者联系记录	电话记录，手术安排时放在表中
	术后随访记录	手术安排时放在表中

鼻整形

源自 Tebbetts 医生有关鼻部手术的重要信息

介绍

在所有面部特征中，鼻部是最突出和引人瞩目的特征之一。相对于其他面部特征，其外观对整体外观有极大影响。此外，鼻部尚有流通空气以呼吸，以及在空气进入肺部前，调节其状态及流速等重要功能。

明显的外鼻畸形常见，但不总是合并堵塞气道的内鼻畸形。鼻部畸形可源于之前的鼻部创伤，或者来自于遗传或其他原因。

若仰头位观，鼻部的结构可想象成一个三脚架。鼻侧壁构成三角架的外边，中隔（将鼻分为两半）构成三脚架的中心支撑。当鼻部因创伤损坏或者损害，三脚架外侧壁（鼻骨）和内部支撑（鼻中隔）经常会受到毁坏。当中隔弯曲、破坏或者其他偏曲或损害，可导致三脚架各臂之间的鼻部气道阻塞。一般需要手术复位内、外的结构，才能充分矫直鼻中隔。

修整或矫正中隔畸形的手术过程称为中隔成形术或黏膜下切除术。其目的是矫正鼻中隔畸形，以改善或者减轻气道阻塞。

何为鼻整形？

鼻子是一个极其复杂的面部结构特征，且千人千面。

鼻部手术另一主要类型是指改善鼻部外观，其专业术语是鼻整形术。该手术的目的是改善贬低鼻面部美观的特定鼻部特征，以使鼻部与其他面部特征达成更协调美观的平衡。

鼻整形术、中隔成形术和黏膜下切除术均可经鼻内小切口实施手术。根据存在的特性和畸形的程度，可单独进行鼻整形术，或联合中隔成形术或黏膜下切除术共同执行。

鼻子是一个极其复杂的面部结构特征，且千人千面。它对面部整体外观的美丑与否影响巨大。由于鼻部的独特结构和外观，与其他美容手术相比，在鼻整形手术时可能更应该识别及尊重鼻部结构的个性化及其与面部其他特征的关系。制订手术计划时，我总会试图保留那些使鼻子个性化和独特的“良性”特征，仅修整或者改善那些缺陷性特征。想象“完美鼻子”并试图将之创造于面部并不合理。其忽视了鼻部和面部特征的必要平衡，可想而知，导致了与面部不“匹配”的效果。我的鼻整形目标是修整特定局限的不良特征，以获得更为协调均衡的鼻部和面部特征。

无视这些原则，亦不出所料地引起鼻部“过度手术”以及看上去“人工痕迹过重”。或许保守原则，在鼻整形术比其他美容手术重要得多。基于此，将与您长时间地讨论您认为不满意的鼻部特征，以及安全手术的限度，即矫正不良特征且不产生鼻整形术后频现的“人工修整”外观。

在矫正鼻畸形的手术过程中，在所有情况下都应保守判断。首次鼻整形术后，我的鼻整形患者约有 2% 需要小调整或额外修整，但与首次手术过程中过于激进的处置所造成的大问题相比，这些都是小问题。鼻部结构组件的特征和排列都是独特的，过多切除则极难以重建。由于鼻子术后的变化会持续数月，需要二次修整者通常会推迟至术后 6~12 个月。必要的二次修整我免收手术费。若您的保险不涵盖手术设施及麻醉费用，将由您支付。

鼻整形的效果并非总是完美的。若您感觉能够关注鼻部改善的程度，而非小瑕疵，您会喜欢手术效果。如果小的瑕疵阻止您关注鼻部的改善程度，您可能不应该做鼻整形。手术后的每一小瑕疵都不应在此手术。再次手术可靠性较差，且涉及更多的风险。若您是那百分之二需要再次修复中的一员，我将与您详细地讨论这些问题。

所有类型美容手术的目的是尽可能地改善外观。通过处理和改善外观上有缺陷的特定区域，保留外形良好的部位不受破坏，此类手术实际上是改善缺陷区域，保留形态良好区域，从而全面改善外观。美容手术不是魔术，只是设计特定详细的步骤，改善外观特定的方面，其不能超越于此。您是否满意美容手术的效果，很大程度上取决于您告知我对外观哪些特定方面不满意的详细程度，以及我告知您手术能够或不能够缓解这些问题的详细程度。整形外科不能创造奇迹。整形外科是艺术和技术的结合，并非全是精确的科学。与结果有关的因素（例如愈合的特点）并不全在我的掌控之内，因此，不可能担保或保证患者的手术结果。患者手术结果的预知程度取决于许多因素：例如患者皮肤的条件，现有畸形的类型，鼻和面部深层骨性结构的性质，以及遗传的影响。在与您沟通和检查之后，我将努力清楚地和准确地提出我的观点，即一个特定的手术过程是否可以显著地改善您关注的区域，同时具有很高的可靠性和最低的风险。

所有美容外科手术均涉及利弊权衡。我尽力清晰地将之告知于您，并回答任何您提出的问题。手术的最终决定取决于您，我支持您仔细和慎重的考虑。

首次面诊

> 您的咨询将会非常彻底和详细

与您面诊时，我将会与您讨论既往病史，特别是既往创伤（外伤）史、过敏史、既往鼻手术史。我们将详细回顾您鼻部既往的特殊情况或者任何您认为不满意和可能修改的美学问题。检查鼻部外部特征和内部构型之后，我们将详细讨论您的期望，以及我感觉通过手术所能达到您期望的程度。

> 我将亲自对您进行术前拍以保证最大程度的精确

接受手术治疗时，进行术前拍照。照片是鼻整形设计、执行及随访的关键，作为病历记录的一部分予以保留。在术前，我将全面分析这些照片，并将之联合检查信息有的放矢地设计手术。

我将与您讨论手术相关费用，并回答您所有的问题。如果您的鼻部畸形源自创伤和（或）产生明显的气道阻塞，一些保单条款可能会支付一部分手术和住院费用。

鼻整形术之前

关于您的手术时间和特殊的须知，我的护士和工作人员会做所有的安排，并且通过电话和（或）信件与您再次确认。因为我的时间安排和您所希望的，必须和医院、麻醉师安排相协调，请给我个人一定的时间，以便合理安排。他们会尽量适应您的时间要求。

> 术前 2 周避免任何类型的阿司匹林

术前两周停用阿司匹林及含有阿司匹林的药物，因为它们妨碍正常的血液凝固。泰勒诺可用于替代阿司匹林。应避免含有阿司匹林的普通药物：阿卡塞泽（Alka Seltzer）、安乃近（Anacin）、Ascriptin 、叶酸、百服宁（Bufferin）、柯利西锭（Coricidin）、达尔丰复合剂（Darvon Compound）、Fio1inal、德里斯坦（Dristan）、埃克塞德林（Excedrin）、Midol、Sine Aid、Sine Off、复方羟可酮（Percodan）、Triaminicin 和 vanquish 等。若有疑问，仔细的检查药物说明，或者和我们一起检查。尼古丁引起血管收缩，以及术后损害软组织血供。抽烟应该在术前终止，术后最少禁烟两周。

术后适当的时间，安排人开车送您回家，如果您不在医院留观，需要安排人陪患者度过手术当晚。

> 术前 8 小时禁食饮

术前 8 小时禁食饮。麻醉管理的安全性要求术前该时段保持绝对空腹。

告知我们术前您服用的其他任何药物。

穿着宽松舒适非套头式的衣服。

鼻整形术

鼻整形术和中隔手术可采用局麻或全身麻醉，取决于手术的性质和范围。在您的检查和适应证评估之后，我将和您讨论这些选项。选择局部麻醉时，在任何操作或者局麻药物注射之前，将给予您强效镇静药物。您不会感觉疼痛并将遗忘该过程。我们的护理麻醉师或麻醉医师将控制给药，达到合适的镇痛水平时，再于鼻部区域注射局麻药，使之无痛，并控制手术时出血。带有生理盐水的小棉球填塞鼻腔可以压缩鼻腔黏膜并减少出血，并为鼻部、面部准备无菌盐水。通过鼻腔内或者外部不易察觉的小切口进行手术。

传统鼻尖成形技术经常切除大量软骨或者应用破坏性塑形技术，损坏了起关键支撑作用的软骨拱的完整性。破坏性鼻尖塑形技术，虽然适用于极个别病例，但因为缺乏支撑，存在术后畸形的风险。超过 95% 的初次（第一次手术）鼻整形术，我能应用非破坏技术塑形鼻尖，以最大程度的保留鼻尖支撑和减少术后畸形风险。

> 98% 的病例，我不填塞鼻部，因此可以经鼻呼吸

手术完成后，我的目标是鼻内不放置填塞物和夹板。2% 的案例中（100 个人中的 2 个），有必要鼻内填塞和放置夹板，但是 98% 的案例无需填塞和放置夹板。由于术后的渗出与渗液，一定程度的鼻气道阻塞是正常的，但是可经鼻子部分呼吸。若术中改变鼻骨位置，鼻外部将放置铝制薄夹板。外部夹板通过胶布固定，放置 5~7 天。您将在合适的时间转移到病房恢复区。

我们的麻醉工作人员将电话与您讨论您的既往史及麻醉计划。术晨，可能给予睡眠药物。整个过程

2
鼻整形

中您处于睡眠状态,以增大您的舒适度和我们操作的精确度,您将会在复苏室苏醒。我们几乎所有的鼻整形患者都是手术当天下午回家。

鼻整形手术后

若您在术前明白术后指导,将不会过于焦虑。

出院时,将给予您止痛药和抗生素的药方。按规定服用这些药物。尽可能将药物与食物同时服用,以减少胃部不适的副作用。当您返家后,我们会电话随访您的服药情况。

首次饮食应该仅进食流质饮食,如果可以忍受,而且没有恶心和不适,可改为常规饮食。

您到家后,可以在椅子、沙发、床上保持舒服姿势,并略微抬高头部。术后前 2~3 天,抬高头部将减轻术后水肿和不适。

在您回家前,我们会给予您指导列表。

鼻部手术的不适感通常较轻,特别是术后 24 小时后。此段时间需要时可应用止疼药物。

鼻部渗出通常至少为术后 72 小时,也可能更长。术后前 24~48 小时,会流出淡红色渗液并且逐渐减少。若渗出明显,患者需要应用胶布将纱布垫固定到鼻下方,或仅将纸巾置于鼻下部吸干渗液。若患者按照下述方式保持鼻腔清洁,鼻腔将不会被填塞,患者应能保持部分程度的空气流通。

渗液通常积聚在鼻孔开口处,应用蘸有过氧化氢的棉签(Q-tips®)可以轻松去除,并轻柔的清洁鼻腔内。这种方式决不会损伤到切口区域。术后前 24 小时内一般需要清洁 2~3 次,随着分泌物的减少,通常每日 1 次足矣。

贴在鼻部的胶布有助于皮肤与塑形后的支架结构附着,并且减少术后肿胀。胶布应尽可能保持干燥,提防洗头和洗脸可能会使胶布松脱。若鼻骨重新定位,鼻上部会放置铝制小夹板,胶布固定。根据手术情况,胶布和夹板通常会放置 5~7 天。贴胶布之前,应用粘附液涂抹在鼻部,以改善胶布的附着性。根据患者出汗和分泌油质的量,胶布会在术后 3~5 天开始松弛。这是正常的,胶布松弛的末端可以修剪掉。

即使覆以胶布和夹板,患者仍可看到鼻部很多变化。胶布移除时,将更容易看到几乎所有区域的改变。胶布移除之后患者还会有一点水肿,但是在术后 10 天左右,可以清晰地看到几乎所有改变。细微的变化会持续数月,特别是鼻尖的细微变化。努力保持耐心——我们均不可能加速您身体的愈合机制。尽力去关注整体的改善,而不必担心某些区域的轻微差别——几乎所有变化会在术后几周至数月改变。

若术中修整或者移动鼻骨,至少 3 周之内不能配戴眼镜。任何无意识的撞击或者压迫镜框边缘或其他部位,均会将力量传递到鼻部骨片,而引起鼻骨的移位。3 周之后,配戴眼镜仍需格外小心 3 周,避免鼻骨移位。隐形眼镜可以在术后即刻佩戴。

鼻整形术后出现淤青是正常的,特别是鼻骨移动和修整后。淤青程度和消除时间的变异较大,但通常在术后 7~10 天轻度减轻或消失。术后 3~7 天,几乎所有的患者可以应用化妆品完全掩盖淤青。在长达 1 年的时间内,鼻部仍会存在一定程度的肿胀。鼻部塑形在术后可立即呈现明显的效果,但是鼻部的某些区域,尤其是鼻尖,在术后的数月内,随着肿胀较小程度的消退,鼻尖外观呈现持续改善。这些变化在术后前 6~8 周很轻微。鼻部术后,最大的变化是经鼻气流量和方向的改变。鼻部呼吸时,差异感显著增加,需要数周才能完全适应新感觉。鼻腔黏膜也可能受刺激,需要数周恢复。这些改变通常很轻微且无需药物治疗。

术后至少 2 周之内减少剧烈运动。亦应避免例如弯腰、提重物,或者头部长期低于身体其他部位水平的活动,以减少术后出血可能性。

术后前 24 小时,若感不适或出血增加,或者患者开始发冷或者发烧高于 38.3℃,通知我的诊所。

手术期间,皮肤从鼻部支架上分离,一些小的皮肤神经被切断。在术后的几周内,鼻部触觉会减弱,但通常会恢复。鼻尖的感觉减退会持续数月,有时持续一年。鼻尖麻木时,您会感觉其增大,如同牙医麻醉后,感觉唇部增大一样。根据手术的范围,鼻部在术后 2~3 周开始出现感觉,并且随后会快速恢复。术后 48 小时后,一般不再需要止疼药物。

术后 5~7 天,电话预约复诊并去除夹板。鼻腔内的缝合线是可吸收线,通常会在术后 2~3 周内吸收。

如果出现任何问题或者麻烦,请联系我的诊所。

3
鼻整形

鼻整形术的限制、风险及可能的并发症

术后鼻部不适通常较为轻微。主要的不便源自于术后鼻腔分泌物所造成的部分阻塞,数日之内会消退。

中隔矫正手术之后(鼻中隔成形术或者黏膜下中隔切除术),最初鼻腔气流量的增加会有“奇怪”的感觉,您需要几周时间适应新气道的“感觉”。在术后 6~8 周,鼻腔黏膜或衬里也需要时间适应其肿胀和刺激的消退。我鼓励您用正常的身体机能调整,在大多数案例中,无需应用鼻腔喷雾剂或者药物治疗。

术后大量的出血很罕见,少于 5% 的案例。若有发生,增加鼻腔填塞,或可能需要检查和控制出血点。

鼻整形术后可能出现鼻部小范围的轻度不规则或者矫正不足,可能需要再次修整。如上所述,与初次手术过于激进相比,额外的微小修整更为可取。大多数二次手术非常轻微。

感染是所有外科手术的可能并发症,但鼻部手术却极其罕见。感染的案例偶有报道,但其发生几率可能不足 1%。严重的感染会导致鼻部组织的破坏和减少。如果严重的感染发生在局部区域,可能需要额外的手术以充分引流。

术后鼻部不经意的碰撞或者操作会产生鼻部结构的移动,并且可能导致鼻部预期外形和对称性的丧失。若早期发现,这些畸形可以矫正,而无需额外的手术。

鼻中隔软骨像弹簧,移动时有回到其起初不正常位置的趋势。我们必须“减弱”弹簧。中隔软骨在鼻部三脚架也起着支撑功能,必须在减弱弹簧矫正异常位置和保留支撑功能的两者中保持平衡。基于此,不完全矫正或者畸形复发偶有发生。

愈合过程中的某些方面,我们无法掌控。若某些区域未能正常愈合或过多瘢痕形成,可产生明显的外部或内部畸形。较为罕见的鼻中隔软骨的穿孔或者“洞穿”可因愈合不完而发生。这极为少见与不同寻常,一般可经二次手术得以改善或修整。

术后嗅觉改变或丧失的案例报道罕见。有极少的病例报道显示,鼻中隔手术可能会影响中隔的某个小器官,该器官可能影响与性吸引有关的嗅觉反应。在我超过 15 年的临床工作中未曾遇到上述情况,但是在理论上是可能的。

以上所述的鼻整形所有并发症并不常见,但尽管是最精湛的手术技术,也偶有发生。提及这些不是警告,而是充分告知您。

总结

鼻整形术医患双方均能获得最佳回报的美学手术。获得预期的鼻整形效果,需要对您的期望,以及我在您鼻部个性化结构的限制范围内产生预期改变的能力,并进行充分地理解及交流。

在正式咨询期间,将提供给您本信息表中所提到的所有方面的详细信息,以及您深入询问的机会。请仔细阅读这些表格,写下您的任何问题。

我已阅读关于鼻整形的上述信息,并已经有机会询问和探讨其内容,并满意地理解及接受其包含的信息。

______________________　／　／　______________　上午
患者 / 其他法律监护人签字　日期　时间　下午

______________________　／　／　______________　上午
日期　时间　下午

4
鼻整形

请帮助我们完善以下信息

John B. Tennetts 博士

整形重建外科

个人信息

姓名：________

地址：________

家庭电话：(　　)________ 办公电话：(　　)________

出生日期：________ 年龄：________ 社会保险号码：________ 性别：❑ 男 ❑ 女

婚姻状况（选择一项）：❑ 单身　❑ 丧偶　❑ 已婚　❑ 离异　❑ 分居

工作单位：________

办公地址：________

感谢谁的推荐？________

希望咨询 Tennetts 医生关于：________

____

责任方或配偶名字：________

职业：________

工作单位：________

办公地址：________

办公电话：(　　)________

保险信息

如果是美容手术，无需完成此部分

保险公司：________

地址：________

办公电话：(　　)________ 保险单或编号：________

团体编号：________ 成员名字：________

成员的社会保险编号：________

利益转让

本人特此转让所有医疗和（或）手术的利益，包括我享有的主要医疗利益，包括私人保险和 Tebbetts 医生提出的任何其他健康计划。本转让将持续生效，直至我书面取消。该转让的复印件与原件一样有效。我理解我负责所有财务费用，无论是否由我的保险支付。本人授权受让人发布所有必要的信息以确保付款。

签名：________ 日期：________

既往病史

请详细回答，以帮助我们能确保给予您最高质量的护理

John B. Tennetts 博士
整形与重建外科

既往病史

内科

是否曾经患过：	是	否		是	否
伤口出血时间延长	❑	❑	晕厥或意识丧失发作	❑	❑
高血压	❑	❑	溃疡性疾病	❑	❑
心脏病或心力衰竭	❑	❑	肝炎	❑	❑
心脏杂音或紊乱	❑	❑	其他重大疾病	❑	❑
胸痛或呼吸短促	❑	❑	若有，请描述		

外科

既往手术史　　日期

过敏史

是否对药物、毒品或局麻药物过敏或药物反应？

最后一次药物过敏反应　　最后一次过敏反应

目前用药情况

包含阿司匹林和避孕药物的所有药物清单

药物　　剂量　　服用频率

出血/输血史

	是	否		是	否
近两周服用阿司匹林吗？	❑	❑	出血时间延长有家族史？	❑	❑
（避免术前两周服用阿司匹林）			是否有输血史？	❑	❑
伤口出血时间延长？	❑	❑	是否有输血反应？	❑	❑

瘢痕

既往是否有瘢痕增生或者不良瘢痕？　❑ 是　❑ 否

私人医生

私人医生 / 普通内科医生姓名：

地址：

办公电话：(　　)　　专长：

最后一次医学检查的时间？　　结果：

家族史

在直系亲属中是否存在以下疾病史？如果有，在疾病的旁边列举家族成员的名字。

	是	否		是	否
高血压	❑	❑	心脏病发作	❑	❑
糖尿病	❑	❑	癌症（类型）	❑	❑
肝炎	❑	❑	中风	❑	❑

个人史

职业：

是否吸烟？ ❑ 否　❑ 是　　包 / 每天

是否饮酒？ ❑ 否　❑ 偶尔　❑ 经常　/ 每天

是否服用毒品或药物？ ❑ 否　❑ 是

若有，列举如下：

鼻整形咨询清单

患者姓名：

患者关注点

____

咨询 Tennetts 医生的其他问题

____

- ❑ 以前做过任何类型的整形手术吗？
- ❑ 对结果满意吗？
- ❑ 我的原则——恪守患者宣教的承诺
- ❑ 临床评价表——既往信息完整
- ❑ 鼻部畸形
  - ❑ 内部（影响呼吸）、外部（影响外观）或都存在
  - ❑ 若内外部都存在畸形，可以在同次手术中修改
  - ❑ 若行鼻缩窄性手术，则无需同时处理鼻内不对称畸形，其会自行变对称。
  - ❑ 皮肤下方的软骨和骨形态决定鼻部外观——畸形是这些元素形态、位置的异常。
  - ❑ 外部畸形总是体现在两方面的差别——这是由于骨、软骨两种元素存在不同——手术会使它们近似而不会精确地相同。
  - ❑ 最好的鼻部手术不会让鼻部外观呈现不自然或者“人工”痕迹——而是将之与面部其他特征相融合。
  - ❑ 保留鼻子独特的特性，去除缺陷，保留良性区域——但大部分鼻部过分手术。
- ❑ 鼻部手术——改善外形和功能
  - ❑ 通过精确的修改软组织下方的软骨和骨，并使软组织重新覆盖，达到矫正外部畸形的目的
  - ❑ 我们技术的破坏性远小于传统鼻整形技术，它保留了支撑构架并减少术后畸形发生的几率
  - ❑ 手术通常改善鼻中隔和鼻甲所引起的器质性阻塞
  - ❑ 手术不会改善过敏源、刺激物作用于鼻黏膜所引起的呼吸困难
- ❑ 切口位置
  - ❑ 多数位于鼻内
  - ❑ 鼻小柱切口增加了准确性，可应用更多 Tennetts 非破坏性技术
- ❑ 手术——它是什么样子
  - ❑ 多数患者经历最小的疼痛
  - ❑ 常规执行日间手术
  - ❑ 设备和设备操作人员
  - ❑ 麻醉
    麻醉的安全性和风险
    通常较轻微——优势
  - ❑ 避免术后匆忙外出
- ❑ 术中
  Tennetts 医生的手术环境
  完成最佳手术效果的时间承诺
  Tennetts 医生鼻整形技术，精确性
- ❑ 术后
  恢复意识后，会缓慢的清醒
  - ❑ 呕吐偶尔会发生，并不总是可预防，通常会在 6~8 小时之后消失
  - ❑ 将会给患者详细的指导
    告诉患者期待什么
    我们所做的是简化给患者的指导
    2 周内不要碰撞、戴眼镜
  - ❑ 恢复和活动
    - ❑ 24~48 小时之内正常活动
    - ❑ 2 周内不进行有氧运动，脉搏和血压
    - ❑ 通常 7~10 天后返回工作
  - ❑ 可预料的麻烦事
    - ❑ 引流 2~4 天，鼻腔不通气 2~3 周
    - ❑ 仅应用过氧化物清洁鼻孔外侧
    - ❑ 可向鼻内喷洒盐水，不要挖鼻孔，因为可能破坏手术区域。
    - ❑ 水肿会在 2~4 天后减轻
    - ❑ 5~7 后可掩盖任何挫伤
  - ❑ 鼻整形术的利弊权衡和风险
    - ❑ 我们希望患者术后舒服且信息通畅——不至于让信息吓到患者
    - ❑ 某些不对称是不可避免的——目标必须是改善，而不是完美的对称
    - ❑ 瘢痕挛缩或者软骨“回弹”会使气道堵塞复发。
    - ❑ 出血和感染——罕见
    - ❑ 不喜欢的美学效果
    - ❑ 不喜欢的瘢痕增生——罕见，不可预防
    - ❑ 嗅觉损害——罕见
    - ❑ 受损的恢复期引起中隔穿孔
    - ❑ 并发症会需要额外的手术，较长的恢复期——无手术费用
    - ❑ 回顾协议书的风险，信息表
  - ❑ 与我们交流的重要性
    我们想要及患者所想
  - ❑ 患者期望 Tennetts 医生什么
    在患者关心的每个方面都是强迫症，完美主义者
  - ❑ 给患者邮寄手术信息单
    至______/______/______。
  - ❑ 今天给患者的手术信息单
  - ❑ 与患者详细地讨论手术信息单，回答患者问题
  - ❑ 与患者详细地讨论手术协议书，回答患者问题

日期	咨询师（签名）	患者（签名）

既 往 病 史

年龄：	❑ 过敏史____	❑ 可卡因使用	私人医生：____
❑ 呼吸困难	❑ 治疗过敏方法____	❑ 高血压	
❑ 左 ❑ 右	用药____	❑ 出血或血凝块	上次会见：____
❑ 间断性 ❑ 持续性	❑ 已解释且患者知晓过敏及其他鼻黏膜刺激症状不能通过手术缓解	**药物过敏：**❑NKA	结果：❑ 健康
❑ 既往鼻部外伤史		❑____	❑____
❑ 既往鼻部手术史		**近期患病：**❑ 无	陪同人员：____
❑ 其他____	❑ 长期鼻喷剂使用	❑____	关系：____

John B. Tebbetts 博士的鼻整形临床评估

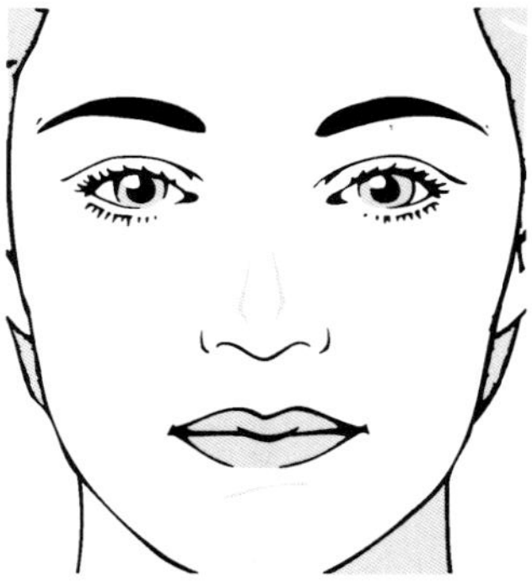

MFH=____

LFH=____

SMe_s=____

RT=____

ACJ-TP=____

CP-RP=____

ChP-NLCP=____

RT_1=❑ SMe_s 或 ❑ 0.67MFH=____

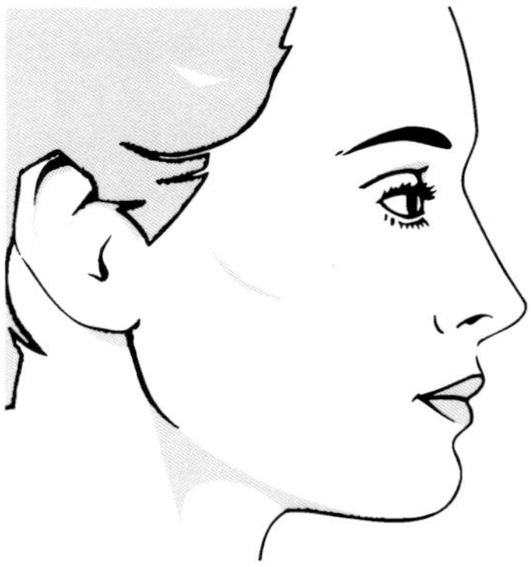

改善的目标

鼻上部
- ❑ 鼻根起点过高
- ❑ 鼻根起点过低
- ❑ 侧方突起
- ❑ 鼻背驼峰畸形
- ❑ 鼻骨过宽
- ❑ 弯曲 / 偏曲
- ❑ 鼻过高
- ❑ 鼻过低
- ❑ 其他____

鼻尖
- ❑ 球状鼻尖畸形
- ❑ 鼻尖不对称
- ❑ 盒状（方形）鼻尖
- ❑ 鼻高
  - ❑ 相对面平面过高
  - ❑ 鼻背线上高度不足
- ❑ 鼻小柱“显露”❑ ↑ ❑ ↓
- ❑ 鼻小柱 - 小叶角
- ❑ 过小 ❑ 过大

- ❑ 鼻翼基底过宽 / 张角过大
- ❑ 其他____

鼻：上唇结合处
- ❑ 鼻唇角
  - ❑ 过大
  - ❑ 过小
  - ❑ 突出
  - ❑ 其他____

下颌及侧貌平衡
- ❑ 下颌前突
  - ❑ 突出__mm
- ❑ 下颌垂直高度
  - ❑ 过高__mm
  - ❑ 不足__mm
- ❑ 其他____

鼻内及气道
- ❑ 气道阻塞
  - ❑ 左__% ❑ 右__%

- ❑ 鼻中隔偏曲
  - ❑ 内侧 ❑ 左 ❑ 右
  - ❑ 尾侧 ❑ 左 ❑ 右
  - ❑ 鼻背 ❑ 左 ❑ 右
- ❑ 筛骨突起 ❑ 左 ❑ 右
- ❑ 鼻甲肥大 ❑ 左 ❑ 右
- ❑ 其他____

与患者交待手术特定的局限性
- ❑ 目标是改善，不是追求完美
- ❑ 不完全对称是不可避免的
- ❑ 所有风险 / 局限性都在手术同意书中写明
- ❑ 其他____
- ❑ 与患者交待外部切口及遗留瘢痕，患者知晓
- ❑ 患者在手术同意书上声明对所有风险 / 局限性知情并接受

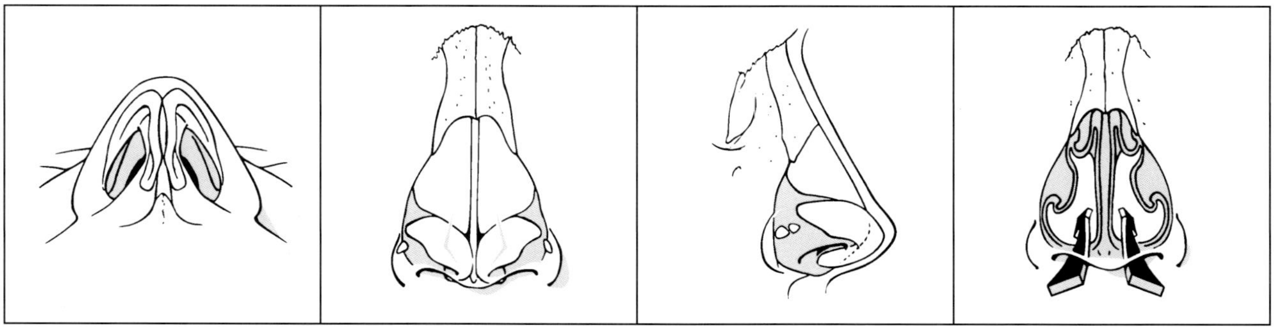

推荐手术 ❑ 鼻整形 ❑ ENR ❑ SMR ❑ 鼻中隔成形术 ❑ NSR ❑ 其他____

外科咨询记录单

John B. Tennetts 博士
整形和重建外科

初诊

/ /

日期

- ❑ 探讨手术：
  - ❑ 黏膜下中隔切除术　❑ 鼻整形术　❑ 鼻甲切除术
  - ❑ 中隔成形术　❑ 隆颏术　❑
- ❑ 与患者详细讨论信息表上方相关手术的所有条款。给患者一份详细的手写信息表复印件，供其阅读和回顾，在决定手术之前，鼓励患者罗列出问题或者需要澄清讨论过的条款。
- ❑ 与患者探讨该手术是选择性而非绝对必需的手术。强调可用的替代治疗方案，包含完全不治疗，也包含近期杂志中相关整形手术的所有治疗方法。
- ❑ 向患者强调并发症的可能性，包括威胁生命的和畸形类并发症，如果出现并发症，需要占用休息或正常活时间，会产生额外的费用。
- ❑ 如果患者在完全阅读所有书写的信息之后，希望重复首次讨论，请预约第二次面诊。在第二次面诊时，将回顾信息表的所有条目，并且回答任何问题。
- ❑ 时序安排和费用信息在附属表格
- ❑ 给患者的信的引用来源（❑ 口述）
- ❑ 给患者的保险公司写信（❑ 口述）

二次面诊

/ /

日期

- ❑ 与患者一起回顾信息表内所列举的条款，说明或者回答患者的所有问题
- ❑ 拍摄术前照片
- ❑ 预定假体和需要的特殊设备
- ❑ 短期留观或者完全住院

鼻整形手术计划　患者：________________　　手术日期：________________

入路
❑ 开放　❑ 闭合
切口
❑ 软骨下　❑ 经软骨　❑ 内　❑ 内侧
❑ 贯穿　❑ 完全　❑ 扩展　❑ 部分
初次鼻尖
❑ 外侧脚头端切除____mm × ____mm，保留尾侧端____mm
❑ 软骨完整　❑ 软骨中断
❑ 其他：________________
初次鼻背
软骨
❑ 减低____mm　❑ 背侧鼻中隔　❑ 上外侧软骨
■■ 增加____mm　供位：________________
❑ 切除 / 回植____mm：____mm
❑ 其他：________________
骨性部分
❑ 键石区降低____mm
❑ 增加____mm　供位：________________
❑ 外侧横突降低　❑ 左侧　❑ 右侧
❑ 其他：________________
鼻中隔
入路　❑ 背侧　❑ 贯穿　❑ Killian　❑ 左　❑ 右
组织瓣分离　右　❑ 彻底　❑ 非彻底
组织瓣分离　左　❑ 彻底　❑ 非彻底
SMR　❑ 中心　❑ 棱状凸起　❑ 左　❑ 右　❑ 基底　❑ 头侧端
残留____mm 背侧____mm 尾侧支撑软骨条
鼻中隔成形术　❑ 背侧支撑软骨条　❑ 尾侧支撑软骨条
❑ 切除部分　❑ 基底
❑ 中段　❑ 其他：________________
筛骨　❑ 中间的切除　❑ 其他：________________
犁骨　❑ 棱状凸起切除　❑ 左侧　❑ 右侧
鼻中隔尾侧　■■ 重新定位鼻中隔尾侧支撑软骨条　❑ 切除____mm 尾侧支撑软骨条基底
其他：❑________________
鼻甲
❑ 部分切除　❑ 左侧　❑ 右侧
❑ 黏膜下　❑ 切除 / 电灼
❑ 电灼　❑ 注射
截骨术
❑ 鼻外　❑ 鼻内
❑ 低到高　❑ 低到低
❑ 内侧　❑ 中段水平
❑ 青枝骨折　❑ 完全离断
❑ 内侧移位　❑ 左侧__　❑ 右侧__
鼻尖二次塑形
■ MCFS- 内侧脚固定缝合
■ CCS- 鼻小柱支撑移植物控制缝合____mm × ____mm × ____mm
❑ 合并____度　鼻小柱 - 小叶角
■ LCSS- 外侧脚跨越缝合 ❑ 联合鼻中隔背侧
■ LCSG- 外侧脚跨越移植物____mm × ____mm
■ DSS- 穹窿跨越缝合　❑ 左侧____　❑ 右侧____
■ PCS- 突出度控制缝合　❑ 鼻尖抬高____mm　❑ 鼻尖降低____mm
■ TRS- 鼻尖旋转缝合
■ RCG- 旋转控制移植物____mm × ____mm
■ FCS- 外展度控制缝合 (s)________
❑ 内侧脚尾侧端修剪
❑ 鼻翼缘软骨带离断____mm 穹窿外侧　❑ 重叠，缝合
■ 鼻翼缘软骨带切除____mm；____mm 穹窿外侧；____形状
❑ 划碎____mm；____穹窿外侧
❑ 穹窿：❑ 划刻　❑ 划碎　■ 切除位置：
❑ 鼻尖抬高　■■ 鼻尖盖板移植物　■■ 鼻小柱 - 鼻尖移植物尺寸：____ × ____mm
❑ 内侧脚：❑ 划碎　❑ 横断　■ 切除位置：
鼻背二次塑形
❑ 骨性鼻背修剪　❑ 检查鼻背键石区软骨突出
❑ 调整鼻背上外侧软骨　❑ 修复背侧黏膜和上外侧软骨
■ 重建解剖形鼻背
■ 撑开移植物　❑ 水平位　❑ 垂直位
■■■ 鼻背移植物　大小：____ × ____ × ____mm
来源：________________　■■■ 缝合固定
❑ 其他：________________
鼻尖 - 上唇复合体
❑ 鼻中隔尾侧端突出部分切除
■■ 鼻中隔尾侧端加强　大小：____ × ____mm 供区：________
❑ 鼻棘切除
❑ 其他：________________

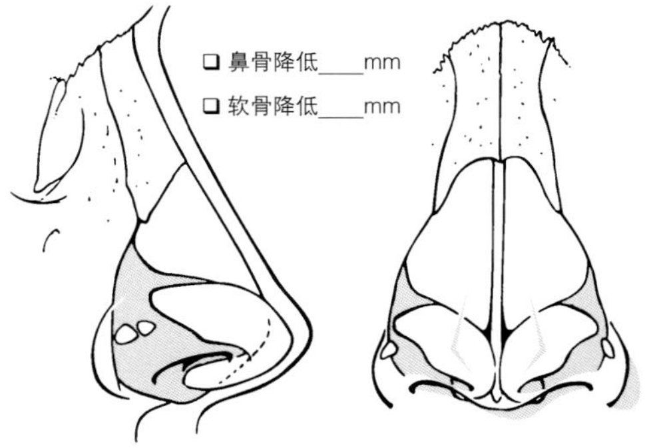

❑ 鼻尖旋转缝合____
❑ 突出度控制缝合____
❑ 鼻翼软骨尾侧节段____mm 垂直，____mm 水平至穹窿
❑ 鼻翼缘残留软骨带垂直高度____mm

❑ 内侧脚固定缝合
❑ 外展度控制缝合____

❑ 外侧脚跨越缝合____

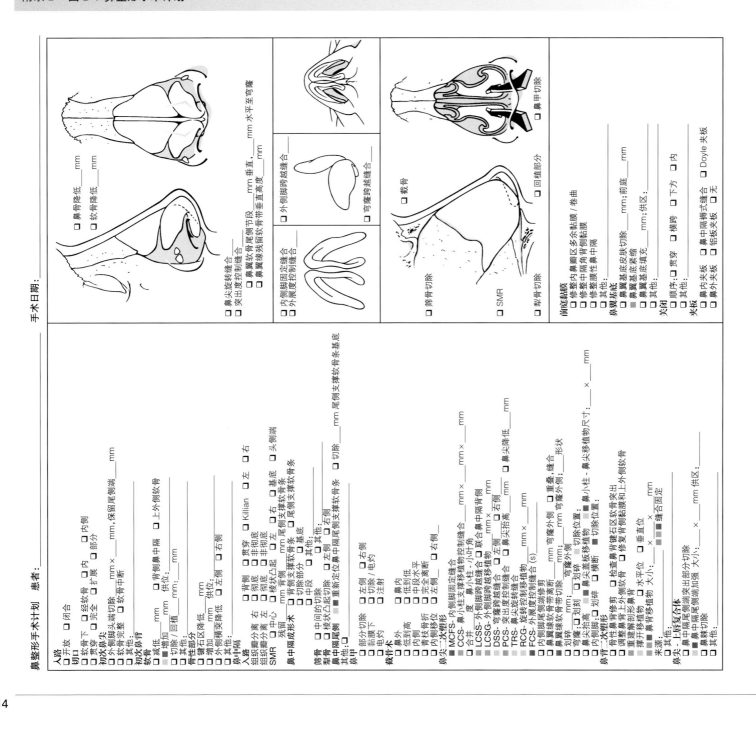

❑ 穹窿跨越缝合____

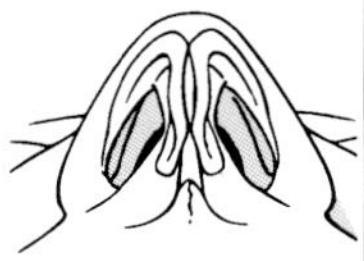

❑ 截骨
❑ 筛骨切除
❑ SMR

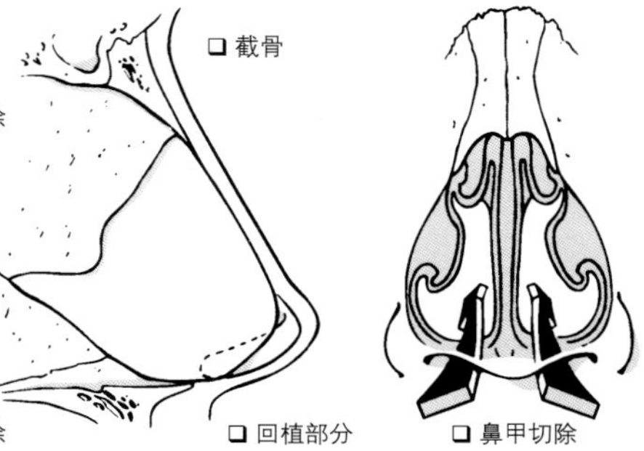

❑ 犁骨切除　❑ 回植部分　❑ 鼻甲切除

前庭黏膜
❑ 修整内鼻瓣区多余黏膜 / 卷曲
❑ 修整中隔角背侧黏膜
❑ 修整膜性鼻中隔
❑ 其他：________________
鼻翼基底
❑ 鼻翼基底皮肤切除____mm；前庭____mm
■ 鼻翼基底紧缩
❑ 鼻翼基底填充____mm；供区：________________
❑ 其他：________________
关闭
❑ 顺序：❑ 贯穿　❑ 横跨　❑ 下方　❑ 内
❑ 其他：________________
夹板
❑ 鼻内夹板　❑ 鼻中隔褥式缝合　❑ Doyle 夹板
❑ 鼻外夹板　❑ 铝板夹板　❑ 无

建 议 概 要

源自 Tebbetts 医生　　　　　　患者姓名：

我们的目标

改善外鼻畸形和(或)功能性气道堵塞

您的手术概要

- ❑ **鼻整形术(初次)**
  - 改善外鼻畸形
- ❑ **鼻整形术(二次手术)**
  - 修正的程序
- ❑ ________
- ❑ **中隔成形术**
  - 改善功能性气道阻塞
- ❑ **黏膜下中隔切除术**
  - 改善功能性气道阻塞

估算需要的时间：

- 手术室时间：❑ 3 小时　❑ 4 小时　❑ 5 小时
- 复苏室时间：30~45 分钟
- 在医院时间：❑ 手术当天　❑ 过夜

特殊说明

- 请在术晨______a.m.，到达 Mary Shiels 医院
- 为了您的安全，术前 8 小时请不要吃或饮任何食物，手术前两周内，请不要服用包含阿司匹林的任何药物

您的恢复周期

您需要
- 2 天后正常活动
- 7~10 天后工作或者社交活动
- 3~4 周后进行竞技或剧烈运动

费用的概述

手术费用

❑ 鼻整形术(初次)	$________
❑ 鼻整形术(二次)	$________
❑ 鼻中隔成形术	$________
❑ 黏膜下中隔切除术	$________
❑ ________	$________

这些费用包含
- 所有复诊随访
- 照相费用
- 健康保险之外的并发症修复或治疗手术费用

总的手术费用　$________

麻醉费用

您需要负责健康保险之外的全部麻醉费用

手术设施费用

您需要负责健康保险之外的全部手术设施费用

这些费用是基于我对手术时间的估算。如果需要更多的时间去保证最佳的手术效果，手术机构方会列出账单。

Summary of Recommendations

手术和术后清单

John B. Tennetts 博士
整形重建外科

手术时序安排

患者姓名________________________ 配偶________________

家庭电话(　　)__________________ 工作电话(　　)__________

过程____

____

日期 ____________　　手术 ❑ 通知

时间 ____________　　准许时间

小时 ____________　　麻醉 ❑ 常规 ❑ 局部

医院 ❑ MSH ❑ VVSC ❑____　　❑ 麻醉师 ❑ 医学博士

❑ 签署同意书　　❑ 乳房 X 线片及检查报告

❑ 证明信　　❑ 常规实验室检查 ❑ HIV ❑ PT，PTT，血小板

❑ 药物表　　❑ 介绍信

❑ 短期留观式　　❑ 移植物 ________________

❑ 照片　　❑ 药房 # ________________

❑ 术后须知单　　❑ 其他 ________________

注释____________　　手术费用__________ 日期____/____/____

____________　　估算费用：

____________　　医院____________________

麻醉____________________

术后备忘录

❑ 送花　　❑ 计算机模拟手术

❑ 手术记录表　　❑ X 线检查参考记录

❑ 保险文件

注释

____

____

____

财务制度

John B. Tennetts 博士
美容整形外科和胸部重建

安排定金

安排手术时，需要占用 Tebbetts 医生大量时间，以及手术机构 8~10 个工作人员的时间。因此，我们需要定金以预约手术日期。

定金是预估手术费的 10%，需在 Tebbetts 医生为您预约手术的 48 小时内交付。与初次诊断或手术有关的二次手术，定金是预估费用的 5%。

如果在手术预约日期三周内取消手术，预定金不予退还，除非特贝茨医生因医学原因改变或者取消。如果在距手术预约日期三周以上时间取消手术，定金全额返还。预约金将是全部费用的一部分。对于美容外科手术，全部手术费用需要在术前 2 周付清。

保险信息

对重建（非美容）手术，我们要求术前 2 周内支付手术费用的 50% 作为定金。我们将填写患者的保险单并向保险公司索求全部手术费用，以及在术后 60 天内追踪其支付情况。您账户内任何余额在 60 天内，不会经保险公司支付，而是经个人账户立即到期支付。如果超过这个时间段未支付，即成为您的责任，而从您的账户追讨支付，我们会以任何可能的方式合作。保险是您和账户之间的合同。我们不涉及此合同，但是，将代表您的利益，通过保险公司促进支付。如果被要求，我们将通过您的保险公司提供任何附加的信息。

我们会尽力适应您的需求和满足时间安排，但是必须坚持上述政策，确保及时支付，礼貌对待其他患者、工作人员和 Tebbetts 医生的时间。

确认

我阅读并理解以上财务政策。我明白如果在术前 3 周内，因个人任何原因，而不是 Tebbetts 医生因医学原因改变或取消手术，定金不退还。我也理解，协助追踪保险 60 天之内支付是我的责任，并且同意手术 60 天后，经个人账户的余额及时支付。

____________________　____________
患者签字　日期

____________________　____________
业务经理　日期

鼻整形手术信息公开和同意书

John B. Tebbetts 博士
整形重建外科

患者须告知

作为我们的患者，您有权利了解您的条件和被推荐的手术治疗、药物或应用的诊断程序，以便在得知可能包含的风险和危害之后，决定是否接受手术。信息的公开并不意味着恐吓和警告：这仅仅是一个努力的告知，使您可以更好地了解手术，产生或者坚持同意手术。

我自愿 Tebbetts 医生作为我的医生，以及同事、技术助手和其他健康护理人员，治疗他们认为有必要，且已向我阐明过的病症。

鼻部畸形，外部和(或)内部有或没有功能性气道阻塞
[其他]

我理解以下手术、药物和(或)诊断程序是为我设计，我自愿同意和授权这些程序：

鼻整形或鼻重建术有或没有中隔成形或黏膜下中隔切除术
[修改内和(或)外部鼻结构]其他

我理解 Tebbetts 医生可能发现其他或者变异的情况，与计划的方案相比，可能需要额外的或者不同的步骤处理。我授权 Tebbetts 医生、同事、技术助手和其他健康护理人员在专业的判断下执行适当的操作。我理解不会向我担保和保证有关手术结果和治疗。

风险和危害

维持存在的缺陷不治疗，与执行手术、药物和(或)计划的诊断程序一样，同样具有风险和危害。我明白常规手术、药物和(或)诊断程序会有潜在的感染、静脉和肺形成血栓、出血、过敏反应，甚至死亡。我也明白以下风险和危害会出现在特殊情况下，以及其他未知或列举的风险出现：

- 术后感染
- 术后出血需要引流或者再次手术
- 皮肤 、骨、软骨畸形(内部或外部)
- 额外手术的必要性、损失、占用休息时间
- 产生新问题，例如中隔穿孔(中隔上的洞)或呼吸困难
- 持续、再发生、或加重的气道阻塞
- 不满意的美学效果或永久畸形

确认

我已经完整阅读了 Tebbetts 医生关于鼻整形和重建、有或没有中隔成形术的信息表。我理解包含在表内的所有信息，而且已经进行了关于信息的讨论和问询。

我有机会询问关于自身条件、治疗的选择形式、不治疗的风险，应用的程序以及包含的风险和危害，并且我相信我完全理解信息，可以签署同意书。

我据此允许 Tebbetts 医生进行临床拍照，理解这些照片的所有权将留给 Tebbetts 医生。如果应用它们有益于 Tebbetts 医生的判断、教育、医学研究或手术知识，这些照片或者相关信息可以出版和再版在专业杂志或者医学书籍中，或用于教育，或 Tebbetts 医生认为合适的其他目的。特别理解在任何出版物中应用，且不会署上我的名字。

我证明我已理解此表信息。
患者 / 其他法定代表人签名。

______________	___/___/___	______	上午
患者 / 其他法定代表人签名	日期	时间	下午
______________	___/___/___	______	上午
证人	日期	时间	下午

重要药物信息

关于术前服用阿司匹林

排定的手术日期之前两周，不要服用含有阿司匹林作为原料的药物。阿司匹林会影响血液的凝固能力和增加术中及术后出血趋势。请检查服用(哪怕无处方可利用)药物的标签确认没有服用阿司匹林。

下列清单包含常规含有阿司匹林的药物：

阿卡塞泽	Darvo-Tran
安乃近	德里斯坦
复方阿司匹林	非那西汀
阿司匹林	Emprazil
Ascodeen	止痛药
Ascriptin	埃克塞德林
Aspergum	Fiorinal
阿司匹林	Four-Way Cold Tablets
百服宁	Midol
Cephalgesic	Norgesic
Cheracol 胶囊	复方羟可酮
儿童阿司匹林	Phenaphen
Congesprin	Robaxisal
Cope	Sine Off
Coricidin	Sine Aid
达尔丰混合剂	Trigesic
混合阿司匹林的达尔丰	Vanquish
	Zactrin

还有许多其他药物包含阿司匹林。您需要使我们完全确定您服用的任何药物，关于是否含有阿司匹林的药物的任何问题都可以咨询我们。

如果您需要小量的疼痛药物，请服用泰勒诺。泰勒诺无需处方就可在药店买到，它有一个功能与阿司匹林非常相似。如果您对泰勒诺过敏或者其他原因无法买到它，请通知我们，以便我们可以安排合适的替代药物。

谢谢，

Tenbbetts 医生

鼻整形术后须知

Tebbetts 医生的指示和信息

会有怎样的感受

1. 手术后您将卧床，并服用能感到更舒服的药物。在晚间，可出现断断续续的苏醒和瞌睡，当到家时可以使自己更舒服。在晚间或整个夜晚会睡意全失。术后当天可能一直感到疲劳，但应立即进行和开始恢复正常活动。如果术后当天开始恢复正常活动，患者能量的恢复会更迅速。

2. 当术后第一天早晨醒来时，您可能会感觉有一点"僵硬"。开始活动而无需担心影响手术区域。我已仔细加固切口的区域，即使短暂的剧烈运动也不会影响切口区。

如果感到恶心

3. 术后并不总是出现恶心，特别是当您术后不久就起床活动的情况下。恶心感将于术后 6~8 小时消失。虽然术前、术中和术后都可能会给与治疗恶心的药物，但这些药物只有 80% 有效，您可能仍然感到恶心。若如此，请尽量保持放松，不要试图食用大量食物，以试图清理呕吐液。

4. 返家后，可 24 小时呼叫我的诊所。我们需要知道您病情的进展，并且将安排随诊。

止痛药物

5. 您将得到一个止痛药处方。在手术日当晚，服用一个止痛药丸（胃内最好有一定食物，可减少对胃部的刺激）。在术后第一天早晨服用另一个止痛药丸是合理的，因为晨起会感到有点僵硬，而且开始活动时会有不舒服感。如果止疼药丸有任何不适，可以尝试服用增强型泰勒诺——多数患者发现在术后第一天和第二天服用泰勒诺是相当好的。罕见于术后 3~4 天仍需服用止痛药物是罕见的。

抗生素

6. 术前将对您进行静脉输注抗生素，除了特殊情况，无需进一步服用抗生素。任何整形手术术后感染都是极其罕见的。术后前几天不会出现感染情况。如果您注意到显著增加的红色或者伴发轻微的肿胀或者任何时候的发烧，请致电我们，以便可以进一步检查。许多患者术后出现体温升高到 38.3℃的情况，这是正常的。如果您的体温达到 38.9℃，请通知我的诊所。

7. 如果您得到额外的抗生素或任何其他药物，一定按照指示的标签准确服用药物。

整晚卧床可能会更加肿胀

8. 可以预料的是，术后第一天晨起时会更加肿胀。如果可以在两个枕头上舒服的睡觉，将会轻微地减少术后肿胀。然而，良好的睡眠是更重要的，哪怕是一个枕头，因为无论如何，肿胀都会在 48~72 小时后消退。

保持鼻部胶带的作用

9. 尽量保持鼻部胶带的干燥。其会在 5~7 天后被去除。

鼻部引流是正常的

10. 鼻部引流是正常的，术后前 48~72 小时内会引流出淡红色血液。引流液通常会在术后 24~36 小时显著减少并变得清洁。因为鼻腔黏膜肿胀，术后 1~2 周内鼻子会呼吸不畅。

清洁鼻子

11. 应用浸泡了过氧化氢的棉签清洁鼻孔和保持引流通畅。术后前 2~3 天需要经常清洁，但之后会逐渐减少清洁次数。应用足够长的棉签头深入鼻腔内清洁。

鼻子受碰撞会引起出血

12. 如果进行了鼻中隔相关手术，术后前 5 天或 10 天内不要碰撞到鼻部。碰撞鼻部的风险是显著的出血。同样的，术后前 10 天不要抬举重物，因为用力会引起鼻部出血。

鼻整形术后安全的佩戴眼镜

13. 如果需要佩戴眼镜，将一个小的胶带环越过鼻件和额部固定一起。术后前 10 天，禁止戴眼镜。因为改变了鼻骨形态，眼镜的鼻架也需要调整到合适的位置。当术后首次佩戴眼镜时，注意眼镜压迫鼻部的痕迹。这些痕迹是没有危害的，当鼻部皮肤肿胀减轻时，皮肤压痕不易被观察到。

1
鼻整形

肿胀和瘀伤多长时间可以消退	14. 术后第一天早晨比手术当日的瘀伤更严重。术后第 3 天,随着肿胀开始显著的减少,瘀伤也开始消退。肿胀的消退呈现不同的规律。术后第 5~7 天移除鼻部胶布不久,鼻部肿胀会充分的减少,可以呈现较好的鼻部外观。几乎所有较显著的肿胀均会在术后 2~3 周内消退,但是诸如鼻尖这样厚皮肤的区域,其清晰度和外形将会在术后数月才开始改善。3 周后,鼻部变化非常轻微,也很慢,不易引起注意。
鼻部两侧的肿胀总是不同	15. 鼻部两侧的肿胀程度将不会相同——即使我们执行了精确的相同步骤。术后前 3 周内,不要担心您看到的、存在差别的肿胀和瘀伤。
鼻尖麻木	16. 术后前几周,鼻尖区域会相当的麻木。这是正常的,当术后皮肤神经再生之后,鼻尖的感觉会恢复。鼻尖部感觉完全恢复需要几个月时间。
术后前 3 周避免任何有氧运动	17. 至少术后前 3 周内,避免任何类型的有氧运动(任何运动都会升高脉搏到 90 以上)。当脉搏增加时,血压也会伴随增加,从而引起出血。术后 2~3 周,开始逐渐恢复练习。至少术后 4~6 周内,避免任何类型的运动方式。在这个时间段内,任何强有力的鼻部碰撞都会破坏矫正的鼻骨区域。适度的碰撞和打击鼻部,通常不会引起破坏。
当肿胀消退后,经鼻气流会增加	18. 当我们改变了鼻部的外形和形状,也改变了经鼻的气流模式。即使这些变化减轻了气道阻塞,增加了经鼻的气流,经鼻气流的所产生的“感觉”有着明显的差异。直到术后 2~3 周肿胀减轻,因肿胀原因不会察觉到明显的气流改善。不用担心呼吸感觉的差异,数周之后,患者会很自然的适应这种气流模式。
避免应用鼻部喷剂或抗组胺药物	19. 当您的鼻子肿胀和不通气,即使排出大量分泌物,也尽量避免应用羟甲唑啉或其他类型的鼻部抗组胺喷剂。如果应用鼻部抗组胺药物或者喷剂使这些分泌物干燥,那么它们将会阻塞鼻腔,并且移除困难。
何时触摸和感觉鼻部	20. 鼻部移除胶布后,触摸时会感觉很奇怪。如果术中改变了鼻骨形状,鼻部皮肤会有点麻木,可能会感觉到有些不平、坚硬或者呈山脊状。当鼻骨区域恢复数周后,上述情况会消退很多。为了完成我们所期望的效果,您总能感觉到一些外鼻所不可见的变化。
	21. 无论何时,如果您的鼻子开始出血。尽量放松(必须避免过于激动、升高血压)、躺下并轻度抬起头部。在鼻孔区使用湿毛巾及轻度的压力。通过放松和保持鼻孔区压迫 15~20 分钟,几乎任何出血都会停止。如果放松和压迫无法控制更多的大出血,立即给诊所打电话。
如果患者有任何问题和麻烦	22. 我们花费大量的时间和努力,使手术过程尽可能的高效和愉悦。我个人会感激您的建议和意见,关于重要区域改善或修改可达到更好的效果。
	23. 如果您有任何其他问题或出现的麻烦,请立即通过电话联系我的诊所。

2

鼻整形

术后患者联系记录

患者姓名：

手术

手术名称：

手术日期：

患者症状或问题： ❑ 无

患者症状或问题： ❑ 无

患者症状或问题： ❑ 无

患者症状或问题： ❑ 无

患者症状或问题： ❑ 无

患者症状或问题： ❑ 无

随访电话

❑ 消息 ❑ 会回电话 ❑ 安排预约

❑ 消息 ❑ 会回电话 ❑ 安排预约

❑ 消息 ❑ 会回电话 ❑ 安排预约

❑ 消息 ❑ 会回电话 ❑ 安排预约

术后随访记录

患者姓名：

手术

手术名称：

手术日期：

随访日期：_____/_____/_____　　**术后：**__________月

病史

❑ 患者对结果满意，无症状

患者遵守术后医嘱：　❑ 好　❑ 一般　❑ 差

患者症状或问题：　❑ 无

❑ 新　❑ 未变化　❑ 改善　❑ 更差

❑ 新　❑ 未变化　❑ 改善　❑ 更差

❑ 新　❑ 未变化　❑ 改善　❑ 更差

检查

❑ 无感染和炎症的临床征象

❑ 手术位置愈合良好，组织血管正常

❑ 缺陷 / 畸形需要修正

❑ 无明显的胸部肿块

临床情况 / 问题：　❑ 无

贝克分类Ⅰ　❑ R　❑ L

贝克分类Ⅱ　❑ R　❑ L

贝克分类Ⅲ　❑ R　❑ L

贝克分类Ⅳ　❑ R　❑ L

❑ 新　❑ 未变化　❑ 改善　❑ 更差

❑ 新　❑ 未变化　❑ 改善　❑ 更差

❑ 新　❑ 未变化　❑ 改善　❑ 更差

A：IMF　术前______cm　术中______cm　目前______cm

建议

❑ 复诊时间____周 / 月 / 日 / 年 /prn　❑ 患者更喜欢打电话预约

❑ 今天的照片　拷贝到　❑ TF　❑ PS

❑ 其他　❑ X 线检查参考

耐心的指导：

❑ 乳房 X 线照片 ❑ 其他研究__________ ❑ 我们安排　❑ 更愿意被安排

❑ 要求预约__________医生 / ❑ 患者选择的医生

关于__________　❑ 授权医生的信件__________

（日期）

❑ 记录被寄出　❑ 医生告诫我们如果有问题或需求则记录下来

❑ 通知我们处理任何变化

❑ 出现任何问题和麻烦，立即联系我们

❑ 为____________________配药（鉴于目前凝血酶原时间）

参考文献

1. Sheen JH: *Tip graft: a twenty-year retrospective*, Twenty-Fourth Annual Meeting of the American Society for Anesthetic Plastic Surgery, New York, 1991.
2. McIndoe AH, Rees TD: Synchronous repair of secondary deformities in cleft lip and nose, *Plast Reconstr Surg* 24:150, 1959.
3. Spira M, Hardy SB, Gerow FJ: Correction of nasal deformities accompanying unilateral cleft lip, *Cleft Palate J* 7:112, 1970.
4. Tajima S, Maruyama M: Reverse-U incision for secondary repair of cleft lip nose, *Ann Plast Surg* 60:256–261, 1977.
5. Daniel RK: Rhinoplasty: creating an aesthetic tip. A preliminary report, *Plast Reconstr Surg* 80:775, 1987.
6. McCollough EG, English JL: A new twist in nasal tip surgery: an alternative to Goldman tip for the wide or bulbous lobule, *Arch Otolaryngol* 111:524, 1985.
7. Goodman WS, Charbonneau PA: External approach to rhinoplasty, *Laryngoscope* 84:2195, 1975.
8. Byrd HS, Hobar PC: Rhinoplasty: a practical guide for surgical planning, *Plast Reconstr Surg* 91:642–654, 1993.
9. Sheen JH, Sheen AP: *Problem noses*. In Sheen JH: *Aesthetic rhinoplasty*, ed 2, St Louis, 1987, Mosby, p 432.
10. Sheen JH: *Aesthetics*. In Sheen JH: *Aesthetic rhinoplasty*, ed 2, St Louis, 1987, Mosby, p. 51.
11. Tebbetts JB: Shaping and positioning the nasal tip without structural disruption: a new, systematic approach, *Plast Reconstr Surg* 94:61, 1994.
12. Dibbell DG: A cartilaginous columellar strut in cleft lip rhinoplasties, *Br J Plast Surg* 34:169, 1981.
13. Goldman IB: A new technique for corrective surgery of the nasal tip, *Arch Otolaryngol* 70:183, 1961.
14. Sheen JH: Achieving more nasal tip projection by the use of a small autogenous bone or cartilage graft, *Plast Reconstr Surg* 56:35, 1975.
15. Peck GC: The onlay graft for nasal tip projection, *Plast Reconstr Surg* 71:27, 1983.
16. Sheen JH, Sheen AP: *Adjunctive techniques*. In Sheen JH: *Aesthetic rhinoplasty*, ed 2, St. Louis, 1987, Mosby, p 530.
17. Gunter JP, Rohrich RJ, Friedman RM: Classification and correction of alar-columellar discrepancies in rhinoplasty, *Plast Reconstr Surg* 97:643, 1996.
18. Sheen JH, Sheen AP: *Adjunctive techniques*. In Sheen JH: *Aesthetic rhinoplasty*, ed 2, St. Louis, 1987, Mosby, p 251.